274,41€

TRAITÉ

DE

TOXICOLOGIE.

TOME PREMIER.

PARIS. — IMPRIMERIE DE BOURGOGNE ET MARTINET,
RUE JACOB, 30.

TRAITÉ

DE

TOXICOLOGIE

PAR

M. ORFILA,

Doyen et professeur de la Faculté de Médecine de Paris, membre du Conseil royal de l'Instruction publique, du Conseil général du département de la Seine, du Conseil municipal de la ville de Paris, du Conseil général des hospices, du Conseil académique, du Conseil de salubrité ; commandeur de la Légion-d'Honneur ; médecin consultant de S. M. le roi des Français ; membre de l'Académie royale de Médecine, membre correspondant de l'Institut, de la Société médicale d'émulation, de chimie médicale, de l'Université de Dublin, de Philadelphie, de Hanau, des Académies de Madrid, de Berlin, de Barcelone, de Murcie, des Iles Baléares, de Livourne, etc.; président de l'association des médecins de Paris.

QUATRIÈME ÉDITION,

REVUE, CORRIGÉE ET AUGMENTÉE.

—

TOME PREMIER.

—

PARIS,

FORTIN, MASSON ET Cⁱᵉ, LIBRAIRES,

PLACE DE L'ÉCOLE-DE-MÉDECINE, 1.

1843.

PRÉFACE.

Depuis la publication de la troisième édition de cet ouvrage, j'ai cru devoir étudier sous un point de vue nouveau la partie médico-légale de l'intoxication produite par les principaux poisons, afin de donner aux experts les moyens de les déceler dans le cas où il serait impossible d'en constater la présence dans les selles, dans les matières vomies, ou dans celles que l'on trouve dans le canal digestif après la mort. On voit déjà qu'il s'agit de la recherche de cette portion de la substance toxique *qui a été absorbée et portée dans nos tissus et dans l'urine.* Les discussions animées et souvent ridicules qui ont été soulevées à l'occasion de mon nouveau travail n'ont abouti, en définitive, qu'à lui faire prendre racine beaucoup plus tôt que je n'osais l'espérer. Aujourd'hui l'expert qui, en matière d'empoisonnement, négligerait de soumettre à l'analyse le sang, le foie et l'urine d'un cadavre, dans tous les cas où il n'aurait point trouvé le toxique dans les selles, dans les matières vomies et dans le canal digestif, serait au-dessous de sa mission et pourrait encourir de graves reproches.

J'ai en même temps apporté de grands changements aux procédés indiqués jusqu'à ce jour pour découvrir les substances vénéneuses qui auraient été mêlées ou combinées avec des matières organiques ou qui auraient été décomposées par elles. Ce travail, poursuivi sans relâche depuis plusieurs années, en ouvrant un nouveau champ à la médecine légale, m'a encore permis de simplifier la plupart des procédés dont je parle, et de donner aux opérations analytiques un degré de précision et de certitude qu'elles n'avaient pas jusqu'alors : ainsi, pour ne citer qu'un fait, je suis parvenu, à l'aide d'*un même procédé*, la carbonisation par l'acide *azotique*, à constater facilement dans les organes et dans les

matières solides la présence du cuivre, du plomb, de l'é-
tain, du bismuth, de l'argent, de l'or, etc.

Dans les nombreuses expériences que j'ai tentées, j'ai
suivi une marche qui me paraît irréprochable et qui n'avait
encore été adoptée par personne. Constamment, dans une
première série d'essais, j'ai mélangé de très petites quantités
de la substance vénéneuse que j'étudiais avec des proportions considérables de matières alimentaires, telles que le
lait, le bouillon, le café, le vin, etc. ; puis *j'ai agi* sur une
quantité au moins aussi forte de la *même matière alimentaire, sans addition* de la substance vénéneuse. J'ai *ensuite*
expérimenté *comparativement* sur les matières trouvées dans
le canal digestif, ainsi que sur ce canal, sur les viscères et
sur l'urine d'animaux *que j'avais empoisonnés* avec des doses
variables d'un toxique, et sur *les mêmes parties* d'animaux
de même espèce que je tuais quelques heures après leur
avoir fait prendre des aliments, et *qui n'avaient avalé aucun poison*. Ce moyen, trop souvent négligé par les expérimentateurs, pouvait seul me permettre d'arriver à des résultats certains, et me fournir les moyens de relever une
foule d'erreurs graves débitées par ceux qui n'avaient pas
suivi la même voie.

Je me suis bien gardé d'imiter les auteurs qui ont cru
devoir consigner tout au long dans leurs ouvrages des rapports faits en justice sur des affaires déjà jugées. Ces rapports, présentés apparemment aux lecteurs comme des mo-
dèles à suivre plus tard, ne peuvent être d'aucune utilité et
induisent souvent en erreur : ils sont *inutiles*, car, dès que
l'on a décrit le procédé le plus convenable pour découvrir la
matière vénéneuse dont on parle, l'expert n'a pas besoin
qu'on lui dise que c'est par le même procédé que l'on a opéré
dans l'affaire A, B, C ou D; je dis, en outre, que de pareils
rapports *induisent souvent en erreur*, et on le concevra si
l'on songe aux progrès qu'a pu faire la science sur les points
qui font l'objet de ces rapports; ainsi, pour ne citer que
quelques exemples, n'est-ce pas engager un expert à mal
opérer que de lui tracer, comme l'a fait M. Devergie, la
marche qu'il a suivie dans plusieurs expertises relatives à

l'empoisonnement par l'acide sulfurique et celle que nous avons adoptée dans l'affaire Mercier, de Dijon ? Évidemment, pour ce qui concerne l'acide sulfurique, les moyens employés, et à l'aide desquels on a conclu à l'existence de cet acide, sont loin de prouver qu'il y en eût réellement (voy. ACIDE SULFURIQUE, p. 112 de ce vol.); et quant à l'affaire Mercier, de Dijon, quoiqu'on ne puisse élever aucun doute sur la présence de l'arsenic dans le foie du cadavre soumis à nos investigations, il n'en est pas moins certain que, depuis l'époque où nous fîmes cette expertise (mai 1840), bien des perfectionnements ont été introduits dans la recherche de l'acide arsénieux, soit pour obtenir une plus grande quantité d'arsenic et pour mieux le condenser, soit pour détruire plus complétement la matière organique.

La partie physiologique de l'empoisonnement devait également subir des modifications importantes dès qu'il est démontré que les poisons, après avoir été absorbés, existent *matériellement* dans les organes et notamment dans le foie, et qu'ils se retrouvent, au bout d'un certain temps, dans l'urine, liquide excrémentitiel avec lequel ils sont expulsés.

Je dirai enfin que je n'ai rien négligé pour éclairer la thérapeutique de l'empoisonnement. Convaincu par des expériences nombreuses que les animaux empoisonnés se débarrassent, surtout par la sécrétion urinaire, de la portion du toxique *absorbé*, j'ai vu ces animaux guérir facilement toutes les fois que l'on parvenait à les faire uriner abondamment par le moyen de diurétiques administrés en temps opportun, et que l'on avait eu soin d'expulser des premières voies l'excédant du poison. Justice a été faite de la médication tonique et excitante, si maladroitement prônée dans ces derniers temps par les sectaires de l'école Rasorienne dans l'empoisonnement par l'arsenic. Je me suis également occupé des avantages et des inconvénients que pouvaient offrir certains antidotes proposés dans ces derniers temps.

TABLE DES MATIÈRES

CONTENUES DANS CE VOLUME.

SECTION PREMIÈRE.

SUPPLÉMENT.

NOTICE BIBLIOGRAPHIQUE *.

DES POISONS EN GÉNÉRAL.

THEOPHRASTUS (Eresius). De Historia Plantarum (περὶ τῆς τῶν φυτῶν ἱσορίας), lib. IX. Voir surtout les chap. XII et suiv. du dernier livre. Éd. de 1664, in-f°.

NICANDER. Alexipharmaca (Ἀλεξιφάρμακα. De venenis): Il existe plusieurs éditions de cet ouvrage. Nous citerons particulièrement celle de Gorrée, Paris, 1622, in-fol.; celle de Schneider, Halle, 1792, in-8; enfin la traduction française de Crevin, publiée à Anvers en 1567, in-4. — On peut consulter aussi *Eulechnii sophistæ, paraphrasis antiqua græca in Nicandrum*, dans l'édit. de Florence, 1764, in-8; et dans la *Bibl. Lambec.*, lib. II, p. 594.

DIOSCORIDES (Pedanius Anazarbeus). De venenis (περὶ δηλητηρίων φαρμάκων); De iis quæ virus ejaculantur, animalibus (περὶ ἰοβόλων). — On trouve aussi des renseignements sur les poisons dans : De Materia medica (περὶ ὕλης ἰατρικῆς); et dans : De facile parabilibus medicamentis (περὶ Ἐυποριων φαρμάκων), du même auteur. — L'édition jusqu'ici la meilleure de Dioscoride est celle de Sprengel, publiée dans la Collection de Kühn, 2 vol. in-8, 1829-30.

GALENUS (CL.). De Entidotis, lib. II (περὶ ἀντιδότων), dans l'édit. de Chartier, t. XIII; dans celle de Junte, t. VII, cl. V; dans l'édit. de Kühn, t. XIV. — On trouve aussi dans divers autres ouvrages de Galien plusieurs choses sur les poisons.

PLINIUS (C. Secundus). Historia naturalis, lib. XXXVII, *passim.*

— Les médecins arabes se sont beaucoup occupés des poisons; nous citerons l'*Antidotarium* de Rhazes, celui de Mesué, celui de Avenzoar, enfin le *liber de Venenis* d'Averroes.

PETRUS DE ABANO. De venenis mineralibus, vegetalibus, animalibus ex quolibet ente sub solari globo. Mantoue, 1472, in-4; Marbourg, 1537, in-8; Francfort-sur-le-Mein, 1679, in-fol.; traduit en français, Lyon, 1593, in-12. — Ejusd. De venenis eorumque remediis; item Giul. Gra-

---

* Dans l'impossibilité où nous sommes de dresser une liste complète de tous les ouvrages ou mémoires qui traitent des poisons en général ou de chacun d'eux en particulier, nous renvoyons plus particulièrement aux ouvrages suivants : Boehmer, *Biblioth. scriptorum Hist. natur.*, Lipsiæ, 1735 à 39, 5 part. en 9 vol. in-8; Baldinger, *Catalogus Diss. quæ medicamentorum historiam fata et vires exponunt*, Marbourg, 1793, in-8; Haller, *Biblioth. botanica*, 2 v. in-4; *Biblioth. med. chirurg.*, publiée par Engelmann, Leipzig, 1838-41, 2 v. in-8; Catalogue de la Bibliothèque de Baldinger, t. I; — de la Bibliothèque de C. H. Roy, t. II; — de la Bibliothèque de Huzard, t. I et III; Callisen, *Medicinisches Schriftstellerlexicon u. s. w.*, Copenhague, 1830 à 1839, 27 v. in-8.

toroli consilium de præservatione a venenis, etc. Colon., 1566, in-8.
(Voir, pour les autres édit. de cet ouvrage, Boehmer, *Biblioth. script.
hist. nat., pars* I, vol. ii.)

ARNAUD DE VILLENEUVE. Tractatus de arte cognoscendi venena, cum
quis timet sibi ea ministrari; avec l'ouvrage d'Abano. Milan, 1475, in-4;
Padoue, 1487, in-4.

SANTES DE ARDOYNIS. Opus de venenis, etc. Venise, 1492, in-fol. Opus
de venenis a multis hactenus desideratum et nunc tandem castigatissime
editum : in quo naturalis primum historia venenatorum omnium, sive
naturâ, sive arte constent, fidelissime proponitur (quam partem The-
riacam Græci vocant); et quibus signis venena non in genere tantum,
sed etiam in specie cognosci ac dijudicari debeant, ostenditur. Deinde
vero alexipharmacia, hoc est ratio tum præcavendi venena, tum curandi,
elegans, copiosa, secura, traditur. Adjunximus ejusdem generis com-
mentarium doctissimum Ferdinandi Ponzetti. Bâle, 1562, in-fol. — On
peut voir dans Boehmer (lieu cité), la liste des éditions antérieures à
celles-ci.

PONZETTI (Ferd.). De venenis libri III. Rome, 1521, in-4; et avec l'ouvrage de Santes Ardoynis.

CARDANUS HIERONYMUS. De venenorum differ. viribus et adversis re-
mediorum præsidiis. Bâle, 1564, in-fol.; Padoue, 1653, in-4.—Genève,
1624, et Lyon, 1663, in-fol., dans ses œuvres complètes.

GREVIN (Jacques). Deux livres des venins, auxquels est amplement
discouru des bêtes venimeuses, thériaques, poisons et contre-poisons.
Angers, 1568, in-4, fig. Nunc operâ Hieron. Martii in latinum conversi,
quibus adjectus est ejusdem de antimonio tractatus eodem interprete.
Anvers, 1571, in-4.

A. PARÉ. Des Venins. Ce livre est le vingt-troisième des œuvres d'Amb.
Paré. (Voir édit. de Malgaigne, t. III, p. 283.) On trouve encore plusieurs
choses sur les poisons dans le reste de ses ouvrages.

MERCURIALI (Hieronym.). De venenis et morbis venenosis. Venise,
1584, in-4; 1604, in-4; et in opusc. aur. select. Venise, 1644, in-fol.

BACCIO (Andr.). De venenis et antidotis prolegomœna; item de canis
rabiosi morsu. Rome, 1586, in-4.

RODERIC A FONSECA. De venenis eorumque curatione liber. Rome, 1587,
in-4.

SCHENCK (von Grafenberg), lib. VII. De venenis. Fribourg, 1597, in-8.

CODRONCHI (Bapt.). De morbis veneficis ac veneficiis libri IV in quibus
non solum certis rationibus veneficia dari demonstratur, sed et eorum
species, causæ, effectus, novâ methodo aperiuntur, de eorum curatione
et præservatione pertractatur, veraque et nova remedia proponuntur.
Venise, 1595, in-8; Milan, 1618, in-8.

JESSENIUS (A Jessen.). De morbis quos venena extrinsecus morsu et
ictu illata inferunt. Wittemberg, 1596, in-4.

CHIOCCO (Andr.). An venenum in humoribus nostris gigni possit? In
ej. quæst. philos. et med. lib. III. Vérone, 1593, in-4; lib. III, quæst. XIII.

LIBAVIUS (And.). Tract. de venenis extat in Tom. 1 Singularium. Francfort, 1599, in-8.

WEICKART (Arnold). Diss. de venenis. Bâle, 1608, in-4. Recus. in ej. thesaur. pharmaceut. Francfort, 1626, in-fol. ; 1670, in-4.

ZUCCARIUS (Marius). Methodus occurrendi venenatis corporibus. Naples, 1611, in-4.

BRA (H.). De curandis venenis per medicamenta simplicia et facilè parabilia. Leovard., 1616, in-8.

SENNERT (Dan.). De venenis in ej. pract. med., lib. VI, de morbis occultis. Wittemberg, 1628, in-4.

NAUDE (Gabr.). Quæstio an magnum homini a venenis periculum. Rome, 1632, in-8.

LEBZELTER (Sigism.). De naturà venenorum. Leipzig, 1631, in-4.

PREVOTIUS (Joh.). Libellus aureus de venenis et alexipharmacis. Francfort, 1641, in-12.

PONS (Jacq.). Avertissement pour la préservation et cure générale contre les poisons. Lyon, 1634.

RAST (G.). De veneno in genere. Kœnisberg, 1644, in-4.

SCHELHAMMER (Ch.). Resp. Mollenbroccio, Disp. de venenis. Iéna, 1649, in-4.

OCHUS RISETTUS (H.). De venenis ac pestilentibus morbis, nec non venenorum ratione agendi modo. Brescia, 1650, in-4.

GOCKEL (Eberhard). Libellus de venenis, eorum causis et antidotis; annex. Ejusd. enchiridio de peste ; Augsbourg, 1669, in-12.

RAMSAY (W.). Tractatus de venenis or a treatise on poisons. Londres, 1661, in-8.

REIES. An ex veneno possibile sit humanum corpus nutriri, et a veneno necata animalia esui apta sint. In quæstionum campo ; quæst. 63, p. 815. Francfort, 1670.

LOEBER (Valent.). De venenis, et eorum antidotis; annex Ejusd. enchor. sanitatis. Francfort et Hambourg, 1671, in-8 ; 1679, in-8.

SCHARFF (Benj.). Τοξικολογία. seu Historia venenorum in genere, in quo venenorum vires et qualitates considerantur, et ab occultis ad manifestas qualitates reducuntur. Iéna, 1678, in-8. — Ejusd. Antidotus prophylactica. Erfurth, 1698, in-8.

SCHLEGEL (J.-A.). Diss. de venenis et morbis venenosis eorumque curationibus et alexipharmacis. Erfurth. 1679, in-4.

COURTEN (W.). Experiments and observations on the effects of several sorts of poisons upon animals, made at Montpellier in the year 1678 and 1679 : Communicated by Hans Sloane translated, from latin Ms. in Philos. transact, p. 485. 1712.

SCHRADER (Fréd.). Diss. de venenis et antidotis. Leide, 1679, in-4.

TRILLA (Anton. DE). Tratado general de todas las tres especies de venenos como son de minerales, plantas y animales. Tolède, 1679, in-8.

ALBINUS (Bern.). Resp. Mentzel, diss. de venenis. Francfort-sur-l'Oder, 1682, in-4.

WEDEL (Ge.-Wolfg.). Diss. de venenis et bezoardicis. Iéna, 1682, in-4.

ROESER (J.-Ge.). De venenis. Wittemberg, 1687, in-4.

VATER (Christ.). Resp. Helwig, diss. de venenis eorumque antidotis. Wittemberg, 1700, in-4.

ERNDL. (Chr.-H.). Resp. Taut. Diss. ex veneno salus. Leipzig, 1701, in-4.

VATER (C.-J.). Resp. Mœhring, diss. de venenis et philtris propinatis aliis ve modis applicatis. Wittemberg, 1706, in-4.

MEAD (Richard). A mechanical account of poisons in several essays. Londres, 1702, in-8 ; en latin, Leyde, 1737, in-8 ; Gœttingue, 1749, in-8 ; Leyde, 1750, in-8 et in opp. ; trad. franç. de Coste, dans le Recueil des OEuvres de Mead.

WAGNER (G.-Fr.). Diss. de signis veneno interfectorum. Kœnisberg, 1707, in-4.

FRICCIUS (Melch.). Tract. med. de virtute venenorum medica. Ulmæ, 1707, in-8. — Ejusd. Paradoxa de venenis. Aug. Vindob., 1710, in-8.

LINDER (J.). De venenis in genere et in specie, exercitatio, videlicet eorum natura, et in corpus agendi modo, atque eadem pro morbi acuti vel chronici ex iisdem oborientis indole, curandi ; et in esculentis potulentisque indaganda ratione, juxta veterum quorumdam et recentiorum dogmata, ad solidorum et fluidorum corporis organici leges mechanicas deducta et explicata. Leyde, 1708, in-12. — C'est cet ouvrage que Chr.-God. Stentzel augmenta considérablement, et qu'il publia sous le nom et le titre suivant :

LINDESTOLPE (J.). Liber de venenis, in ordinem redactus, corollariis, animadversionibus et indice illustratus a Christian. Godofred. Stentzel. Francfort et Leipzig, 1759, in-8.

WHINREY (G.). Dissertatio de viribus venenorum. Leide, 1710, in-4.

GASTALDY (J.-B.). Diss. an venena essentialiter inter se differant, et aliquo detur remedium omnibus venenorum speciebus conveniens. Avignon, 1715, in-12.

HOFFMANN (Fréd.). Resp. Girschner, diss. erroribus circa venena vulgaribus. Halle, 1718, in-4. — Ejusd. diss. de cauta et circumspecta venenorum accusatione. Halle, 1736, in-4.

CAMERARIUS (Elias). Resp. Gmelin. diss. de venenorum dijudicatione. Tubingue, 1725, in-4.

ETTMUELLER (Mich.-Ernest). Programma ad diss. Bosii (quo de veneno ejusque assumpti signo egit). Leipzig, 1729, in-4.

STENTZEL (C.-G.). Resp. Müller. Diss. de venenis acutis. Wittemberg, 1732 ; in-4.

STENTZEL (C.-G.). Toxicologia pathologico-medica, s. de venenis libri III. Wittemberg et Leipzig, 1733, in-4.

NEBEL (G.-B.). De signis intoxicationis. Heidelberg, 1733.

LANZONI (Jos.). Tractatus de venenis, in ejus opp. Lauzanne, 1738, in-4, t. I.

CARTHEUSER (Jo.-Frid.). Resp. de Angelis. Diss. de venenis eorumque signis, differentia, indole, principiis activiis, effectu singulari et specifica curatione. Francfort-sur-l'Oder, 1741, in-4.

BUCHNER (Andr.-El.). Resp. Pertsch. Diss. de venenis eorumque diverso agendi modo. Halle, 1736, in-4.

NEUMANN (Gasp.). Chymia medica dogmatico-experimentalis, oder Gründliche und mit Experimenten erwiesene medicinische Chemie. Herausgegeben von C.-H. Kesser. Züllickau, 1749-53, in-4, 4 vol.

OBERKAMP (F.-J.). Resp. G.-C. Herzberg ; diss. de nonnullorum venenorum virtute deleteriâ in genere et morborum malignorum dictorum causis. Heidelberg, 1730, in-4.

BROWNE LANGRISH , physical experiments upon brutes. Londres, 1747, in-8; trad. franç., 1749, in-12.

HILSCHEN (C.-H.). Resp.-J.-H. Virmond. De signis veneni dati diagnosticis. Giessen, 1748 , in-4.

HEBERDEN (W.). Three lectures containing some observations on the history, nature and cure of poisons; read at the college of physicians, On the 24, 26 et 28 of august 1749. Journal Britannique de Maty, 1751, 1752.

SPROEGEL (J.-Adr.-Théod.). Diss. sistens experimenta circa varia venena in vivis animalibus instituta. Gottingue, 1753, in-4. — Recus. in Haller collect, disp. pract., t. 6.

D.-J.-F.-R. Physikalische und medicinische Abhandlung von den Aeusserlichen Verletzungen, von den kinderabtreibenden, vergiftenden, und verliebtmachenden Mitteln. Nuremberg et Leipzig, 1753, in-8.

HILLEFELD (Ge.-Carl.). Diss. experimenta quædam circa venena. Goettingue, 1760, in-4.

VOGEL (Rud.-Aug.). Resp. Wichmann. Diss. de insigni venenorum quorumdam virtute medica inprimis cantharidum ad morsum animalium rabidorum præstantia. Gottingue, 1762, in-4.

GMELIN (Phil. Fréd.). Resp. Eppli. Diss. de materia toxicorum hominis vegetabilium simplicium in medicamentum convertenda. Tubingen, 1765, in-4.

ISENFLAMM. (F.-J.). Diss. de remediis suspectis et venenatis. Resp. J.-P. Steiming. Erl., 1767.

SAUVAGES (François-Boissier de). De venenatis Galliæ animalibus et venenorum in ipsis fideli observatione compertorum indole atque antidotis. Diss. medica in Rothomagensi academiä anno 1758, laurea donata, et nunc ab auctore recognita atque aucta, quam e gallico in latinum versam, et palæstris, medicis accommodatam tueri conabitur J.-B. Montpellier, 1764, in-4. — Trad. en italien, avec de nombreuses additions, par Michel Attumonelli, sous ce titre : Trattato de' veneni che comprende varie dissertazioni mediche del signor Boissier de Sauvages, del francese in italiano tradotto, e commentate, dal quale altre nuove dissertazioni, e moltissime note si sono aggiunte, T. I : La teoria generale de' veneni ;

la dissertazione sulla rabia, la dissertazione sul mecanismo, et moto de moscoli, et sulle qualita del fluido nerveo; et le mofete, ed i veleni volatili. T. II. La dissertazione su li veleni minerali, e vegetabili. La dissertazione su gli animali velenosi; l'oppio; e la nutrice matrigna. Naples, 1783, in-4.

BAYLIES. Practical essays on medical subjects by a member of the royal college of physicians of London. Londres (Dresde), 1773, in-8. Londres, 1765.

-ROSSI (P.). De nonnullis plantis quæ pro venenatis habentur observationes et experimenta Florentiæ instituta. Pise, 1762, in-8.

SIGWART (Ge-Fred.). Resp. Sommer: Diss. sistens venenorum discrimina summatim excussa. Tubingen, 1765, in-4.

GRAETER (Ge-Ludov.). Diss. de venenis in genere. Strasbourg, 1767, in-4.

COOKE (J.). A treatise of poisons vegetable, animal and mineral, with their cure. Londres, 1770; in-8.

FISCHER (D. J.-B.). Assertiones de venenis. Prague, 1770, in-8.

LUTHER. Resp. I. N. Nicolai; diss.; de venenis eorumque differentia et actione. Erfurt, 1773, in-4.

BOSIUS (Ern.-Gottl.): Propr. de diagnosi veneni ingesti et sponte in corpore geniti. Leipzig, 1774, in-4.

PRESTWICH'S. Diss. on mineral, animal and vegetable poisons, containing a description of poisons in general, their manner of action, etc., and respective antidotes. Londres, 1775, in-8.

HANNIUS (J.-D.). Oratio de usu venenorum in medicina. Leipzig, 1775, in-8.

NAVIER. Contre-poison de l'arsenic; du sublimé corrosif, du vert de gris et du plomb, suivis de trois dissertations sur le mercure, le fer et l'éther. Paris, 1777. 2 vol. in-12.

NAVIER. Précis du moyen de secourir les personnes empoisonnées par les poisons corrosifs. Paris; 1778; in-8.

GMELIN (J.-F.) Allgemeine Geschichte der Gifte. 1ʳ Th. Leipzig, 1776, in-8. — Allgemeine Geschichte der Pflanzengifte (als der II th.) Nüremberg, 1777, in-8; zweit. Aufl. ebend; 1803. — Allgemeine Geschichte der mineral. Gifte. Ibid, 1778, in-8.

Gifte und Gegengifte, oder leichte und sichere Mittel mit welchen man Personen zu Hülfe kommen kann, welche giftige Kraeuter und Wurzeln gegessen; von giftigen Thieren gebissen, von schædlichen Dünsten schier erstickt, oder welchen heimlicher weise Gift in die speisen ist gemischet worden. Nebst einem Anhang dreyer neuen Schriftsteller, Janin, Harmant und Gardane. u. s. w. Aus dem Franz. Uebers. Strasbourg; 1776, in-8.

BAIGNERES (J.-B.): Resp. Doublet. An post mortem physica veneni certitudo difficile comparanda? Paris; 1777, in-4.

COPPEN (Bern.-Boned.). Diss. de substantiis venenatis a triplici naturæ egno petitis. Louvain, 1777. Recus. in collect. diss. Louvain, t. 1.

LOGAN (George).Diss. de venenis. Edimbourg, 1779, in-8.

PLOUQUET (Wilh.-Gotifr.). Warnung an das Publikum vor einem in manchen Branntweinen enthaltenen Gift. u. s. w. Tübingen, 1780, 8.

WILMER. Obs. on the poisonous vegetables, wich are indigenous in Great Britain. Londres, 1780, in-8.

Essay on culinary poisons. Londres, 1781, in-8.

FONTANA (Félix). Traité sur le venin de la vipère, sur les poisons américains, sur le laurier-cerise, et sur quelques autres poisons végétaux, etc. Florence, 1781, in-4, 2 vol.; édit. allem. Berlin, 1787, in-4.

DALAUS (Chr.-Gasp.). Bemerkungen, mediz. u. chirurg. üb. Gift u. Gegengift. Spire, 1781, in-8.

ACKERMANN (J.-Fréd.). Resp. J. G. Reyher. Tentamen medicun de venenorum actione quædam generatim exponens. Kiel, 1782, in-4.

PLENK (J.-J.). Toxicologia, seu doctrina de venenis et antitotis. Vienne, 1785, in-8.

SPROEGEL (B. A. Th.). Diss. sistens experimenta circa varia venena in vivis animalibus instituta, in-4. Gœttingen, 1783.

CESALPINUS (A.). Venena omnia, excessu priparum qualitatum, enecare; in quest. med. lib. I, p. 197. Venise, 1593, in-4.

VIBORG (Erich). Ueber die Wirkung der allgemeinsten bis jetzt bekannten Gifte auf verschiedene Thierarten, nebst einigen theils neuen, theils wiederholten Versuchen vorzüglich in Hinsicht auf Beantwortung der Frage, wie weit man aus ihrer ungleichen oder einformigen Wirkung auf Verschiedenheit oder Verwandtschaft der Arten im Thierreiche schliessen kann. Vorgelesen in der konigl. Daen. Gesellchaft der Wissenschaften der 13 ap. 1792. In seiner Sammlung von Abhandlungen für Thierarzte. T. 1, p. 277—324.

SUCCOW (F.-W.-C.). Dissert. inaug. med. exhibens Toxicologiæ theorelicæ delineationem. Pars. 1, Jenæ, 1785, in-8. Pars. II, pro facultate legendi, Jena, 1785, in-8.

BARONIO (Giusèppe). Notizie per servire alla storia de veleni in opuscoli scelti sulle scienze et sulle arti. Milan, 1787, in-4, p. 106-117.

HALLE (J.-S.). Gifthistorie des Thier-Pflanzen-und Mineralreichs, nebst den Gegengiften und der medicinischen Anwendung der Gifte. Berlin, 1787, in-8.

SCHULZE (E.-Ferdinand). Toxicologia veterum plantas venenatas exhibens, Theophrasti, Galeni, Dioscoridis, Plinii aliorumque autoritate ad deleteria venena, delatas. Loca ex veterum monimentis eruta, perpetuo commentario ornavit; varia experimenta et observata adjecit, Halle, 1788, in-4.

Medizinische und chirurgische Bemerkungen üb. Gifte und Gegengifte für angehende Aerzte und Wundaerzte. Spire, 1792, in-8.

HINZE (J.-F.) præs. F. Isenflamm. Diss. de veneni effectu. Erlang, 1792, in-8.

KOLBANY (P.). Abhandl. üb. die herrschenden Gifte in der Küche. Wien, 1793, in-8.

GRUNER (C.-G.). De veneni notione dubia nec foro satis. apta. Jena, 1795. — De forensi veneficii notione rite confirmanda. Jena, 1796.

DOELTZ (G.-C.). Diss. inaug. med. exhibens nova experimenta circa quædam venena ex narcoticorum genere. Altorf, 1793, in-8.

MARC (C.-E.-H.). Allgemeine Bermerkungen über die Gifte und ihre Wirkungen im menschlichen Koerper, nach Brownischen Systeme dargestellt. Erl., 1795, in-8.

HAARTMAN (G.-E.). Toxicologiæ primæ lineæ. Abo, 1797, in-4.

KOLBANY (P.) Gifthistorie des Thier-Pflanzen-und-Mineral-reichs: nebst den Gegengiften und der medicinischen Anwendung der Gifte. Vienne, 1798. 2e verm. Aufl. Vienne, 1807, in-8.

FRANC (J.). Handbuch der Toxicologie. Vienne, 1800. Zweite verbesserte und durch zahlreiche Anmerkungen bereicherte Auflage, 1803. — Manuel de toxicologie, ou Doctrine des poisons et de leurs antidotes; trad. de l'allemand par L.-H.-J. Vrancken. Anvers, 1803, in-8.

HEISE (J.-L.). Specimen inaug. de venenorum actione in corpus humanum. Regiomonti, 1801, in-8.

SCHMIDT (C.-F.-G). De veneni actione recte definienda. Dissert. philophico-medica. Leipzig, 1802.

PALDANUS (V.-H.-L.). Versuch einer Toxicologie. Halle, 1803.

HEISE (A.-G.). De venenorum actione in organismum animalium. Gottingue, 1805, in-8.

DUVAL (Marcel). Essai sur la toxicologie, suivi d'observations et expériences sur l'emploi du sucre dans les empoisonnements par quelques acides minéraux. Paris, 1806, in-4.

MULLER (A.-G.). Tractatus de venenis. Halle, 1807, in-8.

CHANSAREL. Observations sur diverses substances vénéneuses. Bordeaux, 1807, in-8.

WOLFART. Ueber Vergiftung. In Kopp's Jahrbuch der Stats-arzneikunde. 1808, p. 3-47.

PLUQUET (F.). Essai sur la nature des poisons et sur les moyens que la chimie peut fournir pour les reconnaître et pour arrêter leurs ravages. Caen, 1809, in-8.

HOHMANN (C.). De venenis. Wütsbourg, 1810.

GOHIER. Expérience, etc., dans le Journal de médecine de Corvisart, etc. 1810, t. XIX, 1812; t. XXIII, p. 318.

VASSALI-EANDI, ROSSI et BORSARELLI. Expériences et observations concernant les effets de divers poisons et d'autres substances sur les animaux. Mém. de l'Acad. des sc. de Turin. 1811-1812, t. XX, p. 417.

HERGANG (K.-G.). Lehrreiche Unglücksfaelle zur Warnung vor Giften und Vergiftungen. Goerlitz, 1811, in-8.

SEILER (B.-G.). Prog. de nonnullorum venenorum in corpus humanum effectibus. Wittemberg, 1811, in-4.

BRODIE (B-C.). Experiments and observations on the different modes in which death is produced by certain vegetable poisons; in Philosophi-

cal transactions. 1811, p. 178-208. 1812, p. 205-227. Le 2ᵉ mém. trad.
par Guyton-Morveau dans les Annales de Chimie. T. xciii.

SAGE (B.-G.). Moyen de remédier aux poisons végétaux, à ceux qui
sont produits par les substances métalliques, et au venin des animaux.
Paris, 1811, in-8.

CHAUMETON. Réflexions sur un manuscrit de M. Faure, intitulé : Essai
sur une nouvelle classification des poisons. Dans le Journal de Méd. de
Corvisart, 1812, t. xxiii, p. 373.

CORTAMBERT. Quelques considérations sur les poisons. Dans le Journal
de Méd. de Corvisart. 1812, t. xxiii, p. 143-265.

SCHNEIDER (P.-F.). Ueber die Gifte in medizinisch-gerichtlicher und
medizinisch-polizeilicher Beziehung. Würzburg, 1813, in-8.

ORFILA. Traité sur les poisons tirés des règnes minéral, végétal et animal ; ou Toxicologie générale, considérée sous les rapports de la phy-
siogie, de la pathologie et de la médecine légale. Paris, 1814-15, in-8,
2 t. ; 2ᶜ éd. Paris, 1818. 2 vol.; 3ᵉ éd. Ibid. 1826, 2 vol.

EMMERT (F.-A.-G.). Ein Auszug aus einem Briefe ; in med. chir. Zeitung. 1813. t. iii, p. 162, et dans Dezeimeris, Dict. hist. de la méd.,
article Emmert.

BOERMOE (R.). Diss. de venenis præcipue vero patriæ. Groningue, 1816.

Vollstaendiges Giftbuch, oder Unterricht die Giftpflanzen, Giftminerale und Giftthiere kennen zu lernen. Sondershausen. 1815.

MEISTER (J.). Leitfaden zu Vorlesungen üb. die Gifte u. Verbrechen
der Vergiftung. 8. Breslau. 1817.

CHAUSSIER (H.). Contre-poisons ou moyens les plus efficaces dans les
différents cas d'empoisonnement, mis à la portée des personnes étrangères à l'art de guérir. Paris, 3ᵉ édit. 1819. 4ᵉ ibid. 1824, in-8.

BERTRAND (C.-A.-H.-A.). Manuel médico-légal des poisons introduits
dans l'estomac, et des moyens thérapeutiques qui leur conviennent. Paris,
1817, in-8.

DUCACHET (H.-W.). An inaugural essay on the action of poisons. New-
York, 1817, in-8.

ARMANT DE MONTGARNY. Essai de Toxicologie considérée d'une manière
générale dans ses rapports avec la physiologie, l'hygiène et la pathologie, et spécialement avec la jurisprudence médicale. Paris, 1818, in-8.

KEIL (H.-J.). Diss. de nonnullis venenis. Leyde, 1720, in-4.

LEMAISTRE. Essai sur l'analyse des poisons. Paris, 1817, in-4.

SLOWE (W.). A toxological cart, in which are exhibited at one view
the symptoms, treatment and modes of detecting the various poison mineral, vegetable and animal. London, 1821, in-fol (d'après l'ouvrage
d'Orfila).

BILLARD. Considérations médico-légales sur les empoisonnements par
les irritants. Paris, 1821, in-4.

DZONDI (K.-H.). Ueber Contagien, Miasmen und Gifte. Leipzig, 1822,
in-8.

PALLAS (E.). Essai sur une nouvelle classification des poisons, suivi des symptômes et du traitement des maladies que ces substances déterminent après avoir été ingérées ou appliquées sur une partie quelconque du corps humain, et d'une observation de cinq personnes empoisonnées avec la racine d'aconit napel. Paris, 1822, in-8.

BÜCHNER (J.-Andr.). Toxikologie. Nürnberg, 1822, in-8. Zweite vermehrte und verbesserte Auflage; 1824, in-8.

An Essay on mineral, animal and vegetable poisons, and their respective symptoms and treatment. Londres, 1822, in-8.

Schema, Vorschriftmaessiges, zum Giftverkaufbuche für apotheker u. Kaufleute. u. s. w. gd. 8. Berlin 1823.

SOLT's (Cha.). Essay on morbid poisons, in-8, p. (180?)

HEGGALL's (John). Essay on poisons, in-18, p. (180?)

SCHUBART (E.-L.). Beitraege sur naehern Kenntniss der Wirkungsart der Arzneimittel und Gifte. in Horn's Archiv für med. Erfahrung. 1823, nov., p. 399-422. 1824., jan. p. 53-92.

Versuche u. Beobachtungen üb. drei, neuerdings durch ihre giftigen Wirkungen auf den thier. Koerper merkwuerdig gewordenen Substanzen, die Kleesaeüre, die Wurst u. das Kaesegift; aus verschiedenen Sprachen übers. von Kühn (O.-B.) mit ein. Vorr. v. Kühn (C.-G.) gd., in-8. Lepzig. 1824.

DE MONTMAHOU (E.). Manuel médico-légal des poisons, etc.; Paris, 1824, in-8.

EUSÈBE DE SALLE. Table synoptique des poisons, dressée d'après les travaux les plus récents d'histoire naturelle, de thérapeutique et de médecine légale, et dans laquelle sont réunis sous un même coup d'œil les noms de toutes les substances vénéneuses des trois règnes de la nature, les accidents qu'elles déterminent, les remèdes qu'on doit leur opposer, et les réactifs qui les font reconnaître. Paris, 2ᵉ édit., 1824.

STOBE (W.). Giftkundige Tafeln. Franckfort, 1824, in-4.

MOELLER (H.). Die Lehre von dem Gifte und Vergiftungen, u. s. w. 8. Quedlinburg. 1825.

MUTEL. Des poisons considérés sous le rapport de la médecine et de la médecine légale. Paris, 1826, in-8.

WITTING (E.). Uebersicht der wichtigsten Erfahrungen im Felde der Toxicologie. u. s. w. Hanovre, 1827. gr. in-8.

GUÉRIN DE MAMERS. Nouvelle toxicologie; ou Traité des poisons et de l'empoisonnement, sous le rapport de la chimie, de la physiologie, de la pathologie et de la thérapeutique. Paris, 1826, in-8.

STUCKE (C.). Tabellarische Uebersicht der Gifte, der Symptome, die sie hervorbringen, der Behandlung der Vergiftungen, der Auffindungsweise der Gifte u. s. w. Nach den neuesten Entdeckungen und Berichtigungen entworfen. Cologne, 1828, in-fol.

MORGAN and ADDISSON's. Essay on poisons, in-8, 1829.

SUMMAM und KARLS. Toxicologie, od. die Lehre von den Giften und Gegengiften. — D'après la 3ᵉ éd. de la Toxicologie d'Orfila. 2 vol. in-8. Berlin, 1820-30.

Briand. Manuel de médecine légale, 3ᵉ éd. Paris, 1830, in-8.

Schuh (F.). Diss. sisteno experimenta de influxa venerorum nonnul- lorum in œconomiam animalem. Vienne, 1831, in-8.

Anglada. Traité de toxicologie générale envisagée dans ses rapports · avec la physiologie, la pathologie, la thérapeutique et la médecine légale. Paris, 1835, in-8.

Rouppel (G.-L.). Illustrations of the effects of poison, their plates from original drawings by A. M. M'Whinnie. London, 1834, publié en 2 livraisons de 4 planches, magnifiquement coloriées, avec texte.

Mayer (J.). Sammlung von den Wirkungen der gewœhnl. Gifte u. ihrer Heilart. Wien. 1834, in-8.

Christison. Treatise on poisons, in relation to medical jurisprudence, physiology and the practice of physic. 3ᵉ éd., 1836, in-8.

Williams. Elements of medecine on morbid poisons. Londres, 1836-1841, 2 vol. in-8.

Poehlmann (J.-B.). Die Giftgefahren welche das Leben taeglich bedro-hen, u. s. w. in-8. Noerdlingen. 1837.

Wibmer (Karl). Die Wirkung der Arzneimittel u. Gifte im gesunden thier Coerper. Munich, 1837, in-8.

Sobernheim (J.-F.). und Simon (Fr.) Handbuch der prakt. Toxicologie. u. s. w. Berlin, 1838, 8.

Malle. Considérations médico-légales sur les empoisonnements simples et complexes. Strasbourg, 1838, in-8.

Memoranda der Toxicologie, 1838. Weimar, in-32.

Poehlmann (A.-Ch.-H.). Physiolog-toxicolog. Untersuchungn. Erlan-gen, 1838, in-8.

Duflos (Ad.). Die chemischen Heilmittel u. Gifte., u. s. w. gd. 8. Breslau, 1839.

Müller (J.-B.). Die Gifte und ihre Wirkung auf den Organismus, u. s. w. Nürnberg, 1840, gd. 8,

Gifrbuch, Vollst. od. Unterricht. die Giftpflanzen, Giftminerale, u. Gift-thiere kennen zu lernen, u. s. w. zum Schul u. Privatgebrauche. 5ᵉ Aufl. 8. Weimars, 1840.

Morton's (J.-W.-T.). Veterenary-toxicological chart. 1840, in-8.

Devergie. Médecine légale. 2ᵉ éd. Paris, 3 vol. in-8, 1840, t. 3,

Duflos (A.). Die Lehre von den chemischen Arzeneimitteln und Giften, in-8. Breslau 1842.

Poisons végétaux.

Faber (J.-M.). Strychomania explicans strychni manaci antiquorum vel solani furiosi recentiorum historiãm, etc. Augustæ Vendel, 1677, in-4.

Wepfer (J.-J.). Cicutæ aquaticæ historia et noxæ. Bâle, 1679, in-4°. La dernière édition est de Venise 1759, in-8.

Vedelicis (G.-W.). Experimentum curiosum *d* colchico veneno et alexipharmaco simplici et composito. Iéna, 1718, -4.

VALERUS (A.). Diss. de laurocerasi indole venenata, exemplis hominum et brutorum ejus aqua enecatorum confirmata. Resp. J.-A.-S. Bœttinger. Wittemberg, 1737, in-8.

SAUVAGES DE LACROIX. Observations sur quelques plantes venimeuses ; dans les Mém. de l'Acad. des Sciences de Paris, 1739.

ROSSI (Pierre). De nonnullis plantis, quæ pro venatis habentur, observationes et experimenta Florentiæ instituta. Pise, 1762, in-8.

KRAPF (C.). Experimenta de nonnullorum ranonculorum venenata qualitate, etc. Vienne, 1766, in-8.

SPANDAW DU CELLIÉE. Diss. du lauracerasi viribus venenalis ac medicalis. Gronove., 1767, in-8.

SPIELMANN, Resp. Guérin. Diss. de plantis venenatis Alsatiæ. Strasbourg, 1768, in-4.

KNOLLE (Fred. Aug.-Gottl.). Epist. de Plantis venenatis umbelliferis. Leipzig, 1771, in-4.

KOCH (J.-H.). Kurze Abandl. derjenigen inländischen Pflanzen, durch deren unvorsichtigen Gebrauch bey Menschen und Vieh grosser Schade, ja der Tod selbst verursacht werden kann. Berne, 1774, in-8.

GMELIN (J.-Fred.). Abandlung von den giftigen Gewæchsen, welche in deutschland u. vornehmlich in Schwaben wild wachsen. Ulm, 1775, in-8.

VICAT. Histoire des plantes vénéneuses de la Suisse, contenant leur description, leurs mauvais effets sur les hommes et sur les animaux, avec leurs antidotes, rédigée d'après ce qu'il y a de mieux sur cette matière, et surtout d'après l'histoire des plantes helvétiques de M. le baron de Haller ; mise à la portée de tout le monde, avec le lieu natal de chaque plante pour la France, les figures nécessaires et plusieurs observations nouvelles. Yverdon, 1776, in-8.

SPALOWSKI (Joach.). Diss. de Cicuta, flammula Jovis, aconito, pulsatilla, gratiola, dictamno, stramonio, hyoscyamo et colchico. Vienne, 1777, in-8.

BRUGMANN (Sebast.-Just.). Diss. ad questionem ab academiâ Divionensi propositam, quænam sunt plantæ inutiles et venenatæ, quæ prata inficiunt, etc. ? Groningue, 1783, in-8.

HALLE (J.-Sam.). Die deutsche Giftpflanzen u. s. w. La première édit. est de Berlin, 1784, avec 16 pl. ; la dernière, ornée de 24 pl., a été publiée à Berlin en 1804, par G. Hayne.

PUIHN (J.-G.). Diss. de venenis vegetabilibus generatim. Erlang, 1784, in-4.

Materia venenaria regni vegetabilis. Leipzig, 1785, in-8.

BULLIARD. Plantes vénéneuses et suspectes de la France. Paris, 1784, in-fol. fig. enlum.

WILMER. Observations on the poisonous vegetales which are either indigenous in Great Britain, or cultivated for ornament. Londres, 1784.

LANGGUTH (Ge.-Aug.). Programma de plantarum venenatarum arcendo scelere. Wittemberg, 1770, in-4.

Mémoire sur les plantes vénéneuses de l'Angleterre, dans le *Gentleman's Magazine*, 1775, t. xxv et suiv.

CAELS (Th.-P.). De Belgii plantis qualite quadam hominibus cæterisve animalibus nociva seu venenata preditis symptomatibus ab earum usu productis, nec non antidotis adhibendis, etc. Bruxelles, 1774, in-4.

WILKE (C.-W.-C.). Ueber die Giftpflanzen der Kraeutergaerten. Halle, 1784, in-8.

BOEHMER (C.-R.). Commentationes œconomico-medico-botanicæ, quarum prior de plantis segetis infestis. Posterior de plantis auctoritate publ. extirp. custod. et de foro proscribendis. Witebergæ et Serr., 1792, in-4.

SCHAUB (S.). Diss. sestens Laurocerasi qualitates medicas et venenatas, imprimis veneni essentiam; Marb. Hess., 1792, in-8.

DOLTZ (J.-C.). Neue Versuche u. Erfahrungen. üb. einige Planzengifte. Herausgegeb. von Joh.-Chr.-Gtl. Ackermann. Nürnberg, 1792, in-8.

ALDERSON (Joh.). Versuch ueb. d. *Rhus toxicodendrum* u. sw., trad. de l'anglais de L.-F. Froriep. Iéna, 1797, in-8.

LUTTER (E.). De venenis vegetab. in genere, et in specie de plantis venenatis in agro Erfordenst sponte nascentibus. Erfurt, 1792.

Gift u. Gegengift, od. Mittel, wie man Personen, die giftige Kraeuter gegessen, zu Hülfe kommen kann. Aus d. Franzos. Strasbourg, 1776, in-8.

FREGA (C.-A.). Anleitung zur Kenntnis der schaedlichen und giftigen Pflanzen. Kopenhague et Leipzig, 1796.

JOHNSTONE. Mineral. Gifte. übersetz. von Michaelis. Leipzig, 1796, gr. in-8.

GARN (J.-A.). Beschreibung der haeufigsten Pflanzengifte. Wittemberg, 1792.

BOENINGER (Th.-K.-D.). De Plantis venenatis et speciatim de plantis venenatis agri Duisburgensis. Duisbourg, 1790, in-8.

Naturgeschichte der Giftpflanzen, die in der œsterreichischen Pharmakopœa officiel sind., etc., mit 60. Abbildungen. Vienne, 1807, in-8.

MULLER (J.-F.). De venenorum vegetabilium Germaniæ vitandâ permutatione cum oleribus. Erfurt, 1806.

LE PRÉVOST (G.-S.-L.). Essais sur les poisons végétaux, rangés selon la méthode naturelle de Jussieu.

PLATO (G.). Deutschlands Giftpflanzen, zum Gebrauche für Schulen. Mit illum. Kupfern, Leipzig, 1815.

IUCH (C.-W.). Die Giftpflanzen. Mit. Abildungen, 12, Heft. Augsbourg, 1817—19, in-4.

HEISE (C.). Spec. inang. de venenorum vegetabilium effectu in oculos. Gœssingne, 1818, in-8.

RUNGE (F.-F.). Diss. de nova methodo venificum belladonæ, daturæ nec non hyoscyami explorandi. Iena, 1810, in-8.

CRAMER (T.). Strychni vis ac efficacia in corpus animale; Bonn. 1820, in-4.

SPROTT'S (G.). Table of vegetable Poisons, (180?) in-8.

DIETRICH (F.-D.). Deutschlands Giftpflanzen nach natürlichen Familien aufgestellt, Mit. Abbildungen. Iena, 1826, in-8.

ASCHERSON (M.). De Fungis venenatis commentatio. Berol. 1828, in-8.

Giftpflanzen, die wichtigst. deutschen. z. Gebr. f. Schulen. 2e Ausg. Magdeburg, 1829, in-8.

VOGET (Alb.-R.-L.). Anleitung zur Kenntniss der vorzuegl. Giftpflanzen, u. deren Wirkungen auf das Leben u. die Gesundh. der menschen u. Thiere, u. s. w. 2e ed. Crefeld, 1830, in-8.

WUNSCHMANN (F.). Deutschlands gefaehrlichste Giftpflanzen, u. s. w. avec planches coloriées, in-8, Berlin, 1833.

Giftpflanzen, inlaendischen (mit Beschreib.), qu. f. (mit 16 illum. Stutf). Aachen., 1833.

WINKLER (Ed.). Saemmtl. Giftengewaechse Deutschlands, u. s. w. 2e éd. avec 100 planches, dix livrais. gr. in-8. Leipsig, 1835.

ROQUES. Phytographie médicale, histoire des substances héroïques et des poisons tirés du règne végétal, où l'on expose leurs caractères distinctifs, leur action sur l'homme et sur les animaux, leurs propriétés, leurs usages thérapeutiques, etc. Nouvelle édition entièrement refondue. Ibid., 1835, 3 vol. in-8 et atlas de 150 planches grand in-4 grav. et col.

SCHOTTLAENDER (G.-E.). Die vorzügl. in Deutschland wachsenden Giftpflanzen, u. s. w. avec planches in-8. Ulm, 1837.

KREUTZER (C.-J.). Oesterreichs Giftgewaechse, beschrieben. Vienne, 1838, in-8.

CORDIER (F.-S.). Beschreib. und Abbild. d. essbaren u. giftigen Schwaemme, welche in Deutschland u. Frankreich wachsen. Nach d. Franz. Mit besond. Hinsicht auf Deutschland bearb. Mit 11. Taf. illum. Abbildungen. Quedlimburg, 1838, in-8.

BRANDT (J.-F.), F. PHOEBUS; J. T. C. RATZEBURG. Abbildung und Beschreibung der in Deutschland wild wachsenden u. in Gaerten im Freien ausdauernden Giftgewaechse, u. s. w.; avec planches color.; Berlin, 1838, in-4, avec deux suppléments publiés dans le même format et dans la même année.

WARDLEWORTH'S (T.-H.). Essay on secale cornutum, in-12, 1840.

GÜNTER (J.) u. BERTUCH (F.). Pinakoteck der deutschen Giftegewaechse, u. s. w. Iena, 1840, in-4. av. planches.

ROQUES. Histoire des champignons comestibles et vénéneux, où l'on expose leurs caractères distinctifs, leurs propriétés alimentaires et économiques, leurs effets nuisibles et les moyens de s'en garantir ou d'y remédier. Deuxième édition, Paris, 1841, in-8 et atlas de 24 planches in-4 coloriées.

BONJEAN (J.). Faits chimiques et toxicologiques relatifs à l'empoisonnement par l'acide prussique. 1843, in-8.

Poisons animaux.

SEVERINUS (M.-A.). Vipera Pythia id est de vip. nat. veneno coel. demonst. novoe. Padoue, 1651, in-8.

CHARAS (M.). Nouvelles expériences sur la vipère. Paris, 1669, in-8.

BROGIANI (Dominique). De veneno animantium naturali et acquisito tractatus. Florence, 1752, in-4, *ibid*, 1755, in-4.

AMOREUX (P.-J.). Tentamen de noxa animalium. Avignon, 1762, in-4.

BERTHELOT. Diss. inaug. de venenatis Galliæ animalibus. Montpellier, 1763, in-4.

SPIELMANN. Resp. WEILER. Diss. de animalibus nocivis Alsaciæ. Strasbourg, 1768, in-4.

SENGUERDUS (W.). R.-H. Specht. Diss. de veneno Basilisci; Leide, 1768, in-4.

LAURENT (Ps.-Nicol.). Specimen medicum, exhibens synopsin reptilium emendatam cum experimentis circa venena et antidota-reptilium austriacorum. Vienne, 1768, in-8.

AMOREUX fils. Notice des insectes de la France, réputés venimeux, tirée des écrits des naturalistes, des médecins et de l'observation. Paris, 1789, in-8, 2 pl.

MEYER (F.-A.). Gemeinnuetzlicht Naturgeschichte der giftigen Insekten. Berlin, 1792, in-8.

AUTENRIETH (H.-T.). Ueber das Gift der Fische u. s. w. Tübingen, 1833, in-8.

Poisons minéraux.

FISCHERUS. Pr. spec. de saturno ejusdemque naturâ, usu et noxâ. Resp. Orth (J.-C.). Erf., 1720, in-4.

MONNET. Diss. sur l'arsenic. Berlin, 1774, in-8.

FALCONER (W.). Observations and experiments on the poison of copper. Londres, 1774, in-8.

BERGMANN (T.). Abhandlung von dem Arsenik. Altenbourg, 1778, in-8.

PERCIVAL (Th.). Observations and experiments of the poison on Lead. Londres, 1774, in-8.

CHORLEY (E.). Diss. de plumbi in corp. hum. viribus et noxarum remediis. Lugd. Bat., 1784.

SINGER (F.). Medicinisch chemische Abhandlung über ein sicheres Gegengift oder Merkurialgifte. Vienne, 1786, in-8.

HAHNEMANN (S.). Ueber die Arsenikvergiftung, u. s. w. Leipsig, 1786, in-8.

PUIHN (J.-G.). Die Gifte des Mineralreichs. Bayr., 1796, in-8.

RENAULT. Nouvelles expériences sur les contre-poisons de l'arsenic, Paris, an IX, in-8.

TARTRA. Traité de l'empoisonnement par l'acide nitrique, Paris, 1802, in-8.

JÆGER (G.-F.). Diss. de effectibus arsenici in varios organismos nec non de indiciis quibusd. veneficii ab arsenico illati. Tubinge, 1808, in-4.

MARSCHALL's (John). Remarks on arsenic. (1800?), in-8.

BLUME (C.-L.). Diss. de Arsenico, et ratione quâ in animalia agit. Leide. 1817, in-4.

AUTENRIETH (J.-H.-F.). Pr. Diss. sistens observationes quasdam de vario Arsenici in animalia effectu. Resp. Hardig. Tub. 1817, in-8.

BORGES (Wilh.-H.-Lud.). Ueber eine Vergiftung durch weissen Arsenik. Berlin, 1818, in-8.

HINCK (J.-A. Ueber Arsenik in oryktognostischer, chemischer, pharmacologischer und medicinisch gerichtlicher Hinsicht. Wien., 1820, in-8.

REISSENHIRTZ. De Arsenici efficacia periculis illustrata. Berlin, 1823.

KLEINERT (C.-T.). De Arsenici virtutibus chemicis medicis et id investigandi modis. Iena., 1825, in-8.

WIBMER (Karl.). Tract. de effectu plombi in organisma animali sano, nec non de therapiâ intoxicationis saturninæ. Monachi, 1829, in-8.

ENSCHUT (F.-P.-G. Van). Comment. med. —forensis, qua exponentur signa pathologica, et illustrantur, ipsius autoris experimentis, signa chemica quibus veneficium arsenicale in foro certo probari possit. 8. maj. Trajecti ad Rhen., 1836.

BUNSEN (Rob.-Wilh.) und Arn. Ad. BERTHOLD. Eisenoxydhydrat, Gegengift des weissen Arseniks od. der arsenigen Saüre. 2e verm. aufl. Gottingen, 1837, gr. in-8. La prem. édit. est de 1834.

Ueber arsenikhaltige Stearinlichter. Eine im Interesse des algem. Gesundheits-Zustandes der Aufmerksamkeit des Publicums sehr zu empfehlende Frage. Nach dem Report of the Westminster medical Society to London. Stuttgard, 1839, in-8.

RASPAIL. Accusation d'empoisonnement par l'arsenic; mémoire à consulter à l'appui du pourvoi en cassation de dame Marie Cappelle, veuve Lafarge, sur les moyens de nullité que présente l'expertise chimique. Paris, 1840, in-8.

ROGNETTA. Nouvelle méthode de traitement de l'empoisonnement par l'arsenic et documents médico-légaux sur cet empoisonnement. Paris, 1840, in-8.

DANGER et FLANDIN. De l'arsenic, suivi d'une instruction propre à servir aux experts dans les empoisonnements. Paris, 1841, in-8, fig.

DUFLOS (A.) und HIRSCH (A.-G.). Das Arsenik, seine Erkennung und sein Vorkommen in organisirten Koerpern. Breslau, 1842, in-8.

BARRESWIL (C.) et SOBRERO (A.). Appendice à tous les traités d'analyse chimique; recueil des observations publiées depuis dix ans, sur l'analyse qualitative et quantitative. Paris, 1843, in-8.

Manuel pratique de l'appareil de Marsh, ou guide de l'expert toxicologiste dans la recherche de l'antimoine et de l'arsenic, contenant un exposé de la méthode de Reinsch, pour la recherche médico-légale de ces poisons, par A. Chevallier et J. Barse, 1 vol. in-8, Paris, 1843.

TOXICOLOGIE
GÉNÉRALE.

INTRODUCTION.

La science qui s'occupe de l'étude des poisons porte le nom de *Toxicologie,* mot dérivé du grec τοξικὸν, *poison,* et λογος, *discours.*

On donne le nom de *poison* à toute substance qui, prise intérieurement ou appliquée de quelque manière que ce soit sur un corps vivant, à *petite dose,* détruit la santé ou anéantit entièrement la vie.

M. Devergie, qui a adopté cette définition, quoi qu'il en dise, blâme toutefois l'expression de *corps vivant,* à laquelle il substitue les mots *corps de l'homme,* se fondant sur ce que telle matière est vénéneuse pour un animal et ne l'est pas pour l'homme. Nous qui savons qu'une définition n'est réellement bonne que lorsqu'elle embrasse tous les cas, nous nous garderons bien d'imiter cet auteur, et au lieu de ne l'appliquer qu'à l'homme, nous l'étendrons à tous les êtres vivants; qu'importe que telle substance vénéneuse pour tels animaux ne le soit pas pour d'autres? elle sera un poison pour les premiers et nullement pour les derniers, tandis qu'une autre substance pourra être vénéneuse pour ceux-ci et ne pas l'être pour d'autres. La discussion placée sur ce terrain donne évidemment tort à M. Devergie, dont la définition ne comprend qu'un seul cas.

Voyons ce que l'on doit entendre par *petite dose.* Nous savons que l'on administre tous les jours à l'homme sain ou malade quelques milligrammes de bichlorure de mercure, d'une préparation arsenicale soluble, d'opium, de strychnine, etc., comme médicament, sans qu'il en résulte le moindre accident. Ce n'est donc pas à des doses aussi minimes que ces substances sont vénéneuses; il faut nécessairement, pour que ces matières produisent des effets nuisibles, qu'elles soient données à des doses moins faibles, qui varieront considérablement suivant la nature de la substance, l'âge et la constitution de l'individu, etc. Ainsi l'on peut établir que, dans la grande généralité des cas, 20 centigrammes de bichlorure de mercure ou d'une préparation arsenicale soluble, 1 gramme d'opium, et 10 à 12 centigrammes de strychnine, occasioneront un empoisonnement souvent mortel ; tandis qu'il faudra plusieurs grammes d'iode et 40 ou 50 grammes d'azotate de potasse pour déterminer un effet aussi funeste. On voit donc qu'ici il n'y a rien d'absolu, et que l'on ne saurait fixer d'une manière précise ce que l'on entend par *petite dose*. Nous dirons encore, relativement à ces quantités, qu'il n'est pas rare de voir des malades, placés dans des conditions particulières, supporter sans accident des doses considérables d'une substance vénéneuse, tandis qu'à des doses beaucoup moins fortes ces mêmes substances produiraient des effets fâcheux chez les mêmes individus *à l'état normal*. Nous pourrions citer les effets du tartre stibié dans les phlegmasies des poumons, du chlorure de baryum, de l'azotate de potasse, etc., dans d'autres affections. S'aviserait-on de dire que ces substances vénéneuses ne sont pas délétères pour l'homme, parce qu'elles ne l'empoisonnent pas, même à des doses très fortes ? Non certes ; on se contentera d'établir que ces matières, réellement vénéneuses dans la grande généralité des cas, ne le sont pas aux mêmes doses dans certaines conditions.

Il est impossible d'étudier d'une manière complète une substance vénéneuse, sans considérer ses rapports avec la chimie, l'histoire naturelle, la physiologie, la pathologie et l'anatomie pathologique. En effet, comment pourrait-on se flatter de distinguer les divers poisons tirés du règne minéral sans connaître les propriétés chimiques qui les caractérisent lorsqu'ils sont dans leur état naturel, ou lorsqu'ils sont masqués, combinés ou décomposés par leur mélange avec les aliments végétaux ou animaux ? L'histoire naturelle ne nous fournit-elle pas les moyens de caractériser les poisons du règne organique dont la plupart échappent malheureusement aux recherches analytiques les plus rigoureuses ? L'action irritante, stupéfiante, etc., de certaines substances vénéneuses, en dérangeant les diverses fonctions de l'économie animale, peut-elle s'expliquer sans les lumières de la physiologie ? N'est-il pas du ressort de la pathologie de s'occuper soigneusement du traitement des maladies auxquelles les poisons donnent lieu, soit en faisant usage des moyens connus, soit en cherchant de nouvelles substances capables de détruire et d'anéantir leurs effets délétères ? Enfin, l'anatomie pathologique ne perfectionne-t-elle pas l'étude de ces substances, en nous éclairant, par l'examen des divers organes, sur les lésions multipliées qui peuvent être le résultat de leur action ? Il n'est pas douteux qu'il ne faille avoir recours à chacune de ces sciences, les interroger d'abord séparément, pour pouvoir mieux ensuite saisir leurs dépendances mutuelles, et les secours qu'elles peuvent se prêter.

Des recherches chimiques, faites avec soin sur les poisons minéraux et végétaux ; l'observation attentive des caractères fournis par les diverses substances vénéneuses du règne organique ; les expériences sur les animaux vivants, dans le dessein de constater le trouble des fonctions et les causes variées d'un genre de mort aussi rapide ; des faits cliniques recueillis avec exactitude et enrichis du résultat des ouvertures des cadavres ; enfin, des essais sur les animaux vivants pour fixer nos idées sur les contre-poisons : tels sont les moyens capables d'enrichir la *Toxicologie*. L'utilité de suivre cette marche a été sentie par les bons esprits : aussi avons-nous vu paraître successivement d'excellentes monographies sur l'*arsénic*, le *sublimé corrosif*, le cuivre, les acides azotique, cyanhydrique, etc. Ces traités particuliers sont malheureusement en très petit nombre, et les objets n'y sont pas envisagés sous tous les rapports ; la partie chimique ou médico-légale de l'empoisonnement est surtout négligée ; on voit presque toujours leurs auteurs faire choix des propriétés les moins saillantes des substances vénéneuses, les exposer souvent d'une manière erronée, et rendre par conséquent impossible la solution d'un problème très difficile par lui-même. En vain, le médecin requis par le magistrat aurait-il recours à leurs écrits ; tout ce qu'il pourrait y puiser serait vague et insuffisant.

On peut juger d'après cela combien il est important d'insister d'une manière particulière sur cette partie de la toxicologie, afin de donner le moyen de rejeter une foule de caractères de peu de valeur, de rectifier ceux qui sont mal exposés, et de leur en substituer d'autres exacts et faciles à constater. Un pareil travail offre les plus grandes difficultés, et par le nombre prodigieux des poisons qu'il doit embrasser, et par les diverses décompositions que plusieurs d'entre eux peuvent subir.

Peut-on tirer un avantage réel pour l'étude de la toxicologie d'une classification des divers poisons connus, et ne vaut-il pas mieux les décrire par ordre alphabétique ? Telle est la question que j'ai souvent entendu agiter. Je n'hésite pas un instant à me prononcer en faveur de la classification, surtout lorsqu'elle est fondée sur des faits physiologiques incontestables : nul doute qu'elle ne simplifie alors l'étude de cette science. En réunissant dans un même groupe les poisons qui exercent une action analogue sur l'économie animale, en décrivant avec soin toutes les altérations qu'ils font subir à nos organes et par conséquent à nos fonctions, en généralisant en un mot les symptômes auxquels ils donnent naissance, on sent combien l'histoire particulière de chacun d'eux doit être facilement saisie par le médecin. Au contraire, de quelle utilité peut être pour l'homme de l'art une description faite par ordre alphabétique? La séparation des substances qui devraient être réunies à raison de leurs rapports intimes, des répétitions fastidieuses dans les détails, tels sont les inconvénients attachés à cette marche peu scientifique, et dont tout esprit juste sent l'insuffisance.

Mais, il faut l'avouer, quelque nombreuses que soient les expériences et les observations sur l'empoisonnement, je ne les crois pas encore suffisantes pour établir une classification à l'abri de tout reproche; une pareille tâche me paraît tellement au-dessus de nos forces, que je renonce à la remplir pour le moment. Je vais faire ressortir en peu de mots les difficultés d'un pareil travail.

A. On ne peut classer les poisons d'une manière convenable qu'autant que l'on connaît au juste l'organe sur lequel ils agissent et le genre d'altération qu'ils y déterminent; cette connaissance ne peut être acquise que par l'étude approfondie des symptômes qu'ils développent et des lésions qu'ils font naître : or, ces symptômes et ces lésions varient *dans un très grand nombre de cas,* suivant les doses. Ainsi, lorsqu'on introduit dans l'estomac une forte dose d'un poison irritant très énergique, l'animal est agité de mouvements convulsifs effrayants; il expire au bout de quelques minutes, et on ne découvre après la mort qu'une légère phlogose du viscère qui a reçu le poison. Au contraire, si la substance irritante a été administrée à petite dose souvent réitérée, l'animal tombe dans un grand état d'insensibilité; l'estomac et les intestins s'enflamment, s'ulcèrent, etc.; la mort, dans ce cas, n'a ordinairement lieu qu'au bout de plusieurs jours; elle est évidemment le résultat de l'altération organique du canal digestif. Objectera-t-on par hasard que dans les deux cas dont je viens de parler, le poison agit de la même manière, mais qu'il détermine des affections dont l'intensité varie? Si cela était ainsi, il faudrait admettre qu'une légère inflammation de l'estomac, produite par une forte dose de poison, est capable d'occasionner la mort dans l'espace de quelques minutes, fait qui n'est pas admissible.

B. Comment peut-on classer méthodiquement cette innombrable série de poisons qui paraissent agir sur le système nerveux d'une manière si variée, et qui ne laissent après la mort aucune trace de leur action? On peut, à la vérité, en former deux groupes naturels : 1° ceux qui déterminent l'excitation de la moelle épinière, et qui sont en très petit nombre; 2° ceux qui agissent sur le cerveau ou sur les autres parties du système nerveux. Mais, en admettant cette division, combien le dernier groupe ne comprendrait-il pas de substances disparates ! L'idée de partager ces groupes en deux classes, qui renfermeraient l'une les poisons excitants et l'autre les poisons débilitants du système nerveux, ne me semble pas plus heureuse. D'ailleurs, que deviendraient alors les substances vénéneuses dont l'action sur ce système ne pourrait être comprise dans aucune de ces sections ? Les altérations dont le système nerveux est susceptible, dans ses diverses parties, ne sont pas encore assez bien connues pour qu'il soit permis de fonder sur elles une classification raisonnée.

C. J'aurai occasion de démontrer par la suite que, *dans certains cas*, le même poison détruit la vie par des mécanismes différents, suivant qu'il est introduit dans l'estomac, appliqué sur le tissu cellulaire ou injecté dans les veines. Quel parti prendra-t-on pour classer ces sortes de substances ? Si l'on s'attache à leur action extérieure, on les rangera dans un cadre différent de celui où on les placera si on a égard à leur action sur les veines ou sur l'estomac.

On sentira maintenant le vide et le peu d'importance de la classification proposée dans ces derniers temps par M. *Giacomini*, dans un ouvrage beaucoup trop volumineux, intitulé : *Trattato filosofico sperimentale de soccorsi therapeutici* (5 vol. in-8°). L'auteur, reproduisant au reste les idées de *Guérin*, classe les poisons à l'instar des médicaments en hypersthénisants et en hyposthénisants ; on voit bien qu'en rangeant ainsi des substances dont l'action est si variée, M. Giacomini ne s'est jamais donné la peine d'examiner les faits.

Les observations qui précèdent, et une multitude d'autres que suggérera la lecture de ce Traité, m'engagent à adopter provisoirement la classification de Vicat *modifiée*, contre laquelle je pourrais pourtant faire de graves objections. Tous les poisons seront rangés en quatre classes, savoir : celle des poisons *irritants*, celle des *poisons narcotiques*, celle des *poisons narcotico-âcres*, et celle des *poisons septiques*.

CONSIDÉRATIONS GÉNÉRALES.

Sur les moyens qui doivent être mis en usage lorsqu'on se propose d'étudier avec succès une substance vénéneuse.

La question la plus compliquée sur l'empoisonnement ne peut être éclaircie d'une manière satisfaisante qu'autant que l'on est en état de résoudre les trois problèmes suivants : 1° Quelle est l'action que le poison exerce sur l'économie animale ? 2° Quels sont les médicaments propres à combattre ses effets ou à l'empêcher d'agir ? 3° Comment peut-on constater sa nature avant et après la mort ? Je crois pouvoir établir, pour la solution de chacun de ces problèmes, des préceptes généraux dont la connaissance facilitera singulièrement l'histoire des poisons en particulier.

PREMIER PROBLÈME.

Déterminer quels sont les moyens les plus propres à faire connaître l'action des substances vénéneuses sur l'économie animale.

Il suffit de réfléchir un instant pour être convaincu que ce problème doit être résolu par des expériences tentées sur les animaux vivants et par des observations recueillies chez l'homme. Le chien est, parmi les animaux que l'on peut se procurer facilement, celui qui, par sa structure, ressemble le plus à l'homme, et qui, par conséquent, fournit les résultats les plus applicables. En admettant ce fait, qui est exact, comme je le démontrerai incessamment dans un article *ex professo*, on est naturellement conduit à choisir cet animal pour faire les recherches dont je parle.

Expériences. — On applique sur diverses parties du tissu cellulaire sous-cutané une dose déterminée d'un poison quelconque; on en introduit dans l'estomac, dans le rectum, dans les veines, dans les cavités thoracique et abdominale, etc.; on note soigneusement les divers symptômes qui se manifestent, l'ordre suivant lequel ils se succèdent et l'époque de leur apparition. Dès que les animaux sont morts, on ouvre les cadavres; on examine attentivement les organes contenus dans les diverses cavités, afin de découvrir leurs altérations superficielles ou profondes; on s'occupe des principaux fluides, tels que le sang, la bile, l'urine, de l'irritabilité des muscles, etc. Lorsque, par ces moyens, on est parvenu à pouvoir comparer les *symptômes* que l'animal a éprouvés aux *altérations* de ses tissus ou de ses fluides, on est souvent en état de conclure quel est le mode d'action de la substance vénéneuse, et d'indiquer les organes qui ont été primitivement ou secondairement altérés. Mais il s'en faut de beaucoup qu'il en soit toujours ainsi.

Combien de fois, surtout lorsqu'il s'agit des poisons irritants, n'est-on pas embarrassé pour déterminer s'ils ont été absorbés ou non, si leur action meurtrière est locale, ou bien si elle est l'effet de leur transport dans la circulation, et de l'irritation subséquente d'un viscère essentiel! Mais admettons que l'on soit parvenu à décider que l'absorption a eu lieu; si l'on ne découvre aucune altération dans la texture des organes ni des fluides, ce qui n'est pas rare, et que d'ailleurs les symptômes ne soient pas de nature à faire connaître l'organe lésé, quelle conséquence peut-on tirer? On est obligé d'accuser le système nerveux. Les connaissances que nous avons sur les lésions infinies dont ce système est susceptible sont si bornées, qu'il serait inutile de chercher à donner une solution satisfaisante des divers cas où il peut être affecté : cependant il est parfaitement démontré qu'une multitude de causes peuvent l'altérer, et développer des affections qui n'ont entre elles que très peu de ressemblance. Parcourons le cadre des aliénations mentales si bien tracé par le célèbre *Pinel*; combien ne serons-nous pas frappés en examinant successivement un maniaque furibond et un idiot, et quel rapport découvrirons-nous encore entre ces affections et l'épilepsie, la paralysie et une multitude de névroses, si ce n'est qu'il y a un dérangement dans la sensibilité et dans les phénomènes qui en dépendent?...

Avant les expériences du docteur Blake, on était assez disposé à admettre que dans beaucoup de cas le système nerveux pouvait être atteint diversement par les poisons qui l'avaient touché, *même avant d'avoir été absorbés*. Ce physiologiste distingué a suffisamment prouvé en expérimentant sur plusieurs substances et notamment sur les sels de baryte et de strychnine, 1° qu'il existe toujours un rapport direct entre le temps que met un poison à agir et la rapidité de la circulation; 2° que chez les animaux sur lesquels il a opéré il s'écoule toujours entre l'introduction du poison dans le système vasculaire et les symptômes un intervalle suffisant pour que le sang altéré par ce poison parvienne aux capillaires du tissu sur lequel ce poison exerce son action délétère (*Edinburgh medical and surgical journal*, oct. 1841).

L'absorption de certains poisons est mise hors de doute par les expériences suivantes : 1° Tiedemann et Gmelin ont reconnu, dans le sang des veines mézaraïques et de la veine splénique de plusieurs chiens, de l'acétate de plomb qu'on leur avait fait avaler; 2° le sang tiré de la veine porte et de la veine splénique des chevaux à qui on avait fait prendre du cyanure de mercure ou du chlorure de baryum, renfermait également ces substances (1); 3° Wœhler a trouvé, dans l'urine des chiens et des chevaux, de l'iode, du foie de soufre, de l'azotate de potasse, du sulfocyanure de potassium, de l'acide oxalique, de l'acide tartrique et de l'acide citrique qu'il leur avait administrés (2); 4° les acides arsénieux, arsénique, les arsénites et les arséniates solubles, le tartre stibié, les sels solubles de cuivre, etc., introduits dans l'es-

---

(1) *Recherches sur la route que prennent diverses substances pour passer de l'estomac et des intestins dans le sang*, traduction de Heller. Paris, 1821.

(2) *Expériences sur le passage des substances dans l'urine* (Journal des Progrès des sciences et institutions médicales, 1er volume, année 1827).

tomac ou appliqués à l'extérieur passent dans le sang et sont portés dans tous nos tissus comme je l'ai démontré en 1839 (1). J'ai prouvé depuis que l'iode, la potasse, la baryte et les sels solubles qu'elle fournit, le foie de soufre, l'azotate de potasse, les acides minéraux tels que l'acide sulfurique, l'acide azotique et l'acide chlorhydrique, etc., l'ammoniaque, le chlorhydrate d'ammoniaque, l'eau de javelle, les sels de plomb, de mercure, d'or, d'argent, etc., sont dans le même cas (2).

D'autres poisons sont encore évidemment absorbés, quoique leur existence dans le sang et dans nos viscères n'ait pas été constatée, soit parce qu'on ne les a pas cherchés, soit parce que les moyens employés pour les déceler étaient insuffisants, soit enfin parce que les expériences n'ont pas été tentées en temps opportun; les faits propres à appuyer cette dernière assertion ne sont pas rares : 1° on retire de l'arsenic ou de l'antimoine des viscères d'un animal empoisonné par une préparation arsenicale ou par le tartre stibié, si l'on agit à une *certaine* époque de la maladie; plus tard on ne découvre plus un atome de ces métaux dans les mêmes viscères, et on peut en retirer de l'urine; 2° M. Lassaigne injecta deux grammes d'acétate de morphine dans la veine crurale d'un chien et un gramme 60 centigrammes dans la veine jugulaire d'un cheval. Le sel ne fut point retrouvé dans le sang retiré d'une saignée pratiquée sur le chien, non plus que dans le sang obtenu de la jugulaire du cheval opposée à celle qui avait subi l'injection; cette dernière saignée avait été faite *cinq quarts d'heure* après l'introduction du poison. Dans une expérience analogue, la saignée avait été pratiquée *dix minutes* après l'injection : alors on put découvrir la morphine dans l'extrait alcoolique du sang (3).

On peut juger de la rapidité avec laquelle les poisons sont absorbés et s'assurer de la réalité de l'absorption par les recherches intéressantes que le docteur Blake a publiées dans l'*Edinburgh journal* de janvier 1840. Déjà le professeur Héring, de Stuttgard, avait tenté plusieurs expériences sur cet objet avec du cyanure de potassium et avait obtenu des résultats analogues. (Voy. *Journal des Progrès*, tom. X, année 1828). Quatre grammes d'ammoniaque concentrée sont injectés avec 20 grammes d'eau dans la veine d'un chien; pendant ce temps on tenait tout auprès et au-dessous de ses narines une baguette de verre qu'on venait de plonger dans de l'acide chlorhydrique très fort; à peine quatre secondes s'étaient écoulées depuis l'introduction de la première goutte de la solution d'ammoniaque dans les veines,

---

(1) *Mémoires de l'Académie royale de Médecine*, T. 8ᵉ, année 1840.
(2) *Journal de Chimie médicale*, année 1842.
(3) *Journ. de Pharm.*, avril 1824, Mémoire de M. Lassaigne.

que déjà on remarquait la présence de cet alcali dans l'air expiré aux vapeurs blanches abondantes qui se dégageaient autour de la baguette de verre imbibé d'acide chlorhydrique. En quatre secondes, l'ammoniaque avait donc passé de la veine jugulaire dans les cavités droites du cœur, et de là dans les capillaires pulmonaires, et enfin avait traversé toute l'étendue des voies aériennes.

2° L'*upas antiar*, l'acide arsénieux, l'acide oxalique, l'infusion de tabac, injectés en solution dans les veines, arrêtent les mouvements du cœur dans l'espace de sept à quatorze secondes.

3° Des expériences semblables faites avec la noix vomique et d'autres poisons d'une grande énergie ont prouvé qu'il s'écoulait toujours entre le moment où le poison est mis en contact avec l'économie animale, et celui où commencent les premiers accidents, un intervalle au moins de douze ou quinze secondes, intervalle qui suffit pour expliquer la transmission des principes vénéneux par la circulation, sans qu'on ait besoin d'admettre l'action du système nerveux pour expliquer cette transmission. Mais l'auteur va plus loin encore et démontre par une autre série d'expériences que plus la partie du système vasculaire dans laquelle on introduit le poison est près des centres nerveux, plus son action est rapide; et cela se conçoit, puisqu'en injectant dans l'aorte un poison qui agit sur les centres nerveux, la distance qu'il doit parcourir pour parvenir à ces centres est beaucoup moindre que quand on l'injecte dans le système veineux. Ainsi on fait arriver dans l'aorte, au moyen d'un tube introduit dans l'artère axillaire, 25 centigrammes de *woorara* dissous dans 8 grammes d'eau; les premiers symptômes de l'action du poison se développent au bout de sept secondes, tandis qu'il faut vingt secondes si la dissolution a été injectée dans la veine jugulaire.

4° De la strychnine injectée dans la veine jugulaire est arrivée très promptement aux extrémités capillaires des artères coronaires. Ce transport s'est opéré chez le cheval en seize secondes, chez le chien en dix, chez le lapin en onze et chez le poulet en six. (*Ibid.*, janvier 1841).

5° Le simple contact du poison avec une large surface ne produit pas d'*action générale*, tant que le poison n'est pas entré dans la grande circulation. Après avoir ouvert l'abdomen d'un chien, on lui pratiqua la ligature des vaisseaux qui traversent le foie, puis on lui injecta dans l'estomac, par une ouverture faite aux parois abdominales, 12 grammes d'acide cyanhydrique de Scheele. *Dix minutes* se passent sans qu'on observe le plus léger effet. Alors on retire la ligature appliquée sur la veine porte, et au bout d'*une minute* l'effet du poison commence à se manifester. La ligature est aussitôt réappliquée, mais l'animal allait périr si on n'eût eu recours à la respiration artificielle. Au bout de huit minutes ce chien était assez bien pour respirer sans ce secours; on retire encore une fois la ligature, et l'animal mourut deux minutes après. (*Ibid.*, janvier 1840.)

Cherchons maintenant à exposer les considérations qui nous feront admettre ou rejeter l'*absorption* quand la substance vénéneuse ne sera pas décelée dans le sang ou dans les viscères.

A. Il est évident que si la substance vénéneuse appliquée sur le tissu cellulaire n'exerce qu'une légère action locale, et détermine, peu de temps après son application, des vomissements, des vertiges, des mouvements convulsifs, et la mort, dans l'espace de quelques heures, on doit admettre qu'*elle a été absorbée.*

B. A plus forte raison affirmera-t-on, sans craindre de se tromper, que la substance vénéneuse *a été absorbée* dans le cas où son application sur le tissu cellulaire a été immédiatement ou presque immédiatement suivie de symptômes plus ou moins graves, terminés par la mort, et qu'à l'ouverture du cadavre on découvre des inflammations dans les poumons, dans le cœur ou dans le canal digestif. Il paraît encore certain qu'*elle a été absorbée,* mais d'une manière lente, lorsqu'étant peu soluble dans l'eau, son application sur le tissu cellulaire n'est suivie d'aucun symptôme remarquable avant vingt-quatre ou trente-six heures, que la mort tarde deux ou trois jours à survenir, et que l'action locale inflammatoire, peu intense, ne peut pas être regardée comme cause de la mort.

C. Nul doute que le poison ne soit *absorbé* dans les cas où son application extérieure et son introduction dans l'estomac, le rectum, les veines, les cavités thoracique et abdominale, sont *exactement suivies des mêmes symptômes,* et où la mort a lieu d'autant plus vite que les parties avec lesquelles il a été mis en contact le font communiquer plus promptement avec le sang, ou bien contiennent un plus grand nombre de vaisseaux absorbants lymphatiques et veineux.

D. Il est encore très facile de conclure *que la substance vénéneuse n'a pas été absorbée* lorsque son application sur le tissu cellulaire n'est suivie d'aucun symptôme général, et qu'elle s'est bornée à produire une escharre étendue.

E. Mais pourra-t-on conclure que la substance vénéneuse *a été absorbée* dans les cas où elle développe une inflammation très intense du tissu cellulaire avec lequel elle a été mise en contact, que la mort a lieu du premier au deuxième jour, que l'animal n'a point vomi, que l'on ne découvre aucune lésion des organes principaux après la mort, et que cependant le poison est dissous dans l'eau et placé près des vaisseaux lymphatiques et d'une multitude de ramifications veineuses? Plusieurs substances, parmi lesquelles je citerai l'euphorbe, l'*iatropha curcas*, etc., sont dans ce cas. Je pense, 1° qu'il est inutile d'admettre l'absorption d'aucune de ces matières pour expliquer les phénomènes qu'elles produisent; 2° qu'il est pourtant probable qu'elles sont absorbées. La première de ces propositions paraîtra évidente lorsqu'on se rappellera que l'application de ces substances détermine une inflammation intense accompagnée de vives douleurs, qui peut être comparée à une brûlure étendue; or, nous savons que, dans les affections de cette nature, la lésion sympathique du système nerveux a souvent occasionné chez les animaux une mort prompte sans qu'il y ait eu absorption. Comment le système nerveux a-t-il été affecté?... Quoi qu'il en soit, tout porte à croire qu'indépendamment de l'irritation locale qu'elles déterminent, ces substances sont absorbées, et vont porter leur action sur quelques uns des organes les plus importants de l'économie animale.

Après avoir exposé les principales données à l'aide desquelles on peut décider si une substance vénéneuse a été absorbée, lorsqu'on ne la découvre pas dans le sang ou dans la trame de nos tissus, je dois faire connaître un certain nombre de résultats relatifs à leur absorption :

1° Les émissions sanguines favorisent l'absorption des poisons.

2° On peut établir d'une manière générale que l'*absorption* d'une substance vénéneuse soluble dans l'eau ou dans un autre liquide est beaucoup plus rapide lorsqu'elle est employée dissoute que dans le cas où elle est solide; ainsi la dissolution d'extrait aqueux d'opium déterminera des effets funestes peu de minutes après son application sur le tissu cellulaire de la cuisse, tandis que le même extrait solide et à la même dose agira beaucoup plus lentement.

3° On se tromperait pourtant si on niait l'absorption d'un certain nombre de poisons peu solubles; en effet, l'acide arsénieux, dont la solubilité dans l'eau est si peu marquée, est absorbé avec rapidité, car il suffit d'en appliquer vingt ou vingt-cinq centigrammes à l'état solide sur le tissu cellulaire sous-cutané d'un chien assez fort pour déterminer la mort au bout de quelques heures.

4° L'absorption des poisons appliqués à l'extérieur est en général plus considérable dans les parties qui contiennent un plus grand nombre de vaisseaux absorbants lymphatiques et veineux. Cependant il est des cas dans lesquels le lieu sur lequel ils sont appliqués n'influe en aucune manière sur l'énergie de cette fonction; que l'on mette vingt-cinq centigrammes d'acide *arsénieux* sur le tissu cellulaire du dos ou de la partie interne de la cuisse d'un chien, la mort aura lieu dans l'un et l'autre cas au bout de trois, quatre ou six heures; il arrivera même que le chien sur le dos duquel le poison aura été appliqué périra plus vite, tout étant égal d'ailleurs; au contraire, la même dose de sublimé corrosif occasionnera la mort au bout de quinze à vingt-quatre heures si on a mis ce sel en contact avec le tissu cellulaire de la cuisse, tandis que l'animal vivra six ou sept jours si le sel a été appliqué sur le dos.

5° L'absorption de certaines substances vénéneuses a lieu sans qu'elles soient immédiatement en contact avec les tissus des animaux. Ainsi le sel ammoniac (chlorhydrate d'ammoniaque), d'après les expériences de M. Smith, est absorbé lorsqu'on l'introduit dans un sachet de linge que l'on applique sur le tissu cellulaire de la partie interne de la cuisse d'un chien. Il en est de même de l'acide arsénieux, etc.

6° Il est des substances vénéneuses qui sont entièrement absorbées, et dont on ne trouve aucune trace lorsqu'après la mort on examine attentivement les parties sur lesquelles elles avaient été appliquées. Il en est au contraire un très grand nombre dont l'absorption n'est que partielle, et que l'on retrouve en grande partie sur le lieu où elles avaient été posées. Ainsi, que l'on applique sur le tissu cellulaire huit grammes d'une poudre végétale vénéneuse, il pourra se faire qu'après la mort de l'animal il en reste encore cinq, six ou sept grammes : il semble qu'il n'y ait eu d'absorbé que la partie active. Dans d'autres circonstances, lorsqu'on applique, par exemple, sur le tissu cellulaire la partie éminemment vénéneuse d'une poudre végétale, la totalité n'est pas absorbée, parce que la vie est promptement détruite, et que l'absorption cesse avec elle.

7° On peut empêcher l'absorption de plusieurs substances vénéneuses, et peut-être de toutes celles qui sont appliquées à l'extérieur, en employant une pompe aspirante (sorte de ventouse) que l'on fait agir sur toute la surface de la plaie sur laquelle on a mis le poison. Le docteur Barry, médecin anglais, a lu à l'Académie royale de Médecine, dans le courant d'août 1825, un mémoire intéressant sur cet objet, dans lequel il établit que des animaux soumis à l'influence de la strychnine et de l'acide cyanhydrique à des doses suffisantes pour les faire périr, ne meurent pas, et se rétablissent même assez promptement, si on applique la ventouse à temps et qu'on la laisse agir au moins pendant une demi-heure. Ces expériences, dont les résultats sont exacts, portent l'auteur à croire, non seulement que la ventouse pompe la partie du poison qui n'a pas été absorbée, mais encore une portion de celui qui est déjà dans les vaisseaux veineux et lymphatiques, celle, par exemple, qui avoisinerait la plaie. Quoi qu'il en soit de cette dernière opinion, je pense qu'il serait utile de déterminer

sur un plus grand nombre de substances vénéneuses, et notamment
sur le venin de la vipère, les diverses époques de l'empoisonnement
auxquelles il est encore possible d'empêcher l'absorption. Le traitement de la morsure de reptiles venimeux et des animaux enragés peut
être singulièrement perfectionné par les travaux ultérieurs qui pourraient être faits à cet égard.

Observations. — Indépendamment des moyens que les expériences
fournissent aux physiologistes pour déterminer le mode d'action des
substances vénéneuses, on doit encore tirer parti de *l'observation*
des effets qu'elles produisent sur l'homme qui, par une cause quelconque, est soumis à leur influence. Mais les secours tirés de cette
source sont beaucoup plus limités qu'on ne le croirait d'abord : en
effet, 1° les cas d'empoisonnement chez l'homme sont heureusement
trop rares pour que l'on puisse observer un assez grand nombre de
fois les phénomènes déterminés par l'immense série des poisons
connus ; 2° l'influence de l'âge, de la constitution et des passions sur
les symptômes développés par les substances vénéneuses est trop marquée pour que deux individus empoisonnés par la même matière
présentent exactement le même état, et soient propres à l'étude des
poisons ; 3° la rapidité avec laquelle certaines substances vénéneuses
sont vomies et expulsées par les selles, la nécessité dans laquelle on
est de favoriser promptement ces évacuations pour rétablir la santé
des individus empoisonnés, sont autant d'obstacles qui s'opposent à ce
que l'on apprécie tous les effets qu'aurait produits le poison si l'individu eût été abandonné à lui-même ; 4° enfin il est rare que l'on puisse
observer sur l'homme les symptômes développés par les poisons appliqués à l'extérieur, introduits dans les veines, la plèvre ou le péritoine : or, il est presque impossible de connaître au juste l'action des
poisons si on n'a pas constaté les effets qu'ils déterminent lorsqu'ils
ont été mis en contact avec ces différents tissus. Il suit de ces diverses
considérations que l'*étude physiologique des poisons* doit avoir pour
base les expériences sur les animaux, et que les observations d'empoisonnement chez l'homme, lors même qu'elles sont bien faites,
sont loin d'être aussi utiles qu'on pourrait l'imaginer au premier
abord.

Je dirai à cette occasion qu'Anglada et après lui M. Devergie ont
confondu des choses qui ne devraient pas l'être. Ainsi, de ce qu'il
faut une dose plus forte ou plus faible d'un poison pour produire chez
l'homme et chez les chiens un certain nombre d'effets déterminés,
s'ensuit-il que ces effets doivent être différents ? Non, certes ; et ces
médecins auraient pu s'en convaincre s'ils s'étaient donné la peine de
faire quelques expériences.

SECOND PROBLÈME.

Déterminer quels sont les moyens généraux propres à combattre les effets des poisons introduits dans le canal digestif.

Il est d'autant plus important de fixer l'attention du lecteur sur le traitement de l'empoisonnement considéré d'une manière générale, que les médecins ne sont pas d'accord sur les avantages des diverses méthodes qui ont été proposées. Les uns pensent qu'il n'existe point de contre-poisons, et qu'en supposant même qu'il y en ait, il est dangereux de les employer. « Les spécifiques, dit Portal, sont recommandés aujourd'hui par quelques chimistes habiles, et par des médecins dont la clinique n'est pas encore bien avancée, presque toujours d'après les seuls résultats de quelques expériences sur les animaux vivants. » Voici comment les partisans de cette doctrine croient que l'on doit traiter l'empoisonnement : « Si le médecin arrive auprès du malade avant que les signes d'inflammation abdominale soient prononcés, il prescrit les vomitifs et les lavements purgatifs, le plus promptement possible, afin d'expulser hors du corps le foyer vénéneux, de quelque nature qu'il soit. Mais si l'inflammation de l'estomac est déjà caractérisée par des vomissements violents, des douleurs vives du bas-ventre, la tension des parois musculaires de cette cavité, les mouvements convulsifs, la fièvre plus ou moins vive, par l'urine qui est rouge, sanguinolente, alors, de quelque espèce que soit le poison avalé, le médecin ne prescrit ni ne doit prescrire le vomitif, parce qu'il serait funeste, et qu'il ajouterait à la cause du mal au lieu de la détruire. Les boissons adoucissantes, émollientes, légèrement anodines, sont les seules qui conviennent alors : aussi doivent-elles être abondamment prescrites : elles ne peuvent jamais être nuisibles en pareil cas, quand bien même elles faciliteraient les vomissements, parce qu'elles n'opéreraient cet effet qu'en relâchant le tissu des parties et non en l'irritant. » (PORTAL, *Mémoires sur la nature et le traitement de plusieurs maladies*, 4ᵉ année, 1819, pag. 309 et 310.)

Il résulte évidemment de ce qui précède que Portal proscrit l'emploi des antidotes dans le traitement de l'empoisonnement ; ce qui prouve qu'il ne les croit utiles dans aucun cas. Cependant on lit, page 312 de l'ouvrage cité, une assertion qu'il est difficile de concilier avec les deux passages que je viens de transcrire. « S'il n'existe pas, dit-il, des symptômes d'inflammation, il faut, dans le cas d'empoisonnement par le tartre stibié, prescrire l'infusion de *quinquina*.

Fourcroy et Berthollet ont cité d'heureux exemples de guérison d'*in-flammation abdominale* causée par de fortes doses d'émétique, par la boisson d'infusion de quinquina. » Le quinquina agit-il autrement qu'en décomposant l'émétique, et en le transformant en une sub-stance qui est sans action délétère sur l'économie animale ; en un mot, le quinquina n'est-il pas le contre-poison de l'émétique ? Donc, pour être conséquent, Portal aurait dû reconnaître l'avantage de l'emploi des substances qui sont les antidotes des sels de mercure, de cuivre, de plomb, etc. , au moins lorsqu'il n'existe pas de symp-tômes d'inflammation. Portal ajoute, page 319 : « A peine peut-on citer quelques exemples de leurs succès (en parlant des antidotes) ; tandis qu'il y a une si grande quantité d'heureux traitements par la méthode que je viens d'exposer, que nos livres en sont pleins, etc. » Le savant médecin dont je combats ici l'opinion n'ignorait point com-bien les cas d'empoisonnement sont rares ; il savait que les contre-poisons dont il cherche à contester l'utilité n'ont été proposés, pour la plupart, que dans le courant de l'année 1813, et que beaucoup de praticiens les ont rejetés, sans appel, avant de les connaître. Néan-moins, je puis affirmer que plusieurs médecins français et étrangers ont constaté par des observations recueillies chez l'homme que les résultats de mes expériences sont exacts ; loin de regarder les essais faits sur les animaux comme insignifiants, ils y ont attaché beaucoup d'importance, et leurs efforts ont été couronnés de succès. Parle-t-on sérieusement lorsque, pour annuler des données fournies par des expériences faites sur les contre-poisons, on dit qu'elles ont été tentées sur des animaux seulement ? Je ne le pense pas. En effet, que l'on introduise de l'acé-tate de plomb dans un verre, dans un pot, dans l'estomac d'un chien ou d'un homme ; que l'on verse par-dessus du sulfate de soude (contre-poison du sel de plomb) : *aussitôt qu'il y aura contact*, le poison sera décomposé, le contre-poison aura produit tout l'effet que l'on en attendait. Que l'on substitue à l'acétate de plomb, les sels de mercure, de cuivre, et au sulfate de soude de l'albumine, on ob-tiendra des effets analogues. N'a-t-on pas lieu de s'étonner mainte-nant lorsqu'on entend dire que la décomposition du poison par le contre-poison a lieu dans l'estomac d'un chien, tandis qu'elle ne se fait pas chez l'homme ? C'est comme si l'on disait : *par cela seul que le poison et le contre-poison sont mêlés dans l'estomac de l'homme, l'action chimique de l'un sur l'autre cesse.* Cette décom-position est indépendante du vase dans lequel elle s'opère ; pourvu que le contact ait eu lieu entre le poison et le contre-poison, peu importe la nature du vase qui contenait le mélange. Notez que le même médecin qui tiendra ce langage n'hésitera pas à administrer de la *magnésie calcinée* lorsqu'il soupçonnera la présence d'une trop grande quantité d'acide dans l'estomac ; dans ce cas, il admettra que la magnésie s'empare de l'acide dans l'estomac, comme elle le ferait dans un vase inerte.

On doit distinguer *deux époques* dans le traitement de l'empoisonnement, ainsi que je l'ai établi dans la première édition de ce Traité. 1° Il n'y a pas long-temps que le poison a été avalé ; il se trouve dans le canal digestif ; il faut, autant que possible, l'empêcher d'agir en le chassant, soit par le haut, soit par le bas, *ou en le combinant avec une substance qui neutralise ses propriétés vénéneuses :* cet objet étant rempli, on doit combattre les symptômes qui ont été déterminés par le poison, à l'aide de moyens qui varient suivant les cas. 2° Le poison est avalé depuis long-temps ; des vomissements, des selles ont eu lieu ; tout annonce que la substance vénéneuse, qui n'a point agi, a été entièrement expulsée : on compromettrait la vie du malade si, dans ce cas, on s'obstinait à vouloir décomposer le poison : il faut tout simplement s'opposer aux progrès de la maladie par les moyens généraux appropriés.

Première époque. — Il faut débarrasser le malade de la substance vénéneuse qui n'aurait point encore agi ; car si elle continue d'exercer son action sur le canal digestif, les accidents seront singulièrement aggravés, et les médicaments employés produiront à peine de bons effets. Or, il y a deux moyens d'empêcher l'action des poisons sur le canal digestif : le premier consiste à les faire rejeter par haut ou par bas ; le second a pour objet de les neutraliser de manière à ce qu'ils n'exercent plus aucune action délétère sur nos tissus.

Évacuants. — Les médicaments que l'on emploie pour déterminer le vomissement dans l'empoisonnement sont de deux sortes : les uns sont vraiment émétiques ; tels sont le tartre stibié, le sulfate de zinc, etc. : on en fait usage lorsque la substance vénéneuse introduite dans l'estomac n'est point irritante ; les autres sont aqueux, mucilagineux, adoucissants, et ne font vomir qu'en distendant l'estomac et en le forçant à se contracter : on les emploie dans les empoisonnements par les poisons irritants, âcres et corrosifs. On voit évidemment que, dans ce cas, il serait dangereux d'avoir recours à des vomitifs énergiques, qui augmenteraient l'irritation de l'estomac.

Quels que soient les évacuants dont on croira devoir faire usage, il sera souvent avantageux de les introduire dans l'estomac à l'aide d'un appareil dont on s'est disputé à tort l'honneur de la découverte dans ces derniers temps (1), et qui est disposé de manière à ce que

---

(1) Plusieurs journaux ont annoncé, en 1824, la *découverte importante* qui

l'on puisse retirer les liquides contenus dans ce viscère. Voici la description de l'appareil telle qu'elle a été donnée dans le *Bulletin de Pharmacie* : « On se procure une seringue d'une grande capacité, à laquelle on adapte une canule en tissu élastique, pareille aux sondes creuses de caoutchouc, qui aura six décimètres de long et une entrée de deux centimètres de diamètre, c'est-à-dire assez grande pour recevoir le canon de la seringue; ce diamètre ira en diminuant jusqu'à ce qu'il n'ait plus que six millimètres, non compris l'épaisseur des parois, qui est partout de deux millimètres. L'autre extrémité de la canule sera assez pointue pour faciliter l'introduction, et cependant assez arrondie pour ne pas léser les organes. Les ouvertures, au nombre de deux, seront pratiquées latéralement à différente hauteur, mais l'inférieure toujours au bout de la canule. On tient prête une assez grande quantité d'eau tiède; on introduit la canule dans la bouche, l'œsophage, et même assez avant dans le ventricule; on évite la rencontre du larynx pour peu que l'on porte l'extrémité de la canule en arrière. Le sentiment de gêne qu'elle produit ne doit pas arrêter. Parfois, la contraction de l'œsophage étant fort vive, un peu d'effort de la part de l'opérateur est un mal nécessaire et léger en comparaison de celui auquel est exposé le malade. La canule étant adaptée comme nous l'avons dit plus haut, l'on injecte dans l'estomac l'eau tiède contenue dans la seringue; puis, quand la seringue sera vidée, on aspirera la même eau chargée de poison dissous. On réitérera cette opération avec célérité, et cela autant de fois qu'il sera nécessaire pour laver complétement l'estomac. Plus l'introduction de l'eau dans l'œsophage et son impulsion seront abondantes et réité-

venait d'être faite en Angleterre, d'une seringue métallique terminée par un tube placé à angle droit, qui permet d'introduire dans l'estomac des personnes empoisonnées une quantité considérable de liquides, et de les retirer après avoir dissous le poison. Un chien empoisonné par l'opium fut guéri sur-le-champ à l'aide de l'appareil en question. Une dame qui voulait se suicider, et qui avait pris du laudanum, fut rendue à la vie.

On ne tarda pas à réclamer la priorité de cette découverte en faveur de Dupuytren. On rappela la description de l'instrument de ce professeur, donnée en février 1810 dans le *Bulletin de Pharmacie* : il eût été plus exact de dire que dès l'an x de la république, *Renault* et Dupuytren avaient fait connaître des résultats semblables aux précédents (*voyez* la *Dissertation inaugurale* de Renault, an x, n° 3), et que déjà, en 1744, le célèbre Boerhaave disait, dans son article des *Antidotes*, qu'il fallait employer un instrument analogue, comme on peut en juger par le passage suivant : « *Quando vero homines ita convulsi sunt, ut nihil deglutiant, debet præsto esse canalis metallicus flexilis, qui supra linguam ad membranam quæ vertebras anterius succingit huic in ventriculum distendatur, per eum medicamenta injicere oportet.* » (*Prælectiones Acad.*, tom. VI, pag. 338. *Gottingæ*, 1744.)

I.   2

rées, plus le malade sera promptement soulagé, et moins les suites de l'empoisonnement seront graves. On sait qu'il est des substances vénéneuses solides, telles que l'opium, qui ne peuvent être sur-le-champ entraînées par l'eau introduite dans l'estomac ; mais cette eau peut dissoudre et enlever d'abord ce qui était dissous, et même les matières administrées en poudre fine dans des liquides. »

On devra surtout avoir recours à l'appareil dont il s'agit lorsque les émétiques ou les boissons prescrites ne déterminent point le vomissement, ou que le malade ne peut pas avaler, soit parce qu'il éprouve un resserrement convulsif des mâchoires, une constriction à la gorge, ou par toute autre cause.

Contre-poisons. — On désigne sous le nom de *contre-poison* ou d'*antidote* toute substance jouissant des propriétés suivantes :

1° Elle doit pouvoir être prise à grande dose sans aucun danger.

2° Elle doit agir sur le poison, soit liquide, soit solide, à une température égale ou inférieure à celle de l'homme.

3° Son action doit être prompte.

4° Elle doit être susceptible de se combiner avec le poison ou de le décomposer au milieu des sucs gastrique, muqueux, bilieux et autres que l'estomac peut contenir.

5° Enfin, en agissant sur le poison, elle doit le dépouiller de toutes ses propriétés délétères.

Il existe des substances médicamenteuses qui forment avec certains poisons des composés *beaucoup moins* vénéneux que ces poisons, mais qui sont encore délétères ; on ne saurait les considérer comme des *contre-poisons parfaits*, ce sont des médicaments qu'il faudra se hâter d'employer, jusqu'à ce que l'on en ait découvert d'autres qui soient capables de dépouiller ces poisons de toutes leurs propriétés délétères. On peut donc diviser les contre-poisons en deux sections : 1° ceux qui annulent *complétement* les qualités délétères des poisons ; tels sont les sulfates solubles pour les sels de barium et de plomb, les chlorures solubles pour les sels d'argent, etc ; 2° ceux qui *diminuent notablement* les effets funestes des poisons ; tels sont l'albumine pour les sels de mercure et de cuivre, la noix de galle pour l'opium, etc.

Renault, dans une dissertation sur les contre-poisons de l'acide arsénieux, après avoir indiqué toutes les qualités des contre-poisons (1), insiste sur la nécessité d'essayer sur les animaux vivants les différents réactifs proposés comme tels, et de les forcer à séjourner dans l'esto-

_____

(1) *Nouvelles expériences sur les contre-poisons de l'arsenic*, dissertation soutenue à l'École de Médecine, an x, p. 3.

J'ai omis à dessein de parler d'une condition dont Renault fait mention,

mac avec la substance vénéneuse, afin que rien ne soit expulsé par le vomissement. En effet, on ne peut affirmer qu'une substance soit l'antidote d'un poison qu'autant que l'on a empêché le vomissement chez les animaux soumis aux expériences, car le rétablissement de l'animal peut dépendre de l'expulsion du poison sur lequel le réactif chimique n'a exercé aucune influence; ces sortes d'expériences ne sauraient donc avoir de valeur que *dans le cas où le vomissement n'a pas eu lieu.*

On dira peut-être qu'il est aisé de s'assurer si une substance est l'antidote d'un poison, en ayant égard à la durée de la vie des animaux empoisonnés et auxquels on a administré quelque contre-poison. Je crois cette assertion plus propre à induire en erreur qu'à nous éclairer : en effet, le degré de vitalité des animaux varie trop pour qu'on y puisse compter d'une manière absolue. Je puis assurer, d'après un très grand nombre de faits, *a* qu'un animal dont l'œsophage est maintenu lié, et auquel on n'a fait prendre aucune substance vénéneuse, vit quelquefois deux jours moins qu'un autre de la même espèce et de la même taille auquel on a fait avaler un poison, et qui d'ailleurs est placé dans les mêmes circonstances; *b* que la mort arrive souvent deux ou trois jours plus tard chez un animal qui a pris une substance vénéneuse à la même dose qu'un autre animal de même espèce, leurs œsophages ayant été percés et liés. Il est donc impossible de tirer aucune conclusion rigoureuse si l'on a seulement égard au nombre de jours qui s'écoulent depuis le moment où l'animal a été empoisonné jusqu'à celui de la mort. Toutefois, il faut excepter quelques uns des poisons, comme le sublimé corrosif et les acides concentrés, dont le mode d'action est tellement énergique et constant, qu'ils déterminent toujours la mort en quelques heures. Que l'on introduise, par exemple, dans l'estomac d'un chien 4 grammes de sublimé corrosif dissous dans 250 grammes d'eau, et dans celui d'un autre chien de même taille une pareille quantité de ce corps mêlé avec 300 grammes du même liquide, dans lequel on aura préalablement délayé l'albumine provenant de 5 ou 6 blancs d'œufs, qui, comme je l'ai prouvé, est le contre-poison du sublimé, le premier périra constamment dans l'espace de quelques heures, le second vivra deux ou trois jours, les œsophages de ces animaux ayant été percés d'un trou et liés.

Lorsqu'il est avéré qu'un poison corrosif détermine l'inflammation,

et qui ne me paraît pas exacte. Il dit « que les contre-poisons doivent être » dissolubles dans l'eau et dans les liqueurs animales : » or, il est évident que la magnésie, qui, de l'aveu de tous les praticiens, est un des meilleurs contre-poisons des acides minéraux, est un corps insoluble dans l'eau.

l'ulcération, la scarification d'une ou de plusieurs parties du canal digestif, on doit sans hésiter reconnaître comme contre-poison de cette substance le réactif chimique qui l'empêche de produire tous ces désordres, quelle que soit l'époque à laquelle la mort survienne.

Le mot *contre-poison* a, parmi beaucoup de médecins, deux acceptions différentes : tantôt ils appellent ainsi une substance capable de décomposer rapidement le poison dans l'estomac, et de former avec lui une matière insoluble et sans action sur l'économie animale ; tantôt ils donnent ce nom à tout médicament qui, ne jouissant en aucune manière de la faculté de décomposer la substance vénéneuse ni de se combiner avec elle, diminue les effets auxquels elle a donné lieu, calme les accidents de la maladie et peut même les faire disparaître. Il est inutile de faire sentir combien la dénomination de *contre-poison* convient peu à ces derniers médicaments : par exemple, n'est-il pas inconvenant de dire que les sangsues, les bains, les fomentations émollientes, les lavements, voire même la diète, sont des contre-poisons des substances irritantes parce qu'ils ont souvent fait disparaître les symptômes d'inflammation qui avaient suivi l'ingestion d'un poison corrosif quelconque, que le café est le contre-poison de l'opium, comme le veut M. Devergie, parce qu'il dissipe les symptômes de narcotisme ? Et combien d'autres exemples de ce genre ne pourrais-je pas rapporter !

Un esprit juste n'admettra comme contre-poisons que les substances qui agissent *contre le poison* en le neutralisant ou en le décomposant, et non contre la maladie qu'il a déterminée.

Deuxième époque. — Si le médecin est appelé auprès du malade long-temps après l'introduction du poison dans le canal digestif, lorsque la substance vénéneuse a été entièrement expulsée avec la matière des vomissements ou des selles, loin de chercher à faire usage des antidotes ou des vomitifs, qui pourraient être nuisibles dans beaucoup de cas, il doit examiner attentivement l'état de l'individu, la nature des symptômes qui se sont développés, les organes qui ont été primitivement ou secondairement affectés, le genre de poison auquel on peut attribuer les accidents, et agir différemment suivant qu'il se présente telle ou telle autre indication à remplir. Je me garderai bien de donner à cet égard des préceptes généraux, le mode de traitement qu'il convient de suivre dans un cas pouvant être funeste dans une autre circonstance ; toutefois, comme il est avéré par mes expériences que la plupart des poisons, pour ne pas dire tous, sont absorbés, et qu'après avoir séjourné pendant un temps plus ou moins long dans nos organes, ils sont expulsés par l'*urine* et peut-être aussi par la voie de quelques autres excrétions, il est évident qu'en favorisant la sécrétion de l'urine, à l'aide de diurétiques doux et aqueux, *donnés à certai-*

nes périodes de l'empoisonnement, on débarrassera ces organes au moins d'une partie de la substance vénéneuse et l'on hâtera le rétablissement.

TROISIÈME PROBLÈME.

Déterminer quels sont les moyens propres à faire connaitre la nature des poisons.

Ce problème, l'un des plus importants sous le rapport de la médecine légale, est aussi un de ceux qui offrent le plus de difficultés ; sa solution exige, outre les connaissances les plus étendues en histoire naturelle, des recherches chimiques multipliées d'un caractère particulier, pour lesquelles on consulterait sans fruit les traités de chimie les mieux rédigés ; en effet, on ne trouve aucune donnée, dans les ouvrages qui embrassent cette science d'une manière générale, sur l'action réciproque des poisons et des principaux fluides et solides végétaux et animaux qui nous servent d'aliment et avec lesquels on combine souvent les substances vénéneuses. Et combien les moyens d'analyse ne doivent-ils pas varier lorsqu'il s'agit de découvrir, dans certaines circonstances, un poison simplement dissous dans l'eau ou mêlé avec une substance alimentaire ! Les réactifs propres à déceler des atomes d'une dissolution aqueuse de sublimé corrosif, par exemple, ne sont d'aucune utilité pour reconnaître ce poison lorsqu'il a été combiné avec de l'albumine, du lait, du bouillon, etc. ; leur emploi peut même induire en erreur. Il en est de même de la plupart des poisons qui ont été mêlés avec des liquides colorés ; il faut alors, pour les découvrir, avoir recours à des expériences chimiques d'un autre genre. On a de la peine à concevoir que Fodéré ait nié, dans l'article *Toxicologie* du *Dictionnaire des Sciences médicales*, que la plupart des poisons minéraux mêlés à des liquides colorés fournissent, avec les réactifs, des précipités d'une couleur différente de ceux qu'ils donnent lorsqu'ils sont purs. « Je puis affirmer, dit-il, et c'est ce dont mes auditeurs sont témoins tous les ans, qu'il n'est pas exact de dire que les réactifs sont sans action sensible et *identique* sur les liqueurs colorées, telles que le café, qui contiennent des poisons métalliques. » (Page 404.) S'il en est ainsi, je demanderai à Fodéré pourquoi il se rétracte, quelques pages plus loin, en établissant : 1° que l'eau de chaux précipite en jaune orangé l'acide arsénieux mêlé au thé, au café, au sang (p. 405), tandis qu'elle précipite en blanc si l'acide n'a pas été mélangé ; 2° que la potasse, la soude, l'ammoniaque, le cyanure jaune de potassium et de fer, et les carbonates *agissent autrement* sur le sublimé corrosif mêlé de vin, de bouillon ou de café, que sur le même poison pur (p. 406); 3° que l'ammoniaque et l'acide sulfhydrique ne peuvent servir de liqueur d'épreuve pour reconnaître les sels cuivreux qui ont été mêlés au café, au vin rouge, parce qu'ils donnent des résultats trompeurs (p. 407).

Fodéré a encore été induit en erreur en annonçant que j'avais dit que les réactifs étaient sans action sensible sur les liqueurs colorées tenant des poisons métalliques en dissolution.

Il faut donc, pour les recherches médico-judiciaires, indépendamment des connaissances chimiques générales, des faits particuliers sur l'action réciproque des poisons et des diverses matières organiques. Il paraît étonnant qu'une pareille assertion n'ait jamais frappé, avant la publication de la première édition de ce Traité, les observateurs chargés de faire des rapports sur l'empoisonnement, ou de rédiger des ouvrages de médecine légale.

Pénétré de cette vérité, je crois devoir subdiviser en plusieurs parties la solution du problème qui fait le sujet de cet article. Indiquer d'abord les caractères extérieurs et les réactifs propres à faire connaître les poisons sans mélange d'aucune autre substance; exposer ensuite les moyens capables de les déceler lorsqu'ils ont été mêlés avec des liquides colorés, des solides végétaux ou animaux, et qu'ils ont été vomis, ou bien lorsqu'ils ont contracté une union intime avec les tissus organiques : telle est la marche qu'il faut suivre irrévocablement si on veut parvenir à des résultats satisfaisants. Il est vrai que l'analyse chimique n'est pas encore assez avancée pour nous permettre d'opérer sur tous les poisons avec le même degré de perfection; mais qu'importe? Je crois utile, en le faisant pour un certain nombre d'entre eux, de donner l'éveil et d'exciter les savants à faire dés recherches d'un aussi grand intérêt.

Les problèmes dont je viens d'envisager la solution d'une manière générale ne pourront être résolus qu'à l'aide d'expériences sur les animaux vivants; il est donc utile d'examiner si les chiens sont propres à ce genre de recherches, et si on peut se dispenser de pratiquer l'œsophagotomie, contre laquelle tant de physiologistes se sont prononcés.

Des Expériences faites sur les animaux vivants, dans le dessein d'éclairer l'histoire de l'empoisonnement chez l'homme.

Plusieurs médecins ont avancé dans leurs écrits que les expériences sur les poisons faites sur les animaux vivants donnent des résultats dont il est impossible de faire l'application à l'homme, et qui, par conséquent, ne sont d'aucune utilité. Cette assertion a été appuyée de quelques raisonnements spécieux et de plusieurs expériences inexactes, qui n'ont cependant pas manqué d'influer sur le jugement des lecteurs; en sorte qu'il est extrêmement rare aujourd'hui de trouver, même parmi les personnes les plus éclairées, des individus qui n'élèvent des doutes sur la validité de ce genre de recherches. M. Virey n'a-t-il pas avancé que l'arsenic, à la dose de 16 grammes, se borne à purger plus ou moins les chiens, tandis que cette dose peut occasionner la mort de plusieurs hommes? Certes, si ce fait était exact, il fournirait aux détracteurs des expériences tentées sur cette classe d'animaux un argument qu'il serait extrêmement difficile de combattre; mais il n'en est pas ainsi : l'expérience prouve que 16 grammes d'arsenic suffisent pour donner la mort à plus de deux cents chiens.

Le travail que j'ai entrepris sur les substances vénéneuses ayant pour objet d'éclairer l'histoire de l'empoisonnement chez l'homme, et étant principalement fondé sur les expériences faites sur des chiens, je crois indispensable d'établir un certain nombre de propositions qui démontrent combien les résultats de ces expériences sont immédiatement applicables à l'homme.

A. *Traitement de l'empoisonnement.* — Lorsqu'on réfléchit à la rapidité avec laquelle une substance vénéneuse est décomposée par un réactif chimique qui est son antidote, on est convaincu que la nature du vase dans lequel le mélange a lieu n'influe en aucune manière sur le phénomène : ainsi la décomposition de l'acétate de plomb, d'un sel de baryte par un sulfate soluble, etc., a lieu au moment même du contact des dissolutions, soit que l'on opère dans un vaisseau de verre, soit que l'on agisse dans l'estomac de l'homme ou de tout autre animal; le viscère, dans ce cas, agit comme un vase inerte, parce que la décomposition chimique est trop prompte pour être modifiée par la vie : donc, dans cette branche importante de l'empoisonnement, *les expériences faites sur les chiens remplacent à merveille celles que l'on pourrait faire sur l'homme.* Je puis citer à l'appui de ce fait un exemple frappant : celui d'une personne qui, ayant avalé 30 grammes d'acétate de plomb, fut guérie par le sulfate de soude, qui transforma subitement le poison en sulfate de plomb insoluble, que l'on reconnut en analysant les matières évacuées : or, des effets pareils s'observent sur les chiens.

Bien d'autres faits de ce genre réduisent à sa juste valeur l'étrange proposition émise par M. Devergie à la p. 690 du t. II de la 2ᵉ édition de Médecine légale, savoir : « qu'il est facile de prouver le peu de » confiance que l'on doit accorder à ce mode d'expérimentation (la

» ligature de l'œsophage) dans quelques cas. » Veut-on savoir comment procède notre confrère pour justifier son assertion? Est-ce par hasard en tentant des expériences? Aucunement. Il met en regard quatre résultats obtenus par moi en faisant prendre de l'azotate d'argent à des chiens, dont deux avaient pris du chlorure de sodium comme contre-poison; et cela lui suffit pour conclure que l'on ne doit pas recourir à la ligature de l'œsophage pour déterminer si une substance est ou non le contre-poison d'une autre. Il s'embarrasse fort peu des doses employées, des différences que l'on remarque journellement par rapport à la durée de la vie des chiens empoisonnés de la même manière, du genre d'opération, et de plusieurs autres conditions. Il eût été plus simple de prendre quelques animaux, de faire avaler aux uns 3 grammes d'azotate d'argent, de lier l'œsophage sans le percer et de le maintenir lié pendant trente-six heures, et de donner aux autres la même dose de sel d'argent préalablement décomposé par du chlorure de sodium. Ces derniers, opérés comme les précédents, auraient à peine été incommodés, tandis que les autres seraient tous morts.

B. *Partie chimique de l'empoisonnement.* — La recherche chimique du poison, dans le canal digestif, peut avoir lieu, 1° lorsqu'une portion de la substance vénéneuse se trouve indécomposée dans ce canal; 2° quand elle a été entièrement décomposée ou qu'elle s'est combinée avec nos tissus. Dans la première supposition, on fait abstraction du vase qui contient le poison; on recueille celui-ci et on l'analyse : l'estomac des chiens n'influe donc pas plus sur l'expérience que celui de l'homme ou que tout autre vase inerte. Dans le second cas, lorsque le poison a été entièrement décomposé, ou qu'il s'est combiné avec nos tissus, les recherches doivent être faites sur les liquides ou sur les solides contenus dans le canal digestif, ou sur les tissus de ce canal. S'il a été décomposé par les liquides et par les solides, on se borne, pour le découvrir, à faire une simple analyse, indépendante du vase dans lequel les matières ont été trouvées. Supposons maintenant que la décomposition de la substance vénéneuse ait été opérée par les tissus du canal digestif : ces tissus sont chimiquement constitués de la même manière dans l'homme et dans le chien : donc ils exercent la même influence chimique sur le poison, qui doit être découvert par les mêmes moyens; d'où il suit que, dans la partie chimique de l'empoisonnement, *les expériences faites sur les chiens remplacent à merveille celles que l'on pourrait faire sur l'homme.*

C. *Partie physiologique de l'empoisonnement.* — On parvient à déterminer le mode d'action des substances vénéneuses sur les êtres organisés, en examinant attentivement les symptômes et les lésions organiques auxquels elles donnent lieu : donc, si toutes les matières qui sont vénéneuses pour l'homme le sont pour les chiens, et que les symptômes et les lésions cadavériques qu'elles déterminent chez ces animaux soient les mêmes, il faudra conclure que les observations faites sur les chiens doivent être appliquées à l'homme. Or, je puis assurer, après avoir fait plusieurs milliers d'expériences sur les chiens, et les avoir comparées à ce que l'on observe chez l'homme, *que la différence* est nulle par rapport à la nature des symptômes et des lésions organiques que les poisons développent; qu'elle existe seulement *dans les doses nécessaires* pour porter la maladie au même degré, dans l'influence du moral et dans la force relative des animaux, circonstances qui ne peuvent influer que sur l'intensité des symptômes et des lésions organiques, et par conséquent sur la durée de la maladie.

J'appuierai cette assertion d'un très grand nombre de faits lorsque je décrirai les poisons en particulier : je me bornerai maintenant à en exposer quelques uns.

Les poisons caustiques, qui occasionnent surtout la mort en déterminant une vive inflammation des parties qu'ils touchent, et en les désorganisant, doivent exercer la même action sur tous les tissus animés : aussi l'expérience prouve-t-elle que les acides et les alcalis concentrés, l'azotate d'argent, le protochlorure d'antimoine, etc., produisent sur les chiens une affection pareille à celles qu'ils développent chez l'homme. La noix vomique, qui excite puissamment la moelle épinière des chiens, agit de la même manière sur l'homme, comme on peut l'observer journellement sur les paralytiques qui prennent une assez forte dose de ce médicament sous la forme d'extrait aqueux; je dirai même plus : M. Fouquier, qui, le premier, a conçu l'idée heureuse de traiter certaines paralysies à l'aide de ce médicament, n'a été conduit à l'employer que par les expériences de MM. Magendie et Delille sur les chiens. Il est vrai que ces animaux sont beaucoup plus impressionnables par la noix vomique que l'homme; mais il est également incontestable que ce dernier peut périr empoisonné lorsqu'il prend une assez grande quantité de cette substance vénéneuse.

Que l'on examine attentivement les effets que produisent sur l'homme et sur les chiens l'opium et ses préparations, l'acide cyanhydrique et toutes les matières qui en contiennent, les diverses espèces de jusquiame et d'ellébore, la belladona, le datura, les gaz délétères, etc., et l'on sera obligé de convenir que tous ces poisons déterminent des effets identiques sur ces diverses espèces d'animaux; d'ailleurs, l'anatomie comparée nous apprend que les parties qui constituent les chiens sont essentiellement les mêmes que celles qui entrent dans la composition du corps humain : même disposition, mêmes caractères, mêmes propriétés du système absorbant dans l'une et l'autre de ces espèces d'animaux. Il est vrai qu'il existe une différence notable entre leur stature, et par conséquent qu'il est difficile de comparer exactement les résultats ; mais si les organes du chien sont moins volumineux que ceux de l'homme, une multitude de causes peuvent rendre celui-ci plus susceptible d'être influencé par les substances délétères, et contre-balancer la masse plus considérable des organes : ces causes sont une ou plusieurs affections morales, un état maladif, etc.

De la ligature de l'œsophage.

J'ai souvent eu recours, dans mes expériences, à cette opération, parce que je l'ai crue indispensable pour obtenir des résultats rigoureux. Plusieurs savants français et étrangers, en rendant compte de la première édition de mon ouvrage, ont avancé qu'une opération aussi douloureuse pouvait déterminer des accidents graves, et par conséquent que les résultats que j'avais obtenus n'étaient pas aussi concluants qu'on aurait pu le croire d'abord. Mais aurais-je pu me livrer à de pareils travaux sans m'être assuré, par des expériences rigoureuses, de l'influence de cette opération? Ces expériences m'ont démontré, 1° que les conclusions que j'ai tirées ne doivent recevoir aucune modification par la ligature de l'œsophage; 2° qu'il est impossible d'écrire un ouvrage complet sur les poisons sans la pratiquer souvent.

Effets de la ligature de l'œsophage sur les chiens (1).

OEsophage lié sans avoir été percé. — Il est avéré par plus de 50 expériences dont plusieurs ont été faites publiquement à l'amphithéâtre de la Faculté devant un nombreux auditoire et en présence de plusieurs membres de l'Académie de médecine, que si après avoir isolé l'œsophage en le séparant de la trachée-artère et des filets nerveux qui l'accompagnent, on le lie et qu'on maintienne la ligature pendant 24 ou 36 heures, les animaux n'éprouvent qu'un léger abattement et un peu de fièvre ; dès que la ligature est enlevée, les chiens boivent,

(1) Il est inutile de faire sentir que j'entends parler de la ligature de l'œsophage pratiquée avec adresse : dans ce cas, elle ne dure guère qu'une minute ou une minute et demie. Certes, les effets de cette opération pourraient être très graves si, par ignorance ou par maladresse, on tourmentait les animaux pendant quinze ou vingt minutes avant de réussir à la pratiquer.

ne tardent pas à manger, et sont parfaitement rétablis ; la plaie est entièrement cicatrisée au bout de 10, 12 ou 15 jours, sans qu'il soit nécessaire de la soigner. Toutes les objections faites par M. Giacomini et depuis par M. Devergie contre l'œsophagotomie tombent devant ces faits ; M. Devergie dit que cette opération entraîne toujours avec elle la ligature des filets nerveux qui l'avoisinent et apporte des modifications dans la durée de la vie de l'animal qui l'a subie. *Cela n'est pas exact*, et il ne se serait pas aussi grossièrement trompé s'il s'était donné la peine de pratiquer cette opération avec les soins qu'elle réclame. Je rapporterai, en parlant du traitement de l'empoisonnement par l'arsenic, l'opinion inqualifiable de M. Giacomini à cet égard.

OEsophage lié après avoir été percé. — Expérience 1re. — Quatre chiens de moyenne taille, auxquels on avait refusé des aliments depuis deux jours, furent opérés le 17 février à deux heures de l'après-midi : chaque opération ne dura guère que deux minutes. Au bout d'une heure, ces animaux étaient aussi agiles qu'avant l'opération. Le 23, à dix heures du matin, ils n'avaient éprouvé aucun phénomène remarquable ; ils étaient seulement un peu abattus. Le lendemain, ils paraissaient faibles, mais conservaient encore la faculté de marcher sans chanceler ; leurs facultés intellectuelles étaient libres, les battements du cœur étaient moins forts. Ils moururent dans les trente-six heures qui suivirent, sans offrir le moindre mouvement convulsif. Quelques heures avant la mort, ils s'étaient couchés sur le côté et paraissaient insensibles.

Ouverture des cadavres. — Les ventricules du cerveau ne contenaient point de sérosité ; les vaisseaux extérieurs du lobe droit de l'encéphale seulement étaient gorgés de sang noir. Les poumons, d'une belle couleur rose, offraient à leur surface quelques taches brunâtres. Le cœur était un peu ramolli, et contenait du sang coagulé. La membrane muqueuse de l'estomac présentait çà et là quelques taches d'une couleur rosée ; il y avait près du pylore un petit ulcère de la grosseur d'une lentille, dont les bords étaient noirs ; tous les intestins étaient teints en jaune par de la bile ; mais ils n'offraient aucune altération. Les autres organes semblaient être dans l'état naturel. Ces animaux étaient restés onze jours sans boire ni manger.

Expérience IIe. — Un chien robuste, de moyenne taille, subit cette opération le 11 février à dix heures du matin : il était à jeun depuis deux jours. Le lendemain, son pouls était un peu accéléré, les pupilles comme dans l'état naturel, et il n'offrait ni vertige, ni paralysie, ni mouvements convulsifs : aussi marchait-il librement comme avant l'opération. Le 13, à trois heures, il était dans le même état, mais il avait une soif ardente. Le 14, *efforts infructueux de vomissement, décubitus sur le côté*, grande faiblesse, légers vertiges, pupille dans l'état naturel : mort dans la nuit.

Ouverture du cadavre. — L'estomac ne contenait qu'une petite quantité de bile jaune; les plis formés par sa membrane muqueuse offraient cette couleur violacée que l'on remarque souvent chez les chiens bien portants; entre ces plis on voyait quelques taches roses; il n'y avait ni ulcération ni escarre; l'intestin rectum était comme dans l'état naturel, excepté qu'il présentait çà et là des points roses que le scalpel enlevait par la plus légère pression; le reste du canal digestif (excepté à l'endroit opéré) était sain. Les poumons étaient crépitants; ils avaient une couleur rougeâtre, et contenaient une certaine quantité de sang, surtout vers le lobe gauche, dont la surface paraissait noire. Le cœur, le cerveau et les autres organes étaient comme dans les expériences précédentes.

Expérience IIIᵉ. — Cette opération fut pratiquée le 11 février, à dix heures du matin, sur un petit chien robuste qu'on avait pris la veille. Le lendemain, le pouls était un peu plus fréquent qu'avant l'opération. Le 12, l'animal commençait à avoir soif. Le 13, démarche libre; les organes des sens et les facultés intellectuelles comme dans l'état naturel; léger abattement. Le 17, à trois heures de l'après-midi, *décubitus* sur le côté, impossibilité de se tenir debout; léger tremblement convulsif dans les pattes; inspirations excessivement profondes : mort deux heures après. Cet animal n'avait offert aucun signe de paralysie ni de vertiges pendant les sept jours qu'il avait vécu; il n'avait point fait d'efforts pour vomir; l'abattement avait été en augmentant jusqu'au moment de la mort.

Ouverture du cadavre. — La membrane muqueuse de l'estomac était assez rouge dans toute son étendue; elle offrait près du pylore quatre ulcères de la grosseur de petites lentilles; il y avait dans le rectum un petit nombre de taches rouges; les autres portions du canal intestinal paraissaient saines. Les poumons étaient d'une couleur rose un peu foncée, et ne contenaient qu'une très petite quantité de sang; ils étaient crépitants. L'état du cœur, du cerveau et des autres organes, ne différait pas de celui des expériences précédentes.

Expérience IVᵉ. — Six chiens robustes et de moyenne taille furent opérés le 22 mars, à dix heures du matin. Quarante-huit heures après, ils commençaient à être un peu abattus, mais ils n'avaient éprouvé aucun symptôme remarquable. On les pendit afin de les faire mourir asphyxiés, et on fit l'ouverture des cadavres une heure après. L'estomac et le canal intestinal *n'offraient aucune altération sensible;* les autres organes présentaient les lésions que l'on trouve après la mort par l'asphyxie.

Il résulte des douze dernières expériences faites en liant l'œsophage, *préalablement percé,*

1° Que cette ligature ne détermine constamment, pendant les deux premiers jours, qu'une légère fièvre et un peu d'abattement, incapables de faire périr les animaux en si peu de temps;

2° Que si l'on tue les animaux à cette époque, on ne découvre aucune lésion cadavérique.

Il est donc évident qu'un animal auquel on aurait fait prendre un poison peu de temps avant de lier l'œsophage, que celui-ci eût été ou non préalablement percé, et qui serait mort dans le courant des deux premières journées, après avoir offert des symptômes graves, tels que des vertiges, des convulsions, des douleurs ou l'insensibilité, des vomissements, etc., n'aurait éprouvé ces symptômes qu'à raison du poison ingéré. Ce qui confirme la justesse de cette assertion d'une manière irrévocable, c'est que lorsqu'on a administré à d'autres animaux dont l'œsophage n'a pas été lié, une égale dose du même poison qui n'a pas été vomi, les mêmes accidents se sont manifestés, la maladie a suivi la même marche, et les résultats ont été identiques. Ces expériences comparatives peuvent être faites en donnant de la noix vomique, du camphre, de l'upas tieuté, de l'*angustura pseudo-ferruginea*, et toute autre substance qui n'est pas vomie. Il est encore hors de doute que toutes les altérations cadavériques que l'on trouve après la mort des animaux empoisonnés dont l'œsophage a été lié, et qui succombent dans les quarante-huit heures qui suivent la ligature, doivent être attribuées à la substance vénéneuse, puisque l'opération n'en produit aucune pendant cette époque, excepté dans la partie opérée. Que l'on juge maintenant de l'influence que la ligature de l'œsophage a pu exercer sur tous les animaux auxquels j'ai fait prendre des poisons, et qui sont morts deux, quatre, huit, douze ou vingt-quatre heures après : or, ce nombre comprend pour le moins les sept huitièmes de ceux sur lesquels j'ai expérimenté.

3° Que la fièvre et l'abattement augmentent pendant le troisième, quatrième, cinquième, sixième jours, et jusqu'au moment de la mort; qu'il arrive quelquefois dans cet intervalle qu'il se manifeste des vertiges et des envies de vomir, et même de très légers mouvements convulsifs; enfin qu'après la mort on découvre dans plusieurs organes des lésions plus ou moins profondes : cependant assez souvent les animaux meurent dans un état de grande insensibilité, sans avoir éprouvé aucun des symptômes énumérés. Il est certain que si le poison n'agissait que lentement, il serait difficile, après la mort, de déterminer si les symptômes et les lésions cadavériques doivent être attribués à la substance vénéneuse ou à l'opération. Dans ce cas, l'œsophagotomie avec percement de l'œsophage pourrait induire en erreur, et on ne saurait avoir quelque confiance dans les résultats qu'elle a fournis qu'autant que l'on obtiendrait les mêmes effets en administrant le poison sans lier l'œsophage. C'est ce que j'ai fait toutes les fois qu'une pareille circonstance s'est présentée : aussi suis-je parfaitement convaincu que cet élément n'entre pour rien dans la solution des divers problèmes que j'ai cherché à résoudre. D'ailleurs, et je ne cesserai de le répéter, on évite toute source d'erreur en liant l'œsophage *sans le percer*, puisque, dans ce cas, les chiens sont à peine incommodés alors même que la ligature est maintenue pendant trente-six heures.

Je vais maintenant prouver *que cette opération est indispensable pour étudier un poison sous tous les rapports.*

1° Si nous désirons connaître l'action que les substances vénéneuses exercent sur l'économie animale, nous devons les mettre en contact nécessairement avec l'estomac et avec le tissu cellulaire, comparer les phénomènes qu'elles présentent, et ensuite tirer des conclusions. Or, si cette substance est du nombre de celles qui sont vomies immédiatement après leur introduction dans l'estomac, comment observerons-nous ses effets? Ne serons-nous pas tentés de la regarder comme peu nuisible, et ne nous exposerons-nous pas à commettre les erreurs les plus graves?

2° La partie médico-légale de l'empoisonnement tire aussi des avantages réels de la ligature de l'œsophage. Comment pourrait-on, sans cette opération, apprécier les lésions cadavériques que peuvent produire quelques poisons qui pour l'ordinaire sont vomis, mais qui peuvent cependant ne pas l'être chez quelques individus?

3° Mais dans aucun cas cette opération ne devient aussi nécessaire que lorsqu'il s'agit de la recherche des contre-poisons. Il faut le dire, cette partie de la science n'a existé que dès le moment où la ligature de l'œsophage a été mise en usage. Une substance médicamenteuse ne saurait être regardée comme l'antidote d'un poison qu'autant qu'elle s'est combinée avec celui-ci dans l'estomac, ou qu'elle en a opéré la décomposition, et qu'il en est résulté un produit incapable de nuire à l'organisation. Or, n'est-ce pas à l'aide de l'œsophagotomie seulement que nous pouvons empêcher certains poisons d'être vomis, et les forcer d'être en contact pendant un temps plus ou moins long avec l'antidote vrai ou supposé? Les bons esprits sentiront aisément l'inexactitude des conclusions tirées par différents écrivains sur l'efficacité d'un contre-poison qui a été rejeté avec le poison peu de temps après son ingestion, et ils conviendront que la ligature de l'œsophage peut seule nous mettre à l'abri des erreurs qui pourraient être commises à cet égard. Tout ce qui a été écrit par M. Devergie contre cette proposition est sans valeur, parce qu'il n'a jamais tenté d'expériences sur la matière.

4° Je prouverai dans l'article suivant que cette opération est encore indispensable dans les cas où l'on cherche à administrer à des chiens les matières contenues dans le canal digestif des personnes que l'on dit mortes empoisonnées. Combien de fois n'arrive-t-il pas en effet qu'en faisant avaler à ces animaux de pareilles matières par la bouche, il en tombe une portion dans la trachée-artère, et que la mort a lieu sur-le-champ par l'asphyxie qu'elles déterminent! Ne remarque-t-on pas aussi, lorsqu'on est parvenu à les introduire dans l'estomac, qu'elles sont complétement vomies, ce qui ne fournit aucun résultat concluant?

Des Expériences tentées sur les animaux vivants, dans le dessein de déterminer si les matières suspectes exercent ou non sur eux une action délétère.

On a pensé pendant long-temps que, parmi les différents moyens employés pour constater l'existence de l'empoisonnement, celui qui consistait à faire avaler à des chiens le liquide trouvé dans l'estomac des individus que l'on croyait morts empoisonnés, méritait la préférence sur tous les autres. Si l'animal succombe, disait-on, ou qu'il éprouve des symptômes graves, c'est une preuve qu'il y a eu empoisonnement, tandis qu'il n'a pas eu lieu s'il ne se manifeste chez lui aucun accident. Cette opinion existe depuis un temps immémorial; elle a été soutenue par des hommes peu versés en chimie, qui ont évité, sous des prétextes frivoles, de compromettre leur réputation en cherchant à analyser les liquides; elle a encore trouvé des partisans parmi les médecins éclairés, qui ont senti l'impossibilité dans laquelle on était de pouvoir déterminer la nature des poisons végétaux, et qui ont conseillé, par conséquent, d'essayer si les matières contenues dans l'estomac d'un individu que l'on croyait mort empoisonné, pourraient occasionner une mort prompte à des animaux bien portants. D'un autre côté, quelques médecins habiles se sont élevés contre de pareilles expériences, comme pouvant induire les magistrats en erreur, et leur faire commettre dans le jugement des fautes énormes. En effet, ont-ils dit, en supposant que ces expériences aient été bien faites, ne peut-il pas arriver qu'un individu soit atteint d'une de ces maladies spontanées dans lesquelles les fluides animaux s'altèrent, contractent une âcreté remarquable, deviennent vénéneux, et causent nécessairement la mort des chiens auxquels on les fait avaler? ne serait-il pas absurde, dans ce cas, de prononcer que l'individu avait été empoisonné? Mais combien de fois, ajoutent-ils, les conclusions tirées de ces sortes d'essais ont été fautives, parce que les expériences avaient été mal faites! On a forcé des animaux à avaler des fluides nullement délétères: cependant ces animaux ont expiré quelques minutes après, parce que la liqueur avait reflué par le larynx jusqu'aux poumons. Dans d'autres circonstances, des mouvements extraordinaires simulant les convulsions et une agitation extrême ont suivi de près l'ingestion de ce breuvage, phénomènes que l'on a attribués à une substance vénéneuse, tandis qu'ils dépendaient souvent des efforts que l'on avait faits pour contenir les animaux, de la colère dans laquelle ils étaient entrés, ou d'une susceptibilité particulière. Ces considérations m'ont engagé à entreprendre quelques expériences sur ce sujet, dans le dessein de déterminer la valeur de ce mode d'expérimentation. Il résulte de mon travail :

1° Que des expériences de ce genre ne devront jamais être tentées si, à l'aide des agents chimiques appropriés, l'expert est déjà parvenu à démontrer la présence d'une ou de plusieurs substances vénéneuses minérales ou végétales ;

2° Que si les recherches chimiques ont été infructueuses, et qu'il reste une portion de matière suspecte sur laquelle *l'expert n'ait pas opéré*, on pourra introduire dans l'estomac d'un chien cette portion restante de matière et examiner son mode d'action ;

3° Qu'on ne devra jamais faire servir à cette expérience les matières suspectes que l'on aurait déjà soumises à l'action des réactifs chimiques, dans le but de s'assurer si elles étaient vénéneuses ou non, ces réactifs étant presque tous délétères.

Voici les considérations qui me portent à restreindre ainsi les cas où l'on peut recourir à ce mode d'expérimentation.

A. Si la matière suspecte occasionnait la mort de l'animal, il faudrait, avant de conclure qu'il y a eu empoisonnement, s'assurer que l'individu dans le canal digestif duquel elle a été trouvée, n'a point succombé à une de ces affections spontanées dont je parlerai plus tard (voy. tom. II); car il pourrait arriver, dans ce cas, que les fluides animaux, et particulièrement la bile, eussent contracté des qualités délétères capables de produire la plupart des symptômes de l'empoisonnement.

B. Dans le cas où l'animal n'éprouverait aucun symptôme remarquable de la part de la matière suspecte, on ne serait pas en droit de conclure, d'après cette seule expérience, que l'empoisonnement n'a pas eu lieu ; en effet, une multitude de causes peuvent faire que les liquides contenus dans le canal digestif d'un individu qui a véritablement succombé à l'action d'un poison ne soient pas vénéneux. 1° La substance vénéneuse peut avoir été décomposée dans l'estomac par les aliments, les boissons, ou par les tissus animaux, ou bien s'être combinée avec eux ; ainsi, par exemple, 60 centigrammes de sublimé corrosif sont avalés par un homme bien portant ; il éprouve les symptômes de l'empoisonnement, et il meurt : on fait l'ouverture du cadavre vingt-quatre, trente-six ou quarante-huit heures après; on fait avaler à un chien les matières contenues dans le canal digestif, et il n'en est point incommodé. J'ai constaté ce fait un très grand nombre de fois : on aurait le plus grand tort de conclure que l'individu n'avait pas été empoisonné, car il est évident que, dans ce cas, le sublimé a été transformé par les aliments, et même par les membranes de l'estomac, en une matière insoluble qui n'exerce aucune action nuisible sur l'économie animale. La même chose aurait lieu si le vert-de-gris avait été pris avant ou après l'ingestion de l'albumine et de quelques autres matières animales; je pourrais en dire autant du chlorure d'étain et de quelques autres poisons. 2° La substance vénéneuse peut avoir été prise à assez forte dose, ensuite rendue par le vomissement, et déterminer cependant la mort : le canal digestif renferme, dans ce cas, des mucosités, de la bile, qui ne contiennent pas un atome du poison ingéré, et qui, par conséquent, ne détermineront aucun accident lorsqu'on les fera avaler à des chiens. 3° Il peut arriver que la substance vénéneuse soit du nombre de celles qui sont facilement absorbées; que l'individu en ait pris une assez grande quantité pour périr, mais qu'il n'en reste que très peu dans le canal digestif; alors le résultat négatif obtenu sur les chiens serait plutôt propre à induire en erreur qu'à éclairer. Les expériences de ce genre, considérées d'une manière isolée, sont donc sans valeur, à moins qu'elles n'offrent un résultat positif, c'est-à-dire la mort; et même dans ce cas elles ne doivent être regardées que comme un moyen secondaire propre à corroborer les inductions tirées des symptômes et des lésions cadavériques.

Quoi qu'il en soit, si l'expert croit devoir les tenter, il se gardera bien de faire avaler les matières suspectes seules ou mélangées avec des aliments, comme cela s'est pratiqué jusqu'à présent; en effet, non seulement on courrait le risque, en suivant ce procédé, d'en perdre la majeure partie, parce que l'animal la rejetterait, mais les aliments avec lesquels on la mêlerait pourraient se combiner avec elle, ou la décomposer au point de changer entièrement sa nature. D'ailleurs, il arriverait au moins six fois sur dix qu'une portion refluerait par le larynx jusqu'aux poumons, et l'animal périrait asphyxié.

2° Le meilleur moyen que l'on puisse mettre en usage, si la matière suspecte est liquide, consiste à détacher l'œsophage d'un chien à jeun, à injecter le liquide dans l'estomac à l'aide d'une sonde de gomme élastique, à lier l'œsophage et à le maintenir lié pendant vingt-quatre ou trente heures. Si la matière suspecte est assez épaisse pour ne pouvoir plus être introduite dans l'estomac à l'aide de la sonde, il faut, après avoir détaché l'œsophage, percer celui-ci d'un petit trou, introduire un entonnoir de verre dans l'ouverture, et faire tomber la matière dans l'estomac : cela étant fait, on lie l'œsophage au-dessous de la fente.

3° Si la matière suspecte, au lieu d'être fluide, était solide, et qu'il fût impossible de la faire entrer dans l'estomac à l'aide de l'entonnoir, on commencerait par l'exprimer pour en obtenir la partie liquide, que l'on introduirait à l'aide de la sonde, comme je viens de le dire, et on mettrait la portion solide dans un petit cornet de papier fin que l'on pousserait jusqu'à l'estomac par une ouverture faite à l'œsophage : alors on pratiquerait la ligature de ce conduit. Cette manière d'opérer présente de grands avantages ; en effet, ce n'est qu'en agissant ainsi que l'on peut empêcher le vomissement ; et combien n'y a-t-il pas de substances vénéneuses dont l'estomac se débarrasserait aussitôt après leur ingestion, qui, étant ainsi retenues, peuvent développer les symptômes de l'empoisonnement et même produire la mort !

Mais, dira-t-on, l'œsophagotomie amène souvent la mort et peut occasionner des altérations dans les tissus (voy. page 26) ; comment donc reconnaître si la mort est le résultat de l'ingestion de la substance suspecte plutôt que de l'opération ? Cette objection n'a aucune valeur : d'abord les animaux ne succombent jamais à cette opération, si l'œsophage a été maintenu lié pendant vingt-quatre ou trente heures, sans avoir été percé et que l'œsophagotomie ait été bien faite. Mais alors même que le conduit alimentaire aurait été percé, et que la mort de l'animal aurait pu être la suite de l'existence de la plaie œsophagienne qui n'aurait pas permis de le nourrir, il serait encore possible de déterminer, dans beaucoup de cas, si la mort est le résultat de l'opération ou de la matière ingérée. En effet, ou la matière suspecte est en assez grande quantité pour faire périr les animaux, ou elle n'est pas assez abondante. Dans le premier cas, la mort aura lieu pendant les premières quarante-huit heures, et elle sera précédée de symptômes plus ou moins graves, phénomènes que l'on n'observe jamais après la simple ligature de l'œsophage. Si la matière n'est pas assez abondante pour déterminer la mort, l'expérience ne sera pas plus concluante qu'elle ne l'aurait été si l'œsophage n'eût pas été lié ; en effet, supposons le cas le plus défavorable pour mon opinion, celui dans lequel cette matière développerait des symptômes variables qui se dissiperaient au bout de deux ou trois jours : ces symptômes, dira-t-on, seraient attribués au poison si l'œsophage n'avait pas été lié, tandis que, dans le cas contraire, on serait tenté de croire qu'ils dépendaient de l'opération. A cela je répondrai que cette opération ne déterminant par elle-même, pendant les premières quarante-huit heures, d'autre symptôme qu'un léger abattement, on devrait attribuer à la substance vénéneuse tous les autres phénomènes morbides qui se manifesteraient. D'ailleurs, l'homme de l'art ne serait-il pas blâmable de prononcer sur l'existence d'un poison parce que l'animal auquel on aurait fait prendre la matière suspecte aurait paru incommodé pendant deux ou trois jours ? Ces sortes d'expériences ne doivent être considérées comme valables qu'autant qu'elles fournissent un résultat tranché, c'est-à-dire une maladie aiguë suivie d'une mort prompte, ou quand elles ne déterminent aucun accident marqué, et que, d'ailleurs, elles sont d'accord avec les résultats fournis par les symptômes et par les lésions de tissus. Dans les cas douteux, le médecin doit toujours chercher à être favorable à l'accusé.

De l'imbibition de liquides considérée sous le point de vue de l'empoisonnement.

On sait que lorsqu'on introduit dans le canal digestif d'un cadavre un liquide vénéneux, celui-ci se transporte par l'effet de l'imbibition, d'abord dans les viscères qui avoisinent le canal digestif, puis dans les organes plus éloignés ; d'où il résulte que l'on peut se demander, dans un cas présumé d'empoisonnement, si la matière vénéneuse trouvée dans le canal digestif ou dans d'autres viscères provient bien d'un empoisonnement, ou bien si elle n'a pas été introduite après la mort dans le canal digestif, et surtout dans le rectum du cadavre. Cette considération motivera suffisamment les détails dans lesquels je vais entrer à cet égard.

Imbibition des liquides pendant la vie. — Les physiologistes ne sont pas encore tous d'accord pour admettre que l'imbibition des liquides ait lieu pendant la vie, du moins d'une manière complète ; ainsi M. Collard de Martigny soutient qu'elle est nulle ou incomplète sur le vivant, et s'appuie sur ce que ayant injecté dans l'estomac d'un lapin une solution de cyanure jaune de potassium et de fer, la surface externe de l'estomac ne se colora en bleu qu'au bout de vingt-cinq *minutes*, par le contact d'une faible dissolution de sesquisulfate de fer, tandis qu'en répétant l'expérience sur un lapin *mort*, une coloration bleue beaucoup plus intense se manifesta au bout de *quatre minutes*.

MM. Fodéra et Magendie pensent, au contraire, que l'absorption n'est que le phénomène général de l'imbibition ; ainsi le premier de ces expérimentateurs a vu le sesquisulfate de fer placé dans la cavité du péritoine coloré en bleu par du cyanure jaune de potassium et de fer qu'il avait introduit dans la cavité des plèvres, et qui avait par conséquent traversé le diaphragme ; dans une autre circonstance, après avoir rempli de poison une portion d'intestin, il a introduit cet instestin dans l'abdomen d'un animal vivant ; l'empoisonnement a eu lieu, parce que la substance vénéneuse a passé de l'intérieur de l'intestin, par transsudation, dans les organes du chien. On sait aussi que des sels mis dans la cavité péritonéale sont arrivés jusque dans la vessie, en petite quantité à la vérité, quoique les uretères fussent liés. Les partisans de l'imbibition pendant la vie s'appuient encore sur les deux expériences suivantes : 1° Si l'on applique un poison sur une veine que l'on a isolée et soulevée à l'aide d'une carte ou d'un corps susceptible d'imbibition, les symptômes d'empoisonnement surviennent, la substance vénéneuse ayant passé au travers des parois du vaisseau. 2° Si l'on introduit un poison dans un vaisseau qu'on lie ensuite dans deux endroits, ce poison ne tarde pas à agir sur toute la constitution, parce qu'il a passé du dedans au-dehors, par *imbibition*, au travers des parois du vaisseau, et qu'il a été absorbé ensuite par les parties voisines. Ces faits me paraissent prouver suffisamment que l'imbibition a lieu *pendant* la vie.

Imbibition des liquides après la mort. — Quoique personne ne songe à contester que l'imbibition des liquides ait lieu après la mort, je crois devoir indiquer succinctement un certain nombre de faits qui mettront son existence hors de doute.

1° J'ai déjà dit que si l'on injecte dans l'estomac d'un lapin *mort* du cyanure jaune de potassium et de fer dissous, la surface *externe* de l'estomac devient bleue au bout de *quatre minutes*, si on la touche avec un *solutum* de sesquisulfate de fer.

2° *Muller*, ayant placé dans une fiole à col étroit une dissolution de cyanure jaune de potassium et de fer qui ne remplissait pas la fiole, boucha celle-ci avec une vessie de grenouille, et une autre fois avec un poumon du même animal ; il étendit, à l'aide d'un pinceau, une dissolution de chlorure de fer sur la membrane qui servait d'opercule à la fiole. Ce vase ayant été renversé, il se montra, *en moins d'une seconde*, une tache bleue à la membrane : or, si une vessie qui est composée de plusieurs couches est si rapidement traversée, que l'on juge avec quelle célérité un poison doit pénétrer les capillaires délicats des villosités du tube digestif.

EXPÉRIENCE 1re. — J'ai pendu un chien, et six heures après, lorsqu'il était froid, j'ai injecté dans le rectum une dissolution de 2 grammes d'acétate de cuivre dans 250 grammes d'eau. L'animal a été ouvert *huit* jours après. Les muscles du cou, de la poitrine, de l'abdomen et des membres, les poumons, le cœur, le foie et la rate n'offraient aucune coloration verte ou bleue. Il en était de même de l'intestin grêle, de l'épiploon gastro-colique et du mésentère, si ce n'est dans quelques parties qui avaient été évidemment en contact avec le gros intestin ; celui-ci était d'un vert bleuâtre à l'extérieur dans toute son étendue ; les matières excrémentielles qu'il renfermait étaient d'un vert bouteille. Le rein droit ainsi que la vessie étaient verdâtres à l'extérieur.

Examen chimique des portions colorées de l'intestin grêle, de l'épiploon gastro-colique et du mésentère. — Après avoir desséché ces matières, je les ai carbonisées par l'acide azotique concentré et pur ; le charbon, traité pendant une heure par l'acide chlorhydrique bouillant mêlé d'un peu d'acide azotique, a fourni une liqueur que j'ai décolorée à l'aide de l'eau régale bouillante, et qui a été ensuite évaporée jusqu'à siccité ; le produit dissous dans l'eau acidulée par l'acide chlorhydrique a été soumis à un courant de gaz acide sulfhydrique lavé ; au bout de quelques heures, il s'était déposé un précipité brunâtre qui renfermait du sulfure de cuivre.

Examen du foie et de la rate. — Ces deux organes, traités ensemble de la même manière que l'intestin grêle, ont également fourni du cuivre.

Examen du rein droit. — Il s'est comporté comme le foie et la rate.

Examen des poumons et du cœur. — Ces organes ont aussi fourni du cuivre, après avoir été traités comme je l'ai dit à l'occasion des intestins et de l'épiploon.

EXPÉRIENCE 2ᵉ. — J'ai introduit dans l'estomac d'un cadavre humain refroidi *trente-deux grammes* de sulfate de cuivre dissous dans 120 grammes d'eau. Dix jours après, la température ayant varié de 15° à 20° th. c., j'ai ouvert ce corps, dont la putréfaction était déjà très avancée. L'estomac contenait une grande quantité de la dissolution cuivreuse ; ses faces antérieure et postérieure étaient bleues ; mais cette couleur était surtout intense à l'extrémité splénique, à l'épiploon gastro-splénique, et vers le commencement du colon descendant ; ces parties étaient racornies et dures comme si elles avaient macéré dans un *solutum* concentré de sulfate acide d'alumine et de potasse. La presque totalité du canal intestinal, au contraire, offrait la *teinte* et la *consistance normales ;* on n'apercevait quelques points bleus que çà et là dans les points de ce canal qui avaient été en contact avec des viscères que l'estomac avait bleuis. La face *inférieure* du foie, le *côté gauche* du diaphragme, dans sa face abdominale, comme dans sa face thoracique, la partie *antérieure* de la rate et du rein gauche, étaient colorés en bleu ; il en était de même de l'extrémité *inférieure* du poumon *gauche* et d'une fausse membrane qui recouvrait la plèvre du même côté, et qui avait acquis une dureté presque cartilagineuse. *Les autres viscères et toutes les autres portions du foie, de la rate, du rein et du poumon gauche, et du diaphragme, ainsi que les muscles des membres, offraient la couleur normale, sans la moindre teinte bleue.*

Examen chimique. — On découvrait facilement la présence du cuivre dans le *décoctum* aqueux obtenu avec *toutes les portions des viscères* colorées en bleu.

Foie. — Cet organe, dont la face inférieure avait *fourni du cuivre,* même par l'eau froide, surtout dans sa portion correspondante à l'estomac, n'en a donné *aucune trace,* lorsqu'on a fait bouillir dans l'eau pendant quatre heures son lobe *droit*, coupé par tranches de haut en bas, et de manière à ne pas agir sur la tranche la plus inférieure. Le poumon *droit*, le *cerveau* et les *muscles* des jambes, bouillis séparément avec de l'eau, ne fournissaient pas de cuivre non plus.

EXPÉRIENCE 3e. — J'ai laissé pendant dix jours l'avant-bras et la main d'un cadavre dans une dissolution concentrée d'acétate de cuivre; dix jours après, l'épiderme, d'une couleur bleuâtre, se détachait avec facilité; la surface externe de la peau, bleuâtre par plaques, contenait çà et là de l'acétate de cuivre, tandis que sa surface interne, *de couleur naturelle, n'en renfermait pas un atome;* le tissu cellulaire sous-cutané et les muscles offraient leur couleur normale. J'ai fait bouillir pendant six heures avec de l'eau distillée tous les muscles de l'avant-bras; le *décoctum* filtré ne contenait point de cuivre.

EXPÉRIENCE 4e. — J'ai répété l'expérience avec cette modification que l'épiderme a été enlevé le sixième jour, et que l'avant-bras a plongé pendant seize jours dans la dissolution cuivreuse. Au bout de ce temps, la peau de l'avant-bras et de la main était *bleue* dans toute son étendue, et ne se décolorait pas par les lavages les plus réitérés; en l'incisant, on voyait que sa face interne, le tissu cellulaire sous-cutané, l'aponévrose antibrachiale et la surface des muscles qu'elle enveloppe, étaient également d'un bleu intense; plus en dedans, les muscles n'étaient pas colorés par le sel de cuivre, qui évidemment n'avait pas encore pénétré assez loin pour les bleuir. Le cubitus et le radius, dans toutes les portions qui n'étaient recouvertes que par la peau, offraient aussi une belle couleur bleue. Pendant le temps qu'avait duré l'expérience, la température ambiante avait varié de 22° à 27° th. centigr.

Il importait de savoir si, une fois porté dans les viscères, soit pendant la vie, soit après la mort, l'acétate de cuivre conservait sa solubilité dans l'eau, ou bien s'il se transformait, au bout d'un certain temps, en un composé insoluble dans ce liquide. Les expériences suivantes ont été tentées pour résoudre cette question.

EXPÉRIENCE 5e. — J'ai plusieurs fois introduit dans l'estomac de chiens robustes vivants 2 grammes d'acétate de cuivre dissous dans 250 grammes d'eau; l'œsophage ayant été lié, les animaux sont morts au bout de six, huit ou dix heures. Les cadavres ont été ouverts *douze* ou *quatorze* jours après la mort. Constamment les muscles étaient rouges, et les poumons et le cœur de couleur naturelle; mais la surface externe de l'estomac offrait une couleur verdâtre, et l'on voyait sur le foie, la rate, les reins et sur quelques portions des intestins, de l'épiploon gastro-colique et du mésentère, des plaques d'un bleu tirant sur le vert.

Portions d'intestin, d'épiploon et de mésentère colorées en bleu-verdâtre. — Après avoir laissé pendant vingt-quatre heures ces parties en contact avec de l'eau distillée *froide*, j'ai filtré la liqueur, et je l'ai soumise à un courant de gaz acide sulfhydrique lavé; elle n'a pas tardé à se troubler, et au bout de vingt-quatre heures, elle avait laissé déposer un précipité de couleur brune contenant du sulfure de cuivre. Les organes, ainsi lavés avec de l'eau *froide*, ont été soumis à l'action de l'eau distillée bouillante pendant *vingt minutes;* le *solutum*, filtré, évaporé et desséché, a été carbonisé par l'acide azotique concentré et pur ; le charbon, traité par l'acide chlorhydrique et par un peu d'acide azotique, a donné une liqueur qui, étant décolorée par l'eau régale et décomposée par le gaz acide sulfhydrique, a fourni un précipité noir peu abondant qui était du *sulfure de cuivre.*

Foie, rate et reins. — Après avoir coupé ces organes en petits fragments, je les ai laissés pendant vingt-quatre heures dans l'eau distillée *froide.* Le *solutum* filtré a été divisé en deux parties A et B. La portion A, traversée par un courant de gaz sulfhydrique, s'est troublée presque aussitôt, et a donné un précipité de couleur brunâtre qui contenait du sulfure de cuivre. La portion B, évaporée, desséchée, carbonisée et soumise, comme il a été dit, à l'action de l'acide chlorhydrique, de l'eau régale et du gaz sulfhydrique, a également fourni du cuivre.

EXPÉRIENCE 6°. — J'ai souvent introduit dans l'estomac des chiens 8 grammes d'acétate de cuivre *solide* réduit en poudre fine, et j'ai lié l'œsophage. Les animaux sont morts six, sept ou huit heures après; et n'ont été ouverts qu'au bout de douze ou quinze jours. Les muscles étaient rouges ; toutes les parties du canal digestif que l'acétate avait touchées étaient bleues à l'extérieur. La rate, les reins et le foie, offraient également une couleur bleuâtre à la surface. Les poumons et le cœur paraissaient offrir leur couleur normale. En traitant par l'*eau froide d'abord,* puis par l'eau bouillante pendant vingt minutes, les viscères colorés en bleu par le sel de cuivre qui avait transsudé, on obtenait des dissolutions légèrement cuivreuses dans lesquelles on pouvait démontrer la présence du métal comme il a été dit à la pag. 38. (Voy. expérience 5°.)

CONCLUSIONS.

Il résulte évidemment de ces expériences, et de plusieurs autres que j'ai cru devoir passer sous silence, 1° que les sels de cuivre, dissous dans l'eau et injectés dans l'estomac ou dans le rectum des cadavres refroidis de l'homme et des chiens, pénètrent par imbibition d'abord dans les organes les plus voisins de la portion du canal digestif dans laquelle ils ont été introduits ;

2° Qu'ils cheminent ensuite pour se porter soit dans l'intérieur de ces organes, soit dans d'autres viscères plus éloignés ; mais que leur marche est assez lente pour qu'au bout de dix jours, lors même que l'estomac contient encore une forte proportion de dissolution cuivreuse, la partie centrale et supérieure du foie, par exemple et à plus forte raison le cerveau, les muscles des jambes, etc., n'en renferment pas un atome ;

3° Que tout porte à croire qu'ils n'arriveraient jamais jusqu'aux parties les plus éloignées du point où ils ont été appliqués, du moins en assez grande quantité pour pouvoir être décelés, si la dose injectée dans le canal digestif était faible ;

4° Qu'il serait possible, toutefois, que la marche des liquides vénéneux à travers les tissus *morts* fût beaucoup plus lente, et qu'elle finît par s'arrêter complétement à une certaine distance du canal digestif, si ces liquides étaient de nature, comme les sels de cuivre, à former avec la substance de nos organes un composé peu soluble ou insoluble ;

5° Qu'en tout cas, cette décomposition n'aurait pas lieu de suite pour toute la portion du liquide vénéneux, puisque, au bout de dix, douze ou quinze jours, j'ai pu aisément dissoudre dans l'*eau froide*, et en quelques heures, une partie des sels cuivreux qui se trouvaient dans les organes, et dont une partie y était arrivée par *imbibition* (*V.* expériences 5ᵉ et 6ᵉ, pag. 38) ;

6° Que la peau ne paraît pas se laisser traverser facilement par les liquides vénéneux, puisque, au bout de dix jours, la surface interne de ce tissu revêtu de son épiderme n'était point bleuie, quoique l'avant-bras et la main eussent *plongé dans une dissolution d'acétate de cuivre*, et que, dans une autre circonstance, l'épiderme ayant été enlevé au bout de six jours, le *solutum* dont il s'agit n'avait pas pénétré au-delà de 8 millimètres dans l'épaisseur des chairs, même après seize jours d'immersion ;

7° Qu'il est dès lors difficile d'admettre qu'un cadavre dont la peau est encore intacte, livre aisément passage à un liquide vénéneux qui *pourrait se trouver accidentellement* dans le terrain où ce cadavre serait inhumé, parce que ce liquide, absorbé en grande partie par la terre, serait *peu abondant*, et tout au plus capable de mouiller faiblement celle-ci ; qu'en tout cas, le tissu cellulaire sous-cutané et moins encore les muscles et les viscères ne contiendraient une petite proportion de ce liquide vénéneux qu'au bout d'un temps fort long, si même ils en renfermaient jamais. Qu'à la vérité des résultats contraires pourraient être obtenus, *si l'on arrosait journellement* et *pendant long-temps* avec un liquide empoisonné la terre qui recouvre le cadavre, ou qu'on *laissât celui-ci* dans un *bain vénéneux*, comme je l'ai fait dans des expériences de laboratoire ; mais que cette espèce ne se présentera *jamais* en médecine légale sans qu'on en ait connaissance, et qu'il serait dès lors absurde d'y attacher la moindre importance. Qu'en appliquant ces données à l'empoisonnement par l'*acide arsénieux*, je dois persister plus que jamais dans l'opinion que j'ai émise, savoir, qu'un terrain de cimetière, même en le supposant fortement arsenical, *ce qui n'est pas*, ne cédera *jamais* de l'arsenic à un cadavre de manière à faire croire à un empoisonnement, malgré l'assertion contraire de M. Devergie, parce que, indépendamment de ce qui vient d'être dit, le composé arsenical de ces terrains *est complétement insoluble dans* même *l'eau bouillante.*

Effets de l'imbibition après la mort, sous le rapport médico-légal. — Ainsi que je l'ai déjà dit, les sels de cuivre dissous dans l'eau ne sont pas les seules substances toxiques qui, étant introduites dans le canal digestif, le traversent pour arriver jusqu'aux organes les plus éloignés ; les sels d'antimoine, les préparations *arsenicales* et tous les autres poisons se comportent de même ; il ne s'agit, en effet, que d'un phénomène physique qui n'exige pour se manifester que la présence d'un tissu perméable et d'un liquide. Les résultats de cette imbibition après la mort se manifestent assez rapidement quand la substance vénéneuse a été dissoute, puisque l'on peut au bout de peu de jours retrouver celle-ci dans le cœur et les poumons. Les poisons *solides*, solubles dans l'eau, pénètrent également nos tissus, parce qu'ils se dissolvent dans les liquides que contient le canal digestif; mais ici l'imbibition s'opère plus lentement, surtout lorsque la solubilité de ces poisons et peu marquée ; ainsi l'acide arsénieux en fragments ou en poudre grossière, mis dans l'intestin rectum, tarderait beaucoup plus à arriver au cerveau que s'il était dissous. D'où il faut conclure, 1° que dans un cas d'empoisonnement par une substance vénéneuse introduite dans le canal digestif, indépendamment de la portion de cette substance qui a pu être portée dans les viscères pendant la vie, ceux-ci contiennent encore, du moins à leur surface, la portion qui y est arrivée par imbibition, à moins que cette substance ne soit complétement insoluble, ce qui explique pourquoi ces viscères fournissent une plus forte proportion de matière vénéneuse quand les animaux empoisonnés sont examinés plusieurs jours après la mort, que lorsqu'ils sont ouverts pendant la vie ou peu d'instants après qu'ils ont cessé de vivre ; 2° qu'il est possible de retirer des viscères des animaux qui ont succombé à une maladie autre que l'empoisonnement, une certaine quantité d'un poison que l'on aurait introduit dans le canal digestif *après la mort.*

Quelle peut être la portée de cette dernière conséquence? Dira-t-on, par hasard, que, dans le dessein d'accuser un homme innocent d'avoir été l'auteur d'un empoisonnement, un misérable pourrait introduire dans le canal digestif d'un cadavre une dissolution vénéneuse, qui pénétrerait ensuite par imbibition jusqu'aux organes les plus éloignés, d'où elle serait retirée par les experts, et porterait ceux-ci à conclure qu'il y a eu empoisonnement? J'ai déjà abordé cette question en 1813, en ce qui concerne les poisons que l'on trouverait dans le canal digestif

après la mort, et j'ai fait connaître une série d'expériences sur les animaux et sur les cadavres humains propres à la résoudre dans certains cas. « Que l'on suppose, disais-je, un individu attaqué tout-à-
» coup d'une maladie grave, spontanée, qui succombe au bout de
» quelques heures, et dans le *rectum* duquel on injecte, peu d'in-
» stants après la mort, une dissolution corrosive. Le bruit se répand
» qu'il a été empoisonné, et les magistrats nomment un expert pour
» vérifier le fait. Celui-ci procède à l'ouverture du corps, reconnaît
» l'existence du poison au moyen de l'analyse chimique, et découvre
» une inflammation plus ou moins vive des tissus sur lesquels la sub-
» stance vénéneuse a été appliquée. S'il ne sait pas que le poison a
» pu être introduit après la mort, et qu'il ignore les moyens de con-
» stater ce fait, il prononce que l'individu a péri empoisonné, et
» sacrifie une victime innocente à la vengeance d'un vil assassin ! »
(*Toxicologie générale*, tome 2e, Paris, 1813.)

Je commencerai par faire observer que la question dont il s'agit n'a pas, à beaucoup près, toute la gravité qu'on pourrait d'abord lui supposer, et qu'elle n'inspire, par le fait, jusqu'à ce jour, qu'un intérêt scientifique. Il faut le dire à l'avantage de l'espèce humaine, jamais encore les tribunaux d'aucun pays n'ont eu à s'occuper d'un pareil raffinement de scélératesse ; car j'ai pu me convaincre, il n'y a pas encore long-temps, par des documents *officiels*, que le cas de ce genre que j'avais dit avoir été jugé par la cour royale de Stockholm, n'était qu'une invention coupable de la personne de qui je tenais le renseignement écrit.

Voici au reste des éléments qui pourraient utilement servir à la solution de la question, si jamais elle se présentait.

1º S'il est vrai que le sublimé corrosif, l'acide arsénieux, les sels de cuivre, les acides sulfurique et azotique, etc., introduits dans le canal digestif quelques minutes après la mort des animaux, donnent lieu à des altérations de tissu qui simulent jusqu'à un certain point celles qui se développent par l'ingestion de ces mêmes substances pendant la vie, il est cependant facile de distinguer ces altérations aux caractères suivants : A. Dans le cas où le poison a été introduit après la mort, à l'état solide, il existe en assez grande quantité, à peu de distance du point sur lequel il a été appliqué, tandis qu'on n'en trouve pas dans les parties du canal digestif éloignées de ce point, à moins qu'il n'ait séjourné long-temps dans ce canal et qu'il n'ait été dissous par les liquides qu'il pouvait renfermer. Il est au contraire peu abondant, en général, s'il a été introduit dans le canal digestif d'un individu vivant, parce que la majeure partie a pu être expulsée par les vomissements et par les selles qu'il a déterminées. B. Si le poison avant d'être injecté a été dissous, il pénètre sans doute plus loin dans le canal digestif; mais ici encore il existe des différences notables et analogues à celles qui viennent d'être indiquées entre les proportions de substance vénéneuse et le lieu qu'elles occupent, suivant que la mort a précédé ou suivi l'injection. C. L'altération des tissus ne s'étend jamais qu'un peu au-delà de la partie sur laquelle le poison a été appliqué après la mort, en sorte qu'il y a une ligne de *démarcation excessivement tranchée* entre les portions affectées et celles qui ne l'ont pas été, phénomène qui ne s'observe jamais dans l'autre cas; en effet, les poisons irritants dont je parle agissent sur le vivant en déterminant une forte irritation à laquelle succède une inflammation d'une intensité variable, mais qui s'étend toujours bien au-delà de l'endroit où ils ont été appliqués, et qui décroît insensiblement à mesure que l'on s'éloigne du point le plus enflammé, en sorte qu'il n'y a jamais une ligne de *démarcation* parfaitement tracée. D. La rougeur, l'inflammation, l'ulcération et les autres lésions sont portées infiniment plus loin lorsque le poison a été introduit pendant la vie, que dans le cas où il a été appliqué après la mort : ainsi, si à l'examen du cadavre, on trouvait le *rectum* ou l'estomac recouverts d'une assez *grande* quantité d'un de ces poisons, et que la lésion fût peu marquée, on pourrait présumer qu'il a été appliqué après la mort. E. Il existe d'ailleurs des poisons qui déterminent des altérations tellement caractéristiques lorsqu'on les injecte après la mort, qu'il est impossible de se méprendre; tels sont le sublimé corrosif et l'acide azotique. F. Les poisons corrosifs, s'ils sont introduits dans le canal digestif *vingt-quatre heures après le décès*, ne développent plus de rougeur ni d'inflammation, parce que la vie est entièrement éteinte dans les capillaires, et il n'est par conséquent plus permis de confondre ces cas avec certains empoisonnements. G. Les poisons peuvent encore déterminer des altérations qui simulent une légère congestion, lorsqu'ils sont appliqués *une ou deux heures après la mort*; mais il suffit des données qui précèdent pour ne pas être induit en erreur.

2º Dans toutes les espèces de ce genre, il ne faudrait pas oublier que les poisons ne sont pas transmis rapidement par *imbibition après la mort*, aux organes éloignés, même quand le canal digestif en contient une forte proportion, et qu'alors même qu'ils sont arrivés à la surface de ces organes, on les trouve d'abord à leur partie inférieure, dans la portion la plus déclive et dans celle qui est plus près du liquide vénéneux; ainsi, dans l'expérience 2ᵉ, p. 37, le côté gauche du diaphragme et le poumon gauche contenaient du sulfate de cuivre, tandis qu'il n'y en avait pas dans le côté droit du diaphragme ni dans le poumon droit. Il faudrait également savoir que les liquides vénéneux n'ont pas encore pénétré dans les parties centrales des viscères d'une certaine épaisseur, quand déjà ils sont arrivés depuis quelque temps à la surface de ces viscères, en sorte qu'on peut retirer ces poisons d'une tranche mince prise à la surface de l'organe, tandis qu'on les chercherait infructueusement dans le centre de cet organe. Les choses se passent tout autrement dans les cas où les substances vénéneuses ont été absorbées pendant la vie; quelle que soit la partie du viscère soumise à l'analyse, on y démontre l'existence du poison.

Il se pourrait également, si la proportion de substance vénéneuse introduite dans le canal digestif *après la mort* n'était pas considérable, que l'on ne découvrît pas un atome de poison dans les parties les plus éloignées de l'estomac ou des intestins, parce qu'il ne serait pas arrivé jusqu'à ces organes, tandis que rien de semblable n'aurait lieu dans un cas d'empoisonnement.

3° Si le cadavre n'était examiné que plusieurs mois après la mort, lorsque déjà l'état putréfié du canal digestif ne permettrait pas de constater les altérations dont il aurait pu être le siége, quoique formant un tout continu, ou bien s'il s'agissait d'un de ces poisons qui exercent plus particulièrement leur action sur le système nerveux, sans altérer sensiblement la texture des tissus de ce canal, il faudrait s'enquérir attentivement des symptômes qui ont précédé la mort, de la nature et de la durée de la maladie, etc.; car souvent on parviendrait à reconnaître que cette mort a été l'effet d'une cause toute naturelle, ou que des vomissements et des évacuations alvines ayant eu lieu dans les derniers temps de la maladie, il est impossible d'admettre qu'une portion assez considérable de substance vénéneuse solide ou dissoute ait pu rester dans le *canal digestif.* Il se pourrait aussi que dans ce cas l'examen du cerveau ou des organes contenus dans le thorax vînt éclairer l'expert sur la cause de la mort.

4° Si l'exhumation du cadavre était faite long-temps après la mort, quand déjà, par suite de la dissolution putride, tous les viscères seraient méconnaissables et qu'il ne resterait que des débris, sous forme d'une masse graisseuse, semblable au cambouis, le médecin ne pourrait guère s'éclairer pour résoudre la question que des signes commémoratifs sur tout ce qui aurait précédé la mort. Mais alors l'intervention des magistrats, déjà si utile dans les cas mentionnés plus haut, serait un puissant auxiliaire pour découvrir la vérité; en effet, l'accusation soumise à l'investigation du juge instructeur ne tarderait pas à s'évanouir. Quel intérêt pouvait avoir l'accusé à commettre le prétendu crime, ou bien qui lui a délivré la substance toxique, comment se l'est-il procurée, à quelle époque et comment a-t-il introduit cette substance dans le canal digestif de l'individu, où sont

les preuves de toutes ces assertions, de quels accidents immédiats l'administration du poison aurait-elle été suivie? D'un autre côté, on pourrait apprendre que l'accusateur possédait chez lui le poison décelé
dans les entrailles ou qu'il s'en est procuré, qu'il en a fait dissoudre
une certaine portion, qu'il s'est servi d'une sonde ou d'une seringue,
dans l'intérieur desquelles on trouverait peut-être encore un reste de
ce poison, qu'on l'a vu s'approcher du cadavre, le retourner dans tel ou
tel autre sens, etc. Je me borne à ces indications, persuadé que l'œil
vigilant de la justice ne négligerait aucun des moyens propres à mettre
la vérité dans tout son jour.

SECTION PREMIÈRE.

DES POISONS EN PARTICULIER, DE LEURS PROPRIÉTÉS CHIMIQUES,
DES SYMPTOMES AUXQUELS ILS DONNENT NAISSANCE,
DES LÉSIONS DE TISSU QU'ILS PRODUISENT, DE LEUR ACTION.
SUR L'ÉCONOMIE ANIMALE, ET DU TRAITEMENT DE L'EMPOISONNEMENT
QU'ILS DÉTERMINENT.

CLASSE PREMIÈRE.

DES POISONS IRRITANTS.

Les poisons irritants sont ainsi appelés parce que, pour l'ordinaire, ils irritent, enflamment ou corrodent les tissus avec lesquels ils sont en contact. L'énergie avec laquelle ils produisent tous ces effets varie singulièrement, suivant qu'ils sont administrés à l'intérieur ou appliqués à l'extérieur, à l'état liquide ou solide, suivant la dose à laquelle on les emploie, etc. : ainsi plusieurs d'entre eux enflamment fortement les tissus du canal digestif et développent des symptômes nerveux peu marqués, lorsqu'ils ont été introduits dans l'estomac à la dose de quelques centigrammes, tandis qu'ils détruisent presque instantanément la vie, en agissant avec beaucoup d'énergie sur le cerveau ou sur la colonne vertébrale, s'ils ont été donnés à plus forte dose. En général, leur action est vive et redoutable. La plupart des acides, les alcalis, les sels métalliques, une foule de substances végétales, les cantharides, les moules et certains poissons, font partie de cette classe importante.

Symptômes produits par les poisons irritants.

Les symptômes produits par les substances irritantes introduites dans le canal digestif dépendent presque tous des lésions de ce canal, du système nerveux et des organes de la circulation. Ces symptômes sont : une ardeur et une constriction à la bouche, à la langue, à l'œsophage, à l'estomac et aux intestins; des douleurs atroces dans toute l'étendue du canal digestif, principalement dans l'estomac et dans l'œsophage; le hoquet, des nausées fréquentes, des vomissements douloureux, opiniâtres, quelquefois sanguinolents et qui font craindre la suffocation ; des déjections sanguinolentes avec ou sans ténesme ; pouls petit, serré, fréquent, souvent imperceptible ; respiration gênée, accélérée ; froid glacial ; quelquefois cependant chaleur intense, soif inextinguible ; dysurie, strangurie et ischurie ; sueur froide ; décomposition subite des traits du visage, perte de la vue, rire sardonique ; convulsions et contorsions horribles, dépravation des facultés intellectuelles. Assez généralement l'intensité de l'inflammation est telle, que les individus sont plongés dans un grand état d'abattement ; ils présentent à peu près les mêmes phénomènes que les malades atteints de la *fièvre* dite *adynamique* ; incapables de faire le moindre effort ni de se soutenir, ils ne donnent que de légers signes de vie. Alors la langue est rouge sur les bords, sèche, plus ou moins gercée et brune à la surface supérieure, et on observe la plupart des symptômes décrits par le savant auteur des *Phlegmasies chroniques*. Les taches pourpres et l'éruption miliaire, que plusieurs médecins ont regardées comme un symptôme de cet empoisonnement, manquent souvent, et sont loin de pouvoir être données comme un de ses caractères essentiels.

On aurait tort de croire que l'on observera l'*ensemble* de ces symptômes chez tous les individus qui auront avalé un poison irritant ; loin de là, il arrive souvent que plusieurs de ces symptômes manquent dans tel cas donné, tandis qu'ils se montreront peut-être dans une autre espèce. Il faut donc considérer la description qui précède comme offrant le résumé de ce qui a été vu dans les nombreux empoisonnements par les irritants, et non pas comme exprimant ce que l'on remarque dans chaque cas en particulier.

Les symptômes développés par les poisons de cette classe qui ont été appliqués sur la peau ulcérée ou sur le tissu cellulaire, varient suivant que le poison a été absorbé ou qu'il a simplement agi comme caustique : dans ce dernier cas, on observe tous les phénomènes qui sont le résultat d'une brûlure et d'une action sympathique sur le système nerveux ; la mort est ordinairement précédée d'un abattement fort considérable. Si, au contraire, le poison a été absorbé, indépendamment des phénomènes locaux, on remarque des symptômes qui annoncent une affection de l'estomac, du canal intestinal ou de la vessie, du cœur, des poumons, du cerveau, ou de quelques autres parties du système nerveux, suivant que l'un ou l'autre de ces organes a été affecté.

Lorsque les poisons dont il s'agit ont été injectés dans les veines, il est rare qu'ils développent les mêmes symptômes que ceux qui suivent leur ingestion dans l'estomac ou leur application extérieure ; il en est cependant quelques uns qui sont dans ce cas. La plupart d'entre eux donnent lieu à des phénomènes qui annoncent une action immédiate sur les poumons, sur le cœur ou sur le système nerveux.

Lésions de tissu produites par les poisons irritants.

Parmi les moyens dont le médecin se sert avec le plus de succès pour constater l'existence de l'empoisonnement par les substances irritantes, les lésions de tissu doivent occuper un rang distingué. En général, tous les individus qui ont succombé à ce genre de maladie offrent dans leurs tissus des altérations plus ou moins profondes, qui varient suivant la nature du poison ingéré et le temps pendant lequel il a agi. Les poisons irritants qui font l'objet de ces généralités laissent fréquemment des traces de leur séjour sur nos organes, et il importe de les connaître parfaitement.

1º Les diverses parties de la bouche, l'œsophage, l'estomac et le canal intestinal sont enflammés ; tantôt la membrane muqueuse seule offre, dans toute son étendue, une couleur de feu ; tantôt cette couleur est d'un rouge cerise ou d'un rouge noir : alors il n'est point rare de voir les tuniques musculeuse et séreuse participer à cette inflammation, et l'on découvre une quantité plus ou moins considérable de taches noires semblables à des escarres, ou de zones longitudinales d'un rouge foncé, qui dépendent de l'extravasation du sang noir entre les tuniques ou dans le chorion de la membrane muqueuse. Quelquefois on trouve de petits ulcères ou des escarres dans diverses parties du canal digestif ; la membrane muqueuse de l'estomac et des intestins, qui peut être épaissie, est quelquefois ramollie et réduite en bouillie. Le plus souvent l'inflammation se borne à l'arrière-bouche, à l'estomac et aux gros intestins : phénomène qui paraît tenir à ce que le poison a été plus long-temps en contact avec ces parties qu'avec les autres.

Je pourrais citer à l'appui de ces assertions les résultats d'ouvertures de plusieurs cadavres d'animaux que j'ai empoisonnés avec différentes substances de cette nature. Je me bornerai à rapporter les détails de deux cas observés par Hoffmann et par Tartra. Le premier de ces auteurs dit (1) qu'un homme de vingt-six ans fut empoisonné par un bouillon contenant de l'acide arsénieux : il mourut trente heures après. On trouva l'estomac enflammé vers son orifice gauche ; la membrane muqueuse rongée, détruite ; les intestins en partie gangrenés, et en partie roulés et tordus. Tartra trace l'histoire d'une

_____

(1) *Friderici Hoffmanni Opera omnia physico-medica*, tom. III, sect. II, cap. VIII, observatio 3, pag. 171.

femme empoisonnée par l'acide azotique, et dont la mort n'arriva que vingt-quatre heures après avoir pris le poison. Les accidents qui la précédèrent dénotaient déjà la gangrène d'une portion du canal digestif. L'autopsie fit voir, dans le fond du grand cul-de-sac de l'estomac, trois ouvertures voisines les unes des autres, de la grandeur d'un écu de trois francs, à bords fort amincis, usés ou plutôt dissous : il était fort épais et très rétréci dans le reste de son étendue. L'orifice pylorique offrait plusieurs taches gangréneuses; le duodénum était frappé de gangrène à ses deux courbures et dans toute l'épaisseur de ses parois (1).

2° La membrane muqueuse se détache facilement de la musculeuse, de manière que celle-ci et la séreuse restent parfaitement isolées. Hebenstreit et Mahon regardaient ce signe comme une des preuves infaillibles de l'empoisonnement. Le dernier de ces auteurs dit à ce sujet : « Je crois même, avec Hebenstreit, que le plus infaillible des signes du poison est la séparation du velouté de l'estomac; en effet, si l'on suppose un expert appelé pour examiner le cadavre d'un homme mort après un vomissement de sang, accompagné d'autres symptômes suspects, il est clair que si ce vomissement vient de cause intérieure ou naturelle, on ne trouvera dans l'estomac d'autres vestiges de lésion que des vaisseaux dilatés ou rompus, des inflammations, des points gangréneux, etc.; mais si l'on trouve l'intérieur de ce viscère comme écorché, qu'on reconnaisse des fragments du velouté parmi les matières contenues, il paraît assez naturel de conclure qu'une pareille séparation n'a pu avoir lieu que par l'application de quelque substance corrosive ou brûlante sur la surface interne de l'estomac. Il n'est guère possible de supposer que la seule putréfaction puisse opérer sur ce velouté les mêmes effets qu'elle produit sur l'épiderme des cadavres : car les rugosités ou les plis de cette membrane intérieure du ventricule ne permettent pas cette séparation subite; et d'ailleurs, l'ouverture très fréquente de l'estomac des cadavres ne m'a jamais présenté de séparation du velouté produite par la putréfaction, lors même que cette putréfaction était très avancée dans toutes ses parties. Ces observations, constatées par celles d'Hebenstreit, me paraissent autoriser des experts à considérer ce signe comme le plus positif, quoique d'ailleurs on puisse concevoir que, dans le reflux de certaines matières atrabilaires, ceux qui sont attaqués depuis long-temps de la maladie noire soient quelquefois dans le cas de présenter des effets analogues. Si ce cas très rare avait lieu, on aurait à justifier l'existence de cette atrabile, soit par les vestiges qu'on trouverait dans l'estomac, soit

_____

(1) Dissertation inaugurale intitulée : *Essai sur l'empoisonnement par l'acide nitrique*, obs. XIV, p. 87.

par les considérations prises du tempérament du sujet et de ses maladies antécédentes (1). »

3° Assez souvent les poumons sont le siége d'une altération marquée ; ils sont plus ou moins enflammés ; leur couleur est rouge ou
violette ; leur tissu, serré, plus dense, moins crépitant que dans l'état
ordinaire, contient une certaine quantité de sang ou de sérosité sanguinolente. Ces phénomènes peuvent tenir aux efforts répétés et infructueux de vomissement ; je pense cependant qu'ils sont souvent le
résultat d'une action spéciale de la substance vénéneuse sur les
poumons.

4° Les ventricules et les oreillettes du cœur sont plus ou moins distendus par du sang différemment coloré, suivant l'époque à laquelle
on ouvre les cadavres. Dans une multitude de circonstances, ce fluide
se trouve coagulé une ou deux heures après la mort, et presque constamment il est dans cet état au bout de quinze ou dix-huit heures. Ce
fait d'anatomie pathologique, dont je garantis l'exactitude, est loin de
confirmer l'opinion des auteurs qui ont avancé que, dans l'empoisonnement par les substances végétales, le sang restait fluide pendant
long-temps. A la vérité, ils ont principalement voulu parler des substances narcotiques ; mais nous verrons, en faisant l'histoire de ces
poisons, que leur assertion est tout-à-fait dénuée de fondement.

Dans certaines circonstances, les ventricules du cœur, ou plutôt la
membrane qui les revêt à l'intérieur, les colonnes charnues, les oreillettes ou les pelotons graisseux contenus dans ses cavités, sont plus
ou moins enflammés, scarifiés ou ulcérés : le sublimé corrosif et l'acide
arsénieux déterminent assez souvent cette lésion.

5° Quelquefois la membrane interne de la vessie urinaire est injectée, enflammée, etc. On n'observe guère cette lésion que dans les
cas d'empoisonnement par les cantharides.

6° Le cerveau et les méninges n'offrent point de lésion notable ;
cependant on remarque quelquefois un engorgement des vaisseaux
veineux qui rampent à la surface externe de cet organe.

7° Quelquefois la puissance corrosive de ces poisons s'étend sur la
peau, qui se recouvre de taches noires, comme gangréneuses. Morgagni parle d'une femme empoisonnée avec de l'arsenic, qui offrit
après sa mort la face postérieure du corps entièrement noire de la tête
aux pieds ; les poumons étaient gangrenés, l'estomac et le duodénum
rongés (2).

Les caractères dont je viens de faire mention manquent quelquefois

---

(1) MAHON, *Médecine légale*, tom. II, p. 280.
(2) *De Causis et Sedibus Morbor.*, epist. LIX, art. III, p. 24.

dans l'empoisonnement par les corrosifs, et le cadavre ne présente aucune altération. Lorsque je traiterai, dans la dernière section de cet ouvrage, des devoirs du médecin qui a été consulté par le magistrat, je ferai connaître la conduite qu'il doit tenir dans ces cas presque toujours épineux.

Action générale des poisons irritants sur l'économie animale.

Les détails dans lesquels j'entrerai en décrivant les symptômes produits par chacun des poisons de cette classe, démontreront jusqu'à l'évidence combien leur mode d'action est loin d'être identique : en effet, quelques unes de ces substances vénéneuses *irritent fortement* les tissus avec lesquels on les met en contact ; il en est d'autres dont l'absorption est extrêmement facile, qui se bornent à produire une *légère irritation*, et qui ne détruisent la vie que parce qu'elles ont été transportées dans le torrent de la circulation ; enfin un certain nombre d'entre elles occasionnent la mort en irritant *fortement* les tissus sur lesquels on les applique, et en agissant sur des organes plus ou moins éloignés, après avoir été absorbées. Ces considérations suffisent pour prouver qu'il faut examiner le mode d'action de chacun de ces poisons, si l'on ne veut pas s'exposer à commettre des erreurs graves.

Traitement général de l'empoisonnement par les irritants.

Parmi les poisons de cette classe, il en est un certain nombre dont on doit chercher à combattre les effets par des contre-poisons que l'expérience a démontré être très efficaces, en se conformant toutefois aux préceptes établis en parlant du traitement de l'empoisonnement considéré d'une manière générale. (*Voyez* pag. 16 et les articles *Acides et Alcalis concentrés, Sublimé corrosif, Vert-de-gris, Tartre stibié, Sels d'argent, d'étain, de plomb, de baryte.*)

Si le temps qui s'est écoulé depuis l'empoisonnement ne permet plus d'espérer des avantages marqués de l'emploi des contre-poisons, ou que la substance vénéneuse avalée soit du nombre de celles dont on ne connaît pas encore le contre-poison, il faudra recourir aux médicaments qui peuvent calmer, diminuer, et même faire disparaître les symptômes de l'empoisonnement : ainsi, après avoir favorisé le vomissement à l'aide d'abondantes boissons mucilagineuses tièdes, et même au moyen de l'eau froide, on pratiquera des saignées générales, on appliquera des sangsues, etc. (1). Dans le cas où les vomissements

_____

(1) Les anciens auteurs avaient déjà remarqué l'avantage qu'il y a à faire

seraient très violents, on ferait prendre quelques gouttes de laudanum de Sydenham. On appréciera ensuite la nature des phénomènes nerveux développés, et on les combattra par des moyens appropriés qui devront varier suivant le genre de lésion.

DU PHOSPHORE.

Action sur l'économie animale.

Le phosphore, dissous dans l'huile d'olives et injecté dans les veines, produit la mort dans un espace de temps très court : introduit dans l'estomac, il détermine des accidents extrêmement variables suivant la dose et l'état de division dans lequel il a été administré et qui occasionnent souvent la mort. Quel est le mode d'action de cette substance vénéneuse ?

Expérience i. — M. Magendie a fait voir que lorsqu'on injecte de l'huile phosphorée dans la plèvre d'un chien, au bout de quelques minutes l'animal exhale à chaque expiration une vapeur blanche assez abondante. Le phénomène est beaucoup plus sensible lorsqu'on injecte

---

vomir dans le cas d'empoisonnement. Dioscoride, dans son livre *des Poisons*, recommande l'eau, l'huile et le beurre comme vomitifs. Voici comment Matthiole rapporte le passage de cet auteur : « *Quod si qui forsan obmutescentes,* » *aut temulenti, aut nolentes alioqui venenum à se egeri, nullam nobis ejus cogni-* » *tionem præbant, tum protinùs accedendum ad ea quæ communiter epotis qui-* » *buscunque venenis opitulari consueverunt. Atqui nullum magis in omnia valens* » *auxilium dari potest, quàm ut proximo loco virus foràs exhauriatur, priusquàm* » *invalescat. Quare sine morâ calidum oleum ex aquâ, aut seorsùm ut vomitare* » *cogantur, dari convenit. Aut si oleum natura loci negat, butyrum cum aquâ* » *calidâ, aut malvâ, aut lini semine, aut trago, urtica, fœno græco, aut halicæ* » *decocto, vicem ejus exhibebit. Hæc enim non modo vomitionibus exigent vi illâ* » *suâ laxatrice, aut nauseam ciente; sed alvum quoque subducent, et corporum* » *inanitione ita adversabuntur, ut acrimonias venenorum hebetent.*» (*Petri Andreæ* Matthioli. Venetiis, 1558, lib. vi, p. 711.)

Ambroise Paré dit : « Et où quelqu'un aurait soupçon d'avoir pris quelque » poison par la bouche, ne faut dormir en tel cas, car la force du venin est » quelquefois si grande et si forte ennemie de nature, qu'elle exécute son » pouvoir; que souvent elle monstre tel effet en nos corps que faict le feu al- » lumé en paille seiche; car souvent advient que ceux qui sont empoisonnez » deuant que pouvoir avoir secours des médecins et chirurgiens meurent. » Donc subit il se doit faire vomir en prenant de l'huyle et eau chaude : en lieu » de l'huyle ou fera fondre du beurre, et le prendre avec eau chaude ou décoc- » tion de graine de lin, ou fenu grec, ou quelque bouillon gras, car telles cho- » ses font jeter le venin hors par le vomissement : joinct qu'elles laschent le » ventre, et par telles évacuations le venin est vidé hors, et son acrimonie » amortie. » (*OEuvres d'Ambroise Paré*, onzième édition, *des Venins*, liv. xxi, chap. vii, pag. 485.)

cette préparation dans la veine jugulaire : on n'a point encore terminé l'injection, que déjà l'animal rend par les narines des flots de vapeurs blanches, et il ne tarde pas à expirer (1).

EXPÉRIENCE II. — J'injectai 4 grammes d'huile phosphorée dans la veine jugulaire d'un chien très fort : sur-le-champ l'animal exhala par la bouche et les narines des vapeurs abondantes ; sa respiration devint haletante et excessivement difficile, et il mourut dans cet état au bout de vingt minutes, après avoir rejeté une très grande quantité de sérosité sanguinolente. La mort ne fut précédée d'aucun symptôme nerveux remarquable. On l'ouvrit immédiatement après : le sang contenu dans le ventricule gauche du cœur était fluide et noir comme celui qui remplissait le ventricule droit. Les poumons offraient plusieurs plaques livides, d'un tissu serré et moins crépitant qu'il ne l'est dans l'état naturel ; dans le reste de leur étendue, ils étaient roses. L'estomac ne présentait aucune altération.

EXPÉRIENCE III. — On a détaché et percé d'un trou l'œsophage d'un petit chien ; on a introduit dans son estomac quatorze petits cylindres de phosphore pesant 7 grammes et demi, et on a lié l'œsophage audessous de l'ouverture, afin d'empêcher le vomissement : l'animal n'avait point mangé depuis trente heures. Il n'a éprouvé aucune envie de vomir ; il n'a poussé aucun cri plaintif, et il est tombé dans un état d'abattement assez considérable : il est mort vingt et une heures après l'opération. La membrane muqueuse de l'estomac était fortement enflammée, et recouverte d'une matière filante et floconneuse, que l'on pouvait détacher avec la plus grande facilité ; la tunique musculeuse était d'un rouge vif dans une partie de son étendue. L'estomac contenait une petite quantité d'un fluide verdâtre, épais ; la membrane muqueuse qui tapisse le duodénum, le jéjunum et la première moitié de l'iléon, était d'un rouge pourpre, et enduite d'un fluide très épais, noir comme de l'encre. On ne voyait point de phosphore dans les parties du canal digestif dont je viens de parler. La dernière moitié de l'iléon offrait dix nodosités placées à une distance variable les unes des autres ; ces nodosités étaient formées par dix cylindres de phosphore rougeâtre, pesant 5 grammes 2 décigrammes, qui étaient recouverts d'humidité, et répandaient une fumée assez abondante lorsqu'on ouvrait l'intestin qui les contenait. La membrane muqueuse, correspondant à l'endroit où ils étaient placés, était beaucoup moins rouge que celle qu'ils avaient déjà franchie. On remarquait, vers la dernière portion du colon, trois autres nodosités formées par trois petits cylindres de phosphore, pesant 1 gramme 4 décigrammes, et la membrane muqueuse de cet intestin était encore moins rouge que celle qui tapisse la fin de l'iléon. Dans l'intérieur du rectum, on voyait le quatorzième cylindre de phosphore enveloppé dans une petite quantité de matières fécales, et ne pesant que 3 décigrammes ; la tunique interne de

_____

(1) *Expériences pour servir à l'histoire de la transpiration pulmonaire ;* Mémoire lu à l'Institut de France, en 1811, p. 19.

cet intestin était dans l'état naturel. On voit donc qu'après la mort de l'animal on ne retrouva que 6 grammes 9 décigrammes de phosphore.

EXPÉRIENCE IVe. — On fit avaler à un chien de moyenne taille 4 grammes de phosphore coupé en huit petits morceaux : l'animal avait très bien mangé deux heures auparavant. Au bout de quatre heures, il n'avait rien éprouvé de remarquable; il n'avait point eu la moindre envie de vomir. Le lendemain, il refusa des aliments; il était un peu abattu. Il mourut le troisième jour sans avoir été agité de mouvements convulsifs. La membrane muqueuse de l'estomac était d'un rouge pourpre dans toute son étendue; celle qui tapisse le duodénum et le jéjunum était également très rouge; il n'y avait point d'altération marquée dans les autres intestins. On remarquait dans le colon et le rectum les petits cylindres de phosphore colorés en rouge et d'un volume moindre que celui qu'ils avaient avant leur ingestion.

EXPÉRIENCE V^e. — A onze heures et demie, on a introduit dans l'estomac d'un chien fort, quoique de petite taille, 1 gramme 30 centigrammes de phosphore dissous dans 12 grammes d'huile d'olives. Au bout d'une minute, il a exhalé par la bouche et par les narines une vapeur abondante, ayant l'odeur de phosphore; il a poussé des cris excessivement plaintifs; il semblait être en proie aux plus vives douleurs; il s'est couché sur le côté, où il est resté comme immobile, sans donner le moindre signe de convulsion. Trois quarts d'heure après l'introduction de la substance vénéneuse, il a vomi des matières jaunâtres, fumantes, ayant une odeur alliacée; il a continué à se plaindre, et il est mort à quatre heures. Six minutes avant d'expirer, il s'est débattu avec force; tous ses muscles étaient agités de mouvements convulsifs, et il faisait des contorsions horribles. L'estomac était vide et percé de trois trous dans la moitié correspondante au cardia; deux de ces trous étaient larges comme une pièce d'un franc; l'autre, plus grand et circulaire, avait près de 3 centimètres de diamètre. La membrane muqueuse des portions de l'estomac qui n'avaient point été trouées, était réduite en une bouillie filante; la tunique musculeuse offrait de larges ulcérations. Les poumons étaient rouges, gorgés de sang, nullement crépitants.

EXPÉRIENCE VIe. — On a fait avaler à un jeune chien caniche 3 centigrammes de phosphore fondu dans 32 grammes d'eau à la température de 48°. Au moment de la déglutition, il s'est exhalé de la gueule une forte odeur d'ail. L'animal a mangé et bu pendant deux jours, et il est mort le troisième jour au milieu des convulsions. On voyait au cardia et au pylore quelques taches noires. L'encéphale et les autres organes étaient sains.

EXPÉRIENCE VIIe. — On a fait prendre à un chien âgé de trois ans 7 centigrammes de phosphore fondu dans de l'eau à 48°. Sur-le-champ l'animal a exhalé une odeur fortement alliacée. Il était abattu, inquiet et triste; mais il n'a point refusé la nourriture pendant quatre jours. Il est mort le cinquième dans d'affreux mouvements spasmodiques. On l'a ouvert sur-le-champ : ses membres étaient très roides; il y avait plusieurs ecchymoses dans le tissu cellulaire graisseux qui avoisine la base des ventricules du cœur, la surface des oreillettes et de la portion des artères pulmonaire et aorte contenue dans le péricarde. En ouvrant l'estomac, on sent une odeur d'ail; les intestins exhalent une odeur analogue, mais moins pénétrante; la tunique muqueuse du canal digestif, surtout celle de l'estomac, est contractée et comme plissée; elle se sépare facilement, quoique épaissie par un enduit muqueux fort adhérent. Les intestins grêles contiennent une grande quantité d'une matière noirâtre. La vessie, très rouge à l'intérieur, renferme environ 125 grammes d'urine. Le cerveau est rénitent; ses veines sont remplies d'un sang noir; les méninges sont injectées; la pie-mère est ecchymosée (1).

Expérience VIIIe. — Un canard, ayant bu de l'eau qui était restée dans une marmite de cuivre, dans laquelle on avait préalablement gardé du phosphore, ne cessa qu'à la mort de couvrir ses femelles (Pelletier).

Observation Ire. — Ed. P., âgé de vingt-huit ans, avale, le 27 avril 1824, 3 centigrammes de phosphore fondu dans de l'eau très chaude. N'éprouvant aucun effet, il en prend trois jours après, dans le même véhicule et en une seule dose, 8 à 10 centigrammes : il déjeune immédiatement après, et ne ressent rien d'extraordinaire; mais vers les cinq heures du soir, étant à table, il éprouve des douleurs atroces dans l'abdomen aussitôt après avoir pris quelques aliments; il a des vomissements pénibles et continuels, et des déjections alvines abondantes. Le lendemain, le ventre, au lieu d'être relâché, était dans un état de constriction extrême; l'emploi d'injections émollientes n'avait procuré aucun soulagement ni produit d'excrétion. (*Quelques bouillons, eau sucrée ou rougie.*) Le 2 mai, Ed. n'avait cessé de vaquer à ses affaires; il parcourut ce jour-là, à pied, l'espace de deux myriamètres. Le docteur Worbe vit le malade le 4 mai à sept heures du matin. L'abdomen était très tendu, la région épigastrique excessivement douloureuse; il n'y avait aucune trace de priapisme. Le malade était dans le plus grand abattement; il ne pouvait se coucher que sur le dos; il n'articulait qu'avec peine et lenteur le récit de ses souffrances; les traits de la face conservaient leur régularité; ils avaient une sorte de fixité qui donnait à la physionomie un air singulier de tristesse, de langueur et comme d'égarement; la langue et la bouche étaient dans l'état normal; les lèvres et la peau offraient une nuance livide; la conjonctive était assez fortement colorée en jaune; les yeux, mornes, s'ouvraient difficilement, et ne pouvaient supporter long-temps le contact de la lumière; les pupilles, peu sensibles à l'action de cet agent, n'étaient ni dilatées ni contractées; la respiration et la circulation paraissaient dans l'état naturel : toutefois le pouls était un peu dur; l'urine n'offrait rien de remarquable : depuis le premier jour, il n'y avait plus de déjections alvines. (*Sangsues à l'épigastre, bain général, fomentations, cataplasmes et lavements émollients, eau de gomme.*) Les sangsues ne fu-

(1) Ces deux expériences et l'observation 1re sont extraites d'un Mémoire lu à la Société médicale d'Émulation, en 1825, par le docteur Worbe.

rent appliquées qu'à midi. A dix heures du soir, Ed. ne reconnaissait plus personne; il s'agitait convulsivement; il arrachait avec violence tout ce qu'on plaçait sur l'abdomen; il portait automatiquement les mains vers la région épigastrique; le ventre était contracté, et l'on excitait des cris plaintifs et des mouvements désordonnés lorsqu'on le touchait; la bouche était fortement serrée; les paupières ne s'ouvraient qu'avec peine; le malade poussait par intervalle des sanglots effrayants. Le 5, à sept heures du matin, Ed. était dans la même situation. On appliqua, d'après l'avis du docteur Bézian, quinze sangsues à chaque coude-pied, qui procurèrent une grande perte de sang. Le ventre était météorisé. Le docteur Flourens proposa d'appliquer encore quelques sangsues autour de la tête, ce qui fut exécuté : cependant l'état du malade empirait à chaque instant. A l'écoulement involontaire de l'urine se joignaient d'abondantes évacuations alvines, qui étaient immédiatement suivies d'une extrême flaccidité des parois de l'abdomen; la respiration était lente et facile; les battements du cœur étaient réguliers et profonds. A dix heures du soir, le pouls n'était plus sensible à l'artère radiale : alors toute la surface du corps, d'une couleur jaune assez intense, était couverte d'une sueur glaciale qui était plus abondante au front; déjà les extrémités étaient froides; tout annonçait une mort prochaine, et en effet Ed. succomba le 6 mai à trois heures du matin.

Le sujet était blond, de la taille de 1 mètre 70 centimètres, bien musclé et d'un bel embonpoint. La mort n'avait point altéré sa physionomie; les membres n'offraient point la rigidité ordinaire; la peau était jaune; les veines sous-cutanées du ventre et de la partie supérieure de la cuisse étaient saillantes et ramifiées; le scrotum était bleuâtre. Il y avait dans la poitrine une assez grande quantité de sérosité noirâtre; les poumons étaient gorgés de sang; le cœur, mou, affaissé sur lui-même, ne contenait que très peu de sang. La membrane muqueuse de l'estomac était la seule enflammée; les autres tuniques, ainsi que le duodénum, étaient pâles et flasques; le tissu cellulaire sous-muqueux de ces viscères était distendu par des gaz; on voyait aux orifices cardiaque et pylorique des taches noires ou plutôt ardoisées, qui étaient de véritables ecchymoses; les intestins étaient ballonnés, et renfermaient à peine un peu de fluide. La vessie était dans l'état naturel et contenait à peu près 120 grammes d'urine. Il fut impossible d'ouvrir le crâne.

OBSERVATION 2e. — Un pharmacien prit en un jour d'abord 5 centigrammes et ensuite 10 centigrammes de phosphore sans éprouver d'accidents. Le lendemain, il en avala 15 centigrammes d'un coup dans du sirop; dans la soirée, il sentit un malaise général, un sentiment de constriction dans l'abdomen qui dura trois jours, et alors il fut pris de vomissements violents et continuels, dans lesquels il rendait une matière qui avait l'odeur d'ail. Le dix-septième jour, il eut aussi des convulsions, du délire et des contractions dans la main gauche, que la mort suivit promptement. (Julia-Fontenelle, *Revue médicale*, 1829, t. III, 429.)

OBSERVATION 3e. — Un jeune homme, faible et impotent, prit, sur la recommandation d'un charlatan, du phosphore dans du pain et du beurre; il éprouva une douleur violente dans l'estomac et des vomissements continuels; il rendait de petits fragments de phosphore à l'aide des lavements qu'on lui administrait. La mort survint au bout de quatre heures.

Nécropsie. — Il s'échappa beaucoup de sang fluide à la première incision que l'on fit à la peau du ventre. L'épiploon et la tunique séreuse de l'estomac et des intestins étaient rouges; la membrane muqueuse de l'estomac et du duodénum était enflammée, et en apparence gangrenée; les gros intestins étaient réduits au volume du petit doigt; les ganglions mésentériques étaient engorgés, et la rate enflammée. (*Flaehsland, Medizinisch, Chirurgische Zeilung*, 1826, t. IV, 183.)

OBSERVATION 4°. — Un homme de quarante-neuf ans avait un affaiblissement général du système musculaire, avec tremblement des membres, produit par des émanations saturnines. Il avait été traité pendant longtemps par la strychnine et par le chlorhydrate de morphine. Il était sans fièvre. On prescrit une potion contenant 4 grammes d'éther phosphoré, qui représentait 12 milligrammes de phosphore; pendant sept jours, la potion est continuée, et la dose du phosphore portée à 25 milligrammes, en même temps qu'une pommade phosphorée est ordonnée; amélioration. Le huitième jour, prescription de 5 centigrammes de phosphore en dissolution dans de l'huile et mêlé à une potion émulsive. Saveur désagréable, et sensation âcre et brûlante dans la gorge. Le lendemain, on continue l'usage de la potion; mais elle avait été exposée au soleil, et *répandait des vapeurs abondantes d'acide hypophosphorique.* A la troisième cuillerée, chaleur brûlante le long de l'œsophage et de l'épigastre; vomissements de mucosités blanchâtres; abdomen douloureux à la pression; pouls petit, fréquent; refroidissement des extrémités. Le surlendemain, augmentation des vomissements; pouls à peine sensible. Dans la journée, cessation des battements du pouls; douleurs générales des membres, facultés intellectuelles un peu obtuses; affaiblissement de plus en plus considérable; mort dans les vingt-quatre heures. (Martin Solon, *Dict. de Méd. et de Chir. pratiques*, art. PHOSPHORE.)

M. Devergie prétend que le phosphore n'a agi ici avec autant d'intensité que parce qu'il a été transformé en acide hypophosphorique pendant son exposition au soleil; on ne saurait admettre une pareille explication, car l'acide hypophosphorique résultant de l'action de l'oxygène de l'air sur *cinq centigrammes* de phosphore est en trop petite proportion et se trouve trop étendu dans la potion pour pouvoir déterminer, je ne dirai pas la mort, mais même des accidents légers.

OBSERVATION 5°. — M. Delis, en montant du phosphore dans des tubes, aspira le liquide sans ménagement. Le voile du palais fut cautérisé.

OBSERVATION 6°. — Pelletier père, ayant laissé par mégarde dans sa poche du phosphore enveloppé dans du papier, eut la cuisse tellement brûlée, qu'il tarda six mois à se rétablir, quoiqu'il eût été promptement secouru.

On a de la peine à concevoir que M. Devergie ait adopté sans critique l'observation rapportée par Lebelstein-Lebel, d'un épileptique qui succomba, dit-il, pour avoir pris *six ou sept milligrammes* (1|8 de grain) de phosphore solide. C'était le cas de dire : *Post hoc ; ergo non propter hoc.*

OBSERVATION 7e. — Le docteur Bouttatz prit dans la journée et en plusieurs doses environ 5 centigrammes de phosphore dissous dans l'éther. Chaque dose se composait de 24 gouttes d'une dissolution composée de 40 centigrammes de phosphore et de 32 grammes d'éther ; il en prenait une toutes les deux heures. La première occasionna quelques nausées. La seconde éveilla singulièrement l'appétit ; le pouls devint plus fréquent et la chaleur plus intense. Le soir, les forces, la sécrétion de l'urine et l'ardeur vénérienne, étaient augmentées, mais sans aucun inconvénient pour l'expérimentateur.

OBSERVATION 8e. — Alphonse Leroy prit 15 centigrammes de phosphore, et fut très incommodé pendant deux heures. Son urine était très rouge ; il but fréquemment de petites doses d'eau très froide, et le malaise disparut. Le lendemain, ses forces musculaires étaient doublées, et il éprouvait une irritation vénérienne insupportable.

Symptômes et lésions de tissu produits par le phosphore.

Les symptômes et les lésions de tissu auxquels le phosphore donne naissance varient suivant la dose et l'état de division dans lequel il se trouve lorsqu'il est ingéré : 1° S'il est solide, en petits cylindres, et que l'estomac soit rempli d'aliments, les symptômes ne se déclareront que quelques heures après qu'il aura été avalé, et ils seront en tout semblables à ceux qui caractérisent l'inflammation de l'estomac et des intestins. 2° Si le phosphore a été auparavant dissous dans un véhicule, quel que soit l'état dans lequel se trouve l'estomac, et que la dose soit de 1 à 10 centigrammes, il excitera puissamment le système nerveux ; et surtout les organes génito-urinaires ; le pouls sera plus fort et plus fréquent ; la chaleur sera augmentée, ainsi que les forces musculaires ; la sueur et l'urine seront plus abondantes, *et les désirs vénériens notablement éveillés.* Si la dose est plus forte, et quelquefois même à la dose de quelques centigrammes, les souffrances les plus cruelles, les vomissements les plus opiniâtres et les symptômes nerveux les plus alarmants se manifesteront et annonceront une mort prochaine.

S'il est appliqué à l'extérieur, il enflammera les tissus et produira des brûlures profondes.

Les lésions cadavériques consisteront en des traces d'inflammation plus ou moins intense du canal digestif; les chairs et les organes gastriques pourront exhaler l'odeur de phosphore et être lumineux dans l'obscurité.

Conclusion. — Il résulte des faits qui précèdent : 1° que le phosphore dissous dans l'huile et injecté dans les veines traverse les poumons, absorbe l'oxygène de l'air et passe à l'état d'acide hypophosphorique ; probablement il se forme aussi de l'acide phosphorique. Le passage de ces acides à travers les vaisseaux délicats des poumons détermine une inflammation presque instantanée de leur tissu, inflammation qui, en s'opposant à ce que les poumons continuent leur action, donne bientôt lieu à l'asphyxie et à la mort; 2° qu'étant introduit dans l'estomac à la dose de quelques centigrammes, après avoir été dissous dans un véhicule, il est absorbé et excite le système nerveux et les organes génito-urinaires ; 3° que sous cette forme, et à plus forte dose, il peut déterminer la mort, soit par suite de l'absorption dont je parle, soit parce qu'il développe une vive inflammation des tissus du canal digestif, soit enfin par l'action combinée de ces deux causes; quoi qu'il en soit, l'inflammation gastro-intestinale doit surtout être attribuée à la transformation du phosphore en acide phosphorique, au moyen de l'air contenu dans le canal digestif ; 4° que lorsqu'on introduit le phosphore en cylindres dans l'estomac, il se produit de l'acide hypophosphorique qui enflamme les portions des membranes avec lesquelles il est en contact : or, comme le phosphore marche progressivement de l'estomac au rectum, on conçoit que l'inflammation doit être plus forte dans les endroits où il s'est formé la plus grande quantité possible d'acide hypophosphorique, ceux, par exemple, que le phosphore a déjà franchis; 5° que la combustion est d'autant plus lente que l'estomac contient une plus grande quantité d'aliments, le phosphore se trouvant alors enveloppé, et par conséquent plus à l'abri du contact de l'air (exp. IVᵉ) (1) ; 6° qu'il n'est pas exact, comme le suppose M. Devergie, que le phosphore exerce beaucoup plus d'action quand il a été transformé en acide hypophosphorique par le contact de l'air, puisqu'on peut faire prendre à des animaux, sans déterminer d'accidents notables, des quantités de cet acide au moins deux fois plus

---

(1) Il arrive même assez souvent que le phosphore n'a point encore agi sur les tissus de l'estomac plusieurs heures après son ingestion. J'ai donné à un animal une très grande quantité d'aliments; immédiatement après je lui ai fait prendre 8 grammes de phosphore coupés en vingt petits cylindres : au bout de huit heures, il n'éprouvait aucune incommodité. On l'a ouvert, et on a vu que le phosphore se trouvait enveloppé dans les aliments : les tissus de l'estomac n'offraient pas la plus légère trace d'altération.

fortes que les doses de phosphore susceptibles de les tuer, pourvu que ce corps ait été dissous dans une huile ; 7° que la mort ne tarde pas à survenir lorsque le phosphore avalé a été préalablement fondu dans l'eau chaude : dans ce cas, la combustion est des plus rapides, et l'animal succombe au milieu des mouvements convulsifs les plus horribles. Il est certain que le produit de cette combustion est de l'acide phosphorique.

M. Giulio, professeur de médecine à Turin, dans un travail physiologique sur le phosphore, avait tiré les conclusions suivantes : 1° que le phosphore introduit dans l'estomac et dans les intestins des animaux y subit une combustion et y développe les phénomènes propres à cette combustion ; 2° que l'irritation brûlante causée par le calorique dégagé pendant cette combustion, ainsi que l'impression caustique des vapeurs phosphoreuses, produit une phlogose dans l'œsophage et dans les intestins proportionnelle à la quantité de phosphore avalé, dissous, brûlé ; 3° que l'inflammation de ces parties, qui suffit pour expliquer la mort de l'animal, n'est pas nécessaire pour la produire. L'impression cuisante faite sur les nerfs de l'estomac et des intestins peut suffire pour expliquer les effets meurtriers du phosphore : de là les tremblements du corps, l'anéantissement des forces, les convulsions effroyables qui, dans ces expériences, se sont constamment manifestés dans les animaux soumis à l'action du phosphore pris intérieurement à dose suffisante (1) ; 4° que la mort des grenouilles, causée par la simple vapeur phosphoreuse et par le seul contact des parties intérieures de la bouche avec le phosphore ; que la prompte destruction de l'irritabilité de leurs muscles, présentent une preuve irrécusable que le phosphore, dans un certain état, jouit d'une force délétère et anéantit la vitalité en détruisant la force nerveuse ; 5° que l'eau, qui ne dissout point le phosphore, produit des accidents légers, graves ou mortels, en raison de sa quantité et du nombre des parcelles de phosphore qu'elle tient en suspension (2).

Traitement de l'empoisonnement par le phosphore.

Lorsque le phosphore a été pris à l'état solide, l'indication la plus pressante est d'administrer 2 ou 3 grains d'émétique (tartrate de potasse antimonié) : par ce moyen, le médecin parviendra facilement à

---

(1) J'ai fait voir que ces symptômes nerveux ne se manifestent que dans le cas où le phosphore a subi un grand degré de division.

(2) Ces expériences ont été faites sur de jeunes coqs et sur des grenouilles. (ALIBERT, *Nouveaux Éléments de Thérapeutique*, 3e édit., tom. I, p. 174.)

faire rejeter le poison avant qu'il ait eu le temps d'agir, ou du moins avant qu'il ait produit aucune action marquée. S'il a été ingéré dans un grand état de division, il n'est point douteux qu'il ne soit très avantageux de faire prendre sur-le-champ au malade d'abondantes boissons d'eau contenant de la magnésie en suspension ; car 1° ces boissons rempliront l'estomac de liquide, en chasseront l'air atmosphérique, et le phosphore ne pourra plus brûler avec la même rapidité ; 2° elles favoriseront le vomissement en distendant considérablement l'estomac, sans ajouter à l'irritation que la substance vénéneuse aurait déjà pu produire ; 3° elles satureront les acides hypophosphorique ou phosphorique formés, et les empêcheront, par conséquent, de corroder les tissus avec lesquels ils sont en contact.

Si, malgré le traitement que je viens de conseiller, l'inflammation des premières voies se manifestait, ou que le malade fût en proie à des symptômes nerveux alarmants, il faudrait recourir sans délai aux antiphlogistiques les plus puissants.

Recherches médico-légales.

Phosphore solide. — Le phosphore est un corps solide, incolore ou presque incolore, demi-transparent, légèrement brillant, flexible et mou ; on le coupe facilement avec un couteau, et il présente une cassure vitreuse un peu lamelleuse ; quelquefois il est d'un blanc jaunâtre et moins transparent ; on trouve aussi dans les laboratoires et dans les pharmacies du phosphore d'un blanc opaque ou d'un rouge vif et également opaque ; celui-ci a été exposé à la lumière solaire, l'autre a été conservé dans l'eau aérée. Il a une odeur d'ail très sensible, et analogue à celle que répand l'acide arsénieux mis sur les charbons ardents ; il paraît insipide lorsqu'il est pur ; son poids spécifique est de 1,770. Si on le met au fond d'une fiole contenant de l'eau et qu'on élève la température, il entre en fusion à 43° c., et il est transparent comme une huile blanche ; si on le laisse refroidir très lentement, il conserve sa transparence, et reste sans couleur ; si, au lieu de le faire chauffer dans de l'eau, on le fait fondre au contact de l'air, il absorbe l'oxygène, s'enflamme, dégage beaucoup de calorique et de lumière, et donne naissance non pas à de l'acide hypophosphorique, comme le dit M. Devergie, mais bien à de l'acide phosphorique solide qui paraît sous forme de vapeurs blanches épaisses et à de l'oxyde rouge de phosphore. Mis en contact avec l'air à la température ordinaire, le phosphore s'entoure bientôt d'une vapeur ou fumée blanche, remarquable par la lumière verdâtre qu'elle offre dans l'obscurité ; il jaunit, passe ensuite au rouge, et finit par disparaître en se transformant en acide hypo-

phosphorique. L'acide azotique du commerce le transforme en acide
phosphorique en lui cédant une portion de l'oxygène qu'il contient.
Les huiles le dissolvent pourvu qu'on élève un tant soit peu la température. La dissolution faite avec l'huile d'olives se trouble considérablement par le refroidissement, et acquiert une couleur jaunâtre. L'alcool et l'éther peuvent également le dissoudre. Il n'est pas soluble
dans l'eau.

L'eau sucrée, l'infusion chargée de thé, l'infusion alcoolique de
noix de galle, l'albumine, la gélatine, le lait, la bile, etc., ne le dissolvent pas non plus à la température ordinaire.

Eau dans laquelle a séjourné du phosphore. — Le phosphorene
se dissout point dans l'eau; d'où il suit qu'il n'existe point de *solution
aqueuse phosphorée* comme l'a dit M. Devergie; le liquide dont il
s'agit tient en dissolution de l'acide phosphoreux et de l'hydrogène
phosphoré produits par la décomposition de l'eau. Il exhale l'odeur du
phosphore, répand des vapeurs lumineuses dans l'obscurité, et se comporte avec l'azotate d'argent comme je vais le dire en parlant de l'alcool et de l'éther phosphorés.

Alcool et éther phosphorés. — Ces liquides offrent une odeur de
phosphore et d'alcool ou d'éther; lorsqu'on les enflamme, ils brûlent
à peu près comme s'ils étaient purs, et il se forme vers la fin de la
combustion de l'acide phosphorique qui peut se dégager en partie sous
forme de vapeurs blanches, mais qui se trouve toujours en assez
grande quantité dans la capsule où l'on a fait l'expérience pour rougir
fortement l'eau de tournesol; il peut arriver aussi, lorsque le phosphore
est très abondant et qu'il n'a pas été entièrement converti en acide,
qu'il y ait un résidu d'oxyde de phosphore rougeâtre. L'eau versée
dans l'alcool ou dans l'éther phosphorés en précipite sur-le-champ une
poudre blanche. Si on met une petite quantité de ces liquides dans
un verre rempli d'eau froide, et placé dans un lieu obscur, on aperçoit à la surface du mélange des ondes lumineuses et brillantes. Lorsqu'on expose ces liquides à l'air, ils répandent des vapeurs blanches,
lumineuses dans l'obscurité; l'alcool, et surtout l'éther, ne tardent
pas à se vaporiser en entier, et il reste du phosphore pulvérulent.
L'azotate d'argent est précipité par ces dissolutions d'abord en blanc
jaunâtre, qui passe au roux clair, qui se fonce de plus en plus et finit
par devenir noir (phosphure d'argent); si le phosphore est assez abondant, le précipité noir paraît de suite.

Acide acétique phosphoré. — Son odeur est à la fois acétique et
phosphorée; s'il est chargé de phosphore, il répand des vapeurs blanches à l'air; l'azotate d'argent agit sur lui, comme sur l'alcool et
l'éther phosphorés.

Huile et pommade phosphorées. — Elles exhalent une odeur de phosphore et répandent des vapeurs blanches à l'air, si la dose de phosphore est assez considérable ; l'azotate d'argent se comporte avec elles comme avec l'alcool et l'éther phosphorés ; si on les fait bouillir pendant quelques minutes avec de l'alcool, il se forme de l'alcool phosphoré. Leur consistance et leur aspect peuvent encore servir à les faire reconnaître.

Phosphore dans le canal digestif et dans les matières des vomissements. — On examine attentivement s'il n'existe pas des morceaux de phosphore solide et rougeâtre ; en cas d'affirmative, on les lave avec de l'eau distillée, on les pèse et on les conserve sous l'eau dans un petit tube. — Les matières vomies ou celles qui sont contenues dans le canal digestif sont passées à travers un linge fin ; on recherche le phosphore dans la portion liquide, comme il a été dit en parlant de l'eau, de l'alcool et de l'éther phosphorés. — On reconnaîtra le phosphore dans les portions solides aux caractères suivants : 1° elles pourront exhaler une odeur de phosphore ; 2° elles pourront répandre des vapeurs à l'air ; 3° triturées avec de l'azotate d'argent dissous, elles passeront d'abord au roux, puis au brun et au noir ; si la pâte ne renfermait qu'un millième de son poids de phosphore, il faudrait attendre plusieurs heures avant qu'elle devînt rousse ; 4° étendues et éparpillées sur une plaque de fer préalablement chauffée, elles se décomposeront, le phosphore brûlera avec une flamme jaune en produisant une fumée blanche d'acide phosphorique et l'on apercevra çà et là des points lumineux au milieu du mélange. On peut constater ce phénomène sur une pâte alimentaire qui ne renferme qu'un millième de son poids de phosphore.

Ces caractères plus que suffisants pour déceler le phosphore dans le cas dont je parle, doivent être préférés à celui qui a été indiqué par plusieurs auteurs, et qui consiste à exprimer sous l'eau chaude la pâte phosphorée renfermée dans un nouet fait avec une peau de chamois. On éprouve, en effet, trop de difficulté à faire passer à travers la peau quelques atomes de phosphore, parce que celui-ci se trouve fortement retenu par la pâte. Dans une expérience de ce genre faite avec un mélange d'*une partie* de phosphore pulvérisé et de *neuf parties* de pain mouillé, mélange très riche en phosphore, j'ai à peine pu faire passer à travers la peau une ou deux petites particules de phosphore.

Phosphore transformé en acides hypophosphorique ou phosphorique. S'il n'existait plus de phosphore dans le canal digestif, parce qu'il aurait été transformé en acides phosphorique ou hypophosphorique, il faudrait constater la présence de ces acides.

DE L'IODE.

Action sur l'économie animale.

Expériences. — A midi, on a fait avaler à un chien de moyenne taille 8 grammes d'iode : immédiatement après, l'animal a eu la bouche pleine d'écume jaunâtre, et a fait des mouvements de déglutition souvent répétés; à trois heures, il n'avait encore eu aucune évacuation; à cinq heures, il a eu une selle peu abondante, composée de matières solides teintes en jaune, et d'une matière pâteuse bleuâtre, dans laquelle on pouvait distinguer une portion de la substance vénéneuse ingérée : cette matière avait l'odeur de l'iode; desséchée et exposée à l'action du calorique, elle a exhalé une belle vapeur violette, et a fourni à la sublimation deux grammes de lames cristallines bleuâtres formées par l'iode. A six heures, l'animal a vomi une très petite quantité de matières molles, d'une couleur jaune assez foncée; ces vomissements se sont renouvelés dix minutes après; il avait l'air un peu abattu, et ne poussait aucun cri plaintif. Le lendemain (deuxième jour), il a refusé les aliments et les boissons; il était couché sur le ventre, et il respirait sans difficulté; ses mouvements étaient parfaitement libres. Le troisième jour, il a continué à être abattu; les battements du cœur étaient très fréquents, et il n'a pas voulu prendre de nourriture. A six heures du soir, il a eu une nouvelle selle, dans laquelle il a été impossible de découvrir la moindre trace d'iode. Le quatrième jour, il a refusé de prendre du lait; il avait le hoquet de temps en temps, et n'offrait d'autre symptôme remarquable que l'abattement. Dans la nuit du septième jour, il a eu une nouvelle selle, et il a expiré deux heures après, sans avoir présenté aucun signe de paralysie, ni de convulsions, ni de vertige. L'estomac était vide et contracté; sa face interne était couverte d'un enduit muqueux, épais, extrêmement tenace et de couleur jaune; la membrane muqueuse présentait, vers le cardia, sept ou huit petits ulcères étendus en lignes qui formaient entre elles des angles; ces ulcères, bordés d'une aréole jaune, dépendaient de l'action que l'iode avait exercée sur les bords libres des plis de la membrane muqueuse : en regardant ces parties ulcérées à travers le jour, les endroits dénudés offraient une transparence bien manifeste. On remarquait, vers le grand cul-de-sac de l'estomac, quelques taches d'un jaune clair, et d'autres d'un jaune clair tirant sur le brun : ces taches, frottées légèrement avec le manche d'un scalpel, s'enlevaient facilement; il en était de même de la membrane muqueuse, avec laquelle elles faisaient corps. Près du pylore, on voyait un très grand nombre de plis, dont les bords libres étaient fortement teints en jaune, tandis que leurs parties latérales étaient dans l'état naturel. A peine étendait-on ces plis, que la membrane muqueuse se déchirait : ce qui prouve qu'il y avait un commencement d'ulcération. La portion la plus voisine du pylore était d'un vert foncé, sale. Lorsqu'on enlevait l'enduit coloré qui recouvrait les tuniques dans cet endroit, on voyait que la membrane muqueuse était enflammée dans toute son épaisseur. La tunique musculeuse correspondant à cette partie était également phlogosée; l'intérieur de tous les intestins grêles était enduit d'une mucosité jaune, mêlée de sang, et très abondante. Les poumons, resserrés sur eux-mêmes, étaient crépitants. Le foie, la rate et la vessie, paraissaient être dans l'état naturel.

Cette expérience, répétée avec 5 grammes d'iode, a amené la mort d'un chien de moyenne taille à la fin du cinquième jour. Les symptômes et les lésions de tissu ont été à peu près les mêmes que dans l'expérience 1re.

Dans deux autres expériences, j'ai lié l'œsophage à des chiens, après avoir fait prendre à l'un 7 grammes et à l'autre 12 grammes d'iode; le premier est mort au sixième jour, et l'autre au bout de trente et une heures. A l'ouverture des cadavres, j'ai trouvé des altérations semblables à celles que j'ai décrites dans l'expérience 1re; seulement elles étaient beaucoup plus intenses chez l'animal qui avait vécu six jours.

Ces expériences répétées sur d'autres chiens ont fourni des résultats analogues.

Expériences. — Si l'on n'administre aux chiens que 3 ou 4 grammes d'iode sans lier l'œsophage, les animaux ne périssent pas en général; ils font des mouvements de déglutition, et ils vomissent, au bout de quelques minutes, des matières molles, teintes en jaune, dans lesquelles on retrouve une partie de l'iode. Ces vomissements se renouvellent une ou plusieurs fois dans les premières minutes qui suivent l'introduction de la substance vénéneuse dans l'estomac. Une ou deux heures après, les animaux paraissent souffrir; ils ont le hoquet, et continuent à faire des mouvements de déglutition; ils restent couchés sur le ventre. Quelques jours après, ils sont parfaitement rétablis, et dévorent les aliments qu'on leur donne.

Expériences. —Lorsqu'on fait avaler à des chiens de moyenne taille, à jeun, 4 grammes d'iode dissous dans 60 grammes d'alcool à 36 degrés de l'aréomètre, et qu'on lie l'œsophage sans le percer, les animaux éprouvent aussitôt les symptômes de l'ivresse la plus prononcée, et meurent au bout d'une ou deux heures dans un état de grande prostration. A l'ouverture des cadavres, faite le lendemain, on trouve l'estomac d'un jaune bistre durci et comme tanné. Si l'on fait bouillir le foie, la rate, les reins, le cœur et les poumons, pendant deux heures environ, avec de l'eau distillée et 1 gramme de potasse, on obtient un liquide jaune, foncé ou brun, qui, étant filtré et traité par l'acide azotique, comme il sera dit plus bas, fournit de l'iode. On en recueille également de l'urine en suivant le même procédé.

Si, au lieu d'agir ainsi, on fait prendre aux chiens un mélange de 200 grammes d'eau et de 1 gramme d'iode dans 40 grammes d'alcool à 36 degrés mélangé d'autant d'eau, les animaux ne tardent pas à tomber dans un état d'ivresse qui fait des progrès rapides, et meurent dans l'abattement cinq ou six heures après. Si, immédiatement après la mort, on

ouvre les cadavres, et que l'on traite le foie, la rate, les reins, etc.,
comme je viens de le dire, on acquiert la certitude que ces viscères contiennent de l'iode.

EXPÉRIENCES. — Lorsqu'on fait une plaie sur le dos de chiens de
moyenne taille, qu'on la saupoudre avec 4 ou 5 grammes d'iode, et qu'on
réunit les lambeaux par deux points de suture, la peau jaunit tout-à-
coup, et les animaux ne paraissent point incommodés. Le lendemain, ils
mangent comme à l'ordinaire. Trois ou quatre jours après, la surface de
la plaie offre une couche d'un blanc jaunâtre, assez épaisse, et moins sensible que les portions sous-jacentes, qui sont rouges et très enflammées.
Au bout de six ou sept jours, les animaux se portent à merveille.

OBSERVATION 1re. — *Schmidt* a administré pendant plusieurs jours de
5 à 15 centigrammes d'iode, et a remarqué les effets suivants : *amaigrissement*, abattement, appétit vorace, soif, fièvre, insomnie, fréquence du pouls, toux sèche, quelquefois enflure des jambes, excitation
des organes génitaux, *pertes utérines* chez quelques femmes.

OBSERVATION 2e. — *Coindet* et *Hufeland*, indépendamment de ces
accidents, ont vu les organes glanduleux, et particulièrement les seins,
diminuer de volume, et la graisse fondre. J'ai fait la même remarque.
Rust cite un fait analogue. M. Devergie au contraire prétend que sous
l'influence de 3 ou 4 centigrammes d'iode l'amaigrissement diminue, et
qu'il a vu plusieurs scrofuleux dont les seins augmentaient d'une manière sensible ; il ajoute cependant que, dans certaines circonstances,
l'appétit était moindre, qu'il y avait du malaise et parfois de la fièvre.

OBSERVATION 3e. — Les *vapeurs* d'iode ont déterminé deux fois de
violentes coliques chez M. Chevallier, et M. Lugol a remarqué que la vapeur qui s'exhalait des bains iodés pouvait produire l'ivresse avec congestion cérébrale.

OBSERVATION 4e. — Désirant connaître les effets de l'iode sur l'homme,
j'en ai avalé 10 centigrammes à l'état solide, étant à jeun : une saveur
horrible et quelques nausées sont les seuls accidents que j'aie éprouvés
de la part de cette substance vénéneuse. Le lendemain matin, j'ai
pris 20 centigrammes du même corps : j'ai ressenti sur-le-champ une
constriction et une chaleur à la gorge qui ont duré pendant un quart
d'heure, et je n'ai point tardé à vomir des matières liquides jaunâtres,
dans lesquelles on pouvait aisément reconnaître l'iode ingéré. Je n'ai pu
découvrir aucun changement sensible dans la manière dont s'exerçaient
les fonctions, si ce n'est que j'ai éprouvé une légère oppression pendant
le reste de la journée. Le surlendemain matin, j'ai avalé à jeun 30 centigrammes de cette substance vénéneuse : aussitôt après, chaleur, constriction à la gorge, nausées, éructations, salivation et épigastralgie ; au
bout de dix minutes, vomissements bilieux assez abondants, coliques légères qui ont duré pendant une heure, et qui ont cédé à deux lavements
émollients. Le pouls, qui ne donnait avant l'expérience que soixante-
dix pulsations par minute, est devenu plus fréquent, et s'est élevé à

quatre-vingt-cinq ou quatre-vingt-dix pulsations : il était aussi plus développé. La respiration s'exerçait assez librement : de temps en temps cependant il me semblait, dans le moment de l'inspiration, que j'avais à vaincre une grande résistance pour parvenir à amplifier la poitrine ; la chaleur de la peau me paraissait un peu plus forte qu'à l'ordinaire ; l'urine, plus colorée, se comportait avec les réactifs chimiques comme celle que j'avais rendue avant l'introduction du poison. Une abondante boisson d'eau de gomme et des lavements émollients ont fait disparaître tous ces symptômes. Le lendemain, je n'éprouvais plus qu'une légère fatigue.

OBSERVATION 5e. — Dans un cas, l'iode occasionna des douleurs sous la région du foie, de l'*amaigrissement*, une fièvre quarte, de la diarrhée, une faiblesse extrême, une grande diminution du foie et une mort lente. (Journal de *Rust, Magazin fur die gesammte heilkunde,* xxii, 291.)

OBSERVATION 6e. — *Gardner* dit avoir vu dans un cas mortel le foie notablement diminué de volume. D'après le même auteur, un enfant de quatre ans mourut peu d'heures après avoir bu environ 1 gramme 30 centigrammes de teinture d'iode. (*Essay on the effects of iodine*, 1824, 20.)

OBSERVATION 7e. — 10 grammes de teinture d'iode ont déterminé une grande sécheresse depuis le pharynx jusqu'à l'épigastre, des douleurs atroces dans l'estomac et de vains efforts pour vomir. Au bout d'une heure, la face était animée, le pouls serré, petit et concentré ; le malade éprouvait des mouvements convulsifs. Ces symptômes ont cédé en neuf heures à de l'eau tiède, prise de trois en trois minutes, qui a provoqué des vomissements, et aux opiacés. (*J. de chim. médicale*, iv, 216.)

OBSERVATION 8e. — La teinture d'iode occasionna une violente douleur de ventre, des vomissements, une diarrhée sanguinolente, la pâleur de la peau, un refroidissement général, des mouvements convulsifs des yeux, et de la fréquence du pouls. (*Jahn de Meningen, Horn's Azéhir fur medizinische Erfahrung*, 1829, i, 340.)

OBSERVATION 9e. — Un malade, après avoir pris de fortes doses d'iode pendant un mois, éprouva une chaleur brûlante à la peau, des tremblements, des palpitations, des syncopes, un sentiment de brûlure le long de l'œsophage, et des selles fréquentes de matières noires et bilieuses ; le pouls était très petit. La mort survint au bout de six semaines. (Zinc, *J. complémentaire*, xviii, 126.)

Symptômes et lésions de tissus produits par l'iode.

Les symptômes observés dans les cas d'empoisonnement par l'iode peuvent être réduits aux suivants : vomissements, selles, douleurs plus ou moins vives dans un ou plusieurs points du canal digestif, soif en général ardente, bouche pâteuse, agitation, palpitation, tremblements, mouvements convulsifs, syncopes ; quelquefois on remarque aussi des éructations violentes, des pertes utérines, etc.

L'usage prolongé de l'iode, même à la dose de 1 ou 2 centigrammes par jour, développe quelquefois tout-à-coup, et sans que l'on s'y attende, des évacuations fréquentes par haut et par bas, des douleurs épigastriques, des crampes ; le pouls est petit et fréquent, et l'amaigrissement fait des progrès rapides. Ces symptômes, d'une durée variable, reparaissent quelquefois, sinon tous, du moins quelques uns, au bout d'un certain temps.

Il est bon de noter cependant que l'on a vu souvent des individus prendre en peu de temps jusqu'à 54 ou 55 grammes de teinture d'iode (10 centigrammes ou 1 gramme par jour) sans en être incommodés (*Johnson' Preface to his translation of Coindet on iodine*, p. 9). M. Magendie dit en avoir avalé une fois 1 gramme 30 centigrammes sans en avoir éprouvé d'effet nuisible.

Les lésions cadavériques sont exactement résumées, en ce qui concerne les chiens, dans l'expérience première (*V.* p. 64) ; aussi me dispenserai-je de les reproduire ici. Quant à l'homme, M. Zinc a constaté une fois que les intestins étaient boursouflés, fortement enflammés çà et là, et presque gangrenés ; l'estomac, rouge à l'intérieur, était excorié dans l'étendue de 6 centimètres carrés ; sa membrane séreuse était détachée dans une étendue de 6 à 9 centimètres. Le foie était plus volumineux et d'une couleur lilas très clair.

Il résulte de tous ces faits, 1° que l'iode solide, introduit dans l'estomac en petite quantité, agit comme un léger excitant et détermine le vomissement ; 2° qu'à la dose de 4 grammes il fait constamment périr, en quatre ou cinq jours, les chiens dont on a lié l'œsophage, et qu'il produit lentement des ulcérations sur les points de la membrane muqueuse avec lesquels il a été en contact ; 3° qu'à la dose de 8 à 12 grammes, lorsqu'on n'a point lié l'œsophage, il agit de même sur les animaux, qui tardent plusieurs heures à vomir, quand même une partie du poison aurait été expulsée par les selles ; 4° qu'il produit rarement la mort lorsqu'il a été administré à l'état solide à la dose de 4 à 8 grammes, et que les animaux le rejettent peu de temps après par des vomissements réitérés ; 5° qu'il ne détruit point la vie lorsqu'on l'applique à l'extérieur, quoiqu'il détermine des éruptions, la vésication, etc. ; 6° qu'il est absorbé, puisque, indépendamment des expériences qui nous sont propres et qui établissent sa présence dans les viscères, il a été trouvé dans l'urine, dans la sueur, dans la salive des hommes ou des animaux, par MM. Wœhler, Cantu, Bennerscheidt et O'Shaugnessey ; 7° que les effets funestes de la teinture d'iode sur les chiens dépendent surtout de l'action de l'alcool qu'elle renferme ; 8° qu'après avoir été absorbé, l'*iode* excite particulièrement le système lymphathique et les organes de la génération ; 9° qu'il paraît agir de la même manière sur l'homme que sur les chiens ; 10° qu'il ne faut tenir aucun compte des assertions de M. Magendie, concernant l'*innocuité* de l'iode.

Traitement de l'empoisonnement par l'iode.

On provoquera le vomissement à l'aide de l'eau tiède donnée en abondance, puis on administrera une légère décoction d'amidon ; des lavements amidonnés seront également indiqués ; enfin, on combattra par les antiphlogistiques et les calmants les symptômes de gastro-entérite qui pourraient se manifester.

Recherches médico-légales.

L'iode est solide, en petites lames d'une couleur bleuâtre, d'un éclat métallique, d'une faible ténacité, ayant l'aspect de la plombagine (carbure de fer), ou cristallisé en octaèdres ou en dodécaèdres ; il jaunit sur-le-champ le papier blanc ou la peau sur lesquels on le place ; son odeur est analogue à celle du sulfide de chlore liquide ; son poids spécifique est de 4,946. Si on le chauffe, il se vaporise en répandant des vapeurs violettes, très belles, qui se condensent par le refroidissement et donnent les lames cristallines dont j'ai parlé. Il communique à l'eau une légère teinte jaune d'ambre, et ne se dissout qu'en très petite quantité. Il est plus soluble dans l'alcool, avec lequel il forme la *teinture d'iode*.

Si l'iode ne se volatilisait pas en entier étant chauffé, ou qu'il ne se dissolvît pas complétement dans l'alcool, c'est qu'il serait mélangé de charbon, de fer, de sulfure de plomb ou de bi-oxyde de manganèse, etc., substances avec lesquelles on l'a quelquefois falsifié. Il faudrait pour reconnaître ces fraudes, après avoir dissous tout l'iode dans l'alcool, constater les caractères de chacune des substances indiquées.

Eau iodée. —Liquide jaune tirant plus ou moins sur le rouge clair, odorant comme l'iode, colorant en violet l'amidon dissous ou délayé dans l'eau, perdant celui-ci sous forme de vapeur violette, et se décolorant lorsqu'on le chauffe, se décolorant aussi par la potasse ou par le sulfide de carbone liquide (liqueur de Lampadius). Versez deux ou trois gouttes de celui-ci dans un tube contenant de l'eau iodée, et agitez ; le sulfide occupera bientôt le fond du tube, et sera d'un violet clair ; décantez le liquide *incolore* surnageant, et mettez le sulfide restant dans une capsule ; par la simple exposition à l'air, le sulfide se volatilisera en quelques minutes, en laissant de l'iode.

Alcool iodé ou *Teinture d'iode.* —Liquide brun-rougeâtre, d'une odeur à la fois alcoolique et iodurée, décomposable par l'eau, qui en sépare l'iode, à moins qu'il ne soit trop étendu, se comportant avec la chaleur, la potasse et l'amidon, comme l'eau iodée.

Médicaments solides contenant de l'iode (pilules, pastilles, etc.). — Ils peuvent répandre l'odeur d'iode ; macérés pendant quelque temps avec de l'alcool concentré, ils peuvent céder à celui-ci une partie ou la totalité de l'iode, et la dissolution alcoolique colorera l'amidon en violet. Si l'alcool ne dissolvait pas de l'iode, il faudrait recourir au procédé dont je vais parler.

Iode mêlé au vin, au café, à un sirop, à des liquides alimentaires, ou bien faisant partie des matières vomies ou de celles que l'on trouve dans le canal digestif après la mort. — On filtre ces liquides. S'il y a de l'iode à l'état solide, il reste sur le filtre, et on le reconnaît aux caractères précédemment indiqués. Si l'iode est en dissolution, il pourra déjà s'être transformé en acide iodique et surtout en acide iodhydrique, que l'amidon seul ne décèlerait pas. Après avoir agité ces liquides avec de l'eau amidonée, on versera par petites parties *une assez grande quantité* d'acide azotique concentré, qui décomposera l'acide iodhydrique et fera naître un précipité d'iodure d'amidone violet plus ou moins foncé ou bleu ; ce précipité ne tardera pas à se ramasser, si l'on a employé assez d'acide azotique ; on le lavera à plusieurs reprises pour le débarrasser des liquides colorés au milieu desquels il s'est formé et de l'excès d'acide azotique. Pour s'assurer que ce précipité contient de l'iode, 1° on en délaiera une certaine quantité dans de l'eau, après l'avoir laissé égoutter sur un filtre, et on le chauffera à 80° ou 90° centigr. dans un tube : s'il contient de l'iode, le liquide se décolorera, et redeviendra bleu ou violet à mesure qu'il se refroidira ; s'il n'en était pas ainsi, il suffirait d'ajouter quelques gouttes d'une dissolution de potasse au liquide refroidi pour faire naître cette coloration ; 2° on en agitera une autre portion dans un tube de verre, avec de l'eau, un peu de sulfide de carbone et de l'acide azotique concentré ; bientôt après, on verra au fond du tube le sulfide de carbone coloré en rose ou en violet.

Si ces caractères ne sont pas *suffisamment tranchés*, on chauffera une autre portion du liquide suspect dans une cornue de verre, à laquelle on aura adapté un tube qui viendra se rendre dans une éprouvette entourée *de glace et de sel*, et dans laquelle on aura mis de l'eau amidonée ; après quelques minutes d'ébullition, on apercevra des vapeurs violettes dans la cornue, et une coloration bleue de l'amidon, qui pourrait ne pas se manifester si l'éprouvette n'était pas refroidie ; quelquefois même l'iode cristallisera dans un point quelconque de la cornue. Que si la proportion d'iode contenu dans la liqueur suspecte était beaucoup trop faible pour donner ces résultats, il faudrait suspendre l'opération après quinze ou vingt minutes d'ébullition, et la continuer après avoir ajouté au liquide de la cornue quelques grammes de chlore liquide. Pour peu qu'il y eût de l'iode, l'amidon serait coloré en violet. Je dirai toutefois que si les résultats de cette opération sont plus probants pour mettre hors de doute l'existence de l'iode que ceux qui ont été fournis par l'acide azotique, ce dernier agent est plus sensible que le chlore pour déceler des atomes de ce poison.

S'il s'agissait de reconnaître l'iode mêlé au lait et dissous, on commencerait par coaguler celui-ci à l'aide de l'acide azotique, on filtrerait pour séparer les caillots, et l'on agirait sur le liquide filtré, comme il vient d'être dit.

Le procédé donné par M. Devergie pour reconnaître l'iode mêlé à ces divers liquides, et qui n'est en définitive que celui de M. O'Shaugnessey, doit être rejeté, parce qu'il est trop compliqué et moins sensible que celui que je conseille ; il est d'ailleurs insuffisant, puisqu'il ne fournit point la preuve de l'existence de l'iode. Qui pourrait se contenter, en effet, après avoir traité des matières suspectes par des agents nombreux, d'*une simple coloration violette*, et n'est-il pas *indispensable* de prouver, comme je propose de le faire, que le précipité violet est réellement de l'iodure d'amidone ?

Si l'on voulait retirer l'iode des viscères dans lesquels il a été porté par voie d'absorption ou des tissus du canal digestif, il faudrait faire bouillir ces divers organes, pendant deux heures environ, avec de l'eau distillée et 1 gramme de potasse à l'alcool ; le *solutum* filtré et plus ou moins coloré, traité par l'acide azotique concentré et *en assez forte proportion*, se comporterait avec l'amidon, comme je viens de le dire.

Taches d'iode sur la peau ou sur d'autres tissus organiques. — Elles sont jaunes ou d'un jaune rougeâtre, et s'effacent au bout d'un certain temps par le contact de l'air ; l'amidon les colore en bleu et la potasse les fait disparaître, caractères plus que suffisants pour les distinguer des taches de bile qui persistent et ne présentent aucune des propriétés indiquées avec l'amidon et la potasse, ainsi que des taches d'acide azotique que l'amidon ne colore pas et auxquelles la potasse communique une couleur d'acajou.

DE L'IODURE DE POTASSIUM.

Action sur l'économie animale.

EXPÉRIENCES. — Lorsqu'on injecte 20 centigrammes de ce sel dissous dans l'eau dans la veine jugulaire externe d'un chien, l'animal jette d'abord un faible cri. Il est pris aussitôt de contractions violentes dans tous les muscles, avec déjection d'urine et de matières fécales. Quelques secondes après, il tombe sans mouvement, rend une petite quantité de salive écumeuse, et la langue, qui est pendante hors de la gueule, laisse apercevoir à sa surface un mouvement oscillatoire de ses fibres qui dure quelques secondes ; la vie cesse aussitôt.

A la dose de 4 à 8 grammes introduit dans l'estomac des chiens, il détermine quelques vomissements, suivis bientôt de l'évacuation d'une partie ou de la totalité du poison ; les vomissements s'arrêtent, et les chiens tombent dans un état d'affaissement qui va croissant de jour en jour jusqu'au moment de la mort ; ils succombent dans le collapsus le plus complet.

Comme plusieurs autres poissons, l'iodure de potassium développe entre les membranes muqueuse et musculeuse un état emphysémateux partiel qui soulève la tunique interne de l'estomac, et produit dans les endroits moins malades une quantité considérable de tumeurs arrondies, à base large, d'une couleur légèrement rosée, crépitantes, contenant dans leur intérieur un liquide incolore enveloppé d'air et analogue, pour l'aspect et la consistance, au poumon d'un jeune enfant. Les autres altérations que détermine l'iodure de potassium sont des ecchymoses nombreuses et fort larges, et des ulcérations qui, comme celles que produit l'iode, seraient aussi environnées d'une auréole jaune, si l'iodure était fortement ioduré.

Appliqué sur des plaies ou sur le tissu cellulaire sous-cutané des chiens, l'iodure de potassium n'exerce aucune action nuisible à la dose de 4 grammes. (*Mémoire sur l'empoisonnement par l'hydriodate de potasse*, par M. Alphonse Devergie.)

OBSERVATIONS. — Une jeune personne éprouva un malaise général, des nausées et une chaleur brûlante avec ardeur à l'estomac, peu de temps après avoir pris 6 grammes d'une dissolution d'iodure ioduré de potassium. Une heure après, elle vomit, et ressentit une douleur de tête ; il y avait de l'agitation et des vertiges. Ces accidents cédèrent aux boissons aqueuses et gommeuses tièdes et à des antispasmodiques. (Octave Dessaignes, *J. de chim. médicale*, IV, 65.)

Le docteur *Kramer*, après avoir pris de l'iodure de potassium comme médicament, a trouvé de l'iode dans son urine. Désirant connaître jusqu'à quelle époque il serait possible de reconnaître la présence de ce corps, après avoir cessé de prendre de l'iodure, il s'est livré à des recherches curieuses, dont voici les principaux résultats. Quarante-huit heures après la dernière dose, l'iode fut découvert en opérant sur 40 centimètres cubes d'urine, et il y était en proportion considérable. Soixante-douze heures après, il y en avait encore sensiblement dans 44 centimètres cubes d'urine. Quatre-vingt-seize heures après, en opérant sur 50 centimètres, on en aperçut des traces. Cent vingt heures après, on eut déjà beaucoup de peine à en déceler la présence, quoique l'expérience fût faite sur 140 centimètres d'urine. Cent quarante-quatre heures après, on n'en découvrit plus en opérant sur 385 centimètres cubes de liquide.

Conclusions. — 1° L'iodure de potassium est absorbé, et peut être décelé dans le sang, dans l'urine et dans les viscères des animaux qui en ont pris. 2° Il agit sur l'économie animale à peu près comme l'iode.

Traitement de l'empoisonnement par l'iodure de potassium.

Il est le même que celui de l'empoisonnement par l'iode. (V. p. 69.)

Recherches médico-légales.

L'iodure de potassium pur est solide, cristallisé en cubes, d'une saveur âcre, piquante, déliquescents et très solubles dans l'eau. Cette dissolution, incolore, jaunit et devient même rougeâtre par son exposition à l'air, qui transforme le sel en iodure ioduré; quelques gouttes de chlore liquide en séparent l'iode, et si l'on ajoute de l'amidon, il se produit de l'iodure d'amidone bleu; il ne faudrait pas employer un excès de chlore, car le mélange se décolorerait; les acides azotique et sulfurique concentrés, employés en assez forte proportion, précipitent également l'iode. Le chlorure de platine, le protoazotate et le bichlorure de mercure, et les sels de plomb dissous en précipitent des iodures; celui de platine est rouge amarante, le proto-iodure de mercure est jaune verdâtre, le bi-iodure est rouge carmin, et l'iodure de plomb jaune serin. Le réactif le plus sensible pour déceler les atomes de ce sel, est sans contredit le mélange d'amidon, d'une goutte de chlore et d'une goutte d'acide azotique : c'est lui qu'il faut employer pour découvrir ce sel dissous dans *une grande quantité d'eau.* Les motifs qui me font préférer ce mélange au sel de platine sont : 1° que celui-ci se comporte de manière à ne pas pouvoir permettre de conclure qu'il existe de l'iodure de potassium, quand il y en a à peine des atomes; en effet, la liqueur ne se trouble pas dans ce cas et devient tout au plus d'un jaune rougeâtre, à peu près comme cela arriverait si on versait le sel de platine dans de l'eau contenant quelques traces d'un sulfure soluble et qui ne renfermerait pas de l'iodure de potassium; 2° qu'il décèle souvent des proportions infiniment minimes de cet iodure dans certains mélanges, alors que le sel de platine ne les colore aucunement en jaune ni en rouge; je citerai pour exemple quelques échantillons de sel gris du commerce (chlorure de sodium), le sang, etc. Pour démontrer la présence de la potasse dans l'iodure de potassium, on emploierait les acides chlorique et tartrique (*V.* Potasse); quant au chlorure de platine, il ne faudrait en faire usage qu'après avoir décomposé l'iodure par du chlore, et avoir éliminé l'iode, soit en filtrant, soit en chauffant la liqueur; il suffirait alors de concentrer celle-ci par l'évaporation.

L'iodure de potassium du commerce, alors même qu'il contiendrait une grande quantité de chlorure de potassium, ou de sodium, ou de carbonate de potasse, se comporterait de la même manière avec les réactifs propres à déceler l'iode.

L'iodure ioduré de potassium est jaune ou rougeâtre; il colore l'amidon en bleu ou en violet, sans addition de chlore ni d'acide, et il fournit avec les réactifs précités les mêmes précipités que l'iodure de potassium.

Iodure de potassium dissous dans l'alcool, dans un sirop ou dans tout autre liquide, ou bien faisant partie des liquides vomis ou de ceux que l'on trouve dans le canal digestif après la mort, ou de l'urine. Si ces liquides sont peu colorés, on y démontre la présence de l'iodure, comme il vient d'être dit. S'ils sont notablement colorés, même après avoir été filtrés, on s'attache à prouver qu'ils renferment de l'iode, en ayant recours aux procédés dont j'ai parlé à l'occasion de l'iode; ainsi, d'une part, on les traite par une forte proportion d'acide azotique et par l'amidon; et, d'un autre côté, on les chauffe dans une cornue avec du chlore pour obtenir des vapeurs violettes, de l'iode cristallisé et un précipité bleu ou violet dans l'éprouvette refroidie qui contient l'amidon. (Voy. pag. 70.) Il suffit pour affirmer qu'il y a de l'iode d'avoir obtenu le précipité bleu ou violet, pourvu que l'on ait constaté, par les caractères que j'ai énoncés à la pag. 70, que ce précipité est véritablement de l'iodure d'amidone.

Iodure de potassium mélangé avec du sang, avec des matières solides alimentaires ou médicamenteuses, ou bien contenu dans les viscères des animaux empoisonnés. On fait bouillir ces matières avec de l'eau distillée pendant une ou deux heures; on filtre. Les liqueurs, quelque colorées qu'elles soient, sont partagées en deux parties; l'une d'elles est traitée par l'acide azotique et l'amidon, l'autre est chauffée avec du chlore liquide dans un appareil distillatoire, comme il vient d'être dit.

Si la dissolution aqueuse ne fournissait point d'iode, il faudrait chauffer avec du chlore liquide, dans un appareil analogue, les matières solides épuisées par l'eau distillée bouillante.

Ce procédé simple et exact doit être préféré à ceux, beaucoup trop compliqués, qui ont été conseillés par MM. Christison, O'Shaugnessey et Devergie.

DU BROME.

Action sur l'économie animale.

EXPÉRIENCES. — 1° Injecté dans les veines à la dose de 10 à 12 gouttes dissous dans 32 grammes d'eau distillée, le brome détermine la mort instantanément en coagulant le sang, sans affecter le système nerveux.

2° Il suffit, d'après M. Barthez, de 50 à 60 gouttes pour occasionner, au bout de trois ou quatre jours, la mort des chiens qui en ont avalé, à moins qu'il ne survienne des vomissements bientôt après qu'il a été pris. Les animaux éprouvent les symptômes suivants : nausées, vomissements, accélération de la respiration et de la circulation, prostration des forces qui va croissant jusqu'au moment de la mort. A l'ouverture des cadavres, on trouve la membrane muqueuse de l'estomac très ramollie, formant des plis d'un rouge foncé, plus ou moins saillants ; on voit aussi çà et là des ulcères grisâtres ; enfin souvent le duodénum et le jéjunum sont également enflammés. (*Barthez*, Thèse soutenue en 1828 à la Faculté de médecine de Paris.)

3° Donné dans une infusion de café, avant qu'il ait eu le temps de se convertir en acides bromique et bromhydrique, il peut également faire périr les chiens.

4° Un chien mourut en un jour pour avoir pris 25 centigrammes de brome dissous dans 64 grammes d'eau. Sa respiration devint laborieuse ; il poussa de grands cris, et eut des convulsions. L'estomac était ecchymosé et rempli d'un mucus sanguinolent ; la membrane muqueuse du duodénum était généralement injectée ; le reste du canal digestif était sain.

5° M. Butske, à qui nous devons ce fait, ayant avalé une goutte et demie de brome dans 16 grammes d'eau, éprouva un sentiment de chaleur dans la bouche, dans l'œsophage et dans l'estomac, puis après des coliques. Deux gouttes et demie du même poison, administré dans 32 grammes de mucilage, occasionèrent en outre des nausées, des hoquets et une grande sécrétion de mucus. (*Archives générales de médecine*, XXIV, 289.)

Conclusions. — Le brome agit à l'instar de l'iode, mais avec plus d'énergie ; il est plus actif que ne l'avait cru M. Barthez ; et il est évidemment absorbé.

Traitement de l'empoisonnement par le brome.

On agira comme dans l'empoisonnement par l'iode. (Voy. pag. 69.)

Recherches médico-légales.

Le brome est liquide à la température ordinaire, d'un rouge noirâtre vu par réflexion, et d'un rouge hyacinthe vu par réfraction, d'une odeur très désagréable, analogue à celle de l'acide hypochloreux, d'une saveur aromatique safranée, très forte, volatil, entrant en ébullition à 47° c., et fournissant une vapeur d'une couleur semblable à celle de l'acide azoteux (vapeur nitreuse). Une bougie allumée plongée dans cette vapeur ne tarde pas à s'éteindre et présente une couleur verte à la base de la flamme et rouge à son extrémité. Le brome détruit les couleurs bleues végétales et tache la peau et les tissus végétaux en jaune ; il se dissout dans l'eau, dans l'alcool et dans l'éther, qu'il colore en rouge. Versé dans une dissolution d'azotate d'argent étendue, il y fait naître un précipité blanc-jaunâtre insoluble dans l'acide azotique et *soluble dans une grande quantité d'ammoniaque,* quoi qu'en dise M. Devergie.

Eau bromée. Agitée avec du sulfide de carbone, elle est promptement décolorée, et le sulfide qui occupe le fond du tube offre une couleur rouge d'autant plus intense que l'eau contenait une plus grande quantité de brome. Ce sulfide ainsi rougi, soumis à l'action d'une douce chaleur, se volatilise et vient se condenser dans le liquide contenu dans le récipient où il se rend.

Brome mêlé à des liquides végétaux et animaux, tels que le vin, le café, le bouillon, etc., *à la matière des vomissements, aux liquides de l'estomac et des intestins.* Si le mélange n'est pas parfait, et que le brome occupe le fond du liquide, on le séparera par décantation et on le reconnaîtra aux caractères qui lui sont propres. Si, au contraire, le brome était dissous ou bien mélangé, on filtrerait les liquides et on les diviserait en deux parties A et B. A serait traité par le sulfide de carbone, comme il vient d'être dit ; le liquide pesant et rougeâtre qui occuperait la partie inférieure du tube, distillé dans une cornue, se condenserait au fond du liquide contenu dans le récipient, et offrirait une belle couleur rouge. B. On sature le brome ainsi que les acides bromhydrique et bromique qui auraient pu se former par la potasse à l'alcool, et on évapore la liqueur jusqu'à siccité ; on détruit ensuite la matière organique par la chaleur, et le résidu contenu dans le fond du creuset est traité par une petite quantité d'eau distillée. La dissolution doit renfermer du bromure de potassium ; aussi l'azotate d'argent y produit un précipité blanc-jaunâtre ou jaune caillebotté, insoluble dans l'acide azotique et soluble dans une assez grande quantité d'ammoniaque ; le chlore employé par petites parties communique à cette dissolution une couleur jaune-orangée qui devient orangée-rougeâtre par l'addition de l'amidon (bromure d'amidone). L'éther versé sur la dissolution, ainsi colorée par l'action du chlore et agité avec elle, s'empare du brome et forme une couche colorée qui vient nager à la surface du liquide ; la potasse a la propriété de détruire cette couleur en se combinant avec le brome, qu'elle transforme de nouveau en bromure de potassium, susceptible de cristalliser en cubes. (Barthez.) Ce procédé doit être employé toutes les fois que le brome a été transformé en acide bromhydrique, car le procédé A ne remplirait pas le but.

DU BROMURE DE POTASSIUM.

Action sur l'économie animale.

Injecté dans la veine jugulaire, le bromure de potassium tue les chiens à la dose de 60 à 75 centigrammes, en coagulant le sang.

Introduit dans l'estomac des mêmes animaux à la dose de 4 à 6 grammes, il détermine la mort s'il n'est pas vomi, et l'on trouve à l'ouverture des cadavres la membrane muqueuse stomacale enflammée, sans ulcérations ni état emphysémateux. (BARTHEZ, *Dissertation inaugurale soutenue en* 1828. Paris.)

Il est absorbé et agit évidemment comme l'iodure de potassium.

Traitement de l'empoisonnement.

Il est le même que pour l'iode. (Voy. pag. 69.)

Recherches médico-légales.

Le bromure de potassium cristallise en cubes ou en parallélipipèdes blancs, d'une saveur piquante et amère ; chauffé, il éprouve la fusion ignée et ne se volatilise pas sensiblement ; il est soluble dans l'eau. Le *solutum* est décomposé par le chlore ou par l'acide sulfurique, qui en séparent du brome, facile à volatiliser et à reconnaître en chauffant le mélange dans un appareil distillatoire ; il précipite l'azotate d'argent en blanc jaunâtre ou en jaune ; ce précipité de bromure d'argent est insoluble dans l'acide azotique et soluble dans une assez grande quantité d'ammoniaque.

Si le bromure de potassium était mélangé à des liquides végétaux et animaux, on évaporerait ces mélanges jusqu'à siccité, et on les calcinerait dans une cornue ou dans un creuset de platine. Le résidu renfermerait du bromure de potassium ; il ne s'agirait que de le traiter par l'eau bouillante, qui dissoudrait ce sel. Le *solutum* serait reconnu aux caractères indiqués plus haut.

DU CHLORE.

Action sur l'économie animale.

EXPÉRIENCE Iʳᵉ. — On a injecté 10 à 12 centimètres cubes de chlore gazeux, à la température de 9° R., dans la veine jugulaire d'un chien de moyenne taille. Les effets de cette injection ont été bornés à quelques plaintes. Au bout de cinq minutes, nouvelle injection de 15 à 20 centimètres cubes du même gaz : au bout d'une minute, l'animal a poussé des plaintes, des cris de souffrance ; la respiration est devenue difficile et rare, et il est mort trois minutes après la dernière injection. A l'ouverture du corps, qui fut faite quatre minutes après la mort, on trouva le sang entièrement liquide et semblable au sang veineux dans l'oreillette et le ventricule pulmonaires, qui ne contenaient ni gaz ni caillots.

EXPÉRIENCE IIᵉ. — A huit heures quarante-cinq minutes, on a injecté dans la plèvre droite d'un chien, du poids de 6 kilogrammes, 60 centimètres cubes de chlore *gazeux*, à la température de 13° R. Immédiatement après, agitation violente, éjection d'urine ; l'animal tombe sur le côté, se roidit un instant, et crie comme dans une extrême souffrance. Peu de temps après, il marche ; mais il continuait à se plaindre. A midi, il ne se plaignait plus ; il était le plus souvent couché. A quatre heures quinze minutes, tremblements des membres ; nulle plainte. Le lendemain, il était triste, et restait couché. Le troisième jour, on le fit périr. Les deux plèvres étaient recouvertes de fausses membranes, et contenaient chacune environ 100 grammes de sérosité rougeâtre ; par le refroidissement il s'est formé dans le cœur des concrétions d'apparence gélatineuse, comme celles qu'on observe à la suite des maladies inflammatoires, et qui sont très analogues à la couenne pleurétique.

On sait, par un très grand nombre d'expériences, que les animaux ne tardent pas à périr lorsqu'on les plonge dans le chlore gazeux. *Nysten* dit à cet égard : « Ce gaz n'est pas absorbé quand on le respire pur ; il ne paraît agir qu'en irritant localement les bronches, et son action est si énergique que l'animal meurt avant de pouvoir être asphyxié par le sang noir. Ce qui prouve encore qu'il n'agit qu'en irritant, c'est que, quand on le respire étendu dans l'air et en trop petite quantité pour porter atteinte à la vie des poumons, il borne son action à déterminer une toux plus ou moins vive, et quelquefois, comme l'a remarqué Fourcroy, une phlegmasie de la membrane muqueuse des bronches. » (*Recherches de Physiologie et de Chimie*, pag. 144, ann. 1811.

Le docteur Williams Wallace, dans un mémoire sur le traitement des maladies du foie par le chlore, a étudié l'action de ce gaz sur l'homme et a obtenu les résultats suivants. (Voy. *Arch. géné. de Méd.*, tom. V, pag. 118, ann. 1824.)

La peau exposée dans un appareil convenable à l'action du chlore suffisamment mêlé à de l'air et à de la vapeur d'eau, sous une température de 110° F. (43° c.), éprouve au bout de dix à douze minutes, dans diverses parties de son étendue, des sensations analogues à celles que produiraient des piqûres ou des morsures de très petits insectes. Ces sensations vont en augmentant de nombre, mais non de force, et enfin elles font naître le désir de frapper avec la paume de la main les parties ainsi tourmentées. Cette sensation de démangeaison n'est plus incommode quand on est sorti du bain, mais elle est généralement suivie d'un sentiment de prurit ou d'ardeur qui cesse cependant avant que le malade soit habillé. L'auteur assure que la peau conserve d'autant plus long-temps cette sensation qu'on a été soumis à un plus grand nombre de fumigations. — Un autre effet immédiat du chlore est la sueur, qui commence généralement en même temps que le prurit, et qui quelquefois est très copieuse. Il croit que cette transpiration est plus abondante que celle qui serait provoquée par le même degré de chaleur, seule ou unie à la vapeur d'eau. Il suait lui-même plus abondamment que de coutume la nuit qui suivait le bain de chlore. C'est à cette propriété qu'il attribue la plus grande partie des effets avantageux du remède. Enfin l'effet le plus évident de ce bain est une éruption de très petites pustules sur toutes les parties du corps, mais plus particulièrement au dos, aux lombes, à la poitrine, sur l'abdomen et sur les bras. L'apparition de cette éruption est toujours d'un bon augure. Rarement l'auteur a vu ces pustules suppurer. Pendant l'application locale du chlore gazeux, la peau prend une couleur rouge, et si l'application continue il en résulte une forte douleur qui, ainsi que la rougeur, va toujours en augmentant; la peau se soulève et se gonfle, et prend un aspect analogue à celui des téguments de la face atteinte d'érysipèle, puis elle devient le siége d'un malaise, tel qu'il existerait si les parties avaient été contuses. Ces sensations durent quelques jours comme si la peau était profondément affectée. Enfin survient le prurit, précurseur de la desquammation de l'épiderme. Il résulte de tout cela que les effets immédiats de l'application du chlore gazeux, sont une exaltation de la sensibilité de la peau accompagnée de sensations particulières, de sécrétions augmentées, de congestions sanguines dans les capillaires, finalement d'une augmentation de température, ce qui autorise à conclure que les fonctions et les propriétés vitales de la peau sont excitées d'une manière très active, excitation qui persiste quelque temps après l'opération.

Le docteur Wallace croit que le chlore exerce sur les membranes muqueuses une action analogue à celle qu'il produit sur la peau. La personne soumise à l'influence de ce remède montre une altération dans la quantité et la qualité des sécrétions opérées par ces membranes, mais plus particulièrement dans celles des organes biliaires, salivaires, urinaires et génitaux, etc.

L'auteur ne sait s'il doit attribuer seulement à la chaleur ou au chlore l'augmentation d'activité qui se manifeste dans la circulation et dans la respiration; il ignore également quelle est l'action spéciale de ce gaz sur le cerveau et sur le système nerveux.

Le docteur Christison rapporte qu'un fabricant de produits chimiques de Belfort lui a dit que les ouvriers exposés à l'action du chlore gazeux sont obligés de prendre du carbonate de chaux pour neutraliser les produits acides qui se développent dans leurs estomacs, qu'ils ne deviennent jamais gras, quoique la durée de leur vie ne soit pas abrégée (*Treatise on poisons*, 697, 2e édit.) D'un autre côté, nous avons vu souvent, à l'époque où l'on employait fréquemment des fumigations de chlore contre la phthisie, un accroissement notable dans les forces digestives, la constipation, la décoloration des matières fécales, etc.

EXPÉRIENCE IIIe. — A neuf heures, on a introduit dans l'estomac d'un petit chien robuste 50 grammes de dissolution de chlore moyennement concentrée, et on a lié l'œsophage. Dix minutes après, l'animal a commencé à faire des efforts violents pour vomir. A midi, il était très abattu, et se plaignait considérablement. Il est mort dans la nuit. La membrane muqueuse de l'estomac était d'un rouge noir dans toute son étendue; les autres organes paraissaient sains.

EXPÉRIENCE IVe. — On a répété la même expérience avec 64 grammes de la dissolution précédente que l'on a préalablement affaiblie avec 120 grammes d'eau. L'animal est mort dans l'abattement quatre jours après l'ingestion de la substance vénéneuse. La membrane muqueuse de l'estomac, peu rouge, offrait vers le grand cul-de-sac quelques petits ulcères bordés d'une auréole jaune; l'intérieur du duodénum et d'une partie du jéjunum était tapissé d'une couche jaune assez épaisse, provenant sans doute de la décomposition de la bile par l'acide chlorhydrique formé aux dépens du chlore et de l'hydrogène des tissus organiques.

Ces faits prouvent que le chlore liquide agit d'une manière analogue à celle des acides minéraux dont je parlerai bientôt.

Traitement de l'empoisonnement par le chlore.

Si les accidents ont été produits par du chlore gazeux, on s'attachera surtout à combattre, par des lotions émollientes, des gargarismes adoucissants, la saignée, les sangsues, etc., l'angine pharyngienne ou trachéale, la bronchite, la pneumonie, qui se seraient manifestées, et on évitera soigneusement l'emploi de l'ammoniaque proposé par Kartner, à cause de son action irritante, et surtout parce que ce médicament est sans efficacité contre un poison gazeux qui ne reste que fort peu de temps dans les voies respiratoires. Si le chlore a été avalé à l'état liquide, on pourra administrer avec succès de l'eau albumineuse tiède, qui jouit de la propriété de former avec le chlore un composé blanc grumeleux et insoluble dans l'eau, et de provoquer les vomissements. On traitera ensuite la phlegmasie gastrique par les moyens qui vont être indiqués en parlant des acides.

Recherches médico-légales.

Chlore gazeux. — Il est jaune verdâtre, d'une saveur désagréable, d'une odeur *sui generis*, irritante, suffocante, qu'il n'est guère possible de sentir sans tousser et éternuer; il décolore le tournesol, le sulfate d'indigo et presque toutes les couleurs végétales; son poids spécifique est de 2,4260. Le phosphore, l'arsenic, l'antimoine, etc., projetés dans des flacons pleins de chlore gazeux, brûlent avec flamme. L'eau dissout environ deux fois son volume de ce gaz, et il en résulte du chlore liquide.

Chlore liquide concentré. — Il a la couleur, la saveur et l'odeur du précédent, et il exerce la même action sur le tournesol, l'indigo et les autres couleurs végétales. La lumière le décolore et le décompose; il laisse dégager du chlore gazeux lorsqu'on le chauffe; il fait naître dans l'azotate d'argent un précipité blanc de chlorure d'argent, caillebotté, insoluble dans l'eau et dans l'acide azotique froid ou bouillant, soluble dans l'ammoniaque. Une lame d'argent plongée dans ce liquide noircit sur-le-champ, parce qu'elle se recouvre d'une couche de chlorure d'argent que la lumière colore instantanément; en faisant bouillir la partie noircie dans de l'ammoniaque liquide, celle-ci dissout le chlorure en totalité ou en grande partie, en sorte que l'argent reprend sa couleur blanche brillante, et que si l'on verse de l'acide azotique concentré dans la dissolution ammoniacale, on obtient un précipité de chlorure d'argent blanc, caillebotté, etc.

Chlore liquide étendu. — La couleur, l'odeur et la saveur sont les mêmes, quoique moins prononcées; il décolore aussi avec moins de force les couleurs végétales, mais il précipite l'azotate d'argent comme le précédent, et à moins d'être très affaibli il noircit également l'argent pur au bout d'un certain temps.

Chlore mêlé à des liquides végétaux et animaux, à la matière des vomissements, etc. — On ne peut guère supposer que du chlore soit administré dans du vin, parce qu'il le décolore; mais on peut admettre qu'il ait été donné à des individus dans l'estomac desquels il existait déjà du vin, du café et d'autres aliments. En général, lorsque ceux-ci sont de nature végétale, pour peu que la quantité de chlore qui reste soit appréciable, on la découvrira facilement à l'aide des caractères indiqués; si, au contraire, le chlore se trouve mêlé à des liquides organiques animaux, il se combine promptement avec eux, les décompose en se transformant en acide chlorhydrique, et à moins qu'il n'existe en très grande quantité, il n'est pas aisé de le déceler. J'ai souvent distillé à feu nu avec ou sans acide sulfurique des mélanges de 100 grammes environ de lait et de café et de 3 ou 4 grammes de chlore liquide, et je n'ai jamais pu bleuir un papier imprégné d'iodure de potassium et d'amidon que j'avais placé dans le récipient; je réussissais, au contraire, lorsque la quantité de chlore employé était quatre ou cinq fois aussi considérable; dans ce dernier cas aussi la lame d'argent plongée dans la liqueur chlorée noircissait, tandis qu'elle ne subissait aucun changement quand la proportion de chlore était très faible. On voit donc que toutes les fois qu'il sera possible de découvrir ce corps dans une liqueur organique, il faudra s'en rapporter aux trois caractères suivants : 1° odeur chlorée; 2° action sur la lame d'argent; 3° coloration en bleu du papier imprégné d'amidon et d'iodure de potassium, par la vapeur qui s'exhale en chauffant le liquide suspect tantôt seul, tantôt additionné de quelques gouttes d'acide sulfurique.

Des Acides en général.

Parmi les acides, il en est un grand nombre dont la puissance toxique a été parfaitement constatée; beaucoup d'autres n'ont pas été étudiés sous ce point de vue, et l'on peut croire d'avance que plusieurs d'entre eux ne sont pas vénéneux, ou ne le sont qu'à un faible degré. Les premiers sont les acides *cyanhydrique*, *sulfhydrique*, *carbonique gazeux*, *arsénieux et arsénique*, *oxalique*, acétique, azotique et hypo-azotique, chlorhydrique, citrique, eau régale, phosphorique et hypo-phosphorique, phtorhydrique, sulfurique, sulfureux et tartrique. Les trois premiers ne sont pas caustiques, et agissent d'une manière spéciale; les acides arsénieux, arsénique et oxalique offrent dans leur mode d'action quelques particularités qui ne permettent pas de les confondre avec ceux que nous allons comprendre dans ces généralités, et qui sont les douze autres.

Action générale de ces douze acides sur l'économie animale.

SYMPTÔMES. *Acides concentrés ou moyennement étendus introduits dans l'estomac.* — A peine ces acides ont-ils été avalés, que l'on observe la plupart des symptômes suivants : chaleur brûlante à la bouche, dans l'œsophage et l'estomac ; douleur vive ; dégagement de gaz, rapports abondants, nausées et hoquet ; douleurs croissantes à la gorge et dans la région épigastrique ; bientôt vomissements répétés et excessifs de matières liquides et solides, parfois sanguinolentes, rougissant le tournesol, et qui produisent une sorte d'effervescence ou de bouillonnement sur le sol ; saveur et quelquefois odeur particulières des matières vomies, très sensibles pour le malade et pour l'observateur ; persistance de cette saveur et de cette odeur dans les intervalles des vomissements, et même lorsqu'ils ont cessé ou qu'ils n'ont pas eu lieu par une cause quelconque ; tuméfaction du ventre, tension assez grande et sensibilité exquise au moindre contact, sentiment de froid à l'extérieur du corps, horripilations de temps à autre, membres quelquefois glacés, et plus particulièrement les membres abdominaux ; pouls petit, enfoncé, quelquefois précipité, et dans certains cas, tremblotant ; anxiétés horribles, agitation continuelle, contorsions en tous sens, mouvements convulsifs des lèvres, de la face, des membres, angoisses inexprimables, poids des couvertures insupportable, insomnies prolongées ; région épigastrique gonflée et dure au toucher, soif extrême, sentiment douloureux toutes les fois que le malade prend la plus petite quantité de boisson, douleur souvent déchirante, sentiment de corrosion, quelquefois simples tranchées ; dans certains cas, douleurs sourdes et très légères, peu ou presque point d'agitation ; calme trompeur par l'effet de la contrainte morale, ou le haut degré de la désorganisation intérieure, et apparence illusoire d'amélioration.

Déglutition difficile, ténesme, constipation opiniâtre, envie d'uriner sans pouvoir y satisfaire ; physionomie singulièrement altérée lorsque les douleurs sont excessives, portant l'empreinte et de la souffrance la plus vive et de l'affection morale la plus profonde ; les facultés intellectuelles conservent le plus souvent leur intégrité ; pâleur, faiblesse, haleine extrêmement fétide ; dans quelques cas, visage plombé, sueurs froides, gluantes, onctueuses et grasses, ramassées en grosses gouttes ; souvent espèce d'embarras, d'oblitération à la gorge ; il n'est pas rare de voir l'intérieur de la bouche et des lèvres brûlé, épaissi et rempli de plaques blanches ou noires, qui, en se détachant, irritent le malade et provoquent une toux fatigante ; alors la voix est altérée ; impatience

de placer les bras hors du lit, quelquefois de se lever. Il y a parfois une
éruption douloureuse à la peau.

Au bout de trois ou quatre jours, détachement partiel ou exfolia-
tion totale de la membrane muqueuse, lambeaux flottants dans l'intérieur du pharynx, gênant la respiration et la déglutition, altérant le
son de la voix. Le pouls devient faible, abattu, irrégulier, inégal, parfois intermittent, le plus souvent misérable, constamment précipité.

Les *douleurs* dans le ventre sont un signe que le poison est descendu
dans les intestins, ou s'est épanché dans la cavité abdominale par des
crevasses faites à quelques portions du canal alimentaire. Lorsqu'on
avale peu d'acide, la douleur est en général très vive ; et lorsqu'on
en prend beaucoup, elle est moins intense : dans le premier cas, le
caustique paraît agir en largeur ; il ne cautérise que l'épaisseur de la
membrane muqueuse ; les réseaux nerveux ne sont altérés qu'en
partie ; ils sont violemment irrités : dans le second cas, au contraire,
tout est frappé de mort ; les nerfs sont détruits et désorganisés. Il suit
de ces considérations que l'absence des douleurs est d'un mauvais
présage ; ce calme trompeur succède à la cautérisation et précède le
développement de la phlegmasie des organes cautérisés.

Les *vomissements* sont très répétés lorsque les douleurs sont vives ;
car alors l'estomac, irrité, cherche à se débarrasser des matières qu'il
contient, et entre dans un mouvement spasmodique continuel. Si ce
viscère est percé de trous, que le malade ne se plaigne d'aucune douleur, il n'y a point de vomissement ; les liquides et les solides passent
à travers l'estomac percé et privé de ses propriétés vitales, et s'é-
panchent dans le ventre.

Le *sentiment de froid* est un phénomène commun à beaucoup
d'empoisonnements, mais très marqué dans l'espèce dont il s'agit ici.
Il persiste fort long-temps, et accompagne pour l'ordinaire chacune
des terminaisons.

Cette maladie peut se terminer, 1° par une mort-prompte qui a
lieu au bout de quelques heures, ou qui n'arrive que quelque temps
après l'empoisonnement : dans ce dernier cas, le malade dépérit insensiblement ; il vomit à diverses reprises des lambeaux membraneux
scarifiés, qui ont quelquefois la forme de l'estomac et de l'œsophage
entier : ces lambeaux exhalent une odeur fétide insupportable ; les
digestions sont éminemment pénibles, et la constipation se prolonge
pendant des mois entiers ; 2° par une phlegmasie chronique : les
malades éprouvent de temps en temps des douleurs et des chaleurs
insupportables. C'est en parlant de ces individus que Zacchias a dit :
*Venena nisi occidant, relinquunt semper aliquam noxam, et mor-
bos diuturnos ;* 3° par la guérison complète.

Les acides *concentrés* peuvent même déterminer la mort sans parvenir à l'estomac : certains malades ont succombé asphyxiés par suite de cautérisations de la bouche et du pharynx, qui avaient amené des angines avec une énorme tuméfaction des amygdales.

Si les acides sont moins concentrés, les symptômes pourront être moins intenses et ne pas se manifester tous, ni à beaucoup près. On conçoit qu'il doit y avoir à cet égard de très grandes différences, et que l'on aurait tort de vouloir conclure que l'empoisonnement n'a pas eu lieu par un acide, parce que l'on n'aurait pas observé tel ou tel autre symptôme. Il est évident aussi que si le caustique a été introduit dans le *rectum*, au lieu d'avoir été pris par la bouche, quelques uns des symptômes indiqués auront éprouvé des modifications, et que d'autres pourront même manquer.

Acides concentrés appliqués à l'extérieur. — Il suffit de savoir que ces acides agissent en brûlant pour se faire une idée des symptômes qu'ils déterminent : tantôt ce sera une brûlure superficielle très étendue, qui pourra faire périr les malades en peu de jours ; tantôt il y aura cautérisation profonde, gangrène, etc., et la mort n'arrivera que long-temps après l'empoisonnement. (Voy. les Traités de chirurgie.)

Acides concentrés injectés dans les veines. — Il suffit d'injecter quelques gouttes d'un acide concentré dans les veines pour déterminer une grande agitation dans les membres, qui deviennent roides ; les animaux poussent des cris plaintifs, et meurent presque immédiatement après l'injection.

LÉSIONS DES TISSUS. —Lorsque des acides plus ou moins concentrés sont introduits dans le canal digestif, ils enflamment toutes les parties qu'ils touchent. L'inflammation est en général légère là où le poison n'a fait que glisser ; elle est plus intense dans les endroits où l'acide a séjourné pendant quelque temps. Ainsi, les diverses portions de la bouche, du pharynx et de l'œsophage, sont ordinairement le siége d'une rougeur plus ou moins marquée ; on voit des taches blanches, jaunâtres ou brunâtres aux lèvres, au pourtour de la bouche ; on remarque aussi quelquefois des croûtes noirâtres, épaisses, au-dessous desquelles se forme un ulcère ; la langue, le pharynx, la luette, les piliers du voile du palais et les amygdales, d'un blanc grisâtre par places, peuvent être le siége d'escarres plus ou moins étendues. L'estomac et le canal intestinal présentent le plus souvent des traces d'un violent désordre : tantôt la membrane muqueuse est d'un rouge vif, d'un rouge cerise ou d'un rouge brun, et les tuniques musculeuse et séreuse participent à l'inflammation, quoiqu'à un degré moindre ; tantôt il y a en outre des ecchymoses formées par du sang extravasé dans les aréoles du tissu lamineux sous-cutané. Assez souvent on trouve de véritables escarres, des ulcères qui peuvent intéresser toutes les membranes ; alors il y a des adhérences, une ou plusieurs perforations, et par suite des épanchements de liquides acides dans la cavité du péritoine ; les bords des ouvertures sont noirâtres ou jaunâtres. Dans certains cas, les tuniques muqueuse et musculeuse seules sont atteintes dans quelques parties, et alors la membrane péritonéale qui a échappé à l'action de l'acide est diaphane. La tunique interne des intestins grêles est assez souvent tapissée de la matière jaune de la bile, mise à nu par l'acide ingéré. Dans certaines circonstances, les tissus sont épaissis ; dans d'autres, ils sont ramollis et comme dissous, en sorte qu'ils se détachent avec la plus grande facilité. Il est des cas où l'on trouve l'estomac et le rectum très enflammés, tandis que la masse des intestins grêles est presque dans l'état naturel ; cette particularité, qui a également lieu pour un très grand nombre de substances vénéneuses, paraît dépendre de la rapidité avec laquelle une partie du poison traverse les intestins grêles, et du long séjour qu'elle fait dans l'estomac et dans le rectum.

Si, au lieu d'introduire l'acide concentré dans le canal digestif, on l'*applique à l'extérieur*, il détermine les mêmes lésions de tissu que la brûlure.

Quand l'acide concentré a été injecté *dans les veines*, on trouve le sang coagulé dans les cavités du cœur, dans les gros vaisseaux, dans les poumons, etc.

CONCLUSIONS.

1º Les acides concentrés énergiques, introduits dans l'estomac, déterminent une mort prompte, en détruisant les tissus, par suite de leur action chimique, en irritant les nerfs qui entrent dans leur composition, et en donnant lieu à un épanchement dans la cavité du péritoine, qui ne tarde pas à développer une péritonite intense ; le ventre est ballonné, des gaz distendent prodigieusement l'estomac et les intestins, et la mort arrive au milieu des souffrances les plus aiguës.

2º Une portion de ces acides paraît toutefois être absorbée ; les expériences que j'ai récemment tentées à cet égard établissent que les acides chlorhydrique et sulfurique, administrés à l'état de *grande concentration*, peuvent être retrouvés dans l'urine. J'ai même constaté une fois la présence de l'acide sulfurique libre dans le foie d'un chien que j'avais tué avec ce poison. (Voy. *J. de chimie médicale.*, mai, 1842.) L'absorption de ces acides introduits dans l'estomac des chiens, *à jeun*, sur lesquels j'expérimentais, ne peut guère s'expliquer qu'en admettant qu'aussitôt après leur contact avec l'estomac, ils provoquent une abondante sécrétion de fluides qui les *affaiblissent,* et qu'ils sont saturés, en grande partie du moins, par la soude libre de la bile.

3° Si les acides sont étendus d'une certaine quantité d'eau, ils peuvent encore agir à la manière des irritants énergiques, et donner lieu à une gastro-entérite des plus intenses. Ici l'absorption ne saurait être contestée : ainsi on a vu l'urine de quelques individus, qui avaient été empoisonnés par le bleu de composition, offrir une couleur *bleue*; l'on a encore trouvé dans ce liquide les acides tartrique, citrique et oxalique que l'on avait fait prendre à l'*état solide* avec des substances alimentaires. Dans ces différents cas, les acides dont je parle avaient été dilués ou *étendus* par les liquides aqueux qui avaient été ingérés comme médicaments, ou par ceux qui se trouvaient déjà dans le canal digestif, ou bien encore par ceux dont ils avaient provoqué la sécrétion.

4° Les acides beaucoup plus étendus, tels que les acides azotique, sulfurique, chlorhydrique, acétique et oxalique concentrés, mêlés à six ou sept fois leur poids d'eau, sont encore assez irritants pour développer une vive inflammation des tissus du canal digestif, et souvent même pour produire des perforations. Leur absorption est mise hors de doute par mes expériences, et l'on peut les retrouver facilement dans l'urine.

5° Appliqués à l'extérieur, les acides concentrés brûlent les tissus et occasionnent la mort, tantôt par l'inflammation d'une grande étendue de la peau et par la réaction du système nerveux qui en est la suite, tantôt par l'abondante suppuration qu'ils déterminent dans les parties circonscrites qu'ils ont profondément attaquées.

6° Injectés dans les veines, les acides concentrés, et même ceux qui sont passablement étendus d'eau, détruisent la vie en coagulant le sang et en exerçant sur lui une véritable action chimique, d'autant plus prononcée que la quantité injectée est plus considérable.

Traitement de l'empoisonnement par les acides.

Les acides pouvant tous être saturés par la magnésie, et donner naissance à des sels qui n'exercent aucune action nuisible sur l'économie animale, ou qui sont tout au plus légèrement purgatifs, il est évident que cet oxyde métallique pourra être employé avec avantage pour empêcher les effets ultérieurs de la portion d'acide libre qui n'aurait pas encore agi : aussi prescrirai-je dans le traitement qui m'occupe, 1° de recourir d'abord à la magnésie, comme contre-poison des acides; 2° de combattre la gastro-entérite produite par l'acide qui a déjà exercé son action funeste.

Contre-poisons. —Les nombreuses expériences que j'ai tentées sur les chiens et plusieurs observations recueillies chez l'homme démontrent, 1° qu'en administrant de la magnésie délayée dans l'eau, ou un carbonate en dissolution affaiblie, aux individus qui viennent d'avaler un des acides dont je parle, on diminue les douleurs, et l'on peut même arrêter les accidents. Si le médicament n'est pris qu'au bout d'un certain temps, lorsque déjà l'acide a déterminé des effets funestes, son action est souvent insuffisante; cependant il est encore utile d'y avoir recours, afin de neutraliser la portion du poison qui n'a pas agi, d'alléger les souffrances, et même de prolonger la vie.

Le docteur Ebers, de Breslau, a proposé de remplacer la magnésie par le *carbonate de potasse*, parce que, dit-il, l'action neutralisante de la magnésie est trop lente, qu'elle est d'une administration difficile, lorsque les efforts de déglutition sont très douloureux pour le malade, en raison de la grande quantité de véhicule qu'elle exige; qu'elle n'arrête pas dans quelques cas les progrès de la désorganisation, et qu'elle n'empêche pas le développement d'altérations consécutives graves. Il ajoute que l'action du carbonate de potasse est plus durable, plus énergique, et surtout plus générale que celle de la magnésie; qu'elle n'est jamais assez violente pour déterminer un nouvel empoisonnement, ni même une inflammation des tissus avec lesquels elle se trouve en contact. (*Rust's Magazine*, vol. 50, 3ᵉ cah., 1837.) Tout en accordant que le carbonate de potasse dissous dans l'eau sature plus promptement les acides que la magnésie, parce que dans un temps donné il les touche par un plus grand nombre de points, je ne saurais partager la sécurité du docteur Ebers quant à son innocuité; les faits sont en opposition avec cette opinion, ainsi que je le démontrerai en parlant du carbonate de potasse. Je ne reprocherai pas non plus à la magnésie de ne pouvoir être donnée que dans une grande quantité d'eau et de rendre la déglutition difficile, car rien n'est si facile que de faire avaler à la fois 1 ou 2 grammes de cet oxyde dans *une cuillerée d'eau*. On pourra néanmoins recourir avec avantage à une dissolution aqueuse *affaiblie* de carbonate de potasse, parce que, même dans cet état de dilution, elle agira efficacement sur l'acide sans exercer une action délétère.

La dissolution aqueuse de savon, sur laquelle Majault jeta beaucoup de défaveur, est utile et peut être administrée par tout le monde, sans le secours du pharmacien et presque immédiatement après l'accident; son emploi n'est d'ailleurs accompagné d'aucun danger; la rapidité avec laquelle elle est décomposée par les acides est telle, qu'elle ne peut enflammer les tissus de l'estomac, comme l'avait craint Majault. Le savon médicinal devra être préféré au savon ordinaire, parce qu'il est plus soluble dans l'eau, plus pur, et qu'il a une saveur moins désagréable.

Dès qu'un individu aura avalé un de ces acides, il faudra, en attendant que l'on se procure de la magnésie, du carbonate de potasse ou du savon, *le gorger d'eau froide, et mieux encore d'eau tiède*, afin de diminuer l'action irritante du poison et de déterminer le vomissement ; puis on aura recours *à l'un ou à l'autre* des médicaments précités. On administrera la *magnésie* à la dose de 4 à 6 grammes, suspendue dans de l'eau tiède, et l'on réitérera cette dose à mesure que le malade vomira. Le carbonate basique de magnésie et la craie délayée dans l'eau jouissent aussi de la propriété de se combiner avec l'acide ingéré qui se trouve encore libre dans le canal digestif, et peuvent être substitués à la magnésie à défaut de cette substance ; cependant ils offrent l'inconvénient de dégager une grande quantité de gaz acide carbonique qui distend l'estomac outre mesure. Le *carbonate de potasse* sera donné à la dose de 1 à 2 grammes, dissous dans un demi-litre d'eau ; cette dose sera renouvelée au fur et à mesure que les vomissements auront lieu. La potasse et la soude caustiques, prônées par plusieurs médecins, doivent être rejetées à raison de leurs propriétés caustiques, à moins qu'elles ne soient préalablement dissoutes dans une grande quantité d'eau. On fera prendre le *savon médicinal* à la dose de 2 à 3 grammes, dissous ou simplement délayé dans un verre d'eau.

Indépendamment de l'emploi de l'un ou de l'autre de ces antidotes, on aura recours à des boissons douces et mucilagineuses, telles que les eaux *légères* de lin, de guimauve, de gomme arabique, etc. Ces liquides auront le double avantage de favoriser le vomissement et de diminuer l'irritation gastro-intestinale.

Les huiles grasses, que l'on a quelquefois employées avec avantage pour faire vomir les malades, ne doivent point être préférées aux médicaments que je conseille.

Si déjà plusieurs heures s'étaient écoulées depuis le moment de l'empoisonnement, et que par suite de vomissements abondants et réitérés ou d'évacuations alvines considérables il y aurait lieu de penser que l'acide libre a pu être expulsé en totalité, *il faudrait renoncer à l'usage des contre-poisons*, et administrer les boissons adoucissantes dont j'ai parlé.

Moyens propres à combattre la gastro-entérite développée par les acides. — Si les symptômes n'annoncent point encore la scarification des organes digestifs, quel que soit le degré de l'inflammation du bas-ventre, de la bouche ou de l'arrière-bouche, on doit employer les saignées générales et locales. M. Devergie, s'appuyant sur l'expérience qu'il a acquise dans les hôpitaux, pense qu'il faut rarement employer la saignée générale : il en est des gastrites aiguës déterminées par ces acides, dit-il, comme des péritonites. Je combattrai cette opinion, parce que je compte davantage sur l'expérience de plusieurs observateurs éclairés pendant plusieurs siècles, que sur celle de M. Devergie. Il n'est pas un praticien qui ne sache que dans les gastrites et les péritonites aiguës, souvent on augmente la douleur par l'application des sangsues non précédée d'une saignée générale, tandis qu'on soulage notablement les malades en pratiquant celle-ci avant d'appliquer les sangsues. Je me garderai aussi d'adopter un autre précepte donné par cet auteur, et auquel il attache une si grande importance, que, suivant lui, la vie du malade peut quelquefois dépendre de son inobservation ; il faut réserver les évacuations sanguines pour l'*époque de la réaction*, dit-il, et s'abstenir des saignées générales avant le développement de la période inflammatoire, à moins que l'on n'ait à traiter des individus extrêmement robustes. (*Médecine légale*, tome III, 2ᵉ édition, p. 195.) Il est évident que dans ces cas la phlegmasie suit *immédiatement* le contact de l'acide concentré avec l'estomac, et qu'il faut l'attaquer dès le début et à mesure qu'elle tend à s'accroître ; tout autre précepte est funeste au malade.

Les sangsues seront appliquées tour à tour sur les points de l'abdomen les plus douloureux, et non pas de préférence sur l'épigastre, comme le conseille mon confrère : sur l'épigastre quand la douleur est dans cette région, comme cela a lieu souvent ; ailleurs, c'est-à-dire vers l'ombilic, aux régions iliaques ou sur d'autres points, à mesure que la douleur se manifeste dans ces parties. Les ravages déterminés par les acides dans la bouche doivent être considérés comme une maladie locale, et traités par les mêmes moyens. Si la déglutition était impossible par suite de la tuméfaction de l'arrière-bouche, il ne faudrait pas introduire une sonde, de crainte d'irriter encore les parties et même de produire des perforations ; mieux vaudrait-il alors administrer des lavements aqueux et émollients.

A ces moyens antiphlogistiques puissants il faut en ajouter d'autres. Je mettrai en première ligne la *diète absolue*, puis les boissons mucilagineuses, les lavements émollients, les bains ou les demi-bains tièdes, et les fomentations émollientes : il faut à tout prix éteindre l'inflammation en introduisant dans le torrent de la circulation la plus grande quantité d'eau possible. Plus tard, on pourra quelquefois recourir avec avantage aux narcotiques doux.

Quand la fièvre sera tombée, on commencera à administrer des liquides alimentaires légers, tels que l'eau panée ou lactée ; on rendra celle-ci plus forte à mesure que la convalescence fera des progrès ; des bouillons de veau, de poulet, etc., pourront être ordonnés suivant les cas. Si les malades ne supportaient pas même cette douce alimentation, il faudrait en faire usage sous forme de lavement. Les praticiens ne devront jamais oublier qu'à la suite de ces empoisonnements on doit craindre les rechutes, et qu'il vaut mieux laisser *pendant long-temps* les malades à une alimentation légère, que de les exposer à perdre en un jour les avantages que l'on a eu tant de peine à obtenir. Les premiers aliments solides qu'il faudra prescrire sont les gelées végétales et animales, le poisson et les viandes blanches ; on devra éviter avec soin les aliments échauffants et les liquides spiritueux.

Recherches médico-légales.

Il n'est guère possible d'indiquer d'une manière générale les recherches auxquelles il faut se livrer pour reconnaître l'un des acides dont je parle, les caractères propres à les distinguer les uns des autres étant fort différents : aussi renverrai-je à chaque histoire particulière ce que j'ai à dire à cet égard. Je n'imiterai pas surtout M. Devergie, qui, dans un tableau analytique, s'attache à tracer la marche qu'il convient de suivre pour parvenir à caractériser ces acides *purs* et *concentrés*. Quand on sait combien il est difficile d'obtenir ces corps à l'état de pureté, même par les chimistes les plus distingués, on voit que les occasions de faire usage d'un pareil tableau ne se présenteront jamais ou que très rarement. D'un autre côté, il n'est pas sans inconvénient d'engager ainsi les experts à suivre une route qui peut les induire en erreur toutes les fois qu'ils croiront expérimenter sur des acides purs et qui ne le seront pas. A plus forte raison, m'abstiendrai-je de toute généralité lorsqu'il s'agira de rechercher ces mêmes acides mêlés aux divers liquides alimentaires, aux matières des vomissements, etc. Je me bornerai donc à dire que, tous ces acides rougissent le papier bleu de tournesol ; que cette action est d'autant plus forte qu'ils sont plus concentrés, et que leur causticité est en général en raison directe de l'énergie avec laquelle le papier bleu est rougi.

DE L'ACIDE SULFURIQUE.

Action sur l'économie animale.

Une petite quantité de ce puissant caustique suffit pour donner lieu aux accidents les plus graves, suivis presque toujours de la mort, soit qu'on l'injecte dans les veines, soit qu'on l'introduise dans l'estomac, soit enfin qu'on l'applique à la surface externe du corps. Comment cet acide produit-il la mort?

Expérience Ire. — On a injecté dans la veine jugulaire d'un chien robuste et d'une grande taille 2 grammes d'acide sulfurique mêlés, une heure auparavant, avec 1 gramme 60 centigrammes d'eau. A l'instant même, l'animal s'est débattu, ses extrémités sont devenues roides, et il est mort. On l'a ouvert immédiatement après. Le cœur était gonflé, très volumineux, et ses parois offraient beaucoup plus de résistance que dans l'état naturel; les deux ventricules étaient remplis d'une infinité de petits grumeaux noirs comme du charbon, formés par du sang coagulé; l'oreillette gauche et l'aorte contenaient des caillots gélatineux d'un rouge noirâtre; la veine cave abdominale, très dilatée, ferme au toucher, renfermait des grumeaux analogues à ceux qui distendaient les ventricules; les poumons étaient couleur de cendre, d'un tissu dense, nullement crépitants, et complétement privés d'air : en les coupant on voyait toute leur surface parsemée de points noirs, qui n'étaient autre chose que du sang coagulé; plusieurs ramifications des vaisseaux qui les parcourent étaient injectées, dures, d'une couleur noire, d'une forme cylindrique, ressemblant, par leur aspect et par leur grosseur, à de petits cylindres de pierre infernale : en les incisant on voyait qu'ils étaient également remplis de sang coagulé.

Expérience IIe. — A midi cinq minutes, on a détaché et percé d'un trou l'œsophage d'un chien petit, mais très fort; on a introduit dans son estomac 8 grammes d'acide sulfurique concentré, mêlé, une heure auparavant, avec 4 grammes d'eau, et on a lié l'œsophage. Dix minutes après, l'animal a éprouvé des souffrances horribles; il a fait de grands efforts pour vomir. A une heure il poussait continuellement des cris plaintifs, il faisait de nouveaux et infructueux efforts de vomissement; sa respiration ne paraissait pas gênée. Une demi-heure après, il a eu des envies de vomir, et il était tellement agité qu'il est parvenu à détacher le fil avec lequel on avait lié son œsophage, et qui était en partie brûlé par l'acide sulfurique : sur-le-champ il a rendu une très grande quantité de matières noires comme de l'encre, de la consistance d'un liquide épais, semblables, par leur aspect, à de l'acide sulfurique qui a séjourné pendant quelque temps sur de la paille ou sur des allumettes. Les souffrances continuaient à être très vives, et forçaient l'animal à se tenir couché sur le ventre. Il est mort à trois heures trente-cinq minutes. L'*autopsie* a été

faite un quart d'heure après. Le cœur contenait du sang non coagulé ;
celui du ventricule gauche était rouge, tirant légèrement sur le noir. Les
poumons, de couleur naturelle, renfermaient une assez grande quantité
d'air ; ils étaient crépitants et laissaient entendre un cri lorsqu'on les
coupait ; les vaisseaux qui les traversent étaient vides ; leur tissu paraissait cependant un peu plus compacte que dans l'état naturel. La membrane muqueuse de l'estomac était détruite : elle avait été expulsée en
partie par le vomissement. La tunique musculeuse, d'un rouge cerise,
était recouverte dans quelques points d'une espèce de bouillie noirâtre,
et offrait plusieurs petites ulcérations. Le pylore était revêtu d'une couche
jaûne-verdâtre. L'intérieur du duodénum était tapissé d'un enduit jaune,
floconneux, formé par la matière jaune de la bile.

EXPÉRIENCE IIIᵉ. — A midi trente-cinq minutes, on a fait avaler à un
chien de petite taille 6 grammes de bleu de composition (liqueur formée
par l'acide sulfurique concentré et par l'indigo). Aussitôt après l'animal
s'est débattu et roulé par terre avec force ; il a paru avoir le pharynx
brûlé par le caustique, dont il cherchait à calmer les effets en frottant
son cou sur une planche de bois sur laquelle il était placé ; il a changé
souvent de position : tantôt il était couché sur le dos, tantôt sur le ventre,
et il poussait continuellement des cris plaintifs. Au bout de dix minutes,
il a vomi une petite quantité de matières filantes, fortement colorées en
bleu : ces vomissements se sont renouvelés quatre fois dans l'espace des
trente premières minutes qui ont suivi l'ingestion du poison. A trois heures
et demie, il a vomi une assez grande quantité de matières filantes ; mêlées de beaucoup de sang noir en partie caillé ; il continuait à se plaindre :
cependant il conservait la faculté de marcher. Il est mort dans la nuit.
La membrane muqueuse de la bouche, de la langue et de l'œsophage
était d'un vert foncé ; le pharynx offrait une couleur rouge cerise ; la
même chose avait lieu pour la membrane muqueuse de la face inférieure
de l'épiglotte et du larynx. La face interne de l'estomac était noire dans
toute son étendue, excepté dans quelques points près du cardia, où elle
offrait une teinte verdâtre ou jaunâtre (1). La membrane musculeuse était
parsemée çà et là de taches d'un rouge très vif.

EXPÉRIENCE IVᵉ. — On a administré à plusieurs chiens 4, 8 ou 12 grammes d'acide sulfurique concentré ou étendu du double ou du triple de
son poids d'eau. Les animaux sont morts au bout de quelques heures,
en présentant des symptômes analogues à ceux qui ont déjà été décrits.
A l'ouverture des cadavres, on constatait dans l'abdomen des désordres
d'une intensité différente, suivant que l'acide ingéré était affaibli ou concentré. Dans ce dernier cas, l'estomac était perforé, noir et comme gangrené ; les bords de la perforation étaient arrondis ou frangés, amincis et

(1) La teinte jaune dépend de la présence d'une portion de la *matière jaune*
de la bile, mise à nu par l'acide sulfurique, et la teinte verte paraît être le
résultat de l'union de cette matière jaune avec la partie colorante bleue de
l'indigo.

noirs ; la cavité péritonéale était remplie d'un liquide noirâtre, et les intestins offraient une teinte de même couleur. Les organes environnants qui avaient été touchés par l'acide pendant la vie ou après la mort étaient également noircis, et le sang des vaisseaux les plus proches coagulé et noir.

EXPÉRIENCE Vᵉ. — Les animaux auxquels on fait une plaie que l'on cautérise avec une grande quantité d'acide sulfurique, meurent au bout d'un temps variable, comme s'ils avaient été brulés.

OBSERVATION 1ʳᵉ. — Joseph Parangue, soldat, avala sur la fin du mois de janvier 1798, vers les sept ou huit heures du matin, précipitamment et par erreur, pour de l'eau-de-vie, un plein verre d'acide sulfurique (huile de vitriol) ; il avait bu à la *régalade* et tout d'un trait, ce qui fit qu'il ne s'aperçut de sa méprise qu'en reprenant haleine. On le transporte sur-le-champ à l'hôpital : prévenu de l'accident, j'y arrive en même temps que le malade. Des vomissements excessifs avaient déjà lieu, ainsi que des agitations convulsives dans les muscles de la face et des lèvres, premier effet des douleurs très vives dont se plaignait le malade dans toute l'étendue des parties compromises. Il disait sentir des crampes extrêmement douloureuses dans la poitrine, et une chaleur âcre et brûlante au gosier, le long de l'œsophage et dans l'estomac. Un froid glacial s'était emparé de tout son corps ; je lui trouvai le pouls petit, concentré, irrégulier ; je dirai plus, presque convulsif, *tremulus*, parfois très vite, et parfois tardif et suspendu. Sa respiration était gênée et tout l'épigastre douloureux. Mais ce qui fixa plus particulièrement mes regards fut l'abattement extrême du malade. Il est difficile de rendre son état de frayeur ; il se croyait absolument sans ressources ; il avait les yeux éteints et n'exécutait que de faibles mouvements. Je parle à l'instant d'un antidote sûr, d'un contre-poison qui n'a jamais manqué son effet ; je relève son courage, et je lui présente un breuvage composé d'un demi-verre d'eau simple, dans lequel on avait délayé 6 grammes de carbonate de magnésie. Ses yeux se raniment et sa faiblesse paraît moindre ; l'idée d'une guérison réelle et prochaine suspend pour un moment l'appareil formidable des symptômes moraux, qui seuls auraient pu conduire le malade au tombeau. Un demi-quart d'heure après, il vomit encore, mais moins et avec moins d'efforts et de fatigues. Je lui donne 2 grammes de carbonate de magnésie, et il n'a plus que des nausées ; ses douleurs intérieures sont moins vives. Je continue le remède à la dose de 1 gramme 30 centigrammes toutes les demi-heures, et je fais prendre en même temps, et dans les intervalles, des verrées d'une solution de gomme arabique sucrée. Avant midi les accidents avaient diminué d'intensité, la respiration était plus libre, les anxiétés précordiales avaient presque cessé, la sensation interne et déchirante était très affaiblie ; le pouls se relève, se développe et devient régulier ; une douce chaleur se répand dans tout son corps.

J'avais réussi à entraver les effets destructeurs et délétères du fluide caustique ; mais il restait à remédier aux désordres que son contact immédiat à l'intérieur avait occasionnés. Une forte saignée au bras, prati-

quée à une heure après midi ; des fomentations émollientes sur l'estomac
et sur tout le ventre pendant le reste du jour, et un liniment opiatique
et camphré pendant la nuit ; une tisane de graine de lin avec la gomme
arabique et le sirop de guimauve, bue tiède et abondamment, etc., ont
prévenu les accidents consécutifs que devait faire craindre un événement
de cette nature ; un lavement simple miellé, donné le soir, a déterminé
des évacuations bilieuses assez abondantes, et 24 grammes de sirop diacode, ajoutés à un verre de la tisane ; ont procuré du calme dans la nuit :
le sommeil néanmoins a été léger et souvent interrompu par les douleurs
que le malade endurait à l'estomac, et plus particulièrement encore et
d'une manière plus forte au gosier. Le lendemain, à ma visite du matin,
j'examinai attentivement cette dernière partie : presque toute la bouche
était enflammée ; le voile du palais, ses piliers antérieurs et même les
postérieurs, les amygdales et la luette étaient chargés d'escarres blanches
légères en apparence sur les côtés, noires, croûteuses et plus profondes
sur l'appendice *mollis palati ;* l'arrière-bouche en entier me parut fortement brûlée. Heureusement que la déglutition n'était point empêchée ;
elle n'était même ni pénible ni laborieuse, en raison des accidents con-
comitants. La tisane lénitive et gommeuse, un looch blanc pris fréquemment par cuillerées, deux lavements en vingt-quatre heures, les lotions
émollientes sur le ventre pendant le jour, le lénitif pendant la nuit,
furent continués : tout aliment était interdit. Le troisième jour, le malade se plaint vivement de la gorge, et une nouvelle frayeur vient encore
l'assaillir ; il se croit menacé d'une suffocation, et le péril lui paraît
instant. La tuméfaction des parties brûlées s'était accrue ; la racine de la
langue était élevée et corrodée, et l'épiglotte participait à cet état ; une
chaleur vive et dévorante embrassait toutes ces parties ; la luette allongée
et couverte d'escarres, les amygdales déjà atteintes de pourriture dans
leurs limbes antérieurs, et des taches grisâtres ou aphtheuses répandues
çà et là dans l'arrière-bouche, présentaient l'aspect d'un mal de gorge
gangréneux de la plus mauvaise espèce. La voix avait subi une grande
altération.

Le quatrième jour, un *séquestre* mou et charnu, qui se détache en
partie de la luette en l'allongeant, tourmente le malade d'une manière
fâcheuse dans la gorge, l'irrite, et lui fait éprouver une toux fatigante et
importune par sa fréquence. La respiration en devient plus gênée, parfois comme entrecoupée, et parfois accompagnée de sifflement, surtout
lors de l'inspiration, et sa voix prend le caractère propre à l'espèce d'esquinancie connue sous le nom de *croup.* Les tisanes mucilagineuses, le
looch blanc ou celui que je faisais préparer avec le blanc de baleine,
l'huile d'amandes douces, le jaune d'œuf et le sirop d'althæa, servaient
tout à la fois de boisson, de gargarisme et de nourriture. Je touchai le
mal plusieurs fois par jour avec des pinceaux de charpie trempée dans un
mélange de miel rosat et de teinture de myrrhe ; j'y ajoutai ensuite du
collyre de Lanfranc, coupant alors la totalité du mélange avec parties égales
de décoction d'aigremoine. Les applications anodines à l'extérieur n'ont

point été négligées, non plus que des cataplasmes de mie de pain cuite dans une décoction de camomille et de mélilot. A mesure que je pouvais saisir avec des pincettes les escarres détachées et flottantes, j'en faisais l'excision pour en débarrasser promptement le gosier.

Le cinquième jour, j'ai fait écraser un jaune d'œuf dans un verre de tisane, qui a été pris à deux fois, pour adoucir et vernir en quelque sorte les parties excoriées de l'arrière-bouche, et préparer à un peu de nourriture : les mêmes remèdes furent continués d'ailleurs. Le sixième jour, traitement semblable, et le jaune d'œuf matin et soir. Le gonflement extérieur de la gorge était presque totalement dissipé, la tuméfaction en dedans aussi beaucoup diminuée, les escarres emportées en grande partie, et plusieurs ulcérations détergées. Le septième jour, mieux-être encore, et, à dater de ce moment, tout danger a disparu ; le nombre des remèdes et des soins a diminué à proportion que la nourriture a été rendue. J'ai oublié de dire qu'une goutte d'acide sulfurique, tombée sur la lèvre supérieure au moment de l'accident, avait produit une escarre qui a long-temps résisté. Pendant plus long-temps encore, ce soldat a conservé de la rougeur, et une sensibilité douloureuse au gosier, ainsi qu'un sentiment pénible à l'estomac, surtout lorsqu'il mangeait avec précipitation, et des aliments indigestes (1).

OBSERVATION 2e. — Le 4 octobre 1835, la nommée G... avale une certaine quantité d'acide sulfurique étendu de son poids d'eau, et éprouve aussitôt de vives souffrances. Le lendemain on voyait une tache d'un gris jaunâtre sur sa figure, près la commissure des lèvres ; sa langue et toute la membrane muqueuse de la bouche étaient fortement enflammées ; la déglutition était très difficile. M. Caillard prescrit de l'eau gommée sucrée et du lait sucré. Elle en peut difficilement avaler quelques gorgées, qu'elle rejette presque aussitôt ; son pouls est petit et fréquent ; elle ne se plaint que de la douleur de gorge. Le sentiment qu'elle éprouve à l'estomac est supportable. Elle prend vers le soir quelques cuillerées d'un julep diacodé ; elle passe une nuit assez calme. Le 6, son état est amélioré ; cependant son pouls est toujours déprimé, et ses extrémités inférieures se refroidissent. Vers le milieu de la nuit du 6 au 7, elle se lève en poussant des gémissements, et se plaint de crampes atroces aux extrémités inférieures, qui ne peuvent plus la soutenir ; elle tombe sur le lit de sa voisine. On la couche ; elle assure qu'elle ne sent plus sa jambe droite, qui est complétement froide et marbrée vers sa partie inférieure. Le 7, elle est plus calme ; elle avale pour ainsi dire sans difficulté ; elle ne vomit pas ; elle se plaint moins de la gorge et de l'estomac, mais son pouls est de plus en plus faible ; sa jambe droite est froide et complétement insensible : on peut la pincer fortement sans qu'elle ressente rien. Enfin, dans la nuit du 7 au 8, la circulation, qui depuis un jour s'était déjà arrêtée dans le membre inférieur droit, diminue peu à peu ; la malade s'éteint sans souffrir.

(1) *Recueil périodique de la Société de Médecine de Paris*, rédigé par Sédillot, tom. VI, p. 3, an VII, par M. Desgranges.

Ouverture du cadavre. — La membrane muqueuse de l'œsophage présentait une couleur jaunâtre mêlée de noir ; elle était enduite d'un liquide de même couleur, qui lui était tellement adhérent, qu'il avait l'aspect d'une fausse membrane. La tunique muqueuse pouvait se détacher par lambeaux de 4 à 5 centimètres ; elle était plus épaisse qu'à l'état normal. Après l'ouverture de l'estomac, il s'est trouvé dans la cavité de cet organe environ 160 grammes d'un liquide semblable à celui qui recouvrait l'œsophage. A partir de l'orifice cardiaque jusqu'au fond du grand cul-de-sac, l'estomac offrait un aspect d'un jaune noirâtre. Toute la surface muqueuse était couverte d'un enduit jaune-verdâtre, intimement adhérent à la membrane muqueuse. On pouvait enlever quelques lambeaux de cette dernière ; mais à 6 centimètres environ de l'orifice pylorique, dans toute la surface de l'estomac jusques et y compris cet orifice, nous avons trouvé la membrane muqueuse charbonnée. Il était impossible dans tous ces points malades d'en enlever le moindre fragment. Le duodénum était également tapissé d'un liquide jaunâtre, mais qui n'était point adhérent à la membrane muqueuse comme dans les organes ci-dessus indiqués. Il en était de même dans l'intestin grêle, dont toute la tunique interne était colorée en jaune et ne présentait aucune lésion. Le gros intestin ne contenait que des matières excrémentitielles. Le cœur était d'un volume ordinaire et renfermait 96 grammes environ de caillots de sang, de la consistance d'une gelée de groseilles ; l'aorte était presque remplie de caillots gélatineux. L'artère fémorale du membre droit était complétement oblitérée par un canal de sang en caillots noirâtres et assez consistants. Les poumons, les reins, la rate et le foie ne présentaient rien d'anormal. L'utérus contenait un fœtus de six mois.

Le liquide trouvé dans l'estomac renfermait de l'acide sulfurique libre et de la bile ; il en était de même de l'enduit jaunâtre qui recouvrait certaines portions de ce viscère et de la portion externe de cet organe qui avoisinait le pylore et qui était charbonnée. M. Bouchardat, qui a publié cette observation, pense que le canal de sang trouvé dans l'artère fémorale contenait de l'acide sulfurique qui n'y était pas à l'état de sel ; toutefois les expériences sur lesquelles il fonde cette assertion sont loin d'être concluantes. (BOUCHARDAT, *Annales d'hygiène.*)

OBSERVATION 3ᵉ. — Un journalier âgé de cinquante-deux ans avala brusquement à peu près un demi-verre du liquide dont on se sert pour nettoyer les harnais de voiture (acide sulfurique).

Aussitôt sentiment d'érosion et de brûlure à l'arrière-bouche, le long du cou, à l'épigastre. Reconnaissant son erreur, il avala plusieurs tasses de lait, puis alla chez un pharmacien, qui, dit-il, lui donna un contre-poison. Il but plusieurs verres d'eau de puits ; alors il commença à vomir abondamment, et il survint presque en même temps une diarrhée copieuse. Le sentiment de brûlure à la gorge, au cou, à l'épigastre, diminua ; mais il resta un sentiment de chaleur, d'ardeur, une douleur même à ces parties ; il y eut de la soif, de la fièvre. Le lendemain les vomissements, la diarrhée, la douleur abdominale et la soif continuèrent. Le surlendemain les vomissements cessèrent ; il resta des nausées. Il entra le quatrième jour à l'Hôtel-Dieu (15 août 1836).

Le pouls est un peu dur à quatre-vingt-deux ; la peau un peu chaude, un peu sèche ; peu d'appétit ; douleur abdominale augmentant par la pression, fixée principalement à l'épigastre et autour de l'ombilic ; un peu de tension abdominale ; soif assez vive ; nausées fréquentes ; un peu de diarrhée ; rien d'apparent à la bouche et au pharynx ; langue assez humide, légèrement rouge à sa partie antérieure. (*Deux cuillerées de magnésie calcinée, orge gommée, lavements émollients.*) Le 18 août, quatre-vingt-dix pulsations ; la peau est un peu plus chaude, la langue un peu rouge (15 sangsues à l'anus). Le soir, entre cinq et six heures, il y a un frisson prolongé. Le 19 et le 20, frisson vers la même heure. On prescrit un demi-lavement avec 20 centigrammes de sulfate de quinine. Le 21, même lavement ; le frisson vient à la même heure, mais il est très léger. Le 23, frisson intense à onze heures du matin. (Même lavement.) Le 24, frisson à quatre ou cinq heures. (Même lavement.) Le 25, deux frissons à demi-heure d'intervalle, dont le premier commence vers deux heures. Le 26, on s'aperçoit qu'il y a de la fièvre le matin, qu'il y a une fièvre continue dont les frissons précédemment signalés indiquent sans doute le redoublement. On suspend l'usage des lavements de sulfate de quinine ; il y a un peu de constipation ; la bouche est mauvaise ; il y a de la soif et une légère douleur abdominale ; la langue est un peu rouge à sa partie antérieure. (Magnésie, orge gommée, lavements émollients, lait.) Les 27, 28 et 29, même état, fièvre presque continuelle. Du 1er au 5 septembre, il y a de la diarrhée ; la langue est rouge, un peu sèche. Le 6, continuation de la diarrhée, fièvre. Le 7, langue sèche ; dans la journée fièvre assez intense. Le 8, le malade pâlit et s'affaiblit ; la diarrhée continue. Le 9 et le 10, le teint est jaunâtre. Le 11, diarrhée et fièvre. Le 12, diarrhée. Le 13, pas de diarrhée, mais fièvre. Le 14, le teint est un peu moins jaune, mais pâle. Le 16, on permet quelques aliments ; il n'y a ni diarrhée ni fièvre. Le 17, le teint est meilleur. Le 19, la diarrhée recommence. Le 20, elle est moindre, mais la fièvre continue. Le 21 affaiblissement, face exprimant la souffrance. (Deux vésicatoires aux jambes.) Le 22, faiblesse croissante, extrémités violettes, froid continuel qui cependant n'est pas sensible à la main. Le 23, toute la journée le malade se plaint ; la respiration est gênée ; les extrémités froides. Le 24, plus de calme, mais faiblesse extrême. Le 25, le malade succomba.

Ouverture du cadavre vingt heures après la mort. — Roideur cadavérique médiocre, ventre un peu ballonné, extrémités maigres, légèrement violacées. Le crâne n'est pas ouvert. Les plèvres présentent quelques adhérences ; les poumons, sains et d'un gris rose en avant, sont d'un rouge brun, engoués en arrière ; le péricarde n'offre rien de remarquable ; le cœur contient dans ses cavités droite et gauche un peu de sang noirâtre coagulé, de la consistance de gelée de groseille ; on voit sur

la valvule mitrale, et principalement sur la face correspondant au ventricule, un polype en forme de végétation, à base plus large que le sommet,
qui est légèrement découpé, d'une couleur grisâtre, assez consistant
quoique peu dur, à peu près conique, saillant d'un peu plus de 3 centimètres, ayant 2 centimètres de diamètre à sa base ; cette base est implantée
sur l'une des languettes de la valvule mitrale, à laquelle elle est si adhérente, que l'on ne sait d'abord si la membrane interne du cœur ne se
prolonge pas sur elle. Une dissection attentive prouve cependant que cette
membrane passe au-dessous, mais qu'elle lui est intimement adhérente.
Cette végétation est composée de couches concentriques entre quelques
unes desquelles il existe un léger espace : c'est évidemment du sang
coagulé qui la forme. La membrane interne du cœur, non plus que les
autres tissus de cet organe, ne présentent alentour aucune altération.

L'estomac offre à l'intérieur quelques marbrures d'un rouge brun.
A l'extérieur de l'intestin grêle apparaissent quelques larges taches d'un
rouge brun ; à l'intérieur, on voit des taches rouges assez nombreuses,
soit arborisées, soit uniformes, au niveau de la plupart desquelles la
membrane muqueuse est un peu ramollie. La partie supérieure du rectum présente plusieurs ulcérations dans lesquelles la tunique muqueuse
seule est détruite ; elles sont irrégulièrement arrondies, entourées d'une
auréole légèrement brunâtre. Leur fond est gris-noirâtre. Le foie et la rate
sont à l'état normal. On trouve un peu de sang coagulé dans les gros
troncs veineux. (BARON fils. Voy. Devergie, tom. III, pag. 235.)

OBSERVATION 4ᵉ. — Louise Delay, âgée de vingt-deux ans, prit, le
13 germinal an VIII, à onze heures du matin, 32 grammes de bleu de composition (mélange d'acide sulfurique et d'indigo) qu'elle avait acheté
chez un épicier-droguiste, dans le dessein de se suicider. On lui fit boire
de l'huile et du lait. Voici quel était son état à son arrivée à l'Hôtel-Dieu,
quatre heures après qu'elle eût avalé le poison.

Physionomie peu altérée, offrant pourtant une légère teinte bleue,
plus foncée sur le bord libre des lèvres ; douleur sourde à la gorge et
dans la région de l'estomac ; vomissements répétés et très copieux d'un
liquide bleu foncé et glaireux, qui causait à la bouche une sensation
d'amertume et de stypticité insupportable ; sentiment continuel de froid
à la peau, devenue très sèche ; horripilation de temps à autre, constipation, insomnie, inquiétude mal déguisée, etc. On lui fit boire en abondance du petit-lait, de la décoction de graine de lin, de la dissolution de
gomme arabique, du lait coupé avec de l'eau d'orge. On administra des
lavements purgatifs, un julep huileux avec la manne, pour provoquer
les évacuations naturelles, qui étaient suspendues, et qui se bornèrent à
une selle très légère et à l'émission de quelques gouttes d'urine. Les matières des vomissements contenaient beaucoup de flocons de substances
lymphatiques d'une odeur fade, les uns se précipitant au fond de l'eau,
les autres surnageant ; le pouls, en apparence peu altéré d'abord, devint
petit, serré et très nerveux : le froid augmenta beaucoup aux extrémités
inférieures.

Au bout de deux jours, tous les symptômes acquirent une grande intensité ; la face paraissait singulièrement décomposée ; le froid à l'extérieur augmentait encore ; le pouls devenait insensible aux bras et aux carotides ; l'haleine exhalait une fétidité extrême ; quelques gouttes d'urine fortement colorée en rouge s'échappaient de temps à autre ; l'inquiétude et l'agitation étaient extrêmes. Cette malheureuse ne pouvait supporter aucune couverture ; elle faisait sans cesse de pénibles efforts pour écarter ce qui la touchait et l'environnait de plus près ; elle jetait ses bras et sa tête hors de son lit ; la région de l'estomac était d'une sensibilité exquise au plus petit contact.

Le quatrième jour de l'empoisonnement, les anxiétés et les angoisses étaient horribles ; tout l'extérieur du corps portait l'empreinte de la souffrance. La malade, incapable de rester un seul instant dans la même position, se levait et sortait de son lit ; elle témoignait le désir pressant d'être portée dans un lieu froid.... Le cinquième jour, les yeux étaient hagards ; il lui semblait trouver quelques soulagements à être débarrassée de sa chemise, qu'elle repoussait encore étant presque expirante : on fut obligé de la lier. Du reste, les secours qu'on lui prodiguait infructueusement consistaient en boissons émollientes, mucilagineuses, en lavements simples et lavements purgatifs, en potions laxatives et juleps antispasmodiques ; les sangsues furent aussi appliquées une ou deux fois à la vulve. La physionomie s'altéra à un tel degré, qu'elle devint entièrement méconnaissable. Les liens qui fixaient cette malade ne l'empêchaient pas, tant ses agitations étaient excessives, de se découvrir la plus grande partie du corps : ce qui semblait lui procurer quelque soulagement. Elle conservait toute sa connaissance lorsqu'elle expira, en parlant aux personnes qui l'entouraient, le cinquième jour de son accident.

A l'*ouverture* de l'abdomen, il s'éleva une grande quantité de gaz très fétides ; les viscères abdominaux étaient généralement œdémateux ; toutes les parties voisines du duodénum paraissaient singulièrement altérées ; les parois de cet intestin étaient presque dissoutes dans plusieurs parties de sa longueur. L'estomac, très distendu, d'une couleur foncée, offrait plusieurs taches qui indiquaient sa désorganisation profonde. La membrane muqueuse du pharynx et de l'œsophage était brûlée, noirâtre, en partie détachée, et s'enlevait avec facilité. L'estomac contenait un liquide bourbeux, de couleur foncée, d'une grande fétidité, et semblable à celui qui avait été rejeté par les vomissements le jour de la mort. Cet organe paraissait fort épaissi en plusieurs points et aminci en d'autres ; sa membrane interne était entièrement dissoute, et réduite en mucosités dans la plus grande portion de son étendue. Le pylore présentait la désorganisation la plus avancée ; le tissu de ses parois, noir et boursouflé dans cet endroit, fermait presque entièrement l'orifice ; les membranes du duodénum et du jéjunum, en partie détruites, brûlées, étaient frappées du sphacèle ; ces intestins étaient enduits, à leur intérieur, d'une matière brune, pareille à celle qui existait dans l'estomac. Le reste du canal intestinal partageait, à un degré moindre, l'état de ce viscère et des deux premiers intestins grêles ; il contenait beaucoup de matières fécales très endurcies. L'intérieur de la poitrine n'offrait rien de remarquable (1).

Observation 5e. — Le 5 avril 1825, à dix heures du matin, un enfant de deux ans, fort et bien constitué, avala plusieurs gorgées de *bleu de composition.* On lui administra, peu de temps après, une certaine quantité de magnésie calcinée délayée dans du lait, et 15 centigrammes d'émétique, qui déterminèrent des vomissements de matières d'abord d'un bleu foncé, puis noires, et dont le contact altérait à l'instant la pierre, les meubles et les vêtements, comme l'aurait fait l'acide sulfurique pur. Ramené chez lui, ce jeune garçon ne prit plus que quelques doses de carbonate de magnésie. M. Deslandes, auteur de cette observation, le vit pour la première fois à cinq heures du soir : l'enfant était à l'agonie. Sa face était pâle, son pouls faible et fréquent, sa respiration entrecoupée, son ventre extrêmement ballonné ; à peine donnait-il quelques signes de connaissance. Il avait des évacuations alvines fréquentes, qui d'abord avaient été *bleues,* mais qui alors étaient d'un gris verdâtre, et devinrent bientôt rousses et sanguinolentes ; l'*urine était évidemment teinte en bleu,* ce qui annonçait le passage de l'indigo dans la vessie. On chercha à faire avaler un verre de lait chargé de magnésie ; mais cette tentative faillit amener la suffocation, et provoqua quelques mouvements convulsifs. Une demi-heure après, le malade n'existait plus.

Examen du cadavre. — A la lèvre inférieure, sur le trajet d'une goutte d'acide sulfurique, qui au moment de l'empoisonnement s'y était écoulée, la peau était rougeâtre et desséchée. On remarquait la même altération sur la pommette gauche, où un peu de caustique avait séjourné pendant la vie. La langue était corrodée près de sa pointe : du reste elle ne présentait rien de bien remarquable ; ses papilles étaient d'un gris bleuâtre, et les granulations glanduleuses qui existent à sa base, en avant de l'épiglotte, étaient très développées. Depuis l'isthme du gosier jusqu'au cardia, la membrane muqueuse était recouverte d'une escarre, ou plutôt d'une couche superficielle, blanchâtre et bleuâtre, que les frottements du scalpel détachaient avec assez de facilité, et au-dessous de laquelle la membrane était d'un rouge uniforme et intense : cette altération ne dépassait pas le cardia ; le reste du tube digestif n'en présentait aucune trace. L'estomac, très distendu par des gaz, ne contenait que peu de liquide, qui paraissait un mélange de mucosités et de lait chargé de magnésie ; leur couleur indiquait assez qu'ils ne contenaient pas d'indigo ; la portion de la membrane qui avoisine la petite courbure était noire et comme charbonnée, surtout à la partie la plus saillante de ses rides ; dans un point même elle paraissait avoir été détruite, et l'estomac, aminci, semblait réduit à ses deux membranes externes : du reste, cet organe ne présentait ni rougeur ni ramollissement dans le reste de son étendue. Les intestins étaient dans l'état naturel : on voyait de l'indigo dans les gros intestins, et particulièrement dans le colon ; les

(1) Tartra, *Essai sur l'empoisonnement par l'acide nitrique,* p. 231, 1802.

matières que ce dernier contenait étaient colorées par cette substance ; elle paraissait même avoir transsudé, car dans plusieurs endroits, et surtout dans la fosse iliaque gauche, le péritoine et le tissu cellulaire ambiant en étaient vivement colorés. Le rectum ne présentait plus cette couleur, mais il contenait quelques matières d'un gris légèrement rougeâtre, semblables à celles que l'enfant avait rendues dans ses derniers moments. La vessie était vide d'urine et resserrée ; on n'y voyait que quelques mucosités épaisses et non colorées. Les autres organes abdominaux paraissaient dans l'état sain. La membrane interne des voies aériennes présentait une rougeur intense, et avait été évidemment enflammée. Le cœur et les poumons étaient dans l'état naturel. Les sinus de la dure-mère et les vaisseaux qui rampent à la surface du cerveau, étaient gorgés de sang ; du reste, point d'opacité à l'arachnoïde, point d'infiltration à la pie-mère. La substance cérébrale n'était ni ramollie ni injectée ; peut-être était-elle cependant un peu tuméfiée, car le cerveau nous parut avoir plus de tendance que de coutume à s'échapper par les incisions faites à ses membranes : ses ventricules contenaient à peine de la sérosité. Le cerveau était sain. (*Nouvelle Bibliothèque médicale*, mai 1825.)

OBSERVATION 6ᵉ. — Une blanchisseuse, âgée de dix-huit ans, prit, le 23 avril à onze heures du matin, à peu près un verre à eau-de-vie de *bleu en liqueur*. Aussitôt après l'avoir avalé, elle sentit une douleur excessivement aiguë dans l'arrière-gorge et dans l'estomac ; elle se traîna par terre, et poussa des cris qui attirèrent les voisins ; on la trouva vomissant des matières bleues qui faisaient effervescence sur le carreau. On lui fit boire de l'huile et une notable quantité de lait ; aussitôt que le lait fut avalé, il fut rejeté caillebotté et coloré en bleu ; les dernières gorgées furent rendues avec leur couleur naturelle.

La malade, apportée à l'hôpital à deux heures après midi, était dans l'état suivant : intelligence nette, réponses justes et précises, face pâle, traits altérés, yeux cernés, excavés, lèvres un peu violettes ; la supérieure présentait près de chacune des commissures une escarre jaune de 3 lignes d'étendue ; langue colorée en bleu et d'une chaleur naturelle, pas d'escarre ni de rougeur dans la cavité buccale ni à l'arrière-gorge, douleur vive au cou avec sentiment de constriction, épigastre douloureux ; la douleur est moins vive au cou, elle s'exaspère par la pression.

Ventre souple et indolore, pas de selles, expiration gênée, anxiété vive, refroidissement notable des extrémités supérieures ; pouls petit, dépressible, extrêmement fréquent. On administre 16 grammes de magnésie calcinée suspendue dans un litre d'eau environ. A peine quelques gorgées sont-elles avalées, qu'elles sont aussitôt rendues avec une couleur chocolat au lait et mêlées de quelques flocons bleuâtres. A cinq heures, la malade était assez calme, la douleur de gorge était très intense ; il n'y avait pas eu de vomissements depuis l'administration de la magnésie. Les extrémités supérieures étaient froides, le pouls imperceptible. L'*urine* était légèrement colorée en *bleu*. (Dix sangsues au cou, et trente à l'épi-gastre à dix heures du soir.) Les vomissements couleur cholocat ont re-commencé depuis deux heures, et ont duré une partie de la nuit. La malade succombe.

Ouverture du cadavre vingt-sept heures après la mort. — La roideur cadavérique est assez prononcée. — *Tête.* Vaisseaux sous-arachnoïdiens médiocrement injectés; arachnoïde parfaitement transparente, libre de toute adhérence avec la dure-mère ou la pie-mère. Il y a deux cuillerées à café de sérosité limpide dans les fosses occipitales. La substance corticale est d'un gris rosé; la substance médullaire blanche, légèrement poin-tillée de rouge; une petite cuillerée à café de sérosité dans chacun des ventricules. — *Bouche.* Les deux escarres sus-mentionnées à la lèvre supérieure; langue légèrement bleuâtre; nulle trace de cautérisation dans la cavité buccale. — *Cou.* Au pharynx et à l'œsophage la mem-brane muqueuse est rose claire; l'*epithelium* s'enlève en pellicules blan-châtres, friables, minces, transparentes, d'un centimètre d'étendue. — *Poitrine.* Le cœur, d'un médiocre volume, renferme près de 96 grammes de caillots de sang; l'aorte est remplie par 64 grammes de caillots bruns à demi liquides; la membrane interne de ce vaisseau est vivement co-lorée en rouge. Les bronches sont saines, les poumons crépitants, et presque pas gorgés de sang à leur partie postérieure.

Abdomen. — Estomac distendu, renfermant 64 grammes d'un li-quide brun; la membrane muqueuse est charbonnée, couleur de suie dans toute son étendue, excepté à partir de 3 centimètres près du pylore où elle est rose. L'espace qui est coloré en noir présente quelques mar-brures roses en certains points; cette membrane fournit des lambeaux de 1 centimètre d'étendue, et ne présente pas d'ulcération. La portion pylorique donne des lambeaux de 3 centimètres. Le *duodénum* est rose panaché; les premières valvules du côté du pylore sont ulcérées et cau-térisées en noir. On voit des cryptes isolés de la grosseur d'une tête d'é-pingle dans les deux premiers tiers de l'intestin grêle; la membrane mu-queuse est tapissée par un mucus jaunâtre; elle est transparente, d'un gris pâle; elle fournit des lambeaux de 2 centimètres; depuis le dernier tiers, la tunique muqueuse est enduite d'un mucus couleur de suie; il y a quelques plaques rouges près de la valvule; les lambeaux ne sont plus que de 3 à 4 lignes; les cryptes isolés sont de plus en plus rapprochés, à mesure qu'on avance près de la fin de l'intestin grêle, où ils ne sont plus séparés que par des intervalles de 1 centimètre. Les plaques elliptiques sont à l'état normal. On trouve dans le *gros intestin* des plaques bleues; elles sont plus nombreuses vers le cœcum et l'S du colon; la membrane muqueuse est de bonne consistance, le rectum est sain. L'aponévrose iliaque est colorée en bleu.

Les reins, la rate, le foie, présentent leur couleur et leur consistance normales; la bile est d'un brun verdâtre; il n'y a pas d'urine dans la vessie. Les artères fémorales sont, pour ainsi dire, remplies d'un sang noir de la consistance de gelée de groseilles. Il existe dans l'artère fémo-

rale gauche un caillot qui obstrue entièrement le canal de cette artère.
(*Annales d'hygiène* , *Bouchardat et Couriard.*)

OBSERVATION 7°. — Le 17 octobre 1827 vers minuit, Campbell se
sentit tout-à-coup inondé par de l'acide sulfurique que l'on jetait sur lui,
et qui occasionna une douleur brûlante. Deux heures après, il fut confié
aux soins du docteur Hunter. Voici quel était son état : la peau du côté
gauche de la face était enlevée en partie, et présentait d'abord une couleur blanche due à une désorganisation ; les paupières des deux yeux
étaient très enflammées et très gonflées; l'œil gauche paraissait fortement attaqué; le droit était sain. Les téguments de l'intérieur des lèvres
étaient aussi tuméfiés et de couleur blanche ; enfin sur le dos de la main
gauche et jusque dans l'intervalle des doigts, on voyait des excoriations
blanchâtres et de forme allongée. Dans l'espace de seize heures, toutes
les taches blanches devinrent brunes. La douleur que le malade ressentait à la figure et aux yeux, qui d'abord était des plus violentes, se calma
peu à peu sous l'influence d'applications appropriées, qui furent faites.
Cependant comme au moment de la visite, environ douze heures après,
la douleur de l'œil gauche s'étendait à toute la tête, et faisait craindre une
violente ophthalmie, on pratiqua une saignée du bras qui fut répétée le
lendemain, et qui produisit un soulagement très marqué. Toutefois l'inflammation et la désorganisation de l'œil continuèrent à marcher, et se
terminèrent au bout de peu de temps par la rupture de la cornée et la
sortie de l'humeur aqueuse et du cristallin. Vers la fin du cinquième jour,
c'est-à-dire le 22 octobre, le malade paraissait aller très bien, lorsqu'il
fut pris tout-à-coup d'un frisson violent. Le lendemain matin, il se plaignit d'une douleur très vive au pli du bras droit, dans le point où l'on
avait pratiqué la saignée. L'inflammation s'étendit rapidement autour de
la petite plaie; le gonflement s'empara de tout le bras, et augmenta
progressivement pendant les trois jours suivants. Une fièvre très forte,
puis une difficulté de respirer, avec quelques autres symptômes d'inflammation des organes pulmonaires, vinrent encore aggraver l'état du
malade, qui déclina graduellement, et mourut enfin le 30 octobre au
matin.

Ouverture du cadavre faite le lendemain. — Le bras droit ayant été
examiné et disséqué avec soin, nous avons trouvé que la veine ouverte
par l'opération de la saignée était violemment enflammée dans le point
où elle avait été divisée par la lancette ; que de ce point l'inflammation
s'étendait en haut jusqu'aux grosses veines du bras et de l'épaule, et en
bas jusqu'aux petites veines de l'avant-bras; que ces vaisseaux étaient
presque entièrement remplis de matière purulente qui les oblitérait en
grande partie, et qu'enfin les grosses veines de la partie supérieure de
la poitrine étaient dans l'état normal.

Il y avait une petite quantité de sérosité dans la cavité du péricarde;
mais le cœur était parfaitement sain. Les plèvres costale et pulmonaire
étaient enflammées, et recouvertes en arrière d'une production pseudo-
membraneuse. Les deux cavités du thorax contenaient un liquide séro-puru-

lent. Les deux poumons, surtout dans les lobes supérieur et inférieur, étaient fortement enflammés; ils présentaient une hépatisation rouge et une grande quantité de tubercules disséminés en masses irrégulières, dont quelques uns avaient le volume d'un œuf de pigeon, et dont la totalité pouvait égaler à peu près le tiers du volume total des poumons.

Toute la partie antérieure de l'œil gauche était détruite; l'humeur aqueuse et le cristallin s'étaient échappés; enfin l'organe entier était complétement désorganisé, et le désordre qu'il avait subi était absolument incurable.

Dans le crâne, on trouva de la sérosité en grande quantité tant à la surface du cerveau que dans les cavités de cet organe, qui d'ailleurs ne paraissait offrir aucune altération.

D'où il résulte que Campbell a succombé à une inflammation des veines du bras et des poumons; cette dernière résultant, autant qu'on peut en juger, de la blessure de la veine par l'opération de la saignée. (Procès-verbal rédigé par MM. *Hunter* et *Nesbitt.*).

MM. Christison et Turner firent l'analyse d'un morceau du chapeau et d'une portion du col noir de Campbell, etc., qui avaient été fortement attaqués par l'acide; ils y constatèrent la présence de l'acide sulfurique libre, tandis qu'ils ne trouvèrent pas cet acide dans les portions des mêmes vêtements qui n'avaient pas été altérés. *Euphemia Lawson*, reconnue coupable, fut condamnée à mort; mais la peine fut commuée en un bannissement perpétuel. (Extrait du Mémoire du docteur *Christison.*)

Symptômes et lésions de tissu produits par l'acide sulfurique.

Quoique ces symptômes présentent des différences notables suivant le degré de concentration de l'acide, la dose à laquelle il a été pris, etc., il est permis d'établir qu'ils offrent en général beaucoup de gravité et que nul autre acide caustique n'occasione aussi souvent la mort (voy. pag. 83). S'il est vrai que cet acide, lorsqu'il est concentré, détermine souvent au pourtour de la bouche, des lèvres et même des mains, des taches grisâtres et quelquefois noires, d'autres acides concentrés tels que les acides azotique, chlorhydrique, acétique, phosphorique, peuvent également les produire, parce que cet effet résulte de la désorganisation du tissu, de la formation de l'eau aux dépens de l'oxygène et de l'hydrogène de ce tissu, et que dès lors on ne concevrait pas pourquoi tout autre acide concentré et avide d'eau que l'acide sulfurique ne se comporterait pas de même. Cela explique aussi pourquoi l'on observe plus rarement ces taches à la face interne des joues, sur la langue, dans le pharynx et dans l'œsophage, parties humectées par la salive et par le mucus, qui peuvent affaiblir l'acide concentré au point de le rendre incapable de déterminer ces taches.

Quant aux *lésions* de tissu, elles sont également fort graves. Pour peu que l'acide avalé fût concentré, on trouve indépendamment d'une vive rougeur inflammatoire de certaines parties du canal digestif, des ulcérations, des perforations, des épanchements dans la cavité du péritoine et la coloration noire des tissus qui ont été réduits en une sorte de bouillie (voy. pag. 85.)

Conclusions. — Il agit comme les acides les plus caustiques (voy, page 86.)

Traitement de l'empoisonnement.

Voyez Acides en général, page 87.

Recherches médico-légales.

L'acide sulfurique *pur* et *concentré* est sous forme d'un liquide incolore et inodore, d'une consistance oléagineuse; il est doué d'une saveur acide très forte; son poids spécifique est plus grand que celui de l'eau; le plus concentré pèse environ 1,85. Il suffit d'une seule goutte pour colorer en rouge une grande quantité d'*infusum* de tournesol. Lorsqu'on fait bouillir dans une petite fiole de l'acide sulfurique et du charbon finement pulvérisé, on ne tarde pas à remarquer qu'il se dégage une odeur piquante, analogue à celle du soufre qui brûle, et qui caractérise le gaz acide sulfureux; il se forme en même temps du gaz acide carbonique. Le mercure, le cuivre, etc., que l'on fait bouillir avec cet acide lui enlèvent une portion de son oxygène, en dégagent du gaz acide sulfureux, s'oxydent et s'unissent à la portion d'acide non décomposé pour donner naissance à des sulfates de mercure, de cuivre, etc. Lorsqu'on mêle parties égales d'acide sulfurique concentré et d'eau, la température s'élève subitement à 84° c. La paille, le bois et toutes les substances végétales, mis à froid dans l'acide sulfurique, sont désorganisés, ramollis, noircis, et il s'en sépare une certaine quantité de charbon. Versé dans de l'eau de baryte, l'acide sulfurique y occasionne sur-le-champ un précipité blanc très abondant de *sulfate de baryte*, insoluble dans l'acide azotique, le même phénomène a lieu si, au lieu de baryte, on prend une solution de chlorure ou d'azotate de baryum : ce sulfate est composé de 501,16 d'acide et de 956,88 d'oxyde de baryum ($Ba\,O + S\,O^3$). Lavé, desséché et calciné au rouge dans un creuset avec du charbon, ce précipité se trouve décomposé au bout d'une heure, et il fournit du sulfure de baryum facile à reconnaître à l'odeur d'œufs pourris ou de gaz acide sulfhydrique qu'il exhale lorsqu'on le met dans l'eau aiguisée d'une petite quantité d'acide chlorhydrique, et à la précipitation d'une partie du soufre qui se dépose en rendant le liquide laiteux et d'une couleur blanche-jaunâtre; il y a en même temps formation de chlorure de baryum.

Acide concentré du commerce. — Il partage les propriétés qui viennent d'être décrites, si ce n'est qu'il peut être coloré en jaune, en brun ou en noir. Ce changement de couleur est dû à ce que l'acide a charbonné les matières organiques contenues dans l'air ou ailleurs; il offre aussi souvent l'odeur d'acide sulfureux, dont il n'a pas été entièrement privé.

Acide sulfurique pur étendu d'eau. — Il agira comme le précédent sur le tournesol (avec moins d'énergie), sur les sels de baryte, sur le cuivre et sur le charbon; seulement il faudra le concentrer par une ébullition prolongée, et évaporer même jusqu'à siccité s'il est excessivement étendu, pour qu'il fournisse de l'acide sulfureux avec le charbon et avec le cuivre; mais il n'aura plus la consistance oléagineuse, il ne s'échauffera pas avec l'eau et ne noircira pas les matières organiques. On décèlera les plus petites traces d'acide sulfureux dégagé en plaçant au-dessus de la fiole qui renferme le cuivre et l'acide une languette de papier trempé dans un *solutum* d'amidon et d'acide iodique; ce papier deviendra d'un bleu violacé dès qu'il se dégagera de l'acide sulfureux. A l'aide de ces caractères on peut distinguer l'acide sulfurique étendu de tous les corps connus, *excepté des sulfates acides;* mais on s'assurera que ce n'est pas un sulfate acide en *concentrant la liqueur* et en versant du carbonate de soude qui précipite tous ces sulfates sauf ceux de potasse, d'ammoniaque et de soude; ceux-ci seront précipités, savoir, les deux premiers en jaune serin par le chlorure de platine, et le dernier en blanc par l'acide phtorhydrique silicé : or l'acide sulfurique étendu ne précipite par aucun de ces réactifs.

Ce procédé est plus sûr et beaucoup plus simple que celui qui a été donné par M. Devergie, A quoi bon, par exemple, employer l'acide sulfhydrique après avoir conseillé l'usage de la potasse, quand on sait que celle-ci précipite tous les sels que précipite l'acide sulfhydrique? Pourquoi se servir de potasse, qui redissout certains oxides métalliques précipités, au lieu de carbonate de soude qui n'en dissout aucun? Quelle nécessité y a-t-il de recourir à la distillation? Je me garderai bien d'admettre avec ce médecin qu'il faille donner la préférence à l'azotate de baryte sur le cuivre pour démontrer l'existence de *très petites quantités* d'acide sulfurique. Sans doute cet azotate est un réactif excessivement sensible; mais il n'est pas ici à beaucoup près aussi *probant* que le cuivre, lorsque la proportion de sulfate de baryte pro duit est trop faible pour fournir avec du charbon à une température élevée du sulfure de baryum reconnaissable aux caractères indiqués à la page 106. Que l'on verse *une goutte* d'acide sulfurique concentré dans 32 grammes d'eau ; que l'on traite la moitié de la liqueur par l'azotate de baryte et que l'on cherche à retirer le soufre du sulfate de baryte, on n'y parviendra pas ou l'on n'y parviendra qu'avec la plus grande peine ; au contraire, que l'on fasse bouillir dans une fiole à médecine avec du cuivre métallique l'autre moitié de la liqueur acide : quand la matière sera presque sèche, il se dégagera de l'acide sulfureux *reconnaissable à son odeur* et à son action sur une languette de papier trempé dans une dissolution d'*amidon et d'acide iodique.* Il n'y a rien à répondre à ce fait.

Acide sulfurique mêlé au vinaigre. — Sur 120 échantillons de vinaigre acheté chez divers épiciers de Paris, M. Chevallier en a trouvé 17 qui contenaient de l'acide sulfurique. Pour reconnaître la présence de cet acide dans le vinaigre, on évapore celui-ci jusqu'au sixième de son volume pour volatiliser l'acide acétique ; on laisse refroidir la liqueur, on la filtre pour séparer les sels déposés pendant l'évaporation et on l'agite pendant une demi-minute avec trois ou quatre parties d'éther sulfurique pur (1) qui dissout l'acide sulfurique sans agir sur les sulfates neutres ni sur les *sulfates acides* qui pourraient exister dans le liquide concentré par l'évaporation ; on filtre, et l'on expose pendant une heure ou deux le *solutum* à l'air libre dans une capsule de porcelaine ; l'éther se vaporise, et l'acide sulfurique peut être reconnu, comme il a été dit à la page 106, à l'aide d'un sel de baryte et du cuivre. Il ne faudrait pas traiter *directement* le vinaigre sophistiqué par un sel de baryum, car alors ce réactif précipiterait les sulfates solubles contenus dans le vinaigre, et l'expert pourrait être tenté de croire à tort que le vinaigre renferme de l'acide sulfurique libre.

Acide sulfurique mêlé à divers liquides alimentaires (lait, thé, café, eau sucrée, etc.), *à la bile, au sang, à la matière des vomissements et aux liquides contenus dans le canal digestif.* — La gélatine, le thé, le café et l'eau sucrée ne sont point troublés par cet acide ; l'albumine, le lait et la bile sont au contraire précipités ; cette dernière est précipitée en jaune, puis et par l'addition d'une plus grande quantité d'acide en jaune orangé, et il se dépose au bout de quelques minutes des flocons d'un vert foncé, phénomène dont je tirerai parti pour expliquer certaines colorations jaunes ou verdâtres que l'on voit souvent dans le commencement de l'intestin grêle, quand il y a eu ingestion d'acide sulfurique. Le sang est coagulé et noirci par

---

(1) Depuis long-temps M. Chevallier avait conseillé de traiter cette liqueur par l'alcool.

l'acide sulfurique concentré, à moins que, celui-ci n'ait été employé en grand excès, car alors le *coagulum* est dissous, et la liqueur acquiert une couleur noire.

EXPÉRIENCE Iʳᵉ. — J'ai empoisonné un chien avec 3 grammes d'acide sulfurique concentré dissous dans 260 grammes d'eau; l'œsophage et la verge ont été liés. L'animal est mort au bout de sept heures et demie. L'estomac contenait beaucoup d'aliments et environ 200 grammes d'un liquide noirâtre très acide. J'ai chauffé le mélange alimentaire jusqu'à l'ébullition, après y avoir ajouté 150 grammes d'eau distillée avec laquelle j'avais lavé l'estomac à plusieurs reprises; il s'est formé un *coagulum*; j'ai filtré; la liqueur limpide et jaunâtre a été évaporée jusqu'au 6ᵉ de son volume, et après l'avoir laissée refroidir, je l'ai filtrée de nouveau, puis je l'ai traitée par l'éther sulfurique, comme il vient d'être dit à l'occasion du vinaigre; le liquide éthéré, privé de l'éther par l'évaporation spontanée, rougissait le papier de tournesol, et se comportait avec un sel soluble de baryte et avec du cuivre comme l'acide sulfurique; la partie non dissoute par l'éther retenait encore une portion de cet acide.

L'estomac, lavé à plusieurs reprises avec de l'eau distillée jusqu'à ce que ce liquide ne rougît plus le papier de tournesol, a été desséché, décomposé et carbonisé dans une cornue; le liquide condensé dans le récipient, traité par l'eau régale bouillante, renfermait du *sulfate d'ammoniaque*, et le chlorure de baryum fournissait avec lui un précipité blanc de *sulfate de baryte* insoluble dans l'eau et dans l'acide azotique, et décomposable par le charbon en sulfure de baryum.

Foie et rate. — Ces deux viscères, séparés du corps immédiatement après la mort, ont été coupés par petits morceaux, et mis en contact avec de l'eau distillée bouillante; après une heure d'action, j'ai vu que la *liqueur n'était pas acide;* je l'ai fait évaporer jusqu'à ce qu'elle fût réduite au 6ᵉ de son volume, et, en la traitant par l'éther sulfurique, il m'a été impossible de déceler la présence de l'acide sulfurique libre.

Urine. — J'ai précipité 6 grammes de ce liquide filtré par du chlorure de baryum; le dépôt traité par un excès d'acide azotique concentré et pur s'est en partie dissous; la portion insoluble, parfaitement lavée et desséchée à 100 c. sur un filtre, pesait *seize* centigrammes.

Cette expérience répétée sur trois portions de la même urine m'a fourni les mêmes résultats.

EXPÉRIENCE IIᵉ. — J'ai empoisonné un chien avec 6 grammes d'acide sulfurique concentré dissous dans 200 grammes d'un mélange de lait, de bouillon et de café. L'œsophage et la verge ont été liés. L'animal est mort deux heures quarante minutes après. L'estomac était perforé, et il y avait dans l'abdomen une grande quantité d'un liquide noirâtre épanché; j'ai ramassé autant que je l'ai pu les matières encore contenues dans ce viscère, ainsi que celles qui avaient été épanchées dans l'abdomen; j'ai lavé l'estomac avec de l'eau distillée, et après avoir réuni ces diverses liqueurs, je les ai fait bouillir pendant quelques minutes dans une capsule de porcelaine pour coaguler une partie de la matière animale; j'ai filtré; le liquide était transparent, jaunâtre et fortement acide. Évaporé jusqu'au 6ᵉ de son volume et filtré, il a été agité avec de l'éther sulfurique; ce liquide a à peine dissous de l'acide sulfurique, et a laissé déposer une forte proportion de matière grasse, solide, d'un blanc jaunâtre, dans laquelle la majeure partie de l'acide était retenue; l'éther ne s'élevait que difficilement au-dessus de la masse graisseuse molle, en sorte que l'on n'obtenait pas une couche supérieure éthérée. Alors j'ai filtré le mélange à la fois éthéré et graisseux, et j'ai versé de l'eau distillée froide sur la graisse figée qui était restée sur le filtre; après plusieurs heures de contact, j'ai réuni les deux liqueurs filtrées, et je les ai *agitées lentement* dans un tube de verre avec de l'éther, de manière à mettre plusieurs fois en contact l'éther et la matière huileuse; j'ai obtenu deux couches; la supérieure éthérée fournissait de l'acide sulfurique, facile à reconnaître, après avoir fait évaporer l'éther.

Il importe de remarquer qu'en agitant *fortement* et *brusquement*, l'éther s'unissait de nouveau avec la matière grasse, et l'on n'obtenait plus les deux couches.

Dans une autre expérience, j'ai vu que le liquide éthéré, alors même qu'il avait été agité avec précaution, ne contenait pas de l'acide sulfurique ou qu'il en renfermait à peine; alors j'ai chauffé légèrement la couche graisseuse pour la liquéfier, et je l'ai étendue d'eau distillée. Le liquide rougissait le tournesol, précipitait abondamment par les sels de baryte solubles, et fournissait du gaz acide sulfureux, lorsque je le faisais bouillir pendant un temps suffisant avec du cuivre; il ne précipitait ni par le carbonate de soude, ni par l'acide phtorhydrique silicé, ni par le chlorure de platine; ces caractères prouvaient jusqu'à l'évidence qu'il s'agissait de l'acide sulfurique et non d'un sulfate acide. Il pourrait arriver que le chlorure de platine donnât un précipité jaune serin, formé surtout par de la matière organique; on s'assurerait facilement que ce précipité ne contient pas de potasse, et que par conséquent il n'y avait pas de sulfate acide de potasse dans la liqueur suspecte, parce qu'il ne serait *ni grenu ni adhérent* au verre dans lequel il serait agité. Rien n'est aisé comme de distinguer ce précipité de matière organique de celui que fourniraient les composés de potasse avec le chlorure de platine.

Foie et rate. — J'ai traité ces viscères par l'eau et par l'éther, comme il a été dit à l'expérience Iʳᵉ; et il m'a été impossible de constater la présence de l'acide sulfurique libre.

Urine. — 6 grammes de ce liquide m'ont fourni par le chlorure de baryum 15 centigrammes de *sulfate de baryte*.

EXPÉRIENCE IIIᵉ. — J'ai fait avaler à *quatre* chiens à jeun depuis 200 jusqu'à 400 grammes d'un mélange alimentaire composé de lait, de bouillon et de café, et je leur ai lié l'œsophage et la verge. Six heures après, j'ai tué ces animaux, et je les ai ouverts. Les liquides contenus dans l'estomac de chacun de ces animaux, en quantité variable, ont été chauffés jusqu'à l'ébullition dans des capsules de porcelaine et filtrés; les liqueurs limpides et jaunâtres évaporées jusqu'au 6° de leur volume ont été filtrées de nouveau, refroidies et traitées par l'éther sulfurique; la couche éthérée, évaporée à froid dans une petite capsule de porcelaine, n'a laissé ni de l'*acide sulfurique libre* ni aucun *sulfate acide;* en effet, le résidu ne rougissait pas le tournesol, et ne précipitait point par le chlorure de baryum.

. Les quatre estomacs, ayant été parfaitement lavés avec de l'eau distillée, ont été introduits séparément dans des appareils distillatoires, et décomposés à une assez forte chaleur pour les réduire en charbon; les liquides recueillis dans les ballons, traités par l'eau régale bouillante, renfermaient tous une petite proportion de *sulfate d'ammoniaque.*

Foie et rate. — Ces viscères se sont comportés comme ceux de l'expérience 1re. (Voy. pag. 109.)

Urine. — 6 grammes de ce liquide ont fourni par le chlorure de baryum deux fois *cinq* centigrammes de *sulfate de baryte,* une fois *six* centigrammes et une autre fois *six* centigrammes *deux* milligrammes.

EXPÉRIENCE IVᵉ. — Désirant savoir si la présence du sulfate d'ammoniaque dans les liquides distillés dépendait d'une certaine quantité de soufre qui existerait dans l'estomac à l'état normal, et qui par la distillation à feu nu se transformerait en sulfhydrate d'ammoniaque, ou bien des sulfates naturellement contenus dans l'estomac, j'ai tenté l'expérience suivante. J'ai décomposé à feu nu dans une cornue un estomac et un canal intestinal d'un chien, après les avoir parfaitement lavés avec de l'eau distillée; j'ai versé de l'azotate d'argent dans le liquide huileux et empyreumatique recueilli dans le récipient, et j'ai obtenu un précipité assez abondant d'un gris foncé, dans lequel il devait y avoir, si l'on admettait l'existence du soufre dans l'estomac, du carbonate, du cyanure et du sulfure d'argent. Ce précipité, bien lavé, a été traité par l'acide azotique pur et froid qui a dissous du carbonate d'argent; le dépôt est devenu *noir;* je l'ai convenablement lavé et mis en contact avec de l'acide azotique bouillant pour transformer, s'il y avait lieu, le cyanure d'argent en acide cyanhydrique *volatil* et en azotate d'argent, et le *sulfure d'argent* en acide sulfurique et en azotate d'argent; la liqueur, étendue avec de l'eau distillée, a été filtrée et précipitée par un excès d'acide chlorhydrique pur. Le liquide filtré de nouveau donnait par le *chlorure de baryum* un précipité de sulfate de baryte. Ces résultats, qui ont été confirmés par deux nouvelles expériences faites avec l'estomac et les intestins de deux hommes adultes, s'expliquent à merveille en admettant que les liquides distillés et recueillis dans le récipient renfermaient du sulfhydrate d'ammoniaque.

EXPÉRIENCE 5ᵉ. — J'ai voulu savoir si le chlore gazeux pourrait être employé avec succès pour déceler la présence de l'acide sulfurique combiné avec nos tissus. Pour cela, j'ai coupé en petits fragments l'estomac d'un adulte à *l'état normal* et je l'ai introduit dans un flacon avec 600 grammes d'eau distillée. Du chlore gazeux, parfaitement lavé, ayant traversé le liquide jusqu'à ce que les tissus fussent parfaitement désorganisés et transformés en flocons d'un blanc jaunâtre et comme caillebottés, j'ai filtré la liqueur et je l'ai chauffée dans une capsule de porcelaine à la température de l'ébullition. De nouveaux flocons se sont formés, et j'ai été obligé de filtrer encore la liqueur; j'ai évaporé et réduit au sixième de son volume le liquide filtré, et dès qu'il a été refroidi, je l'ai agité pendant deux minutes avec de l'éther sulfurique pur ne se troublant pas par le chlorure de baryum; j'ai filtré la liqueur éthérée, et j'ai vu qu'elle fournissait avec le *chlorure de baryum* un précipité blanc de *sulfate de baryte* : donc elle renfermait de l'acide sulfurique libre, car le précipité n'était pas dû aux sulfates qui existent dans l'estomac, attendu que dans les conditions où j'étais placé l'éther *n'aurait point dissous* le plus léger atome de ces sulfates.

Cette expérience répétée deux fois m'a fourni les mêmes résultats.

En agissant de même avec de l'albumine des œufs, qui contient une quantité notable de soufre, j'ai également obtenu de l'acide sulfurique, mais dans une proportion plus forte que lorsque j'expérimentais avec un poids égal des tissus de l'estomac.

Expérience 6e. — J'ai introduit dans l'estomac d'un chien qui n'avait ni mangé ni bu depuis vingt-quatre heures 2 grammes d'acide sulfurique concentré, et j'ai lié l'œsophage et la verge. L'animal est mort au bout de dix-sept heures et a été ouvert aussitôt. Le *foie* et la *rate*, séparés immédiatement, ont été coupés en petits morceaux et traités par l'eau distillée bouillante pendant une heure; le liquide a été évaporé jusqu'au sixième de son volume et filtré; je l'ai alors agité avec de l'éther sulfurique. (Voy. pag. 108.) L'éther a été évaporé et a laissé un résidu qui, après avoir été dissous dans l'eau distillée, a donné avec le chlorure de baryum un très léger précipité insoluble dans l'acide azotique. La vessie contenait 120 grammes d'urine; 6 grammes de ce liquide traités par le chlorure de baryum et par l'acide azotique ont fourni *vingt-trois centigrammes* de sulfate de baryte.

Il résulte de ce qui précède 1° que l'on décèle facilement la présence de l'acide sulfurique libre en traitant par l'éther sulfurique les matières suspectes vomies ou trouvées dans le canal digestif, après les avoir coagulées par la chaleur et avoir réduit au sixième de leur volume les liquides filtrés; 2° qu'il est aisé de s'assurer que cet acide ne provient pas d'un sulfate acide, parce que l'éther ne dissout aucun de ces sulfates dissous dans l'eau lorsqu'on l'agite avec eux pendant une ou deux minutes, tandis qu'il suffit de ce temps pour dissoudre l'acide sulfurique libre, et qu'alors même que l'on aurait dissous une petite proportion d'un de ces sulfates, on reconnaîtrait celui-ci aux caractères indiqués en parlant de l'acide sulfurique pur étendu d'eau (v. p. 107); 3° *qu'il n'arrive presque jamais* dans un cas d'empoisonnement par l'acide sulfurique, si cet acide n'a pas été entièrement neutralisé par la magnésie ou par tout autre alcali, *qu'on n'en trouve pas assez à l'état de liberté* pour le reconnaître à l'aide de l'éther, soit dans les liquides vomis ou dans ceux que l'on a retirés du canal digestif, soit dans les eaux de lavage des matières solides suspectes ou des tissus du canal digestif. Quiconque a essayé de laver l'estomac d'un individu empoisonné par l'acide sulfurique aura pu s'assurer que les eaux de lavage sont long-temps acides et renferment une certaine proportion de cet acide, alors même qu'elles proviennent d'un troisième et d'un quatrième lavage ; 4° qu'une petite partie de l'acide sulfurique ingéré se combine avec les tissus du canal digestif, sans qu'on puisse le dissoudre dans de l'eau distillée même bouillante ; mais on ne peut pas en démontrer l'existence *en se bornant* à décomposer ces tissus par le feu, comme on l'avait cru jusqu'à présent, ou bien en les détruisant par un courant de chlore gazeux, parce que l'estomac et les intestins à l'*état normal* soumis à l'influence d'une chaleur capable de les réduire en charbon ou à celle du chlore, fournissent également une certaine quantité d'acide sulfurique à raison du soufre qu'ils renferment ; 5° qu'il faut pour parvenir à démontrer la présence de l'acide *combiné* faire des expériences *comparatives* avec des poids égaux d'estomacs à l'état normal et d'autres appartenant à des individus empoisonnés ; en effet on obtient alors évidemment plus d'acide sulfurique des derniers que des premiers ; mais qu'il serait dangereux, en médecine légale, d'accorder à ces sortes d'expériences comparatives plus de valeur qu'elles n'en ont en réalité, parce qu'il pourrait se faire que dans un cas d'empoisonnement la proportion d'acide sulfurique combiné avec les tissus fût tellement faible qu'elle différât à peine de celles que l'on obtiendrait avec les tissus non empoisonnés. L'expert ne serait donc autorisé à émettre *un doute* à cet égard que dans les cas où la quantité d'acide sulfurique extraite des tissus suspects serait beaucoup plus forte que celle qu'il aurait retirée des mêmes tissus à l'*état normal* en expérimentant comparativement et de la même manière trois ou quatre fois sur la même proportion de tissus appartenant à des individus différents ; 6° qu'il est difficile, pour ne pas dire impossible, de constater la présence de l'acide sulfurique *libre* dans le *foie* et la *rate* des animaux empoisonnés par cet acide, même lorsqu'il a été donné très étendu, probablement parce qu'il sature promptement les alcalis qu'il trouve dans le sang et dans ces organes, et qu'il donne naissance à des sulfates solubles qui séjournent à peine dans ces viscères ; 7° qu'on ne saurait néanmoins contester qu'il soit absorbé, puisqu'il existe dans l'urine des chiens empoisonnés en proportion beaucoup plus forte que dans celle de ces animaux à l'état normal ; 8° qu'il peut être dès lors *utile* dans un cas présumé d'empoisonnement par l'acide sulfurique, si les recherches tentées sur le canal digestif ont été infructueuses pour le découvrir, d'examiner quelle est la proportion de sulfate de baryte fournie par l'urine comparativement à celle que donneraient les urines de plusieurs individus à l'état normal, parce que la différence pourrait être telle que l'expert pourrait élever, d'après ce fait, *quelques* soupçons d'empoisonnement, tout en étant excessivement réservé dans ses conclusions.

Procédé. — On placera dans une capsule de porcelaine les liquides vomis, ainsi que les matières extraites du canal digestif, et on les fera bouillir pendant quelques instants avec de l'eau distillée ; on filtrera et l'on agira sur le liquide filtré comme il a été dit aux expériences 1re et 2e (p. 109). Si l'on n'a pas obtenu de l'acide sulfurique, on coupera le canal digestif par petits morceaux, et on le malaxera pendant une heure dans une capsule de porcelaine avec un litre d'eau distillée froide ; le *solutum* filtré sera traité de la même manière que les matières dont je viens de parler. Si, après cette opération, on n'a pas encore obtenu de l'acide sulfurique *libre*, on desséchera les lambeaux du canal digestif, et on les décomposera à feu nu dans une cornue jusqu'à ce que la matière soit carbonisée ; on traitera le liquide condensé dans le récipient par l'eau régale bouillante, afin de savoir *combien* il fournira de *sulfate de baryte* lorsqu'on le décomposera par le chlorure de barium. Quelle que soit la proportion de ce sulfate, on cherchera, par des expériences comparatives, combien on obtient de ce sulfate d'un poids égal de tissus du canal digestif de quatre ou cinq individus à *l'état normal*, et à peu près du même âge que celui de la personne que l'on soupçonne avoir été empoisonnée. Si l'estomac avait été perforé, ce qui arrivera souvent, on recueillerait attentivement, à l'aide d'une petite capsule de porcelaine, les liquides épanchés dans la cavité abdominale pour être joints à ceux qui auraient pu être retirés de l'estomac et des intestins ; il faudrait encore malaxer pendant une heure, avec de l'eau distillée froide, le foie, le pancréas, la rate, les reins, la vessie et l'utérus, afin de dissoudre dans l'eau les portions d'acide sulfurique qui, par suite de l'épanchement, pourraient se trouver à la surface de ces organes. Le liquide provenant de ce lavage serait réuni à celui qui aurait été épanché. On évite l'emploi de l'eau distillée bouillante, pour ne pas s'exposer à dissoudre une quantité notable des sulfates qui font naturellement partie de nos tissus. M. Devergie, supposant que les liquides de l'estomac peuvent contenir de l'alcool, de l'acide acétique ou de l'acide chlorhydrique, et que leur acidité peut dépendre de ces deux acides et non de l'acide sulfurique, dit qu'il faut, pour agir rigoureusement, distiller en vaisseaux clos à une température un peu au-dessus de 100° centig., pour volatiliser d'abord l'alcool et ces deux acides, et laisser l'acide sulfurique dans la cornue. A quoi bon ? En agissant ainsi on complique l'opération sans aucun avantage; en effet, on veut savoir s'il y a de l'acide sulfurique, et non s'il existe d'autres substances dans les liquides ; si l'on devait se préoccuper de tout ce qu'ils peuvent contenir, il n'y aurait pas de raison pour ne pas supposer qu'ils renferment trente ou quarante substances autres que l'acide sulfurique. Le seul fait dont il faille tenir compte est celui-ci : les liquides dans lesquels on a constaté la présence de l'acide sulfurique à l'aide du tournesol, du sel de baryte et du cuivre, renferment-ils de l'acide sulfurique libre ou un *sulfate acide* ? On conçoit, en effet, que s'il existait un de ces sels, ceux-ci se comporteraient avec les trois réactifs indiqués comme s'il y avait de l'acide sulfurique libre. Pour résoudre ce problème, il faut savoir que si l'éther dissout à froid une petite proportion de certains sulfates acides *pulvérulents* quand on l'agite *pendant long-temps*, il n'en dissout aucun, comme je l'ai déjà dit, lorsqu'on l'agite avec ces mêmes *sulfates acides dissous dans l'eau* pendant une ou deux minutes.

Si, après avoir traité les liqueurs suspectes par l'éther, on voit que celui-ci ne contient pas d'acide sulfurique, on devra déterminer si le résidu qui n'a pas été dissous par l'éther ne renferme pas un sulfate acide. Pour atteindre ce but, on dissoudra dans l'eau ce résidu, ainsi que la matière qui s'était déposée pendant la réduction du liquide au sixième de son volume, et qui était restée sur le filtre ; cette dissolution contiendra un sulfate acide, si elle se comporte comme il a été dit à la page 107, en parlant de l'acide sulfurique étendu.

Il est évident que les sulfates neutres de magnésie, de potasse, de soude, de chaux, etc., résultant de l'action de l'acide sulfurique sur ces bases, que l'on aurait pu administrer au malade comme *contre-poisons*, et qui pourraient se trouver dans le liquide dont je parle, n'altèrent en rien les résultats des expériences qui ont pour but de démontrer s'il existe ou non de l'acide sulfurique *libre*, puisque tous ces sulfates sont insolubles dans l'éther.

Acide sulfurique dans un cas où la magnésie ou toute autre base alcaline aurait été administrée comme contre-poison.—L'expérience prouve qu'alors même que l'on a fait prendre des doses assez considérables de magnésie, les liquides de l'estomac renferment encore souvent de l'acide sulfurique *libre*, que l'on reconnaîtra comme il a été dit précédemment. S'il n'en était pas ainsi, il faudrait s'attacher à constater dans les liqueurs suspectes la présence du sulfate de magnésie ou de *tout autre sulfate* qui se serait produit par l'action de l'acide sulfurique sur la base alcaline que l'on aurait administrée comme contre-poison.

Ici l'expert sera avantageusement guidé par les indications fournies par le médecin chargé de donner des soins au malade. Je n'entrerai pas dans des détails à cet égard, parce qu'on trouve dans tous les ouvrages de chimie les caractères des sulfates que l'on peut être intéressé à reconnaître; je dirai toutefois qu'il faudrait, dans ces cas évaporer les matières jusqu'à siccité et laisser le produit dans l'eau distillée froide pendant plusieurs heures; on dissoudrait ainsi le sulfate formé et une portion de matière organique; le liquide filtré serait évaporé, desséché et carbonisé dans une capsule de porcelaine; il suffirait de traiter le charbon par l'eau distillée pour dissoudre ce sulfate.

Acide sulfurique dans un cas d'exhumation juridique. — On sait par nos expériences que l'on peut constater la présence de l'acide sulfurique *concentré*, plusieurs mois après qu'il a été mélangé avec des matières animales, pourvu qu'au moment de la mort il se soit trouvé en assez forte proportion dans le canal digestif; en effet, nous plaçâmes dans un vase de porcelaine une portion d'un canal intestinal arrosé avec quatre grammes d'acide sulfurique concentré; le vase fut enfermé dans une boîte de sapin que l'on enterra à 1 mètre environ de profondeur. Dix-sept mois vingt jours après l'inhumation, l'intestin était à peine jaune et semblait nager dans un liquide grisâtre, légèrement trouble; ce liquide *rougissait* le papier de tournesol, faisait effervescence sur le carreau, fournissait avec les sels de baryte un précipité blanc insoluble dans l'eau et dans l'acide azotique, et donnait, lorsqu'on le faisait bouillir avec du cuivre, du gaz acide sulfureux; donc il contenait de l'acide sulfurique libre. Toutefois, il fallait pour constater ce dernier caractère prolonger l'ébullition et réduire le liquide presque jusqu'à siccité, probablement parce que l'acide avait été singulièrement affaibli par l'humidité des intestins.

Il est au contraire plus difficile de découvrir l'acide sulfurique plusieurs mois après l'inhumation, quand cet acide a été considérablement *affaibli* par de l'eau et employé en *petite quantité*, parce qu'à la longue l'acide est complétement saturé par l'ammoniaque provenant des matières animales putréfiées. Le 18 juillet 1826, nous mêlâmes dans un bocal à large ouverture, exposé à l'air, 1 gramme 1 décigramme d'acide sulfurique concentré, plus d'un litre d'eau et environ le tiers d'un canal intestinal humain. Le 12 août suivant, ce liquide était d'un blanc jaunâtre, *rougissait* fortement le tournesol, et donnait par les sels solubles de baryte un précipité blanc insoluble dans l'eau et dans l'acide azotique; mais en le chauffant avec du mercure il se boursoufla, et se répandit avant que l'on eût pu sentir l'odeur du gaz acide sulfureux. Neuf mois et trois jours après le commencement de l'expérience, le mélange exhalait une odeur insupportable; on l'étendit d'eau dis-

tillée et on filtra : le liquide filtré *rougissait à peine* le tournesol.
(*Traité des exhumations juridiques*, tom. II , pag. 273.) Si l'on eût
examiné cette liqueur quelques mois après, elle n'eût plus rougi le
tournesol, et n'aurait pas fourni du gaz acide sulfureux en la faisant
bouillir avec du cuivre. A la vérité, les sels solubles de baryte en
auraient précipité *abondamment* du sulfate de baryte blanc insoluble
dans l'eau et dans l'acide azotique; mais ce caractère serait insuffisant pour affirmer qu'un liquide suspect a dû contenir à une époque
quelconque de l'acide sulfurique *libre*, et qu'il y avait eu par conséquent ingestion de cet acide; en effet, les sulfates solubles *naturellement* contenus dans les liquides animaux et dans les tissus du canal
digestif précipiteraient aussi, quoique moins abondamment, les sels
solubles de baryte après une inhumation aussi prolongée. L'expert
devra donc agir avec circonspection dans ces sortes de cas; et ce n'est
que lorsqu'il aura obtenu un précipité *très abondant* de sulfate de
baryte qu'il pourra élever *quelques soupçons* sur la possibilité d'un
empoisonnement par l'acide sulfurique ou par un sulfate acide, à
moins que les symptômes éprouvés par le malade et les lésions cadavériques ne soient de nature à lui faire émettre une opinion moins
douteuse.

Taches produites par l'acide sulfurique. — Les draps bleus et
noirs et les chapeaux sont colorés en rouge par cet acide; mais la couleur passe souvent au brun au bout d'un certain temps. Le cuir ne se
colore pas; sa substance est détachée là où l'acide a été placé. En général, si l'acide sulfurique employé était concentré, la tache reste
humide pendant long-temps, parce que l'acide attire la vapeur d'eau
contenue dans l'air.

Faudra-t-il, comme le prescrit M. Devergie, recourir à la décomposition par le feu des parties tachées pour reconnaître qu'elles ont
été mouillées par de l'acide sulfurique? « Dans tous les cas, dit notre
» confrère, c'est encore le procédé que nous avons conseillé pour
» l'acide sulfurique étendu d'eau qu'il faut suivre (décomposition par
» le feu), car on n'a qu'à éviter un seul écueil, celui qui pourrait
» résulter de l'erreur commise en prenant pour de l'acide sulfurique
» ce qui serait seulement le résultat de l'action d'un sulfate acide. » Et
plus bas : « Ici, et principalement lorsqu'il s'agit de l'analyse des taches,
» on n'obtient que des quantités très petites d'acide sulfurique par suite
» de la décomposition des matières végétales dans la petite cornue. I
» est donc nécessaire d'employer dans l'examen de la liqueur ammo-
» niacale des réactifs plus délicats et dont les effets sont plus appré-
» ciables. » (Pag. 215 de l'ouvrage cité.)

Il est facile de démontrer qu'il est urgent de rénoncer au procédé

que propose M., Devergie; en effet, *en décomposant par le feu du
cuir, du drap bleu ou noir, un morceau de chapeau noir*, non tachés
par l'acide sulfurique, *on obtient dans le récipient* un liquide contenant une quantité notable de sulfate acide d'ammoniaque, et qui fournira du *sulfate de baryte* après avoir été traité par l'eau régale et par
le chlorure de barium. Ce résultat aurait été facilement prévu, si
l'on avait eu égard aux considérations suivantes.

1° Pour teindre le coton et le fil en bleu, on procède à l'alunage,
puis on plonge les tissus dans la cuve d'indigo à froid, ou à la coupe-
rose (*proto-sulfate de fer*). Si l'on veut obtenir la même couleur
avec le bleu de Prusse, on emploie tantôt 1/60° d'acide *sulfurique*,
tantôt du *sulfate* de fer et 1/160° du même acide.

2° Pour teindre les draps en bleu à l'aide de l'indigo, on se sert de
la cuve à la chaux et au vitriol (*proto-sulfate de fer*), ou bien on dissout l'indigo dans l'acide *sulfurique* concentré. Dans la teinture en
bleu par le campêche, on *alune* d'abord l'étoffe.

3° Pour teindre en noir, on commence par teindre la laine, le coton
et le fil en *bleu*, puis on les plonge dans une dissolution de *sulfate de
fer*, etc.

4° Dans la teinture des chapeaux on emploie aussi le *sulfate de fer*,
et pour les chapeaux de feutre on fait usage d'acide *sulfurique*.

5° L'acide *sulfurique* est devenu d'un usage journalier dans les *tan-
neries* de tous les pays où l'on fait des *cuirs* forts, pour le gonflement
des peaux, et même dans quelques unes pour la dépilation de ces
peaux.

6° On sait enfin que la matière du *cirage* se compose d'acide *sulfurique*, d'huile d'olive, de gomme; de sucre candi et de noir
d'ivoire.

Est-il étonnant, après ces faits, que les étoffes ainsi teintes, le feutre et le cuir décomposés par le feu, fournissent de l'acide sulfureux
qui provient de l'acide sulfurique ou des sulfates contenus dans ces
matières?

J'ai voulu savoir jusqu'à quel point l'eau distillée froide pourrait
découvrir l'acide sulfurique qui aurait produit les taches dont je m'occupe. Constamment j'ai obtenu cet acide en laissant macérer dans l'eau
froide pendant une heure les parties de drap, de chapeau ou de cuir
tachés de *très petites portions* d'acide sulfurique concentré ou *affaibli*, même lorsque j'opérais sur des taches anciennes. Les liquides
rougissaient le papier de tournesol, et donnaient, avec le chlorure de
barium, du sulfate de baryte blanc, insoluble dans l'eau et dans
l'acide azotique et susceptible d'être transformé en sulfure de barium
par le charbon. Mais constamment aussi j''ai obtenu les *mêmes résul-*

tats en agissant sur le même drap, sur le même chapeau, sur le même cuir *non tachés par l'acide sulfurique*; à la vérité, le papier de tournesol était à peine rougi et le sel soluble de barium très légèrement troublé. (Voy. mon mémoire dans le *Journal de Chimie médicale* de septembre 1841.)

La *Lancette anglaise* du 2 octobre de la même année rapporte une expertise confiée au docteur Robert Dundas Thomson, qu'il ne sera pas sans intérêt de consigner ici. Une femme, dans un accès de colère, jeta à la figure d'un homme une grande quantité d'acide sulfurique, qui fut en partie répandu sur son chapeau. Les parties tachées en rouge furent traitées par l'eau distillée bouillante, et il fut aisé de reconnaître dans le liquide la présence de l'acide sulfurique; mais aussi, en traitant les portions de chapeau *non tachées* de la même manière, la liqueur obtenue fournit de l'acide sulfurique. Ces résultats, conformes à ceux que j'avais décrits dans mon mémoire, engagèrent M. Thomson à déterminer la proportion d'acide sulfurique qu'il était possible de recueillir en soumettant aux mêmes opérations une *égale* quantité de chapeau taché et *non taché*, et il vit que la partie *tachée* donnait 10 centigrammes de sulfate de baryte, tandis que la partie non tachée n'en fournissait que 2 centigrammes 5 milligrammes.

D'après ce qui précède, l'expert chargé de résoudre la question que j'agite devra laisser les parties tachées dans l'eau distillée *froide* pendant deux heures. Si le liquide filtré rougit le tournesol, qu'il précipite un sel soluble de barium, et qu'étant évaporé presque jusqu'à siccité avec du cuivre métallique, il fournisse du gaz acide sulfureux, on déterminera si ces effets sont dus à la présence d'un sulfate acide, d'après les moyens indiqués à la page 107; s'il reconnaît que la tache n'est point produite par l'un de ces sels, il pèsera le sulfate de baryte obtenu, et il en comparera le poids à celui qui aura été donné par une *égale* proportion du *même* drap, du *même* chapeau ou du même cuir *non tachés* et traités de la même manière.

Si par hasard, ce qui n'arrive que très rarement, l'acide sulfurique qui a produit les taches n'était pas dissous dans l'eau, il faudrait procéder à la décomposition par le feu des parties *tachées*, en ayant soin toutefois de soumettre aussi à la distillation à feu nu une *égale* quantité de drap, de cuir, etc., *non tachés*. La proportion *différente* de sulfate de baryte obtenue en dernier ressort par l'un ou l'autre de ces procédés, pourrait permettre à l'expert de se prononcer d'une manière certaine, si la différence était appréciable. (Mémoire cité. Voy. *Journal de Chimie médicale*, pag. 484, n° de septembre 1841.)

Bleu de composition (*acide sulfurique concentré et indigo*). Cette liqueur est d'un bleu foncé, plus épaisse que l'acide sulfurique et d'une consistance très oléagineuse. Elle rougit le tournesol et élève la température de l'eau, lorsqu'on l'unit à une petite quantité de ce liquide; évaporée jusqu'à siccité, elle dégage des vapeurs d'acide sulfurique lourdes et d'une odeur piquante; chauffée avec du mercure ou du cuivre, elle fournit du gaz acide sulfureux facile à reconnaître à son odeur. Le chlore liquide concentré et *pur* ne contenant par conséquent ni de l'acide sulfurique ni des sulfates, celui qui a été préparé, en un mot, en faisant arriver dans l'eau distillée du chlore gazeux parfaitement lavé, lui fait perdre la couleur bleue et lui communique une teinte jaunâtre; en filtrant la liqueur, on voit qu'elle fournit avec un sel soluble de baryte un précipité de sulfate de baryte blanc, insoluble dans l'eau et dans l'acide azotique.

Les matières tachées avec du bleu de composition ne se comportent pas avec l'eau distillée et avec le feu autrement que celles qui ont été simplement tachées avec de l'acide sulfurique, et la présence de celui-ci doit être décelée par les mêmes moyens. (Voy. p. 119.) La peau ou les linges tachés avec cette liqueur seraient bleus ou noirâtres, et deviendraient couleur d'acajou, s'ils étaient mis en contact avec une dissolution de potasse ou de soude.

Acide sulfurique introduit dans le canal digestif après la mort.

EXPÉRIENCE Iʳᵉ. — Un petit chien a été pendu à midi; cinq minutes après, on a injecté dans le rectum environ 24 grammes d'acide sulfurique concentré à 66 degrés. L'ouverture du cadavre a été faite le lendemain à deux heures. La surface extérieure des gros intestins, depuis l'anus jusqu'à douze travers de doigt au-dessus, était épaissie, d'une couleur blanche, et parsemée d'une multitude de vaisseaux injectés en noir et durs, comme si le sang eût été décomposé par l'acide sulfurique. La membrane muqueuse correspondante à toute cette portion était jaunâtre et se détachait facilement sous forme de flocons lorsqu'on la frottait légèrement avec le scalpel; la tunique musculeuse était blanche, il n'y avait aucune *trace de rougeur;* l'acide sulfurique n'avait point noirci et charbonné les tissus avec lesquels il avait été mis en contact. On voyait près de l'anus quelques matières fécales que l'acide avait attaquées; la portion des intestins placée au-dessus de la partie altérée était saine et comme dans l'état naturel.

EXPÉRIENCE IIᵉ. — La même quantité d'acide sulfurique concentré fut injectée dans le rectum d'un gros chien très bien portant. Il ne tarda pas à éprouver des douleurs cruelles, et périt pendant la nuit.

Ouverture du cadavre. — L'intestin rectum et la moitié inférieure du colon étaient tellement amincis par la destruction de leurs tuniques muqueuse et musculeuse, qu'au moindre contact ils se déchiraient et ne pouvaient être séparés que par fragments. Ces lambeaux, d'une couleur grise cendrée, étaient parsemés à l'extérieur d'une multitude de petits vaisseaux injectés en noir et durcis ; on voyait à leur surface interne des matières fécales altérées, que l'on pouvait enlever facilement : alors on trouvait un enduit épais, brun grisâtre, reste des deux tuniques muqueuse et musculeuse qui avaient été gangrenées : cet enduit pouvait être séparé à l'aide du couteau. La moitié supérieure du colon offrait à l'intérieur une couche jaune floconneuse, produite probablement par la matière jaune de la bile qui avait été mise à nu par l'acide sulfurique ; la membrane musculeuse correspondante à cette portion paraissait grise par sa face muqueuse, et d'un rouge foncé par la face séreuse ; elle était aussi parsemée de vaisseaux injectés en noir ; enfin la tunique séreuse était d'une couleur cendrée ; le cœcum et l'iléum offraient une altération analogue, mais moins intense ; les autres portions du canal digestif étaient saines.

EXPÉRIENCE IIIᵉ. — Un gros chien caniche a été pendu ; vingt-quatre heures après, on a introduit dans le rectum environ 24 grammes d'acide sulfurique concentré, qui a porté son action principale sur des matières fécales qui se trouvaient en assez grande quantité : aussi celles-ci étaient-elles noires, tandis que les tissus n'étaient que légèrement grisâtres.

Conclusions. — Voyez p. 42.

DE L'ACIDE SULFUREUX.

Cet acide est limpide et incolore ; son odeur est piquante et semblable à celle du soufre qui brûle ; sa saveur est très marquée. Exposé à l'action du calorique dans des vaisseaux fermés, il fournit une très grande quantité de gaz acide sulfureux, incolore, ayant la même odeur que celle de l'acide liquide. Le proto-chlorure d'étain le décompose, et il se précipite du soufre. Combiné avec la potasse, la soude, etc., il donne naissance à un sulfite qui peut être obtenu à l'état solide par l'évaporation ; l'acide sulfurique concentré, versé sur ce sel réduit en poudre, le décompose avec effervescence, et en dégage du gaz acide sulfureux facile à reconnaître à son odeur. A l'état *gazeux*, il est incolore, odorant et sapide, comme le précédent ; son poids spécifique est de 2,1930 ; l'eau peut en dissoudre quarante-trois fois son volume environ.

D'après Hallé, le gaz acide sulfureux fait périr les cabiais qui le respirent, en moins d'une minute et un quart : ses effets dépendent de l'irritation qu'il exerce sur l'arrière-bouche, le larynx, la trachée-artère, les bronches et les poumons. On lit dans Desbois de Rochefort que des ouvriers, habituellement exposés à l'action de ce gaz, éprouvent de la céphalalgie, des ophthalmies, des tremblements, des mouvements spasmodiques du larynx, et une sorte d'asthme sec et convulsif.

Le traitement de l'empoisonnement par cet acide introduit dans l'estomac ne diffère pas de celui que j'ai indiqué en parlant des acides en général. (Voy. page 87.) S'il s'agissait d'une intoxication produite par cet acide gazeux, il faudrait employer les moyens que j'ai conseillés à l'occasion du chlore gazeux. (Voy. page 84.)

DE L'ACIDE AZOTIQUE.

Action sur l'économie animale.

EXPÉRIENCE Ire. — On a injecté dans la veine jugulaire d'un chien robuste et au-dessus de la moyenne taille, 1 gramme 40 centigrammes d'acide azotique du commerce, mêlé à 50 centigrammes d'eau distillée ; immédiatement après, l'animal a éprouvé une grande agitation dans les membres ; il a poussé des cris plaintifs, et il est mort au bout de deux minutes. On l'a ouvert sur-le-champ : les chairs étaient palpitantes ; les battements du cœur étaient peu sensibles ; le sang contenu dans le ventricule gauche offrait deux grands caillots d'un aspect gélatineux, d'une couleur rouge noirâtre, nageant dans une petite quantité de sang fluide de la même couleur ; les vaisseaux artériels du thorax renfermaient aussi du sang non coagulé. Les poumons étaient roses et peu crépitants.

EXPÉRIENCE IIe. — On a introduit de l'acide azotique dans l'estomac de plusieurs chiens dont l'œsophage a été lié afin d'empêcher le vomissement : ils sont morts au bout de deux, trois ou quatre heures, après avoir présenté les mêmes symptômes que ceux dont j'ai parlé en faisant l'histoire de l'acide sulfurique. L'estomac était corrodé, désorganisé dans quelques points, sans qu'on ait jamais pu apercevoir aucune nuance jaune. Le duodénum était recouvert d'un enduit de *matière jaune.*

EXPÉRIENCE IIIe. — J'ai empoisonné un chien avec 8 grammes d'acide azotique concentré dissous dans 200 grammes d'eau ; j'ai lié l'œsophage et la verge. L'animal est mort six heures après. L'estomac contenait quelques aliments et environ 150 grammes d'un liquide épais, brunâtre, très acide. J'ai saturé ce mélange par du bicarbonate de soude, et j'ai chauffé jusqu'à l'ébullition pour coaguler une certaine quantité de matière animale ; j'ai filtré ; la liqueur a été soumise pendant une heure à l'action d'un courant de *chlore* gazeux, qui a fait naître un précipité blanc floconneux ; j'ai filtré de nouveau ; la liqueur a été chauffée jusqu'à l'ébullition pendant quelques minutes pour chasser l'excès de chlore, puis je l'ai évaporée jusqu'à siccité. Le produit mis sur les charbons ardents *fusait* à la manière des azotates ; traité dans un petit tube de verre avec du

cuivre et de l'acide sulfurique étendu du tiers de son poids d'eau, il fournissait du gaz bi-oxyde d'azote, devenant rouge orangé à l'air, et qui
brunissait le protosulfate de fer dissous, dans lequel on le faisait arriver;
cette couleur brune passait au violet par l'addition de l'acide sulfurique.

L'estomac, lavé à plusieurs reprises avec de l'eau distillée, m'a fourni
des eaux de lavage de moins en moins acides, que j'ai réunies et saturées par du bicarbonate de soude ; l'azotate formé, ayant été traité par
le chlore, etc., comme il vient d'être dit, a laissé un produit dans lequel
on démontrait aisément la présence de l'acide azotique par les moyens
ci-dessus indiqués.

L'estomac, *épuisé par l'eau froide* jusqu'au point où ce liquide ne
rougissait plus le tournesol, a été coupé en petits morceaux et soumis à
l'ébullition pendant une heure avec 400 grammes d'eau et 18 grammes
de bicarbonate de soude; le liquide étant refroidi a été traité par le
chlore, puis par la chaleur, et ensuite évaporé jusqu'à siccité; le produit, d'un jaune rougeâtre, se décomposait sur les charbons ardents à la
manière des substances animales *sans fuser;* chauffé avec du cuivre et
de l'acide sulfurique concentré dans l'appareil décrit à la page 138, *il ne
fournissait point de vapeurs orangées;* mais en faisant arriver le gaz dans
une dissolution de protosulfate de fer, celui-ci passait d'abord au jaune,
puis au *brun*, puis au vert foncé; ainsi saturé de gaz, le protosulfate de
fer devenait *violet* par l'addition d'une assez forte proportion d'acide sulfurique concentré.

Foie et rate. — J'ai enlevé ces organes immédiatement après la mort,
et après les avoir coupés en petits morceaux, je les ai fait bouillir pendant une heure avec de l'eau distillée et 10 centigrammes de potasse à
l'alcool ; le liquide séparé par décantation a été introduit dans une cornue,
et chauffé avec 8 grammes d'acide sulfurique concentré et *pur;* j'ai distillé jusqu'à ce qu'il ne restât à peu près qu'un tiers du liquide dans la
cornue; le produit recueilli dans le récipient était incolore, transparent
et acide ; il ne colorait ni le sulfate acide de narcotine ni le protosulfate
de fer ; je l'ai saturé par la potasse à l'alcool, et je l'ai évaporé jusqu'à
siccité; le résidu ne *fusait* pas sur les charbons ardents, et ne donnait
aucun des *caractères des azotates.*

La vessie contenait environ 80 grammes d'*urine*, rougissant assez fortement le papier bleu de tournesol. Chauffé dans une cornue avec
6 grammes d'acide sulfurique concentré *parfaitement* pur, ce liquide a
fourni de l'*acide azotique;* en effet le produit recueilli dans le récipient
était acide, limpide et incolore ; saturé par la potasse à l'alcool et évaporé jusqu'à siccité, il a laissé un sel qui colorait en *rouge* le sulfate
jaune de narcotine, en *brun* le protosulfate de fer ; puis, si l'on ajoutait une suffisante quantité d'acide sulfurique, en *violet*, qui *fusait* sur les
charbons ardents, et qui, décomposé par le cuivre et l'acide sulfurique,
laissait dégager du gaz bi-oxyde d'azote, lequel brunissait le protosulfate
de fer, etc.

EXPÉRIENCE IVᵉ. — J'ai répété l'expérience avec 4 grammes d'acide azotique concentré dissous dans 200 grammes d'un mélange de lait, de café et de bouillon; l'animal avait mangé deux heures auparavant, et n'est mort qu'au bout de vingt-huit heures, et après avoir eu plusieurs selles. Le traitement du *foie*, de la *rate* et de l'*urine* a fourni les mêmes résultats. Les matières contenues dans l'estomac, après avoir été saturées par le bicarbonate de soude et soumises à l'action du chlore, ont fini par laisser un produit rougeâtre qui ne *fusait* pas sur les charbons ardents, parce que l'azotate de soude s'y trouvait en trop petite proportion comparativement à la matière organique et qui ne donnait point de gaz acide azoteux *visible*. Cependant, en faisant arriver ce gaz dans un *solutum* de protosulfate de fer, celui-ci brunissait, puis passait au *violet* par l'addition de l'acide sulfurique concentré. Les tissus du canal digestif, bien lavés et traités de la même manière, se comportaient comme s'ils n'avaient pas contenu la moindre trace d'acide azotique.

OBSERVATION 1re. — Aubry, femme âgée d'environ trente-cinq ans, avala, pour se suicider, 64 grammes d'eau-forte. On ne lui donna d'abord aucun secours, et ce fut seulement quelques heures après qu'on la transporta à l'hôpital, dans la soirée. Une figure portant l'empreinte d'une morosité sombre, un état d'anxiété continuelle, un frissonnement général, un pouls petit et presque imperceptible, des douleurs sourdes à la gorge et surtout à l'estomac, très intenses au moindre contact sur la région épigastrique, des nausées répétées, des vomissements de temps à autre : tels étaient les principaux symptômes. (*Looch blanc, dissolution de gomme arabique coupée avec du lait.*) La surface du corps, et surtout les membres, ne tardèrent pas à devenir froids; une sueur grasse et glacée se ramassa en grosses gouttelettes sur la face et la poitrine. La malade succomba environ vingt-quatre heures après son entrée à l'hospice.

L'intérieur de la bouche était remarquable par l'altération de la membrane muqueuse, devenue épaisse, blanche, légèrement citrine en quelques places, s'enlevant avec facilité et par petits lambeaux. L'épiderme se détachait de même sur le bord libre des lèvres, dans un espace semilunaire teint en jaune, et dont le contour indiquait les limites du verre avec lequel cette malheureuse avait bu. La langue, la voûte et le voile du palais eussent été facilement dépouillés de la totalité de leur membrane muqueuse, déjà détachée en plusieurs parties; on ne voyait au-dessous d'elle aucune altération remarquable, sinon un état de sécheresse assez marqué. A la gorge, même altération qu'à la bouche, mais portée à un plus haut degré.

L'œsophage présenta à l'intérieur de son canal un enduit grenu, en apparence crétacé ou plutôt graisseux, d'une belle couleur orangée, ayant une surface sèche et absolument dépourvue de mucosités. Cette croûte de la cavité de l'œsophage, sur laquelle se dessinaient des sortes de plis ou sillons verticaux, et qui formait une espèce d'étui enchâssé dans le canal œsophagien, peu adhérente, excepté dans quelques endroits, n'était autre chose que la membrane muqueuse altérée d'une manière spéciale par l'acide azotique. Ce cylindre, de nature en apparence albumineuse, ayant été enlevé, les autres parties des parois de l'œsophage semblèrent être à peu près dans leur état ordinaire : elles avaient seulement une légère teinte brune.

Le péritoine, le canal intestinal et les autres parties offrirent une couleur rouge sale. L'estomac était fort distendu et couvert de taches noires; il contenait une grande quantité de gaz non fétides et un liquide bourbeux jaune, floconneux et gras, dont une partie plus dense semblait attachée à la surface interne des parois de l'estomac, et y formait une couche grenue, diversement épaisse et d'un jaune verdâtre. On remarquait dans le grand.cul-de-sac, à l'endroit qui se trouve vis-à-vis de l'orifice cardiaque, plusieurs taches noires, irrégulières, avec un tel boursouflement morbifique du tissu de l'organe, que cela ressemblait à une substance animale fortement cautérisée et brûlée. De pareilles taches, plus petites cependant, avoisinaient le pylore. L'intérieur du duodénum et du jéjunum contenait un enduit très épais, jaunâtre, comme graisseux, et en tout semblable à celui de l'estomac.

OBSERVATION 2e. — Motet, peintre, âgé de trente-deux ans, célibataire, conçoit le projet de s'empoisonner. Il achète chez un épicier-droguiste 64 grammes d'acide azotique très concentré, qu'il avale d'un seul trait, le 26 germinal an VIII, à deux heures de l'après-midi. Il n'avait bu ni mangé de la journée. Des douleurs inexprimables annoncent aussitôt l'action forte et rapide de l'acide azotique. Ce malheureux s'agite tout d'un coup, se roule sur le plancher de sa chambre, ne peut se tenir sur son lit. Les vomissements surviennent et sont accompagnés d'un sentiment général de froid plus marqué aux membres. Chaque fois les matières vomies bouillonnent et crépitent sur le carreau. Un médecin appelé lui fait prendre de l'eau de savon et de l'huile. A quatre heures, ce malade est transporté au grand hospice d'Humanité (salle des blessés, n° 133). Il vomit souvent en chemin, et de temps à autre on l'arrête pour le faire boire. A son arrivée, le premier mouvement est aussi de lui donner des boissons adoucissantes en très grande abondance, et surtout de la décoction de graine de lin.

Il était alors dans un état d'agitation continuelle, ayant la physionomie très altérée; il vomissait à chaque instant un liquide noirâtre, glaireux; il ouvrait assez facilement la bouche; la langue était blanche, tirant un peu sur le jaune; des douleurs vives se faisaient sentir à la gorge, le long de l'œsophage et dans l'estomac; le ventre, légèrement tendu, ne pouvait supporter aucun contact sans une augmentation excessive des douleurs; froid plus grand à l'extérieur du corps; pouls petit, concentré, fréquent; hoquet; respiration gênée. La marche rapide des accidents, loin de se ralentir, prend à chaque instant une intensité nouvelle. Ce malheureux ne peut déguiser les regrets qu'il éprouve d'avoir attenté à sa vie. Dans son agitation extrême, il pousse souvent des plaintes, des soupirs étouffés. Ses membres deviennent glacés, une sueur froide couvre tout son corps; le pouls est presque imperceptible; les douleurs ne cessent pas un seul moment; tous les phénomènes sont du plus mauvais présage : ils annoncent une mort prochaine. Le malade fait à chaque instant des efforts inutiles pour satisfaire son besoin pressant d'aller à la selle et d'uriner; il réclame des secours de toutes les personnes qu'il aperçoit et de tout ce qui l'entoure. Cet affreux état dure toute la nuit; les matières des vomissements deviennent plus claires et de couleur citrine; il s'échappe enfin quelques gouttes d'urine. L'aspect hideux du corps de cet infortuné ressemble déjà à celui d'un cadavre, et la présence d'esprit est conservée tout entière; l'imagination paraît exaltée. On administre dans les derniers instants quelques cuillerées d'une potion calmante. Il parlait encore le lendemain matin, à l'instant où il expira, dix-neuf heures après son empoisonnement, et seize après son entrée à l'hospice.

A l'ouverture du cadavre on s'assura que l'action de l'acide s'était bornée aux organes des premières voies. Les parois du pharynx, de l'œsophage, de l'estomac, du duodénum, de la moitié supérieure du jéjunum, avaient augmenté d'épaisseur et de consistance, et offraient une couleur d'un rouge très foncé à leur surface externe. La face interne était généralement enduite d'une couche plus ou moins sèche, plus ou moins grenue, de 5 millimètres d'épaisseur, d'un jaune verdâtre fort beau et très éclatant, qui s'est terni par le contact de la lumière. Les valvules conniventes du duodénum étaient très développées et bouchaient le calibre de cet intestin.

OBSERVATION 3e. — Marie Roger, âgée de trente-cinq ans, diffamée par sa mauvaise conduite et son libertinage, fut amenée au grand hospice d'Humanité par des gens de garde, le 23 pluviôse an IX, à une heure du matin. On apprit très vaguement qu'elle avait pris du poison; elle présentait peu de signes d'empoisonnement. Interrogée avec soin sur ce qui lui était arrivé, on sut que la veille, vers les trois heures de l'après-midi, se trouvant dans une orgie avec son beau-frère, celui-ci lui avait fait avaler pour 40 centimes d'eau-forte dans du vin blanc, et lui avait fait boire encore après, beaucoup de vin blanc et d'autres liqueurs spiritueuses. Elle ne fut transportée que dix heures après son accident et sans avoir reçu aucun secours. Selon son rapport, les douleurs à la gorge et à l'estomac avaient été très vives, et les vomissements répétés dans les premiers instants. Lorsque cette femme fut amenée, elle ne paraissait pas très malade. Elle s'assit elle-même sur un banc tandis qu'on faisait son lit, monta ensuite et se coucha toute seule. Quelques vomissements eurent encore lieu jusqu'à cinq heures du matin. Le chirurgien de garde la trouva si peu souffrante et jugea les phénomènes si légers, qu'il regarda comme très peu fondé le soupçon d'empoisonnement. Il fit administrer une potion anti-spasmodique, dans laquelle entraient 30 gouttes d'éther sulfurique et environ 8 grammes de sirop diacode, et pour boisson de l'eau d'orge coupée avec du lait.

A huit heures du matin, inspection très attentive de l'état de la malade : lèvres blanches ainsi que la langue et l'intérieur de la gorge; point

de vomissements ; douleurs sourdes et presque nulles ; abattement géné-
nal ; lassitude dans les membres. Bientôt langue sèche, pouls imperceptible, horripilations répétées, sentiment de froid à l'extérieur du corps,
et surtout aux membres, envie pressante d'aller à la selle, et constipation
rebelle ; anxiétés, empreinte de mélancolie. Le médecin qui la soignait
douta qu'elle fût empoisonnée, et particulièrement avec l'acide azotique ;
il crut reconnaître dans son état les caractères d'une fièvre adynamique :
il lui donna une potion antispasmodique et des boissons délayantes,
telles que la dissolution de gomme arabique et le lait coupé avec l'eau
d'orge. Le défaut d'altération très considérable à l'intérieur de la bouche,
l'absence des douleurs, les lassitudes dans les membres, la prostration
des forces motivaient jusqu'à un certain point cette opinion. Rien ne
changea jusqu'au jour suivant. A une heure après midi, cette femme
sortit seule de son lit pour aller à la selle sur un bassin ; une heure après
elle expira pour ainsi dire subitement, en serrant avec force les bras
d'une personne qui lui donnait des soins, et en s'écriant : Je me meurs.

A l'examen cadavérique on remarqua d'abord la fermeté générale des
chairs, leur fraîcheur, signes de la violence de la mort. Le tissu cellulaire
était chargé d'une graisse très compacte ; l'épiderme du milieu du bord
libre des lèvres paraissait épaissi, jaune, et se détachait en partie. A l'ouverture de l'abdomen il s'écoula un litre environ d'un liquide jaune de
la consistance d'une purée contenant des flocons plus ou moins solides, de
la couleur qui était généralement répandue dans l'intérieur du ventre,
et ayant une odeur très pénétrante, semblable à celle de l'éther. Le péritoine, devenu plus épais, était fort altéré en plusieurs points, enflammé,
sali par des lames d'albumine concrète, d'une couleur très jaune ; il présentait des points d'adhérence multipliés avec la grande courbure de l'estomac, et de l'un à l'autre il y avait des brides résultant sans doute de l'inflammation de l'intérieur de l'abdomen. Le lobe gauche du foie, fortement
teint en jaune à l'extérieur, offrait une surface grasse et onctueuse au toucher : du reste, le tissu de cet organe paraissait dans l'état naturel. La vésicule du fiel, allongée et cylindrique, étendue de quatre ou cinq travers de
doigt, et très pleine, avait une couleur brune tirant sur le noir. L'estomac
présentait un changement de forme remarquable ; il affectait, surtout à sa
droite, une disposition triangulaire ; sa direction semblait presque verticale par l'abaissement de sa grande courbure ; le pylore, supérieur
d'environ 6 ou 8 centimètres, restait en contact avec la vésicule du fiel.
Cet organe, racorni et ferme dans certains endroits, avait, presque dans
toute son étendue, une couleur brune ; ses vaisseaux, très injectés,
étaient gorgés d'un sang coagulé. Tous les viscères abdominaux ne formaient qu'une masse au moyen des adhérences produites entre eux par
l'inflammation du péritoine et l'interposition des couches albumineuses.
Au premier aspect, les intestins paraissaient à peu près sains, excepté le
jéjunum, qui était noirâtre, affaissé, d'une grande mollesse ; le péritoine
dont il était recouvert, profondément altéré, se détachait aisément. L'arc
transversal du colon était intact, mais il contenait des matières fécales

très dures. On trouva l'intestin duodénum frappé de gangrène à ses deux courbures et dans toute l'épaisseur de ses parois.

Dans la poitrine il n'y avait rien de remarquable, à l'exception du lobe inférieur du poumon gauche, qui était gorgé de sang, enflammé à sa surface, adhérent au diaphragme, pareillement enflammé. Un épanchement d'environ 120 grammes de sérosité lactescente, remplie de concrétions albumineuses pareilles à celles du ventre, avait lieu dans cet endroit. Sans doute cette affection inflammatoire locale dépendait du voisinage de l'estomac, siége de l'altération principale.

La membrane interne de la bouche, épaissie, légèrement tachée en jaune, s'enlevait partout avec facilité. La langue était fort sèche, les amygdales rouges et tuméfiées, l'arrière-bouche généralement enflammée, l'œsophage enduit d'une matière jaune, sèche, en apparence graisseuse ou crétacée ; sa membrane interne, confondue dans l'épaisseur de cet enduit, se détachait aisément et était sillonnée par des plis verticaux.

L'estomac présentait, dans le fond de son grand cul-de-sac, trois ouvertures voisines les unes des autres, de la grandeur d'un écu de trois francs, à bords fort amincis, usés, ou plutôt dissous. Il était fort épais et très rétréci dans le reste de son étendue. On trouva dans sa cavité quatre corps solides de 4 centimètres environ d'étendue en surface carrée, et d'un centimètre d'épaisseur, de nature graisseuse, et ressemblant à des morceaux informes de suif. Cette substance exposée à la chaleur fondit comme de la graisse, et mise en contact avec la lumière d'une chandelle, donna une belle flamme très blanche.

Un enduit ou espèce de pâte jaunâtre et graisseuse, plus épais vers le petit cul-de-sac et l'orifice pylorique, couvrait la face interne de l'estomac et en cachait de larges taches gangréneuses, s'avoisinant les unes des autres depuis le fond du grand cul-de-sac jusqu'au petit. Tous ses vaisseaux étaient extrêmement distendus et remplis de sang noir et coagulé.

A l'intérieur du duodénum on trouvait un état parfaitement analogue à celui de l'estomac, un enduit jaune, etc. Lorsqu'on découvrait les valvules conniventes, elles paraissaient toutes brûlées. Le commencement du jéjunum était fort altéré, et cette altération allait toujours en décroissant. Du milieu de l'iléon à l'anus, le canal intestinal, parfaitement intact, ne contenait plus de matière jaunâtre comme la portion supérieure du tube alimentaire.

Le liquide épanché dans le ventre, et qui sans doute avait passé à travers les trous de l'estomac, fut recueilli et conservé ; il paraissait être le résultat du mélange d'une portion de l'acide azotique avalé avec les boissons, le lait, etc. ; son odeur éthérée, très pénétrante, dépendait probablement de l'éther pris dans les potions antispasmodiques. Ce liquide resta long-temps sans s'altérer, et ensuite la putréfaction la plus complète s'en empara. (Cette observation, ainsi que la première et la seconde, sont tirées de la *Monographie* de Tartra.)

OBSERVATION 4e. — Victoire Pillet, âgée de vingt-quatre ans, d'une forte constitution, désespérée de voir son amant livré à la débauche la plus scandaleuse, cherchait depuis long-temps les moyens de se détruire. Persuadée qu'elle pouvait se donner la mort en avalant de l'émétique, elle en avait pris 2 grammes 20 centigrammes, en 1812, qui n'avaient occasionné que des vomissements abondants et des selles copieuses. Accablée de malheurs, cette infortunée eut recours à l'eau-forte, dont elle connaissait les propriétés corrosives. Le 6 juin 1812, à quatre heures du matin, quinze jours après la première tentative d'empoisonnement, elle avala tout d'un trait 32 grammes d'acide azotique concentré, dans lesquels elle avait mêlé environ 8 grammes d'acide sulfurique (huile de vitriol), *afin que le poison la traitât avec sévérité* : telles étaient ses propres expressions. Aussitôt après l'ingestion de ce puissant caustique, Victoire fut en proie aux plus horribles symptômes tels que des douleurs déchirantes à la gorge et dans l'abdomen, une ardeur brûlante le long de l'œsophage et dans la région de l'estomac, des vomissements continuels de matières d'un vert noirâtre et glaireuses, des coliques violentes, des angoisses continuelles, un état de malaise inexprimable, une sensation très marquée de froid à l'extérieur du corps, etc. On la transporta à l'Hôtel-Dieu à sept heures du matin, et on lui fit prendre sur-le-champ 4 grammes de magnésie calcinée, délayée dans un verre de tisane émolliente. A peine ce médicament était-il ingéré, que la malade entra dans une fureur extrême, et protesta qu'elle ne prendrait plus de médicaments qui la soulageraient ; qu'elle n'avait rien avalé depuis le moment de l'empoisonnement dans l'intention de mourir plus tôt. On la força cependant à boire de nouvelles doses de magnésie, et on lui donna une très grande quantité de boissons mucilagineuses. Je l'observai, pour la première fois, à huit heures du matin, quatre heures après l'accident ; voici quel était son état : face pâle, conjonctive injectée, yeux animés et hagards, taches jaunes sur le bord de la lèvre supérieure, membrane muqueuse de la bouche d'une couleur blanche citrine ; langue jaune, croûteuse et sillonnée ; douleurs vives à la gorge ; vomissements, de temps à autre, de matières jaunes et noires entremêlées, épigastralgie des plus violentes, douleurs atroces dans tout l'abdomen, constipation ; pouls petit, fréquent et serré, frissonnements, froid extrêmement sensible aux membres, respiration un peu accélérée, anxiété très marquée, nulle altération dans les facultés intellectuelles ; libre exercice des sens externes et des mouvements. (*Quinze sangsues à l'épigastre, eau de gomme édulcorée, trois lavements émollients et narcotiques.*) A dix heures, continuation des vomissements, qui étaient provoqués surtout par l'ingestion des liquides ; délire furieux, agitation extrême de tout le corps, souffrances horribles, figure rouge. A midi, difficulté de parler, déglutition impossible, mouvements convulsifs des muscles de la face ; pouls extraordinairement fréquent et petit. Mort à une heure.

Ouverture du cadavre. — Roideur extrême des membres, surtout des abdominaux ; couleur citrine de toutes les parties de la bouche, pharynx d'un rouge vif, œsophage peu altéré, estomac énormément dis-

.tendu, n'offrant aucune lésion remarquable à l'extérieur, rempli d'un liquide jaune, floconneux; sa surface interne d'un rouge cerise dans toute son étendue, excepté vers le pylore, où l'on remarquait deux petites taches noires formées par du sang veineux extravasé; les vaisseaux de ce viscère très dilatés, comme injectés; duodénum et jéjunum recouverts par une couche épaisse d'une matière *jaune serin*, se détachant facilement; nulle perforation dans le canal digestif, nul épanchement dans le bas-ventre; péritoine très légèrement injecté. Les autres organes paraissaient dans leur état naturel; le cerveau et les membranes qui le recouvrent n'offraient aucune altération sensible.

OBSERVATION 5°. — Marie Coteret, polisseuse, âgée de cinquante ans, prit, le 8 janvier 1814, un verre à liqueur plein d'acide azotique: dans l'instant même, elle éprouva une douleur et une ardeur excessives dans la bouche, la gorge, l'œsophage et l'estomac. Environ une heure après, elle eut deux ou trois vomissements de matières liquides, jaunâtres et muqueuses, fort peu abondantes. Au bout de dix-huit heures, elle fut transportée à l'Hôtel-Dieu sans avoir reçu aucun secours depuis l'accident. On lui fit boire une très grande quantité d'infusion tiède de graine de lin, qu'elle ne tarda pas à rejeter avec de nouvelles matières analogues à celles qu'elle avait déjà rendues, et qui contenaient des flocons muqueux, roussâtres et épais.

Le lendemain, à l'heure de la visite, la figure était pâle; la langue, couleur de safran, offrait des croûtes, des sillons, était tuméfiée, tremblante, et il était impossible à la malade de la faire sortir hors de la bouche; le palais et les autres parties de la cavité buccale, d'une couleur blanche, étaient traversés de stries rouges; les commissures des lèvres et le pourtour du menton, sur lesquels la matière ingérée et expulsée paraissait avoir coulé, offraient la même couleur jaune que la langue; la respiration était bruyante, la voix extrêmement sourde, confuse et nasale; la déglutition était presque impossible; la tête, l'estomac, les lombes et l'abdomen étaient très douloureux; la plus légère pression augmentait les douleurs des différentes régions du bas-ventre; le pouls, peu fréquent, était un peu dur et un peu concentré. (*Douze sangsues sur l'abdomen, suivies de fomentations émollientes, douze sangsues à l'anus, un julep gommeux, eau d'orge édulcorée et gommée, trois pots.*) Le soir la malade eut une selle avec beaucoup d'épreintes; point de sommeil pendant la nuit; continuation des douleurs, sans que la malade se plaignît beaucoup.

Le lendemain (troisième jour de la maladie), le pouls paraissait un peu moins dur; la langue était un peu moins jaune à sa base et sur ses parties latérales; le centre offrait une couleur brune; des pellicules blanchâtres semblaient vouloir se détacher des parties latérales de cet organe; douleurs dans toutes les parties du corps. (*Julep gommeux; eau de gomme édulcorée, trois pots.*) Pendant la nuit, la malade a eu deux selles, et n'a point dormi.

Le jour suivant (quatrième jour de la maladie), coucher en supination, le tronc élevé et les jambes étendues ; yeux éteints, figure pâle et cadavérique, excepté les pommettes, qui étaient injectées et livides ; langue de couleur naturelle, humide et nette, si ce n'est vers sa pointe ; respiration beaucoup plus fréquente que la veille, laborieuse et râlante ; pouls mou et très accéléré ; chaleur de la peau naturelle : cependant la malade avait un tremblement de tout le corps (*julep orange*). Les boissons étaient rejetées par les narines, quelles que fussent leur nature et leur quantité. Elle a succombé ce même jour à une heure après-midi.

Vingt heures après la mort, les membres étaient extrêmement roides ; les viscères, ainsi que toute la surface du corps, étaient encore chauds, quoique la température fût à 5° au-dessous de zéro, et que le cadavre eût été placé sur la pierre depuis le moment où la malade avait expiré. Les deux mâchoires étaient tellement serrées l'une contre l'autre, qu'on ne parvint à les séparer qu'en faisant les plus grands efforts et en coupant tous les organes destinés à leur rapprochement. L'intérieur de la bouche, la langue et le palais étaient très pâles ; une mucosité séreuse assez abondante recouvrait l'arrière-gorge ; le tiers supérieur de l'œsophage ne présentait rien de remarquable ; il était desséché, et teint en vert dans tout le reste de son étendue. L'estomac, noirâtre à l'extérieur, était si contracté, qu'on pouvait à peine y introduire le doigt ; en l'ouvrant, on voyait qu'il était vide ; ses parois étaient phlogosées, épaissies, durcies, comme boursouflées, surtout vers le grand cul-de-sac ; leur couleur était rouge-brune foncée tirant sur le noir ; les points les plus enflammés offraient la couleur du charbon ; les membranes muqueuse et musculeuse étaient détruites dans certains endroits, et la tunique séreuse, restée seule, se laissait traverser avec une extrême facilité. Le pylore était oblitéré. Nulle altération dans le duodénum. Tous les autres organes paraissaient être dans l'état naturel. (Observation communiquée par Rozier la Cardonière.)

OBSERVATION 6ᵉ. — Un artiste, âgé de trente-six ans, avala, dans un moment de désespoir, plus d'un demi-verre d'eau forte. Bientôt il éprouva une chaleur et une irritation très grandes au gosier et jusqu'à l'estomac. L'agacement de ce viscère détermina le vomissement de la plus grande partie de ce fluide meurtrier, ou du moins de toute sa portion surabondante et non employée à la corrosion des parties en contact. M. Desgranges, averti de suite, trouva le malade vomissant avec des efforts presque convulsifs. L'eau qu'on lui donna était chargée d'acide qui lui agaçait les dents d'une manière pénible. Les douleurs intérieures étaient aiguës ; elles tenaient du déchirement et de l'érosion. On administra aussitôt 4 grammes de magnésie pure délayée dans un demi-verre d'eau sucrée, et sur-le-champ le malade se sentit soulagé. Cependant le vomissement reparut peu après, mais avec moins de fatigue, avec moins d'expression des parties souffrantes : 2 grammes du remède le firent disparaître entièrement. On en fit prendre ensuite 1 gramme 3 décigr. de demi-heure en demi-heure, et en moins de trois heures le malade ne souffrait plus : il conservait de la sensibilité dans la région de l'estomac, mais rien d'aigu ni de déchirant : il assurait qu'à chaque *breuvage blanchi* par là magnésie, il sentait comme un mucus, *un enduit de velours* (c'était son expression) qui garnissait, à son grand soulagement, toutes les parties corrodées, en affaiblissant l'extrême sensibilité, et faisait fuir la douleur.

Le lendemain, on observa un gonflement et une tension considérables au-dedans de la gorge ; le dehors était tuméfié également, la respiration gênée, la déglutition douloureuse et presque impossible ; il y avait des escarres nombreuses au fond de la bouche. On fit faire deux saignées en moins de douze heures : l'une d'elles fut pratiquée au pied ; on rendit les lavements plus purgatifs, les premiers étant restés sans effet : on donna en même temps une assez haute dose d'huile douce de ricin dans un looch blanc. Les évacuations qui s'ensuivirent décidèrent un amendement dans les souffrances qui rassura le malade. Vers le sixième jour, il se plaignit d'une augmentation de chaleur et d'agitation, et il parut à la peau, vers le soir, une éruption comme miliaire accompagnée d'une grande démangeaison : les diaphorétiques doux et miellés, bus tièdes et en abondance, suffirent pour la faire disparaître (1).

OBSERVATION 7e. — Catherine O'Neil, âgée de quarante ans, d'une bonne constitution, mais se livrant de temps en temps à l'ivrognerie, reçut une certaine quantité d'acide azotique dans l'oreille droite, dans un moment où elle était plongée dans l'ivresse. Je la vis huit jours après. Elle me dit que, le 6 juin 1833, elle avait été réveillée par une douleur brûlante très vive, ayant son siége dans l'oreille droite. Cette douleur avait continué, bien qu'avec moins d'intensité, pendant deux ou trois jours, et avait ensuite disparu entièrement. Depuis ce moment, elle était restée extrêmement faible, incapable de se tenir debout sans aide, et avait gardé le lit ; mais elle n'avait eu ni soif, ni douleur de tête, ni chaleur à la peau.

La fille de cette femme raconta que son père, rentrant chez lui et trouvant sa femme ivre dans son lit, sortit, et revint au bout de quelques minutes ; qu'il versa dans l'oreille de cette dernière une grande partie du liquide contenu dans une fiole qu'il avait dans sa poche ; que la partie latérale de la face et du cou de sa mère prit immédiatement une couleur jaune que l'on ne put enlever par le lavage. Au bout de six jours, une escarre membraneuse, épaisse, cornée, se détacha du conduit auditif. Cette élimination fut suivie, le lendemain, d'une hémorrhagie très abondante, qui donna environ 600 grammes de sang. Le jour suivant, la malade perdit complétement l'usage de son bras droit, et devint tellement faible que sa famille désespéra d'elle, et que son mari, prévoyant le sort qui lui était réservé, tenta de se suicider en se coupant la gorge.

Au moment de ma visite, huit jours après l'accident, il y avait plusieurs ulcérations à la surface de l'oreille, surtout dans la conque ; le lobule semblait avoir entièrement perdu sa vitalité. Une partie de la face et

(1) *Recueil périodique de la Société de Médecine*, rédigé par Sédillot, tom. VI, p. 14.

du cou était également ulcérée ; un écoulement ichoreux peu abondant sortait du méat externe ; l'ouïe était complétement abolie. Il n'y avait ni céphalalgie, ni aucun appareil fébrile. Le pouls était à quatre-vingt-huit, petit, faible et intermittent. La température de la peau était plus basse qu'à l'état normal. Il n'y avait ni stupeur, ni respiration stertoreuse, ni vertiges. L'affaiblissement seul paraissait devoir attirer l'attention.

Malgré le tamponnement de l'oreille et l'emploi des lotions astringentes, combinés avec l'usage interne des toniques, des bouillons de viande, etc., l'hémorrhagie se reproduisit chaque jour, pendant environ un mois, avec assez d'abondance. Au bout de ce temps, elle cessa ; mais la débilité avait fait des progrès.

Quinze jours après le début de la maladie, toute la moitié droite du corps, dont la paralysie s'était établie peu à peu, était complétement soustraite à l'empire de la volonté, et agitée de tremblements fréquents qui se manifestaient même quand la malade était dans son lit. Cette paralysie avec tremblements persista pendant environ cinq semaines, au bout desquelles il se manifesta une amélioration marquée, tant sous ce rapport que sous celui de l'état général. Les muscles du côté droit étaient revenus un peu sous l'influence de la volonté, et les tremblements avaient presque cessé. Alors la malade résolut d'aller voir son mari à l'hôpital, où elle se rendit en s'appuyant sur deux personnes. A son retour chez elle, elle se trouva épuisée, et tomba dans un état de prostration générale, d'où elle ne se releva point. Le côté qui avait été paralysé fut libre de tremblement, et soumis à la volonté pendant plusieurs semaines avant la mort, excepté le bras, qui était toujours resté complétement paralysé. L'articulation des mots resta distincte, les facultés intellectuelles furent intactes. Il y eut un peu de toux, avec expectoration muco-purulente et des sueurs nocturnes. La mort eut lieu six semaines après l'entrée de la malade à l'hôpital.

Autopsie cadavérique. — L'émaciation était considérable. La partie inférieure de l'oreille droite était détruite. Une cicatrice recouvrait la portion restante. Le conduit auditif externe était beaucoup plus large qu'à l'état naturel. La dure-mère ne présentait rien d'anormal, excepté en un point de l'étendue d'une pièce de 10 centimes, correspondant au trou auditif interne, qui semblait avoir une coloration un peu plus foncée qu'à l'ordinaire, mais n'offrait ni épaississement ni adhérences. Il n'y avait aucun épanchement de sérosité, ni de lymphe, ni de pus ; mais un caillot sanguin, du volume d'un pois, bouchait exactement l'entrée du conduit auditif interne. Aucune partie du cerveau ne parut altérée, à l'exception de la portion qui correspondait au rocher du temporal droit, et qui était le siége d'un léger ramollissement ; état sur lequel on pouvait élever des doutes. Le rocher du temporal droit était entièrement carié. Le nerf de la septième paire du côté droit comparé avec celui du côté opposé, semblait atrophié. La tête n'offrit rien autre chose à noter. Les poumons parurent sains.

Cette observation est intéressante à plusieurs titres : 1° à cause du moyen nouveau et bizarre auquel on eut recours pour donner la mort ; 2° à cause de l'existence simultanée de la paralysie complète du bras et de la paralysie avec tremblement de la moitié du corps du même côté, symptômes survenant après la lésion décrite, se manifestant après d'abondantes hémorrhagies, et dont l'un, la paralysie avec tremblement, disparut après que les hémorrhagies eurent été suspendues; 3° à cause du développement d'une carie étendue à toute la portion pierreuse du temporal, sans douleur et sans aucun signe qui pût, soit avant, soit après la mort, indiquer certainement un état inflammatoire du cerveau ou de ses membranes. (*Archives générales de médecine*, tome XI, page 104.)

Symptômes de l'empoisonnement par l'acide azotique

Indépendamment des symptômes qui ont été décrits en parlant des acides en général (Voy. pag. 87), on voit que l'intérieur de la bouche et de l'arrière-bouche est d'un blanc mat, que la membrane muqueuse est épaissie et comme brûlée, que la surface de la langue est très blanche et dans quelques cas d'une couleur orangée ; que les dents sont quelquefois vacillantes et leurs couronnes jaunes. Chaque bord libre des lèvres est presque toujours marqué d'une ligne courbe, qui offre dès les premiers instants une couleur blanche ou légèrement citrine ; il existe assez souvent des taches jaunes sur le menton, les doigts, etc.

Lésions de tissus produites par l'acide azotique.

Lorsque les individus succombent peu de temps après l'ingestion de cet acide, on observe les altérations suivantes : couleur plus ou moins orangée de l'épiderme du bord libre des lèvres, qui paraît brûlé et qui se détache très aisément ; membrane interne de la bouche d'une couleur blanche, souvent citrine ; dents fréquemment vacillantes, offrant à leur couronne une teinte jaune très marquée ; inflammation de la membrane muqueuse de l'arrière-bouche et du pharynx ; à la surface de l'œsophage, un enduit de matière jaune, grasse au toucher, qui paraît formée à la fois par de l'albumine concrète et par la membrane muqueuse altérée d'une manière particulière ; inflammation plus ou moins violente de l'estomac, principalement vers le pylore et le commencement du duodénum ; quelquefois des taches gangréneuses dans les parois de ces organes, qui présentent aussi des réseaux de vaisseaux sanguins multipliés, dilatés, remplis d'un sang noir et coagulé ; ils sont amincis, comme dissous et prêts à se déchirer au plus léger contact ; un enduit épais, grenu, en forme de pâte, de couleur jaune verdâtre, tapisse l'intérieur de ces viscères, qui renferment une grande quantité d'une matière de couleur jaune, de la consistance d'une bouillie, dans laquelle sont des flocons semblables à du suif; rides de l'estomac très brunes et réduites en mucilage; pylore très rétréci; parois du duodénum et du jéjunum tachées en jaune tirant quelquefois sur le vert; diminution de ces altérations à mesure que les parties où on les observe sont plus éloignées de l'estomac; gros intestins ordinairement remplis de matières fécales très dures et moulées; péritoine épaissi, dur, d'un rouge sale, recouvert de couches albumineuses, qui réunissent, par des adhérences très multipliées, tous les viscères; distension très grande de l'estomac dans quelques circonstances; dans d'autres, réduction de ce viscère à un très petit volume; ce qui a principalement lieu dans les cas nombreux où il a été percé : alors, épanchement énorme dans le ventre d'un liquide épais, jaune et floconneux; inflammation plus ou moins considérable, plus ou moins générale de tous les autres viscères abdominaux et de la poitrine; quelquefois des taches jaunes sur les mains ou sur d'autres parties : elles ont été produites par une petite quantité d'acide azotique échappé du vase dans lequel on a bu ce poison.

Je renvoie à l'histoire de l'empoisonnement lent tout ce qui est relatif aux lésions de tissus développées par l'acide azotique chez les individus qui n'ont succombé que long-temps après avoir pris cette substance vénéneuse.

Tartra, dans son beau travail sur l'acide azotique, a fait un grand nombre d'expériences sur le cadavre, dont les résultats méritent d'être exposés comme complétant la solution du problème qui m'occupe.

1° On a introduit 64 grammes d'acide azotique dans un estomac vide, isolé du cadavre, et encore continu à l'œsophage; on l'a laissé séjourner pendant douze heures : il s'est dégagé beaucoup de gaz bioxyde d'azote, puis du gaz azote et de l'acide carbonique; le grand cul-de-sac et la longue courbure de l'estomac offraient des taches très larges qui, à l'instant même, ont paru blanches à l'extérieur de l'organe, et sont bientôt devenues jaunes. Au bout de quelques heures, l'étendue de ces taches était très augmentée; les parois de l'estomac, devenues très jaunes en dedans et en dehors, avaient un aspect graisseux; on a trouvé dans ce viscère 60 gram. environ d'un liquide épais, d'un beau jaune, presque entièrement formé par de l'acide azotique affaibli. Lorsqu'on laissait séjourner l'acide dans l'estomac pendant quatre jours, ce viscère était en quelque sorte dissous; il s'en allait en pièces au moindre contact; on pouvait aisément le réduire en une espèce de pâte grasse d'un très beau jaune, susceptible d'oxyder promptement le fer et le cuivre par son contact.

2° On a versé dans l'estomac une plus ou moins grande quantité d'eau pure, de vin, d'eau-de-vie, de lait, de bouillon, etc.; puis on y a introduit 64 grammes d'acide azotique. Ce corrosif, singulièrement affaibli, a exercé une action beaucoup moins forte : comme il était disséminé sur un plus grand nombre de points, presque toute la membrane interne a paru affectée; elle avait une teinte jaune, semblait légèrement épaissie, onctueuse sous les doigts, et se séparait aisément des membranes plus extérieures.

3° Avant de faire arriver l'acide azotique dans l'estomac, on l'a rempli de substances solides représentant des aliments : l'action de l'acide a été partagée entre les matières solides alimentaires et la paroi de cet organe; quelquefois même elle s'est portée en plus grande partie sur les substances étrangères, et souvent n'a produit sur l'organe qu'une tache jaune assez légère, et quelquefois bornée à la membrane muqueuse.

D'autres essais tentés sur les animaux vivants ont porté Tartra à conclure, 1° que l'acide azotique, introduit en petite quantité dans le tube alimentaire, se combine aussitôt et entièrement avec le tissu animal; 2° qu'à plus forte dose, il agit de même à l'instant du premier contact, mais reste en grande partie dans l'estomac, où il est alors libre et affaibli; 3° que, dans ce dernier cas, il continue d'agir jusqu'à sa disparition complète, insensiblement opérée dans l'espace de quelques heures, et constamment avec plus de rapidité que sur le cadavre, à cause de l'influence très marquée de l'état vivant des organes gastriques, et surtout de la propriété accélératrice de la chaleur animale.

Conclusions. — Il résulte des faits qui précèdent que l'acide azotique produit la mort des animaux par une action en tout semblable à celle de l'acide sulfurique.

Traitement de l'empoisonnement par l'acide azotique.

Voyez page 87.

Recherches médico-légales.

L'acide azotique *pur* est sous forme d'un liquide incolore, odorant, doué d'une saveur acide si âcre et si caustique, qu'il brûle et détruit les matières organiques; son poids spécifique est de 1,554. Une seule goutte de cet acide rougit une grande quantité d'*infusum* de tournesol; il colore constamment la peau et les autres tissus animaux en leur donnant une teinte plus ou moins jaune. Chauffé dans une petite fiole avec du charbon, du soufre ou du phosphore, il est décomposé au bout de quelques minutes d'ébullition, et fournit du gaz acide azoteux *jaune-orangé*. Versé sur de la limaille de cuivre, il produit une vive effervescence, répand des vapeurs jaunes-orangées (gaz acide azoteux), et se transforme en *azotate de cuivre* d'une couleur verte, qui ne tarde pas à devenir bleue. La potasse, la soude, la baryte, la strontiane, etc., combinées avec l'acide azotique, forment des sels qui, étant évaporés, desséchés et mis sur les charbons rouges, animent leur combustion, et produisent une inflammation si rapide, qu'il y a un dégagement considérable de lumière et de calorique, et une dilatation qui occasionne plus ou moins de bruit et de mouvement de projection.

Acide azotique étendu d'eau. — S'il n'est pas trop affaibli, il se comportera, comme il vient d'être dit, avec les réactifs précités. S'il est assez étendu d'eau pour ne plus agir sur le cuivre ni à froid ni à chaud, alors même qu'il serait excessivement affaibli : 1° il rougira le papier de tournesol ; il changera la couleur jaune de la narcotine, délayée ou dissoute dans l'acide sulfurique concentré, en une couleur rouge de sang : ce réactif est infiniment plus sensible que la morphine, conseillée par M. O'Shaugnessey et par M. Devergie, et que le proto-sulfate de fer ; 2° saturé par de la potasse ou de la soude à l'alcool, et évaporé jusqu'à siccité, il fournira un azotate solide qui fusera sur les charbons ardents, c'est-à-dire qui accélérera la combustion de ces charbons, et qui, étant chauffé dans un petit tube de verre avec de la limaille de cuivre, quelques gouttes d'eau et un peu d'acide sulfurique concentré, répandra des vapeurs jaunes-orangées d'acide azoteux (hypo-azotique). La brucine, délayée ou dissoute dans l'acide sulfurique, devient aussi *rouge de sang* par son mélange avec un atome d'acide azotique ; cet alcaloïde, plus sensible encore que le sulfate de narcotine, ne me paraît pas devoir être préféré à la narcotine dans la grande généralité des cas, précisément à cause de son excessive sensibilité ; en effet, nous savons combien il est difficile de trouver aujourd'hui de l'acide sulfurique qui ne contienne pas d'acide azotique, il arrivera donc souvent qu'en versant sur de la brucine de l'acide sulfurique réputé *pur*, et qui aura été convenablement distillé, l'alcali organique sera rougi, alors même que la matière suspecte ne renfermera pas un atome d'acide azotique. On peut néanmoins recourir à la brucine, pourvu que l'on s'assure d'*avance* que l'acide sulfurique dont on voudra faire usage, *employé seul*, ne rougit pas cette base.

Si la quantité d'azotate dont on peut disposer est excessivement minime et insuffisante pour que l'on aperçoive les vapeurs orangées, on constatera son action sur les charbons ardents en en mettant un atome sur ces charbons, et le restant sera employé à faire l'expérience suivante : après avoir mêlé le sel avec de la limaille de cuivre, on l'introduira dans un tube de verre A avec deux ou trois gouttes d'eau, et cinq à six gouttes d'acide sulfurique concentré et pur; on chauffera ce tube, afin de faire arriver le gaz bi-oxyde d'azote qui se dégagera, dans une dissolution de trois ou quatre gouttes de sulfate de narcotine, placé d'avance dans un tube *t* d'un très petit diamètre; à peine le gaz bi-oxyde d'azote sera-t-il parvenu jusqu'à la narcotine; que celle-ci se colorera en rouge de sang.

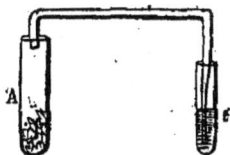

On peut, au lieu de sulfate de narcotine, se servir de quelques gouttes d'une dissolution de proto-sulfate de fer, qui, à la vérité, est moins sensible que le sulfate de narcotine ; ce proto-sulfate se colorera instantanément en *brun noirâtre* (couleur de café), et si, après l'expérience, on le mêle avec cinq, sept ou dix fois son volume d'acide sulfurique concentré, il acquerra une couleur violette ou rose. Parmi les acides faibles connus, les acides azotique et azoteux *sont les seuls* qui, étant saturés par la potasse à l'alcool, *se comportent ainsi avec les sulfates de narcotine et de fer.* Priestley et Davy ont prouvé les premiers que les proto-sels de fer absorbent le gaz bi-oxyde d'azote. M. Desbassyns de Richemont a fait connaître en 1832 la série des couleurs que l'on obtient avec ce gaz, le proto-sulfate de fer et l'acide sulfurique concentré. M. Péligot a annoncé, en 1833, qu'il suffit de faire passer quelques bulles de gaz bi-oxyde d'azote à travers un *solutum* de proto-sulfate de fer pour obtenir un liquide brun foncé presque noir, et qu'en versant une goutte de cette liqueur brune dans une assez forte proportion d'acide sulfurique concentré, celui-ci acquiert une belle couleur violette. (*Journal de pharmacie*, décembre 1833.) Depuis quatre ans, dans mes leçons à la Faculté, j'ai appliqué ce fait à l'histoire de l'empoisonnement par l'acide azotique.

La morphine est colorée en jaune-orangé par l'acide azoteux, et si, dans cet état, on la touche avec une goutte de potasse à l'alcool, elle devient rouge amarante ; mais cette réaction est beaucoup moins sensible que les précédentes, et ne doit par conséquent pas être tentée.

Liebig avait proposé, pour constater la présence de très petites proportions d'acide azotique très étendu d'eau, de chauffer ce corps avec du sulfate d'indigo et de l'acide sulfurique ; la décoloration de l'indigo devait être une preuve de l'existence de l'acide azotique ; mais j'ai fait voir en 1828, bien avant M. O'Schaugnessey, quoi qu'en dise M. Devergie, que les acides chloreux, iodeux, etc., affaiblis, agissent exactement de même sur le sulfate d'indigo, et qu'il faut par conséquent renoncer à ce mode d'expérimentation. (V. *Journal de chimie médicale*, tome IV, page 409, année 1828.)

Acide azotique mêlé à divers liquides alimentaires (lait, thé, café, sucre, vin), *à la bile, au sang, à la matière des vomissements et aux liquides contenus dans le canal digestif.* — L'eau sucrée, le thé, le vin et la gélatine ne sont pas troublés par cet acide ; le lait est coagulé, ainsi que l'albumine ; les grumeaux ne tardent pas à jaunir ; la bile précipite en jaune, et le dépôt verdit d'abord, puis rougit par une plus forte proportion d'acide. Le sang est noirci et coagulé.

EXPÉRIENCE Ire. — J'ai mélangé *trois gouttes d'acide azotique concentré* avec 100 grammes d'un mélange de lait, de bouillon, de café et de sang ; et je l'ai traité, par du bicarbonate de soude, du chlore, etc., comme il a été dit à la page 122 ; le produit de l'évaporation était d'un rouge brun, et se comportait avec les charbons ardents ; le cuivre, l'acide sulfurique et le protosulfate de fer comme dans l'expérience 4e. (Voy. p. 123), mais il ne *fusait* pas sur les charbons ardents.

EXPÉRIENCE IIe. — J'ai voulu savoir s'il ne serait pas préférable dans un cas d'empoisonnement par l'acide azotique de traiter les matières *vomies*, celles que l'on trouve *dans le canal digestif* et dans *les tissus* de ce canal, par l'acide sulfurique plutôt que par le bicarbonate de soude et le chlore ; à cet effet, j'ai distillé 100 grammes d'un mélange de lait, de bouillon, de café, de sang et de *deux gouttes* d'acide azotique concentré avec 6 grammes d'acide sulfurique pur à 66 degrés ; les premières portions du liquide recueilli dans le récipient ne renfermaient pas sensiblement d'acide azotique ; mais vers la fin de l'opération, j'obtenais un produit incolore qui colorait les sulfates de narcotine et de fer comme l'acide azotique très faible, et qui, étant saturé par de la potasse à l'alcool et évaporé jusqu'à siccité, laissait un résidu qui ne *fusait* pas sur les charbons ardents et qui se comportait avec le cuivre et l'acide sulfurique comme un mélange d'une petite quantité d'azotate de potasse et de matière organique ; en effet le gaz qui se dégageait par l'action d'une chaleur douce brunissait le proto-sulfate acide de fer dissous, et, en ajoutant un excès d'acide sulfurique, la couleur brune passait instantanément au violet.

En répétant cette expérience avec *quatre gouttes* du même acide azotique, j'ai obtenu les mêmes résultats ; en saturant par la potasse le liquide recueilli dans le récipient, et en l'évaporant jusqu'à siccité, le produit desséché ne *fusait* pas sur les charbons ardents à cause de la matière organique qu'il contenait, et qui se charbonnait en répandant l'odeur de corne qui brûle.

EXPÉRIENCE III°. — J'ai souvent décomposé dans une cornue avec de l'acide sulfurique concentré des liquides que j'avais retirés de l'estomac d'animaux empoisonnés par de *faibles* doses d'acide azotique concentré, ou par des doses un peu plus fortes du même acide étendu de beaucoup d'eau ; ces liquides contenaient *à peine* de cet acide, car ils ne *rougissaient* pas sensiblement le papier bleu de tournesol ; j'ai pourtant obtenu constamment dans les ballons des produits incolores, dans lesquels il était aisé de démontrer la présence d'une faible quantité d'acide azotique, surtout lorsque j'agissais sur les portions qui avaient distillé dans la dernière période de l'opération.

EXPÉRIENCE IV°. — J'ai dissous dans quelques grammes de potasse à l'alcool les estomacs des animaux dont j'ai parlé à l'expérience 3°, et après avoir saturé l'alcali par l'acide sulfurique pur, j'ai distillé le mélange avec 6 grammes de ce même acide ; les estomacs n'offraient *aucune trace de nuance jaune ;* ils étaient au contraire d'un *rouge foncé* à l'intérieur comme à l'extérieur, et fortement enflammés ; je les avais tellement lavés à l'eau distillée que le papier bleu de tournesol n'était pas affecté, soit qu'on le mît dans la dernière eau de lavage, soit qu'on le maintînt pendant quelques minutes à la surface interne des viscères. Les liquides recueillis dans les récipients contenaient à peine des traces d'acide azotique ; des personnes peu habituées à ces sortes de recherches n'auraient certes pas vu dans la faible réaction de ces liquides sur le proto-sulfate acide de fer des preuves suffisantes de l'existence de cet acide.

EXPÉRIENCE V°. — En agissant de même sur des portions d'estomac *jaunies* par l'acide azotique, avec lequel les animaux avaient été empoisonnés, lambeaux qui avaient été aussi bien lavés que les précédents, j'ai obtenu à la fin de l'opération un liquide acide qui *rougissait* le sulfate jaune de narcotine, et qui *brunissait* promptement le proto-sulfate acide de fer ; cette couleur passait de suite au *violet* par un excès d'acide sulfurique ; saturé par la potasse et évaporé jusqu'à siccité, ce liquide a laissé un résidu jaune rougeâtre qui *fusait* sur les charbons ardents, quoiqu'il contînt de la matière organique, et qui, décomposé par l'acide sulfurique et le cuivre, fournissait un gaz colorant, le proto-sulfate acide de fer, comme le fait le gaz bi-oxyde d'azote.

Il importait de savoir comment se comporteraient des matières alimentaires et les tissus des chiens *à l'état normal*, quand on les soumettrait à l'action du bicarbonate de soude et du chlore, ou qu'on les distillerait avec de l'acide sulfurique concentré.

EXPÉRIENCE VI°. — J'ai introduit dans l'estomac d'un chien à jeun un mélange de 300 grammes de lait, de bouillon, de café et de 50 grammes de sérum du sang, provenant d'une saignée faite à un adulte six heures auparavant ; j'ai lié l'œsophage et la verge. Au bout de trois heures, j'ai tué cet animal. Les liquides de l'estomac et les tissus de ce viscère lui-même, saturés par le bicarbonate de soude et décomposés par le chlore, comme il a été dit plus haut (Voy. expérience 3°, p. 122), ont donné un produit rougeâtre qui ne *fusait* pas sur les charbons ardents, et qui, étant décomposé par l'acide sulfurique et le cuivre, fournissait un gaz *inco-lore, ne répandant pas de vapeurs orangées à l'air*, mais qui *brunis-sait* le proto-sulfate de fer, absolument comme le bi-oxyde azote, *sans pourtant* que la couleur brune *devint violette* par un excès d'acide sul-furique. Le *foie* et la *rate*, soumis à l'action de l'eau bouillante et de l'acide sulfurique (Voy. pag. 122), ne donnaient aucune trace d'acide azotique. L'*urine rougissait* le sulfate jaune de narcotine, et *brunissait* le proto-sulfate acide de fer ; cette couleur passait au violet en ajoutant de l'acide sulfurique ; cependant, en distillant cette urine avec de l'acide sul-furique, on obtenait un liquide incolore ne contenant pas *un atome* d'a-cide azotique ; en effet, en le saturant par la potasse et en l'évaporant jusqu'à siccité, ce produit ne *fusait* pas sur les charbons ardents, et lorsqu'on le décomposait par le cuivre et l'acide sulfurique, il donnait un gaz qui n'altérait pas la couleur brune du proto-sulfate acide de fer.

EXPÉRIENCE VIIe. — J'ai répété cette expérience sans ajouter de sérum du sang au mélange alimentaire. Les résultats ont été les mêmes, si ce n'est que le produit fourni en dernier ressort par les liquides de l'esto-mac et par ce viscère lui-même n'offrait aucune des réactions de l'acide azotique, pas même celle qui avait été remarquée dans l'expérience 6e sur le proto-sulfate de fer.

EXPÉRIENCE VIIIe. — En distillant avec de l'acide sulfurique concentré et pur soit des mélanges alimentaires, soit les liquides extraits de l'estomac d'animaux *à l'état normal*, soit enfin les tissus du canal digestif de ces animaux ou de l'homme, les produits recueillis dans les récipients, à quelque époque de l'opération qu'ils fussent essayés, *n'ont jamais changé* la couleur du sulfate jaune de narcotine ni celle du proto-sulfate acide de fer ; saturés par la potasse et desséchés, ils n'ont jamais fourni des produits fusant sur les charbons ardents, ni donnant avec le cuivre et l'acide sulfurique un gaz susceptible de colorer le proto-sulfate de fer en brun.

EXPÉRIENCE IXe. — J'ai plusieurs fois mis en contact l'urine des chiens et de l'homme *à l'état normal* soit avec du sulfate acide de narcotine, soit avec du proto-sulfate acide de fer, et j'ai constamment vu qu'elle *rougissait* avec le premier de ces sels, et qu'elle *brunissait* avec l'au-tre ; cette dernière couleur devenait *violette* par l'addition de l'acide sul-furique pur. En distillant cette urine avec de l'acide sulfurique pur, on n'obtenait point d'acide azotique. L'*urée* la plus blanche et la mieux purifiée se comportait de même. Le *sérum* jaune du sang, obtenu par la coagulation spontanée du sang extrait quelques heures auparavant de la veine d'un adulte atteint de pleurésie, ne changeait pas la couleur du sulfate jaune de narcotine, mais *brunissait*, et finissait par acquérir une nuance *violette*, en agissant sur du proto-sulfate de fer avec un grand excès d'acide.

EXPÉRIENCE X[e]. — J'ai fait dissoudre dans l'eau un mélange d'une partie d'azotate de potasse et de 200 parties de chlorure de sodium so-lides ; la liqueur a été partagée en deux parties égales ; l'une d'elles a été évaporée jusqu'à siccité, et traitée par le cuivre et l'acide sulfurique ; le gaz, en traversant le proto-sulfate de fer, l'a jauni avant de le *brunir ;* ce liquide brun *ne passait pas au violet* par l'addition de l'acide sulfurique concentré ; en continuant à faire arriver du gaz, la liqueur devenait d'un vert de plus en plus foncé ; dans cet état, elle dégageait du chlore et de l'acide chlorhydrique par l'acide sulfurique, sans passer au *violet.* L'autre portion de la liqueur, mélangée avec un peu de lait et de gélatine dissoute, a été évaporée jusqu'à siccité ; le produit, décomposé à froid et à chaud pendant vingt-cinq minutes par du cuivre et de l'acide sulfurique, a donné un gaz qui a rendu le proto-sulfate de fer jaune verdâtre assez foncé, *sans le brunir*, et ce liquide ne se colorait pas en *violet* en ajoutant une forte proportion d'acide sulfurique concentré. *La matière contenait pourtant de l'azotate de potasse.* Cette expérience souvent répétée m'a constamment fourni les mêmes résultats.

Il suit de ce qui précède : 1° que l'on peut démontrer la présence de l'acide azotique mêlé à des liquides alimentaires ou de celui qui existe en très petite proportion dans les tissus du canal digestif qui ont été touchés par lui, en traitant ces diverses matières par le bicarbonate de soude, le chlore, etc. (Voy. exp. 3ᵉ, p. 122) ; mais qu'il ne suffit pas, pour *affirmer* que cet acide s'y trouve, d'avoir obtenu en dernier ressort un produit qui colore le sulfate de narcotine en rouge et le proto-sulfate de fer en brun, ou qui, étant traité par l'acide sulfurique et le cuivre, donne un gaz pouvant colorer le sel de fer en brun, parce que l'on obtient les mêmes résultats avec des mélanges alimentaires à l'état normal qui auraient été traités de même (V. expér. 6ᵉ, p. 141) ; qu'il faut nécessairement avoir obtenu un résidu qui fuse sur les charbons ardents, et qui, étant décomposé par du cuivre et de l'acide sulfurique, fournisse un *gaz jaune-orangé* qui colore le proto-sulfate acide de fer en brun, puis en violet par l'addition de l'acide sulfurique ;

2° Que ces derniers caractères ne peuvent être constatés, en suivant un pareil procédé, que dans les cas d'empoisonnement où la quantité d'acide azotique restant est assez considérable ; car, si elle était faible, l'azotate produit se trouverait mélangé d'une trop forte proportion de matière organique, de chlorures ou d'autres sels, pour qu'ils se manifestassent (Voy. expérience 10ᵉ, p. 141) ;

3° Qu'en distillant, au contraire, les matières suspectes liquides ou solides avec de l'acide sulfurique concentré, on décèle des quantités au moins aussi faibles d'acide azotique, que l'opération est d'une exécution plus facile et qu'elle fournit l'acide libre sans exposer à la moindre chance d'erreur. En effet, le liquide distillé est acide, rougit le sulfate jaune de narcotine, brunit le proto-sulfate de fer et le rend violet si l'on ajoute de l'acide sulfurique ; saturé par la potasse et évaporé jusqu'à siccité, il laisse un résidu qui fuse sur les charbons ardents, à moins que la proportion d'acide azotique distillé ne soit par trop minime par rapport à la quantité de matière organique qu'il a entraînée pendant la distillation, mais qui même dans ces cas donne, lorsqu'on le décompose dans un tube avec du cuivre et de l'acide sulfurique, un gaz coloré ou non en jaune orangé, susceptible de brunir le proto-sulfate de fer à travers lequel on le fait passer, et il suffit d'étendre cette liqueur brune dans de l'acide sulfurique concentré pour la rendre violette. Les mélanges alimentaires, les matières contenues dans l'estomac, les selles, et les tissus du canal digestif à l'*état normal*, distillés avec l'acide sulfurique, fournissent des liquides qui peuvent être acides, mais qui ne présentent jamais l'ensemble des caractères précités. (Expériences 6, 7, 8 et 9e, p. 140).

Procédé. — On recueille les matières contenues dans le canal digestif, ou celles qui ont été vomies; on lave les tissus de ce canal à plusieurs reprises et pendant plusieurs heures avec de l'eau distillée froide; on réunit le tout dans une capsule de porcelaine, et on élève la température jusqu'au degré de l'ébullition, afin de coaguler un certain nombre de matières; on filtre; on sature la liqueur par la potasse à l'alcool, et on la rapproche jusqu'au quart de son volume; puis on la distille dans une cornue avec 7, 8, 10 ou 12 grammes d'acide sulfurique concentré, pur, et surtout exempt d'acide azotique (1). On obtient l'acide azotique dans le ballon, surtout vers la fin de la distillation, en sorte qu'il faut pousser celle-ci jusqu'au point où la matière de la cornue commence à devenir épaisse.

Les matières solides restées sur le filtre, ainsi que les portions des tissus du canal digestif qui seraient jaunes ou enflammées, sont soumises à l'action de la potasse à l'alcool et de l'eau distillée dans une capsule de porcelaine; on fait bouillir pendant une heure, afin d'enlever et de neutraliser les plus minimes proportions d'acide azotique qu'elles auraient pu retenir; on filtre; on sature l'alcali par l'acide sulfurique concentré et pur, on rapproche la matière par l'évaporation, puis on la distille avec de l'acide sulfurique pur, comme il vient d'être dit. On n'obtient en général que fort peu d'acide azotique de cette opération, parce que la majeure partie de l'acide se trouve dans les liquides contenus dans l'estomac et distillés en premier lieu, et l'on peut se dispenser d'y avoir recours, si déjà ces liquides ont fourni assez d'acide azotique pour porter la conviction dans l'esprit des experts.

Si les recherches précédentes ont été infructueuses, on agira sur le

---

(1) On prive aisément l'acide sulfurique de l'acide azotique qu'il contient si habituellement aujourd'hui, en le chauffant avec du sulfate d'ammoniaque.

foie, la rate, les reins et l'urine, etc. , comme il a été dit à l'expérience 3ᵉ, p. 122.

CONCLUSIONS. — 1° Si-à la suite de ces recherches on a obtenu dans les récipients des liquides incolores, acides, rougissant le sulfate de narcotine, brunissant le proto-sulfate de fer, nuance qui passera au violet par un excès d'acide sulfurique, et qui, étant saturés par la potasse et évaporés jusqu'à siccité, aient laissé des produits jaunâtres, d'un jaune rougeâtre ou d'un rouge brunâtre, lesquels *fusent* sur les charbons ardents, et donnent par le cuivre et l'acide sulfurique du gaz acide azoteux *jaune orangé*, qui colore le proto-sulfate de fer en brun, puis en violet (Voy. page 141), on affirmera que les matières suspectes contenaient de l'acide azotique ou de l'acide hypo-azotique, un azotate ou un hypo-azotate.

2° Il en sera de même dans les cas où le produit solide, provenant de la saturation des liquides distillés par la potasse, ne fuserait pas sur les charbons ardents, et ne donnerait pas un gaz coloré en *jaune orangé*, pourvu que les autres caractères puissent être tous constatés, puisque ces caractères ne sont jamais fournis par des matières à l'*état normal* soumises au procédé de la distillation par l'acide sulfurique.

3° Si les caractères indiqués à la conclusion précédente manquent en partie, ou ne sont pas assez tranchés pour qu'il ne reste aucun doute sur leur existence, on se gardera bien de dire que les matières suspectes ne contenaient aucun des composés azotiques dont je parle, car les choses se passent ainsi toutes les fois que les proportions d'acides azotique ou azoteux sont excessivement minimes. Ce serait alors le cas de combiner avec les éléments fournis par la chimie ceux que donneraient les symptômes, les lésions de tissus, etc.

Acide azotique dans un cas où la magnésie ou toute autre base alcaline ont été administrées comme contre-poison. — Si l'acide n'a pas été complétement saturé par la base alcaline, comme cela a presque toujours lieu, on découvrira la portion qui est encore libre par les procédés indiqués. Si la saturation a été complète, on devra chercher dans les liqueurs suspectes l'azotate de magnésie, de chaux, etc., qu'elles renfermeront à coup sûr, puisque tous les azotates sont solubles dans l'eau. Pour cela on desséchera les matières à une douce chaleur et on laissera le produit en contact pendant plusieurs heures avec de l'eau distillée froide qui dissoudra l'azotate ainsi qu'une partie de la matière organique; le *solutum* filtré et desséché dans une capsule de porcelaine fusera sur les charbons ardents et donnera du gaz bi-oxyde d'azote étant chauffé avec du cuivre et de l'acide sulfurique. (Voy. pag.141.) Si à raison d'une trop forte proportion de matière organique ces caractères manquaient, on redissoudrait dans l'eau le produit desséché, et on ferait chauffer la dissolution dans une cornue avec le vingtième de son volume d'acide sulfurique *pur* et *concentré*; à coup sûr, en conti-. nuant l'opération jusqu'à ce que ce liquide fût réduit au tiers de son poids environ, on obtiendrait dans le ballon un liquide à peu près in-colore et *acide*, contenant une quantité notable d'*acide azotique* facile à reconnaître.

Acide azotique contenu dans l'urine. — Il résulte de mes expériences que l'urine des animaux empoisonnés par l'acide azotique étendu d'eau renferme une certaine quantité de cet acide, *à certaines époques de la maladie;* j'ai prouvé ce fait en distillant l'urine avec de l'acide sulfurique pur, et en saturant par la potasse le liquide acide re-cueilli dans le ballon. Il suffit de faire évaporer la liqueur ainsi saturée pour obtenir de l'azotate de potasse qui fuse sur les charbons ardents, et qui se comporte avec le cuivre et l'acide sulfurique, avec le sulfate de narcotine et le proto-sulfate de fer, comme l'azotate de potasse. L'expert ne saurait désormais négliger la recherche de l'acide azotique dans l'urine, si les expériences faites avec les autres matières suspectes avaient été infructueuses ; car la présence de cet acide dans ce liquide excrémentitiel lui permettrait d'*affirmer* qu'il y a eu ingestion d'acide azotique pendant la vie; toutefois l'*absence* de cet acide ne l'autorise-rait pas à conclure qu'il n'a pas été ingéré, l'urine pouvant n'en renfer-mer qu'à certaines époques de l'empoisonnement.

Acide azotique dans un cas d'exhumation juridique. — Il résulte des expériences consignées dans notre *Traité des exhumations juridi-ques*, 1° que l'on peut démontrer la présence de l'acide azotique *con-centré*, plusieurs mois après qu'il a été mêlé avec des matières ani-males, et lorsque déjà la putréfaction est à son comble, pourvu qu'au moment de la mort il se soit trouvé en assez forte proportion dans le canal digestif.

En effet, après avoir enterré à la profondeur d'un mètre environ une portion d'un canal intestinal arrosé par 4 grammes d'acide azoti-que concentré et placé dans un vase de porcelaine, enfermé lui-même dans une boîte de sapin, nous exhumâmes cette boîte dix-sept mois vingt jours après : le vase contenait environ 12 grammes d'un liquide grisâtre trouble qui *rougissait* le tournesol, qui faisait effervescence avec les carbonates, qui n'agissait point sur le cuivre à froid, et qui, ayant été saturé par la potasse à l'alcool et évaporé jusqu'à siccité, four-nit une masse qui *fusait* sur les charbons ardents, et donnait des vapeurs *nitreuses* quand on la chauffait avec du cuivre et de l'acide sul-furique concentré.

2° Il devient plus difficile de constater la présence de l'acide azo-tique au bout de plusieurs mois d'inhumation, quand cet acide a été *considérablement affaibli* par de l'eau et *employé en petite quantité*, parce qu'à la longue il se forme par la putréfaction des tissus une assez grande proportion d'ammoniaque pour saturer tout l'acide. Le 18 juillet 1826, nous avons mis dans un bocal à large ouverture, contenant deux litres d'eau environ, 1 gramme 10 centigrammes d'acide azotique et à peu près le tiers du canal intestinal d'un adulte. Le 12 août suivant, le liquide *rougissait* le tournesol, et l'on aurait pu facilement déceler la présence de l'acide azotique à l'aide du bicarbonate de soude, du chlore, du cuivre, de l'acide sulfurique concentré et du proto-sulfate de fer. (Voy. pag. 143.) Le 23 mai 1837, dix mois quatre jours après le commencement de l'expérience, la liqueur, au lieu de rougir le tournesol, *ramenait au bleu* la couleur du papier rouge ; cependant, lorsqu'on la faisait bouillir avec de la potasse à l'alcool et qu'on évaporait jusqu'à siccité, on obtenait un produit qui, mis en contact avec l'eau distillée froide pendant quelques minutes, fournissait un liquide contenant de l'azotate de potasse ; car la masse solide provenant de l'évaporation de cette liqueur *fusait* sur les charbons ardents et donnait des vapeurs nitreuses, quand on la chauffait avec du cuivre et de l'acide sulfurique concentré. Ces faits suffisent sans doute pour affirmer qu'il existe de l'acide azotique dans le liquide pourri ; la difficulté n'est pas là, surtout dans l'espèce, où nous savons que cet acide avait été mis dans le bocal à la dose de 1 gramme 10 centigrammes. Mais s'il s'agissait d'une expertise médico-légale, alors que tout serait inconnu et que la dose d'acide azotique renfermé dans les matières pourrait encore être moindre que celle dont je parle, comment s'assurer que cet acide aurait réellement été ingéré? Ne savons-nous pas, en effet, que pendant la putréfaction des matières organiques, dans des circonstances qui ne sont pas encore complétement connues, il peut se développer de l'acide azotique, et par conséquent de l'azotate d'ammoniaque, et n'y aurait-il pas témérité à établir que dans *aucun* cas d'inhumation prolongée l'acide azotique ne saurait être le résultat de cette décomposition putride? En pareille occurrence, le médecin devrait être fort circonspect et puiser ses motifs de doute, de possibilité, ou de probabilité d'un empoisonnement, surtout dans l'histoire des symptômes éprouvés par le malade et des lésions constatées après la mort, si l'ouverture du cadavre avait été faite peu de temps après le décès.

Taches produites par l'acide azotique. — J'ai souvent examiné de ces taches faites dix, douze et quinze jours auparavant sur du feutre, du drap, du gros cuir, de la peau de chamois et de la peau humaine, et j'ai constamment reconnu qu'en appliquant sur elles un papier de tournesol humecté, celui-ci était promptement rougi, et qu'en laissant pendant quelques heures les parties tachées dans une dissolution aqueuse, affaiblie et froide, de bicarbonate de soude, on obtenait un liquide qui, étant filtré et évaporé jusqu'à siccité, donnait un résidu jaunâtre ou d'un jaune rougeâtre dans lequel on constatait aisément la présence d'un azotate. En effet, ce produit *fusait* sur les charbons ardents, dégageait des vapeurs *orangées* par l'addition du cuivre et de l'acide sulfurique concentré, brunissait le proto-sulfate de fer, qui devenait ensuite violet par un excès d'acide sulfurique, et colorait en rouge de sang le sulfate jaune de narcotine. Les taches sur du feutre étaient orangées au centre et rouges à la circonférence; le drap marron était couleur de rouille; le gros cuir couleur de gris de fer avait acquis une teinte noire, et la peau de chamois jaunâtre offrait une coloration brune comme le café. Les taches sur la peau humaine sont jaunes, et prennent une couleur d'acajou quand on les touche avec une dissolution de potasse de soude.

Acide azotique introduit dans le canal digestif après la mort.

EXPÉRIENCE Iʳᵉ. — À midi, on a introduit dans le rectum d'un chien bien portant 20 grammes d'acide azotique du commerce (eau-forte) : immédiatement après, l'animal s'est agité, le ventre s'est tuméfié, et il souffrait considérablement. Il a expiré huit heures après. L'ouverture du cadavre a été faite le lendemain matin : la moitié inférieure du rectum offrait intérieurement plusieurs points rouges placés sur un fond jaune; la membrane musculeuse était d'une couleur cramoisie, et la tunique séreuse d'un très beau jaune. La moitié supérieure de cet intestin était d'un rouge foncé et présentait quelques points ulcérés; la portion du colon placée immédiatement au-dessus du rectum était dans l'état naturel dans l'étendue d'environ trois pouces; le reste du canal intestinal jusqu'au pylore était d'une couleur rouge foncée intérieurement, et on y voyait plusieurs plaques noirâtres formées par du sang noir extravasé.

EXPÉRIENCE IIᵉ. — Un petit carlin a été pendu à midi; six minutes après, on a introduit dans le rectum 20 grammes d'acide azotique du commerce, et on a fait l'ouverture du cadavre le lendemain à onze heures. Le rectum, et environ la quatrième partie du colon, présentaient l'aspect d'un tuyau solide, d'une belle nuance jaune, excepté près de l'anus, où sa couleur était blanche. En le fendant, on voyait que la membrane muqueuse correspondante à cette portion avait été détruite et transformée en flocons d'un jaune serin, que l'on pouvait détacher avec la plus grande facilité; les deux autres tuniques étaient jaunes, excepté dans la partie la plus voisine de l'anus; immédiatement au-dessus de ce tuyau, le colon, moins altéré, offrait intérieurement, dans l'étendue d'environ 6 centimètres, une espèce de cylindre jaunâtre formé par la membrane muqueuse, et assez épaissi pour que l'on pût le détacher et l'enlever tout d'une pièce. La portion de cet intestin voisine du cœcum était aussi un peu jaune : du reste, il n'y avait aucune trace de rougeur ni d'inflammation dans le canal digestif.

EXPÉRIENCES IIIᵉ, IVᵉ et Vᵉ. — *Tartra* avait déjà fait des expériences analogues que j'ai rapportées à la page 138.

Conclusions. — Voyez page 42.

DE L'ACIDE AZOTEUX.

Cet acide, à l'état liquide, est bleu, vert, jaune orangé clair, ou jaune orangé foncé, suivant qu'il est plus au moins chargé de gaz acide azoteux ; il rougit fortement le tournesol, et agit sur nos tissus avec une force extrême : son odeur et sa saveur sont très marquées. Il fournit beaucoup de vapeurs de gaz acide azoteux d'un jaune orangé lorsqu'on le chauffe. Versé dans l'acide sulfhydrique liquide, il le décompose sur-le-champ, et y fait naître un dépôt de soufre d'un blanc jaunâtre. Le cuivre, le mercure, le zinc et le fer sont attaqués et dissous par lui avec la plus grande énergie ; la dissolution s'opère avec effervescence et dégagement d'une très grande quantité de vapeurs de gaz acide azoteux jaune orangé. A l'état gazeux, il est orangé ou rouge suivant sa température ; il a une odeur piquante nauséabonde, rougit le tournesol et se dissout rapidement dans l'eau. Il brunit instantanément le proto-sulfate de fer, et la couleur brune devient bientôt violette par l'addition d'une assez grande quantité d'acide sulfurique concentré et pur.

Action sur l'économie animale.

OBSERVATION 1ʳᵉ. — Un homme de quarante-cinq ans environ, d'une constitution assez forte, mais sujet à une oppression habituelle, faisait, depuis plusieurs années, le commerce d'*eau-forte*. Au mois de mai 1804, la chaleur était considérable et le thermomètre était monté jusqu'à 26°. Il fut réveillé un jour, à quatre heures du matin, par les hurlements d'un gros chien de garde qu'il avait enfermé dans son magasin. Il y descend aussitôt accompagné d'un voisin, ouvre la porte, et est frappé à l'instant de l'odeur du gaz acide azoteux qui se fait sentir. Le chien sort avec précipitation, ayant les pattes brûlées, court au premier ruisseau pour s'y désaltérer, joue avec quelques autres chiens sur la place voisine, et revient deux heures après périr à la porte de son maître, en vomissant des matières épaisses et de diverses couleurs. Celui-ci néanmoins pénètre dans son magasin pour en ouvrir les fenêtres ; mais à peine y est-il resté cinq minutes que, menacé de suffoquer, il est obligé d'en sortir ; il y rentre cependant un peu après, et en retire la caisse qui contenait ses cantines brisées. Vers six heures, il va prendre du lait dans un café, puis il boit une demi-bouteille de vin ; et ayant fait une course dans la ville il rentre chez lui avant huit heures, se plaignant d'une grande faiblesse, d'une chaleur sèche et âcre au gosier, d'une irritation dans l'estomac et la poitrine, et d'un sentiment de constriction à l'épigastre ; sa gêne habituelle de respirer n'avait pas augmenté proportionnellement. On lui conseilla de boire abondamment du lait. Son médecin, qui arriva peu après, approuva cette boisson, et prescrivit en outre des fomentations sur le ventre et de la moutarde aux bras : ces deux moyens parurent être très fatigants pour le malade et augmenter ses angoisses ; il continua seulement le lait, et vers une heure après midi il dit qu'il souffrait moins. Il eut alors spontanément une selle jaunâtre, et deux autres encore dans l'espace d'une heure, toutes d'une couleur citrine ; l'urine était rare, et, sur le soir, le malade fut tourmenté d'envies fréquentes et vaines d'uriner. A quatre heures, il commença à expectorer une matière jaunâtre et qui ranima l'espérance ; il reprit l'usage du lait, qu'il avait discontinué depuis quelques heures, et il le fit alterner avec de l'orgeat ; il eut ensuite un peu de toux, quelques nausées et un léger vomissement. On lui donna des lavements qu'il rendait sur-le-champ, et qui cependant étaient teints en jaune. A neuf heures du soir, la figure du malade devint bleuâtre, la poitrine s'embarrassa, il y eut un peu de râlement, on entendit quelques hoquets, de grandes douleurs se faisaient sentir à la région du diaphragme ; il y eut aussi quelques mouvements convulsifs et un léger délire. Vers le matin, l'anxiété augmenta ; les angoisses devinrent inexprimables : cependant le malade but encore du lait à cinq et à six heures, ayant toute sa connaissance. A sept heures, il n'existait plus. Peu après la mort, son ventre se gonfla et s'étendit d'une manière fort remarquable ; son visage devint pourpre, ses lèvres noires, et il s'écoula quelques gouttes de sang par le nez et par la bouche. L'ouverture du corps n'a pas été faite (1).

Observation 2e.—Le 29 juillet 1822, je fus appelé pour le nommé Carnot, âgé de vingt-deux ans. Un épicier avait déposé dans la boutique du père de ce jeune homme une dame-jeanne contenant quarante litres d'acide azotique étendu d'eau, et le matin, vers dix heures, en laissant tomber un corps pesant sur ce vase, on l'avait fêlé. Le liquide qui s'échappait par cette fêlure répandait une fumée épaisse et faisait craindre que le feu ne prît dans l'atelier, Carnot transvasa dans un vieux chaudron de fer battu l'eau-forte qui restait dans la cruche. Mais l'action de l'acide azotique perfora de suite le chaudron, et le dégagement du gaz acide azoteux était tellement considérable dans la pièce où cela avait lieu qu'on pouvait à peine y respirer. Carnot saisit à deux mains le chaudron dont il vient d'être parlé, et le porta en criant à plusieurs reprises de lui ouvrir la porte. Arrivé dans la cour, il s'en débarrassa, et remonta de suite pour

(1) *Dictionnaire des Sciences médicales*, tom. ii, p. 388.

éponger l'acide qui était répandu dans l'atelier. Un moineau qui s'y
trouvait placé à environ 2 mètres de hauteur, suspendu dans une cage ,
mourut quelques instants après que l'acide se trouva en contact avec
le fer.

Quoique pris d'une toux violente qui ne cessait de le tourmenter, Carnot continua son travail et mangea aux heures accoutumées. Vers six heures du soir, espérant que l'exercice pourrait diminuer l'oppression, qui
déjà était très considérable, il se rendit à pied de la rue Saint-Martin à
la rue Montmartre ; mais l'état de souffrance où il se trouvait le força de
se faire ramener chez lui en voiture. A son arrivée, il se mit au lit. On
lui fit prendre d'abord de l'eau sucrée dans laquelle on ajoutait une cuillerée d'eau de Cologne , puis on changea cette dernière pour de l'eau de
mélisse à pareille dose. La respiration devenant plus pénible et le mal
faisant des progrès, on vint m'avertir.

Il était onze heures du soir lorsque j'arrivai auprès du malade. Je le
trouvai assis dans son lit et soutenu par des oreillers ; le visage était décoloré, le pouls élevé ; la peau n'avait pas sensiblement augmenté de
chaleur ; la respiration était très difficile, et, pour l'effectuer, Carnot
était obligé de se tenir sur son séant ; on entendait continuellement un
bruit semblable à celui que produirait un liquide qui descendrait et re-
monterait dans la poitrine ; il y avait une toux sèche et fréquente, et c'était
seulement après des efforts multipliés que le malade pouvait expectorer
une mousse colorée en jaune orangé. Je fis de suite supprimer les moyens
irritants dont on n'avait déjà que trop fait d'abus ; j'ordonnai une émulsion simple prise par quarts de verre de cinq en cinq minutes ; je fis appliquer des sinapismes aux pieds et administrer un lavement émollient,
qui produisit une selle de couleur ordinaire assez abondante , laquelle
soulagea beaucoup.

Le mieux ayant cessé à quatre heures du matin, je fus appelé de nouveau. Voyant que la suffocation continuait et que le pouls était dur et
plein , je pratiquai au bras une saignée de deux palettes : le sang que je
tirai était d'un noir foncé et se colla aux parois du vase. (Six heures après
il n'avait pas laissé séparer de sérum.)

A dix heures du matin, le docteur Collineau et moi fûmes d'avis de pratiquer une nouvelle saignée, et de couvrir la poitrine et le ventre avec des
flanelles trempées dans une décoction émolliente : le malade ne put supporter ce dernier moyen. La première saignée ayant produit une amélioration sensible , nous espérions qu'une seconde ramènerait un peu de
calme : on la fit de cinq palettes. (Le sang, qui était beaucoup moins
foncé en couleur, quoique cependant il fût encore très noir, donna une
quantité de sérum assez considérable.) A six heures du soir, une nouvelle
saignée de cinq palettes fut encore pratiquée. Un quart d'heure après,
les crachats perdirent leur couleur jaune : cependant ils étaient toujours
écumeux ; la respiration, loin de devenir plus facile, devint de moment
en moment plus pénible : deux vésicatoires camphrés furent appliqués à
la partie interne des cuisses. A onze heures, le malade, qui conservait

toute sa connaissance, ne pouvait plus articuler une seule parole. Je fis
appliquer aux genoux de la moutarde délayée dans parties égales de vinaigre radical et d'acide chlorhydrique ; mais ce moyen, malgré sa violence, ne produisit même pas de rougeur à la peau.

A six heures du matin, le malheureux Carnot entendait et voyait encore
ce qui se passait autour de lui, mais il n'était plus maître de ses mouvements. Une heure après, il avait cessé d'exister.

Nécropsie, faite trente heures après la mort. — La partie postérieure
des oreilles était vergetée ; il y avait un emphysème du côté gauche de la
poitrine et du côté droit du cou ; l'abdomen, dont le ballonnement était
considérable, offrait une teinte verdâtre, produite par un commencement
de putréfaction ; la verge et les testicules étaient injectés et avaient un
aspect livide ; les ongles des doigts des mains et des pieds étaient violets
(ce phénomène se fit remarquer quelques instants avant la mort) ; et au
premier mouvement que l'on fit éprouver au cadavre, il sortit par la bouche et par le nez au moins 180 grammes d'un sang noir et liquide.

A l'ouverture de la poitrine nous remarquâmes, du côté droit, que le
poumon remplissait entièrement la cavité de ce côté ; il y avait une adhérence si intime entre les deux plèvres, entre lesquelles aucun liquide
n'était épanché, que le jeu de l'organe était évidemment supprimé. Après
avoir détaché ce viscère, nous trouvâmes son tissu entièrement désorganisé, n'offrant de crépitation dans aucun de ses points ; il était gorgé
dans toutes ses parties d'une grande quantité d'un sang noir et liquide,
et paraissait avoir été comme macéré dans ce fluide.

Le poumon gauche était fortement comprimé par le cœur, adhérait à
la cloison du médiastin et au diaphragme, avec son lobe gauche assez sain
et nageant dans environ 240 grammes de liquide sanguinolent : la désorganisation de ce viscère était beaucoup moins avancée que celle du poumon
opposé ; il crépitait dans quelques points, et il est évident que seul il a
fourni à la respiration dans les derniers moments de la vie.

Le cœur, dont le volume était considérable, se trouva rempli d'un sang
noir et liquide qui avait imprimé sa teinte foncée à toutes les parois de
cet organe : ses cavités droites étaient surtout gorgées de sang ; l'oreillette
de ce même côté avait ses parois très sensiblement amincies, et vers sa
partie moyenne, cet amincissement était plus prononcé : on y voyait
comme une tumeur de la grosseur d'une noix. Le trou ovale existait assez
pour permettre l'introduction facile du manche du scalpel.

La trachée-artère et les bronches étaient de couleur livide ; la luette et
toute la membrane muqueuse de l'arrière-bouche étaient frappées de
gangrène.

L'estomac était énormément distendu par des gaz dont l'acidité était
telle, que la virole en argent du scalpel que l'on y introduisit acquit de
suite une couleur noire foncée ; toute la membrane muqueuse, principalement vers le grand cul-de-sac, avait acquis un épaississement très marqué : vers le cardia, elle était détruite ; en descendant vers le pylore,

elle prenait la couleur du phlegmon et offrait quelques points ulcérés ; les vaisseaux étaient gorgés de sang.

Les intestins, distendus par des gaz, étaient d'une couleur rosée, sans ulcération ni invagination. L'arc du colon était rempli de matières fécales. La rate était du volume ordinaire. Les reins n'offraient rien de particulier ainsi que la vessie ; mais tout le système des vaisseaux était rempli outre mesure d'un sang noir et coagulé. (Observation de M. Cherrier, *Bulletins de la Société médicale d'émulation*, n° d'octobre 1823.)

Le gaz acide azoteux agit : 1° en irritant fortement les bronches et les petits vaisseaux pulmonaires ; 2° en altérant le sang, qu'il brunit. L'acide azoteux liquide exerce sur nos tissus la même action que l'acide azotique.

Traitement de l'empoisonnement.

Il est le même que pour l'acide sulfureux. (Voy. pag. 122.)

DE L'ACIDE CHLORHYDRIQUE.

Action sur l'économie animale.

EXPÉRIENCE Iʳᵉ. — Lorsqu'on fait avaler à des chiens de moyenne taille 6 ou 8 grammes d'acide chlorhydrique fumant, on remarque qu'ils éprouvent subitement un grand malaise ; ils exhalent, par la bouche et par les narines, des vapeurs épaisses d'acide chlorhydrique ; ils vomissent, au bout de quelques minutes, des matières brunes, verdâtres, filantes, comme bilieuses ; ils poussent des cris plaintifs, et meurent quatre, six ou huit heures après l'ingestion du poison. La mort est presque toujours précédée de mouvements convulsifs très violents, surtout dans les muscles du cou et de l'épine. Dans certains cas, ces organes sont si fortement contractés que la tête est renversée en arrière, et forme avec l'épine une courbure dont la concavité est très marquée. A l'ouverture des cadavres, on observe une altération profonde des tissus qui composent l'estomac : tantôt la membrane muqueuse est enflammée et d'un rouge cerise dans toute son étendue ; tantôt la partie de cette membrane qui avoisine le pylore offre des taches noires ou d'un rouge excessivement foncé, qui sont de véritables escarres, et qu'on pourrait prendre, au premier abord, pour des amas de sang noir extravasé sur la membrane musculeuse ; tantôt enfin on remarque des trous dans les endroits correspondants à ces escarres, et alors il y a épanchement dans le ventre de matières liquides acides et noirâtres. Les autres viscères ne présentent aucune altération remarquable.

EXPÉRIENCE IIᵉ. — J'ai empoisonné trois chiens avec 16 grammes d'acide chlorhydrique *concentré* dissous dans 300 grammes d'un mélange alimentaire composé de parties égales de lait, de bouillon et de café. L'œsophage et la verge ont été liés. Les animaux sont morts au bout de cinq ou six heures, et ils ont été ouverts aussitôt. Les *foies* et les *rates*, coupés en petits morceaux, ont été introduits dans trois cornues avec de l'eau distillée que j'ai fait bouillir pendant deux heures; les liquides distillés ne renfermaient pas un atome d'acide chlorhydrique; les *décoctums* retirés de la cornue, après avoir été filtrés, ont été précipités par un excès de dissolution aqueuse de *tannin*, et filtrés de nouveau; les liqueurs, distillées avec précaution jusqu'à ce qu'elles fussent parfaitement desséchées, ont fourni dans les récipients des liquides incolores, transparents, *non acides*, ne se troublant ni à froid ni à la température de l'ébullition par l'azotate d'argent et par l'acide azotique.

La vessie de ces animaux contenait depuis 75 jusqu'à 108 grammes d'*urine*, que j'ai distillée dans trois cornues, à la température de l'ébullition. Les 20 premiers grammes de liquide recueilli dans le récipient ne *contenaient* point d'acide chlorhydrique. J'ai alors introduit dans chaque cornue un gramme d'acide sulfurique concentré et pur. Le produit recueilli d'abord dans le ballon n'a point fourni d'acide chlorhydrique; ce n'est guère qu'après vingt minutes d'ébullition qu'il commençait à précipiter du chlorure d'argent avec l'azotate de ce métal. Il m'était dès lors impossible de décider si la formation de ce chlorure tenait à une certaine quantité d'acide chlorhydrique *absorbé* qui aurait été porté dans l'urine, ou si elle provenait de la décomposition des chlorures et du chlorhydrate d'ammoniaque *naturellement* contenus dans l'urine.

EXPÉRIENCE IIIe. — J'ai précipité directement par l'azotate d'argent l'*urine* recueillie dans la vessie de *neuf* chiens à l'*état normal*, à jeun depuis plusieurs heures, ou ayant mangé et bu peu de temps auparavant. Le précipité, lavé et traité à plusieurs reprises par l'acide azotique bouillant et pur, a été lavé de nouveau jusqu'à ce que les eaux de lavage ne continssent plus d'acide; le chlorure d'argent restant a été desséché à 100° c. et pesé avec soin. *Trois grammes* de l'urine dont il s'agit m'ont fourni deux fois *un centigramme* de chlorure d'argent, trois fois *un centigramme quatre milligrammes*, et quatre fois *huit milligrammes* seulement. Au contraire, *trois grammes* d'urine de *deux* chiens que j'avais empoisonnés avec 12 grammes d'acide chlorhydrique concentré *dissous dans* 200 *grammes d'eau*, traitée de la même manière, m'ont donné *huit centigrammes* de chlorure d'argent, et la même quantité prise chez trois autres chiens, qui n'avaient avalé que 8 grammes d'acide concentré *dissous* dans 250 grammes d'eau, a fourni *six centigrammes* de ce chlorure. On voit donc que j'ai obtenu au moins six fois autant de chlorure d'argent de l'urine des animaux tués par l'acide chlorhydrique *étendu*, que de celle des animaux auxquels on n'avait pas administré cet acide. J'ai souvent reconnu que l'urine humaine à l'état normal ne donnait guère que 2 centigrammes de chlorure d'argent par gramme d'urine.

EXPÉRIENCE IVᵉ. — J'ai empoisonné un chien *à jeun* depuis vingt-quatre heures avec 2 grammes d'acide chlorhydrique *concentré* et pur, que j'ai fait arriver dans l'estomac sans qu'il touchât l'œsophage ; ce conduit ainsi que la verge ont été liés. Le lendemain, l'animal n'étant pas mort, je l'ai pendu, et ouvert aussitôt. L'estomac n'était point perforé, et contenait à peine *une cuillerée* à café d'un liquide épais et brunâtre : il était fortement enflammé par places, et quoique dans plusieurs points la membrane muqueuse eût conservé sa teinte ordinaire, on voyait çà et là des ecchymoses noires, semblables au premier abord à des escarres. Le *foie* et la *rate*, traités comme il a été dit à l'expérience 2ᵉ, ne fournissaient point d'acide chlorhydrique. La vessie contenait 102 grammes d'*urine* jaune et acide. *Trois grammes* de ce liquide décomposés par l'azotate d'argent et l'acide azotique avec toutes les précautions indiquées à l'expérience 3ᵉ, ont fourni *dix centigrammes* de chlorure d'argent. *Trois autres grammes* ne m'ont donné que *neuf centigrammes neuf milligrammes* de ce chlorure.

EXPÉRIENCE Vᵉ. — J'ai recommencé l'expérience en faisant avaler 3 grammes d'acide chlorhydrique *concentré* à un chien de moyenne taille, qui n'avait ni mangé ni bu depuis la veille. L'animal a vécu dix-huit heures, et a été ouvert immédiatement après la mort. L'estomac offrait une légère perforation à sa petite courbure, près du cardia ; il contenait à peine 2 cuillerées d'un liquide brunâtre, et sa surface interne était fortement enflammée. La vessie était distendue par 190 grammes d'*urine* légèrement trouble. *Trois grammes* de ce liquide, traités par l'azotate d'argent et par de l'acide azotique pur concentré et bouillant, ont laissé, après avoir été épuisés par ce dernier acide, *huit* centigrammes de chlorure d'argent parfaitement lavé et desséché à 100° c.

EXPÉRIENCE VIᵉ. — J'ai donné de la même manière *quatre* grammes d'acide chlorhydrique *concentré* à un chien à jeun depuis vingt-quatre heures. L'animal est mort au bout de sept heures. L'estomac était perforé, et la vessie baignait dans un liquide acide, qui contenait probablement de l'acide chlorhydrique. Après avoir lavé l'extérieur de cette vessie avec de l'eau distillée, et recueilli 48 grammes d'*urine* qu'elle renfermait, j'ai agi avec l'azotate d'argent sur *trois grammes* de ce liquide, et j'ai obtenu *quinze centigrammes* de chlorure d'argent : en répétant l'expérience avec *trois autres grammes* de la même urine, la quantité de chlorure d'argent a été la même.

EXPÉRIENCE VIIᵉ. — La même dose d'acide concentré, ayant été donnée à un autre chien qui avait mangé six heures auparavant, la mort n'est survenue qu'au bout de neuf heures. L'œsophage était perforé vers sa partie moyenne, tandis que l'estomac était entier ; on trouvait dans ce viscère, qui était fortement enflammé, environ 80 grammes d'un liquide épais, lie de vin. *Trois grammes* d'*urine* de ce chien ont fourni par l'azotate d'argent *seize centigrammes* de chlorure d'argent.

EXPÉRIENCE VIIIᵉ. — J'ai incisé la peau de la partie interne de la cuisse d'un chien, et j'ai lié la verge ; après avoir déchiré le tissu cellulaire sous-cutané avec le manche d'un scalpel, j'ai introduit *six grammes* d'acide chlorhydrique *concentré* dans le fond de la plaie, et j'ai réuni ses bords à l'aide de plusieurs points de suture. Quatre heures après, l'acide avait déjà tellement agi sur la peau que la suture commençait à se défaire, et, au bout d'un quart d'heure, la plaie était ouverte et beaucoup plus étendue qu'au moment où l'incision venait d'être faite. Sept heures et demie après l'empoisonnement, l'action corrosive de l'acide avait fait de tels progrès, que la peau de la partie inférieure de l'abdomen était déjà ramollie dans beaucoup de points, et détruite dans d'autres. L'animal a été pendu et ouvert aussitôt. La peau et les muscles de l'abdomen, qui correspondent à la région de la vessie, étaient entiers, quoique imprégnés d'acide chlorhydrique dans toute leur épaisseur ; en effet ils offraient une couleur grise, et lorsqu'on plaçait un papier bleu de tournesol sur le péritoine qui recouvre dans cet endroit les muscles dont je parle, ce papier était fortement rougi ; cependant la vessie était entière, et contenait environ 15 grammes d'*urine*. *Trois grammes* de ce liquide, décomposés par l'azotate d'argent et l'acide azotique (Voy. Expérience 3ᵉ, pag. 153), ont fourni *dix centigrammes* de chlorure d'argent.

EXPÉRIENCE IXᵉ. — J'ai répété cette expérience en appliquant 5 grammes d'acide chlorhydrique *concentré* sur le tissu cellulaire sous-cutané des parties latérales du cou d'un chien de moyenne taille. La verge a été liée, et l'animal a été pendu sept heures après le commencement de l'expérience, alors que les points de suture étaient encore intacts, et qu'il ne s'était rien échappé de la plaie. Je me suis assuré que l'action locale de l'acide ne s'était étendue en tous sens qu'à 11 centimètres au-delà de la plaie. La vessie contenait 38 grammes d'*urine*, jaune, transparente et acide. *Trois grammes* de ce liquide, traités par l'azotate d'argent et par l'acide azotique bouillant, ont fourni *trois centigrammes huit milligrammes* de chlorure d'argent.

OBSERVATION. — Louis Grenier, scieur de pierres, âgé de trente-sept ans, fit une chute sur la tête le 7 juillet 1805, à la suite de laquelle il éprouva des étourdissements ; deux jours après, il resta exposé nu-tête au soleil pendant plusieurs heures, et ressentit une violente céphalalgie. Le soir, il eut du délire avec une grande agitation. Le 10, l'agitation était plus considérable, le délire furieux. Il entra le 12 à l'Hôtel-Dieu : la face était animée, les yeux rouges, étincelants, le délire très agité ; le pouls était fréquent, développé et tendu. On pratiqua une saignée du pied qui ne soulagea presque pas le malade. Le 13, délire plus violent, pouls moins fort et moins fréquent (*saignée de la jugulaire, eau de veau*) ; continuation du délire après la saignée. Le 14, même état. (*Sangsues au cou, bains de pieds irritants avec l'acide chlorhydrique.*) Le soir, agitation plus grande, peau brûlante et aride, pouls petit et concentré, langue d'un rouge de feu, lèvres noirâtres, hoquets, efforts pour vomir, épigastralgie des plus vives. En recherchant la cause de l'état effrayant où se trouvait ce malade, j'appris des infirmiers qu'on lui avait fait avaler en-

viron 45 grammes d'acide chlorhydrique, croyant lui donner du petit-
lait. (*Magnésie en poudre, gomme arabique édulcorée.*) La nuit,
vomissement de matières jaunes. Le 15, peau froide et gluante, épigastralgie violente, pouls extrêmement fréquent, délire continuel. Mort à
trois heures de l'après-midi.

Ouverture du cadavre. Lèvres noires, langue brune, épaissie, dure
et sèche; pharynx et œsophage d'un rouge pourpre, excoriés en deux ou
trois endroits; estomac épaissi et enflammé à l'extérieur; à l'intérieur, la
membrane muqueuse se détachant en lambeaux avec la plus grande facilité dans presque toute son étendue, et offrant, dans son cul-de-sac, des
taches gangréneuses; le duodénum également un peu épaissi; l'intestin
jéjunum perforé par un ver lombric qui se trouvait dans la cavité de l'abdomen. L'arachnoïde était épaissie et opaque; la pie-mère était très injectée; il y avait entre les circonvolutions du cerveau une sérosité très
abondante; cet organe était très injecté et ses ventricules distendus
(D'' Serres.)

Symptômes et lésions de tissus produits par l'acide chlorhydrique.

Voyez page 83.

Conclusions. — L'acide chlorhydrique agit à la manière des acides
les plus énergiques. (Voy. pag. 86.)

Traitement de l'empoisonnement.

Voyez page 87.

Recherches médico-légales.

Acide chlorhydrique concentré. — Il est incolore, d'une odeur piquante et d'une saveur acide très caustique; son poids spécifique est
de 1,203 lorsqu'il est dans son plus grand état de concentration. Il
rougit fortement la teinture de tournesol et se volatilise à toutes les
températures. Mis en contact avec l'air, il y répand tout-à-coup des
vapeurs épaisses et piquantes, pour peu que l'air soit humide. Il précipite la dissolution d'azotate d'argent en blanc; le précipité (chlorure d'argent) caillebotté, lourd, se dissout dans l'ammoniaque, et
n'est point soluble dans l'acide azotique même bouillant, ce qui le
distingue du cyanure d'argent obtenu en versant de l'acide cyanhydrique dans de l'azotate d'argent; celui-ci en effet se dissout et se décompose quand on le fait bouillir avec de l'acide azotique concentré.

Il ne trouble point l'eau de chaux, et sa vapeur ne corrode point le
verre, caractères qui servent à le distinguer de l'acide phtorhydrique,
avec lequel il pourrait être confondu jusqu'à un certain point.

On distinguera aisément cet acide d'un chlorure acide dissous qui précipite de la même manière l'azotate d'argent, parce qu'en le distillant en vaisseaux clos, il ne laisse point de résidu, tandis que les chlorures acides en fournissent toujours un.

Acide chlorhydrique concentré du commerce. — Il est jaune rougeâtre ou jaune verdâtre, parce qu'il contient du chlorure de fer, ou de l'acide azoteux, ou du chlore, ou une matière huileuse, et quelquefois plusieurs de ces corps. Du reste, il se comporte comme le précédent, avec les agents précités. S'il s'agissait de le distinguer d'un chlorure acide, on le distillerait en vaisseaux clos à une douce chaleur, et l'on verrait que s'il laissait un résidu, celui-ci serait toujours formé de chlorure de fer.

Acide chlorhydrique très étendu d'eau. — Il rougit le tournesol et se comporte comme les précédents avec l'azotate d'argent; mais il ne dégage point de chlore lorsqu'on le chauffe avec du bi-oxyde de manganèse, tandis qu'il en donne s'il est concentré. Pour obtenir facilement ce gaz, on sature la liqueur par la potasse, on évapore jusqu'à siccité, on mêle le produit solide avec du bi-oxyde de manganèse et de l'acide sulfurique étendu du tiers de son poids d'eau, et l'on chauffe. On le distinguerait d'un chlorure acide, en le distillant en vaisseaux clos, comme il vient d'être dit.

Acide chlorhydrique mêlé à des liquides végétaux et animaux, aux matières vomies ou à celles qui se trouvent dans le canal digestif. — Le vin, le cidre, la bière, le vinaigre, le thé et la gélatine ne sont point troublés par cet acide, qui avive la couleur du premier de ces liquides; l'albumine est précipitée en flocons blancs solubles dans un excès d'acide, avec coloration bleue. Le lait est coagulé en grumeaux épais par une petite proportion d'acide chlorhydrique, surtout à chaud; un excès d'acide dissout le *coagulum.* Il précipite la matière jaune de la bile d'abord, puis la matière verte; enfin il coagule et noircit le sang. Avant d'indiquer le procédé qu'il convient de suivre pour démontrer la présence de l'acide chlorhydrique libre dans ces matières, je crois devoir faire connaître un certain nombre d'expériences que j'ai tentées dans le dessein d'éclairer cette question, l'une des plus épineuses que l'on puisse avoir à résoudre.

EXPÉRIENCE Iʳᵉ. — J'ai mêlé un gramme d'acide chlorhydrique du commerce et un kilogramme d'un liquide alimentaire *végétal* composé de parties égales de vin, de bière, de thé et de café, et j'ai distillé le mélange à la température de l'ébullition, ou au bain-marie, dans une cornue : le liquide, recueilli dans un récipient refroidi, rougissait fortement le papier de tournesol, et fournissait avec l'azotate d'argent un précipité blanc de *chlorure d'argent* insoluble dans l'acide azotique bouillant.

Il m'a été impossible de déceler la présence de *deux gouttes* d'acide chlorhydrique dans un kilogramme du même mélange, en procédant de la même manière ou en distillant au bain de chlorure de calcium à la température de 170° : aussi n'obtenais-je point dans le récipient un liquide fournissant du chlorure d'argent avec l'azotate lorsque je distillais du vin, de la bière, du thé et du café sans addition d'acide chlorhydrique. Les chlorures solubles, naturellement contenus dans ces liquides alimentaires, ne se volatilisent donc pas à cette température.

Si je me fusse borné à verser l'azotate d'argent dans le mélange alimentaire contenant de l'acide chlorhydrique avant de le distiller, il se serait formé un précipité abondant de chlorure, de tartrate d'argent, etc., dont j'aurais aisément séparé le chlorure par l'acide azotique ; mais ce résultat n'eût pas été probant, attendu qu'il existe dans ce mélange *non additionné* d'acide chlorhydrique, des chlorures qui eussent précipité l'azotate d'argent.

EXPÉRIENCE IIe. — J'ai recommencé l'expérience avec un gramme d'acide chlorhydrique, en distillant à la température de l'ébullition un mélange dans lequel j'avais mis l'acide *quatre jours* auparavant : la liqueur, condensée dans le récipient, rougissait le papier bleu et donnait avec l'azotate d'argent un précipité de chlorure d'argent.

EXPÉRIENCE IIIe. — J'ai distillé au bain-marie un gramme d'acide chlorhydrique du commerce mélangé avec 40 grammes de *lait*, autant de *bouillon* et de *bile* humaine. En poussant l'opération jusqu'à ce que la matière fût en consistance sirupeuse, j'ai obtenu dans le récipient un liquide *acide* qui donnait avec l'azotate d'argent du chlorure d'argent insoluble dans l'acide azotique bouillant.

Avec 10 centigrammes d'acide chlorhydrique, il se volatilisait un liquide ne contenant que des traces d'acide chlorhydrique, même lorsque j'opérais à la température de 170° dans un bain de chlorure de calcium.

EXPÉRIENCE IVe. — J'ai fait tremper pendant dix minutes dans 16 grammes d'acide chlorhydrique du commerce environ le tiers d'un estomac humain coupé par petits morceaux, puis j'ai distillé le tout au bain-marie. Le liquide recueilli dans le récipient contenait une quantité notable d'acide chlorhydrique *libre*. En agissant seulement avec 10 ou 12 centigrammes de cet acide, que j'avais laissé pendant une heure ou deux en contact avec les fragments d'estomac, je n'obtenais plus d'acide chlorhydrique dans le ballon.

EXPÉRIENCE V^e. — J'ai empoisonné un chien avec 12 grammes d'acide chlorhydrique du commerce, étendu de 60 grammes d'eau ; l'œsophage a été lié, et l'animal est mort au bout de quatre heures. La membrane muqueuse de l'estomac était enduite d'un mucus noirâtre ; elle était rouge, fortement enflammée, ecchymosée ; il n'y avait point de perforation. J'ai recueilli dans ce viscère 66 grammes d'un liquide noir, épais, rougissant fortement le tournesol ; je l'ai étendu de 200 grammes d'eau, et après avoir coupé l'estomac en petits morceaux, j'ai introduit le tout dans une grande cornue, à laquelle j'ai adapté un récipient entouré d'eau très froide. J'ai distillé à un feu doux et en fractionnant les produits par tiers. L'opération n'a été arrêtée que lorsque la matière contenue dans la cornue avait acquis une consistance sirupeuse. Les trois portions du liquide distillé, examinées séparément, *ne rougissaient pas* le papier de tournesol et ne donnaient point de chlorure d'argent avec l'azotate de ce métal, alors même qu'on les faisait bouillir avec ce sel et avec une forte proportion d'acide azotique ; *elles ne contenaient donc point d'acide chlorhydrique.* A la vérité, le dernier tiers obtenu par la distillation noircissait l'azotate d'argent, parce que ce sel était réduit par l'action des matières organiques qui étaient passées dans le ballon.

Le liquide épais restant dans la cornue était excessivement acide ; on l'étendit de 150 grammes d'eau distillée, et après l'avoir agité pendant quelques minutes à une douce chaleur, on décanta et on filtra pour séparer la liqueur du dépôt B. La portion filtrée contenait beaucoup d'acide chlorhydrique, car elle précipitait abondamment par l'azotate d'argent, et le précipité offrait tous les caractères du chlorure d'argent ; pourtant en distillant cette portion filtrée on obtenait un liquide dans lequel il n'y avait point de traces d'acide chlorhydrique.

Le dépôt B, chauffé dans une cornue à la température de 60° c. jusqu'à ce qu'il fût desséché, fournit une vapeur qui ne troublait pas le *solutum* d'azotate d'argent dans lequel on le faisait arriver. Je me décidai alors à verser sur 20 grammes de la matière desséchée, 8 grammes d'acide sulfurique pur étendu de 4 grammes d'eau. A peine avais-je chauffé la cornue, que j'obtins une vapeur qui précipitait abondamment l'azotate d'argent dissous, qu'elle traversait ; le précipité, en grande partie soluble dans l'acide azotique, *renfermait* pourtant du chlorure d'argent insoluble dans l'acide azotique bouillant.

Ces résultats, conformes à ceux qu'avaient obtenus MM. Christison, Devergie et Bergouhnioux (de Reims), prouvaient évidemment que l'acide chlorhydrique avait contracté avec les matières organiques une combinaison qui empêchait l'acide de se volatiliser à la température à laquelle j'agissais, tant qu'on n'évaporait la liqueur que jusqu'en consistance sirupeuse. Je répétai l'expérience, en plaçant la cornue dans un bain chargé de chlorure de calcium, et en chauffant jusqu'à 170° c. ; je n'obtins pas plus d'acide chlorhydrique dans le liquide distillé que dans le premier cas. Ce liquide ne rougissait pas le tournesol ; il précipitait abondamment l'azotate d'argent en blanc ; mais le précipité était rapidement dissous dans l'acide azotique froid. Ici la distillation avait été arrêtée lorsque la matière avait acquis la consistance sirupeuse.

EXPÉRIENCE VIe. — Je distillai à la température de 360° c. le liquide *très acide* contenu dans l'estomac d'un chien que j'avais pendu deux heures après l'avoir empoisonné avec 18 grammes d'acide chlorhydrique du commerce ajoutés à 180 grammes d'un mélange alimentaire, composé de lait, de bouillon et de café. La cornue était placée dans un bain d'huile de graines, que j'avais préalablement fait bouillir pendant six heures, jusqu'à ce qu'elle ne répandît plus d'odeur. Le liquide distillé obtenu dans le récipient jusqu'au moment où la matière de la cornue avait acquis la consistance sirupeuse, était incolore, presque transparent et *sans action* sur le papier bleu de tournesol; l'azotate d'argent *ne le troublait point*. En continuant la distillation de la matière sirupeuse jusqu'à ce qu'elle fût desséchée sans cependant avoir éprouvé la moindre décomposition, je recueillis dans le ballon environ 12 grammes d'un liquide également incolore *et acide* qui *précipitait* l'azotate d'argent en blanc. En faisant bouillir ce liquide ainsi troublé avec de l'acide azotique pur, on voyait le trouble augmenter à mesure que l'acide azotique détruisait la petite quantité de matière organique qui avait distillé; le chlorure d'argent déposé pesait 2 centigrammes 9 milligrammes.

En chauffant à feu nu la matière desséchée qui se trouvait dans la cornue, jusqu'à ce qu'elle fût réduite en charbon, j'obtins un produit rougeâtre, empyreumatique et alcalin, qui étant traité par l'azotate d'argent bouillant, laissa 5 centigrammes 1 milligramme de *chlorure d'argent*.

EXPÉRIENCE VII°. — J'ai souvent distillé 300 grammes de mélanges de lait, de bouillon, de café, etc., *non additionnés d'acide chlorhydrique* à un feu doux ou au bain d'huile à la température de 200 à 360°. Tant que l'opération n'avait pas été poussée au-delà du moment où la matière contenue dans la cornue était desséchée, j'obtenais un liquide incolore, *acide ou non acide, qui ne troublait pas l'azotate d'argent*; quand je chauffais assez pour carboniser toute la masse, je recueillais un liquide ammoniacal coloré et empyreumatique, dans lequel l'azotate d'argent et l'acide azotique bouillants faisaient naître *un léger précipité de chlorure d'argent*.

Toutefois, en distillant ces mêmes mélanges, préalablement additionnés *d'un gramme de chlorhydrate d'ammoniaque*, j'obtenais dans le ballon, presqu'à toutes les époques de l'opération et alors même que j'agissais au bain-marie, un liquide transparent, *acide ou non acide*, qui *précipitait* instantanément en blanc par l'azotate d'argent; ce précipité se dissolvait d'abord dans l'acide azotique, mais bientôt après il reparaissait, quoique moins abondant. En faisant bouillir cette liqueur trouble avec de l'acide azotique concentré, on ne tardait pas à réunir au fond du matras une certaine quantité de *chlorure d'argent*.

EXPÉRIENCE VIII°. — J'empoisonnai un chien avec 30 grammes d'acide chlorhydrique du commerce étendu de 150 grammes d'un mélange de lait, de bouillon et de café; l'œsophage fut lié: l'animal mourut au bout de deux heures. L'estomac était perforé; je recueillis dans l'abdomen 200 grammes d'un liquide noirâtre très acide, et je le chauffai dans une cornue à la température de l'ébullition. Le tube qui amenait le gaz et la vapeur traversait une colonne d'azotate d'argent dissous d'environ 1 mètre de longueur. Voyant au bout d'une demi-heure que ce sel n'était point troublé, je versai dans la cornue 10 grammes *d'acide sulfurique* concentré et pur, et je continuai à chauffer; l'azotate d'argent fut aussitôt précipité. Je cessai l'expérience au bout d'une heure, lorsque la matière contenue dans la cornue était presque sèche. Le précipité se composait de deux parties bien distinctes : l'une, très insoluble et lourde, contenant du chlorure d'argent, occupait le fond du tube ; l'autre, blanche, excessivement volumineuse et comme floconneuse, nageait dans toute la longueur de la colonne du liquide, ne se déposait pas aisément et ne renfermait point de chlorure d'argent. En décantant attentivement et en lavant le précipité qui était au fond, je pus m'assurer, après l'avoir traité par l'acide azotique bouillant, que j'avais obtenu 2 *décigrammes* 3 *centigrammes* de chlorure d'argent.

Il était important de savoir combien je retirerais de chlorure d'argent d'un mélange alimentaire semblable au précédent, non additionné d'acide chlorhydrique.

EXPÉRIENCE IXe. — Je fis avaler à un chien qui était à jeun depuis vingt-quatre heures 300 grammes de lait, de bouillon et de café, et je le pendis une heure après. L'estomac contenait 250 grammes du liquide alimentaire ; je chauffai ce liquide dans une cornue, en ayant soin de faire passer le produit de la distillation à travers une longue colonne d'azotate d'argent. Au bout de quarante minutes ce sel était légèrement troublé. Alors je versai dans la cornue 13 grammes d'acide sulfurique pur et concentré, et je conduisis l'opération comme dans l'expérience 8e ; l'azotate d'argent fournit bientôt un précipité *noir* très abondant d'argent métallique, d'un peu de chlorure d'argent, etc. Lorsque ce précipité fut ramassé, je décantai la liqueur, et après avoir bien lavé le dépôt, je le traitai par l'acide azotique bouillant étendu du tiers de son poids d'eau distillée qui le dissolvit presqu'en totalité avec dégagement de gaz bi-oxyde d'azote. La portion indissoute, qui était du chlorure d'argent, *ne pesait que deux centigrammes trois milligrammes.* On voit donc que les chlorures solubles naturellement contenus dans les 250 grammes du mélange alimentaire n'avaient guère fourni que la *onzième* partie de l'acide chlorhydrique qu'avaient donné les 200 grammes du liquide recueilli dans l'estomac du chien empoisonné par cet acide. (Voy. Expérience 8e, p. 160.)

Je voulais savoir si je ne parviendrais pas, en opérant sur les liquides contenus dans le canal digestif, à obtenir de l'acide chlorhydrique dans un cas d'empoisonnement, par un procédé qui n'en fournirait pas, lorsque j'agirais sur des aliments liquides à l'état normal. Les détails dans lesquels je vais entrer prouveront que j'ai atteint ce but.

EXPÉRIENCE X^e. — J'ai empoisonné plusieurs chiens avec 20 grammes d'acide chlorhydrique dissous dans 200 grammes d'un mélange de lait,

de bouillon et de café; l'œsophage a été constamment lié : les animaux
sont morts au bout de dix, douze ou quinze heures, et souvent j'ai
trouvé l'estomac perforé. Après avoir recueilli les liquides noirâtres contenus dans l'estomac ou épanchés dans la cavité abdominale, j'ai constaté
qu'ils étaient acides, et je les ai chauffés dans une cornue à laquelle
j'avais adapté un récipient; nous savons déjà que le produit distillé ne
contient point d'acide chlorhydrique. Lorsque le liquide de la cornue
était réduit à peu près au tiers de son volume, je l'ai laissé refroidir,
puis je l'ai mélangé avec deux parties *d'alcool* concentré marquant 44 degrés, et j'ai filtré pour séparer la matière coagulée A. Le liquide alcoolique
a été distillé dans une autre cornue, et le produit reçu dans un ballon
entouré de glace; ce produit a été fractionné en trois parties, pour savoir
lequel des trois tiers contiendrait plus d'acide chlorhydrique, si l'on parvenait à en obtenir par ce procédé. Le premier tiers *ne rougissait pas
le papier de tournesol et ne troublait pas l'azotate d'argent à froid ;*
mais en l'évaporant jusqu'au quart de son volume après l'avoir mélangé
avec ce sel, et en ajoutant de l'acide azotique pur et concentré, il se
formait un précipité blanc à mesure qu'on le faisait bouillir; pendant que l'évaporation continuait, et que la quantité de liquide diminuait,
il se dégageait du gaz bi-oxyde d'azote; la matière desséchée était noirâtre
et contenait de l'argent réduit, de l'azotate d'argent non décomposé et
un peu de chlorure d'argent, car en la faisant bouillir avec l'acide azotique concentré on dissolvait l'argent avec dégagement de gaz bi-oxyde
d'azote, et si après cette dissolution on ajoutait de l'eau distillée, il restait
une petite quantité *de chlorure d'argent* insoluble dans l'acide azotique
bouillant. Le *deuxième* tiers de la liqueur distillée *rougissait* le papier
de tournesol et ne troublait pas l'azotate d'argent; mais en le traitant par
cet azotate et par l'acide azotique, comme il vient d'être dit, on obtenait
un peu plus de chlorure d'argent qu'avec le premier tiers. Le *dernier*
produit de la distillation, encore plus acide que le deuxième tiers, ne
troublait pas l'azotate d'argent; quand on le chauffait avec ce sel et l'acide
azotique, comme on l'avait fait pour le premier tiers, on obtenait une
proportion *plus forte encore de chlorure d'argent*. La matière restant
dans la cornue était presque sèche et très acide; si on l'agitait avec de
l'eau distillée tiède pendant quelques minutes, et qu'on distillât jusqu'à
siccité, on recueillait dans le ballon un liquide *alcalin* contenant du
carbonate d'ammoniaque : ce liquide fournissait avec l'azotate d'argent
un précipité violet foncé très abondant. En lavant ce précipité et en le
faisant bouillir avec de l'acide azotique pur et concentré, on dissolvait
l'argent métallique, le carbonate d'argent, etc.; qu'il renfermait, et il
restait une *proportion plus considérable de chlorure d'argent* qu'aucune de celles qui avaient été fournies par chacun des liquides alcooliques
indiqués plus haut.

Le dépôt A, obtenu avec l'alcool (voy. p. 162) réuni à la matière solide
presque charbonneuse restant dans la cornue après le traitement aqueux
dont je viens de parler, donnait une quantité notable d'acide chlor-

hydrique lorsqu'on le décomposait par l'acide sulfurique ; en suivant le procédé décrit dans l'expérience 8°. (Voy. p. 160.)

EXPÉRIENCE XI°. — J'ai pendu un chien qui n'avait pas mangé depuis trois jours, et j'ai fait tremper pendant deux heures son estomac coupé par morceaux dans 100 grammes d'eau distillée. Le liquide, rapproché en vaisseaux clos, n'a point fourni d'acide chlorhydrique ; lorsqu'il était réduit au quart de son volume, je l'ai laissé refroidir, puis je l'ai mélangé avec le double de son poids d'*alcool* concentré marquant 44 degrés ; la liqueur filtrée, soumise à la distillation, a donné dans le récipient un liquide *légèrement acide* dans lequel il m'a été impossible de déceler la moindre trace d'acide chlorhydrique, même en le faisant bouillir avec de l'azotate d'argent et de l'acide azotique concentré.

EXPÉRIENCE XII°. —J'ai souvent fait avaler à des chiens à jeun 300 grammes d'un mélange alimentaire composé de parties égales de lait, de bouillon et de café ; les animaux ont été pendus une heure après. Les liquides recueillis dans l'estomac, dont le poids variait de 200 à 260 grammes, rapprochés jusqu'au quart de leur volume, puis coagulés par l'alcool marquant 44 degrés, m'ont fourni des dissolutions alcooliques, qui étant filtrées et distillées dans des vaisseaux clos ; comme il a été dit à l'expérience 10° (Voy. p. 161), jusqu'à ce que la matière restant dans la cornue fût à peu près sèche, ont donné des produits non acides ou peu acides, que l'azotate d'argent troublait quelquefois, mais *qui ne conte-naient point d'acide chlorhydrique ;* en effet, il suffisait de faire bouillir et même de traiter à froid par l'acide azotique les précipités diversement colorés qui s'étaient déposés, pour les dissoudre à l'instant même.

EXPÉRIENCE XIII°. — J'ai empoisonné un chien à jeun avec 18 grammes d'acide chlorhydrique du commerce dissous dans 180 grammes d'un mélange alimentaire de lait, de bouillon et de café ; l'œsophage a été lié ; l'animal est mort au bout de douze heures. L'estomac était largement perforé. J'ai recueilli dans la cavité abdominale, à la surface des organes contenus dans cette cavité et dans l'estomac lui-même, 260 grammes d'un liquide noirâtre, grumeleux, à *peine acide*, que j'ai étendu du double de son poids d'eau distillée et précipité par une *dissolution de tannin*, afin de séparer une proportion considérable de matière organique. La liqueur a filtré avec la plus grande facilité, et offrait une couleur jaune pâle ; elle était presque transparente. J'en ai introduit la moitié dans une grande cornue que j'ai chauffée ; l'ébullition a été entretenue pendant deux heures, et les produits de la distillation ont été fractionnés en 5 parties que j'ai successivement examinées ; les quatre premiers n'*étaient pas acides* et ne *troublaient point l'azotate d'argent*, même en les faisant bouillir avec ce sel et avec de l'acide azotique concentré. Le dernier, celui qui avait été obtenu lorsqu'il restait à peine du liquide dans la cornue, et que déjà une petite portion de la matière était desséchée et commençait à se carboniser, *rougissait faiblement* le papier *bleu*, et donnait avec l'azotate d'argent un précipité *assez abondant de chlorure d'argent*. L'action du feu ayant été continuée jusqu'à ce que la matière fût entièrement carbonisée, il s'est dégagé de l'huile empyreumatique et des vapeurs épaisses de carbonate d'ammoniaque; le liquide recueilli dans le ballon, dans lequel j'avais mis 12 grammes d'eau distillée, bleuissait le papier rouge de tournesol; sa couleur était bleuâtre; je l'ai fait bouillir avec de l'azotate d'argent et de l'acide azotique concentré, et j'ai fini par obtenir 8 décigrammes de chlorure d'argent.

EXPÉRIENCE XIVᵉ. — J'ai distillé comparativement dans deux cornues 150 grammes de lait, de bouillon et de café, *additionnés* de 30 centigrammes d'acide chlorhydrique, et 150 autres grammes *sans addition* d'acide : ces mélanges avaient été préalablement précipités par le tannin et filtrés. Le mélange contenant l'acide ayant été distillé jusqu'à ce qu'il fût sec, sans cependant se carboniser ni répandre de vapeurs de carbonate d'ammoniaque, m'a fourni un liquide incolore, rougissant faiblement le papier bleu, se troublant par l'azotate d'argent; le précipité de *chlorure d'argent* augmentait visiblement à mesure que l'on faisait bouillir le liquide trouble avec de l'acide azotique concentré. Le mélange non acide, distillé jusqu'à ce qu'il fût *carbonisé,* m'a donné un liquide faiblement acide qui *ne s'est point troublé* par l'azotate d'argent, même après l'avoir fait bouillir avec l'acide azotique.

EXPÉRIENCE XVᵉ. — J'ai distillé à une douce chaleur, avec 100 grammes d'eau distillée, 5 grammes de tannin, 4 grammes de gélatine et 3 grammes d'albumine réduits en poudre fine : le liquide recueilli dans le récipient jusqu'au moment où la matière de la cornue a été desséchée, était légèrement opalin et *nullement acide;* l'azotate d'argent le troublait à peine, et le précipité *disparaissait rapidement* par l'addition de quelques gouttes d'acide azotique pur. J'ai alors décomposé la matière par le feu, et j'ai chauffé jusqu'à ce qu'il ne se dégageât plus de carbonate d'ammoniaque et que toute la masse fût charbonnée. Le liquide contenu dans le ballon était rougeâtre, empyreumatique, huileux et *alcalin;* l'azotate d'argent y a fait naître un précipité noir, abondant, formé en grande partie par l'argent métallique qui avait été réduit. En faisant bouillir ce précipité avec de l'acide azotique pur, la liqueur s'est éclaircie et est devenue d'un jaune clair : néanmoins il restait au fond un peu de *chlorure d'argent* (1 centigramme 4 milligrammes).

EXPÉRIENCE XVIᵉ. — J'ai empoisonné un chien à jeun avec 18 grammes d'acide chlorhydrique du commerce dissous dans 180 grammes d'un mélange alimentaire de lait, de bouillon et de café; l'œsophage a été lié. Quatre heures après, j'ai pendu l'animal, afin de recueillir le contenu de l'estomac : ce viscère renfermait 310 grammes d'un liquide épais, visqueux et noir; j'ai lavé ses parois internes avec 100 grammes d'eau distillée, de manière à enlever la presque totalité de l'acide qui les tapissait. Les liqueurs réunies rougissaient le papier de tournesol; je les ai divisées en trois parties, A, B, C. La portion A, distillée dans une cornue à la température de 190° à 200° c., placée dans un bain d'huile de graines que l'on avait préalablement fait bouillir pendant six heures, jusqu'à ce qu'elle ne dégageât plus d'odeur, m'a donné un liquide que j'ai fractionné en cinq parties : les quatre premières portions étaient incolores, transparentes, ne rougissaient pas le papier de tournesol et ne fournissaient point de chlorure d'argent avec l'azotate de ce métal. La dernière fraction était incolore, légèrement trouble, et à peine acide; l'azotate d'argent y a fait naître un précipité qui a augmenté lorsque je l'ai fait bouillir avec de l'acide azotique pur et concentré; le chlorure d'argent déposé *pesait un centigramme un milligramme.* Il ne restait plus de liquide dans la cornue : la matière était sèche, mais non charbonnée. En chauffant cette matière jusqu'à ce qu'elle fût carbonisée et qu'il ne se dégageât plus de vapeurs empyreumatiques, j'ai obtenu dans le ballon un produit rougeâtre qui, étant traité par l'azotate d'argent et l'acide azotique bouillant, m'a laissé *quatre centigrammes de chlorure d'argent.*

B a été réduit au tiers par l'évaporation en vaisseaux clos; dès qu'il a été refroidi, je l'ai mélangé avec trois fois son volume d'alcool à 44 degrés, qui a coagulé une assez grande quantité de matière organique; j'ai filtré et obtenu un liquide transparent jaune rougeâtre, acide, que j'ai distillé à un feu doux. Les cinq premiers sixièmes du produit recueilli dans le récipient ne contenaient point d'acide chlorhydrique; mais le dernier sixième rougissait faiblement le papier bleu, précipitait par l'azotate d'argent, et le précipité de chlorure d'argent augmentait lorsqu'on le faisait bouillir avec l'acide azotique concentré : son poids s'élevait à *1 centigramme 6 milligrammes.* La matière restant dans la cornue était sèche, mais non carbonisée.

C a été traité par une *dissolution de tannin* jusqu'à ce qu'il ne précipitât plus par ce réactif; on a été obligé pour cela d'employer une assez grande quantité de ce *decoctum.* La liqueur filtrée, de couleur rouge clair, a été introduite dans une grande cornue et chauffée à un feu doux. Le produit distillé, examiné à diverses époques de la distillation, n'a commencé à rougir le papier bleu et à se troubler par l'azotate d'argent que vers la fin de l'opération, c'est-à-dire quand il ne restait qu'un huitième environ de la liqueur dans la cornue : du reste il était incolore et transparent. Lorsque la matière a été réduite à siccité, sans avoir éprouvé la moindre décomposition, j'ai pris le produit du dernier huitième distillé, qui était assez fortement acide, et je l'ai précipité par l'azotate d'argent; le chlorure d'argent, noirci par une portion d'argent métallique qui avait été mis à nu, a été lavé et traité pendant vingt minutes par l'acide azotique bouillant : *j'ai obtenu sept centigrammes deux milligramms de chlorure d'argent blanc.* Alors j'ai poussé plus loin la distillation de la matière sèche contenue dans la cornue, et je n'ai arrêté l'opération qu'au moment où il ne se condensait plus de cristaux de carbonate d'ammoniaque dans le col de la cornue; le liquide recueilli dans le ballon *était acide* et précipitait abondamment par l'azotate d'argent; en faisant bouillir ce précipité avec de l'acide azotique pendant un quart d'heure, j'ai encore recueilli *cinq centigrammes* de chlorure d'argent.

Le précipité qu'avait fait naître le tannin dans la matière noire retirée de l'estomac du chien ayant été lavé, séché et décomposé à une douce chaleur dans une cornue, a fourni un produit que j'ai examiné à deux époques différentes : le premier avait été recueilli avant l'apparition des vapeurs ammoniacales et m'a fourni *un centigramme cinq milligrammes* de chlorure d'argent; l'autre avait été obtenu en poussant l'opération jusqu'à ce que la matière contenue dans la cornue fût carbonisée; il a donné *un centigramme neuf milligrammes de chlorure d'argent.*

L'estomac se combine-t-il avec une portion d'acide chlorhydrique pendant l'empoisonnement, et s'il en est ainsi, peut-on parvenir à constater la présence de l'acide ainsi combiné? Telle est la question importante que j'ai cru devoir étudier. « Nous avons acquis la preuve, » dit M. Devergie, que l'eau enlevait aux parois stomacales la presque » totalité de l'acide qui pouvait être combiné avec elles; car, ayant pris » les parties solides épuisées par l'eau, nous les avons fait bouillir avec » du bicarbonate de potasse pur, puis nous les avons saturées par » l'acide nitrique, et nous n'avons obtenu qu'un léger trouble par » le nitrate d'argent. » (Tome III, p. 286.) Voici les expériences que j'ai tentées pour résoudre ce problème.

EXPÉRIENCE XVIIe. — J'ai empoisonné deux chiens à jeun avec 16 grammes d'acide chlorhydrique du commerce dissous dans 100 grammes d'eau; l'œsophage a été lié; les animaux sont morts au bout de douze et de quinze heures. Les deux estomacs ont été lavés *séparément* avec de l'eau distillée froide et à plusieurs reprises, jusqu'à ce que les eaux de lavage, ni la membrane muqueuse elle-même *ne rougissent plus le papier bleu de tournesol;* alors on les a pressés entre des feuilles de papier, de manière à enlever autant d'humidité qu'il était possible d'en séparer par ce moyen; dans cet état, l'un d'eux pesait 88 grammes, et l'autre 66. Après les avoir coupés en morceaux, je les ai introduits dans deux cornues avec de l'acide sulfurique concentré et pur : la quantité d'acide était de 40 grammes pour celui qui pesait 88 grammes, et de 25 grammes pour l'autre. J'avais adapté au col des cornues deux tubes recourbés, dont les longues branches plongeaient presque jusqu'au fond de deux tubes-éprouvettes de la longueur de 1 mètre et demi remplis jusqu'aux trois quarts de leur hauteur d'une dissolution aqueuse d'azotate d'argent; en sorte que les gaz qui pouvaient se dégager pendant la réaction de l'acide sulfurique sur la matière organique devaient nécessairement traverser une colonne d'azotate longue au moins de 1 mètre et 1 décimètre. Les choses étant dans cet état, j'ai chauffé graduellement les cornues jusqu'à ce que les liquides fussent en ébullition; il s'est bientôt dégagé des gaz qui ont troublé l'azotate d'argent; des caillots de chlorure d'argent se déposaient au fond des tubes-éprouvettes. Vers la fin de l'opération, qui a duré à peu près une heure, il s'est produit d'abondantes vapeurs d'acide sulfureux, et alors l'azotate d'argent était tellement troublé, qu'il était presque impossible d'apercevoir les tubes qui amenaient les gaz ; je n'ai cessé l'action de la chaleur qu'au moment où la matière contenue dans les cornues était desséchée. Les précipités qui s'étaient formés dans les tubes-éprouvettes étaient évidemment composés d'une portion très lourde et peu considérable qui occupait le fond, et d'une partie, en apparence beaucoup plus abondante, qui restait comme suspendue dans presque toute la longueur de la colonne des liquides. Le lendemain, la totalité des précipités était rassemblée au fond des tubes-éprouvettes, et les liquides surnageants étaient limpides. J'ai décanté ces liquides, et lavé à plusieurs reprises les précipités avec de l'eau distillée, jusqu'à ce que les eaux de lavage ne continssent plus d'azotate d'argent. Alors j'ai fait bouillir ces précipités pendant un quart d'heure avec de l'acide azotique concentré et pur, qui les a dissous en grande partie avec dégagement de gaz bi-oxyde d'azote ; le chlorure d'argent formé s'est bientôt déposé ; j'ai décanté les liquides, et après avoir bien lavé avec de l'eau distillée le chlorure d'argent, j'ai placé celui-ci sur un petit filtre dont je connaissais le poids, que j'ai ensuite desséché à la température de 100° c. J'ai desséché en même temps à la même température un filtre de même grandeur et du même poids fait avec le même papier ; j'ai pesé de nouveau les deux filtres ainsi desséchés, et retranchant du poids de celui qui contenait le chlorure d'argent le poids de celui qui ne renfermait aucune matière, j'ai eu pour produit le poids du chlorure d'argent. Le chien dont l'estomac pesait 88 grammes avant l'expérience m'a fourni 50 centigrammes de chlorure d'argent ; l'autre m'en a donné 32 centigrammes.

EXPÉRIENCE XVIII°. — Un autre chien, empoisonné avec 20 grammes d'acide chlorhydrique mêlé à 200 grammes de lait, de bouillon et de café, est mort au bout de quatorze heures. L'estomac offrait une assez large perforation ; lavé avec de l'eau froide jusqu'à ne plus présenter de traces d'acidité et pressé entre plusieurs feuilles de papier joseph ; il pesait 72 grammes. Décomposé par 25 grammes d'acide sulfurique pur et concentré jusqu'à carbonisation et pendant une heure, comme dans l'expérience 17°, il a fourni 26 centigrammes de chlorure d'argent.

EXPÉRIENCE XIX°. — On a empoisonné un chien avec 12 grammes d'acide chlorhydrique concentré ; l'animal est mort au bout d'une heure et demie. L'estomac, débarrassé de tout l'acide libre par des lavages réitérés à l'eau froide, a été *desséché* à la température de 100° c.; il pesait dans cet état 40 grammes ; je l'ai décomposé comme le précédent dans une cornue avec 20 grammes d'acide sulfurique étendu de son poids d'eau ; le poids du chlorure d'argent obtenu a été de 50 centigrammes.

EXPÉRIENCE XX°. — On a pendu un chien qui n'avait pas mangé depuis la veille ; on a lavé son estomac à froid, jusqu'à ce que les eaux de lavage ne fussent plus acides, puis on l'a pressé entre des feuilles de papier joseph ; dans cet état, il pesait 62 grammes. Après l'avoir coupé par morceaux, on l'a carbonisé, avec 20 grammes d'acide sulfurique pur et concentré (Voy. expériences 17°, 18° et 19°). La quantité de chlorure d'argent obtenu ne s'élevait qu'à 17 *centigrammes*.

EXPÉRIENCE XXI°. — Un chien à l'état normal et à jeun est pendu; après avoir lavé convenablement son estomac à froid, *on le dessèche à 100° c.*; dans cet état, il pèse 20 grammes. On le décompose avec 15 grammes d'acide sulfurique étendu de son poids d'eau, et l'on n'obtient que *onze* centigrammes de chlorure d'argent.

. EXPÉRIENCE XXII°. — 20 grammes d'un estomac humain bien lavé à froid et *desséché* à 100° c., décomposés de même par 15 grammes d'acide sulfurique pur étendu de son poids d'eau, ont fourni 18 centigrammes de chlorure d'argent.

. EXPÉRIENCE XXIII°. — J'ai empoisonné un chien avec 16 grammes d'acide chlorhydrique du commerce dissous dans 100 grammes d'eau; l'œsophage a été lié; l'animal est mort au bout de dix heures. J'ai lavé l'estomac à grande eau froide. Lorsque le papier bleu de tournesol *n'était plus rougi* ni par le liquide ni par la membrane muqueuse, j'ai fait bouillir le viscère coupé par morceaux dans de l'eau distillée pendant deux heures; le *décoctum rougissait* le papier bleu; j'ai décanté la liqueur, et soumis l'organe à l'action de nouvelles quantités d'eau distillée bouillante, jusqu'à ce que le papier bleu *ne fût plus rougi;* dans cet état, j'ai pressé les fragments du viscère entre plusieurs feuilles de papier joseph, et je me suis assuré qu'ils pesaient 36 grammes. Alors je les ai traités dans une cornue par 12 grammes d'acide sulfurique concentré, comme dans les expériences précédentes, et je n'ai obtenu que 2 centigrammes de chlorure d'argent. •

EXPÉRIENCE XXIV°. — La même expérience a été répétée avec l'estomac d'un chien empoisonné avec 12 grammes d'acide chlorhydrique étendu de 200 grammes d'un mélange alimentaire liquide; l'estomac, coupé par morceaux, a été laissé dans l'eau distillée froide pendant *quarante-huit heures*, puis lavé à plusieurs reprises avec le même liquide à la température ordinaire, et jusqu'à ce que le papier bleu le plus sensible ne fût plus altéré. Alors je l'ai fait bouillir à quatre reprises différentes pendant deux heures chaque fois, dans diverses portions d'eau distillée, et jusqu'à ce que les dissolutions ne précipitassent plus de chlorure d'argent par l'azotate de ce métal; le poids du chlorure retiré de ces liqueurs, rapprochées et traitées par l'acide azotique bouillant, ne s'élevait qu'à *deux centigrammes :* apparemment que par les nombreux lavages à l'eau froide on avait dissous la majeure partie des chlorures solubles. Les fragments d'estomac, qui avaient bouilli dans l'eau, pressés entre plusieurs feuilles de papier, pesaient 32 grammes; décomposés par l'acide sulfurique concentré, ils n'ont pas fourni *la moindre trace de chlorure d'argent.*

. EXPÉRIENCE XXV°. — Après avoir traité à plusieurs reprises par l'eau distillée bouillante l'estomac d'un chien à l'état normal, et jusqu'à ce que les eaux de lavage ne fournissent plus de précipité de chlorure d'argent par l'azotate de ce métal, je me suis assuré que les liqueurs provenant de l'ébullition donnaient 12 centigrammes de ce chlorure, et que l'estomac, du poids de 29 grammes, après avoir été pressé entre des feuilles de papier joseph et décomposé par l'acide sulfurique, ne fournissait plus de traces d'acide chlorhydrique.

Expérience XXVIe. — J'ai fait bouillir pendant plusieurs heures l'estomac d'un homme adulte avec de l'eau distillée, en ayant soin de renouveler le liquide à mesure qu'il s'en évaporait; la liqueur filtrée, traitée par l'azotate d'argent, a fourni *huit centigrammes* de chlorure. La portion solide restante, pressée entre plusieurs feuilles de papier joseph, pesait 34 grammes. Décomposée par 15 grammes d'acide sulfurique concentré, elle n'a donné aucune trace de chlorure d'argent.

Expériences XXVIIe, XXVIIIe et XXIXe. (voy. à la pag. 153, les expériences 2e et 3e.)

Il résulte de ce qui précède 1° que l'on obtient facilement une partie de l'acide chlorhydrique mélangé avec des liquides alimentaires végétaux, en distillant ceux-ci à un feu doux, à moins que l'acide ne se trouve dans ces mélanges en quantité par trop minime (expér. 1re et 2e, p. 157);

2° Que la même chose a lieu dans les mêmes conditions, quoique plus difficilement, lorsqu'on distille des mélanges d'acide chlorhydrique et de liquides alimentaires animaux, ou un estomac préalablement trempé pendant quelques minutes dans le même acide concentré (expér. 3e et 4e, p. 158);

3° Que l'on ne recueille pas d'acide chlorhydrique dans le récipient quand on distille au bain-marie, à feu nu ou au bain de chlorure de calcium ou d'huile, les matières trouvées dans l'estomac des animaux qui ont succombé à l'empoisonnement par l'acide chlorhydrique, *quoiqu'elles en contiennent*, si la distillation n'a été poussée que jusqu'au moment où la matière contenue dans la cornue a acquis une consistance *presque sirupeuse,* parce que l'acide est retenu par la matière organique, et s'il est dissous dans une trop grande quantité de liquide, parce qu'il passe difficilement à la distillation lorsqu'il est très hydraté (expér. 5e, p. 158);

4° Que l'on en obtient, au contraire, même en agissant à un feu doux, si l'on continue la distillation jusqu'à ce que la matière de la cornue soit desséchée et *non décomposée*; à la vérité, on n'en recueille que fort peu. M. Devergie a donc commis une erreur grave en attaquant ce que j'avais établi à cet égard dès l'année 1812 (exp. 6e et 16e, p. 159 et 164);

5° Que l'on en obtient davantage quand on pousse l'action de la chaleur assez loin pour carboniser la matière contenue dans la cornue (*ib.*);

6° Qu'il ne se condense dans le ballon ni de l'acide chlorhydrique ni du chlorydrate d'ammoniaque, ni aucun chlorure, lorsqu'on chauffe jusqu'à *siccité seulement* des liquides ou des matières solides alimentaires *non additionnés d'acide chlorhydrique ni de chlorhydrate d'ammoniaque* ; mais qu'il n'en est pas de même si ces liquides contiennent de ce chlorhydrate, ou bien lorsqu'on pousse l'opération jusqu'à ce que la matière soit carbonisée ; qu'il est dès lors indispensable dans une recherche médico-légale relative à l'empoisonnement par l'acide chlorhydrique d'arrêter la distillation au moment où la masse est presque desséchée (expér. 7e, p. 160) ;

7° Que s'il est vrai qu'en traitant par l'acide sulfurique concentré un mélange alimentaire trouvé dans l'estomac d'un chien empoisonné par l'acide chlorhydrique, on dégage beaucoup plus d'acide chlorhydrique que du même mélange à l'*état normal*, il est également certain que l'on s'exposerait à commettre des erreurs graves si l'on attachait à ce mode d'expérimentation une importance qu'il ne saurait avoir ; il pourrait arriver, en effet, que certaines matières alimentaires à l'*état normal* continssent assez de chlorure de sodium pour fournir par l'acide sulfurique une quantité d'acide chlorhydrique égale au moins à celle que l'on obtiendrait dans quelques cas d'empoisonnement où la proportion d'acide chlorhydrique *restant* dans l'estomac serait très faible (expér. 8e et 9e, p. 160) ;

8° Qu'en traitant les matières suspectes par l'alcool très concentré, après les avoir concentrés par l'évaporation, en filtrant la liqueur et en la distillant *jusqu'à siccité*, on obtient dans *les dernières portions* du liquide distillé, une plus grande quantité d'acide chlorhydrique que celle qu'aurait fournie la même proportion de matière suspecte si elle eût été distillée seule ; et que dans aucun cas un mélange alimentaire à l'*état normal* et sans addition d'acide chlorhydrique ou de chlorhydrate d'ammoniaque, *ne donne*, étant traité par l'alcool concentré puis distillé *jusqu'à siccité*, un produit fournissant du chlorure d'argent avec l'azotate de ce métal (expér. 10e, 11e, 12e et 16e, p. 161 et 164) ;

9° Que l'on recueille encore plus d'acide chlorhydrique dans les *dernières* portions distillées, si l'on chauffe jusqu'à siccité *seulement* le liquide filtré provenant de la décomposition des matières suspectes par un excès de tannin ; les mélanges alimentaires non additionnés d'acide chlorhydrique ou de chlorhydrate d'ammoniaque traités de la même manière fournissent, au contraire, un produit distillé qui ne donne aucune trace de chlorure d'argent par l'azotate de ce métal (expér. 13e, 14e, 15e et 16e, p. 163) ;

10° Qu'en décomposant comparativement par l'acide sulfurique concentré, comme l'a proposé le premier M. Bergounhioux (de Reims), dans un rapport inédit, des estomacs de chien à l'*état normal* et des estomacs des mêmes animaux empoisonnés par l'acide chlorhydrique, on dégage une quantité de cet acide beaucoup plus considérable avec les derniers qu'avec les premiers, soit que les viscères *préalablement lavés avec de l'eau froide seulement* jusqu'à ce que les eaux de lavage ne rougissent plus le papier bleu de tournesol, aient été fortement pressés entre des feuilles de papier joseph ; soit qu'ils aient été desséchés à la température de 100° c. (exp. 17e, 18e, 19e, 20e et 21e p. 166). Dans ces cas l'eau *froide* n'agit pas pendant assez long-temps pour enlever la totalité de l'acide chlorhydrique qui pouvait être uni aux tissus et ne dissout pas la totalité des chlorures solubles naturellement contenus dans l'estomac ; aussi, lorsqu'on traite par l'acide sulfurique ces estomacs normaux, lavés à l'eau froide, décompose-t-on ces chlorures naturels et obtient-on de l'acide chlorhydrique, en quantité moindre à la vérité que lorsque les estomacs empoisonnés avaient retenu une portion de l'acide chlorhydrique ingéré ;

11° Qu'en faisant *bouillir* avec de l'eau distillée à plusieurs reprises et pendant plusieurs heures des estomacs de chiens empoisonnés ou à l'état normal, ou bien un estomac d'un homme non empoisonné, on dissout la totalité des chlorures solubles qu'ils peuvent renfermer : aussi les dissolutions aqueuses fournissent-elles du chlorure d'argent par l'azotate de ce métal, tandis que les estomacs eux-mêmes épuisés par l'eau bouillante n'en donnent pas de traces. Tout porte même à croire qu'il suffit de laisser pendant deux ou trois jours dans l'eau distillée *froide* des estomacs d'individus empoisonnés ou non par l'acide chlorhydrique, et de les laver ensuite à plusieurs reprises dans le même liquide à la température *ordinaire*, pour obtenir les mêmes résultats (expériences 24e, 25e et 26e, p. 168) ;

12° Que l'urine des chiens empoisonnés par l'acide chlorhydrique concentré ou affaibli, fournit avec l'azotate d'argent une quantité de chlorure d'argent six fois au moins aussi considérable qu'à l'état normal, fait dont les experts pourront quelquefois tirer parti (expér. 3e, 4e, 5e, 6e, 7e, 8e et 9e, p. 153) ;

13° Que si je n'ai pas décelé l'acide chlorhydrique dans le *foie*, la *rate*, etc., des chiens qui avaient été empoisonnés par cet acide étendu d'eau, cela peut tenir à ce que cet acide séjourne peu de temps dans ces organes, ou à ce qu'il se combine avec les alcalis libres qu'il trouve dans les voies circulatoires (expér. 2e, p. 152).

Procédé. — On recueille attentivement les liquides contenus dans le canal digestif et dans la cavité abdominale, s'il y a eu perforation, ou bien les matières liquides vomies ; on les met à part après avoir constaté si elles sont acides à l'aide du papier bleu de tournesol. On introduit dans une grande cornue à laquelle on a adapté un récipient toutes les portions solides trouvées dans le canal digestif et dans les matières vomies, ainsi que l'œsophage, l'estomac et les intestins coupés en petits morceaux ; on ajoute de l'eau distillée, et on fait bouillir pendant cinq ou six heures en ayant soin d'ajouter de l'eau au fur et à mesure qu'il s'en évapore. On examine si le liquide recueilli dans le ballon contient ou non de l'acide chlorhydrique libre ; dans la plupart des cas il n'en renferme pas, parce que cet acide ne distille pas facilement lorsqu'il est très hydraté et retenu par la matière organique ; mais comme il pourrait arriver qu'il en contînt, on ne devra pas négliger de procéder en vaisseaux clos à l'ébullition dont je parle. On réunit alors le *décoctum* restant dans la cornue aux liquides trouvés dans le canal digestif, dans la cavité abdominale ou dans les matières vomies, et on les précipite par un excès de dissolution concentrée de tannin ; à mesure que le précipité se dépose, on ajoute de nouvelles quantités de tannin, jusqu'à ce que le mélange suspect ne se trouble plus ; on laisse ramasser le précipité et on filtre ; la liqueur passe assez claire et offre une couleur jaune-rougeâtre. On l'introduit dans une grande cornue à laquelle est adapté un récipient entouré d'eau très froide ou de glace ; on distille à un feu doux (environ 100°) ; en général, les 19/20ᵉ du liquide qui passent d'abord ne contiennent pas un atome d'acide chlorhydrique libre, *quoiqu'ils soient quelquefois acides ;* lorsqu'il ne reste guère qu'un 20ᵉ de la liqueur dans la cornue, on met à part le liquide distillé, et on continue l'opération jusqu'à ce que la matière *soit à peu près sèche*, en ayant soin d'agir de plus en plus à un feu doux ; il ne faut sous aucun prétexte pousser la distillation plus loin. Le dernier 20ᵉ du liquide obtenu dans le récipient contiendra de l'acide chlorhydrique libre ; il sera incolore ou légèrement opalin ; il rougira le papier bleu de tournesol, et il fournira un précipité de chlorure d'argent lorsqu'on le traitera par l'azotate de ce métal. Presque toujours le précipité dont il s'agit augmentera quand on fera bouillir avec de l'acide azotique pur et concentré, pendant vingt ou vingt-cinq minutes, le liquide mélangé d'azotate d'argent, parce qu'alors l'acide azotique détruira une certaine quantité de matière organique qui s'opposait à la formation et à la précipitation du chlorure d'argent. Il pourrait arriver aussi qu'une partie de l'azotate d'argent fût réduite par la matière organique et que le précipité fût mélangé d'argent métallique noir ; peu importe, l'acide azotique dissoudrait ce métal, et l'on ne tarderait pas à obtenir du *chlorure d'argent* blanc, caillebotté, insoluble dans l'eau et dans l'acide azotique bouillant, soluble dans l'ammoniaque et se colorant promptement en violet. En lavant ce précipité, en le séchant et en le fondant, on en connaîtra le poids, et l'on saura par conséquent combien il représente d'acide chlorhydrique.

Admettons que l'on ait obtenu dans le ballon un liquide rougissant le tournesol et donnant avec l'azotate d'argent un précipité de chlorure d'argent, devra-t-on conclure que ce liquide contient *nécessaire-ment* de l'acide chlorhydrique *libre*? Non certes, car l'acidité peut dépendre d'un autre acide, et le précipité de chlorure d'argent peut devoir son origine à du chlorhydrate d'ammoniaque (expér. 7ᵉ, p. 160). Je sais qu'il n'est pas ordinaire de trouver dans le canal digestif des cadavres humains *non pourris*, du chlorhydrate d'ammoniaque ; je ne sache même pas que la présence de ce sel y ait jamais été démontrée ; mais il suffit qu'on ait constaté son existence dans la chair musculaire, dans la salive expectorée, dans le suc gastrique des ruminants, dans le lait des brebis, dans la laite de carpe, etc., et d'après M. Chevallier dans diverses matières animales pourries, pour que l'on doive être circonspect. Sans doute, le plus souvent une acidité bien prononcée et une précipitation notable de chlorure d'argent, annonceront la présence de l'acide chlorhydrique *libre*, parce que hors les cas de putréfaction avancée, le chlorhydrate d'ammoniaque dont je parle ne se trouvera dans les liqueurs suspectes qu'en très petite proportion ; qu'importe ? Dès qu'il peut arriver une fois sur mille qu'il en soit autrement, on doit se tenir sur ses gardes. On ne saurait surtout être trop réservé dans le cas où le liquide distillé *ne rougirait pas* le papier bleu de tournesol et donnerait avec l'azotate d'argent un précipité de chlorure de ce métal.

Mais alors même que l'expert serait disposé à penser que l'acidité du produit de la distillation est due à de l'acide chlorhydrique libre, il ne faudrait pas pour cela conclure qu'il y a eu empoisonnement par cet acide, parce qu'il est parfaitement établi qu'il existe quelquefois de l'acide chlorhydrique dans l'estomac des individus bien portants, en petite quantité il est vrai, et qu'il peut s'en produire une proportion beaucoup plus considérable dans certains états pathologiques, tels que la dyspepsie, le pyrosis, etc. Ces faits prouvent jusqu'à l'évidence qu'il est impossible, dans un cas présumé d'intoxication par l'acide chlorhydrique, d'asseoir son jugement *uniquement* sur la présence ou l'absence de cet acide dans les matières suspectes. Alors même que l'on mettrait hors de doute l'existence de cet acide *libre*, ce qui sera souvent fort difficile, il faudrait encore établir qu'il ne provient pas de la portion qui peut se trouver *naturellement* dans le canal digestif. Mais si l'élément chimique *seul* est loin de pouvoir trancher la question, il n'en est pas de même lorsqu'on le combine avec les données importantes que fournit la pathologie ; le commémoratif d'une part, les symptômes graves et en quelque sorte si caractéristiques de l'empoisonnement par les acides concentrés, la marche en général si rapide de la maladie, et surtout un ensemble d'altérations cadavériques tel qu'on ne l'observe presque jamais que dans les empoisonnements par les acides ou par les alcalis concentrés, viendront à l'appui des résultats de l'analyse chimique, et mettront l'expert à même de résoudre le problème.

Je ne mentionnerai que pour les réfuter quelques difficultés d'un autre genre soulevées par M. Devergie. Partant de ce point erroné que l'on sera presque toujours obligé de traiter les matières suspectes par l'eau bouillante, afin d'obtenir du *chlorhydrate d'ammoniaque*, ou de les calciner en vases clos, et d'incinérer le charbon pour savoir combien il existe de chlorures dans les cendres, ainsi que dans le liquide qui aura distillé pendant la carbonisation, M. Devergie est arrivé à une complication telle, que le médecin légiste le plus habile aurait de la peine à donner une solution satisfaisante du problème, d'après ce qu'il en dit. Au reste, je vais mettre le lecteur à même d'en juger. *Premier écueil.* « Les acides libres qui peuvent faire naturelle- » ment partie des liqueurs animales qui se trouvent dans l'estomac. » Qu'importe ? Alors même que ces liqueurs contiendraient tous les acides connus, rien n'est plus facile que de constater dans le récipient la présence de l'acide chlorhydrique, parce qu'il a des caractères distincts de ceux de tous les acides volatils. *Deuxième écueil.* « Les chlorures qui » font naturellement partie de la liqueur animale, ceux qui pourraient » y être ajoutés, ou enfin celui qui serait le résultat de l'administration » d'un contre-poison alcalin. » Aucun de ces chlorures, excepté le chlorhydrate d'ammoniaque, ne passe à la distillation limitée au point que j'ai indiqué ; aucun d'eux ne rougit le papier de tournesol, en sorte que si l'on obtient dans le récipient un liquide non acide se comportant avec l'azotate d'argent comme l'acide chlorhydrique, on peut être certain que la formation du chlorure d'argent est due à du chlorhydrate d'ammoniaque, et non à de l'acide chlorhydrique libre. *Troisième écueil.* « Le chlorhydrate d'ammoniaque qui se forme pendant la décomposition des parois stomacales par le feu. » Dans une note lue à l'Académie royale de médecine, en novembre 1838, M. Devergie prétendait en effet qu'il *se produit* du chlorhydrate d'ammoniaque lorsque les parois stomacales sont décomposées par le feu et que déjà l'estomac était pourri. M. Caventou, dans un rapport remarquable qui a été adopté par l'Académie en 1839, a fait justice de cette assertion, en prouvant que M. Devergie avait pris pour du chlorhydrate d'ammoniaque l'un des chlorures naturellement contenus dans l'estomac, qui s'était volatilisé à une température rouge à la faveur des gaz qui se produisent pendant l'opération. Quoi qu'il en soit, la présence dans le liquide distillé d'un de ces chlorures n'infirme en rien l'exactitude de mon procédé, puisqu'on ne les obtient qu'en décomposant la matière organique et en la réduisant en charbon, tandis que je prescris d'arrêter l'opération bien avant que cette décomposition ait eu lieu, et même avant que la matière de la cornue soit complétement desséchée.

Acide chlorhydrique dans un cas d'exhumation juridique. — Si l'exhumation a lieu peu de jours après la mort, tout porte à croire que l'acide chlorhydrique n'aura pas encore été entièrement saturé par l'ammoniaque qui se développe pendant la putréfaction, en sorte qu'on pourra en obtenir *à l'état de liberté* en procédant comme je l'ai dit à la page 172. Si, au contraire, il s'est déjà écoulé un temps considérable depuis la mort, et que tout l'acide ait été transformé en chlorhydrate d'ammoniaque, on ne recueillera pas un atome d'acide *libre* dans le récipient en suivant la méthode que j'ai indiquée. Il faut en convenir, ce cas est excessivement épineux, et le médecin ne saurait agir avec assez de circonspection. Si, à l'aide de l'évaporation et de la cristallisation, il retire du chlorhydrate d'ammoniaque des liquides trouvés dans le canal digestif, et de ce canal lui-même soumis à une ébullition prolongée avec de l'eau distillée, on objectera que ce chlorhydrate a pu se développer pendant la putréfaction. Si, au moyen de l'azotate d'argent, il constate dans ces matières la présence d'une quantité *assez considérable* d'un ou de plusieurs chlorures, on fera observer que ces chlorures existaient *naturellement* dans les liquides de l'estomac et dans ce viscère lui-même ; qu'il est impossible d'assigner d'avance et au juste la proportion de chlorures que contiennent *habituellement* ces matières et l'estomac lui-même ; enfin, que le malade pouvait avoir pris peu de temps avant sa mort des aliments liquides ou solides fortement salés. S'il chauffe les matières suspectes en vases clos, qu'il incinère le charbon pour déterminer combien les cendres fournissent de chlorures, et que d'un autre côté il cherche à apprécier la proportion de chlorure contenue dans le liquide qui aura été recueilli dans le ballon, comme le veut M. Devergie, on objectera encore que toutes les matières animales *à l'état normal* décomposées ainsi, même lorsqu'elles ne sont pas pourries ; donnent un produit liquide contenant un ou plusieurs chlorures, et qu'à plus forte raison cela a lieu quand la putréfaction a fait des progrès rapides, et qu'il a dû se volatiliser une quantité plus ou moins notable de chlorhydrate d'ammoniaque ; et l'on soutiendra, pour ce qui concerne les chlorures trouvés dans les cendres, qu'ils existaient *naturellement* dans les liquides de l'estomac et dans le canal digestif lui-même. Et qu'on ne vienne pas dire qu'il sera possible de décider la question en ayant égard à *la proportion* de chlorure d'argent obtenue, parce que cette proportion sera plus forte s'il y a eu empoisonnement que dans le cas contraire. Quand on a expérimenté, et que l'on sait combien *est faible* la quantité d'acide chlorhydrique qui peut rester dans le canal digestif après la mort, même lorsqu'on opère peu d'heures après le décès, on sent le vide de pareilles assertions. J'ai souvent empoisonné des chiens avec 16, 20 ou 24 grammes d'acide chlorhydrique *concentré* ou étendu d'eau ; les animaux ont eu des vomissements fréquents et des selles réitérées ; les matières expulsées renfermaient beaucoup d'acide chlorhydrique. Aussi, lorsqu'après la mort je cherchais à extraire l'acide chlorhydrique qui pouvait rester dans le canal digestif à l'*état libre* ou combiné avec les tissus, n'obtenais-je dans le récipient que *quelques centigrammes* de cet acide. On conçoit qu'il doive en être ainsi pour tous les poisons dissous dans l'eau, qui sont facilement rejetés par les vomissements et par les selles.

Ces faits établissent suffisamment l'immense difficulté, je dirai presque l'impossibilité de faire servir les données fournies par la chimie à la solution du problème dont je m'occupe. L'expert ne pourra tout au plus puiser dans les documents fournis par l'analyse chimique que des renseignements vagues, et dès lors insuffisants pour motiver autre chose que de *légers soupçons* ; c'est au commémoratif, à la pathologie et à l'anatomie pathologique à répandre, dans ces cas, la lumière qui permettra aux experts d'exprimer des doutes ou des probabilités sur l'existence d'un empoisonnement.

Acide chlorhydrique après l'administration de contre-poisons alcalins. — Si, pour neutraliser les effets funestes de cet acide, on avait fait prendre au malade de la magnésie, du carbonate de cette base, du carbonate de chaux, etc., l'acide aurait pu être complétement saturé, et l'expert ne découvrirait plus un atome d'acide libre en procédant comme je l'ai dit à la page 171 ; d'où il suit qu'il faudrait bien se garder de conclure dans ce cas que l'empoisonnement n'a pas eu lieu, par cela seul qu'on n'obtiendrait pas dans le ballon de l'acide chlorhydrique *libre*. Si, comme cela arrive souvent, au contraire, la totalité de l'acide n'avait pas été saturée, le liquide distillé en renfermerait une faible proportion. Dans le cas de saturation complète, il y aurait à rechercher quel serait le contre-poison administré, et à constater dans les matières suspectes la présence d'un chlorure de magnésium, de calcium, de potassium ou de sodium. L'existence de ces deux derniers, à moins qu'ils ne fussent excessivement abondants, n'avancerait guère la question, parce qu'ils peuvent se trouver *naturellement* dans les aliments ou dans les liquides du canal digestif ; il n'en serait pas de même des chlorures de magnésium et de calcium, qui n'existent jamais dans ces matières qu'en proportions excessivement minimes, ou qui n'y existent pas du tout. La solution de ce problème, comme on le voit, peut présenter de grandes difficultés, et exiger de la part des experts autant de réserve au moins que celui qui a pour objet la recherche de l'acide chlorhydrique dans un cas d'exhumation juridique faite long-temps après la mort. (Voy. page 175.)

DE L'EAU RÉGALE.

L'eau régale est composée d'acide azoteux, de chlore, d'eau, d'acide azotique et d'acide chlorhydrique ; elle est le résultat d'un mélange de ces deux derniers acides. On la reconnaîtra aux *propriétés physiques* et *chimiques* suivantes. Elle est liquide, jaune-rougeâtre ou rouge, d'une odeur désagréable et d'une saveur excessivement caustique ; elle rougit fortement l'eau de tournesol. Elle agit sur l'azotate d'argent dissous comme l'acide chlorhydrique. Le cuivre, le zinc et le fer se comportent avec elle comme avec l'acide azotique ; le gaz nitreux (bi-oxyde d'azote) , provenant de la décomposition de l'acide azotique, reste d'abord dissous dans la liqueur, et lui communique une couleur verdâtre ; bientôt après la température s'élève, le gaz se dégage avec effervescence, et répand des vapeurs d'un jaune orangé. L'eau régale dissout avec rapidité l'or divisé.

L'action de l'eau régale sur l'économie animale est analogue à celle des acides azotique et chlorhydrique.

DE L'ACIDE PHOSPHORIQUE.

Action sur l'économie animale.

EXPÉRIENCE 1re. — Lorsqu'on injecte dans les veines quelques centigrammes d'acide phosphorique dissous dans une très petite quantité d'eau, le sang est coagulé, et l'animal meurt au bout d'une ou deux minutes : si l'acide est affaibli, il n'éprouve aucune incommodité. Introduit dans l'estomac, l'acide phosphorique détruit la vie au bout d'un temps variable, suivant sa concentration et la dose à laquelle on l'emploie.

EXPÉRIENCE IIe. — On a fait avaler à un petit chien âgé de deux ans 1 gramme 60 centigrammes d'acide phosphorique dissous dans 2 grammes d'eau : au bout de deux minutes, l'animal a vomi une petite quantité de matières filantes et roussâtres : ces vomissements se sont renouvelés quatre fois dans les cinquante premières minutes qui ont suivi l'ingestion du poison. Deux heures après, il a paru éprouver des douleurs à la gorge, et il a fait beaucoup d'efforts infructueux pour vomir. Le lendemain matin, il était abattu, triste, et se tenait couché sur le ventre. On l'a mis sur ses pattes pour le faire marcher ; mais il éprouvait des vertiges tels, qu'il lui était impossible de faire deux pas sans tomber. Il est mort à midi (vingt-trois heures après l'empoisonnement). La membrane muqueuse de l'estomac était d'un rouge foncé, principalement dans la portion qui avoisine le pylore ; l'intérieur du duodénum offrait la même altération. Les poumons étaient sains.

EXPÉRIENCE IIIe. — 1 gramme 35 centigrammes de cet acide furent donnés à un lapin adulte. Pendant une heure, l'animal parut un peu agité, et refusa de manger ; mais peu de temps après, il se rétablit complétement. Au bout de vingt-quatre heures, on lui administra 4 grammes de la même substance dissoute dans un peu d'eau ; presque aussitôt la respiration devint difficile, et, au bout de quinze à trente minutes, l'animal parut agité et dans un état d'anxiété, et cependant il semblait redouter de se remuer. Dix ou douze heures après, il y eut un vomissement d'un liquide sanguinolent, et l'animal mourut avec de faibles mouvements convulsifs. La membrane muqueuse de l'estomac était d'un rouge brun, du côté du cardia seulement. Cet organe ne contenait qu'une très petite quantité d'acide phosphorique ; cependant les matières qu'il renfermait avaient une action acide très prononcée, qui dépendait de la présence de l'acide chlorhydrique. Les organes de l'abdomen étaient sains, et ne contenaient aucune trace du poison. Les poumons et le cœur étaient gorgés de sang ; le cerveau était sain, ainsi que les reins, qui ne donnaient aucun signe d'acidité. Nulle part on ne put découvrir l'odeur du phosphore. L'urine était fortement imprégnée d'acide phosphorique, comme on s'en assura à l'aide de l'ammoniaque et du sulfate de magnésie. L'utérus était très rouge, et dans le vagin on trouva un liquide sanguinolent. (*Horn' Archiv fur Medizinische Erfahrung*, septembre et octobre 1830.)

L'analogie qui existe entre le mode d'action de l'acide phosphorique et de ceux dont j'ai fait l'histoire, doit me dispenser de donner à cet article une plus grande étendue.

Symptômes, lésions de tissu et traitement.

Voyez page 83.

Recherches médico-légales.

Acide phosphorique concentré. — Il est solide, inodore, incolore, et d'une saveur aigre ; le plus ordinairement il se présente sous forme d'un liquide épais, presque visqueux, rougissant fortement le tournesol. Chauffé, il fond et donne un verre blanc et transparent. Si, après avoir été pulvérisé avec trois parties de charbon dans un mortier de porcelaine, on le chauffe fortement dans un creuset, il se décompose bientôt et fournit du phosphore qui ne tarde pas à s'enflammer. L'eau et l'alcool dissolvent facilement l'acide phosphorique. La dissolution aqueuse, versée dans les eaux de baryte, de strontiane et de chaux, y occasionne des précipités blancs, facilement solubles dans un excès d'acide phosphorique ou dans l'acide azotique pur : ce dernier caractère ne permet point de confondre l'acide phosphorique avec l'acide sulfurique, qui fournit, avec l'eau de baryte, un précipité insoluble dans l'acide azotique. Elle ne trouble point la dissolution d'azotate d'argent, à moins qu'on ne la sature par de la potasse, de la soude ou de l'ammoniaque ; alors il se dépose du phosphate d'argent *jaune* si la dissolution a été faite avec de l'acide non vitrifié, et du pyro-phosphate d'argent *blanc* si l'acide avait été récemment vitrifié avant d'être dissous.

Dissolution affaiblie d'acide phosphorique. — Elle agit sur le tournesol, sur les eaux de chaux et de baryte, et sur l'azotate d'argent, comme la dissolution concentrée ; mais pour en obtenir du phosphore à l'aide du charbon, il faut préalablement l'évaporer jusqu'à siccité.

Mélange d'acide phosphorique et de la matière des vomissements, ou de celle qui se trouve dans le canal digestif. Acide phosphorique appliqué sur la surface interne des membranes de l'estomac et des intestins. — L'eau sucrée et le vin n'éprouvent aucun trouble de la part de cet acide. La dissolution de gélatine devient plus transparente par son mélange avec lui ; il ne précipite pas l'albumine ; il sépare de la bile de l'homme une matière jaune, qui passe au vert par une plus grande quantité d'acide.

EXPÉRIENCE Iʳᵉ. — J'ai évaporé jusqu'à siccité un mélange de 10 centigrammes d'acide phosphorique solide et de 200 grammes de bouillon, de lait et de café. Le produit refroidi a été agité pendant dix minutes avec de l'alcool concentré marquant 44 degrés, et la dissolution a été filtrée. Le liquide, jaunâtre et transparent, rougissait fortement le tournesol, précipitait en blanc l'eau de chaux, et fournissait avec l'azotate d'argent et la potasse un précipité jaune de phosphate d'argent. Évaporé jusqu'à siccité, mêlé avec trois fois son poids de charbon, et calciné dans un petit creuset de Hesse, dont le couvercle, percé d'un trou à sa partie moyenne, était luté avec le creuset au moyen de l'argile, il a fourni, au bout de dix minutes d'une chaleur rouge, du phosphore, qui brûlait au-dessus de l'ouverture pratiquée au milieu du couvercle, avec une flamme blanche, et répandait une odeur d'ail et une fumée d'acide phosphorique.

EXPÉRIENCE IIᵉ. — J'ai recueilli les matières contenues dans l'estomac d'un chien, que j'avais pendu trente heures après l'avoir empoisonné avec un mélange de 4 grammes d'acide phosphorique vitrifié dissous dans 200 grammes d'un mélange de lait, de bouillon et de café. J'ai fait tremper l'estomac pendant deux heures dans de l'eau distillée froide, et, après avoir réuni l'eau de lavage aux autres matières, j'ai évaporé le tout jusqu'à siccité dans une capsule de porcelaine ; le produit a été agité pendant dix minutes avec de l'alcool froid marquant 44 degrés ; la liqueur filtrée, parfaitement transparente et d'un jaune foncé, rougissait le papier bleu de tournesol, précipitait du phosphate d'argent jaune par l'azotate d'argent et la potasse, et donnait un précipité blanc avec l'eau de chaux. Mélangée avec du charbon et évaporée jusqu'à siccité, elle a laissé un résidu que j'ai chauffé jusqu'au rouge dans un petit creuset, semblable à celui dont je m'étais servi dans l'expérience précédente, et qui, au bout de quelques minutes, a donné du phosphore brûlant avec une flamme d'un blanc jaunâtre.

Procédé. — On agira sur les matières suspectes comme il vient d'être dit, et si l'on ne découvre pas l'acide phosphorique, on fera bouillir le canal digestif avec de l'eau distillée, pendant une heure environ, dans une capsule de porcelaine ; le *solutum* filtré et évaporé jusqu'à siccité, sera traité par l'alcool concentré à 44 degrés. (Voy. Expérience 2ᵉ.) Si le malade avait pris de la magnésie ou tout autre contre-poison alcalin, on pourrait ne pas trouver de l'acide phosphorique *libre,* mais bien du phosphate de magnésie, du phosphate de chaux, etc., sels qu'il faudrait chercher à reconnaître par les caractères qui leur sont propres.

DE L'ACIDE HYPOPHOSPHORIQUE.

L'acide hypophosphorique est liquide, incolore, inodore, visqueux, et doué d'une forte saveur ; il rougit l'eau de tournesol. Lorsqu'on le chauffe dans une petite fiole, il *s'enflamme*, *répand une odeur alliacée*, et se transforme en acide *phosphorique*. Versé dans de l'azotate d'argent dissous, il y occasionne un précipité blanc qui passe par diverses nuances et finit par noircir.

L'acide hypophosphorique détermine des symptômes et des altérations de tissu semblables à ceux que produit l'acide phosphorique ; seulement il agit avec moins d'énergie.

DE L'ACIDE OXALIQUE.

Action sur l'économie animale. — Symptômes de l'empoisonnement par l'acide oxalique concentré.

MM. Christison et Coindet établissent dans un mémoire intéressant que, lorsque l'acide oxalique est administré de manière à ne faire périr les chiens qu'au bout d'une heure, on observe les symptômes suivants : efforts violents de vomissement, légère roideur permanente des pattes postérieures, tête pendante, aspect triste et abattu, pouls faible et fréquent ; à peu près en même temps, l'animal éprouve des paroxysmes d'une gêne dans la respiration, qui paraît dépendre d'une contraction des muscles respiratoires, qui survient avant que la dilatation de la poitrine soit complète ; la roideur des membres postérieurs augmente ; ils deviennent insensibles et quelquefois paralysés. De temps en temps l'animal rejette sa tête en arrière ; sa démarche semble roide ; il ne paraît pas être maître de ses mouvements. A mesure que l'action du poison devient plus intense, le spasme des muscles respiratoires augmente tellement, qu'à la fin de chaque paroxysme la respiration est suspendue pendant un certain temps : ordinairement alors la tête, la queue et les extrémités sont plus ou moins renversées en arrière, jusqu'à simuler quelquefois une attaque violente d'opisthotonos. Pendant les intervalles des paroxysmes, la respiration est fréquente et les contractions du cœur sont faibles et accélérées : dans un seul cas seulement, elles étaient tellement fortes qu'elles se faisaient entendre assez loin de l'animal. L'insensibilité, jusqu'alors bornée au train de derrière, s'étend au tronc, aux pattes antérieures, et finit par gagner la tête : à mesure qu'elle s'avance, la respiration devient moins fréquente, les accès spasmodiques sont moins marqués, et finissent par cesser entièrement. Pendant un certain temps, on peut les faire reparaître en frappant l'animal sur le dos ou les pattes ; mais enfin il tombe dans un état de coma profond, accompagné d'un relâchement complet de tous les muscles du corps. Les mouvements du cœur sont alors à peine sensibles ; la respiration est lente, régulière et courte, et s'affaiblit de plus en plus jusqu'à ce que la vie de l'animal s'éteigne presque insensiblement. La dose du poison apporte quelques modifications dans les symptômes : si on l'augmente, les effets se rapprochent beaucoup de ceux que produisent la strychnine et la brucine ; ils en diffèrent par l'action que l'acide oxalique exerce sur le cœur. Lorsque, au contraire, la dose est moins forte, l'animal éprouve de la roideur dans les pattes postérieures, une espèce de somnolence, mais ni insensibilité ni même paroxysmes spasmodiques, et ordinairement il se rétablit plus ou moins promptement. Les différents degrés de concentration de cet acide produisent des modifications semblables dans les symptômes : *plus il est étendu, plus il agit avec force.*

Le premier symptôme qui se manifeste chez l'homme est toujours une douleur brûlante dans l'estomac, et quelquefois aussi dans la gorge (1) ; elle se déclare immédiatement après l'ingestion du poison, et elle est en général suivie de vomissements violents qui continuent jusqu'aux approches de la mort : quelquefois cependant ces vomissements ont été faibles, et n'ont même pas eu lieu ; les matières vomies sont en général d'une couleur foncée, et même sanguinolente. Les signes de l'affaiblissement de la circulation sont toujours très marqués ; le pouls devient imperceptible et peut rester plusieurs heures dans cet état. Cette faiblesse extrême du pouls est accompagnée d'un froid glacial, de sueur gluante, et quelquefois de la lividité des ongles et des doigts. Presque tous les malades présentent des symptômes d'une affection du système nerveux : les uns se plaignent d'engourdissement et d'un sentiment de fourmillement des extrémités, longtemps après la disparition des symptômes violents ; d'autres deviennent insensibles quelque temps avant la mort ; il en est enfin qui offrent des convulsions. En général, les malades périssent en moins d'une heure, et quelquefois même ils ne survivent que peu de minutes.

Lésions de tissu produites par l'acide oxalique.

Si l'acide est concentré, il corrode l'estomac et dissout la gélatine de ses membranes. Dans un empoisonnement de ce genre, l'estomac contenait environ 400 grammes d'un fluide foncé ; sa membrane muqueuse, injectée, rouge dans toute son étendue, offrait un épaississement considérable, avec des plaques ; la membrane musculeuse, contractée, était exactement partagée en deux portions, l'une cardiaque, l'autre pylorique ; la tunique séreuse était injectée aussi. L'iléum était fortement enflammé à quelques pouces du colon ; cet intestin était rétréci dans toute son étendue, mais sans aucune apparence d'inflammation. Il y avait un épanchement considérable d'un fluide limpide entre l'arachnoïde et la pie-mère, qui formait entre ces deux membranes un écartement de près de 1 centimètre. La substance médullaire du cerveau était plus blanche qu'à l'ordinaire, et le plexus choroïde plus pâle qu'il ne l'est ordinairement dans les congestions cérébrales (2).

Si l'acide oxalique est étendu d'une grande quantité d'eau, il ne détermine aucune altération remarquable du cerveau ni des viscères abdominaux ; mais les poumons offrent des taches d'un rouge vif sans

---

(1) Ce genre d'empoisonnement est devenu très fréquent en Angleterre depuis quelques années, ce qui tient à ce que l'acide oxalique a été confondu avec le sel d'Epsom.

(2) *Bibliothèque médicale*, tom. XLIV, octobre 1814, p. 121.

aucune trace d'épanchement. Deux ou trois minutes après la mort, le cœur ne présente plus de pulsations et ne jouit plus de la faculté de se contracter ; si l'animal a péri avant l'époque de l'insensibilité, le sang des cavités droites est noir, celui des cavités gauches est vermeil. Au contraire, le cœur continue de battre pendant quelques instants après que la respiration a cessé, si la mort a été précédée de l'état comateux. Alors le sang est d'une couleur noire dans les deux systèmes vasculaires.

Après avoir fait connaître les altérations de tissu produites le plus ordinairement par l'acide oxalique, MM. Christison et Coindet établissent : 1° que l'estomac est quelquefois parfaitement sain, ou ne présente qu'une légère teinte rougeâtre ; 2° que l'érosion plus ou moins complète de l'épiderme de la membrane muqueuse de ce viscère, et l'état gélatineux et transparent du chorion et de ses autres tissus, sont des effets qui n'appartiennent qu'à l'acide oxalique ; mais qu'il faudrait néanmoins, dans un cas médico-légal, retrouver cet acide en nature pour prononcer sur son existence.

Conclusions. — Ces diverses observations ont porté les auteurs du mémoire à conclure : 1° que l'acide oxalique très concentré, introduit à haute dose dans l'estomac, irrite ou corrode cet organe, et détermine la mort par l'affection sympathique du système nerveux ; 2° que lorsqu'il est étendu d'eau, il est absorbé et porte son influence sur les organes éloignés : il n'agit alors ni en irritant l'estomac ni sympathiquement : toutes choses égales d'ailleurs, son action est plus rapide lorsqu'il est étendu d'eau que lorsqu'il est concentré ; 3° qu'on ne peut le retrouver dans aucun des liquides de l'animal, quoiqu'il soit absorbé, probablement parce qu'il est décomposé en passant par les poumons, et que ses éléments se combinent avec le sang ; 4° qu'il agit directement comme sédatif. Les organes sur lesquels il porte son influence sont d'abord la moelle épinière et le cerveau, ensuite et secondairement les poumons et le cœur. Enfin, la cause immédiate de la mort est quelquefois une paralysie du cœur, d'autres fois une asphyxie, ou enfin ces deux affections réunies.

Traitement de l'empoisonnement par l'acide oxalique.

On agit comme il a été dit à l'occasion des acides. (Voy. p. 87.)

Recherches médico-légales.

Acide oxalique solide. — Il est sous forme de prismes incolores, transparents et quadrilatères terminés par des sommets dièdres, ou de petits cristaux aiguillés et lamelleux, ressemblant beaucoup à ceux du sulfate de magnésie, d'une saveur acide très prononcée, inodores et rougissant fortement le tournesol. Chauffé dans une fiole à environ 115° c., il fond, s'épaissit, bouillonne et se volatilise en petits cristaux qui s'attachent à la partie supérieure du vase; il n'y a presque point de résidu charbonneux. Projeté sur des charbons ardents, il fond aussitôt et répand une fumée blanche, acide, irritante, qui provoque la toux, sans laisser de résidu charbonneux. Cent parties d'eau froide dissolvent 11 parties 1/2 de cet acide; l'eau bouillante en dissout beaucoup plus; il est moins soluble dans l'alcool.

Dissolution aqueuse concentrée. — Liquide incolore, transparent, rougissant énergiquement le papier bleu de tournesol, formant avec la potasse un oxalate soluble s'il est *neutre*; quand on ajoute assez d'acide pour transformer ce sel en oxalate *acide*, il se dépose des petits cristaux d'oxalate acide moins soluble que l'oxalate neutre. L'acide oxalique précipite l'eau de chaux et tous les sels calcaires, sans en excepter le sulfate; l'oxalate de chaux précipité *insoluble dans un grand excès d'acide oxalique*, ne se dissout pas non plus dans l'*acide acétique* concentré; l'acide azotique au contraire le dissout à merveille; desséché et calciné dans une cuiller de platine, il se charbonne et laisse de la chaux vive. Versé dans une dissolution d'azotate d'argent, il fournit de l'oxalate d'argent blanc, caillebotté, soluble dans l'acide azotique, et qui étant desséché et chauffé dans un verre à montre ou sur une lame métallique, brunit sur les bords, *détone légèrement* en répandant *tout-à-coup* une grande quantité de vapeur épaisse blanche et laisse de l'argent métallique. Le *tartrate d'argent* chauffé de même se charbonne, répand une *légère* fumée d'une odeur de caramel, devient *incandescent*, et laisse de l'argent *sans détoner*. L'*acétate d'argent* noircit, et laisse aussi de l'argent métallique, sans *détoner* ni *répandre* sensiblement de vapeurs. On ne saurait non plus confondre l'oxalate d'argent avec les précipités que fournissent la noix de galle et l'acide formique versés dans l'azotate d'argent, car ces précipités de couleur noire ne sont autre chose que de l'argent métallique réduit. L'acide formique n'opère la réduction de l'azotate d'argent à froid qu'au bout d'un certain temps.

La dissolution concentrée d'acide oxalique laisse déposer une partie de l'acide quand on la mêle avec de l'alcool concentré marquant 44 degrés; il s'en dépose moins si l'alcool ne marque que 36 degrés; dans l'un et l'autre cas, mais surtout dans le dernier, il reste encore beaucoup d'acide oxalique dans la dissolution filtrée.

Dissolution aqueuse étendue. — Elle est incolore, transparente et rougit le tournesol; l'eau de chaux, les sels calcaires et l'azotate d'argent agissent sur elle comme sur la dissolution concentrée; ce dernier réactif peut déceler l'acide oxalique dans un *solutum* fait avec 1 centigramme d'acide et 3,200 parties d'eau ; la chaux précipiterait même une dissolution qui ne contiendrait qu'un quarante-millième de son poids d'acide. Quand on la chauffe avec du chlorure d'or jusqu'à l'ébullition, il y a formation d'acide chlorhydrique, dégagement d'acide carbonique et revivification de l'or ; on peut reconnaître par ce moyen la présence d'un dix-millième environ d'acide oxalique. L'alcool le plus concentré ne trouble point la dissolution étendue d'acide oxalique.

Acide oxalique mêlé à des liquides végétaux et animaux, aux matières vomies ou à celles qui se trouvent dans le canal digestif. — Il n'exerce aucune action sur les fluides végétaux et animaux, si ce n'est sur la gélatine, qu'il dissout sans lui faire subir ni subir lui-même de changement dans sa composition.

EXPÉRIENCE Iʳᵉ. — J'ai laissé pendant six heures dans une dissolution aqueuse d'acide oxalique *froide* quelques lambeaux d'un estomac humain non putréfié et parfaitement lavé. La liqueur filtrée a été partagée en deux parties : l'une d'elles, évaporée à une douce chaleur, m'a fourni des cristaux d'acide oxalique. L'autre, traitée par le *décoctum* aqueux de tannin, a donné un précipité de matière organique ; j'ai filtré, et j'ai également obtenu de l'acide oxalique cristallisé.

EXPÉRIENCE IIᵉ. — Après avoir dissous 50 centigrammes d'acide oxalique dans l'eau, je les ai mêlés avec 200 grammes de lait, de bouillon et de café ; puis j'ai partagé la liqueur en deux parties égales A et B. La portion A, évaporée à une douce chaleur presque jusqu'à siccité, a été agitée pendant quelques minutes avec de l'alcool froid marquant 36 degrés ; j'ai filtré ; le *solutum* transparent et jaunâtre, évaporé avec soin, m'a fourni des cristaux d'acide oxalique incolores et parfaitement reconnaissables.

La portion B a été précipitée par une dissolution de *tannin;* le liquide, filtré et évaporé jusqu'en consistance épaisse, était jaunâtre, et ne donnait point de cristaux par le refroidissement ; je l'ai étendu d'eau, et précipité par un excès d'azotate d'argent. Le dépôt, après avoir été parfaitement lavé, a été desséché, et chauffé sur un verre à montre placé au-dessus de la flamme d'une lampe à alcool : il n'a présenté *aucun* des caractères de l'oxalate d'argent.

EXPÉRIENCE IIIᵉ. — J'ai empoisonné un chien à jeun avec 8 grammes d'acide oxalique dissous dans 200 grammes de lait, de bouillon et de café ; l'œsophage a été lié, et l'animal est mort deux heures et demie après. Les liquides de l'estomac offraient une couleur de café au lait, et étaient très acides ; j'en ai pris le tiers, et je l'ai précipité par un excès de dissolution aqueuse de *tannin*. La dissolution filtrée, d'un blanc légèrement jaunâtre, évaporée jusqu'en consistance presque sirupeuse, n'a point cristallisé par le refroidissement ; je l'ai traitée par l'alcool froid, marquant 44 degrés, qui a coagulé encore une assez grande quantité de matière animale. Après quinze heures de réaction, j'ai filtré la liqueur alcoolique, et je l'ai fait évaporer à une douce chaleur dans une capsule de porcelaine ; l'acide n'a point cristallisé. Alors j'ai fait dissoudre dans l'eau distillée la masse en consistance d'extrait. Le *solutum* précipitait par l'eau de chaux en blanc qui passait bientôt au *violet*, à cause de la présence du tannin ; les sels de cuivre y faisaient naître par l'addition d'un peu de potasse un dépôt *brun foncé*.

~ EXPÉRIENCE IV°. — J'ai administré à un chien de moyenne taille 12 grammes d'acide oxalique dissous dans 70 grammes d'eau ; l'œsophage a été lié, et l'animal est mort au bout de trois heures. Je l'ai ouvert deux jours après. L'estomac, à peine enflammé, contenait beaucoup d'aliments ; sa membrane muqueuse, en partie détruite, était grandement ramollie, et se déchirait facilement. J'ai fait bouillir pendant un quart d'heure les matières alimentaires avec un litre d'eau distillée, et j'ai filtré : le *solutum* était jaunâtre, transparent et très acide ; je l'ai divisé en deux parties égales A et B. La portion A, rapprochée par l'évaporation à un feu doux, a laissé après son refroidissement une masse gélatineuse tellement abondante, qu'il était impossible d'apercevoir la plus légère trace de cristaux d'acide oxalique ; j'ai agité cette masse avec de l'alcool froid à 36 degrés, et au bout de dix minutes j'ai filtré. La dissolution a été en partie précipitée par l'azotate d'argent ; j'ai lavé à plusieurs reprises l'oxalate d'argent déposé ; puis je l'ai laissé sécher sur un filtre ; mais il retenait encore assez de matière organique pour ne pouvoir pas être détaché du filtre. Celui-ci chauffé *n'a point brûlé*, comme le fait un papier contenant de l'*oxalate d'argent sans mélange ;* il s'est charbonné sans la moindre apparence de déflagration. La portion de la dissolution alcoolique qui n'avait point été précipitée par l'azotate d'argent a été évaporée à une douce chaleur, et a fourni de petits cristaux d'acide oxalique, qui sont devenus incolores, dès qu'ils ont été légèrement pressés entre deux feuilles de papier brouillard, et qui se comportaient *avec tous les réactifs,* y compris l'azotate d'argent, comme l'acide oxalique.

B rapproché par l'évaporation jusqu'à la moitié de son volume, après avoir été refroidi, a été traité par l'alcool à 44 degrés, qui a précipité beaucoup de matière organique ; j'ai filtré ; la liqueur, jaunâtre et transparénte, a été chauffée à un feu doux dans une capsule de porcelaine, et m'a fourni des cristaux bien caractérisés d'acide oxalique.

Les matières alimentaires non dissoutes par l'eau ont été de nouveau traitées à plusieurs reprises par l'eau distillée froide et bouillante. Ces diverses dissolutions ont présenté long-temps des traces d'acidité, et j'ai pu m'assurer qu'elles renfermaient *toutes* de l'acide *oxalique*. Lorsque les eaux de lavage ne rougissaient plus le papier de tournesol, j'ai fait bouillir les matières ainsi lavées avec du bicarbonate de potasse pur et de l'eau distillée dans une capsule de porcelaine ; après une heure d'ébullition, j'ai filtré, et versé dans le liquide filtré un excès d'acétate de plomb, qui a donné un précipité blanc abondant. J'ai lavé ce précipité pendant quinze jours pour enlever autant que possible la matière organique précipitée ; il s'agissait de savoir si le dépôt restant contenait de l'*oxalate de plomb ;* je l'ai soumis à un courant d'acide sulfhydrique gazeux, après l'avoir délayé dans l'eau distillée; j'ai séparé par le filtre le sulfure de plomb, et j'ai fait évaporer la liqueur à une douce chaleur pour chasser l'excès d'acide sulf-hydrique et pour la faire cristalliser : je n'ai point obtenu de cristaux. Après avoir étendu d'eau le liquide, je l'ai mêlé avec de l'azotate d'argent, qui a donné un *léger précipité* que j'ai lavé, desséché et chauffé sur un verre à montre, mais qui ne s'est pas comporté comme l'oxalate d'argent.

EXPÉRIENCE V°. — J'ai administré à un fort chien à jeun 7 grammes d'acide oxalique dissous dans 250 grammes d'eau ; l'œsophage et la verge ont été liés. L'animal est mort au bout de deux heures, et a été aussitôt ouvert. Le foie, la rate et les reins ont été immédiatement séparés et mis à part. La vessie a été vidée : elle contenait 80 grammes d'urine. L'estomac renfermait 202 grammes d'un liquide brunâtre sanguinolent, qui a été étendu d'eau et mis sur un filtre.

Liquide de l'estomac filtré. — Il est transparent, brun café clair, et rougit le papier bleu de tournesol. On le divise en trois parties égales A, B, C. La portion A, saturée par la potasse à l'alcool, qui lui communique une teinte légèrement rosée, précipite abondamment par l'azotate d'argent en blanc tirant un peu sur le gris; le précipité ramassé, *bien lavé* et desséché, est d'un brun noirâtre; chauffé dans un verre à montre, il se *charbonne, sans répandre de fumée et sans détoner*, en sorte qu'il est impossible de reconnaître là l'oxalate d'argent. Le chlorure de calcium la précipite en blanc; le dépôt, assez difficile à laver, lorsqu'il est épuisé de toutes les parties solubles qui l'enveloppent, est desséché et calciné dans une cuiller de platine; il se charbonne, puis blanchit, et laisse de la *chaux vive*. Le sulfate de bi-oxyde de cuivre la précipite en *vert bleuâtre*, au lieu de donner un précipité blanc-bleuâtre; quand le dépôt est bien lavé, il est d'un *vert* assez foncé, et ne ressemble guère à l'oxalate de cuivre blanc-bleuâtre.

B est évaporé à une douce chaleur jusqu'en consistance épaisse, puis refroidi et traité par l'alcool concentré marquant 44 degrés et froid ; le *solutum* filtré est d'un jaune clair; réduit par la chaleur jusqu'au point où il pourra cristalliser, il fournit des cristaux d'acide oxalique parfaitement reconnaissables, donnant avec l'azotate d'argent de l'oxalate d'argent, que l'on peut faire détoner en le soumettant à l'action du feu.

C a été précipité par le *décoctum* aqueux de tannin, et filtré; le liquide, de couleur rougeâtre, contenait un excès de tannin. On l'a évaporé à un feu doux, et l'on a obtenu une masse noirâtre, au milieu de laquelle il était impossible d'apercevoir des cristaux d'acide oxalique.

Foie et rate. — Après avoir coupé ces deux organes en petits morceaux, on les a laissés pendant vingt-quatre heures dans de l'eau distillée froide, puis on a filtré; le liquide, rouge, sanguinolent, a été chauffé jusqu'en consistance épaisse, refroidi et agité pendant dix minutes avec de l'alcool concentré marquant 44 degrés et froid : le *solutum* alcoolique filtré était d'un jaune clair et parfaitement transparent; évaporé jusqu'au point où il pouvait cristalliser, il n'a point fourni de cristaux; alors on a dissous le produit sirupeux dans de l'eau distillée. La liqueur était acide, et ne troublait point l'eau de chaux ; on l'a précipitée par l'azotate d'argent ; le dépôt, très animalisé, parfaitement-lavé, desséché et chauffé dans un verre à montre, n'a donné aucun des caractères de l'oxalate d'argent.

Reins. — Ces organes, coupés par petits morceaux et traités successivement par l'eau distillée et par l'alcool comme le foie et la rate, ont fourni un liquide presque incolore, transparent, qui a été rapproché par l'évaporation, et n'a point cristallisé. On a ajouté de l'eau distillée ; la liqueur était acide, et ne précipitait pas par l'eau de chaux ; l'azotate d'argent y faisait naître un dépôt blanc, que j'ai bien lavé, puis desséché et chauffé dans un verre à montre ; il n'a donné aucun des caractères de l'oxalate d'argent.

Urine. — Elle était d'un jaune citron, et surnageait un précipité blanc, du poids de 3 centigrammes environ ; ce précipité, lavé et traité à la température de l'ébullition par 2 grammes de dissolution de bicarbonate de potasse pur et de l'eau distillée, a fourni une liqueur que j'ai filtrée, et saturée par quelques gouttes d'acide azotique ; dans cet état, je l'ai précipitée par du chlorure de calcium. Le précipité, qui pouvait contenir de l'oxalate et du phosphate de chaux, après avoir été suffisamment lavé, a été mis en contact avec de l'acide acétique concentré, dans le but de dissoudre le phosphate de chaux, s'il en renfermait ; le lendemain, il s'était déposé 1 centigramme environ d'un précipité blanc que j'ai lavé, desséché et calciné dans une cuiller de platine. Pendant l'action de la chaleur rouge, ce précipité s'est *charbonné d'abord*, puis a blanchi ; en versant quelques gouttes d'eau distillée sur le résidu *blanc*, j'ai obtenu une liqueur *alcaline*, qui bleuissait fortement le papier rouge de tournesol, et qui se comportait avec les acides carbonique et oxalique, *comme l'eau de chaux.*

J'ai alors examiné les 80 grammes d'urine que j'avais filtrée. Le liquide était jaune, transparent et acide ; je l'ai précipité par du chlorure de calcium ; le dépôt blanc, *bien lavé*, a été traité par l'acide acétique concentré qui l'a dissous *en partie ;* la portion non dissoute a été parfaitement lavée, desséchée et calcinée dans une cuiller de platine : elle a laissé de la chaux vive.

Dans une autre expérience, après avoir bien lavé le précipité blanc, qui s'était déposé de l'urine d'un chien empoisonné par 7 grammes d'acide oxalique dissous dans 300 grammes d'eau, j'ai reconnu que ce dépôt calciné dans une cuiller de platine laissait de la chaux vive parfaitement caractérisée (1).

EXPÉRIENCE VIe. — J'ai ajouté à une soupe à l'oseille *un gramme d'acide oxalique,* et j'ai évaporé presque jusqu'à siccité. Le produit

_____

(1) M. Donné a constamment vu une multitude de cristaux d'oxalate de chaux se former dans l'urine des personnes qui avaient *mangé de l'oseille.* (Lettre à l'Institut du 6 mai 1839.) ·

refroidi a été agité, pendant demi-heure environ, avec de l'alcool concentré marquant 44 degrés; j'ai filtré; le *solutum*, évaporé à une douce chaleur, m'a fourni des cristaux qui me paraissaient devoir être formés d'acide oxalique et de quelques atomes de bi-oxalate de potasse. Après avoir pressé ces cristaux entre deux feuilles de papier joseph, je les ai réduits en poudre et mis en contact avec de l'alcool concentré marquant 44 degrés; j'ai agité le mélange pendant quelques minutes, et j'ai filtré au bout d'une demi-heure. L'alcool avait dissous l'acide oxalique; le bi-oxalate de potasse restait au fond du tube, et pouvait facilement être reconnu à l'aide de l'eau de chaux, des sels de cuivre et du chlorure de platine.

EXPÉRIENCE VIIe. — J'ai fait prendre de la magnésie à un chien que j'avais empoisonné quarante minutes auparavant avec 7 grammes d'acide oxalique dissous dans 200 grammes d'eau distillée. L'animal est mort deux heures après l'empoisonnement. Les liquides de l'estomac, évaporés et traités par l'alcool, comme dans l'expérience 4e (p. 185), m'ont fourni quelques cristaux d'acide oxalique; d'où j'ai conclu que la magnésie n'ayant pas saturé la totalité de l'acide oxalique, une partie de cet acide devait se trouver à l'état d'oxalate de magnésie dans la masse qui était restée après le traitement alcoolique. Sachant combien il est difficile de dissoudre dans l'eau distillée l'oxalate de magnésie lorsque sa cohésion a été augmentée par le rapprochement de ses molécules, je n'ai pas traité la masse dont il s'agit par l'eau seule, mais bien par l'acide chlorhydrique faible. Après une heure de contact à froid, j'ai filtré la liqueur, et j'ai saturé avec soin l'acide chlorhydrique par la potasse à l'alcool; l'oxalate de magnésie s'est précipité; je l'ai lavé à l'eau froide pour séparer le chlorure de potassium et quelques autres matières étrangères solubles, puis j'en ai fait dissoudre une partie dans l'eau distillée à la température de 30° c., en le laissant pendant vingt-quatre heures dans ce liquide, avec lequel je l'agitais de temps à autre. La dissolution filtrée offrait tous les caractères de l'oxalate de magnésie; elle était neutre, et donnait par les sels calcaires solubles un précipité blanc d'oxalate de chaux insoluble dans les acides oxalique et acétique, soluble dans l'acide azotique et décomposable à une chaleur rouge en laissant de la chaux vive; elle fournissait un précipité blanc-bleuâtre avec les sels de cuivre, et un précipité blanc de magnésie avec la potasse; évaporée jusqu'à siccité et calcinée dans une cuiller de platine, elle laissait de la magnésie sans se charbonner.

Il résulte de ce qui précède : 1° que l'on obtient facilement de l'acide oxalique *cristallisé* et parfaitement reconnaissable en traitant par l'alcool les matières suspectes évaporées jusqu'à siccité; 2° que l'on peut à l'aide de cet agent séparer, sinon complètement, du moins en grande partie le bi-oxalate de potasse qui se trouverait mélangé à de l'acide oxalique; 3° qu'en lavant à plusieurs reprises avec de l'eau distillée le canal digestif des animaux empoisonnés par l'acide oxalique, on dissout la totalité de l'acide contenu dans ce canal, et qu'il est dès lors inutile de traiter les tissus eux-mêmes; 4° que cet acide est absorbé et peut être retrouvé dans l'*urine*, tandis qu'il m'a été impossible de l'extraire du *foie* et de la *rate*, soit parce qu'il ne reste pas long-temps dans ces organes, soit parce qu'il se transforme en oxalate de chaux ou en une autre matière insoluble.

Procédé.—Avant de faire connaître le procédé qui me paraît devoir être employé dans un cas d'empoisonnement par l'acide oxalique, il importe de montrer l'insuffisance de la méthode que les auteurs de médecine légale ont conseillé de suivre. « Les liquides seront séparés » des solides et essayés par le papier bleu de tournesol. L'acidité étant » reconnue, on saturera par du carbonate de potasse ; l'existence de » l'oxalate de potasse sera facilement démontrée par les réactifs. » (Christison et Coindet). J'admettrai pour un instant, ce qui n'est pourtant pas (Voy. expér. 5ᵉ p. 186), que l'eau de chaux, l'azotate d'argent, le sulfate de bi-oxyde de cuivre, etc., se comportent avec la liqueur suspecte comme avec l'oxalate de potasse *sans mélange de matières organiques*; n'est-il pas évident que l'on obtiendrait exactement les mêmes résultats si l'empoisonnement avait eu lieu par le sel d'oseille (bi-oxalate de potasse), ou, ce qui est beaucoup plus grave, si l'individu qui est l'objet des recherches n'avait pas été empoisonné et qu'il eût tout simplement avalé une assez grande quantité de *soupe à l'oseille* ou de tout autre mets préparé avec cette plante? J'ai souvent agi comme le prescrivent ces auteurs avec des bouillons de soupe à l'oseille préparés par la méthode ordinaire; il suffisait de filtrer ces bouillons et de les mettre en contact avec les réactifs précités, soit avant, soit après les avoir saturés par du carbonate de potasse, pour obtenir des précipités semblables à ceux que donne l'oxalate de potasse ; et comment pourrait-il en être autrement quand on sait qu'un kilogramme d'oseille fournit 2 grammes 1/2 environ de bi-oxalate de potasse? Ces mêmes motifs doivent aussi engager les experts à ne jamais chercher l'acide oxalique dans une liqueur suspecte par l'acétate de plomb, car ce sel précipite aussi bien l'acide dont il s'agit que le bi-oxalate de potasse et le sel naturellement contenu dans l'oseille. On dira peut-être que l'on saura toujours d'avance si l'individu avait mangé ou non un potage à l'oseille, et que dans le cas où cela aurait eu lieu, on suivrait un autre procédé; mais il peut se présenter des circonstances où l'on ignorera complétement ce qui s'est passé, et, en supposant que l'on apprenne que de l'oseille a été mangée, quel procédé emploiera-t on? D'ailleurs l'objection en ce qui concerne le bi-oxalate de potasse subsiste tout entière. J'ajouterai que personne n'a encore prévu le cas, assez épineux, où l'on imaginerait, pour mieux faire prendre le change, d'empoisonner avec une soupe à l'oseille à laquelle on aurait préalablement ajouté de l'acide oxalique. Comment l'expert pourrait-il alors arriver à une solution tant soit péu satisfaisante, s'il n'avait pour se tirer d'embarras que le procédé vicieux adopté jusqu'à présent par tous les auteurs sans exception?

Voici comment je propose d'agir. On recueille les matières contenues dans le canal digestif; on coupe celui-ci en petits morceaux que l'on place dans une grande capsule de porcelaine avec un litre d'eau distillée; on fait bouillir pendant quelques minutes afin de coaguler une portion de matière animale; on décante et l'on traite de nouveau les parties solides par de l'eau distillée bouillante; on filtre les deux liquides réunis, et on les fait évaporer presque jusqu'à siccité à une douce chaleur. On agit de même sur les matières vomies que l'on traite à part. On agite les produits presque desséchés de l'évaporation et déjà refroidis avec un demi-litre d'alcool concentré marquant 44 degrés et froid; après plusieurs heures de contact on décante la dissolution alcoolique, et l'on fait encore agir une égale quantité d'alcool à 44 degrés sur la portion solide restante; on décante la liqueur après quelques heures de contact et on la réunit à la première; on filtre les deux dissolutions alcooliques dans lesquelles se trouve sinon la totalité, du moins la majeure partie de l'acide oxalique *libre* qui aurait pu être administré; ces liqueurs ne renferment pas ou presque pas de *bioxalate de potasse*, en admettant qu'il y en eût dans les matières suspectes, et à coup sûr elles ne contiennent pas un atome de l'oxalate de magnésie ni de l'oxalate de chaux, qui auraient pu se former par suite de l'administration de la magnésie ou du carbonate de chaux comme contre-poisons. On évapore jusqu'à pellicule la dissolution alcoolique et l'on obtient des cristaux d'acide oxalique. Dans la crainte que ces cristaux ne soient mélangés d'un peu de bi-oxalate de potasse, on les réduit en poudre et on fait agir sur celle-ci de l'alcool froid et concentré qui ne dissout que l'acide oxalique; on évapore alors le *solutum* alcoolique pour avoir l'acide oxalique cristallisé. Si la dissolution alcoolique provenant de l'action d'un demi-litre d'alcool sur la matière presque desséchée n'avait point fourni des cristaux d'acide oxalique, on traiterait de nouveau par de l'alcool froid marquant 44 degrés cette dissolution alcoolique évaporée jusqu'à pellicule, afin de la débarrasser d'une nouvelle quantité de matière animale; on filtrerait au bout d'une heure de contact, et à coup sûr la nouvelle dissolution alcoolique évaporée donnerait des cristaux d'acide oxalique pour peu que celui-ci se trouvât dans cette dissolution à la dose de quelques centigrammes. Si l'on n'obtenait point de cristaux, parce que l'acide n'y existerait qu'en très petite proportion, il suffirait de traiter par l'eau distillée le liquide épaissi et de faire agir sur lui les réactifs indiqués à la page 183, pour s'assurer de la présence de l'acide oxalique.

Les matières suspectes, après avoir été épuisées par l'alcool froid et concentré, sont traitées par l'eau distillée froide, afin de dissoudre la portion d'acide oxalique que l'alcool n'aurait point enlevée, ainsi que le bi-oxalate de potasse qu'elles pourraient contenir; après une heure de contact, on filtre la dissolution, dans laquelle il n'existe certainement pas de l'oxalate de chaux et qui ne peut renfermer tout au plus que des atomes d'oxalate de magnésie, ce sel étant fort peu soluble dans l'eau froide. La liqueur aqueuse filtrée est évaporée jusqu'à siccité; le produit contenant de la matière organique, que je supposerai renfermer aussi de l'acide oxalique, du bi-oxalate de potasse et un atome d'oxalate de magnésie, est agité avec de l'alcool concentré et froid; le *solutum* ne contient que de l'acide oxalique, et il suffit pour l'obtenir cristallisé de le filtrer et de le faire évaporer. La portion non attaquée par l'alcool concentré est dissoute dans quatre fois son volume d'eau distillée et mélangée avec de l'alcool à 30 degrés qui dissout le bi-oxalate de potasse et précipite une portion de la matière organique ainsi que la minime quantité d'oxalate de magnésie que l'eau aurait pu dissoudre. La dissolution alcoolique affaiblie de bi-oxalate de potasse est évaporée jusqu'à pellicule pour obtenir le sel cristallisé; s'il ne se forme point de cristaux, on traite le liquide presque sirupeux par de l'alcool à 33 degrés, on filtre, et on procède à une nouvelle évaporation à la suite de laquelle on obtient du bi-oxalate de potasse cristallisé, ou du moins une liqueur dans laquelle il est aisé de démontrer la présence de ce sel à l'aide des réactifs.

Les matières suspectes déjà traitées par l'alcool concentré et par l'eau froide sont mises de nouveau en contact avec de l'eau distillée à la température ordinaire qui dissout la majeure partie de la matière organique, et laisse déposer les oxalates de magnésie ou de chaux que ces matières pourraient contenir; on décante la liqueur au bout d'une heure ou deux, et l'on recueille le dépôt sur lequel on fait agir de l'acide chlorhydrique froid, étendu de trois fois son poids d'eau distillée afin de dissoudre l'oxalate de magnésie; évidemment on ne doit recourir à cette opération que dans les cas où l'on saura que l'individu soupçonné empoisonné avait pris de son vivant de la magnésie comme contre-poison. Il suffira de filtrer la liqueur et de la saturer par un excès de carbonate de potasse pur pour obtenir un *solutum* composé d'oxalate de potasse, de chlorure de potassium et de l'excès de carbonate de potasse et un précipité de carbonate de magnésie; on traitera la liqueur filtrée par l'acétate de plomb, qui donnera de l'oxalate de plomb insoluble, mélangé de matière organique; on lavera ce dépôt avec de l'eau distillée à plusieurs reprises pour débarrasser l'oxalate de plomb qu'il renferme, de la majeure partie de la matière organique, puis on décomposera cet oxalate suspendu dans l'eau distillée par un courant de gaz acide sulfhydrique qui le transformera en sulfure de plomb noir et en acide oxalique; on chauffera jusqu'à l'ébullition pour chasser l'excès d'acide sulfhydrique et on filtrera; l'acide oxalique se trouvera seul dans la liqueur, et on l'obtiendra en évaporant celle-ci à une douce chaleur. S'il s'agissait de démontrer la présence de l'oxalate de chaux formé par suite de l'action de l'acide oxalique sur du carbonate de chaux qui aurait été administré comme contre-poison, après avoir ramassé le précipité, on le ferait bouillir pendant vingt-cinq ou trente minutes avec de l'eau distillée et du bicarbonate de potasse pour obtenir de l'oxalate de potasse soluble et du carbonate de chaux insoluble; la liqueur filtrée contiendrait de l'oxalate de potasse et de la matière organique, et devrait être traitée par l'acétate de plomb et l'acide sulfhydrique comme il vient d'être dit. Ici il n'y aurait aucun avantage à dissoudre l'oxalate de chaux dans l'acide chlorhydrique, parce qu'en saturant ensuite la liqueur chlorhydrique par le carbonate de potasse, l'oxalate de chaux serait précipité de nouveau, sans que cette liqueur contînt la moindre trace d'oxalate de potasse.

DU BI-OXALATE DE POTASSE.

Bi-oxalate de potasse (sel d'oseille). — Il cristallise en parallélipipèdes blancs, opaques, d'une saveur très acide, presque mordicante, inaltérables à l'air et moins solubles dans l'eau que l'oxalate neutre. Mis sur des charbons ardents, il répand une fumée acide et piquante, mais ne se charbonne pas, bien différent en cela de la crème de tartre (bitartrate de potasse). Calciné au rouge dans une cuiller de platine, il laisse du carbonate de potasse, facile à reconnaître. Il se dissout à peine dans l'alcool concentré.

Dissolution aqueuse concentrée. — Liquide incolore, transparent, rougissant assez fortement le tournesol, précipitant en blanc par l'eau de chaux (oxalate de chaux), et formant avec l'azotate d'argent de l'oxalate d'argent insoluble et facile à reconnaître. (Voy. *Acide oxalique.*) Les sels de cuivre le précipitent en blanc bleuâtre, et le chlorure de platine en jaune serin; ce dernier précipité est grenu et adhérent au verre; l'alcool concentré, marquant 44 degrés, le précipite *en partie*, tandis qu'il ne le trouble pas s'il ne marque que 36 degrés à l'aréomètre. Les sels solubles de plomb y font naître un dépôt d'oxalate de plomb blanc, facile à décomposer par le gaz acide sulfhydrique, en sulfure de plomb noir insoluble *et en acide oxalique.*

Dissolution aqueuse étendue. —Elle agit sur le tournesol, sur l'eau de chaux, sur l'azotate d'argent, sur les sels de cuivre et de plomb, et sur l'alcool à 36 degrés, comme la dissolution concentrée ; l'alcool marquant 44 degrés et le chlorure de platine ne la troublent pas ; il faut, pour que ces deux réactifs agissent sur elle comme sur la dissolution concentrée, la rapprocher par l'évaporation.

Dissolution d'acide oxalique et de bi-oxalate de potasse. —Liquide offrant tous les caractères des dissolutions concentrées ou étendues de bi-oxalate de potasse, à l'exception toutefois de celui que donnent les sels de cuivre, qui ne se montrerait pas si l'acide oxalique en excès n'était pas saturé par une suffisante quantité de potasse, de soude ou d'ammoniaque. Si l'on évapore jusqu'à siccité un mélange d'acide oxalique et de bi-oxalate de potasse, n'importe dans quelle proportion de l'un ou de l'autre de ces corps, qu'on réduise en poudre fine le produit de l'évaporation, et qu'on l'agite dans un tube de verre pendant quelques minutes, l'acide sera complétement dissous au bout d'une demi-heure, tandis que le bi-oxalate restera en entier ou presqu'en entier à l'état solide au fond du tube. En effet, si l'on filtre la dissolution, que l'on chasse l'alcool par l'évaporation à une douce chaleur, et que l'on dissolve dans l'eau distillée le produit desséché, on verra que le *solutum* concentré présente tous les caractères de l'acide oxalique dissous, et qu'il ne se trouble pas ou qu'il se trouble à peine par le chlorure de platine ; tandis que la portion non dissoute par l'alcool offrira toutes les propriétés du bi-oxalate de potasse, et qu'elle laissera de la potasse carbonatée quand on la calcinera au rouge dans une cuiller de platine.

OBSERVATION 1re. — Une femme, âgée de vingt ans, ouvrière en chapeaux de paille, avala environ 30 grammes de sel d'oseille dissous dans une certaine quantité d'eau chaude ; bientôt après elle éprouva un très grand malaise ; et au bout d'une heure et demie environ, on la trouva étendue sur le carreau et privée complétement de connaissance. Aussitôt M. le docteur Jackson fit administrer 120 grammes de mixture de craie pour neutraliser l'acide. La malade, qui avait repris connaissance, était extrêmement accablée, son pouls était excessivement faible, sa peau froide et mouillée d'une sueur visqueuse, avec des frissons continus ; elle accusait une sensation de brûlure dans le gosier et à l'épigastre ; elle se plaignait d'une douleur dans le dos et d'un obscurcissement de la vue ; les pupilles étaient dilatées, et les conjonctives fort injectées. Le corps fut enveloppé de couvertures bien chauffées, et les pieds furent appuyés sur des bouteilles remplies d'eau chaude. On prescrivit aussi l'emploi d'une mixture camphrée avec addition d'un peu d'éther et d'alcoolé d'opium. Une heure s'était à peine écoulée que déjà la réaction s'était opérée ; la peau s'était réchauffée, et le pouls était devenu vif et plein. Mais la douleur du gosier s'était en même temps étendue jusqu'à l'abdomen, qui se montrait alors douloureux à la pression. En conséquence, des sangsues furent appliquées, puis des fomentations chaudes furent faites sur le ventre ; le traitement antiphlogistique fut continué, et, dès le lendemain, l'amélioration qui résulta de cette médication fut évidente. Le sel d'Epsom fut prescrit pour s'opposer à la constipation, et, au bout de quelques jours, la malade eut pleinement recouvré la santé. (*The London med. gaz.* Voy. *Gazette des Hôpitaux* du 19 fév. 1842.)

OBSERVATION 2°. — Madame Spitzer allaitait son enfant âgé de trois ou quatre mois, quand un engorgement douloureux survint aux seins, et la contraignit de prendre une nourrice. Elle devait se purger en prenant deux jours de suite 16 grammes de bitartrate de potasse soluble chaque fois ; mais au lieu de crème de tartre, on lui donna du sel d'oseille. Aussitôt après avoir avalé un de ces paquets, elle fut prise des plus violentes douleurs, et s'écria : « Je suis empoisonnée! » On lui fit boire une grande quantité d'eau chaude pour provoquer des vomissements ; mais elle ne vomit point, et sa position s'aggrava si rapidement, qu'elle expira au milieu d'horribles convulsions, moins de quinze minutes après l'ingestion du poison.

Ouverture du cadavre. — Les surfaces baignées par le liquide vénéneux parurent plus rudes au toucher que dans l'état naturel ; elles n'étaient que médiocrement enflammées. Les tissus n'étaient point altérés dans leur structure ; mais ils avaient contracté une telle union avec la matière acide, que plusieurs lavages et des macérations prolongées dans l'eau distillée ne purent les en débarrasser : c'était une sorte de combinaison. Les liquides étaient très acides ; on en isola de l'acide oxalique, de la potasse et de l'acide borique ; ce dernier faisait partie du borax qui avait été ajouté pour rendre soluble la prétendue crème de tartre. On s'assura aussi, par la proportion d'acide oxalique obtenu, que le sel était du *bi-oxalate* et non de l'oxalate de potasse. (Alger, Observation communiquée par M. Tripier en décembre 1841.)

OBSERVATION 3°. — M. Magonti rapporte qu'une jeune femme prit 12 grammes de sel d'oseille dans l'espace de quarante-huit heures, qu'elle éprouva des vomissements, et que le troisième jour, elle devint presque folle, et succomba. (*Journal de chim. méd.*, année 1839, page 564.)

DE L'ACIDE TARTRIQUE.

L'acide tartrique cristallise en aiguilles fines, ou en prismes hexaèdres irréguliers, ou en lames carrées un peu rhomboïdales, à bords obliques ; sa saveur est très acide et piquante ; il rougit fortement l'*infusum* de tournesol. Exposé à l'action du calorique dans une petite fiole, loin de se volatiliser comme l'acide oxalique, il se décompose à la manière des substances végétales, noircit, se boursoufle ; exhale une

vapeur aigre, piquante, brûle avec une flamme bleue, et laisse une
grande quantité de charbon spongieux. Il se dissout très facilement dans
l'eau ; sa dissolution précipite l'eau de chaux et ne trouble point celle
du sulfate calcaire ; le précipité, composé de tartrate de chaux, se dissout aisément dans l'acide azotique et dans un excès d'acide tartrique,
caractère qui ne permet point de confondre ce dernier acide avec
l'acide oxalique. Uni à la potasse, la soude et l'ammoniaque, il se
comporte comme l'acide oxalique, et forme des tartrates neutres solubles, ou des surtartrates moins solubles (tartrates acidules), suivant
la quantité d'acide employée.

OBSERVATION. — Hudson, âgé de trente-sept ans, avala étant ivre, en
une seule fois, 125 grammes de crème de tartre ; puis ne cessant pas de
faire usage de ce sel, il continua pendant la journée à en mettre des
fragments dans sa bouche, afin, disait-il, de se rafraîchir l'estomac. Il
rentra le soir extrêmement fatigué et pouvant à peine se traîner ; le surlendemain, vers midi, on apprit qu'il avait eu de nombreuses garde-
robes pendant la nuit, et qu'il avait éprouvé des vomissements répétés et
presque continuels. Il se plaignit de douleurs dans la région ombilicale
et d'une soif très vive. La langue était brune et sèche, et le pouls faible ;
il avait de vives douleurs dans la région des reins ; les cuisses et les
jambes étaient paralysées ; les matières des vomissements étaient d'un
vert foncé, et les matières fécales avaient la couleur du marc de café.
L'administration d'un opiat lui procura d'abord un léger soulagement ;
mais les accidents reparurent, et le malade succomba le quatrième jour.
A l'ouverture du cadavre on reconnut que le corps n'offrait ni taches
ni ecchymoses. L'estomac, distendu par des gaz, contenait environ
100 grammes d'un liquide brun qui paraissait devoir cette couleur à la
bile. Il existait près du pylore plusieurs taches rouges ; l'extrémité cardiaque était très enflammée ; la membrane muqueuse offrait plusieurs
taches d'un rouge très foncé, qu'on aurait pu croire produites par la rupture de quelque ramuscule sanguin. La tunique muqueuse du duodénum
était rouge, mais moins que celle du cardia. La même coloration s'apercevait dans les petits intestins et dans le colon. La membrane muqueuse
du rectum présentait de nombreuses petites taches sur un fond blanc.
Les intestins contenaient un mucus épais et brunâtre ; mais on ne voyait
pas de traces de matières fécales. (*Journal de chimie médicale*, année
1838, pag. 72.)

DE L'ACIDE CITRIQUE.

L'acide citrique est composé d'oxygène, d'hydrogène et de carbone ;
il est solide, cristallisé ou pulvérulent, blanc, inodore, rougissant
l'eau de tournesol, et doué d'une saveur très acide. Il est décomposé
par le feu, comme l'acide tartrique. Il se dissout dans l'eau : la disso-

lution ne présente pas avec la potasse, la soude et l'ammoniaque, les mêmes caractères que les acides oxalique et tartrique : versée dans l'eau de chaux, elle ne produit aucun précipité; mais si on fait bouillir le mélange, le citrate de chaux se dépose.

DE L'ACIDE ACÉTIQUE.

Action sur l'économie animale.

EXPÉRIENCE Iʳᵉ. — Lorsqu'on introduit dans l'estomac de chiens robustes, de moyenne taille et à jeun, 30 grammes environ d'acide acétique concentré (vinaigre de bois), et que, par la ligature de l'œsophage, on s'oppose au vomissement, ces animaux ne tardent pas à souffrir; des nausées et des efforts de vomissements se manifestent. Bientôt après survient un abattement accompagné des symptômes que développent ordinairement les poisons irritants : les animaux meurent cinq, sept ou neuf heures après le commencement de l'expérience.

Ouverture des cadavres. — L'estomac renferme une certaine quantité d'un fluide de couleur bistre, quand il est appliqué en couches minces sur la main, et qui paraît noir lorsqu'il est vu en masse; la membrane muqueuse est couverte d'une couche semblable et conserve une coloration noirâtre même après avoir été raclée; elle est peu amincie, adhérente à la membrane musculeuse. Le tissu cellulaire sous-muqueux est légèrement infiltré d'un liquide rougeâtre. La tunique musculeuse est un peu plus rouge qu'à l'état normal, tandis que la membrane séreuse ne diffère pas de l'état naturel. Le sang contenu dans les veines est coagulé et noir. On voit quelquefois vers le pylore un plus ou moins grand nombre de petites corrosions superficielles, n'intéressant que la membrane muqueuse qui n'est même pas détruite entièrement dans ces endroits. Plusieurs parties du canal intestinal sont le siège d'altérations analogues à celles dont j'ai parlé à l'occasion de l'estomac.

EXPÉRIENCE IIᵉ. — Si au lieu de vinaigre de bois on administre de l'acide acétique préparé avec l'acétate de cuivre ou du vinaigre radical, l'empoisonnement est encore plus grave. Un jeune chien de moyenne taille avala environ 12 grammes de vinaigre radical concentré, dont une petite partie pénétra dans les voies aériennes. Bientôt après il survint de l'abattement, des nausées, des vomissements, de la toux; au bout d'une heure l'abattement était moindre, mais l'animal paraissait souffrir davantage, et il refusa les aliments. Le lendemain, la toux et les douleurs abdominales persistent ainsi que l'inappétence; la respiration est difficile, l'abattement est plus considérable que la veille. On fait avaler 30 *grammes* du même acide, qui ne détermine pas de vomissements, mais qui augmente l'intensité des autres symptômes de l'empoisonnement et produit la mort au bout de cinq quarts d'heure.

Ouverture du cadavre. — Il existe une perforation ulcéreuse au

cardia ; on remarque à la petite courbure de l'estomac deux autres perforations, l'une ronde, d'environ 1 centimètre de diamètre, l'autre allongée,
ayant à peu près 2 centimètres de longueur ; leurs bords sont mollasses et
irréguliers ; la membrane muqueuse de ce viscère est presque entièrement
détruite et réduite, dans beaucoup de points, à un état gélatiniforme ;
la tunique musculeuse est enduite d'une couche brunâtre peu foncée,
couleur de bistre clair, excepté vers le pylore, où la couleur est normale et l'enduit gluant et filant ; du reste cette tunique est blanchâtre
comme le sont les lèvres des personnes qui ont mangé des mets fortement
vinaigrés. Cette décoloration est surtout remarquable dans la région
pylorique ; la consistance de cette membrane et de la tunique séreuse n'est
pas diminuée : cette dernière est blanche. Les vaisseaux sanguins de l'estomac ont acquis un volume considérable et renferment du sang coagulé.
Les intestins sont le siège d'altérations analogues à celles qui ont été observées dans l'expérience première.

EXPÉRIENCE III. — Lorsqu'on fait avaler à des chiens de moyenne
taille, à jeun, 130 grammes de vinaigre ordinaire, et qu'on empêche le
vomissement au moyen de la ligature de l'œsophage, on remarque des
symptômes analogues à ceux qui ont déjà été décrits, et les animaux
succombent au bout de dix, douze ou quinze heures.

A l'ouverture des cadavres, on voit que la membrane muqueuse de
l'estomac est recouverte d'une couche ordinairement peu épaisse d'un
fluide noirâtre, vu en masse, et couleur de bistre lorsqu'il est étendu sur
la main ; du reste cette membrane offre les altérations décrites dans
l'expérience première ; toutefois elle est moins brune dans sa portion
pylorique que dans l'œsophagienne : la tunique musculeuse paraît à l'état
normal, quoique recouverte d'une infiltration sanguinolente. Il y a dans
les premières parties de l'intestin grêle un peu de sang noirâtre épanché.
L'un des animaux soumis à cette expérience a présenté, non loin du
cardia, dans la petite courbure, une tumeur de la grosseur d'une noix,
formée par du sang infiltré dans le tissu cellulaire sous-muqueux ; la
portion de la face externe de l'estomac correspondant à cette tumeur
offrait un enfoncement entouré d'un bourrelet mollasse.

OBSERVATION. — A. C., âgée de dix-neuf ans, mourut le 8 mai,
à quatre heures et demie du matin, dans une des rues du Petit Gentilly,
près Paris ; et il résulte des recherches anatomiques et chimiques que la
mort avait été déterminée par *l'acide acétique*. Les renseignements recueillis par le juge d'instruction apprennent que le 7 mai, à onze heures
du soir, on entendit une jeune personne qui était sur la voie publique
qui se plaignait, et qui paraissait ivre ; cependant elle partit après avoir
demandé quelle route elle devait suivre. Le 8, à trois heures et demie,
elle fut trouvée couchée et souffrante contre le mur d'un marchand de
vin du Petit-Gentilly. A quatre heures, on lui fit prendre du vin et du
lait sucrés chauds ; elle eut de fortes convulsions, et se plaignit de l'es-

tomac; les accidents devinrent tellement graves qu'elle mourut peu de temps après.

L'ouverture du cadavre fut faite par MM. Lemis et Murat, chirurgiens de Bicêtre, qui dressèrent le rapport suivant :

Nous soussignés, docteurs en médecine et en chirurgie, certifions avoir trouvé sur le cadavre de A. C. les lésions suivantes :

Apparence extérieure. — Embonpoint médiocre. Pas de roideur cadavérique ; teinte verdâtre très légère de la peau, aux aines et sur la ligne blanche de l'abdomen ; léger météorisme du ventre ; le cou, les épaules, la partie postérieure du tronc et les membres offrent une teinte violette, due à l'infiltration du sang dans le tissu de la peau.

Appareil digestif. — La partie moyenne de la face, le pourtour de la bouche et des ailes du nez sont couverts d'un liquide écumeux, en partie desséché, légèrement brunâtre, qui n'a point altéré le tissu de la peau. Un liquide semblable s'écoule de la bouche ; il exhale une légère odeur d'alcool : la quantité s'élève à 90 grammes environ.

Les mâchoires sont très fortement serrées l'une contre l'autre ; les dents sont blanches et ne sont point altérées.

La membrane muqueuse de la face interne des joues et du palais est à l'état normal ; celle de la langue, surtout vers le milieu de la face supérieure, est coriace, revenue sur elle-même, brunâtre ; ses glandes sont très apparentes ; celle de l'œsophage offre les mêmes caractères, mais à un degré encore plus élevé : elle est d'un brun noirâtre. Elle n'est tapissée, non plus que la membrane muqueuse buccale, par aucun liquide, par aucune fausse membrane.

L'estomac, considéré à *l'extérieur*, est distendu, saillant, et paraît rempli par un liquide ; il offre une couleur violette qui, vers le pylore, dégénère en une teinte presque noire : cette coloration, qui se retrouve dans toute l'étendue de la surface extérieure, est nuancée de plaques plus ou moins foncées. Les vaisseaux de l'estomac se dessinent sur ce fond, sous forme d'arborescences, d'une couleur plus intense.

L'estomac examiné à *l'intérieur* contient dans sa cavité un liquide d'un brun noirâtre et d'une odeur légèrement fétide qui fait effervescence sur la dalle. La quantité est de 240 grammes à peu près. Les parois de ce viscère sont en outre tapissées par une matière brune, extrêmement adhérente, assez semblable à de la suie humide, dont la couche est d'autant plus épaisse, d'autant plus tenace, d'autant plus continue, qu'on s'approche davantage du pylore.

La membrane muqueuse de l'estomac n'offre de destruction nulle part. Près du cardia sa teinte est d'un blanc légèrement grisâtre, et en certains endroits roussâtre. A mesure qu'on descend vers le pylore, cette couleur passe au brun et même au noir. Dans le petit cul-de-sac, toutes les tuniques de l'estomac participent à cette coloration, qui est celle de la gangrène ; cependant toutes ces membranes, y compris même la muqueuse, sont partout très résistantes. On voit au-dessous de cette dernière tunique, et près du pylore, ramper les vaisseaux de la membrane celluleuse, remplis d'un sang noir et coagulé. Les glandes muqueuses du petit cul-de-sac sont très nombreuses, très saillantes, et offrent une dureté insolite.

L'estomac et le liquide qu'il contenait sont placés et scellés chacun dans un vase séparé pour être soumis à un examen chimique. Le reste du tube digestif, qui ne présente à l'extérieur aucune lésion appréciable, n'est pas ouvert : il est placé avec les matières qu'il renferme dans un vase clos.

Le cœur et les poumons sont dans l'état naturel.

Nous n'avons pas cru nécessaire d'ouvrir la tête et d'examiner le cerveau.

Appareil génital. — L'utérus a à peu près le volume du poing du sujet. Il s'élève à peine au niveau du pubis ; il contient un fœtus qui paraît avoir deux mois et demi de conception. Le développement de cet organe, l'aspect des membranes fœtales, les proportions de l'embryon, tout se rapporte à l'âge que nous venons d'assigner.

Les renseignements recueillis sur la femme qui fait le sujet de ce rapport, et le caractère des lésions trouvées dans son estomac, *nous portent à penser que la mort a été le résultat d'un empoisonnement.*

Nous laissons à l'analyse chimique le soin de déterminer la nature de la substance vénéneuse. (*Signé* : LEMIS, MURAT.)

Conclusions. —Les faits qui précèdent nous permettent de conclure :

1° Que l'acide acétique concentré est un poison irritant, énergique, susceptible d'occasionner une mort prompte chez l'homme et chez les chiens, lorsqu'il est introduit dans l'estomac ;

2° Qu'il détermine une exsudation sanguine, puis le ramollissement et l'inflammation des membranes du canal digestif, et quelquefois même leur perforation ;

3° Que, dans la plupart des cas, il produit une coloration noire, sinon générale, du moins partielle, de la membrane muqueuse de l'estomac et des intestins : cette coloration, que l'on serait tenté de confondre au premier abord avec celle que développe l'acide sulfurique, est le résultat de l'action chimique exercée par l'acide acétique sur le sang ; en effet, par son mélange avec cet acide concentré, le sang refroidi et placé dans une capsule ne tarde pas à acquérir cette même teinte ;

4° Que le vinaigre ordinaire, à la dose de 120 grammes, détermine les mêmes accidents et la mort des chiens de moyenne taille dans l'espace de douze à quinze heures, à moins qu'il n'ait été vomi peu de temps après son ingestion. Il agit probablement de même chez l'homme à une dose un peu plus forte ; et si l'on cite des individus qui ont pu avaler un verre de vinaigre sans périr, cela dépend sans doute de ce que, chez ces personnes, l'estomac étant rempli d'aliments, le vomissement n'a pas tardé à survenir ; peut-être aussi le vinaigre ordinaire était-il étendu d'eau et pris en quantité insuffisante.

Traitement de l'empoisonnement.

Voyez page 87.

Recherches médico-légales.

Acide acétique pur et concentré. — Il est liquide, incolore, d'une odeur pénétrante caractéristique, d'une saveur acide très forte ; il rougit le tournesol avec énergie, et entre en ébullition à 120° c. Il peut être distillé en entier sans laisser de résidu charbonneux. Il peut aussi se présenter sous forme de lames ou de tables transparentes d'un grand éclat, si la température est au-dessous de 15° c. Si on le chauffe légèrement dans une petite capsule de porcelaine, et qu'on le mette en contact avec un corps en combustion, il brûle avec une flamme bleue pâle. Il fournit avec la potasse un sel blanc *déliquescent,* d'une saveur très piquante, qui, étant chauffé, se boursoufle, éprouve la fusion ignée, se décompose, et finit par se charbonner en répandant une fumée ayant l'odeur de gomme brûlée ; le charbon obtenu contient du carbonate de potasse. Il suffit de verser quelques gouttes d'acide sulfurique concentré sur de l'acétate de potasse solide pour le décomposer avec bruit et une légère effervescence, et dégager des vapeurs abondantes d'acide acétique, d'une odeur bien connue, que l'on ne peut confondre qu'avec celles qu'exhalent les formiates placés dans les mêmes conditions. L'acétate de potasse ne réduit pas l'azotate d'argent à une douce chaleur, tandis que le formiate de la même base en sépare promptement de l'argent métallique à cette température, et qu'il produit même ce phénomène à froid au bout d'un certain temps. En mêlant deux dissolutions concentrées d'azotate d'argent et d'acétate de potasse, il se précipite de l'acétate d'argent en lames nacrées, flexibles, blanches, qui, étant desséché et chauffé dans un verre à montre, noircit tout aussitôt, et laisse de l'argent métallique en répandant de très légères vapeurs et sans détoner comme le fait l'oxalate d'argent.

Acide acétique pur étendu d'eau. — Il est constamment liquide, incolore, d'une odeur faible, mais caractéristique, d'une saveur aigrelette ; il rougit le tournesol ; si on le chauffe en vases clos, il se concentre de plus en plus. En le saturant par la potasse et en évaporant la liqueur jusqu'à siccité, on obtient de l'acétate de potasse, facile à reconnaître aux caractères précédemment indiqués.

Vinaigres. — Les diverses variétés connues dans le commerce sous les noms de *vinaigre radical, vinaigre concentré, vinaigre de* bois ou acide pyroligneux, vinaigre ordinaire distillé ou non, contiennent toutes de l'acide acétique et de l'eau, et se rapprochent par conséquent, pour leurs propriétés, de l'acide acétique concentré ou étendu ; le vinaigre ordinaire, souvent coloré, renferme en outre des matières organiques, des sels de différente nature et très souvent de l'ammoniaque. Quoi qu'il en soit, il sera toujours facile de constater dans ces vinaigres la présence de l'acide acétique, en ayant égard aux caractères dont j'ai fait mention plus haut.

Mélanges d'acide acétique ou de vinaigre et de liquides alimentaires, ou de la matière des vomissements, ou de celles que l'on trouve dans le canal digestif. Le vin, le cidre, la bière, le café et le bouillon ne sont pas altérés par cet acide ; la couleur du premier de ces liquides est seulement avivée. Le lait est instantanément coagulé ; le sang et les tissus de l'estomac sont brunis ou noircis, et peuvent être réduits en bouillie si l'acide est très concentré.

EXPÉRIENCE Iᵉ. — J'ai introduit dans une cornue 10 centigrammes d'acide acétique concentré, préalablement mélangés avec 200 grammes de lait, de bouillon et de café, et j'ai porté le liquide à l'ébullition ; le produit recueilli dans le récipient, examiné à diverses époques de l'opération, était incolore, transparent, et d'autant plus acide que l'on approchait davantage du moment où la matière de la cornue allait se dessécher ; il offrait l'odeur de l'acide acétique, et en le saturant par la potasse on obtenait de l'acétate de cette base facilement reconnaissable.

EXPÉRIENCE IIᵉ. — J'ai fait un mélange de 10 centigrammes d'acide acétique concentré et de 180 grammes de lait, de bouillon et de café ; j'ai précipité ce mélange par un excès de *décoctum* aqueux de tannin, et j'ai filtré lorsque le dépôt a été bien ramassé ; la liqueur, chauffée jusqu'à l'ébullition dans une cornue, a été presque desséchée et a fourni dans le récipient un liquide incolore offrant l'odeur de l'acide acétique et donnant avec la potasse de l'acétate de cette base.

EXPÉRIENCE IIIᵉ. — J'ai administré à un chien 16 grammes d'acide acétique concentré dissous dans 280 grammes d'un mélange fait avec parties égales de lait, de bouillon et de café ; l'œsophage et la verge ont été liés. L'animal a éprouvé tous les symptômes de l'empoisonnement par l'acide acétique affaibli et est mort cinq heures et demie après l'ingestion du poison. Il a été ouvert immédiatement après : le foie, les reins et l'estomac ont été placés séparément dans trois capsules de porcelaine ; un papier bleu de tournesol, mis en contact avec la portion centrale de la substance du foie que j'avais incisée, a été sensiblement rougi au bout de quelques secondes. L'estomac renfermait environ 200 grammes d'un liquide noirâtre, bourbeux, acide, répandant une odeur de vinaigre. Ce viscère, dont la surface interne était fortement enflammée et parsemée de larges taches noirâtres, a été agité pendant deux heures avec de l'eau distillée froide ; alors je l'ai coupé en petits fragments et je l'ai fait bouillir en vases clos pendant une heure et démie avec 500 grammes d'eau distillée ; j'ai réuni au liquide trouvé dans l'estomac ceux qui provenaient du traitement de ce viscère par l'eau froide et bouillante, ainsi que la portion qui avait été recueillie dans le ballon à la suite de la distillation de l'estomac. Le liquide a été filtré ; il était acide, de couleur jaune rougeâtre et pesait 1100 grammes ; je l'ai partagé en deux parties égales, A et B. La portion A a été distillée à feu nu, mais à une chaleur modérée, jusqu'à ce qu'elle ait été presque desséchée. A chaque demi-heure je changeais de récipient, afin de reconnaître si le liquide distillé était acide à toutes les périodes de l'opération, et j'ai vu qu'il l'était en effet. J'ai saturé *avec soin* ce liquide par de la potasse à l'alcool dissoute, et j'ai obtenu *cinquante-trois centigrammes* d'acétate de potasse sec et parfaitement caractérisé.

La portion B a été précipitée par un excès de *décoctum* aqueux de tannin ; le précipité, fort abondant, a été séparé par le filtre et le liquide parfaitement transparent mis dans la cornue pour être distillé comme l'avait été la portion A. Le produit recueilli dans le récipient était incolore, limpide, acide, et d'une odeur à la fois vinaigrée et légèrement empyreumatique. Saturé par de la potasse à l'alcool, il m'a fourni *un gramme dix centigrammes* d'acétate sec ; mais celui-ci était d'un brun foncé et évidemment altéré par une matière organique : lorsqu'on le traitait par l'acide sulfurique, on en dégageait de l'acide acétique, reconnaissable à son odeur, quoique celle-ci ne fût pas aussi caractérisée que celle de l'acide acétique pur.

Le *foie*, coupé en petits morceaux, a été introduit dans une cornue avec un litre d'eau distillée et chauffé jusqu'à l'ébullition pendant deux heures ; le liquide contenu dans le ballon ne rougissait pas le papier bleu ; je l'ai réuni au décoctum aqueux restant dans la cornue ; j'ai filtré et soumis la liqueur à une nouvelle distillation jusqu'à ce qu'elle fût presque desséchée ; le liquide recueilli dans le récipient était incolore, transparent, sans action sur le papier bleu et rouge de tournesol et ne répandait point d'odeur d'acide acétique. Saturé par la potasse, il ne donnait pas *un atome d'acétate de potasse*. Les *reins* coupés par petits morceaux et traités comme le foie se sont comportés de même ; le liquide distillé ne contenait ni de l'acide acétique ni de l'acétate acide d'ammoniaque.

La vessie renfermait 62 grammes d'*urine* jaune et assez limpide. J'ai introduit ce liquide dans une cornue avec 4 grammes d'acide sulfurique concentré et pur, et j'ai chauffé à un feu doux. Le produit de la distillation, limpide, incolore et acide, répandait l'odeur d'urine de chien, sans qu'il fût possible de reconnaître celle de l'acide acétique ; je l'ai saturé par la potasse et évaporé jusqu'à siccité. Le résidu distillé avec 1 gramme d'acide sulfurique concentré a fourni un liquide légèrement acide, d'une odeur analogue à celle du précédent, mais moins forte, et au milieu de laquelle on démêlait déjà quelque chose de piquant. J'ai saturé de nouveau ce liquide par la potasse et j'ai fait évaporer jusqu'à siccité ; le produit sec, très peu abondant, décomposé par l'acide sulfurique concentré dans la capsule où il se trouvait, a répandu une très faible odeur d'urine de chien et une odeur plus vive, assez piquante, que je ne pourrais pas affirmer être celle de l'acide acétique.

EXPÉRIENCE IV⁴. — Dans le dessein de savoir quelle influence pourrait exercer la présence de l'*acétate d'ammoniaque* sur la recherche de l'acide acétique dans un cas présumé d'empoisonnement, j'ai distillé, *au bain-marie*, pendant trois heures, un mélange de 30 grammes d'eau et d'autant d'acétate d'ammoniaque liquide que je venais de préparer, et qui était aussi neutre que possible, puisqu'il n'altérait aucunement les couleurs bleue et rouge du papier de tournesol. Les 10 grammes qui ont passé d'abord bleuissaient fortement le papier rouge, renfermaient par conséquent de l'ammoniaque, et ne paraissaient pas contenir d'acide. Il en était de même des 10 grammes qui avaient distillé en second lieu. Les 10 grammes qui étaient passés en·troisième lieu bleuissaient le papier rouge et répandaient une odeur ammoniacale; mais en les agitant avec de l'acide sulfurique concentré, il se dégageait une légère odeur d'acide acétique. J'ai alors continué la distillation à feu nu, à la température de l'ébullition, exactement comme cela avait eu lieu dans l'expérience 3ᵉ, et j'ai également ment fractionné les produits : les 10 premiers grammes qui ont passé bleuissaient le papier, exhalaient une odeur ammoniacale, et l'on en dégageait de l'acide acétique par l'acide sulfurique. A dater de ce moment, le liquide obtenu dans le récipient offrait à la fois une réaction alcaline et acide, car le papier bleu était rougi et le papier rouge bleui ; toutefois l'odeur était encore ammoniacale, excepté vers la fin, où elle devenait *très sensiblement acétique*. J'ai saturé par la potasse à l'alcool, les 10 derniers grammes obtenus, et j'ai aussitôt développé une odeur ammoniacale qui ne se faisait pas sentir avant l'addition de la potasse; la liqueur ainsi saturée m'a fourni de l'acétate de potasse solide, lorsque je l'ai fait évaporer. On voyait dans le fond de la cornue, à la fin de la distillation, un résidu solide gris, léger, tandis que le col était tapissé de cristaux d'acétate acide d'ammoniaque parfaitement transparents.

EXPÉRIENCE V⁴. — J'ai répété cette expérience en substituant aux 30 grammes d'eau la même quantité d'un mélange de lait, de bouillon et de café, et en chauffant de suite à la température de l'ébullition, mais à un feu doux. Les résultats ont été les mêmes, si ce n'est qu'à aucune époque de la distillation je n'ai pu développer l'odeur acétique en traitant par l'acide sulfurique le produit condensé dans le ballon, et que je n'ai pas obtenu d'acétate acide d'ammoniaque cristallisé. Au reste, comme dans l'expérience précédente, les dernières portions du liquide distillé étaient acides, et en les saturant par la potasse, quoiqu'elles ne répandissent pas d'odeur acétique, elles fournissaient de l'acétate de cette base, qui par l'action de l'acide sulfurique donnait de l'acide acétique parfaitement reconnaissable à son odeur, etc.

EXPÉRIENCE VI⁴.—J'ai laissé pendant un mois un canal digestif en contact avec un litre d'eau distillée ; la liqueur, *excessivement fétide*, ayant été filtrée, a été partagée en deux parties égales A et B. La portion A bleuissait à peine le papier rouge de tournesol ; distillée seule à un feu doux, mais à la température de l'ébullition, elle m'a fourni un produit que j'ai fractionné et recueilli dans quatre récipients distincts. Le premier *bleuissait fortement le papier rouge*, et n'altérait pas le papier bleu : l'acide sulfurique ne développait pas d'odeur acétique. Le deuxième était dans le même cas, quoique un peu moins alcalin. Le troisième, à peine alcalin, ne rougissait pas encore le papier bleu, et ne dégageait point d'odeur acétique par l'acide sulfurique. Enfin le quatrième était *acide*, et ne bleuissait pas le papier rouge, mais il ne répandait point d'odeur acétique, alors même qu'on le traitait par l'acide sulfurique ; je l'ai saturé par la potasse à l'alcool, et j'ai évaporé la liqueur jusqu'à siccité. Le produit obtenu, de couleur noirâtre, mis en contact avec de l'acide sulfurique concentré froid, a dégagé des vapeurs blanches ayant l'*odeur d'acide acétique*.

J'ai mêlé la portion B avec 60 centigrammes d'acide acétique, et j'ai distillé à un feu doux, en fractionnant les produits comme dans les expériences précédentes. La première portion distillée exhalait une odeur fétide, ni acétique ni ammoniacale ; elle rougissait assez *fortement* le papier bleu ; la potasse en dégageait de l'ammoniaque et fournissait de l'acétate de potasse, qui, étant desséché, donnait par l'acide sulfurique concentré des vapeurs d'acide acétique parfaitement reconnaissable à son odeur. Le liquide, distillé en second et en dernier lieu, offrait exactement les mêmes caractères.

Il résulte de ces expériences : 1° qu'il suffit de distiller à la température de 100° à 130° c. un liquide organique contenant de l'acide acétique libre, pour recueillir dans le récipient une partie notable de cet acide (expér. 1re, p. 202) ; 2° qu'on en obtient beaucoup plus si, avant la distillation, on a précipité par un excès de tannin toute la matière animale que cet agent est susceptible de séparer, mais que dans ce cas l'acide volatilisé est légèrement altéré par un produit organique qui masque en partie son odeur, et communique aux sels résultant de son action sur les bases une couleur brune noirâtre ; en décomposant ces sels par l'acide sulfurique, il s'exhale une odeur mixte d'acide acétique et d'une autre matière, en sorte qu'il est assez difficile de bien caractériser par ce moyen l'acide acétique (expér. 2e et 3e, p. 202) ; 3° qu'en distillant des matières organiques contenant de l'*acétate d'ammoniaque*, sans renfermer un atome d'acide acétique *libre*, on obtient d'abord des produits *non acides*, dans lesquels il existe au contraire de l'ammoniaque *libre*, tandis qu'on trouve dans les dernières portions distillées de l'*acide acétique*, rougissant le papier de tournesol, et formant avec la potasse un sel d'où l'on dégage par l'acide sulfurique de l'*acide acétique* avec tous ses caractères et parfaitement reconnaissable à son odeur (exp. 4e et 5e, p. 203) ; 4° qu'en laissant dans l'eau distillée, pendant un mois, le canal digestif d'un homme *non empoisonné par l'acide acétique*, et à l'état

normal, le liquide pourri *contient* de l'acétate d'ammoniaque, qui, étant chauffé, se comporte comme il vient d'être dit, et fournit en dernier lieu, lorsqu'on le traite par la potasse et par l'acide sulfurique, de l'acide acétique avec l'odeur qui le caractérise (expér. 6ᵉ, p. 204);
5⁰ que ce même liquide pourri, s'il est distillé après avoir été préalablement mélangé avec une suffisante quantité d'acide acétique pour le rendre légèrement acide, donne pour premier produit de la distillation un liquide transparent, qui, au lieu d'être *alcalin*, rougit le papier de tournesol, et contient de l'*acide acétique*, quoiqu'il n'exhale pas l'odeur du vinaigre; en effet, il suffit de le traiter par la potasse et par l'acide sulfurique pour obtenir de l'acide acétique parfaitement reconnaissable.

Procédé.—*La matière suspecte est acide et rougit le papier bleu de tournesol.* — On introduit dans une cornue les matières vomies, ou celles qui ont été trouvées dans le canal digestif, ainsi que les eaux de lavage provenant de l'action de l'eau distillée froide sur la surface interne de l'estomac et des intestins. On adapte un récipient; on place la cornue dans un bain-marie, et l'on chauffe jusqu'à l'ébullition, afin de coaguler une certaine quantité de matière animale et de rendre la filtration plus facile; on filtre, en ajoutant au *décoctum* la portion du liquide qui a passé dans le récipient. On obtient par ce moyen une liqueur A et une masse solide B.

La liqueur A, ordinairement colorée, rougit le papier bleu de tournesol, pour peu qu'elle renferme de l'acide acétique libre; on la distille dans une cornue préalablement disposée dans un bain d'huile (voy. p. 160), ou de chlorure de calcium, de manière à ce que la température ne dépasse pas 120 à 130° c. L'opération est continuée jusqu'à ce que la matière soit presque desséchée; le récipient, qui doit recevoir le produit de la distillation, contient 25 ou 30 grammes d'eau distillée, et plonge dans un liquide froid. Le liquide distillé est incolore et transparent; s'il contient de l'acide acétique, il rougit le tournesol et exhale une odeur de vinaigre facile à reconnaître. On le sature par du carbonate de potasse pur, de manière à ce que le papier bleu ne soit plus rougi et que le papier rouge ne soit pas bleui; on évapore la liqueur jusqu'à siccité au bain-marie, puis on décompose l'acétate obtenu en le chauffant dans une cornue tubulée avec son poids d'acide sulfurique concentré, en distillant et en recueillant le produit dans un ballon qui plonge dans l'eau froide. L'acide obtenu doit offrir toutes les propriétés de l'acide acétique concentré. (Voy. p. 200.) Il peut être utile, dans certains cas, de connaître au juste la quantité de cet acide qui s'est condensée dans le ballon; on y parvient aisément en partant de ce point, que 114,64 de carbonate de potasse solide saturent 100 parties d'acide acétique pur, contenant un équivalent d'eau. Il suffira donc de savoir combien il a fallu de carbonate de potasse pour saturer l'acide *très affaibli* qui avait été recueilli dans la première distillation. Ainsi, admettons que cet acide ait exigé pour sa saturation 4 grammes 50 centigrammes de carbonate de potasse *sec,* on établira la proportion suivante :

$$114,64 : 100 :: 4,50 : x. \quad x = \frac{100 \times 4,50}{114,64} = 3,92$$

Le nombre 3 grammes 92 centigrammes sera la quantité d'acide acétique concentré à un équivalent d'eau contenu dans le liquide acétique *affaibli* du récipient.

La matière desséchée qui reste dans la cornue, après avoir recueilli l'acide acétique qui a distillé, peut être négligée sans inconvénient, si l'on a obtenu dans le ballon une suffisante quantité d'acide pour constater les propriétés qui le caractérisent. Dans le cas contraire, on devra chercher si elle ne renferme pas de l'acétate de magnésie, résultant de l'action de l'acide acétique ingéré, sur de la magnésie que l'on aurait administrée comme contre-poison. Pour cela, il faudrait, comme l'a conseillé M. H., d'après M. le professeur Bérard, de Montpellier (Voy. *Journal de pharmacie du Midi*, tome VIII) ; traiter cette matière par l'eau froide, filtrer et ajouter à la liqueur un excès de potasse à l'alcool dissoute ; la magnésie sera précipitée à l'état d'hydrate, et il se sera formé de l'acétate de potasse ; on filtrera de nouveau, on évaporera jusqu'à siccité, et on chauffera le produit dans un creuset ; dès que l'acétate de potasse sera fondu, on le retirera du creuset, et on le décomposera dans une cornue par l'acide sulfurique concentré, comme il a été dit.

B. Les matières solides restées sur le filtre seront placées dans une cornue avec un litre d'eau distillée, et soumises à l'ébullition pendant une heure environ, afin de dissoudre l'acide acétique qu'elles pourraient retenir. Le liquide filtré sera réuni à celui qui se trouvera dans le récipient, et distillé en prenant les précautions indiquées plus haut ; on agira sur le produit de la distillation et sur le résidu desséché de la cornue comme il a été dit. (Voy. A, p. 206.)

Canal digestif. — Après avoir ainsi examiné les matières vomies et celles qui ont été extraites du canal digestif, on coupera l'estomac et les intestins en petits fragments, et on les fera bouillir dans une cornue pendant deux heures avec de l'eau distillée : on aurait tort de négliger cette opération, car presque toujours on obtient, en la pratiquant, une proportion sensible d'acide acétique ; on agira ensuite sur le *décoctum* et sur le liquide distillé, comme je viens de le dire à l'occasion des matières solides. (Voy. B.)

La matière suspecte, loin d'être acide, est neutre ou alcaline.
— On conçoit qu'un empoisonnement par l'acide acétique puisse
avoir eu lieu, et que pourtant les matières vomies ou autres ne rougissent pas le papier bleu, soit parce que l'acide aura été *complé-*
tement saturé par de la magnésie préalablement administrée comme
contre-poison, soit parce qu'il se sera développé de l'ammoniaque par
suite de la putréfaction, ou bien, comme je l'ai vu dans certains cas,
parce que la proportion d'acide restant dans l'estomac est très faible
et combinée avec la matière organique. Dans ce cas, on étendra d'eau
distillée toutes les matières suspectes, liquides et solides, ainsi que les
tissus du canal digestif coupés par petits morceaux, et on maintiendra
le tout pendant douze heures environ à la température de 30° c.,
en ayant soin d'agiter de temps en temps ; par ce moyen, les acétates
et le composé d'acide acétique et de matière organique seront dissous,
tandis que la majeure partie de la matière animale restera indissoute.
On filtrera la liqueur et on la distillera en prenant les précautions que
j'ai déjà indiquées. Il se pourrait qu'en procédant ainsi on obtînt dans
les premières portions distillées de l'acide acétique libre, provenant
d'une partie de celui qui était uni à la matière organique ; j'en ai
recueilli deux fois en expérimentant sur des liquides *neutres qui ne*
contenaient point d'acétate d'ammoniaque. Supposons que cela n'ait
pas lieu, et qu'au contraire les premières portions de liquide conden-
sées dans le ballon soient *alcalines* et renferment de l'ammoniaque,
qu'il en soit de même de celles qui passeraient après, il faudra condenser attentivement dans un autre récipient le dernier produit de
la distillation ; si ce produit rougit le papier bleu de tournesol, alors
même qu'il n'exhalerait point l'odeur d'acide acétique, on devra le
saturer par la potasse à l'alcool, évaporer le sel jusqu'à siccité, et voir
si, en le distillant avec de l'acide sulfurique concentré, on n'obtient
pas de l'acide acétique parfaitement reconnaissable ; en cas d'affirmative, on sera porté à croire que le liquide *non acide, neutre* ou *al-*
calin, sur lequel on opère, contient de l'*acétate d'ammoniaque ;* il
serait même difficile d'expliquer ces faits sans admettre l'existence de
ce sel dans la matière soumise à l'expérience.

Quel que soit le résultat de la distillation des matières dont je
parle, on devra examiner le résidu presque desséché de la cornue ;
on le traitera par l'eau froide, comme il a été dit à la page 207, pour savoir s'il ne renferme pas de l'acétate de magnésie.

Conclusions. — 1° Si la liqueur suspecte est *acide*, qu'elle fournisse
par la distillation un liquide *acide* rougissant le papier de tournesol
à quelque époque de l'opération qu'on l'examine ; si cet acide offre
les caractères de l'acide acétique, et qu'il soit en quantité *notable*, on

pourra fortement *soupçonner* qu'il y a eu empoisonnement par cet acide, parce que s'il est vrai que plusieurs substances végétales ou animales, ainsi que les liquides de l'estomac, contiennent naturellement de l'acide acétique, il est également certain qu'en général ces matières ne renferment qu'une petite proportion de cet acide. On *affirmera* qu'il y a eu intoxication, si, dans l'espèce, le commémoratif, les symptômes, la marche de la maladie et les lésions cadavériques annoncent qu'il y a eu ingestion d'un poison irritant énergique.

2° Si la liqueur suspecte est *acide*, qu'elle fournisse par la distillation un liquide *acide* rougissant le papier de tournesol, soit au commencement, soit au milieu, soit à la fin de l'opération, que cet acide offre les caractères de l'acide acétique, mais qu'il n'existe qu'en *très petite proportion* et à peu près en quantité égale à celle qui serait fournie par un mélange de diverses matières alimentaires *naturelles* distillées, dont le poids serait à peu près équivalent à celui des liquides suspects, on ne devra *soupçonner* un empoisonnement par l'acide acétique que dans le cas où le commémoratif, les symptômes, la marche de la maladie et les lésions cadavériques seraient de nature à faire croire qu'un poison irritant énergique a été pris ; dans l'espèce, les accidents pathologiques seront quelquefois tels, que l'expert pourra même être autorisé à déclarer que l'empoisonnement lui paraît *probable*.

3° Si la liqueur suspecte est *acide*, qu'elle fournisse par la distillation des premières portions un liquide à la fois *acide* et *alcalin*, c'est-à-dire rougissant le papier bleu de tournesol et bleuissant le papier rouge, tandis que le dernier produit de la distillation serait seulement acide, que cet acide offre les caractères de l'acide acétique, surtout après avoir été saturé par la potasse, évaporé jusqu'à siccité et décomposé par l'acide sulfurique, on tirera les mêmes conclusions que dans les deux cas précédents, suivant la proportion plus ou moins forte d'acide recueilli.

4° Si le liquide *n'est pas acide*, qu'il fournisse par la distillation un premier et un second produit *alcalins* évidemment ammoniacaux, et que les dernières portions seulement rougissent le papier bleu et donnent de l'acide acétique après avoir été saturées par la potasse à l'alcool et traitées par l'acide sulfurique, on soupçonnera fortement que le liquide suspect contient de l'acétate d'ammoniaque. Mais comme cet acétate peut devoir son origine à diverses causes, il sera nécessaire, avant de se prononcer, d'examiner si l'individu que l'on croit être mort empoisonné n'avait pas pris de ce sel à assez forte dose dans une potion médicamenteuse ou autrement, si le cadavre ne serait pas putréfié, et si l'acétate ammoniacal ne se serait point *formé* pendant la décomposition putride. (Voy. Expérience 6ᵉ, p. 204.) Si le cadavre est pourri, et qu'il n'y ait pas eu ingestion d'acétate d'ammoniaque ou d'un autre acétate soluble, on pourra *admettre* que l'acétate ammoniacal est le résultat de l'action de l'ammoniaque provenant de la putréfaction sur de l'acide acétique *ingéré* pendant la vie comme poison ou comme aliment, ou bien sur celui qui s'est *produit pendant la putréfaction,* ou bien encore à la fois sur l'un et l'autre de ces acides. Comment démêler la vérité au milieu de ce chaos, et quel parti pourrait-on tirer dans ce cas épineux de l'évaluation de la quantité d'acide obtenu, alors que personne ne saurait indiquer, pas même approximativement, combien les corps fournissent d'acétate d'ammoniaque en se putréfiant? L'expert ne pourra guère, dans ces circonstances, invoquer l'appui de la chimie autrement que pour corroborer les soupçons plus ou moins fondés d'empoisonnement que peuvent faire naître dans son esprit le commémoratif, les symptômes, la marche de la maladie et les lésions cadavériques; et encore il arrivera souvent, quant à ces dernières, qu'elles seront difficiles à apprécier, vu l'état avancé de putréfaction du cadavre.

5° Si le liquide *n'est pas acide* et qu'il ne fournisse de l'acide acétique à aucune époque de la distillation, il faudra bien se garder de conclure que l'individu n'est pas mort empoisonné si les accidents pathologiques sont de nature à faire soupçonner une intoxication; car il pourrait se faire que la totalité de l'acide acétique eût été rejetée par le vomissement et par les selles, ou que par suite de l'administration d'un contre-poison, tel que la magnésie, les carbonates de magnésie, de chaux, etc., il eût été transformé en acétates de magnésie, de chaux, etc., solubles. S'il était prouvé par un examen attentif des résidus de la distillation, ou des matières solides non distillées et traitées par l'eau froide, que ces matières renferment des quantités *notables* d'acétates de magnésie, de chaux, etc., cet élément ne serait pas sans valeur pour établir des *probabilités* d'empoisonnement par l'acide acétique, alors qu'il coïnciderait avec des symptômes et des lésions de tissu analogues à ceux que déterminent toujours les acides concentrés pris à une dose même faible.

DE LA POTASSE ET DU CARBONATE DE POTASSE.

Action sur l'économie animale.

EXPÉRIENCE 1ʳᵉ. — On a injecté dans la veine jugulaire d'un petit chien âgé de six mois, 25 centigrammes de pierre à cautère, dissoute dans 4 grammes d'eau distillée : l'animal a éprouvé sur-le-champ un léger tremblement des muscles du tronc, et il est mort au bout de deux minutes, sans avoir donné le moindre signe de douleur ni de convulsions. On l'a ouvert immédiatement après. Le cœur était volumineux; les deux ventricules étaient pleins de gros caillots de sang noirâtre; les poumons étaient crépitants et ne paraissaient point altérés; les muscles étaient palpitants. La même expérience, répétée sur un chien plus fort, a fourni des résultats analogues.

EXPÉRIENCE IIe. — On a fait avaler à un chien de moyenne taille 1 gramme 7 décigrammes de pierre à cautère solide : l'animal a paru brûlé pendant la déglutition de ce caustique; au bout de cinq minutes, il a vomi des matières blanches mêlées de jaune et de vert, après avoir fait les plus violents efforts. Ces matières verdissaient fortement le sirop de violette, et précipitaient en jaune serin le chlorure de platine. Les vomissements se sont renouvelés trois minutes après; l'animal poussait des cris plaintifs et il était en proie aux douleurs les plus atroces; sa bouche était pleine d'écume, sa respiration difficile. Environ un quart d'heure après l'ingestion du poison, il a vomi trois fois, dans l'espace de cinq minutes, des matières sanguinolentes peu abondantes, verdissant également le sirop de violette : il a continué à se plaindre pendant deux heures. Le lendemain, il était dans un très grand état d'abattement. Le troisième jour, il exerçait ses fonctions avec beaucoup de langueur; il était presque mourant : il a expiré dans la nuit. La membrane muqueuse de l'œsophage était généralement rouge, et offrait çà et là des portions noires. L'estomac était vide; sa tunique interne était très rouge dans toute son étendue; il y avait auprès du pylore un trou circulaire d'environ huit lignes de diamètre, qui était entouré d'un rebord saillant, livide, dur, formé par une matière lardacée et par un peu de sang noir coagulé. La membrane muqueuse du duodénum et du jéjunum présentait également une couleur rouge très intense. Les poumons étaient sains.

EXPÉRIENCE IIIe. — J'ai administré à un chien à jeun 4 grammes de potasse à la chaux dissoute dans 130 grammes d'eau et j'ai lié l'œsophage. L'animal est mort six heures après et a été aussitôt ouvert. Le *foie*, la *rate*, les *reins*, détachés à l'instant même sans que le canal digestif fût percé, ont été coupés en morceaux et placés dans une capsule de porcelaine avec de l'eau distillée; on a fait bouillir le liquide pendant une heure, puis on l'a filtré; la dissolution ne paraissait pas avoir d'action sur le papier rougi de tournesol; on l'a fait évaporer jusqu'à siccité; dès qu'elle a été passablement concentrée, elle a légèrement ramené au bleu le papier réactif. Le produit solide obtenu, agité pendant dix minutes environ avec de l'alcool froid marquant 44 degrés, a été chauffé jusqu'à la température de l'ébullition pendant six ou sept minutes; on a filtré la liqueur bouillante et on l'a fait évaporer dans une capsule de porcelaine, jusqu'à ce qu'elle fût carbonisée et qu'elle ne répandît aucune vapeur; le charbon touché par un papier rougi et légèrement mouillé rendait à celui-ci sa couleur bleue; on l'a détaché de la capsule pour l'introduire dans un creuset d'argent, dans lequel il a été chauffé jusqu'à ce qu'il fût réduit en cendres ; celles-ci, traitées par l'eau bouillante, ont fourni un *solutum*, qui étant filtré et concentré par l'évaporation *bleuissait* fortement le papier rougi et *précipitait* par le chlorure de platine et l'acide perchlorique comme le *carbonate de potasse*.

Le *foie*, la *rate* et les *reins* d'un chien à l'*état normal*, traités par l'eau bouillante, par l'alcool, etc., comme il vient d'être dit dans la troisième expérience, ont donné une cendre alcaline dans laquelle *il a été impossible de déceler* la moindre trace de potasse par le chlorure de platine et par l'acide perchlorique.

EXPÉRIENCE IVᵉ. — On a fait avaler à un chien de moyenne taille et à jeun 8 grammes de carbonate de potasse du commerce : immédiatement après, l'animal a éprouvé des souffrances horribles ; il s'est roulé par terre dans un état de grande agitation. Au bout de cinq minutes, il a vomi avec effort des matières blanchâtres, un peu épaisses, verdissant le sirop de violette, et faisant effervescence avec l'acide sulfurique ; il poussait continuellement des cris plaintifs ; sa respiration était difficile. Ces symptômes ont augmenté jusqu'au moment de la mort de l'animal, qui a eu lieu vingt-cinq minutes après l'ingestion du poison. La membrane muqueuse de l'estomac était d'un rouge très foncé dans toute son étendue ; plusieurs des vaisseaux qui la parcourent étaient injectés ; il n'y avait aucune altération sensible dans les intestins ni dans les poumons.

EXPÉRIENCE Vᵉ. — Nous devons à M. Bretonneau, médecin fort distingué de Tours, des observations curieuses sur les effets de la potasse, qu'il a bien voulu me communiquer. « A la dose de 2 grammes et au-delà, cet alcali, introduit dans l'estomac, a constamment déterminé sur les chiens des vomissements, le marasme et la mort. Une lésion grave ulcéreuse de l'œsophage et la destruction de sa tunique épidermoïde ayant paru la cause principale du vomissement, la substance alcaline a été déposée dans l'estomac, près de son orifice pylorique, au moyen d'un porte-caustique qui a borné son action aux parois de ce viscère : dès lors 2 et même 8 grammes de potasse caustique ont pu être injectés successivement, et à de plus ou moins longs intervalles, sans causer la mort. Une affection idiopathique plus ou moins grave de l'estomac a été développée, et s'est manifestée par des vomissements spumeux, muqueux, savonneux, fauves, ensanglantés, et même de sang presque pur. Mais après deux jours de repos, pendant lesquels l'animal montrait peu d'avidité pour les aliments, *sans qu'on vît se développer aucun trouble sympathique des fonctions de la vie animale et organique*, il ne tardait pas à être rendu à ses dispositions habituelles. Les lésions qu'on découvrait après plusieurs semaines dans l'estomac de ceux de ces animaux qu'on faisait périr par strangulation, n'auraient pu être soupçonnées en voyant leur voracité, leur pétulance et leur gaieté. Chez plusieurs, la membrane muqueuse a été trouvée détruite dans la plus grande partie de son étendue ; dans quelques points, les tuniques musculaire et péritonéale avaient été intéressées, et formaient des cicatrices épaisses, rugueuses, enfoncées, qui étaient très apparentes même à la surface extérieure de l'estomac.

Les résultats obtenus par l'injection de l'eau bouillante, portée dans l'estomac *sans intéresser l'œsophage*, ont été analogues à ceux de la potasse.

Expérience VIe. — Deux fois j'ai introduit dans l'estomac de deux chiens robustes et de moyenne taille 2 grammes 5 décigrammes de potasse à la chaux *solide* coupée en douze petits fragments. Les animaux étaient à jeun, et chaque morceau d'alcali arrivait dans l'estomac sans avoir touché l'œsophage, puisqu'il était poussé par une tige métallique dans une large sonde de gomme élastique qui descendait jusqu'au pylore ; je m'assurais à la fin de l'opération que la sonde n'avait pas été percée. Dans une troisième expérience, j'injectai dans l'estomac d'un troisième chien à jeun la même quantité de potasse à la chaux dissoute dans 80 grammes d'eau ; je me servis pour cela d'une seringue et d'une large sonde, en sorte qu'ici, comme dans le premier mode d'expérimentation, l'œsophage n'était point en contact avec l'alcali. Ces trois animaux ont vomi à plusieurs reprises, surtout dans la première heure qui a suivi l'empoisonnement, des matières spumeuses, ensanglantées, et même du sang pur contenant beaucoup de potasse ; ils ont éprouvé tous les symptômes que développe cet alcali, et *sont morts*, l'un au bout de vingt-quatre heures, l'autre trente heures après l'empoisonnement, et le dernier au bout de quarante-six heures. L'estomac était fortement enflammé, ecchymosé, ulcéré, escarrifié par places ; la membrane muqueuse était détruite dans quelques points ; mais il n'y avait aucune trace de perforation. Les deux tiers supérieurs de l'œsophage n'étaient le siége d'aucune altération, tandis que dans son tiers inférieur, ce conduit offrait à peu près les mêmes lésions anatomiques que l'estomac.

La différence entre mes résultats et ceux qu'avait obtenus M. Bretonneau tient, sans aucun doute, à ce que ce médecin n'a pas introduit *à la fois* dans l'estomac la quantité d'alcali indiquée, et qu'il l'a au contraire injectée *en plusieurs doses* et à des intervalles plus ou moins longs. Si à chaque prise les animaux ont vomi et rejeté une portion notable du poison, comme cela paraît certain d'après l'indication donnée par M. Bretonneau, on conçoit qu'ils n'aient point péri. Quoi qu'il en soit, le fait annoncé par le savant médecin de Tours n'en est pas moins remarquable, parce qu'il prouve que les animaux dont je parle peuvent manger avec voracité et vivre, alors même que leur estomac est le siége d'altérations excessivement intenses.

Observation 1re. — Plenck rapporte qu'un malade, d'une forte constitution, avala 32 grammes de sel de tartre (carbonate de potasse) ; il fut pris aussitôt d'un violent vomissement qui dura pendant quarante-huit heures, et d'une inflammation de l'estomac à laquelle il ne succomba point.

Observation 2e. — Une jeune blanchisseuse, nommée Théodore.

Fourneaux, demeurant au Bourget, d'une très forte constitution, avala, sur les six heures du matin et par mégarde, environ une cuillerée de potasse d'Amérique tombée en *deliquium* : immédiatement après l'accident, la malade éprouva la sensation d'une brûlure depuis la bouche jusqu'à l'estomac, avec un resserrement considérable dans les mêmes parties ; l'épiderme des lèvres, de la langue, des joues, du palais, se détacha, et tomba en lambeaux ; des nausées, des vomissements accompagnés de douleurs atroces dans l'estomac se montrèrent bientôt après. La malade était dans une anxiété continuelle ; l'abdomen était très sensible au toucher ; des sueurs froides inondaient tout son corps ; ses membres étaient agités de tremblements et de mouvements convulsifs. Les hoquets, la faiblesse, se succédaient rapidement. Quatre minutes après l'accident, on lui fit boire une grande quantité de lait et d'huile ; elle en éprouva un peu de soulagement : cependant les hoquets et les vomissements persistèrent toute la journée, et furent remplacés par de violentes coliques et des déjections alvines très abondantes, dans lesquelles on voyait flotter des lambeaux membraneux noirâtres et des stries de sang. La malade eut de 36 à 40 selles en vingt-quatre heures. Le surlendemain, les accidents persistèrent avec moins d'intensité : cependant la fièvre se déclara ; des frissons généraux, un froid des plus vifs dans les extrémités, se montrèrent également ; les vomissements et les hoquets reparurent. La malade, amenée à Paris le 4 octobre 1817 (six semaines après l'accident), était pâle, décolorée et dans le marasme le plus complet ; ses yeux étaient caves et cernés ; elle ne prenait que très difficilement des aliments liquides qui lui occasionnaient toujours des douleurs fort vives, et qui sortaient souvent par régurgitation ; les vomissements n'étaient pas continuels ; ils n'avaient lieu qu'après l'introduction des aliments et des boissons dans l'estomac. La malade dormait peu, et éprouvait continuellement dans tout le ventre, et spécialement dans l'épigastre, des douleurs brûlantes qui augmentaient par la pression ; les selles étaient liquides, purulentes, et parfois sanguinolentes ; les urines rares et très colorées ; les membres étaient habituellement froids, et ce n'était qu'avec la plus grande peine qu'on parvenait à les réchauffer ; l'épiderme de la langue et des autres parties de la bouche était régénéré, et la sensation des saveurs, qui avait été abolie pendant as.ez long-temps, était rétablie. Le praticien auquel cette jeune malade fut amenée introduisit une sonde de gomme élastique dans le pharynx et jusque dans l'estomac ; mais son contact excita de si violentes douleurs et des vomissements si fatigants qu'on fut obligé de la retirer : elle sortit couverte de pus et de sang, ce qui fit connaître l'état d'ulcération de l'œsophage. On prescrivit à la malade de boire de l'eau d'orge sucrée, du bouillon, et de prendre en lavement du bouillon et du lait. Nous n'avons pas eu de ses nouvelles depuis cette époque. (Observation communiquée par M. J. Cloquet.)

OBSERVATION 3°. — Deux jeunes personnes, âgées l'une de seize ans, l'autre de douze, se rendirent en juin sur les côtes pour prendre des bains de mer. Avant de commencer l'usage de ces bains, on leur ordonna de se purger, et au lieu de leur administrer les sels prescrits, on leur donna à chacune, par erreur, 16 grammes de carbonate de potasse. La plus jeune languit pendant quelque temps, et succomba en septembre, quatre mois après ; la plus âgée en août, trois mois après. (*Bibliothèque médicale*, mars 1818.)

OBSERVATION 4e. — 30 centigrammes de carbonate de potasse, donnés à un enfant atteint de vomissement qui était occasionné probablement par une gastrite, ont donné lieu à un empoisonnement qui a failli être mortel. (Guyot, *Journal gén. de méd.*, 87, p. 313.)

OBSERVATION 5e. — La fille Huret, âgée de trois ans, croyant trouver de la bière au fond d'un vase qui était sous sa main, le porta immédiatement à sa bouche, et but une certaine quantité de carbonate de potasse qui était devenu liquide par déliquescence. Une heure après, les lèvres, la langue et la gorge étaient gonflées ; la respiration était laborieuse, et accompagnée de râles très forts ; le pouls était petit et fréquent, la peau froide ; un vomitif lui fut aussitôt ordonné, et ensuite on lui fit prendre autant de suc de citron étendu d'eau qu'il fut possible ; puis un vésicatoire fut appliqué sur l'épigastre. Il n'y eut point de vomissements. L'enfant alla continuellement en s'affaiblissant ; il eut des convulsions, et mourut au bout de vingt-quatre heures.

La membrane muqueuse des lèvres, de la langue et de la gorge, était gangrenée, et le tissu cellulaire de ces régions très ramolli. A l'ouverture du larynx, on trouva la glotte rétrécie par une injection vasculaire et une forte extravasation de sang dans le tissu sous-muqueux ; la trachée et les poumons paraissaient sains ; l'œsophage présenta dans toute sa longueur des taches couleur de chocolat que l'on retrouva également dans l'estomac, et il semblait qu'il manquât la membrane muqueuse, qui tout autour faisait une saillie en bourrelet assez prononcée ; mais en examinant avec plus de soin, on reconnut que cette membrane n'était pas détruite : cette saillie était produite par une injection vasculaire. Tous les autres organes étaient à l'état normal. (Cox, *Journal de chimie médicale*, année 1836, page 274.)

Symptômes de l'empoisonnement par la potasse.

Une saveur âcre, urineuse et caustique, une chaleur vive à la gorge, des nausées, des vomissements de matières souvent sanguinolentes, alcalines, rétablissant la couleur bleue du papier de tournesol rougi par un acide, et faisant pour l'ordinaire effervescence avec les acides, des déjections alvines abondantes, une épigastralgie des plus vives, des coliques atroces, des convulsions, l'altération des facultés intellectuelles, etc. : tels sont les symptômes alarmants développés par cet alcali. Si la potasse a été avalée à une dose un peu forte, la mort ne tarde pas à survenir.

Lésions de tissu produites par la potasse.

Je suis porté à croire, d'après un très grand nombre de faits, que cet alcali est de tous les poisons irritants celui qui perfore le plus souvent l'estomac ; il produit aussi l'inflammation des diverses membranes de ce viscère et de celles qui composent les intestins, et un ramollissement considérable des tissus.

Conclusions. — 1° La potasse pure, injectée dans les veines, détermine la mort en coagulant le sang ; 2° lorsqu'elle est introduite dans l'estomac, elle enflamme, corrode ou perfore le canal digestif, en sorte que l'animal succombe à une inflammation dont la terminaison a quelquefois lieu par gangrène ; 3° si elle est dissoute dans une assez grande quantité d'eau et ingérée, elle est absorbée et portée dans tous les organes, d'où elle peut être retirée, et où les experts devront la chercher s'ils n'ont pas constaté sa présence dans les matières vomies ou dans celles qui existaient dans le canal digestif.

Traitement de l'empoisonnement par la potasse.

Existe-t-il quelque contre-poison de la potasse ? Il résulte des expériences que j'ai tentées sur les chiens, que le vinaigre étendu d'eau est le médicament qui peut être administré avec le plus de succès. Tous les animaux auxquels on fait prendre de la potasse caustique, et que l'on abreuve immédiatement après d'eau vinaigrée, souffrent moins que ceux qui ne boivent que de l'eau. Si, après avoir introduit dans l'estomac d'un chien une certaine quantité de dissolution de potasse caustique, on lui fait avaler dans le même instant une forte dose de vinaigre concentré, et qu'on lie l'œsophage, après l'avoir percé, afin d'empêcher le vomissement, l'animal fait de légers efforts pour vomir, et ne présente que très peu de symptômes d'empoisonnement. Après la mort, qui a lieu au bout de quatre ou cinq jours, on ne trouve point les tissus altérés, corrodés et perforés, à moins que la quantité de vinaigre ingérée n'ait été trop faible pour saturer toutes les parties alcalines.

Le fait suivant vient à l'appui de ce que j'avance. Barruel, ancien préparateur de chimie à l'École de médecine de Paris, eut le malheur, il y a quelques années, d'introduire dans sa bouche une dissolution alcoolique de potasse pure, qu'il transvasait au moyen d'une pipette : aussitôt après il éprouva une ardeur et une douleur très vives dans les divers points de la membrane muqueuse qui tapisse la bouche ; il eut recours au vinaigre, qui ne tarda point à saturer tout l'alcali libre : par ce moyen les symptômes, loin d'acquérir un nouveau degré d'intensité, diminuèrent sensiblement, en sorte que le corrosif ne détermina qu'une légère inflammation de la membrane muqueuse.

Le médecin appelé pour secourir des individus empoisonnés par la potasse caustique ou carbonatée, aura donc recours à l'eau très légèrement vinaigrée, prise en grande quantité, ce médicament jouissant du double avantage de neutraliser l'alcali libre et de favoriser le vomissement. Dès les premiers instants de l'accident, on se hâtera aussi de gorger les malades d'eau froide ou tiède, ou de tout autre boisson mucilagineuse et adoucissante. Lorsque les premiers accidents seront calmés, il faudra employer tous les moyens capables de prévenir ou d'arrêter l'inflammation des organes contenus dans le bas-ventre et dans les parties supérieures du canal digestif.

Recherches médico-légales.

Potasse à l'alcool pure.—Elle est blanche, inodore, d'une saveur excessivement caustique, très soluble dans l'eau et déliquescente. Sa dissolution aqueuse, *moyennement concentrée* ou *très concentrée*, verdit le sirop de violette et ramène au bleu le papier de tournesol rougi par un acide; l'acide carbonique ne la précipite point. Elle décompose l'azotate d'argent et en sépare l'oxyde de couleur olive clair, soluble en entier dans l'acide azotique pur. Le chlorure de platine y fait naître un précipité *jaune serin, grenu, pulvérulent, qui occupe le fond du vase et qui adhère aux parois du verre*, tandis que la soude n'est précipitée par ce réactif que lorsqu'elle est en dissolution *concentrée*, et alors le précipité est jaune rougeâtre et moins adhérent au verre que le précédent. L'acide perchlorique précipite la potasse en blanc, tandis qu'il ne trouble pas la dissolution aqueuse de soude moyennement concentrée.

Dissolution aqueuse de potasse pure affaiblie. — Elle verdit le sirop de violette et ramène au bleu le papier de tournesol rougi par un acide; l'acide carbonique et l'azotate d'argent agissent sur elle comme sur la dissolution concentrée, à moins toutefois, en ce qui concerne l'azotate d'argent, qu'elle ne soit par trop étendue. Le chlorure de platine et l'acide perchlorique ne la troublent pas, même au bout de plusieurs heures; et comme il est indispensable de pouvoir constater ces deux propriétés pour conclure à l'existence de la potasse dans la liqueur, il faut évaporer celle-ci et l'amener au degré de concentration convenable pour que ces deux réactifs la précipitent. Ces caractères suffisent et au-delà pour s'assurer de la présence de la potasse, et il est inutile de recourir à l'acide carbazotique proposé par quelques auteurs. On ne conçoit pas non plus la nécessité de pousser l'évaporation jusqu'à siccité et de calciner le produit dans un creuset d'argent, comme le conseille M. Devergie, dans le but, dit-il, de volatiliser l'ammoniaque ou ses composés, *s'ils existaient.* Evidemment si la potasse est pure, et il la suppose telle, elle ne renfermera aucun composé ammoniacal.

Potasse à la chaux (pierre à cautère). — Elle contient, outre la potasse pure, une certaine quantité de chaux, de sulfate de potasse, de chlorure de potassium, d'acide silicique, d'alumine, d'oxydes de fer et de manganèse. Elle diffère de la potasse à l'alcool : 1° parce qu'elle fournit avec l'azotate d'argent un précipité d'oxyde d'argent olive mêlé de chlorure d'argent blanc; en effet, si l'on ajoute quelques gouttes d'acide azotique pur, l'oxyde est dissous et le chlorure reste sous forme de grumeaux blancs et lourds; 2° parce que l'azotate de baryte y fait naître un précipité blanc de sulfate de baryte insoluble dans l'eau et dans l'acide azotique froid ou bouillant; 3° parce qu'elle donne avec l'oxalate d'ammoniaque un précipité blanc d'oxalate de chaux. J'ajouterai qu'il n'est pas rare de voir la potasse à la chaux colorée en brun, en jaune ou en rougeâtre.

Potasses du commerce. — Elles renferment des quantités de carbonate de potasse (sous-carbonate) qui varient depuis 40 jusqu'à 65 pour cent, et en outre les diverses matières indiquées à l'occasion de la pierre à cautère, à l'exception de la chaux. La potasse d'Allemagne ne contient guère que 40 à 45 pour cent de carbonate, tandis qu'on en trouve 65 dans la potasse perlasse d'Amérique, et 55 à 60 dans celle de Russie. Elles se comportent avec les réactifs comme la potasse à la chaux, si ce n'est qu'elles font effervescence avec les acides faibles, qui en dégagent l'acide carbonique à l'état de gaz, et qu'elles ne précipitent pas par l'oxalate d'ammoniaque.

Potasse à l'alcool mêlée au vin rouge. — Il suffit de quelques gouttes de cet alcali pour communiquer au vin rouge une teinte verte foncée. Il est donc impossible qu'un pareil mélange soit donné pour du vin ; mais il se pourrait qu'on fût obligé de rechercher de la potasse à l'alcool dans un liquide vomi ou trouvé dans le canal digestif, alors que le malade aurait pris du vin. Il importe donc d'examiner si les procédés proposés pour faire découvrir la potasse dans ces cas, ne devraient pas subir quelques modifications. Si l'on fait dissoudre 10 centigrammes de potasse à l'alcool dans 125 grammes de vin rouge préalablement neutralisé par 15 centigrammes du même alcali, et que l'on filtre la liqueur, on voit que celle-ci est d'un vert bleuâtre, qu'elle bleuit le papier de tournesol rougi, et que le chlorure de platine et l'acide perchlorique rétablissent la couleur rouge du vin *sans occasionner de précipité*; ce n'est qu'au bout de plusieurs heures que le dernier de ces réactifs trouble la liqueur et y fait naître un dépôt noirâtre.

Ces caractères, comme on le voit, sont insuffisants pour démontrer la présence de la potasse pure dans ce mélange. On y parvient en évaporant la liqueur jusqu'à siccité, et en agitant pendant quelques minutes le produit sec et refroidi dans de l'alcool concentré marquant 44 degrés à l'aréomètre ; on filtre ; après avoir évaporé le liquide alcoolique jusqu'à siccité, on continue à chauffer jusqu'à ce que le produit soit légèrement carbonisé : on traite par l'eau distillée bouillante ; la liqueur filtrée, de couleur jaune brunâtre, rétablit la couleur bleue du papier de tournesol rougi, et précipite en jaune serin et en blanc, comme la potasse, par le chlorure de platine et l'acide perchlorique. Si, au lieu de traiter par l'eau, on versait le chlorure de platine dans la dissolution alcoolique, on courrait risque de se tromper, parce que l'alcool concentré *seul* donne avec ce chlorure un précipité jaune serin, qui pourrait faire croire au premier abord à l'existence de la potasse ; à la vérité, ce précipité n'est ni grenu ni adhérent au verre.

On pourra s'assurer par une expérience comparative, en traitant, comme il vient d'être dit, 250 grammes du même vin, *sans addition de potasse* à l'alcool, c'est-à-dire une quantité double de la précédente, que l'on n'obtient pas un atome de potasse dans la dernière liqueur aqueuse. Ce résultat négatif est parfaitement d'accord avec la théorie, puisque nous savons que le bitartrate de potasse contenu dans le vin et le sulfate de potasse qu'il pourrait renfermer ne sont pas solubles à froid dans l'alcool marquant 44 degrés.

Mais, dira-t-on, en suivant ce procédé, la potasse transforme le bitartrate de potasse du vin en tartrate neutre soluble dans l'alcool à 44 degrés, en sorte qu'après l'incinération de la dissolution alcoolique on obtient non seulement la potasse qui rendait le vin alcalin, mais encore celle qui faisait partie du bitartrate et celle qui a été ajoutée pour transformer celui-ci en tartrate neutre. Qu'importe, puisqu'il ne s'agit pas de déterminer la *quantité* de potasse mêlée au vin, mais bien de reconnaître qu'il en a été ajouté ; et sous ce rapport, le procédé que je conseille est irréprochable.

Mélanges de potasse pure et de liquides alimentaires, de la matière des vomissements ou de celle que l'on trouve dans le canal digestif. Potasse ayant attaqué les tissus de ce canal. — On sait que l'eau sucrée, le thé, le café, l'albumine, la gélatine, le bouillon, la bile et le sang ne sont pas troublés par cet alcali, qui les rend au contraire plus fluides ; les tissus du canal digestif sont promptement ramollis et transformés en bouillie liquide.

Il importe, avant de décrire le procédé qui me paraît le plus propre à faire découvrir la potasse dans ces mélanges, d'indiquer un certain nombre d'expériences tentées dans le but d'apprécier sa valeur.

EXPÉRIENCE Ire. — J'ai mélangé parties égales de potasse à l'alcool, de tartrate neutre de potasse, de sulfate de potasse et de chlorure de potassium ; la masse totale pesait 60 centigrammes. Je l'ai fait dissoudre dans l'eau et je l'ai évaporé jusqu'à siccité. Le produit a été partagé en deux parties égales ; l'une d'elles a été agitée pendant dix minutes avec de l'alcool froid marquant 44 degrés ; l'autre a été traitée pendant quelques minutes par le même menstrue bouillant. Les deux dissolutions évaporées séparément jusqu'à siccité ont fourni des produits que j'ai dissous dans une petite quantité d'eau distillée bouillante ; les dissolutions ramenaient au bleu la couleur du papier de tournesol rougi, et contenaient de la potasse libre, ainsi qu'on pouvait s'en assurer par l'acide perchlorique et par le chlorure de platine. Elles ne se troublaient ni par les *sels de baryte* ni par les *sels d'argent;* donc elles ne renfermaient pas un atome de tartrate, ni de sulfate, ni de chlorure de potassium. Ces sels étaient restés en entier dans le résidu du traitement par l'alcool.

J'ai fait agir de l'acide acétique pur étendu de trois fois son poids d'eau et *froid,* sur un mélange de parties égales de tartrate, de sulfate et de chlorure de potassium préalablement dissous dans l'eau distillée et évaporés jusqu'à siccité ; au bout d'une demi-heure de contact, j'ai filtré la liqueur acétique, et je me suis assuré par l'eau de chaux, le chlorure de baryum et l'azotate d'argent, qu'elle contenait du tartrate, du sulfate et du chlorure de potassium en dissolution.

EXPÉRIENCE IIe. — Après avoir saturé par de la potasse à l'alcool 100 grammes de lait, autant de bouillon, de bile humaine et de *décoctum* de café, j'ai ajouté *cinq centigrammes* du même alcali. La liqueur évaporée à siccité a donné un produit brunâtre que j'ai fait bouillir pendant deux ou trois minutes avec de l'alcool marquant 44 degrés ; la dissolution alcoolique filtrée et évaporée jusqu'aux trois quarts était brune et rétablissait la couleur bleue du papier rougi. Filtrée de nouveau et mise en contact avec le chlorure de platine et l'acide perchlorique, elle a fourni des précipités de potasse tellement colorés et mêlés de matière organique, qu'il était impossible de décider s'il y avait ou non de la potasse libre dans la liqueur que l'on examinait.

EXPÉRIENCE IIIe. — On a répété la même expérience, si ce n'est que l'on a traité par l'alcool à 44 degrés *froid.* La liqueur alcoolique brune, évaporée jusqu'à siccité, a donné un produit que l'on a carbonisé et incinéré dans un creuset d'argent ; la cendre traitée par l'alcool froid marquant 44 degrés a fourni un *solutum* qui, étant filtré et concentré par la chaleur, ramenait au bleu la couleur du papier rougi. On a évaporé jusqu'à siccité ; le produit dissous dans un peu d'eau a précipité en *blanc* par l'acide perchlorique, et en *jaune serin* par le chlorure de platine. Ce dernier dépôt était *dur, grenu* et *adhérent au verre.*

EXPÉRIENCE IV°. — Les matières alimentaires épuisées par l'alcool, comme il vient d'être dit, ont été mises en contact à froid pendant douze heures avec de l'acide acétique pur, étendu de trois parties d'eau, afin d'attaquer la portion de potasse qui aurait pu passer à l'état de carbonate ou de savon, et que l'alcool n'aurait point dissoute. J'ai ensuite fait bouillir le mélange pendant quatre ou cinq minutes, et j'ai filtré; le *solutum*, de couleur brune, évaporé à siccité, a été incinéré dans un creuset d'argent. La cendre, traitée pendant quelques minutes par de l'eau distillée bouillante, m'a donné une dissolution contenant de la potasse ou du carbonate de potasse (celui-ci s'était formé par l'incinération) et quelques autres sels. En concentrant la liqueur filtrée, je me suis assuré qu'elle était *alcaline;* alors je l'ai fait bouillir pendant un quart d'heure avec quelques centigrammes d'un lait de chaux pure fait avec de l'eau distillée, dans le but de ramener à l'état de potasse le carbonate de potasse qui pouvait se trouver dans la liqueur. J'ai filtré celle-ci, et je l'ai fait évaporer jusqu'à siccité; le produit de l'évaporation, agité pendant douze à quinze minutes avec de l'alcool à 44 degrés froid, m'a fourni une dissolution que j'ai filtrée et dont j'ai chassé l'alcool par l'évaporation; il m'a suffi de verser quelques gouttes d'eau sur le produit sec pour dissoudre la potasse *pure:* aussi la liqueur rétablissait-elle la couleur bleue du papier rougi, et donnait, avec le chlorure de platine et l'acide perchlorique, toutes les fois qu'elle était suffisamment concentrée, les précipités *nets et parfaitement caractérisés* que l'on obtient avec la potasse à l'alcool.

Cette expérience répétée avec la même quantité de matières alimentaires épuisées par l'alcool, *mais sans addition de potasse pure*, a laissé en dernier lieu un produit *alcalin* contenant de la *soude* et non de la potasse; en effet, la dissolution aqueuse du dernier résidu ramenait au bleu la couleur du papier rougi, mais ne se troublait ni par le chlorure de platine ni par l'acide perchlorique.

EXPÉRIENCE V°. — J'ai souvent desséché un mélange d'un litre de bouillon, d'un demi-litre de lait, d'autant de café et de toute la bile contenue dans une vésicule; le produit, *sans addition de potasse*, après avoir macéré pendant un quart d'heure dans de l'alcool froid marquant 44 degrés, a été agité dans la liqueur et porté à la température de l'ébullition; au bout de quelques minutes j'ai filtré, et j'ai aussitôt fait évaporer la dissolution alcoolique dans une capsule de porcelaine jusqu'à ce qu'elle fût carbonisée et qu'il ne se dégageât plus de fumée; alors j'ai détaché facilement le charbon à l'aide d'un couteau propre; ce charbon, mis en contact avec un papier de tournesol rougi et légèrement humecté, ne le bleuissait pas; je l'ai incinéré dans un creuset d'argent, et j'ai fait bouillir la cendre pendant quelques minutes avec de l'alcool concentré; le *solutum* filtré n'agissait pas sur le papier rougi; je l'ai évaporé jusqu'à siccité et j'ai traité le résidu par quelques gouttes d'eau distillée; la dissolution *ne bleuissait* pas le papier rouge; mise en contact avec du chlorure de platine, après avoir été concentrée, elle *ne le troublait pas.* La matière restant dans le creuset et non dissoute par l'alcool a été traitée par un peu d'eau distillée bouillante ; j'ai filtré et j'ai vu que la liqueur ramenait *lentement* au bleu le papier rougi ; mais elle ne précipitait ni par le chlorure de platine ni par l'acide perchlorique.

La masse alimentaire desséchée et déjà traitée par l'alcool a été laissée pendant douze heures dans de l'acide acétique pur étendu de trois à quatre parties d'eau distillée, puis j'ai fait bouillir pendant quelques minutes ; la liqueur filtrée, de couleur rouge brun, a été évaporée dans une capsule de porcelaine jusqu'à ce qu'elle fût carbonisée et qu'il ne se dégageât plus de fumée ; le charbon mis en contact avec un papier de tournesol rougi et légèrement humecté le bleuissait fortement ; je l'ai détaché et incinéré dans un creuset d'argent ; la cendre traitée par l'alcool concentré bouillant a fourni un *solutum* que j'ai filtré et qui n'était pas alcalin au papier ; le résidu obtenu par l'évaporation jusqu'à siccité de cette dissolution, a été soumis à l'action de l'eau distillée bouillante ; la liqueur ne ramenait pas au bleu le papier rougi et *ne précipitait* ni par le chlorure de platine ni par l'acide perchlorique. La portion de la cendre non dissoute par l'alcool a été traitée par l'eau distillée bouillante et la liqueur filtrée ; celle-ci a fortement *bleui* le papier rougi et a précipité par le chlorure de platine et par l'acide perchlorique, comme le ferait une dissolution de *carbonate de potasse.* Cette cendre contenait-elle, indépendamment de la potasse, une certaine quantité de soude ? Tout porte à le croire.

EXPÉRIENCE VIe. — Après avoir saturé avec de la potasse pure un mélange alimentaire pesant un kilogramme et demi et composé de lait, de bouillon, de café, de bile et de 300 grammes de *vin rouge,* j'ai ajouté *dix* centigrammes de potasse à l'alcool. Ce mélange a été évaporé jusqu'à siccité et traité pendant deux ou trois minutes par l'alcool bouillant marquant 44 degrés ; le résidu non dissous par l'alcool a été soumis à l'action de l'acide acétique affaibli ; les deux liqueurs évaporées, carbonisées et incinérées séparément, ont laissé des cendres qui, étant soumises à l'action de l'alcool concentré, comme il a été dit aux expériences troisième et cinquième, ont fourni de la *potasse* pure, tandis qu'un même mélange, *sans addition de potasse*, traité de la même manière, n'en a point donné.

EXPÉRIENCE VIIe. — Le mélange précité, saturé par de la potasse *pure* et additionné de 5 centigrammes de cet alcali, a été évaporé ; le produit sec a été traité par l'alcool concentré bouillant ; on a filtré et fait évaporer la liqueur alcoolique jusqu'à siccité ; le résidu a été dissous dans l'eau distillée, et le *solutum* a été soumis à l'action d'un courant de chlore gazeux, comme l'a conseillé M. Devergie ; lorsque la liqueur a été décolorée, on la filtrée pour la séparer des flocons blancs nombreux qui s'étaient formés pendant l'action du chlore, puis on l'a concentrée par l'évaporation : elle *rougissait* fortement le papier de tournesol, au lieu de ramener au bleu celui qui était rougi, et donnait avec le chlorure de platine un précipité jaune serin semblable à celui que font naître les sels à base de potasse.

M. Devergie a considéré comme une difficulté inhérente à ce mode d'opération la présence naturelle des sels à base de potasse dans certains liquides végétaux et animaux ; je ne saurais partager ces craintes, en ce qui concerne les sels qui font le plus ordinairement partie de ces liquides, parce qu'alors même qu'ils s'y trouveraient en proportion notable, ils ne seraient point dissous par l'alcool marquant 44 degrés ; j'excepterai toutefois l'acétate de potasse, qui pourrait, à la rigueur, exister dans le liquide suspect et qui est soluble dans l'alcool. Je discuterai plus loin les inconvénients de la présence de ce sel, me bornant à dire pour le moment que si je n'adopte pas l'emploi du chlore, c'est qu'il ne fournit la potasse qu'à l'état de sel, et qu'il est possible en suivant une autre voie de l'obtenir à l'état d'alcali caustique *pur*.

EXPÉRIENCE VIIIe. — J'ai souvent fait prendre 2 grammes 5 décigrammes ou 3 grammes de potasse à l'alcool dissoute dans 80 ou 100 grammes d'eau à des chiens à jeun et à d'autres qui avaient copieusement mangé une ou deux heures auparavant, et j'ai lié l'œsophage pour les empêcher de vomir. Ces animaux sont morts au bout de vingt ou de vingt-quatre heures. J'ai ramassé toutes les matières contenues dans l'estomac ; j'ai lavé celui-ci avec de l'eau distillée, et après avoir mélangé les eaux de lavage aux substances alimentaires déjà en partie digérées, je me suis assuré qu'un papier de tournesol rougi était promptement ramené au bleu dès qu'il était touché par la liqueur ; j'ai fait chauffer le mélange pendant vingt minutes, puis j'ai filtré. Je désignerai la liqueur par la lettre *A*, et la portion solide par la lettre *B*. La liqueur *A*, évaporée jusqu'à siccité dans une capsule de porcelaine, puis traitée par l'alcool bouillant marquant 44 degrés, a donné une dissolution qui, étant filtrée bouillante, ramenait au bleu le papier de tournesol rougi par un acide ; je l'ai évaporée jusqu'à ce qu'elle fût carbonisée, et qu'il ne se dégageât plus de fumée ; le charbon, mis en contact avec un papier rougi, légèrement humecté, le *bleuissait ;* une portion de potasse avait été évidemment dissoute à la faveur de la matière organique ; j'ai incinéré ce charbon dans un creuset d'argent ; la cendre, traitée par l'alcool concentré bouillant, a donné un liquide qui ne *bleuissait* pas le papier rougi, parce que pendant l'incinération la potasse avait passé à l'état de carbonate *insoluble* dans l'alcool ; le résidu non dissous par ce menstrue était fortement alcalin ; dissous dans l'eau, il a fourni un liquide *bleuissant* fortement le papier rougi, et donnant avec le chlorure de platine et l'acide perchlorique des précipités *abondants* semblables à ceux qu'on obtient avec le carbonate de potasse ; d'ailleurs ce résidu faisait effervescence avec les acides.

La portion de *A* non dissoute par l'alcool bouillant, laissée pendant une heure dans de l'acide acétique pur étendu de trois fois son poids d'eau, a été ensuite chauffée jusqu'à l'ébullition ; la liqueur filtrée, de couleur rouge brun, a été évaporée dans une capsule de porcelaine jusqu'à ce qu'elle fût carbonisée, et qu'elle ne répandît plus de fumée ; le charbon était très *alcalin* au papier ; je l'ai facilement détaché avec la lame d'un couteau pour l'incinérer dans un creuset d'argent. La cendre, traitée par l'alcool concentré bouillant, a fourni un *solutum* qui ne bleuissait pas le papier rougi ; la cendre restant après l'action de l'alcool a été épuisée par l'eau distillée bouillante et la liqueur filtrée ; la dissolution ramenait fortement au bleu le papier rougi ; le chlorure de platine et l'acide perchlorique ont donné de très légers précipités, semblables à ceux que fournirait une faible dissolution de carbonate de potasse.

B, c'est-à-dire le résidu solide obtenu après avoir fait bouillir pendant vingt minutes les matières extraites de l'estomac, a été traité par l'alcool concentré bouillant ; la liqueur filtrée était alcaline au papier ; on l'a évaporée dans une capsule de porcelaine jusqu'à ce qu'elle fût carbonisée, et qu'il ne se dégageât plus de fumée ; le charbon *bleuissait* fortement le papier rougi ; je l'ai incinéré dans un creuset d'argent ; la cendre, traitée par l'alcool bouillant, a fourni un liquide qui ne ramenait pas au bleu le papier rougi, alors même qu'il avait été concentré par l'évaporation ; en traitant, au contraire, par l'eau distillée bouillante le résidu cendré sur lequel l'alcool avait agi, on obtenait une dissolution qui, après avoir été concentrée, *bleuissait* fortement le papier, et donnait avec le chlorure de platine et l'acide perchlorique des précipités abondants, semblables à ceux que fournit le carbonate de potasse.

B épuisé par l'alcool, après avoir macéré pendant une heure dans de l'acide acétique pur, étendu de trois fois son poids d'eau, a été porté jusqu'à la température de l'ébullition ; la liqueur filtrée, de couleur brune, a été chauffée dans une capsule de porcelaine jusqu'à ce qu'elle fût sèche et carbonisée ; le charbon *bleuissait* fortement le papier rougi et humecté ; je l'ai incinéré dans un creuset d'argent ; la cendre, traitée par l'alcool bouillant, n'a rien fourni à ce menstrue, tandis que l'eau distillée bouillante a dissous tout le sel alcalin qu'elle renfermait : cette dissolution bleuissait fortement le papier rougi ; concentrée et mise en contact avec le chlorure de platine et avec l'acide perchlorique, *elle ne précipitait pas.*

EXPÉRIENCE IXe. — J'ai répété toutes les expériences qui précèdent en substituant à la potasse pure la *potasse à la chaux* (pierre à cautère), et j'ai constamment obtenu les mêmes résultats.

EXPÉRIENCE X^e. — Désirant connaître si l'alcool et l'acide acétique agiraient sur le *carbonate de potasse* comme sur la potasse caustique, j'ai tenté une autre série d'expériences. J'ai mélangé 10 centigrammes de carbonate de potasse solide avec autant de tartrate neutre de potasse, de sulfate et de chlorure de potassium ; ce mélange ayant été dissous dans l'eau et évaporé jusqu'à siccité, j'ai versé sur le produit solide de l'acide acétique étendu d'eau, jusqu'à ce qu'il n'y eût plus d'effervescence ; j'ai filtré, et j'ai évaporé la liqueur jusqu'à siccité ; l'acétate de potasse obtenu a été dissous dans l'alcool froid à 44 degrés ; au bout d'une demi-heure de contact, j'ai filtré de nouveau, et j'ai fait évaporer jusqu'à siccité : le produit a été chauffé dans un creuset d'argent pendant quelques minutes jusqu'à ce qu'il fût bien carbonisé ; j'ai traité ce charbon à plusieurs reprises par l'alcool concentré froid ; j'ai filtré et évaporé jusqu'à siccité ; le résidu contenait de la *potasse pure et caustique;* le charbon, épuisé par l'alcool et soumis à l'action de l'eau froide, a donné un liquide *alcalin* et incolore dans lequel le chlorure de platine et l'acide perchlorique faisaient naître des précipités semblables à ceux que l'on obtient avec le carbonate de potasse ; ce sel s'était évidemment produit pendant la carbonisation de l'acétate.

EXPÉRIENCE XI°. — J'ai mélangé 20 centigrammes de carbonate de potasse solide avec 1 kilogramme de lait, de bouillon, de bile et de café, préalablement saturés par le même sel. Après avoir évaporé jusqu'à siccité, j'ai agité le produit solide pendant un quart d'heure avec de l'alcool à 44 degrés froid, puis j'ai fait bouillir pendant deux ou trois minutes ; la liqueur, filtrée et traitée comme il a été dit à l'expér. 3°, p. 220, m'a fourni de la *potasse caustique;* le carbonate de potasse avait donc été en partie dissous. La portion non dissoute par l'alcool bouillant a été laissée en contact pendant douze heures avec de l'acide acétique étendu d'eau, qui a donné lieu à une légère effervescence ; on a filtré ; la liqueur brune a été soumise aux opérations indiquées à l'expér. 5°, p. 221, et a fourni un produit contenant une quantité notable de *potasse pure* qui n'a point précipité par le chlorure de baryum, mais qui a donné par l'azotate d'argent un *léger* précipité blanc de chlorure d'argent.

Un mélange semblable au précédent, mais sans addition de carbonate de potasse, n'a point fourni de potasse à la suite du traitement alcoolique, et a donné par l'acide acétique un résidu alcalin de potasse et probablement de soude, analogue à celui que j'avais obtenu dans l'expérience 5° à la suite du traitement acétique.

Il résulte des faits qui précèdent :

1° Que l'alcool très concentré bouillant dissout une portion notable de la potasse à l'alcool ou à la chaux qui pourrait se trouver dans un mélange organique solide, soit à l'état caustique, soit à l'état de savon, soit dans tout autre état de combinaison avec la matière végéto-animale, et qu'il ne dissout pas sensiblement les sels de potasse naturellement contenus dans ce mélange, ni ceux que l'on aurait accidentellement introduits dans l'estomac comme médicaments, à l'exception toutefois de l'acétate de potasse ;

2° Qu'il dissout également une certaine quantité de carbonate de potasse qui aurait été ajouté à ce mélange dans le dessein d'empoisonner, ou qui se serait formé, par suite de l'action de l'acide carbonique de l'air sur la potasse caustique ou de la décomposition des matières organiques par cet alcali. (Voy. expérience 11°.) Pourtant le carbonate de potasse est complétement insoluble dans l'alcool concentré ; d'où il faut conclure que la dissolution dont il s'agit n'a lieu qu'à la faveur d'une portion de graisse ou de matière organique avec lesquelles ce sel s'est probablement combiné ;

3° Que les mélanges organiques solides auxquels *on n'a pas ajouté* de potasse ni de carbonate de potasse, alors même qu'ils sont abondants et qu'ils contiennent *naturellement* des sels potassiques, tels que du lactate, de l'acétate, du tartrate, du sulfate, du phosphate ou du chlorure de potassium, traités par l'alcool concentré bouillant, ne cèdent pas à ce menstrue des proportions assez sensibles de ces sels pour qu'on puisse en démontrer la présence dans la dissolution alcoolique par le chlorure de platine et par l'acide perchlorique, réactifs qui décèlent parfaitement des traces de potasse libre ou carbonatée dans le *solutum* alcoolique toutes les fois que cet alcali a été mélangé avec la masse alimentaire. Que si les liqueurs alcooliques *normales* dont il s'agit, traitées comme il a été dit à l'expérience 5e (p. 221), finissent par donner un résidu légèrement alcalin, qui ramène, au bout d'un certain temps, au bleu le papier rougi par un acide, cela dépend sans doute de ce qu'elles contiennent un peu de soude, ou bien une proportion tellement minime de potasse qu'elle n'est pas sensible à l'action du chlorure de platine ni à celle de l'acide perchlorique ;

4° Que si l'acide acétique pur étendu de trois parties d'eau, chauffé avec un mélange organique solide auquel on a ajouté de la potasse ou du carbonate de potasse, et qui a déjà été épuisé par l'alcool concentré bouillant, peut dissoudre, *dans certains cas*, une portion de potasse ou de carbonate que l'alcool n'aurait pas attaquée, il dissout également plusieurs sels potassiques *naturellement* contenus dans ce mélange organique ; en sorte qu'il devient difficile, pour ne pas dire impossible, de décider, lorsque les opérations sont terminées, si l'alcali obtenu avait été ajouté, ou s'il provient de quelques uns des sels potassiques qui se trouvent dans les matières organiques à l'état normal, et que l'acide acétique aurait dissous ou décomposés (Voy. expérience 11e, p. 225) ;

5° Qu'il y a lieu de rejeter l'emploi du chlore proposé par M. Devergie pour détruire la matière animale qui masquerait la potasse, parce que si l'on fait arriver ce gaz dans une dissolution alcoolique provenant d'un *liquide* organique, additionné de potasse, évaporé jusqu'à siccité et traité par l'alcool concentré, ou dans la matière solide épuisée par l'alcool, comme le propose M. Devergie, on n'obtient jamais la potasse à l'état caustique, mais bien à l'état de sel et au milieu d'une dissolution qui, loin d'être alcaline, est fortement acide, et que d'ailleurs, quand on traite par le chlore la matière *solide*, on dissout nécessairement, à la faveur de ce chlore et de l'acide chlorhydrique qui s'est formé, une quantité notable de quelques uns des sels potassiques *naturellement* contenus dans la masse solide dont il s'agit ; dans ce dernier cas, l'objection faite à l'emploi de l'acide acétique se trouve tout entière. M. Devergie n'a pas accordé, il est vrai, une confiance illimitée à ce procédé, car il dit à la page 310 du tome troisième de sa Médecine légale : « Toutefois, on ne doit pas se dissimuler » plusieurs difficultés inhérentes à cette analyse et aux conclusions » qu'il faut en tirer : 1° Certains liquides végétaux et animaux ren- » ferment des sels à base de potasse ; mais alors, ces sels étant » neutres, la liqueur ne donne pas de réaction alcaline ; 2° la po- » tasse ajoutée a pu passer à l'état de carbonate de potasse ; il est » alors impossible de dire par l'analyse si la potasse a été mêlée au » liquide à l'état libre ou à l'état de carbonate. Quelques liquides » animaux sont naturellement alcalins ; mais comme ils doivent leur » alcalinité à la soude, ils ne précipiteraient pas par le chlorure de » platine, hors le cas où ils contiendraient en outre du sulfate de po- » tasse, et alors il ne reste à l'expert, pour décider la question, que » la quantité et l'abondance des précipités qu'il obtient avec les réac- » tifs. » Les motifs allégués par mon confrère pour faire ressortir les difficultés inhérentes à l'analyse qu'il propose me paraissent devoir être examinés avec soin, afin de mettre la vérité dans tout son jour. M. Devergie redoute les sels à base de potasse que peuvent naturelle- ment contenir certains liquides végétaux et animaux ; c'est à tort, car il a conseillé, comme je l'avais fait bien avant lui, de traiter ces liquides *évaporés* jusqu'à siccité par l'alcool. Or, nous savons par l'expér. 5e (voy. p. 221) que, si cet agent est concentré et qu'il marque 44 degrés, il n'aura pas dissous une assez grande quantité de sels de potasse pour être précipité par le chlorure de platine et par l'acide perchlorique. Toutefois, pour éviter la confusion, il ajoute : *mais ces sels étant neutres, la liqueur ne donne pas de réaction alcaline.* Pour mon- trer à M. Devergie combien il se trompe, j'admettrai que l'on ait ajouté quelques atomes *de soude* à des liquides végétaux et ani- maux contenant des sels potassiques, comme il le suppose ; j'ad- mettrai aussi avec lui, quoique cela ne soit pas exact, que ces liquides évaporés à siccité et traités par l'alcool concentré d'abord, puis par le chlore, renferment une assez forte proportion de sels po- tassiques pour précipiter par le chlorure de platine et par l'acide per- chlorique ; évidemment la liqueur aura une réaction alcaline, et don- nera avec le sel de platine et l'acide perchlorique les précipités que fournit la potasse. Dans le système de l'auteur, on devra conclure à l'existence de la potasse libre, et pourtant il n'y aura dans la liqueur suspecte qu'un peu de soude et de sels potassiques. M. Devergie dit aussi, contre l'emploi du chlore, que la potasse a pu passer à l'état de carbonate, et qu'il devient alors impossible de décider par l'analyse si cette potasse a été mêlée au liquide à l'état libre ou à l'état de carbonate. Quelque exacte que soit cette observation, elle n'a que peu de portée, comme je le dirai plus bas en examinant s'il est réellement possible de déterminer, dans une analyse de ce genre, sous quel état la potasse a été ingérée. Pour ce qui concerne l'existence *naturelle* d'un alcali dans certains liquides animaux alléguée par M. Devergie, je n'adopterai pas qu'il y ait une difficulté sérieuse quand ces liquides contiennent, outre la soude libre, du *sulfate de potasse*, ni qu'il faille dans ce cas décider la question d'après l'*abondance* des précipités que l'on obtient avec les réactifs. En médecine légale, il faut éviter autant que possible de faire servir à la solution d'un problème d'empoisonnement l'abondance ou les traces d'un précipité, parce que ce qui paraîtra abondant à tel expert, pourra sembler peu de chose à un autre expert; il faut arriver à ce résultat incontestable : on retire d'une matière donnée une substance vénéneuse par un procédé déterminé qui n'en fournit pas lorsque la même matière n'a pas été mêlée avec cette substance ; donc le poison trouvé a été ajouté. D'ailleurs, je le répéterai : dans l'espèce, le sulfate de potasse ne saurait être un embarras, puisqu'il est insoluble dans l'alcool concentré, et qu'il s'agit de *liquides* évaporés jusqu'à siccité et traités par l'acool à 44 degrés avant d'être soumis à l'action du chlore ;

6° Que la potasse dissoute dans l'eau et introduite dans l'estomac est absorbée et portée dans les divers organes où elle peut être retrouvée.

Procédé d'analyse. — Nous pouvons maintenant nous occuper du procédé qu'il faut mettre en usage pour découvrir la potasse dans un cas d'empoisonnement par cette substance. On constatera d'abord si la matière suspecte rétablit la couleur bleue du papier de tournesol rougi par un acide, et si elle répand une odeur ammoniacale ; ce caractère est des plus importants, car si la liqueur est fortement alcaline et qu'elle ne contienne ni de l'ammoniaque ni du carbonate d'ammoniaque libres, on pourra déjà présumer qu'elle a été mêlée de potasse, de soude, de baryte, de strontiane ou de chaux. On introduira la masse à la fois liquide et solide, ou les tissus du canal digestif, dans une cornue de verre, après les avoir étendus d'une certaine quantité d'eau distillée ; on adaptera à la cornue un récipient, dans lequel on aura mis préalablement un peu d'eau, et qui sera entouré de linges froids ; on chauffera la cornue jusqu'à ce que le liquide qu'elle renferme soit réduit à peu près au tiers de son volume ; on essaiera si la matière ainsi concentrée continue à ramener au bleu le

papier rougi ; il se pourrait, en effet, qu'après la distillation cette matière ne fût plus alcaline, si son alcalinité dépendait d'une certaine
quantité d'ammoniaque ou de carbonate d'ammoniaque, qui se seraient volatilisés pour se rendre dans le récipient : on s'assurera si
le liquide distillé est alcalin, et en cas d'affirmative on le gardera pour
déterminer s'il contient ou non de l'ammoniaque libre ou carbonatée.
Le tiers de la matière restant dans la cornue, et que je supposerai alcalin, sera évaporé jusqu'à siccité et à une douce chaleur dans
une capsule de porcelaine ; lorsque le produit sera froid, on l'agitera
pendant huit ou dix minutes avec de l'alcool pur et concentré marquant 44 degrés, et on fera bouillir pendant cinq à six minutes, en
ajoutant de l'alcool à mesure qu'il s'en évaporera ; on décantera et on
filtrera la liqueur bouillante, que l'on versera dans une autre capsule
de porcelaine. La masse sera de nouveau traitée par de l'alcool bouillant, afin de l'épuiser et de dissoudre tout ce que ce menstrue peut
enlever ; les dissolutions alcooliques filtrées et réunies seront évaporées jusqu'à siccité dans la capsule. L'alcool, dans cette opération,
dissout la potasse caustique libre, celle qui a été transformée en savon, une partie de celle qui s'est combinée avec des matières organiques autres que la graisse, et enfin une portion notable du carbonate de potasse que la masse pourrait contenir, soit parce que ce sel
aurait été mélangé avec cette masse, soit parce que la potasse caustique
aurait passé à l'état de carbonate par suite de son action sur l'acide
carbonique de l'air, ou sur celui qui aurait pu se former pendant
l'acte de l'évaporation. La solubilité du carbonate de potasse dans
l'alcool concentré, *à la faveur de la matière organique*, ne saurait
être contestée. (Voy. l'expérience 11e, page 225.) Si l'on attendait
pour filtrer les liqueurs alcooliques qu'elles fussent refroidies, ou bien
qu'on les reçût dans un verre à expérience dans lequel on les laisserait
refroidir, il se déposerait constamment sur les parois de la capsule ou
du verre une matière grasse comme savonneuse, contenant une portion de potasse, et il faudrait alors, pour ne pas perdre celle-ci, détacher avec soin cette matière grasse pour la réunir au liquide. Il vaut
donc mieux agir comme je l'ai indiqué ; il est également utile de
chauffer l'entonnoir dans lequel les liquides doivent filtrer. La dissolution alcoolique évaporée jusqu'à siccité continuera à être chauffée
dans la capsule de porcelaine, jusqu'à ce qu'elle soit carbonisée et
qu'il ne se dégage plus de fumée ; dans cet état, elle sera facile à détacher de la capsule à l'aide de la lame d'un couteau propre, ce qui
n'aurait pas lieu si l'on n'avait pas poussé l'action de la chaleur jusqu'à la carbonisation. Le produit charbonneux sera incinéré dans un
creuset d'argent fermé par son couvercle, afin d'éviter que des par-

celles de cendre ne s'introduisent dans le creuset; il suffira en général
d'une demi-heure à trois quarts d'heure d'une chaleur rouge pour
opérer cette incinération. On évitera l'emploi de creusets de platine
ou de terre, parce qu'ils pourraient être attaqués par la potasse. Le
creuset étant refroidi, on mettra la cendre en contact avec de l'alcool
froid à 44 degrés, on agitera avec une baguette de verre pendant
quelques minutes, puis on portera la liqueur jusqu'à l'ébullition dans
le creuset même; cette liqueur refroidie sera décantée, filtrée et
évaporée jusqu'à siccité à une douce chaleur; pendant l'évaporation
on l'essaiera par le papier rougi. Assez ordinairement cette dissolution n'est pas alcaline, parce que la potasse a été transformée en carbonate par l'acte de l'incinération : aussi n'obtient-on pas alors de
résidu sensible. Il est toutefois des circonstances où la proportion de
potasse dissoute par l'alcool est considérable par rapport à celle de la
matière organique qui se trouve dans la dissolution alcoolique; alors
une portion de potasse *seulement* est passée à l'état de carbonate pendant l'incinération, et l'alcool dissout facilement la partie de cet alcali
qui serait restée à l'état caustique. Admettons qu'il en soit ainsi et que
l'on ait obtenu un résidu en faisant évaporer la dissolution alcoolique,
on le fera dissoudre dans un peu d'eau distillée, on constatera l'alcalinité de la liqueur à l'aide du papier rouge, on concentrera la dissolution par la chaleur, et l'on s'assurera, en la versant par parties
égales dans de petits tubes étroits, qu'elle fournit avec le chlorure de
platine et l'acide perchlorique des précipités semblables à ceux que
donne la potasse. Quoi qu'il arrive, la matière cendrée restant dans
le creuset après le traitement alcoolique sera chauffée jusqu'à l'ébullition avec une petite quantité d'eau distillée, afin de dissoudre le
carbonate de potasse formé par l'incinération; la liqueur sera filtrée
et évaporée jusqu'à ce qu'elle soit sufffisamment concentrée; dans
cet état elle ramènera promptement au bleu la couleur du papier
rouge, et fournira, avec le chlorure de platine et l'acide perchlorique, des précipités abondants, comme le ferait une dissolution concentrée de carbonate de potasse. L'emploi de ces réactifs sera même
accompagné d'une effervescence bien prononcée.

Je ne conseillerai pas de pousser plus loin les opérations, et de
traiter, par exemple, par l'eau ou par l'acide acétique, la masse déjà
épuisée par l'alcool, parce que, tout en reconnaissant que l'on pourrait dissoudre à l'aide de ces agents une certaine proportion de la
potasse qui proviendrait d'un empoisonnement, il est certain que
l'on dissoudrait aussi une assez grande quantité de sels potassiques
naturellement contenus dans les liquides animaux et dans les matières alimentaires, en sorte que l'on serait exposé à commettre des

erreurs graves en attribuant à de la potasse ingérée comme poison
des réactions qui appartiendraient aux sels potassiques dont je parle ;
mieux vaut cent fois ne pas chercher à séparer la *totalité* de la potasse qui a empoisonné.

Conclusions. — Si une *liqueur* vomie ou trouvée dans le canal
digestif est alcaline avant et après avoir été soumise à une ébullition
prolongée, et qu'étant évaporée jusqu'à siccité et traitée par l'alcool
bouillant marquant 44 degrés, comme il a été dit à la page 229, elle
finisse par laisser dans le creuset d'argent, avec lequel on a opéré,
une matière soluble dans l'eau qui ramène au bleu le papier rougi,
et qui ayant été filtrée ne se trouble pas par le gaz acide carbonique,
et précipite par le chlorure de platine et par l'acide perchlorique
comme la potasse, on peut, *sinon affirmer* qu'il y a eu ingestion de
potasse à l'alcool, de potasse à la chaux ou de carbonate de potasse
dans l'estomac de l'individu que l'on soupçonne avoir été empoisonné,
établir du moins *de grandes probabilités* en faveur du fait. Il importe de se tenir sur la réserve à cet égard, parce qu'il ne serait pas
à la rigueur impossible, quoique cela soit peu vraisemblable, que
l'individu dont il s'agit eût pris *une grande quantité* de certaines
substances alimentaires contenant naturellement une plus forte proportion de *sels de potasse* solubles dans l'alcool que celles sur lesquelles j'ai opéré, et que la potasse obtenue en dernier ressort provînt de ces sels.

On *affirmerait* au contraire qu'il y a eu ingestion de potasse à
l'alcool, de potasse à la chaux ou de carbonate de potasse, et par
conséquent empoisonnement, si, après avoir trouvé l'alcali libre ou
carbonaté par les moyens qui viennent d'être indiqués, on apprenait
que l'individu a éprouvé, peu de temps après avoir mangé ou bu, des
vomissements de matières sanguinolentes ou noires ne faisant pas
effervescence sur le carreau et ramenant au bleu le papier de tournesol rougi, des douleurs vives dans l'abdomen, des selles, ainsi que
plusieurs autres symptômes analogues à ceux que déterminent les
poisons caustiques.

On conclurait encore *affirmativement*, dans le cas où la présence
de l'alcali ayant été constatée, comme il vient d'être dit, plusieurs
des symptômes précités ne se seraient point manifestés, et qu'à l'ouverture du cadavre on trouverait les tissus du canal digestif, et de
l'estomac en particulier, ramollis, enflammés, ecchymosés, ulcérés,
escarrifiés ou perforés dans certains points.

2° Si une matière *solide* vomie ou trouvée dans le canal digestif
ramène au bleu le papier rougi, qu'elle conserve son alcalinité après
avoir bouilli dans l'alcool concentré, et que la dissolution alcoolique

traitée comme il a été prescrit à la page 229, se comporte avec l'acide
carbonique, le chlorure de platine et l'acide perchlorique, comme la
potasse, on tirera les mêmes conséquences que celles qui ont trait
à la portion liquide dont il vient d'être parlé.

Il serait difficile, pour ne pas dire impossible, de préciser dans
beaucoup de cas de ce genre, si l'alcali ingéré et dissous par l'alcool
était *pur* et *caustique* ou *carbonaté*, parce que le carbonate de potasse, qui est insoluble dans l'alcool quand il n'est pas mélangé de
matière organique, peut se dissoudre dans ce menstrue à la faveur de
quelques liquides alimentaires avec lesquels il aura été mêlé (voy. expérience 11ᵉ, page 225) ; et que si, pour résoudre ce problème, on
avait recours à un acide dans le dessein de constater s'il y a ou non
effervescence, on pourrait encore être induit en erreur. En effet, la
potasse caustique passe aisément à l'état de carbonate quand on la
chauffe avec des matières organiques, en sorte qu'il pourrait y avoir
effervescence, alors même que la potasse aurait été prise à l'état
caustique. D'un autre côté, le défaut d'effervescence ne prouverait
pas non plus que l'alcali eût été pris à l'état caustique, parce qu'il
arrive souvent qu'au milieu de ces mélanges organiques une *très
faible proportion* de carbonate de potasse est décomposée par les
acides sans que l'on aperçoive distinctement la légère effervescence
qui a lieu. Qu'importe, au reste, qu'il ne soit pas possible, dans
beaucoup de cas de ce genre, d'arriver à donner la solution du problème qui m'occupe ? Le point essentiel est d'établir qu'il existe
dans les matières suspectes de la potasse sous l'un ou l'autre des
trois états que j'ai signalés.

3° Si les recherches faites sur les matières liquides ou solides vomies et sur celles qui pourraient exister dans le canal digestif étaient
infructueuses, et qu'en traitant le foie, la rate et les reins par l'eau
bouillante, par l'alcool, etc. (voy. expér. 3ᵉ, p. 211), on obtînt de la
potasse, on pourrait conclure que cet alcali avait été introduit dans
l'économie animale par voie d'absorption. Ce document, réuni à ceux
que fourniraient les symptômes et les lésions de tissus, permettrait
d'affirmer qu'il y a eu empoisonnement par la potasse.

4° On se gardera bien de dire qu'un individu n'a pas été empoisonné par la potasse ou par le carbonate de potasse, par cela seul qu'il
aura été impossible, en suivant le procédé indiqué, d'extraire des matières vomies, ou de celles que l'on trouverait dans le canal digestif,
de la potasse caustique ou du carbonate de potasse. En effet, il pourrait arriver qu'une dose de potasse capable de déterminer des accidents graves eût été introduite dans un estomac contenant une proportion considérable d'acide ou une quantité notable de substances

alimentaires acides, qu'elle eût exercé une action irritante énergique, et qu'elle eût été ultérieurement transformée en un ou plusieurs sels que l'alcool ne dissoudrait point: Ce serait alors le cas d'étudier attentivement la marche et la nature de la maladie, les lésions anatomiques, etc. ; peut-être parviendrait-on, en rassemblant ces divers éléments, à faire naître des *présomptions* ou des *probabilités* d'empoisonnement.

DE LA SOUDE.

Action sur l'économie animale.

La soude détermine les mêmes symptômes et les mêmes altérations cadavériques que la potasse; elle exerce aussi le même mode d'action sur nos organes.

Traitement de l'empoisonnement.

On combat cet empoisonnement par les moyens qui ont été indiqués en parlant de la potasse. (Voy. p. 216.)

Recherches médico-légales.

Soude à l'alcool. — Les propriétés physiques de la soude à l'alcool, son action sur les couleurs bleues, sur l'acide carbonique et sur l'azotate d'argent, sont les mêmes que celles de la potasse à l'alcool. Le chlorure de platine ne trouble les dissolutions de soude que lorsqu'elles sont excessivement concentrées; alors il y fait naître *un précipité jaune serin*, moins grenu et moins adhérent au verre que celui que donne la potasse; l'acide perchlorique ne les précipite pas quand elles sont moyennement concentrées, tandis que l'on obtient avec l'acide phtorhydrique silicé un précipité gélatineux et transparent.

La dissolution aqueuse de soude pure affaiblie ramène au bleu le papier de tournesol rougi par un acide, et ne précipite ni par les acides carbonique, perchlorique et phtorhydrique silicé, ni par le chlorure de platine. L'azotate d'argent agit sur elle comme sur la potasse étendue d'eau, à moins que la dissolution ne soit trop affaiblie. On devrait donc, dans ce cas, évaporer la liqueur jusqu'à ce qu'elle fût suffisamment concentrée pour donner, avec les agens indiqués au § précédent, les réactions qui appartiennent à une dissolution concentrée de soude.

Soude à la chaux et carbonate de soude. — Sous ces deux états la soude sera distinguée de la soude à l'alcool, en suivant la marche qui a été tracée pour reconnaître la potasse à l'alcool, à la chaux, ou carbonatée (voy. p. 217).

Mélanges de soude pure et de liquides alimentaires, de la matière des vomissements ou de celle que l'on trouve dans le canal digestif. Soude ayant attaqué les tissus de ce canal. — L'action de cet alcali sur l'eau sucrée, le thé, le café, l'albumine, la gélatine, le bouillon, la bile, le sang, et les tissus organiques, étant la même que celle de la potasse, on devra suivre pour le découvrir le même procédé (voy. exp. 5e, p. 221, et Procédé, p. 228).

Conclusions. — Les conclusions à tirer des expériences qui auront été tentées relativement à l'existence d'un empoisonnement par la soude, ne diffèrent pas de celles qui ont été indiquées à l'occasion de la potasse (voy. p. 231). Toutefois il importe de se rappeler que la dissolution alcoolique de plusieurs substances alimentaires à l'*état normal*, évaporée jusqu'à siccité, incinérée comme il a été dit à l'expérience 5e, p. 221, fournit une cendre alcaline qui, étant traitée par l'eau, donne une liqueur contenant du *carbonate de soude ;* il serait donc possible de se tromper, et de considérer ce carbonate comme étant la preuve de la présence d'une certaine quantité de soude ou de carbonate de soude ingérés comme *poisons*, tandis qu'il devrait son origine à la soude qui existe naturellement dans plusieurs aliments. Voici le résultat de quelques expériences propres à éclairer et à résoudre cette question importante. 1° Les matières extraites du canal digestif d'un animal empoisonné par la soude, ainsi que celles qui ont été vomies, si elles contiennent encore des traces de cet alcali, lorsqu'on les a desséchées à une douce chaleur, fournissent avec l'alcool concentré bouillant un *solutum* qui ramène fortement au bleu le papier de tournesol rougi par un acide; les substances alimentaires dont je parle et qui sont à l'état *normal*, traitées de même, *ne donnent point* un liquide *alcalin ;* 2° la cendre obtenue en décomposant à une chaleur rouge dans un creuset d'argent la dissolution alcoolique de soude provenant d'un empoisonnement, étant traitée par l'eau bouillante, fournira un *solutum* qui ramènera fortement au bleu le papier rougi, et qui étant concentré par l'évaporation, donnera par l'acide phtorhydrique silicé un précipité gélatineux et transparent, et par le chlorure de platine, *si elle est très concentrée*, un précipité jaune serin légèrement grenu; l'acide perchlorique ne le troublera pas, si elle est tant soit peu étendue. La cendre provenant d'un mélange de deux ou trois litres de liquides animaux (vin, bouillon, café et bile) traitée de la même manière, ne m'a jamais fourni une dissolution aqueuse susceptible d'être précipitée par l'acide phtorhydrique et par le chlorure de platine, quoiqu'elle ramenât au bleu le papier de tournesol rougi. Si je pouvais affirmer à l'égard de ces deux caractères qu'il n'en sera jamais autrement, c'est-à-dire que dans aucun cas la cendre obtenue avec un mélange *normal* ne fournira une dissolution aqueuse précipitable par l'acide phtorhydrique silicé et par le chlorure de platine, je n'hésiterais pas à conclure, après avoir obtenu ces précipités avec une cendre provenant d'une dissolution alcoolique *alcaline*, que la soude avait été ingérée à l'état de poison; mais il y aurait témérité à procéder ainsi, parce qu'il n'est pas à la rigueur impossible que certaines matières alimentaires, prises en très grande quantité et traitées comme je conseille de le faire, donnent une cendre qui, étant dissoute dans l'eau, fournira, avec les réactifs précités, des précipités analogues à ceux que ferait naître une petite portion de soude ingérée à l'état libre. On doit donc être fort circonspect en pareil cas, et tout en établissant que l'alcali trouvé est de la soude, ne se prononcer sur son origine qu'avec une grande réserve, à moins toutefois que les symptômes éprouvés par le malade et les lésions cadavériques ne soient de nature à lever la difficulté. J'attacherai peu d'importance dans l'espèce à l'*abondance des précipités* obtenus par l'acide phtorhydrique silicé et par le chlorure de platine en cas d'empoisonnement, à moins qu'ils ne fussent tellement abondants qu'il fût impossible de les attribuer à la *soude normale*; dans tout autre cas, il serait bien difficile, pour ne pas dire impossible, de juger si une quantité un peu plus ou un peu moins forte de précipité, annonce qu'il y a eu ingestion de soude comme poison, ou bien s'il ne s'agit que de la *soude normale*.

DE L'EAU DE JAVELLE (Chlorure de Potasse ou de Soude).

Action sur l'économie animale.

Expérience Ire. — J'ai administré à un chien de moyenne taille et à jeun 225 grammes d'eau de Javelle à base de soude, et j'ai lié l'œsophage et la verge; l'animal a fait des efforts considérables pour vomir et a eu plusieurs selles liquides très abondantes; bientôt après il était en proie à une vive agitation sans mouvements convulsifs; demi-heure après l'ingestion il est tombé dans un grand abattement, et il est mort au bout de dix minutes. A l'ouverture du cadavre on a trouvé l'estomac et les intestins enflammés, comme cela a lieu dans l'empoisonnement par la soude.

Expérience IIe. — J'ai donné 125 grammes de la même liqueur à un chien robuste et à jeun; des vomissements abondants et des selles réitérées ont eu lieu bientôt après; au bout d'une heure l'animal paraissait dans l'état naturel.

Observation. — Anaïs, âgée de dix-sept ans, sur la nouvelle de la mort de son amant, avala tout d'un trait un plein verre à bière d'eau de Javelle. Pendant un quart d'heure elle n'éprouva aucun accident ; mais s'étant placée sur son lit, elle eut immédiatement des convulsions qui durèrent une demi-heure. La connaissance était encore intacte ; mais après ce délai elle la perdit complétement, et resta dans cet état jusqu'à deux heures du soir ; elle fut alors portée à l'hôpital. C'est le 22 octobre, à neuf heures du matin, qu'elle prit le poison. Elle éprouve une douleur très vive et une sensation de chaleur intense dans le pharynx et dans toute l'étendue de l'œsophage ; le larynx est douloureux à la pression, ainsi que toute la région cervicale antérieure ; les lèvres sont un peu pâles ; la muqueuse buccale est pâle ; il n'y a pas d'ecchymoses apparentes ; les amygdales ne présentent rien de particulier ; la déglutition est difficile, douloureuse ; la parole assez libre ; la langue est un peu sèche et blanchâtre ; céphalalgie légère ; peau chaude, un peu moite ; pouls régulier à 76-78 ; la région épigastrique est douloureuse à une pression modérée ; cette douleur commence au niveau de l'appendice xyphoïde et s'irradie dans toute la partie sus-ombilicale et un peu aussi dans la partie sous-ombilicale ; pas de selles depuis vingt-quatre heures ; la malade urine facilement. (Un émétique, vingt sangsues à l'abdomen, de l'eau albumineuse et un lavement.)

La malade a eu plusieurs vomissements abondants de matières, dans lesquelles se trouve une grande quantité de *flocons d'albumine coagulée ;* pas de selles ; nuit calme, mais sans sommeil ; pouls parfaitement normal ; il y a un peu de moiteur à la peau ; le larynx n'est plus douloureux à la pression ; le ventre présente encore une sensibilité assez grande, surtout dans la direction du colon transverse : du reste il a son volume normal ; langue pâle, un peu sèche ; pas de soif ; pas de céphalalgie ; l'appétit revient. (Vingt sangsues sur le ventre, lavements soir et matin, solution de sirop de gomme, julep, diète.)

Le 24, la malade a eu beaucoup d'agitation pendant la nuit ; il y a de la céphalalgie, de la moiteur à la peau ; pouls à 70-72 ;-deux selles après les lavements ; il n'y a plus de sensibilité au ventre ; la langue est toujours un peu sèche. (Orge, sirop de guimauve, lavements, cinq bouillons.) Le 25, la malade va très bien. (A. Devergie, *Médecine légale,* pag. 322, t. III, 2e édition.)

Il résulte de ces faits que le chlorure de soude agit à la manière des irritants énergiques, et qu'il détermine la mort en peu de temps s'il n'est pas vomi. Nous verrons bientôt qu'il est absorbé, et qu'on peut constater sa présence dans le foie, la rate, etc.

Traitement de l'empoisonnement.

On favorise les vomissements à l'aide de boissons mucilagineuses et albumineuses, et l'on combat l'irritation gastro-intestinale, suivant son intensité, par des saignées générales ou locales, et par tous les moyens antiphlogistiques employés en pareil cas.

Recherches médico-légales.

Eau de Javelle à base de soude, composée de chlore et de soude, et préparée en faisant arriver du chlore gazeux dans un litre d'eau tenant en dissolution 125 grammes de carbonate de soude. Liquide coloré *en rose* par un sel de manganèse, transparent, bleuissant le papier rouge de tournesol et le décolorant peu après, répandant l'odeur de chlore. Quand on l'évapore il dégage du chlore, et laisse un résidu rosé qui bleuit le papier rouge et ne le décolore plus, qui ne fuse pas sur les charbons ardents, et qui donne par l'acide sulfurique du chlore gazeux jaune verdâtre, et du gaz acide chlorhydrique.

Lorsqu'on élève tant soit peu la température de l'eau de Javelle préalablement mélangée avec un peu d'acide sulfurique, il se dégage du chlore, et si l'on reçoit celui-ci dans un ballon contenant un papier imprégné d'iodure de potassium et d'amidon, aussitôt ce papier est coloré en bleu.

L'azotate d'argent et l'acide phtorhydrique silicé y font naître, le premier un précipité de chlorure d'argent et l'autre un dépôt de phtorhydrate silicé de soude. Un papier imprégné d'iodure de potassium et d'amidon plongé dans le chlorure de soude est noirci à l'instant même, et il y a de l'iode mis à nu. Une lame d'argent se recouvre de suite d'une couche noire (chlorure d'argent), que l'ammoniaque enlève en grande partie à la température de l'ébullition ; si l'on verse de l'acide azotique dans la dissolution ammoniacale, il se dépose à l'instant même du chlorure d'argent blanc caillebotté, etc.

Eau de Javelle à base de potasse. — Si cette liqueur a été préparée comme la précédente, en faisant arriver du chlore gazeux dans un litre d'eau tenant en dissolution 125 grammes de carbonate de potasse, elle se comportera de même avec les réactifs, si ce n'est qu'elle fournira avec le chlorure de platine un précipité *jaune serin, grenu, adhérent au verre*, et avec l'acide phtorhydrique silicé, un précipité diaphane et comme gélatineux.

Eau de Javelle à base de potasse ou de soude étendue d'eau. — On ne peut précipiter ces liquides par le chlorure de platine et par l'acide phtorhydrique silicé, qu'après les avoir concentrés par l'évaporation ; le papier imprégné d'iodure de potassium et d'amidon, au lieu d'être noirci, est bleu.

On débite dans le commerce une *eau de Javelle à base de potasse*, contenant beaucoup moins de chlore et de potasse que les précédentes, et ne présentant pas les mêmes caractères. Elle est liquide, à peine odorante, incolore, *sans action* sur les papiers rouge et bleu de tournesol. Quand on l'évapore, elle *ne dégage point* de chlore, et l'on peut l'amener jusqu'à siccité sans qu'elle bleuisse le papier rouge. La lame d'argent plongée dans cette liqueur ne perd ni son brillant ni sa couleur, même au bout de plusieurs heures ; toutefois l'acide sulfurique la jaunit et en dégage du chlore ; le papier imprégné d'iodure de potassium et d'amidon est bleui par elle ; le chlorure de platine et l'azotate d'argent la précipitent, le premier en jaune serin et l'autre en blanc.

Mélanges d'eau de Javelle, de lait, de bouillon, de café, de la matière des vomissements, etc. — EXPÉRIENCE Ire. — J'ai administré à un chien de moyenne taille 150 grammes d'eau de Javelle rose à base de soude, mélangée avec autant de lait, de bouillon et de café ; l'œsophage et la verge ont été liés ; l'animal est mort six heures après et a été ouvert aussitôt. L'*estomac* contenait quelques aliments et une partie de la liqueur ingérée. Après avoir été filtrée, celle-ci était jaune, tirant un peu sur le rosé, et exhalait une légère odeur de chlore ; elle bleuissait le papier rouge de tournesol. J'en ai traité une portion dans une cornue avec de l'acide sulfurique concentré à une très douce chaleur : il s'est aussitôt dégagé du chlore qui a bleui un papier imprégné d'iodure de potassium et d'amidon, que j'avais placé dans le récipient. Une autre portion de la liqueur a été évaporée jusqu'à siccité ; le produit bleuissait le papier rouge de tournesol ; je l'ai agité pendant dix minutes avec de l'alcool froid marquant 44 degrés ; puis j'ai filtré et j'ai fait évaporer la liqueur jusqu'à ce que la matière fût charbonnée : le charbon était alcalin ; je l'ai incinéré dans un creuset d'argent, et j'ai traité la cendre par l'eau bouillante ; la liqueur filtrée était fortement *alcaline, ne précipitait pas* par le chlorure de platine et se *troublait* fortement par l'acide phtorhydrique silicé.

Foie et rate. — Ces organes, extraits du cadavre immédiatement après la mort, ont été coupés en petits morceaux et laissés pendant plusieurs heures dans l'eau distillée froide ; le liquide filtré a été distillé avec de l'acide acétique, et la vapeur recueillie dans un récipient où j'avais mis un papier imprégné d'iodure de potassium et d'amidon, et quelques centigrammes de ce même iodure dissous dans l'eau. A peine la liqueur de la cornue était-elle chaude *que le papier et la liqueur étaient déjà bleus.* Voulant savoir si cette coloration dépendait d'une portion de chlore qui se serait dégagée ou de l'acide acétique, j'ai précipité la liqueur du ballon par l'azotate d'argent, et j'ai fait bouillir le précipité avec de l'acide azotique pur et concentré ; il est resté du chlorure d'argent que j'ai fait dissoudre dans l'ammoniaque, après l'avoir bien lavé ; en saturant l'ammoniaque par l'acide azotique, j'ai obtenu du chlorure d'argent parfaitement reconnaissable. *Il était donc passé du chlore dans le ballon.* La dissolution acétique qui restait dans la cornue a été évaporée presque jusqu'à siccité, refroidie et agitée avec de l'alcool concentré à 44 degrés ; j'ai filtré, après un contact de quinze heures, pour séparer une grande quantité de matière coagulée. La liqueur filtrée, évaporée et carbonisée dans une capsule de porcelaine, a laissé un charbon qui était fortement alcalin. En incinérant ce charbon dans un creuset d'argent, j'ai obtenu des cendres que j'ai fait bouillir avec de l'eau distillée ; le *solutum* bleuissait fortement le papier rouge de tournesol, ne précipitait pas par le chlorure de platine et donnait un précipité blanc avec de l'acide phtorhydrique silicé : *donc il contenait de la soude libre.*

Le *foie* et la *rate* d'un chien à l'état normal, traités de la même manière, n'ont point fourni de chlore, et l'acide phtorhydrique silicé n'a point précipité de soude.

Urine. — 3 grammes d'urine de ce chien traitée par l'azotate d'argent ont donné *onze centigrammes* de chlorure d'argent, c'est-à-dire au moins huit fois autant qu'on en obtient de la même proportion d'urine à l'état normal.

EXPÉRIENCE IIᵉ. — Dans une autre expérience faite dans les mêmes conditions, j'ai traité le *foie* et la *rate* par l'eau froide ; le *solutum* évaporé jusqu'à siccité et refroidi, a été agité pendant un quart d'heure avec de l'alcool concentré marquant 44 degrés, et la liqueur a été filtrée et évaporée dans une capsule de porcelaine jusqu'à ce qu'elle fût carbonisée ; le charbon *bleuissait* le papier rouge de tournesol ; incinéré dans un creuset d'argent, il a laissé un résidu *alcalin* qui, étant traité par l'eau bouillante, a fourni un *solutum* fortement *alcalin*, ne précipitant pas par le chlorure de platine, et donnant avec l'acide phtorhydrique silicé un précipité blanc semblable à celui que l'on obtient avec la soude.

Je me suis assuré, en expérimentant de même sur un *foie* et une *rate* d'un chien à l'état normal, que la liqueur aqueuse provenant des cendres, quoique alcaline, ne se troublait pas par l'acide phtorhydrique silicé.

Procédé. — On filtrera les matières suspectes et on les mettra en contact pendant plusieurs heures avec une lame d'argent pur, dans un flacon bouché ; on retirera la lame, et si après l'avoir lavée avec de l'eau distillée, on voit qu'elle n'est pas colorée en brun, on l'exposera à la lumière solaire ; si elle se colore, on s'assurera par l'ammoniaque et par l'acide azotique qu'elle doit cette couleur à du chlorure d'argent ; la présence de ce sel sur la lame permettra d'affirmer qu'il existait du chlore libre dans la liqueur filtrée. Si la lame ne s'est point colorée, on se gardera bien de conclure que les matières suspectes ne contenaient point d'eau de Javelle, car le défaut d'action sur la lame pourrait tenir à ce qu'il n'existait dans le mélange qu'une très faible proportion d'eau de Javelle, ou bien à ce que celle-ci renfermait originairement très peu de chlore, ou bien enfin à ce que le chlore qui en faisait partie s'est combiné avec la matière organique, de manière à ne plus pouvoir être décelé par l'argent. Alors on introduira dans une cornue environ la moitié de la liqueur suspecte avec une lame d'argent et quelques grammes d'acide sulfurique concentré, et on chauffera jus-

qu'à l'ébullition ; si la lame est noircie par du chlorure d'argent et que
la vapeur qui distillera *bleuisse* un papier blanc imprégné d'iodure de
potassium et d'amidon préalablement placé dans le récipient, on sera
certain qu'il y avait du *chlore* dans la liqueur ; ce dernier caractère
seul serait insuffisant pour prononcer, parce que certains acides qui
auraient pu se volatiliser pendant la distillation, et notamment l'acide
sulfurique, jouissent de la propriété de bleuir le papier imprégné
d'amidon et d'iodure de potassium. Il n'en est pas ainsi de l'autre caractère ; en effet l'application d'une couche de chlorure d'argent sur
la lame de métal, dans les circonstances précitées, suppose nécessairement l'existence du chlore dans la liqueur.

On s'attachera ensuite à démontrer dans le mélange suspect la présence de la potasse ou de la soude qui pouvaient faire partie de l'eau de
Javelle. Pour cela on agira sur la totalité de la liqueur, si, à l'aide de la
lame d'argent *seule* et sans addition d'acide sulfurique, on est parvenu
à reconnaître qu'elle contient du chlore ; s'il n'en était pas ainsi, on
n'opérerait que sur la moitié de la liqueur, sur celle qui n'aurait pas
été décomposée par l'acide sulfurique. On évaporerait celle-ci jusqu'à
siccité, pour la traiter ensuite par l'alcool à 44 degrés, et lui faire subir les opérations qui ont été décrites à l'occasion de l'exp. 2°, p. 239.
La présence de la potasse ou de la soude à la fin de ces recherches
permettrait d'établir l'existence d'un empoisonnement par l'eau de Javelle à base de potasse ou de soude, en apportant toutefois dans les
conclusions la réserve que j'ai conseillé de mettre lorsque j'ai parlé de
l'empoisonnement par la potasse et par la soude (voy. p. 231 et 234).

Il pourrait toutefois arriver que la quantité d'eau de Javelle renfermée dans les matières soumises à l'expertise fût tellement faible
qu'il fût impossible de prouver que celles-ci continssent du chlore,
et même de la potasse ou de la soude. En effet, lorsqu'il existe
peu d'eau de Javelle, et que celle-ci ne renferme pas la quantité
de chlore voulue, il se forme pendant l'évaporation des matières du
chlorure de potassium et de l'hypochlorate de potasse, et il n'y a pas
un excès d'alcali ; en sorte que l'alcool concentré ne dissout ni de la
potasse ni de la soude quand on le fait agir sur le produit de l'évaporation. Alors l'embarras est extrême, et les experts se trouvent réduits
à établir des conjectures d'après le commémoratif, les symptômes et
les lésions de tissu. On se méprendrait étrangement en croyant que
dans ces cas on pourrait décider la question d'après l'abondance des
précipités que feraient naître le chlorure de platine ou l'acide phtorhydrique silicé dans le traitement aqueux de la matière desséchée et
épuisée par l'alcool : l'expérience prouve qu'une pareille marche entraînerait souvent les experts dans des erreurs funestes.

DE LA CHAUX VIVE.

Action sur l'économie animale.

EXPÉRIENCE. — On a fait avaler à un petit chien 6 grammes de chaux vive réduite en poudre. Au bout de dix minutes, l'animal a vomi une assez grande quantité de matières alimentaires ; sa bouche était remplie d'écume, et il paraissait souffrir un peu. Le lendemain, il semblait rétabli, et il a mangé avec appétit. Les deux jours suivants (3ᵉ et 4ᵉ), il continuait à se bien porter. Le cinquième jour, on lui a fait prendre 12 grammes de chaux vive pulvérisée : il a vomi deux minutes après, et il est tombé dans l'abattement ; il s'est plaint de temps en temps, et il est mort trois jours après, sans avoir eu ni vertiges, ni mouvements convulsifs, ni paralysie. La bouche, l'arrière-bouche et l'œsophage étaient un peu enflammés ; la membrane muqueuse de l'estomac offrait, dans toute son étendue, une couleur rouge assez foncée ; elle était évidemment phlogosée ; les tuniques qu'elle recouvre ne paraissaient point altérées ; le pylore, le duodénum et les autres parties du canal digestif étaient dans l'état naturel. Les poumons, d'une belle couleur rose, contenaient de l'air, et n'offraient aucune trace d'engorgement ni d'hépatisation.

Symptômes de l'empoisonnement et lésions de tissu produits par la chaux.

Symptômes. — Les nausées, les vomissements, l'épigastralgie, les coliques, les déjections alvines, et tous les symptômes qui caractérisent ou qui compliquent les inflammations de l'estomac et des intestins, peuvent être la suite de l'ingestion imprudente de cet alcali caustique.

Lésions de tissus. — Lorsqu'on examine les tissus après la mort occasionnée par la chaux, on ne remarque qu'une phlogose plus ou moins intense de ceux qui ont été en contact avec elle.

Conclusions. — 1° La chaux introduite dans l'estomac n'est pas un poison très énergique ; 2° elle détermine la mort en produisant l'inflammation des tissus sur lesquels elle a été appliquée.

Traitement de l'empoisonnement par la chaux.

Il est le même que pour la potasse et la soude. (Voy. p. 216.)

Recherches médico-légales.

La chaux est solide, blanche ou d'un blanc grisâtre, d'une saveur caustique et légèrement soluble dans l'eau.

Dissolution aqueuse concentrée ou étendue. — Elle ramène au bleu le papier rougi et précipité en blanc par les acides carbonique et oxalique; le carbonate se dissout facilement dans un excès d'acide carbonique, tandis que l'oxalate est insoluble dans un excès d'acide oxalique et soluble dans l'acide azotique; l'acide sulfurique pur ne précipite point l'eau de chaux.

Chaux mélée à des liquides organiques, à la matière des vomissements et à celle qui se trouve dans le canal digestif. — L'albumine, la gélatine, le bouillon et le lait n'occasionnent aucun changement dans l'eau de chaux. Le vin rouge est précipité en violet, le thé en rouge d'ocre et la bile de l'homme en brun.

EXPÉRIENCE Iʳᵉ. — J'ai mélangé un demi-litre de bouillon, autant de lait et de café et 40 grammes de bile ; j'ai saturé le liquide par l'eau de chaux, puis j'ai ajouté *dix centigrammes* de ce même alcali hydraté ; après avoir constaté l'alcalinité de la liqueur, à l'aide du papier de tournesol rougi, j'ai desséché la masse dans une capsule de porcelaine, et j'ai traité le produit pendant vingt à vingt-cinq minutes par l'eau distillée bouillante qui a dissous la chaux libre ainsi que de la matière organique. J'ai filtré et évaporé la dissolution, d'un brun rougeâtre, jusqu'à ce qu'elle fût carbonisée et qu'elle ne répandît plus de fumée ; alors j'ai détaché le charbon de la capsule de porcelaine, à l'aide de la lame d'un couteau, et je l'ai incinéré dans un creuset de platine que j'ai maintenu à une chaleur rouge, pendant une heure environ, afin de transformer en chaux vive le carbonate de chaux qui s'était formé ; en traitant la cendre par l'eau bouillante, j'ai obtenu un *solutum*, qui après avoir été filtré se comportait comme l'eau de chaux avec le papier rougi, et avec les acides carbonique, oxalique et sulfurique pur. Si l'on ne chauffait pas assez fortement la cendre dans le creuset, la chaux serait à l'état de carbonate insoluble dans l'eau, et il faudrait, pour la découvrir, traiter cette cendre par de l'acide azotique faible, et constater la présence d'un sel de chaux dans l'azotate filtré.

La masse desséchée dans la capsule de porcelaine et déjà traitée par l'eau bouillante, a été chauffée pendant quelques minutes avec de l'acide azotique pur étendu de cinq à six fois son poids d'eau, dans le but d'enlever une portion de chaux qui aurait pu être transformée en carbonate ou en oxalate de chaux à la faveur des acides ou des sels contenus dans le mélange alimentaire; on a filtré la liqueur azotique dans laquelle pouvait se trouver un sel de chaux et de la matière organique ; en évaporant celle-ci, en la carbonisant dans une capsule de porcelaine, et en incinérant le charbon dans un creuset de platine, j'ai encore obtenu de la chaux vive.

EXPÉRIENCE IIᵉ. — Il était nécessaire de savoir si en agissant de la même manière sur une quantité assez considérable de matières organiques à l'*état normal*, on obtiendrait aussi de la chaux vive. J'ai évaporé jusqu'à siccité dans une capsule de porcelaine un litre de bouillon, un demi-litre de lait, autant de café et de vin rouge et environ 40 grammes de bile. Le résidu a été traité pendant un quart d'heure par l'eau distillée bouillante ; la liqueur filtrée, évaporée, carbonisée et incinérée dans un creuset de platine, a laissé une cendre assez fortement *alcaline* dans laquelle il y avait *au moins autant de chaux vive que dans celle qui provenait du mélange alimentaire additionné de 10 centigrammes de chaux*. La présence de cet alcali tenait certainement aux sels de chaux solubles dans l'eau bouillante qui se trouvaient dans ce mélange et notamment au tartrate de chaux qui fait partie de la crème de tartre contenue dans le vin rouge. J'ai ensuite traité par l'acide azotique étendu d'eau la masse alimentaire *normale* que j'avais fait bouillir pendant un quart d'heure dans de l'eau distillée ; la liqueur, filtrée, a été évaporée jusqu'à siccité ; le produit carbonisé et incinéré dans un creuset de platine, a laissé une cendre alcaline, qui contenait une quantité notable de carbonate de chaux, puisqu'en faisant agir sur elle de l'acide acétique, la liqueur filtrée précipitait abondamment de l'oxalate de chaux par l'oxalate d'ammoniaque.

EXPÉRIENCE IIIe. — Convaincu par les résultats des essais qui précèdent qu'il fallait nécessairement recourir à une autre méthode pour déceler la chaux libre qui pourrait se trouver dans une liqueur, j'ai fait un mélange d'un litre de bouillon, de demi-litre de lait, d'autant de café et de vin rouge ; j'ai saturé ce mélange par de l'eau de chaux, puis j'ai ajouté 12 grammes d'eau saturée de chaux, contenant par conséquent 2 *centigrammes* de chaux environ ; j'ai chauffé, après avoir délayé dans la liqueur un blanc d'œuf dissous dans l'eau ; l'addition de l'albumine avait pour objet de pouvoir obtenir par la filtration une liqueur limpide ; j'ai fait bouillir pendant quelques secondes, et quand le mélange a été refroidi, je l'ai mis sur un filtre ; la liqueur était d'un jaune rougeâtre, parfaitement *limpide* et sensiblement *alcaline ;* je l'ai fait traverser par quelques bulles de gaz acide carbonique *qui ne l'a point précipitée;* voyant alors que la liqueur était légèrement acide, je l'ai chauffée pour volatiliser le gaz acide carbonique en excès, espérant qu'elle se troublerait ; la dissolution est restée transparente et acide. J'ai ajouté de l'oxalate d'ammoniaque ; à l'instant même j'ai obtenu un précipité d'*oxalate de chaux*, qui étant lavé, desséché et calciné dans un creuset de platine, a fourni de la chaux vive.

La même expérience répétée, *sans addition de chaux*, a exactement offert les mêmes résultats, si ce n'est que la quantité d'oxalate de chaux obtenue était un peu plus faible.

EXPÉRIENCE IVe. — J'ai mélangé un litre de bouillon, un demi-litre de lait, autant de café et de vin rouge, avec 1 *gramme* de chaux vive au lieu de 2 centigrammes. Tout portait à croire que si l'acide carbonique n'avait point précipité la chaux dans l'expérience troisième, cela tenait à ce que les 2 centigrammes d'alcali étaient étendus d'une trop grande quantité d'eau ; il était d'ailleurs évident qu'il fallait renoncer à l'emploi de l'oxalate d'ammoniaque, puisque les liquides alimentaires que j'employais fournissaient de l'oxalate de chaux par ce réactif, alors même que l'on n'avait point ajouté de chaux. Le mélange a été évaporé jusqu'à siccité, et le produit traité par 60 grammes d'*eau distillée froide* ; après avoir agité pendant un quart d'heure, j'ai filtré la liqueur, qui a passé claire et qui était fortement alcaline ; je l'ai fait traverser par un courant de gaz acide carbonique lavé ; *elle s'est troublée aussitôt*, et le précipité disparaissait à mesure que l'eau se saturait de gaz carbonique ; j'ai fait bouillir la dissolution pendant quelques minutes pour dégager l'excès de gaz et j'ai laissé ramasser le précipité ; celui-ci bien lavé, desséché et calciné au rouge dans un creuset de platine, m'a fourni de la chaux vive et du carbonate de chaux ; toutefois la proportion de chaux obtenue ne représentait pas, ni à beaucoup près, le gramme de cet alcali qui avait été ajouté au mélange alimentaire.

Il suit de ce qui précède :

1° Que lorsqu'il s'agira de déceler la chaux vive dans un cas d'empoisonnement, on devra, après avoir constaté l'alcalinité de la matière suspecte, évaporer celle-ci jusqu'à siccité si elle n'est pas à l'état solide, traiter le produit par l'eau distillée froide, filtrer et faire passer un excès de gaz acide carbonique dans la liqueur ; on fera ensuite bouillir pendant quelques minutes pour déterminer la précipitation du carbonate de chaux ; celui-ci lavé, desséché et calciné dans un creuset de platine, laissera de la chaux ou du carbonate de chaux. Il n'existe en effet aucun liquide alimentaire ni aucun produit de vomissement qui fournisse un précipité de carbonate de chaux, lorsqu'on le traite par l'acide carbonique, à moins qu'il n'ait été mélangé de chaux ;

2° Que l'on s'exposerait à commettre des erreurs graves, si l'on suivait l'un ou l'autre des procédés indiqués dans les expériences 1ʳᵉ et 3ᵉ (voy. p. 242 et 243) ;

3° Que le gaz acide carbonique ne précipite pas la *totalité* de la chaux vive introduite dans l'estomac, parce qu'une portion de cet alcali s'est transformée en sel, en se combinant avec les acides libres contenus dans les liquides alimentaires ou dans le canal digestif, et probablement aussi parce qu'une autre portion est retenue par la matière organique avec laquelle elle forme un composé comme savonneux ;

4° Qu'il serait dès lors imprudent de déclarer qu'un individu n'aurait pas été empoisonné par de la chaux, par cela seul qu'on n'en décèlerait pas la moindre trace à l'aide de l'acide carbonique, l'empoisonnement ayant pu avoir lieu par une petite proportion de cet alcali donné avant ou après l'ingestion dans l'estomac de liquides acides, tels que le vin, etc. ; dans ce cas, la chaux se serait transformée en un sel calcaire insoluble ou soluble que l'acide carbonique ne pourrait point décomposer. En pareille occurrence l'expert devrait avoir surtout égard au commémoratif, aux symptômes, aux altérations cadavériques, etc.

DE LA BARYTE, DU CARBONATE DE BARYTE, ET DU CHLORURE DE BARYUM.

Action sur l'économie animale.

EXPÉRIENCE Iʳᵉ. — A une heure cinq minutes, on a fait avaler à un petit carlin 2 grammes de baryte caustique réduite en poudre fine. Au bout de dix minutes, l'animal s'est couché sur le ventre, et a paru souffrir considérablement. A une heure trois quarts, il a vomi avec beaucoup d'efforts une petite quantité de matières muqueuses d'une couleur verdâtre, mêlées de sang ; il avait le hoquet, et poussait des cris plaintifs. A deux heures, il était dans un état d'insensibilité tel qu'on l'aurait cru mort ; on pouvait le pincer sans qu'il donnât le moindre signe de douleur ; ses membres, levés et abandonnés à leur propre poids, tombaient comme une masse inerte ; ses pupilles étaient dilatées. A deux heures vingt-cinq minutes, il a rendu une petite quantité de matière jaune-verdâtre, après avoir fait de violents efforts pour vomir ; ses inspirations étaient excessivement profondes ; il continuait à se plaindre. Il est mort à quatre heures, après avoir éprouvé quelques légers mouvements convulsifs dans les extrémités postérieures. La membrane muqueuse de l'estomac était d'un rouge foncé dans toute son étendue ; elle offrait, dans la portion qui avoisine le pylore, deux taches noires formées par du sang veineux extravasé sur la membrane musculeuse. Le duodénum et les autres intestins étaient comme dans l'état naturel. Les poumons étaient d'un rouge foncé vers le lobe postérieur ; leur tissu était crépitant.

EXPÉRIENCE IIᵉ. — On a détaché et percé d'un trou l'œsophage d'un chien de moyenne taille ; on a introduit dans son estomac 4 grammes de baryte parfaitement pulvérisée et enveloppée dans un cornet de papier ; on a lié l'œsophage au-dessous de l'ouverture afin d'empêcher le vomissement. L'animal est mort au bout d'une heure, après avoir éprouvé des douleurs atroces, des mouvements convulsifs et l'insensibilité générale dont j'ai parlé dans l'expérience précédente. L'estomac contenait le cornet de papier dans lequel il y avait encore beaucoup de baryte ; la membrane muqueuse était d'un rouge noir dans toute son étendue ; les intestins et les poumons n'offraient aucune altération sensible.

EXPÉRIENCE IIIᵉ. — A onze heures, on a fait avaler à un petit chien 4 grammes de carbonate de baryte pulvérulent : à une heure et demie, l'animal a vomi une petite quantité de matières liquides, dans lesquelles on apercevait facilement une portion de la poudre ingérée. Il a commencé à se plaindre ; il est tombé dans un grand état d'abattement, et il est mort à cinq heures. La membrane muqueuse de l'estomac présentait la même altération que celle dont j'ai parlé dans les deux expériences précédentes.

EXPÉRIENCE IVᵉ. — J'ai injecté dans la veine jugulaire d'un chien robuste 25 centigrammes de chlorure de baryum dissous dans 4 grammes d'eau distillée : sur-le-champ l'animal a éprouvé une grande agitation ; il s'est violemment débattu en roulant son corps par terre, et il a eu des mouvements convulsifs dans les membres. Au bout de trois minutes, il est devenu calme; sa respiration n'était point gênée; il n'avait qu'un tremblement convulsif général. Il est mort dans cet état six minutes après l'injection. L'*autopsie* a été faite sur-le-champ. Les chairs étaient palpitantes ; les ventricules du cœur étaient gonflés par une très grande quantité de gros caillots gélatineux, formés par du sang d'un rouge un peu foncé ; on voyait aussi quelques uns de ces caillots dans les deux oreillettes. Le sang artériel et veineux des membres abdominaux n'était point coagulé. Les poumons avaient une belle couleur rose; ils étaient crépitants, et contenaient beaucoup d'air ; leur tissu offrait dans quelques points un peu plus de densité que dans l'état naturel ; l'estomac était sain.

EXPÉRIENCE Vᵉ. — A midi douze minutes, on a détaché et percé d'un trou l'œsophage d'un chien fort, quoique de petite taille ; on a introduit dans son estomac 6 grammes de chlorure de baryum dissous dans 24 grammes d'eau distillée ; on a lié l'œsophage au-dessous de l'ouverture afin d'empêcher le vomissement : au bout de dix minutes, l'animal a fait de violents efforts pour vomir, et il a eu deux selles liquides. A midi quarante minutes, il a commencé à être agité de mouvements convulsifs ; il s'est couché sur le ventre, et il a éprouvé des secousses si fortes, qu'il a été soulevé et renversé malgré lui, en faisant des sauts brusques, comparables à ceux des grenouilles soumises à l'action d'une forte pile galvanique. Ces phénomènes ont cessé pendant quelques secondes pour se reproduire ensuite avec plus d'intensité. Cinq minutes après, les mouvements convulsifs étaient très marqués dans les muscles de la face ; il était impossible à l'animal de se tenir sur ses pattes; il tombait aussitôt qu'on le relevait. A midi cinquante-cinq minutes, les battements du cœur étaient très accélérés ; on pouvait en compter cent trente par minute ; les mouvements convulsifs étaient bornés à l'extrémité antérieure droite. Il est mort à une heure. On l'a ouvert sur-le-champ : le cœur battait avec force dans les premiers instants ; mais les battements diminuèrent sensiblement, au point qu'ils étaient excessivement rares et faibles au bout de trois minutes : le ventricule gauche renfermait du sang noir fluide. Les poumons étaient de couleur naturelle ; leur tissu, plus dense que dans l'état naturel, ne contenait presque point d'air, et n'était point crépitant (1). La membrane muqueuse de l'estomac était d'un rouge

_____

(1) Il arrive souvent, lorsque la mort est précédée de fortes convulsions, que les poumons ne renferment presque point d'air et que leur tissu est durci; on conçoit, en effet, que dans cet état de convulsion la respiration ne s'opérant que difficilement, l'asphyxie doive en être la suite. Il faut nécessairement avoir égard à cette circonstance avant de conclure que l'état patholo-

livide dans presque toute son étendue ; on pouvait l'enlever facilement en la frottant légèrement avec un couteau ; la tunique musculeuse offrait deux plaques larges chacune comme un écu de 6 francs, d'un rouge cérise. L'estomac renfermait une certaine quantité d'aliments.

EXPÉRIENCE VI⁰. — M. Brodie fit avaler à un gros chat 48 grammes de dissolution concentrée de chlorure de baryum : au bout de quelques minutes, l'animal vomit ; il eut des vertiges, devint insensible, et se coucha ; ses pupilles étaient dilatées ; il était immobile, et il avait de temps en temps des convulsions. Au bout de soixante-cinq minutes, il paraissait mort ; mais en plaçant la main entre les côtes, on sentait que le cœur battait encore cent fois par minute. On introduisit un tube dans la trachée-artère, et on gonfla les poumons environ trente-six fois par minute : le pouls cessa cependant de battre, et au bout de sept minutes, la circulation était entièrement suspendue (1).

EXPÉRIENCE VII⁰. — J'ai introduit dans l'estomac d'un chien de moyenne taille 6 grammes de chlorure de baryum dissous dans 180 grammes d'eau, et j'ai lié l'œsophage. L'animal a vécu trois heures et demie après avoir éprouvé la plupart des symptômes qu'avait présentés le chien qui fait le sujet de l'expérience 5ᵉ. On l'a ouvert immédiatement après avec précaution, et de manière à enlever les viscères de l'abdomen sans blesser le canal digestif. Le *foie*, la *rate* et les *reins*, coupés par petits morceaux et traités par l'eau distillée bouillante dans une capsule de porcelaine pendant une heure, ont fourni un *décoctum* que j'ai filtré et évaporé jusqu'à siccité dans une capsule de porcelaine ; le produit chauffé jusqu'à ce qu'il fût carbonisé et qu'il ne répandît plus de fumée, a été détaché de la capsule à l'aide de la lame d'un couteau et incinéré dans un creuset de platine : la cendre traitée par l'eau d'abord, puis par l'acide azotique, a donné deux dissolutions dans lesquelles il m'a été impossible de déceler la moindre trace de baryte, quoique le *solutum* aqueux fût alcalin. Pensant que si le chlorure de baryum avait été absorbé, il avait pu se transformer dans les organes en carbonate ou en sulfate insolubles, j'ai carbonisé par l'acide azotique le *foie*, la *rate* et les *reins*, que j'avais fait bouillir dans l'eau ; le charbon obtenu, après avoir été pulvérisé, a été chauffé au rouge intense pendant trois heures dans un creuset de platine ; j'ai alors versé sur ce charbon de l'acide azotique faible, qui a dégagé du *gaz acide sulfhydrique ;* la liqueur filtrée a été évaporée jusqu'à siccité, et le produit a été calciné dans un creuset de platine ; le résidu, *peu abondant*, était de la *baryte caustique*, mêlée d'un peu de bi-oxyde de baryum.

EXPÉRIENCE VIII⁰. — A une heure, on a saupoudré avec 2 grammes 60 centigrammes de chlorure de baryum solide, et 1 gramme 3 décigrammes du même sel dissous dans 4 grammes d'eau distillée, une plaie

gique des poumons dépend réellement de l'action directe de la substance vénéneuse.

(1) *Philosophical Transactions*, 1812 ; *Further experiments*, etc., by M. Brodie.

faite sur le dos d'un petit chien ; on a réuni les lambeaux de la plaie par trois points de suture : au bout de deux minutes, l'animal s'est mis à courir dans la salle ; il a cherché à s'échapper ; ses mouvements étaient brusques, et il ne pouvait pas rester un instant en repos : cet état a duré pendant dix minutes. Un quart d'heure après l'opération, il a eu une selle, et il a vomi deux fois une petite quantité de matières bilieuses. Au bout de six minutes, il a fait des efforts infructueux de vomissement. A une heure vingt-cinq minutes, il a éprouvé des secousses convulsives très fortes ; il était couché sur le ventre, et il agitait tantôt les pattes postérieures, tantôt les antérieures ; les muscles de la partie postérieure de la tête, ceux de la face et du tronc participaient à cet état général de convulsion. Il faisait des contorsions horribles et ne pouvait pas se tenir debout ; il était insensible ; sa respiration n'était point gênée ; il avait beaucoup d'écume à la bouche, et ne poussait aucun cri plaintif. Cet état a continué jusqu'à quatre heures : dès ce moment l'animal est devenu comme immobile, et il a expiré vingt-cinq minutes après. On l'a ouvert sur-le-champ. Le sang contenu dans le ventricule gauche était fluide et d'un rouge assez intense ; les battements du cœur étaient forts et fréquents. Les poumons, d'une belle couleur rose, étaient crépitants ; leur tissu paraissait un peu plus dense que dans l'état naturel. La membrane muqueuse de l'estomac et des intestins n'offrait aucune altération.

EXPÉRIENCE IXe. — M. Brodie a saupoudré avec 5 décigrammes de chlorure de baryum finement pulvérisé et humecté avec deux gouttes d'eau, deux plaies faites sur le côté et sur la cuisse d'un lapin. Au bout de quatre minutes, l'animal a paru éprouver l'action du poison ; il a eu des vertiges ; les extrémités postérieures se sont paralysées, et il est tombé peu à peu dans un état d'insensibilité générale ; ses pupilles étaient dilatées, il était couché et immobile ; il avait de temps en temps des mouvements convulsifs ; son pouls battait cent cinquante fois par minute ; les pulsations étaient faibles et offraient quelques intermittences. Vingt minutes après l'application du poison, l'animal paraissait mort ; mais en ouvrant la poitrine, on voyait que le cœur battait encore, et ses mouvements n'ont cessé qu'environ trois minutes après la mort (1).

OBSERVATION 1re. — Une jeune fille avala 32 grammes de chlorure de baryum, croyant prendre du sel de Glauber (sulfate de soude) : presque immédiatement après l'ingestion, la malade éprouva un sentiment de brûlure ; les vomissements, les convulsions, la céphalalgie et la surdité ne tardèrent pas à se déclarer, et la mort eut lieu au bout d'une heure. (*Journal of Science and the Arts*, ann. 1818, pag. 382.)

OBSERVATION 2e. — Une jeune femme qui n'avait pas mangé depuis vingt-quatre heures, et qui était probablement sous l'influence de quelque affection morale triste, remplit à moitié une tasse à thé avec du carbonate de baryte, ajouta de l'eau, et avala le tout, sans y trouver aucun goût particulier. Peu de temps après, on lui administra une médecine qui la fit

_____
(1) *Philosophical Transactions*, vol. cité.

vomir. En se rendant à l'hôpital de Middlesex, dans la soirée, deux heures après l'accident, elle éprouva, pour la première fois, une obscurité de la vue suivie de diplopie, des tintements d'oreilles, de la céphalalgie, des battements dans les tempes, une sensation de distension et de pesanteur à l'épigastre; la malade se sentait comme gonflée par des gaz, et se plaignait de palpitations. Quand elle fut couchée, elle accusa d'abord de la douleur dans les jambes et dans les genoux, et des crampes dans les mollets. Elle vomit à deux reprises une matière qui ressemblait à un mélange de chaux et d'eau, et qui déposa. La peau était chaude et sèche, le visage injecté, le pouls à quatre-vingts, plein et dur. On prescrivit le sulfate de magnésie à doses répétées. Pendant la nuit, elle eut quinze selles, et fut privée de sommeil par la céphalalgie, la douleur de l'épigastre, et le tintement d'oreilles. Le lendemain, la peau était chaude, couverte de sueur; le pharynx était le siége d'une légère douleur. La langue était humide et tapissée d'un enduit blanchâtre. Un ou deux jours plus tard, les crampes devinrent très intenses dans tous les membres qui faisaient éprouver au malade une sensation de pesanteur, et qui étaient douloureux au toucher. Ces symptômes persistèrent pendant long-temps, à quelques modifications près; ceux qui ont duré le plus long-temps sont, la céphalalgie, la douleur du côté gauche et de l'épigastre, des palpitations violentes et long-temps prolongées. La guérison fut très lente.

M. Orfila admet que la baryte et son carbonate causent la mort en agissant sur le système nerveux, et qu'ils corrodent les parties avec lesquelles ils sont en contact. M. Brodie pense, d'après des expériences faites avec le chlorure de baryum, que la mort est causée par l'action du poison sur le cerveau et sur le cœur. Dans le cas qui précède, les symptômes nerveux et circulatoires étaient troublés; mais l'issue heureuse de la maladie s'est opposée à ce qu'on pût constater les lésions causées dans l'estomac, s'il en existait. (*Medico-chirurg. Review*, octobre 1834.)

Symptômes de l'empoisonnement par la baryte et ses composés.

La baryte et tous ses sels solubles sont vénéneux à petite dose; le carbonate l'est également, parce qu'il se transforme dans l'estomac en un sel soluble à la faveur des acides contenus dans ce viscère. On peut résumer ainsi les symptômes que déterminent la baryte et ses composés vénéneux : nausées, vomissements pénibles et réitérés, vertiges, insensibilité, état d'affaissement, mouvements convulsifs partiels et généraux, quelquefois excessivement intenses, et qui cessent pendant quelques instants pour reparaître avec plus de force, battements de cœur fréquents, respiration momentanément suspendue, dilatation des pupilles; l'animal ne tarde pas à tomber dans un état d'immobilité et d'insensibilité; on voit quelquefois aussi des paralysies partielles; la mort arrive au bout d'une ou de quelques heures.

Lésions de tissu produites par la baryte et ses composés.

La baryte et le carbonate de baryte introduits dans l'estomac déterminent une vive inflammation de sa tunique interne ; les autres membranes sont enflammées à un moindre degré. L'action locale du chlorure de baryum est moins intense.

Conclusions. —1° Ces composés irritent les parties avec lesquelles on les met en contact, sont absorbés, et portent leur action meurtrière sur le système nerveux, et notamment sur la moelle épinière ; d'après M. Brodie, le chlorure de baryum agirait particulièrement sur le cerveau et sur le cœur ; 2° il suffit de les employer à des doses assez faibles pour occasionner la mort des chiens ; 3° on peut démontrer leur présence dans les viscères éloignés des parties avec lesquelles ils ont été mis en contact ; d'où il suit que l'expert ne devra jamais négliger de les chercher dans ces viscères quand il n'aura pas pu les découvrir dans le canal digestif ; 4° le chlorure de baryum injecté dans les veines tue promptement les chiens en agissant sur le système nerveux et en coagulant le sang.

Traitement de l'empoisonnement par la baryte et ses composés.

Les sulfates solubles sont des contre-poisons de la baryte et de ses composés ; leur administration est suivie de succès s'ils sont employés à temps. Les expériences-suivantes ne laissent aucun doute à cet égard :

1° On a fait avaler à un petit chien 16 grammes de sulfate de baryte réduit en poudre fine : au bout de trois heures, l'animal a vomi une petite quantité de matières blanchâtres ; le lendemain il était parfaitement rétabli. On a donné à un autre petit chien 24 grammes du même sel : il n'a point paru incommodé, et il n'a fait aucun effort pour vomir.

2° A onze heures, on a détaché et percé d'un trou l'œsophage d'un petit chien ; on a introduit dans son estomac 8 grammes de chlorure de baryum dissous dans 32 grammes d'eau distillée ; six minutes après, on a fait arriver dans ce viscère 40 grammes de sulfate de soude (sel de Glauber) dissous dans 128 grammes d'eau ; l'œsophage a été lié au-dessous de l'ouverture afin d'empêcher le vomissement. Un quart d'heure s'était à peine écoulé que l'animal a fait de violents efforts pour vomir. A onze heures quarante minutes, il a eu une selle liquide très abondante : la matière était blanche, lactescente, trouble comme si elle eût tenu une petite quantité de *sulfate de baryte* en suspension. A midi, il a eu une seconde selle de même nature, dans laquelle on pouvait distinguer de petits grumeaux terreux blancs, qui ont fourni à l'analyse du sulfate de baryte. A une heure, il a encore évacué une nouvelle quantité de ce liquide blanchâtre, grumeleux, et a fait de nouveaux efforts pour vomir. A six heures du soir, il n'avait ni mouvements convulsifs ni paralysie des membres; il marchait et il cherchait à s'échapper. Le lendemain matin, à six heures, il n'offrait aucun symptôme remarquable; il paraissait fatigué et abattu. Il est mort à dix heures du soir, trente-cinq heures après l'introduction dans l'estomac de la substance vénéneuse. Les poumons étaient sains; la membrane muqueuse de l'estomac et des intestins était presque dans l'état naturel; on remarquait seulement, dans la portion qui avoisine le pylore, une petite tache foncée de la grosseur d'un pois, qui paraissait enflammée.

Que l'on compare les résultats de cette expérience avec ceux dont j'ai parlé à la page 246 (exp. 5°) : l'animal qui en fait le sujet n'avait pris que 6 grammes de ce sel; il ne vécut que quarante-huit minutes; il fut agité de mouvements convulsifs horribles, et, après la mort, la membrane muqueuse de son estomac se trouva enflammée dans toute son étendue. Les *sulfates solubles* sont donc des contre-poisons du chlorure de baryum, pourvu qu'on les administre avant que ce sel ait été absorbé en quantité suffisante pour agir d'une manière funeste sur le système nerveux.

L'observation faite par M. Devergie, et tendant à diminuer la valeur des sulfates solubles dans le cas dont il s'agit, n'a aucune portée : « Le carbonate de baryte, dit-il, est plus insoluble que le sulfate, et » il agit comme corps vénéneux; dès lors on ne peut considérer le » sulfate de baryte formé comme n'exerçant aucune action délétère » en vertu de son insolubilité. » (*Méd. légale*, t. III, p. 348.) Mais il suffit de la plus légère réflexion pour voir qu'il n'y a aucune parité à établir entre le mode d'action de ces deux sels. Le carbonate de baryte, en tant que sel insoluble, n'occasionnerait aucun désordre; il ne tue que parce que les acides contenus dans l'estomac le changent promptement *en un sel soluble*, ce qui n'arrive pas au sulfate de baryte.

Le médecin appelé pour secourir les individus qui auront avalé des composés de cette espèce, devra donc recourir sur-le-champ aux dissolutions légères de sulfate de soude ou de sulfate de magnésie (sel de Glauber, sel d'Epsom), et même à l'eau de puits, qui se trouve souvent contenir une assez grande quantité de sulfate de chaux. Si le vomissement ne se déclare point en peu de temps, il le favorisera en titillant la luette avec une plume, en chatouillant le gosier, et même en administrant un émétique : par ce moyen, le poison sera expulsé avant d'avoir été absorbé en assez grande quantité pour produire la mort.

Le traitement consécutif de cet empoisonnement variera ensuite selon la nature et l'intensité des symptômes auxquels le malade sera en proie; mais, en général, il faudra recourir aux antiphlogistiques et aux narcotiques.

Recherches médico-légales.

Baryte pure. —Elle est solide, grise ou blanche suivant qu'elle est anhydre ou hydratée, et soluble dans l'eau. La dissolution aqueuse *concentrée* ramène au bleu le papier rougi, précipite en blanc par les acides carbonique, sulfurique et phtorhydrique silicé. Le carbonate de baryte, s'il n'a pas trop de cohésion, se dissout dans un excès d'acide carbonique; le sulfate est insoluble dans l'eau et dans l'acide azotique, et le pthorosilicate est gélatineux. La dissolution *très étendue de baryte* ramène aussi le papier rougi au bleu, et précipite par les acides carbonique et sulfurique, ce qui le distingue de la dissolution très étendue de strontiane qui ne précipite pas par l'acide sulfurique.

Baryte mêlée à des liquides alimentaires, à des matières vomies et à celles qui sont contenues dans le canal digestif. — Si la proportion de baryte contenue dans ces matières est faible, on ne la trouvera pas dans la dissolution, parce qu'elle aura été *transformée* en carbonate, en phosphate, et surtout en *sulfate* insoluble, par les carbonates, les phosphates et les sulfates solubles que contiennent les matières organiques; dans ce cas, les liquides *ne ramèneront pas au bleu* le papier de tournesol rougi par un acide. Si la dose de baryte, au contraire, dépasse 8, 10, 12 ou 20 centigrammes, la liqueur bleuit en général le papier rougi. Admettons qu'il en soit ainsi. Après avoir constaté l'alcalinité de cette liqueur, on l'évaporera jusqu'à siccité dans une capsule de porcelaine à une douce chaleur; la masse sera traitée par de l'acide azotique pur, étendu de cinq à six fois son poids d'eau distillée bouillante; on filtrera la liqueur après quelques minutes d'ébullition, et on la fera évaporer dans une capsule de porcelaine jusqu'à ce qu'elle soit carbonisée et qu'elle ne répande plus de fumée; alors on détachera le charbon avec la lame d'un couteau propre et on l'incinérera dans un creuset de platine; la cendre contiendra de la baryte *caustique* ou carbonatée et un peu de bi-oxyde de baryum, suivant la proportion d'acide azotique et de matière organique contenue dans le charbon; il arrivera pourtant le plus ordinairement que la majeure partie de la baryte, sinon la totalité, se trouvera à l'état caustique; on fera bouillir cette cendre dans l'eau distillée; on filtrera, et le *solutum* offrira tous les caractères de l'eau de baryte. Dans la crainte qu'une portion de baryte n'ait été transformée en carbonate pendant l'incinération, on traitera par l'acide azotique affaibli la cendre épuisée par l'eau bouillante ; le liquide, filtré, évaporé à siccité et calciné dans un creuset de platine , laissera de la baryte *caustique* et un peu de bi-oxyde de baryum.

On devra alors s'occuper de rechercher la portion de baryte décomposée par les carbonates et les sulfates solubles contenus dans la matière organique. . Pour cela on desséchera dans une capsule de porcelaine la matière solide restée après le premier traitement par l'acide azotique affaibli ; on la carbonisera par l'acide azotique pur et concentré, puis on incinérera le charbon dans un creuset de platine que l'on maintiendra à une chaleur rouge ; il suffit de deux heures pour que le carbonate de baryte soit décomposé et pour que le sulfate soit changé en sulfure de baryum. On traitera la cendre par de l'acide azotique pur affaibli, qui dégagera du gaz acide sulfhydrique, reconnaissable à son odeur, précipitera du soufre et donnera de l'azotate de baryte soluble ; on filtrera pour avoir celui-ci et le faire évaporer dans une petite capsule de porcelaine ; l'azotate de baryte solide , calciné dans un creuset de platine, laissera la *baryte caustique* mêlée d'un peu de bi-oxyde de baryum.

Si le mélange organique dont il s'agit ne contenait pas de baryte libre et qu'il ne ramenât par conséquent pas au bleu le papier rougi , il faudrait au lieu de le traiter d'abord par l'acide azotique affaibli, après l'avoir desséché , le carboniser par l'acide azotique dans une capsule de porcelaine, puis incinérer le charbon comme il vient d'être dit, dans le but de décomposer le carbonate et le sulfate de baryte qui se seraient formés.

S'il s'agissait de déceler la baryte qui pourrait se trouver dans les tissus du canal digestif ou dans les autres viscères, par suite de l'absorption ou d'une combinaison qui aurait eu lieu , on ferait bouillir ces organes coupés en petits fragments, avec de l'eau distillée pendant une heure ; la dissolution filtrée serait traitée comme je l'ai dit en parlant de la baryte mêlée à des liquides alimentaires, etc. (Voyez page 252.) Si la dissolution aqueuse ne fournissait point de baryte, on devrait chercher celle-ci dans les tissus qui auraient déjà subi l'action de l'eau bouillante, en les carbonisant par l'acide azotique concentré et pur, puis en maintenant à une chaleur rouge dans un creuset de platine le charbon, afin de décomposer le carbonate et surtout le sulfate de baryte que ces tissus pourraient renfermer, par suite de la transformation d'un composé de baryte soluble en carbonate ou en sulfate de baryte.

Carbonate de baryte.— Ce sel est solide, blanc insipide , insoluble dans l'eau et soluble avec effervescence dans l'acide azotique affaibli ; les acides sulfurique et pthorhydrique silicé agissent sur l'azotate obtenu comme sur la baryte. En évaporant cet azotate jusqu'à siccité et en calcinant le produit dans un creuset de platine, on obtient de la baryte mêlée d'un peu de bi-oxyde de baryum.

Si le carbonate de baryte était mélangé à des matières organiques, il faudrait commencer par examiner si la portion liquide de ces matières ne contiendrait pas un sel de baryte soluble. Il se pourrait en effet qu'une portion et même la totalité de ce carbonate eût été transformée dans le canal digestif en acétate ou en chlorure de baryum, à la faveur des acides acétique et chlorhydrique que l'estomac contient. Pour cela on agirait comme je l'ai dit en parlant de la baryte mêlée à des liquides alimentaires. Si la transformation dont je parle n'avait pas eu lieu, on dessècherait les matières organiques dans une capsule de porcelaine et on traiterait le produit par l'acide azotique étendu d'eau, comme il a été dit plus haut. On finirait par obtenir de la baryte caustique mêlée d'un peu de bi-oxyde de baryum.

Enfin, ici comme pour la baryte, on devrait pousser les opérations assez loin pour découvrir la portion de baryte qui aurait pu être absorbée ou passer à l'état de sulfate, et se trouver dans la masse solide ou dans les organes déjà traités par l'acide azotique faible : il s'agirait tout simplement de carboniser les parties solides restantes par l'acide azotique, puis de calciner le charbon pendant deux heures au moins à une chaleur rouge intense, afin d'obtenir du sulfure de baryum ou du carbonate de baryte, que l'on décomposerait par l'acide azotique affaibli ; la liqueur filtrée, évaporée et calcinée, laisserait de la baryte caustique, mêlée d'un peu de bi-oxyde de baryum.

Chlorure de baryum. — Il est solide, blanc, pulvérulent ou cristallisé en lames carrées, d'une saveur âcre très piquante, sans action sur le papier rouge ou bleu de tournesol, soluble dans l'eau et insoluble dans l'alcool concentré.

Dissolution aqueuse concentrée ou étendue. — Elle fournit avec les carbonates solubles un précipité blanc de carbonate de baryte soluble dans l'acide azotique ; ce précipité chauffé avec du charbon dans un creuset de platine, laisse de la baryte caustique mêlée d'un peu de bi-oxyde de baryum ; les sulfates solubles en précipitent du sulfate de baryte blanc insoluble dans l'eau et dans l'acide azotique pur ; ce sulfate calciné avec du charbon donne du sulfure de baryum (voy. p. 253); l'azotate d'argent y fait naître un précipité de chlorure d'argent, insoluble dans l'eau et dans l'acide azotique froid ou bouillant, et soluble dans l'ammoniaque.

Chlorure de baryum mêlé à des liquides organiques, à la matière des vomissements, et à celle qui se trouve dans le canal digestif. — L'eau sucrée, le thé, l'albumine, la gélatine et le lait ne sont pas troublés par ce sel. Le bouillon et le vin ne sont précipités qu'à raison des sels qu'ils contiennent et qui peuvent former avec le chlorure de baryum des sels insolubles, comme du sulfate, du tartrate, du phosphate de baryte, etc.

Procédé. — On évapore le mélange organique jusqu'à siccité dans une capsule de porcelaine, et on traite le produit par l'eau distillée bouillante, afin de dissoudre le chlorure de baryum qu'il peut renfermer; la dissolution filtrée est desséchée dans une capsule de porcelaine jusqu'à ce-qu'elle soit carbonisée et ne répande plus de fumée; alors on incinère le charbon dans un creuset de platine et l'on fait bouillir la cendre dans de l'acide azotique étendu d'eau; l'azotate dissous, filtré, évaporé jusqu'à siccité et décomposé par le feu dans un creuset de platine, laisse de la baryte. Si au lieu de soumettre la cendre à l'action de l'acide azotique, on la traitait par l'eau, on ne retirerait pas le plus ordinairement un atome de baryte, parce que pendant l'incinération le chlorure de baryum se trouve transformé en carbonate de baryte, par suite de l'action des carbonates de potasse et de soude qu'elle renferme sur ce chlorure.

La matière solide non dissoute par l'eau est desséchée dans une capsule de porcelaine et carbonisée par l'acide azotique, puis le charbon est incinéré dans un creuset de platine pour transformer le sulfate de baryte qu'elle peut contenir en sulfure de baryum (voy. p. 253). Il importe de savoir que le chlorure de baryum, à moins qu'il n'existe en assez forte proportion dans les matières dont je parle, passe constamment et presque en totalité à l'état de carbonate et de sulfate de baryte insolubles, en sorte que le traitement aqueux des matières suspectes évaporées jusqu'à siccité n'en contient pas ou en renferme à peine. C'est donc dans la portion insoluble dans l'eau qu'il faudra le chercher; j'ai souvent mélangé 12 à 15 centigrammes de chlorure de baryum avec 2 ou 300 grammes d'un mélange de bouillon, de lait et de café, sans en découvrir un atome dans le traitement aqueux dont il s'agit, tandis que j'obtenais facilement une proportion notable de baryte en incinérant, comme je l'ai dit, la masse que l'eau n'avait point dissoute.

S'il s'agissait de découvrir *dans les viscères* ou dans les *tissus* du canal digestif le chlorure de baryum qui aurait été *absorbé* ou qui se serait peut-être combiné avec les parois de l'estomac ou des intestins, on ferait bouillir avec de l'eau distillée pendant une heure tous ces organes dans une capsule de porcelaine, et l'on procéderait avec ce liquide et avec la matière solide restante, comme je l'ai prescrit en parlant de la baryte absorbée et contenue dans nos viscères (voy. p. 253). *C'est ainsi que j'ai décélé de la baryte dans le foie, la rate et les reins* d'un chien que j'avais empoisonné avec 6 grammes de chlorure de baryum dissous dans 180 grammes d'eau distillée.; l'animal avait vécu trois heures et demie, et avait été ouvert immédiatement après la mort. Le *décoctum* aqueux de ces organes ne m'a point fourni de baryte; mais la partie solide épuisée par l'eau, carbonisée par l'acide azotique, puis chauffée pendant deux heures dans un creuset de platine, a laissé du sulfure de baryum que j'ai décomposé par l'acide chlorhydrique; en filtrant, j'ai vu que la liqueur contenait du chlorure de baryum.

Je ne saurais assez insister sur la nécessité de chercher, dans la plupart des cas, dans les matières insolubles dans l'eau, la baryte et ses composés, parce qu'ils sont facilement transformés en carbonate et en sulfate insolubles; cette décomposition a constamment lieu lorsqu'on a administré aux malades des sulfates solubles.

DES SELS DE STRONTIANE.

Il résulte d'un travail intéressant fait par le docteur Gmelin de Tubingue : 1° que le *chlorure de strontium* n'a point agi sur les lapins qui en avaient avalé 8 grammes dissous dans l'eau ; 2° qu'à la dose de 16 grammes dissous dans 48 grammes d'eau, ce sel a produit les effets suivants chez un lapin : ralentissement du mouvement du cœur, paralysie des extrémités au bout de cinq heures, mouvement involontaire de la tête; mort le lendemain ; l'intérieur de l'estomac offrait une multitude d'ecchymoses, mais il y avait à peine de l'inflammation ; 3° qu'à la dose de 8 grammes, ce même sel n'a déterminé aucun accident fâcheux chez un chien : seulement l'animal a eu un vomissement ; 4° que 5 décigrammes injectés dans la veine jugulaire d'un vieux chien n'ont produit aucun effet ; 5° que 8 grammes de *carbonate de strontiane* n'ont exercé aucune action nuisible sur un lapin ; 6° que 4 grammes d'*azotate de strontiane* effleuris à l'air et dissous dans 32 grammes d'eau, ont accéléré les battements du cœur des lapins et déterminé une forte diarrhée, ce qui permet de conclure que l'azotate est plus actif que les autres sels de strontiane, et qu'il agit sur le cœur et sur le canal intestinal. (*Journal de Chimie médicale*, numéro d'avril 1825.)

DE L'AMMONIAQUE ET DU CARBONATE D'AMMONIAQUE.

Action sur l'économie animale.

EXPÉRIENCE Ire. — On a injecté dans la veine jugulaire d'un chien fort, quoique de petite taille , 3 grammes 30 centigrammes d'ammoniaque liquide moyennement concentrée : sur-le-champ l'animal a éprouvé une roideur tétanique dans les quatre membres; il a eu une excrétion d'urine involontaire, et ses muscles, principalement ceux des lèvres et des extrémités, ont été agités de mouvement convulsifs. Il a continué de vivre dans cet état jusqu'à la dixième minute après l'injection. On l'a ouvert sur-le-champ : la contractilité était éteinte dans les muscles ; les poumons étaient crépitants, d'une couleur rouge livide, et contenaient une petite quantité de sang ; il y avait dans l'oreillette gauche quelques caillots gélatineux formés par du sang d'un rouge foncé ; le ventricule gauche renfermait une assez grande quantité de ce même fluide non coagulé et d'une couleur noirâtre.

EXPÉRIENCE IIᵉ. — On a détaché et percé d'un trou l'œsophage d'un petit chien ; on a introduit dans son estomac, à l'aide d'une sonde de gomme élastique, 2 grammes d'ammoniaque liquide concentrée, et on a lié l'œsophage au-dessous de l'ouverture afin d'empêcher le vomissement. L'animal a paru d'abord brûlé ; au bout de cinq minutes, il était tellement insensible qu'on le croyait mort ; quelques instants après, on l'a mis sur ses pattes, et il a marché ; il faisait des inspirations excessivement profondes ; il n'avait point envie de vomir, et ses membres n'étaient ni paralysés ni agités de mouvements convulsifs : on remarquait cependant un léger tremblement des extrémités postérieures. Cinq heures après l'introduction du poison, il conservait encore la faculté de marcher, et il continuait à trembler. Le lendemain matin, à sept heures (vingt heures après l'empoisonnement), il était couché sur le côté, insensible et mourant. Il a expiré trois heures après. L'œsophage ne présentait aucune altération ; la membrane muqueuse de l'estomac était d'un rouge peu intense dans une partie de son étendue ; elle était blanche dans les autres points ; il n'y avait ni ulcération ni perforation d'aucune des tuniques de ce viscère ; les intestins et les poumons étaient dan. l'état naturel.

EXPÉRIENCE IIIᵉ. — J'ai fait avaler à un chien à jeun depuis vingt-quatre heures 8 grammes d'ammoniaque dissous dans 300 grammes de lait, de bouillon et de café ; l'œsophage et la verge ont été liés. Voyant au bout de vingt-quatre heures que l'animal n'était pas mort, je l'ai tué, et j'ai procédé immédiatement à son ouverture. Les matières trouvées dans l'*estomac* ont été introduites dans une cornue, ainsi que 100 grammes d'eau distillée, avec laquelle je venais de laver à plusieurs reprises la surface interne de ce viscère ; on a chauffé à une douce chaleur, et l'on a obtenu dans le récipient un liquide incolore, répandant à peine une odeur ammoniacale, mais rétablissant fortement la couleur bleue du papier de tournesol rougi, et donnant d'épaisses vapeurs de chlorhydrate d'ammoniaque, dès qu'on plaçait au-dessus de lui un papier trempé dans l'acide chlorhydrique.

L'*urine* (environ 80 grammes), distillée de même, a présenté les mêmes caractères.

Le *foie* et la *rate*, coupés en petits morceaux, ont été introduits dans une cornue avec 200 grammes d'eau distillée, et chauffés après six heures de contact ; le liquide recueilli dans le récipient se comportait exactement comme ceux qui avaient été fournis par les matières contenues dans l'estomac et par l'urine.

EXPÉRIENCE IVᵉ. — On n'a rien obtenu de semblable en distillant les liquides extraits de l'estomac d'un chien non empoisonné, à qui on avait fait prendre vingt-quatre heures auparavant 300 grammes de lait, de bouillon et de café. Le *foie* et la *rate* de cet animal, distillés avec de l'eau, n'ont pas donné non plus un liquide ammoniacal analogue à celui que j'avais recueilli en distillant le foie et la rate du chien qui avait fait le sujet de l'expérience 3ᵉ.

EXPÉRIENCE Vᵉ. — A neuf heures, on a fait avaler à un chien de moyenne taille 10 grammes de carbonate d'ammoniaque réduit en poudre fine. Deux minutes après, l'animal a vomi une petite quantité de matières jaunâtres, molles, mêlées de sang rouge. A neuf heures six minutes, il a été agité de quelques mouvements convulsifs; bientôt les convulsions sont devenues générales et horribles; les muscles de la face, ceux du tronc et des extrémités se contractaient avec violence, en sorte que l'animal était dans un grand état d'agitation, et faisait des contorsions effrayantes. Au bout de deux ou trois minutes, il a roidi, et étendu ses membres; son corps est devenu arqué, et la tête, fortement renversée en arrière, faisait aisément reconnaître l'état tétanique dans lequel il se trouvait. Il est mort à neuf heures douze minutes.

Autopsie, faite immédiatement après la mort. Le cœur ne se contractait plus; le ventricule gauche renfermait beaucoup de sang fluide, d'un rouge légèrement foncé; les poumons étaient crépitants dans plusieurs points; mais ils offraient quelques portions dont le tissu contenait peu d'air, et ne faisait entendre aucun cri lorsqu'on le coupait. La membrane muqueuse de l'estomac était d'un rouge foncé et évidemment enflammée dans la moitié qui avoisine le cardia; l'autre portion était blanche et dans l'état naturel.

La même expérience, répétée avec une égale dose de carbonate dissous dans 12 grammes d'eau, a fourni des résultats analogues. Lorsque ce sel est exposé à l'air pendant quelques jours, il perd en partie ses qualités vénéneuses, ce qui doit être attribué à la vaporisation de l'ammoniaque qu'il contient en excès.

OBSERVATION 1ʳᵉ. — Un médecin, âgé de trente ans, d'une forte constitution, d'un tempérament sanguin, était sujet depuis plusieurs années à des accès d'épilepsie, pour lesquels il suivait, depuis neuf mois, un traitement empirique. Un matin, après avoir déjeuné avec du chocolat, il eut un accès en présence du portier de sa maison. Cet homme, apercevant sur la cheminée un petit flacon qui contenait de l'ammoniaque, et présumant que c'était à ce liquide qu'on avait recours pour faire cesser les mouvements convulsifs, en mouilla à plusieurs reprises le coin d'un mouchoir, qu'il appliqua contre les narines du malade, et qu'il introduisit dans sa bouche. Huit grammes d'ammoniaque furent ainsi employés : on peut croire qu'il s'en est perdu 4 grammes, et que 4 grammes, tout au plus, ont été introduits tant dans les narines que dans la bouche ; mais il est permis aussi de soupçonner que le portier, qui pouvait avoir vu ce que l'on voit tous les jours dans les rues, des épileptiques avaler d'assez fortes doses de liqueur d'Hoffmann, aura cru pareillement pouvoir verser l'alcali de la même manière dans la bouche de ce malheureux.

Quoi qu'il en soit, l'accès fut long. Dès que le malade eut repris connaissance, il ressentit une douleur brûlante depuis la bouche jusqu'à la région de l'estomac, et une gêne très grande dans la respiration. Il avala de son propre mouvement un grain d'opium, et fit faire une potion avec le kermès, dont il ne put prendre qu'une très petite partie. Chrestien, qui le visita d'abord en l'absence de Nysten, le trouva dans un état d'irritation et de souffrance extraordinaires, pouvant à peine avaler, respirant avec beaucoup de difficulté, faisant entendre une espèce de râle à chaque mouvement inspiratoire. On appliqua des sangsues au cou, sans produire aucun soulagement. Une émulsion ordonnée pour boisson excitait de la toux avec expectoration de mucosités abondantes. Nysten ne le vit que le lendemain à sept heures du matin. La nuit avait été sans sommeil. La face était altérée, la respiration fréquente, pénible, stertoreuse. Un liquide séreux coulait par intervalles des cavités nasales, et l'air ne pouvait en aucune manière les traverser. La soif était très vive, et la déglutition fort difficile. Le malade toussait, et expectorait beaucoup de matières muqueuses. La toux et l'expectoration étaient surtout provoquées par l'arrivée de la boisson dans l'arrière-bouche ; il ne passait que très peu de liquide dans l'œsophage. 500 grammes, au moins, de mucosités, mêlées d'émulsion, avaient été rendus pendant la nuit. La voix était basse, faible, la parole fatigante et entrecoupée, à cause de l'état de la respiration. On voyait une petite escarre noire à la partie moyenne de la lèvre inférieure, et une autre au sommet de la langue. La surface de cet organe était blanche ; le voile du palais, ses piliers, les amygdales et la paroi postérieure du pharynx étaient d'un rouge foncé. La luette était rétractée, et recouverte d'une couche muqueuse blanche ; les amygdales paraissaient à peine engorgées. Le malade éprouvait une chaleur brûlante à la gorge, dans la poitrine et à l'estomac. Il avait rendu un peu d'urine rouge. Un dévoiement chronique, qu'avait entretenu le remède empirique dont il faisait usage, était supprimé ; la peau était chaude et sèche, le pouls petit, fréquent et faible, les facultés intellectuelles dans leur état naturel.

Nysten fit appliquer un large vésicatoire sur le sternum, comme révulsif, conseilla des lavements émollients, et fit continuer la boisson émulsionnée, qu'on administrait avec un biberon. Le soir, l'état était le même, à la faiblesse près, qui était augmentée. Le malade, à l'aide du biberon, avala un peu de liquide, mais trop peu comparativement au besoin qu'il en avait. Nysten, de concert avec Chrestien, recommanda d'insister sur les lavements adoucissants avec le bouillon de veau ; mais on ne put en donner aucun : le liquide ressortait avec force du rectum au moment de son introduction. La nuit se passa dans les mêmes souffrances. Le malade, qui connaissait parfaitement son état, se livrait au désespoir.

Le lendemain, grand affaiblissement. Le vésicatoire avait détaché l'épiderme, mais n'avait pas provoqué d'excrétion séreuse. On en avait appliqué deux autres aux environs du premier, qui ne produisirent pas plus d'effet. L'oppression extrême, l'augmentation du râle, avec menace de suffocation, la petitesse et la dépression du pouls, qui était à peine sensible, tout annonçait une prochaine agonie : cependant ce malheureux conservait toute sa raison ; il était tourmenté d'une soif dévorante, et l'on ne pouvait faire parvenir que très peu de liquide dans l'estomac. Pour le soulager, Nysten introduisit une sonde de gomme élastique dans l'œsophage par la narine gauche, et s'en servit pour injecter de l'émulsion dans l'estomac, à l'aide d'une petite seringue. Il essaya inutilement d'administrer des lavements au moyen d'une semblable canule introduite dans le rectum : le liquide était repoussé avec force, sans doute par la contraction spasmodique des gros intestins. A dix heures, le pouls était insensible ; à onze, le malade expira.

Examen cadavérique. — Les membranes du cerveau étaient saines, et présentaient seulement quelques adhérences entre l'arachnoïde et les granulations cérébrales dites *glandes de Pacchioni*, que l'on trouve à l'extérieur du sinus longitudinal supérieur. La pulpe cérébrale était injectée, comme on l'observe dans la plupart des sujets sanguins. Il n'y avait que quelques gouttes de sérosité dans les ventricules latéraux. La *corne d'Ammon* du côté gauche était beaucoup plus consistante que celle du côté droit, et que les autres parties du cerveau qui répondent aux ventricules. C'est surtout à la partie de la corne d'Ammon qui aboutit à la cavité digitale que sa consistance était remarquable. La protubérance annulaire était aussi plus consistante que dans l'état ordinaire. La base du cerveau et le cervelet paraissaient parfaitement sains. La membrane muqueuse des fosses nasales était partout d'un rouge intense, et recouverte d'une couche albumineuse membraniforme qui bouchait les narines. La langue ne présentait d'autre altération que la petite escarre dont il a été fait mention. Les papilles muqueuses de sa base étaient très développées ; le voile du palais, ses piliers et toute la membrane muqueuse de l'arrière-bouche, d'un rouge intense ; la luette, comme racornie, était couverte d'une couche muqueuse. La face antérieure de l'épiglotte était saine ; mais la face postérieure et l'entrée de la glotte étaient très rouges, et recouvertes d'une fausse membrane. Toute la tunique muqueuse de la trachée-artère et des bronches était d'un rouge vif, et tapissée par endroits d'une couche membraniforme ; on en voyait des portions jusque dans les ramifications bronchiques. Les poumons étaient crépitants en devant ; mais leurs parties postérieures étaient gorgées de sang, ce qui pouvait être survenu après la mort. Le péricarde contenait peu de sérosité ; le cœur, assez volumineux, n'offrait rien d'extraordinaire.

La membrane muqueuse œsophagienne présentait quelques stries d'un rouge vif ; on en voyait de semblables dans celle de l'estomac, suivant la direction des fibres musculaires; le duodénum était sain. Il existait une petite invagination vers le milieu du jéjunum. La membrane muqueuse de cet intestin et celle de l'iléum présentaient diverses plaques rouges; les gros intestins étaient sains. La vessie urinaire était très rétractée; on remarquait vers le trigone vésical quelques traces de phlogose. Tous les autres viscères étaient à l'état normal.

Suivant Nysten, le malade a succombé à une inflammation très aiguë de la membrane muqueuse du larynx et des bronches, causée par l'ammoniaque, et que l'on peut comparer à un *croup* aigu. C'est par la violence de l'inflammation, et non par la suffocation ou l'asphyxie, que le malade a péri. (*Gazette de santé*, 21 mai 1816.)

OBSERVATION 2e. — Martinet, Huxham, Haller, etc., rapportent des cas dans lesquels l'ammoniaque liquide a occasionné la mort dans l'espace de quelques minutes, après avoir brûlé les lèvres, la langue, le palais, etc., et avoir déterminé des hémorrhagies des intestins, du nez, et la fièvre hectique.

Symptômes et lésions de tissu développés par l'ammoniaque et par le sesqui-carbonate d'ammoniaque.

Ils ne diffèrent pas de ceux que déterminent les poisons irritants les plus énergiques; les parties touchées sont fortement enflammées, et il en résulte des accidents variés, suivant que l'action a porté sur le canal digestif, sur la membrane muqueuse de la bouche, du larynx, de la trachée, des bronches, etc. Toujours ces accidents inflammatoires sont suivis de phénomènes nerveux d'une grande intensité, comme on peut s'en assurer en lisant les expériences 2e et 5e, ainsi que l'observation 1re, p. 257 et 258.

Conclusions. — 1° L'ammoniaque et le sesqui-carbonate d'ammoniaque sont absorbés, et agissent en excitant le système nerveux et particulièrement la colonne vertébrale, indépendamment de l'action très irritante qu'ils exercent sur les parties avec lesquelles ils ont été mis en contact; 2° ils agissent à peu près de même quand on les ingère dans le système veineux.

Traitement de l'empoisonnement par l'ammoniaque et par le sesqui-carbonate d'ammoniaque.

L'eau vinaigrée jouit ici des avantages dont j'ai parlé en faisant l'histoire de la potasse; nul doute que ce ne soit un médicament utile pour neutraliser l'ammoniaque qui se trouverait encore libre dans le canal digestif. Malheureusement cet alcali exerce son action avec une promptitude extrême, et on ne saurait trop faire sentir aux praticiens la

nécessité d'agir sans le moindre retard, afin de s'opposer au développement des symptômes nerveux, et de ceux qui caractérisent les inflammations des organes contenus dans le bas-ventre.

Recherches médico-légales.

Ammoniaque liquide concentrée. — Liquide incolore, d'une odeur
vive, piquante, *sui generis*, d'une saveur très caustique, verdissant le
sirop de violettes, rétablissant la couleur bleue du papier de tournesol
rougi, répandant des vapeurs blanches épaisses dès qu'on place au-
dessus de lui un papier ou un tube imprégnés d'acide chlorhydrique,
donnant avec le chlorure de platine un précipité jaune-serin, dur,
grenu, et adhérent au verre.

Sesqui-carbonate d'ammoniaque. — Il est solide, blanc, d'une
odeur ammoniacale, d'une saveur caustique, verdissant le sirop de
violettes, se volatilisant un peu à l'air en perdant de l'ammoniaque,
soluble dans l'eau, décomposable par les acides qui en dégagent du
gaz acide carbonique avec effervescence et sans vapeurs, précipitant
le chlorure de platine comme l'ammoniaque.

*Mélanges d'ammoniaque ou de sesqui-carbonate d'ammoniaque et
de matières alimentaires ou des liquides vomis, ou de ceux que l'on
trouve dans le canal digestif après la mort.* — L'eau sucrée, l'albumine, la gélatine, le lait et la bile ne sont point troublés par ces corps.
Quand on introduit quelques centigrammes d'ammoniaque ou de sesqui-carbonate d'ammoniaque dans une cornue, avec 200 ou 250 grammes de lait, de bouillon, de café, etc., et qu'on distille à une douce
chaleur, on ne tarde pas à recueillir dans le récipient un liquide incolore offrant *tous* les caractères de l'ammoniaque. La même chose a
lieu si l'on agit sur les matières vomies par des chiens empoisonnés
par l'un ou l'autre de ces corps, ou sur celles que l'on extrait du canal digestif après la mort (voy. expér. 3ᵉ, p. 257). On voit donc qu'il
suffira de procéder à la distillation pour obtenir la preuve de l'existence
de ces poisons. Dans le cas où la matière suspecte serait épaisse, on
devrait l'étendre d'eau avant de la chauffer.

Il peut arriver que l'on ne recueille pas ou presque pas d'ammoniaque dans le ballon, alors même que les matières sur lesquelles on
opère en contiennent, et qu'il y a eu empoisonnement; c'est que ces
matières étaient acides, et qu'il s'est formé un ou plusieurs sels ammoniacaux qui peuvent n'être pas volatils; si le sel produit était de
l'acétate d'ammoniaque, on le reconnaîtrait comme il a été dit à l'article acide acétique, p. 204; dans tout autre cas, il faudrait, après
avoir réduit la liqueur de la cornue à peu près au sixième de son vo-

lume, la coaguler par de l'alcool à 36 degrés, filtrer et distiller le liquide filtré au bain-marie. Après l'avoir mélangé avec quelques centigrammes de potasse à l'alcool, qui décomposerait les sels ammoniacaux et dégagerait l'ammoniaque, celle-ci se trouverait alors dans le récipient, et serait facile à reconnaître. On conçoit toute l'importance qu'acquièrent dans ce cas l'appréciation du commémoratif, des symptômes et des lésions de tissu pour déterminer s'il y a eu ou non empoisonnement par l'ammoniaque ou par le sesqui-carbonate d'ammoniaque.

Si les matières sur lesquelles on expérimente sont déjà *pourries*, soit parce que la mort date de plusieurs jours, soit par tout autre cause, on peut être fort embarrassé pour décider si l'ammoniaque recueillie dans le ballon est le résultat de la putréfaction ou bien si elle provient d'un empoisonnement. Nous avons vu en effet à la page 204, en parlant de l'acide acétique, que l'on obtient de l'ammoniaque dans le récipient en distillant l'eau qui est restée en contact pendant un mois avec un canal digestif à l'*état normal*. L'analyse chimique ne sera jamais que d'un faible secours dans ces cas épineux, et l'expert devra surtout asseoir son jugement sur des considérations tirées du mode d'invasion de la maladie, des symptômes, des lésions de tissu, etc.

DU CHLORHYDRATE D'AMMONIAQUE (Sel ammoniac).

Action sur l'économie animale.

EXPÉRIENCE Iʳᵉ. — 5 grammes de ce sel furent appliqués, à onze heures du matin, sur la cuisse d'un chien de 30 centimètres de haut ; une heure et demie après, l'animal éprouva un malaise sensible, de la faiblesse, et il vomit des mucosités écumeuses ; la faiblesse augmenta progressivement, au point que, deux heures après l'application du poison, l'animal paraissait ivre, et avait beaucoup de peine à se soutenir. A quatre heures, il se tenait un peu mieux sur ses pattes ; mais bientôt après, la faiblesse alla toujours en croissant ; et il mourut vers les onze heures du soir.

Ouverture du cadavre. — On ne put découvrir aucun atome de sel ammoniac sur l'endroit où il avait été appliqué. L'intérieur de l'extrémité splénique de l'estomac offrait un très grand nombre de petits ulcères gangréneux occupant toute l'épaisseur de la membrane muqueuse ; l'extrémité pylorique de ce viscère était évidemment enflammée ; l'estomac et les intestins grêles contenaient un fluide noirâtre très fétide ; le jéjunum et l'iléum présentaient, de distance en distance, des bosselures avec amincissement de leurs parois ; on voyait à l'intérieur d'une de ces bosselures le commencement d'une ulcération miliaire. Il n'y avait dans le rectum qu'une tache rouge peu étendue. Le cœur avait sa consistance ordinaire ; on remarquait dans le ventricule gauche trois petites taches rouges qui s'étendaient à 3 millimètres environ dans le tissu charnu. Les poumons présentaient aussi quelques taches rouges sur leur partie antérieure (Smith).

Expérience iie. — 8 grammes du même sel furent appliqués sur la cuisse d'un autre chien : l'animal mourut au bout de trente-six heures.

Ouverture du cadavre. — L'extrémité splénique de la membrane interne de l'estomac était réduite en putrilage et en fragments qui nageaient dans un fluide muqueux assez abondant; les intestins grêles et le rectum étaient comme dans l'expérience précédente. La graisse qui sépare extérieurement la base du ventricule droit du cœur de l'oreillette contenait du sang épanché; l'épanchement se prolongeait même dans le tissu charnu (Smith).

Expérience iiie. — A onze heures, on a détaché et percé d'un trou l'œsophage d'un chien très robuste et de petite taille; on a introduit dans son estomac 8 grammes de chlorhydrate d'ammoniaque dissous dans 60 grammes d'eau. Au bout de trois minutes, l'animal a fait de grands efforts pour vomir. A onze heures huit minutes, il a commencé à se plaindre, et paraissait faible; huit minutes après il ne pouvait plus se tenir sur ses pattes : on l'a soulevé : il a d'abord fléchi les extrémités antérieures, puis les postérieures, et il est tombé sur le ventre; il est resté dans cet état jusqu'à onze heures vingt-cinq minutes. Alors il s'est relevé, a parcouru rapidement le laboratoire comme s'il eût été furieux, a poussé les cris les plus aigus, et n'a pas tardé à retomber : dès ce moment il a été agité de mouvements convulsifs, légers d'abord, mais dont l'intensité a été en augmentant. A onze heures et demie, il a eu un accès tétanique très fort; la tête s'est renversée sur le dos; le thorax était dans une immobilité parfaite, les pattes allongées et fortement roides, et les organes des sens peu ou point impressionnables. Ces accidents ont cessé au bout de deux minutes; l'animal a repris l'usage de ses sens; mais il a continué à avoir des mouvements convulsifs jusqu'au moment de la mort, qui a eu lieu à midi.

Ouverture du cadavre. — L'estomac renfermait des aliments, et n'offrait aucune altération organique; le reste du canal digestif était sain; il en était de même du cœur, du foie et de la rate. Les poumons contenaient un peu de sang noir fluide; les vaisseaux extérieurs du cerveau étaient un peu gorgés.

Expérience ive. — On a répété la même expérience sur un chien beaucoup plus faible, avec cette différence qu'on a introduit dans son estomac 6 grammes de sel ammoniac solide : l'animal a éprouvé les mêmes symptômes que le précédent, et il est mort au bout de cinq heures. A l'ouverture du cadavre, on a trouvé les organes dans le même état, excepté que la membrane muqueuse de l'estomac était un peu enflammée.

Expérience v^e. — J'ai introduit dans l'estomac d'un chien de moyenne taille 16 grammes de chlorhydrate d'ammoniaque dissous dans 200 grammes de lait, de bouillon et de café; l'œsophage et la verge ont été liés.

L'animal n'est mort qu'au bout de sept heures, et a été ouvert aussitôt. La vessie ne contenait point d'urine. Le *foie* et la *rate*, coupés en petits morceaux, ont été laissés pendant quinze heures en contact avec de l'eau distillée froide ; la liqueur filtrée a été évaporée jusqu'à siccité, et le produit refroidi a été agité pendant une heure avec de l'alcool marquant 44 degrés ; on a filtré, et fait évaporer jusqu'à pellicule : il ne s'est point formé de cristaux. Une partie du liquide ainsi concentré a été mêlée avec 1 centigramme de potasse à l'alcool, *qui en a dégagé de l'ammoniaque* reconnaissable à son odeur et aux vapeurs épaisses qui se produisaient par l'approche d'une plume imprégnée d'acide chlorhydrique ; le chlorure de platine, versé dans une autre portion de cette liqueur, a fourni un léger précipité jaune-serin, dur, grenu, adhérent au verre.

Les liquides extraits de l'estomac, réunis aux eaux de lavage de ce viscère, ont été évaporés à siccité, et le produit, après avoir été refroidi, a été agité avec de l'alcool marquant 44 degrés ; au bout de douze heures de contact on a filtré la liqueur, et on a fait évaporer jusqu'à pellicule ; quelques heures après, il s'était formé de très beaux cristaux de chlorhydrate d'ammoniaque.

Il résulte de ces expériences, 1° que le chlorhydrate d'ammoniaque, introduit dans l'estomac ou appliqué sur le tissu cellulaire, est un poison énergique pour les chiens ; 2° qu'il est absorbé, transporté dans le torrent de la circulation, et qu'il porte son action meurtrière sur le système nerveux et sur l'estomac ; la lésion de ce dernier organe paraît prouvée par l'inflammation dont il a été le siége toutes les fois que le poison a été appliqué sur le tissu cellulaire, et que la mort n'a eu lieu qu'au bout de plusieurs heures.

Traitement de l'empoisonnement par le chlorhydrate d'ammoniaque.

On favorise le vomissement et l'on combat les symptômes inflammatoires et nerveux par les antiphlogistiques et par les opiacés.

Recherches médico-légales.

Chlorhydrate d'ammoniaque solide ou dissous. — Il est solide, blanc, doué d'une saveur âcre, piquante, urineuse ; il est un peu élastique, ductile et inaltérable à l'air. Il se dissout dans un peu moins de 3 parties d'eau à 15° ; l'eau bouillante en dissout beaucoup plus ; soumis à l'action du calorique, il fond et se sublime. Trituré avec de la potasse, de la soude, de la chaux, de la baryte ou de la strontiane, il est décomposé, et laisse dégager de l'ammoniaque facile à reconnaître à son odeur. La dissolution de ce sel n'est point précipitée par les carbonates de potasse, de soude et d'ammoniaque ; elle est, au contraire, précipitée en jaune-serin par le chlorure de platine ; le précipité ne se formerait pourtant pas si les dissolutions étaient très étendues. Elle est décomposée à froid par l'azotate d'argent, qui en précipite du chlorure d'argent blanc caillebotté, insoluble dans l'eau et dans l'acide azotique, et soluble dans l'ammoniaque.

Chlorhydrate d'ammoniaque mélangé à des liquides végétaux et animaux, à la matière des vomissements, à celles qui se trouvent dans le canal digestif, dans le foie et dans les autres viscères. Ce sel ne trouble ni l'eau sucrée, ni le vin, ni le café, ni le bouillon, ni l'albumine, ni la gélatine.

EXPÉRIENCE Ire. — J'ai évaporé jusqu'à siccité un mélange de 100 grammes de lait, de bouillon et de café, et de 10 centigrammes de chlorhydrate d'ammoniaque ; le produit desséché et refroidi a été traité par de l'alcool marquant 44 degrés ; après une heure d'agitation, on a filtré, et fait évaporer jusqu'à pellicule ; il s'est formé des cristaux de chlorhydrate d'ammoniaque.

EXPÉRIENCE IIe. — (Voy. p. 264, expérience 5e.)

On devra donc chercher le chlorhydrate d'ammoniaque en évaporant les matières suspectes jusqu'à siccité et en traitant le produit par l'alcool. Toutefois, si l'on agit sur des matières *déjà putréfiées*, on n'oubliera pas qu'il peut se développer du chlorhydrate d'ammoniaque pendant l'acte de la putréfaction, comme l'a fait voir M. Chevallier, et que l'on s'exposerait à commettre des erreurs graves, si l'on affirmait qu'il y a eu ingestion de chlorhydrate d'ammoniaque, par cela seul que l'on aurait obtenu une portion quelconque de ce sel ; il faudrait dans ce cas, avant de se prononcer sur l'existence plus ou moins probable d'un empoisonnement, examiner attentivement tout ce qui se rapporte au commémoratif, aux symptômes, aux lésions de tissu, etc.

DU FOIE DE SOUFRE.

Action sur l'économie animale.

EXPÉRIENCE Ire. — A midi, on a détaché et percé d'un trou l'œsophage d'un chien très fort ; on a introduit dans son estomac 26 grammes de foie de soufre du commerce dissous dans 128 grammes d'eau, et on a lié l'œsophage au-dessous de l'ouverture, afin d'empêcher le vomissement : sur-le-champ l'animal a paru suffoqué ; il a éprouvé une anhélation extrême pendant deux minutes ; immédiatement après, les membres sont devenus roides, et les muscles étaient dans un grand état de contraction ; la tête s'est fortement renversée en arrière, et toutes les parties de son corps étaient agitées de mouvements convulsifs. Cinq minutes après l'opération, il était couché sur le côté, sans connaissance ; les muscles moteurs de la mâchoire inférieure étaient dans un tel état de convulsion, que leurs mouvements déterminaient plusieurs fois dans une minute le rapprochement des deux mâchoires, en produisant un bruit très fort par le choc de l'arcade dentaire inférieure contre la supérieure. Il a expiré à midi sept minutes. L'*autopsie* a été faite immédiatement après. Le cœur se contractait avec force ; le ventricule gauche renfermait du sang noirâtre ; les poumons, crépitants dans plusieurs points, offraient quelques portions durcies, contenant peu d'air. L'estomac était rempli de foie de soufre dissous, d'un jaune clair. La membrane muqueuse de ce viscère était très rugueuse et parsemée d'une infinité de petits points d'un rouge vif ; elle était enduite d'une couche jaune-verdâtre, épaisse et facile à détacher ; on remarquait le même enduit sur toute la surface interne des intestins grêles.

EXPÉRIENCE IIe. — A huit heures vingt-cinq minutes, on a détaché et percé d'un trou l'œsophage d'un petit chien robuste ; on a introduit dans son estomac 14 grammes de foie de soufre dissous dans 80 grammes d'eau, et on a lié l'œsophage au-dessous de l'ouverture, afin d'empêcher le vomissement. Au bout de dix minutes, l'animal a fait de violents efforts pour vomir ; sa respiration est devenue haute et accélérée, et il était beaucoup moins agile qu'avant l'opération. Les efforts de vomissement se sont renouvelés cinq fois dans l'espace de la première demi-heure qui a suivi le moment de l'ingestion de la substance vénéneuse. A neuf heures dix minutes, les extrémités postérieures étaient faibles, écartées l'une de l'autre et un peu fléchies ; la respiration était accélérée ; il y a eu une selle dans laquelle il y avait une assez grande quantité d'excréments solides, d'une teinte jaunâtre. A onze heures, l'animal était agité de légers mouvements-convulsifs, et il a succombé une demi-heure après. La mort a été précédée d'un accès de tétanos qui a duré deux minutes. Les poumons offraient deux lobes durcis, moins crépitants qu'ils ne le sont dans l'état naturel. La membrane muqueuse de l'estomac était rugueuse et parsemée de taches d'un blanc jaunâtre qui se détachaient sur un fond vert foncé ; ces taches, par leur disposition, donnaient à cette tunique l'aspect de certains crapauds ; lorsqu'on les examinait avec soin, on y apercevait une innombrable quantité de petits points noirâtres. En disséquant cette membrane, on remarquait sur toute la face qui adhère à la tunique musculeuse, des taches d'un rouge brun très foncé, formées par du sang extravasé, et répondant exactement aux taches blanches placées sur la surface libre. La membrane musculeuse était d'un rouge brun dans sa portion adhérente avec la tunique muqueuse ; elle était verte dans sa face externe, et fortement injectée. L'estomac ne contenait point de fluide ; il offrait seulement un enduit épais, jaune, semblable par sa couleur à du soufre. Le duodénum et le commencement du jéjunum étaient fortement enflammés.

EXPÉRIENCE IIIe. — A midi, on a détaché et percé d'un trou l'œsophage d'un chien robuste et de moyenne taille ; on a introduit dans son estomac 4 grammes de foie de soufre dissous dans 32 grammes d'eau, et on a lié l'œsophage au-dessous de l'ouverture, afin d'empêcher le vomissement. Un quart d'heure après, l'animal a fait, à plusieurs reprises, de violents efforts pour vomir. A une heure, il a eu une selle liquide dans laquelle il y avait des excréments solides jaunâtres ; sa respiration était un peu accélérée, et il commençait à se plaindre. A sept heures du soir, il était couché sur le côté ; il paraissait souffrir du bas-ventre et continuait à respirer avec difficulté ; il conservait cependant la faculté de mouvoir ses membres, et il n'était agité d'aucun mouvement convulsif. Il a succombé dans la nuit. L'état du cadavre ne permettait point de douter que la mort n'eût été précédée d'un accès de tétanos : en effet, la tête était fortement renversée en arrière ; les extrémités postérieures, écartées l'une de l'autre, étaient roides et considérablement allongées. La membrane muqueuse de l'estomac offrait plusieurs ulcérations circulaires de la grandeur d'une pièce d'un franc ; les portions non ulcérées étaient parsemées de taches noires formées par du sang veineux extravasé. La membrane musculeuse était d'un rouge vif dans toute son étendue. Les poumons présentaient la même altération que dans l'expérience précédente.

EXPÉRIENCE IVᵉ. — On a injecté dans l'estomac d'un chien de moyenne taille 10 grammes de foie de soufre dissous dans 64 grammes d'eau. Au bout de dix minutes, il a vomi, à trois reprises différentes, une grande quantité d'aliments mêlés d'une portion de la substance vénéneuse ; sa respiration est devenue difficile, et il a été un peu abattu dans le courant de la journée. Le lendemain, il a mangé avec appétit et ne paraissait point malade.

EXPÉRIENCE Vᵉ. — M. Magendie a observé que lorsqu'on mettait une goutte d'une forte dissolution de foie de soufre dans la bouche d'un chien très jeune, l'animal ne tardait pas à expirer, et il a trouvé après la mort la trachée-artère remplie de mucosités.

EXPÉRIENCE VIᵉ. — J'ai administré à un chien de moyenne taille, à jeun, 12 grammes de foie de soufre dissous dans 80 grammes d'eau et mélangés avec 70 grammes de lait, autant de bouillon et de café ; l'œsophage a été lié. L'animal a succombé au bout d'une heure, après avoir éprouvé des accidents analogues à ceux dont j'ai parlé à l'expérience 2ᵉ. Ouvert immédiatement après la mort, j'ai pu m'assurer que le sang de la veine porte et des veines jugulaires, ainsi que le foie, contenaient du foie de soufre, qui évidemment avait été absorbé. En effet, en soumettant séparément ces matières à une douce chaleur dans un matras, avec 2 ou 3 grammes d'acide acétique, j'ai obtenu du gaz acide sulfhydrique que j'ai fait arriver dans un *solutum* d'acétate de plomb, qui a été bientôt noirci ; il restait de l'acétate de potasse dans la liqueur, et il s'était déposé du soufre. L'estomac, dont la membrane muqueuse, fortement enflammée, était tapissée d'une couche de soufre, renfermait environ 300 grammes d'un liquide épais grisâtre, qui, étant traité par l'acide acétique en vaisseaux clos, m'a donné aussitôt une énorme quantité d'acide sulfhydrique, de l'acétate de potasse et un abondant dépôt de soufre.

EXPÉRIENCE VIIe. — J'ai donné à un chien 8 grammes de foie de soufre dissous dans 200 grammes d'eau; l'œsophage et la verge ont été liés; l'animal est mort quinze heures après. La vessie contenait 75 grammes d'urine qui exhalait une faible odeur d'acide sulfhydrique. En chauffant cette urine jusqu'à l'ébullition en vase clos, et en faisant arriver le gaz dans une dissolution d'acétate de plomb, celui-ci brunissait légèrement; mais en ajoutant de l'acide acétique à l'urine bouillante, il se dégageait une telle quantité de gaz sulfhydrique, que l'acétate de plomb était instantanément noirci et transformé en sulfure de plomb; il se déposait aussi beaucoup de soufre au fond de l'urine.

EXPÉRIENCE VIIIe. — On a injecté dans la veine jugulaire d'un chien de moyenne taille 40 centigrammes de foie de soufre dissous dans 24 grammes d'eau distillée. Sur-le-champ l'animal a éprouvé les mouvements convulsifs les plus violents : la tête s'est renversée en arrière, et il s'est débattu. Ces phénomènes ont cessé au bout de trois minutes, et le lendemain l'animal était parfaitement rétabli. Alors on a injecté dans la veine jugulaire de l'autre côté 1 gramme 2 décigrammes du même sulfure dissous dans 32 grammes d'eau. A peine l'injection était-elle terminée, que l'animal a été en proie aux mêmes symptômes, et il a expiré au bout de deux minutes. On l'a ouvert sur-le-champ. Le sang contenu dans les ventricules du cœur était fluide; celui qui remplissait le ventricule gauche était d'un rouge foncé. Les poumons étaient un peu ridés et contenaient une assez grande quantité d'air.

EXPÉRIENCE IXe. — A une heure du matin, on appliqua sur le tissu cellulaire de la partie interne de la cuisse d'un chien robuste 6 grammes de foie de soufre en petits fragments. L'animal poussa quelques plaintes, fut plongé dans un grand état d'insensibilité et mourut treize heures après. *Ouverture du cadavre.* — Le membre opéré était tuméfié, et le tissu cellulaire sous-cutané correspondant était fortement infiltré; l'inflammation de la plaie s'étendait d'un côté jusqu'au sternum, et de l'autre jusqu'à l'extrémité inférieure du membre; sa couleur était aussi foncée que celle du chocolat. Le canal digestif, excepté vers la portion pylorique de l'estomac, qui était un peu rouge, n'offrait aucune altération sensible. Les reins étaient d'un rouge violet. Les autres organes paraissaient sains.

OBSERVATION 1re. — Mademoiselle B., âgée de vingt et un ans, depuis long-temps sujette à des irritations abdominales pendant lesquelles son ventre se tuméfiait beaucoup, avait, depuis quelques jours, de l'inappétence et la langue chargée. Pour faire cesser cet état, on lui prescrivit 45 grammes de sulfate de soude à prendre dans deux tasses de bouillon de chicorée. La personne chargée de porter cette ordonnance chez le pharmacien demanda de mémoire du sulfure de sodium, et on lui donna aussi étourdiment, sans même examiner la prescription, 48 grammes d'un poison si dangereux, tandis qu'on eût fait difficulté de lui livrer quelques centigrammes d'acétate de morphine.

Le sulfure fut délayé par parties égales dans deux tasses d'eau de chicorée, et malgré l'horrible puanteur qu'elle exhalait, malgré sa saveur plus repoussante encore, cette potion fut courageusement avalée par la malade.

Celle-ci, persuadée que la partie la plus efficace du médicament pouvait se précipiter au fond du vase, avait eu soin d'agiter le bouillon avant de le prendre; mais malgré sa résolution, elle en laissa environ deux cuillerées que je trouvai encore dans le vase, en sorte qu'en comparant cette quantité avec ce qui avait dû être bu, nous estimâmes qu'il n'y avait pas eu moins de 16 grammes de sulfure avalés. Une saveur horrible et la sensation d'un liquide brûlant la bouche en toutes les parties qu'il traversait jusqu'à l'estomac, firent croire à mademoiselle B. qu'elle était empoisonnée. Bientôt elle fit de violents efforts pour vomir, et parvint heureusement à rejeter une partie de ce que contenait l'estomac.

Il s'écoula environ un quart d'heure avant que je visse la malade, et voici ce que je trouvai : l'appartement était rempli d'une assez forte exhalaison de gaz sulfhydrique, quoique les croisées eussent été ouvertes. Le carreau présentait des plaques blanches résultant de la matière des vomissements tombée par hasard; on voyait aisément qu'elles étaient formées par du soufre.

La malade était dans un grand abattement, pâle, et disait ressentir une grande chaleur dans la bouche, l'arrière-gorge, le long de l'œsophage et à l'estomac. Une forte odeur de gaz sulfhydrique s'exhalait de sa bouche et de ses narines; elle se sentait suffoquer et ne pouvait dilater sa poitrine : pouls irrégulier, très petit et singulièrement embarrassé, plus lent que dans l'état naturel; froideur de la peau et de toute l'habitude du corps; douleur brûlante à l'épigastre, envies de vomir continuelles, mais efforts inutiles pour y parvenir. Je fis avaler sur-le-champ à mademoiselle B. tout ce que je pus trouver d'eau sous la main; et à mesure qu'elle en avait pris trois à quatres verrées, je provoquais les vomissements. Je parvins ainsi à faire rejeter à la malade tout ce que son estomac contenait de poison. Les premiers vomissements donnèrent une eau verdâtre, exhalant une forte odeur de gaz sulfhydrique et contenant évidemment du sulfure de sodium dont une partie de soufre se précipitait. L'eau des suivants était claire et écumeuse, blanchâtre, et contenait aussi du soufre très divisé en suspension, mais en quantité successivement décroissante. Quelques stries sanguinolentes, puis des caillots de sang, y étaient mêlés; mais je remarquai surtout une pellicule de 7 centimètres environ d'étendue, assez mince, demi-transparente, muqueuse, et paraissant avoir été détachée de la surface de l'estomac; à son centre se trouvait un caillot de sang épais, noirâtre, avec quelques bulles d'air interposées. Dans cet intervalle, j'avais fait préparer des boissons mucilagineuses et gommeuses; j'ajoutai dans chaque verre une cuillerée à bouche d'une solution de chlorure de soude, et je fis boire largement de ce mélange à la malade. Mon but était de décomposer ce qui pouvait rester de sulfure de sodium dans l'estomac, et en même temps de garantir les parois de ce viscère de l'action du poison et même du chlorure. De plus, j'espérais que le chlore inspiré ou mis en contact avec la membrane muqueuse gastrique détruirait l'impression délétère du gaz sulfhydrique, et que par là je soulagerais la malade de l'odeur empoisônnée qui s'échappait de son estomac, en même temps que je favorisais la dilatation de ses poumons en substituant l'action stimulante du chlore aux propriétés stupéfiantes du poison.

Mon espérance fut complétement remplie; mademoiselle B. n'exhala plus ce gaz, quoiqu'elle fût encore tourmentée du souvenir de son horrible puanteur; les liquides des vomissements n'en offraient pas davantage; le sentiment de brûlure et de tortillement à l'épigastre disparut, et fut remplacé par une sensation de chaleur incommode. Bientôt des coliques assez violentes marquèrent le passage d'une petite partie du poison dans les intestins, et après une heure ou deux, un lavement fit rendre à la malade plusieurs selles dans lesquelles on observait un liquide blanchâtre, comme laiteux, semblable à celui des premiers vomissements; enfin la respiration revint à peu près à son état naturel. J'avais ainsi paré heureusement aux premiers accidents; mais il devait s'en développer de consécutifs; une inflammation grave du tube digestif ne pouvait manquer de survenir.

En effet, l'arrière-bouche, le voile du palais et le pharynx devinrent secs et d'un rouge brun; une ardeur brûlante s'empara successivement de toutes ces parties; l'œsophage était douloureux à la pression le long du cou, et la déglutition pénible; une vive chaleur à l'estomac, des douleurs aiguës à l'épigastre et dans la région ombilicale, annonçaient une phlogose imminente des organes correspondants. Enfin la soif, les envies de vomir, le resserrement spasmodique de la gorge, l'accélération, le développement, puis la concentration du pouls; la coloration momentanée, partielle, puis générale et permanente de la face, tels furent les phénomènes qui se développèrent successivement en quelques heures. Quinze sangsues furent alors appliquées à l'épigastre, et le ventre couvert d'émollients; la malade resta plusieurs heures et à plusieurs reprises dans un grand bain tiède, où elle éprouvait un bien-être marqué; en même temps elle continuait l'usage des boissons adoucissantes sous toutes les formes, en ajoutant aux précédentes l'orgeat, le lait coupé, l'eau de poulet; et enfin, par ces moyens, par les saignées locales renouvelées autant que les accidents semblèrent le demander, mademoiselle B. était, au troisième jour de son empoisonnement, dans un état aussi satisfaisant que possible. Il restait alors une assez vive sensibilité à l'épigastre et à l'ombilic, une inappétence absolue, de fréquentes nausées, un reste de chaleur le long de l'œsophage, qui était un peu rénitent et douloureux; enfin de la rougeur et un peu de sécheresse au pharynx. Mais tous ces phénomènes disparurent par un traitement et un régime convenables; en sorte qu'un mois après l'accident mademoiselle B. ne s'en ressentait aucunement. (CHANTOURELLE, Académie royale de médecine. Mai 1825.)

OBSERVATION II*. — Madame D., âgée de quarante ans, était depuis

long-temps tourmentée de pyrosis ; elle faisait un usage habituel d'eau
de Barèges, tantôt naturelle, d'autres fois artificielle, qu'elle obtenait
en mêlant elle-même dans de l'eau quelques gouttes d'une solution concentrée de foie de soufre. Par une méprise bien funeste, on lui présenta un matin un verre de cette dernière préparation, au lieu d'eau de
Barèges potable. L'obscurité qui régnait encore dans l'appartement fit
que madame D., à peine éveillée, ne put s'apercevoir de l'erreur commise, et elle avala tout d'un trait environ 128 grammes de liqueur
contenant en dissolution 12 à 16 grammes de foie de soufre, quantité
égale à celle de l'observation précédente. Elle se plaignit en l'avalant
d'une saveur âcre inaccoutumée ; quelques instants après, la malade
vomit une petite portion de ce qu'elle avait pris et perdit aussitôt connaissance. On la trouva à demi penchée hors de son lit, la tête au-dessus
d'un vase de nuit, dans lequel se trouvait la matière des vomissements,
d'où se dégageait une grande quantité de gaz sulfhydrique. Il n'y avait
pas un demi-quart d'heure que la malade avait pris le poison quand
j'arrivai près d'elle.

Je fus presque suffoqué en entrant par la grande quantité de gaz sulfhydrique répandu dans l'appartement, et je crus d'abord qu'il ne s'a-
gissait que d'une asphyxie produite par le gaz dégagé trop abondamment
des eaux sulfureuses, ce que j'avais déjà eu occasion de voir ; mais en
examinant la malade, je ne pus douter qu'elle fût sans vie : la circulation
avait entièrement cessé, un sang noir stagnait dans le système capillaire,
ce qui imprimait une teinte violacée à toute la peau, particulièrement à
la face, et surtout aux lèvres, aux paupières, aux extrémités des doigts
et à tout le côté gauche du corps. Toute contractilité était abolie ; la
langue était prolongée entre les lèvres ; la bouche, entr'ouverte, laissait
sortir des flots de gaz méphitique et une salive visqueuse et brunâtre ;
les yeux étaient immobiles et ternes ; nulle contraction spasmodique ; les
membres et le tronc obéissaient à toute impulsion. La respiration ne se
faisait plus ; à peine quelques légers hoquets et un frémissement presque
inappréciable du cœur fournirent quelques indices d'un reste d'irritabilité. La déglutition était impossible, et je ne pus faire pénétrer dans le
pharynx une boisson qu'on me présenta. En vain je cherchai à introduire
de l'air respirable dans les poumons ; en vain, par des frictions sur le
thorax, j'essayai de rappeler quelques contractions du cœur ; je n'obtins
aucun résultat : la vie était éteinte.

L'ouverture du cadavre fut faite le lendemain, et présenta une stase
générale du sang dans le système capillaire veineux, mais plus marquée
encore dans certaines parties, comme les extrémités des doigts, les
lèvres, le côté gauche du corps : toutes ces parties étaient d'une couleur
violette. Nulle inflammation de la bouche ni de l'œsophage. L'estomac
était d'une petite capacité, ce qui me parut être une conséquence de la
gastrite chronique (pyrosis) qui affectait depuis long-temps la malade :
néanmoins il contenait encore beaucoup plus de liquide que celle-ci n'avait
dû en avaler. La membrane muqueuse parut très saine : pourtant un com-

mencement de sécheresse et un peu de rougeur l'altéraient dans plusieurs endroits où était déposé et adhérent un précipité sulfureux assez abondant. Ceci peut faire présumer que si la malade eût survécu, il se serait développé une inflammation violente, à moins qu'on n'attribue cette légère altération à la gastrite chronique qui préexistait. J'adopte cette opinion d'autant plus volontiers que le peu de temps que vécut la malade après l'ingestion du poison ne peut avoir permis à aucune réaction de se développer. Un certaine quantité de liqueur avait passé dans le duodénum et dans le commencement du jéjunum, mais très probablement après la mort ; on y observait une rougeur peu marquée et nullement extraordinaire, surtout si on pense que la malade était sujette depuis long-temps à une inflammation chronique abdominale. Je supprime le reste de l'autopsie comme étranger à mon sujet. (CHANTOURELLE, Observation lue à l'Académie royale de médecine, en mai 1825.)

OBSERVATION 3e. — Le sieur Louis L., habitant de Sarreguemines, âgé de vingt-quatre ans, brun, d'une taille au-dessus de la moyenne, venait d'être traité d'une urétrite pour laquelle il avait pris une grande quantité de baume de copahu, qui, suivant l'auteur de cette observation, lui avait occasionné une gastrite subaiguë. Pour terminer son traitement, il désirait être purgé et prendre un bain. Son médecin céda à ses sollicitations, et lui prescrivit un doux laxatif qu'il devait prendre le 23 décembre 1824 au matin. Le hasard voulut qu'une jeune personne de la maison eût le dessein de prendre la veille un bain sulfureux pour une affection psorique. Le garçon chargé de vider dans le bain la fiole qui contenait 60 *grammes* de foie de soufre, ayant mal compris, crut qu'il fallait porter la médecine au sieur L., et alla lui présenter par méprise le foie de soufre. Celui-ci goûta de la prétendue médecine le soir même, et en conserva un tel déboire qu'il ne put dormir de la nuit, éprouva de fortes nausées, et fut dans une agitation continuelle ; néanmoins il avala le lendemain, à six heures du matin, 64 *grammes environ* de foie de soufre contenu dans la fiole. A peine le malheureux L. se fut-il introduit cette substance dans l'estomac, qu'il en rejeta la *moitié* par le vomissement, et sentit comme un feu ardent qui le brûlait. Bientôt il éprouva une fièvre aiguë, accompagnée de constriction à la gorge, de vomissements convulsifs, d'une sueur générale très abondante avec chaleur brûlante à la peau, d'un pouls très élevé, très fort et très fréquent, de hoquets, de mouvements continuels et de selles abondantes. Quelque temps après, anéantissement des facultés intellectuelles, état soporeux, pouls petit, très concentré, inégal, parfois imperceptible ; face grippée, offrant la pâleur de la mort. MM. Lafranque, Collart et Doffret furent appelés cinq quarts d'heure après l'accident, et ne purent découvrir la méprise qui avait eu lieu que vers les huit heures. La peau et les extrémités étaient excessivement froides ; le coma persistait toujours, et les envies d'évacuer par les deux voies se faisaient sentir sans interruption. Le malade fut gorgé de boissons mucilagineuses d'abord, puis de tisanes acidulées avec du jus de citron et toujours un peu tièdes. On provoqua le vomissement en titillant la luette avec les barbes d'une plume. Vingt pintes au moins de décoction de graine de lin et de gomme arabique, et une douzaine de lavements, furent administrés dans le courant de la journée. La majeure partie de ces liquides fut absorbée et rendue par les urines ; le malade sortait un instant de sa léthargie, et se mettait à genoux sur son lit pour satisfaire ses besoins d'uriner. Cependant la peau se refroidissait de plus en plus ; quatre sinapismes furent appliqués aux pieds et aux mollets, de fortes frictions à sec ou avec l'alcool camphré furent faites sur les différentes régions du corps ; enfin une réaction eut lieu, et la fièvre se développa au bout de quelques heures. On continua de provoquer le vomissement à l'aide des moyens indiqués plus haut. Le malade s'agitait beaucoup dans son lit, aucune position ne lui était commode ; il présentait tous les signes d'une violente inflammation gastro-intestinale. Alors vingt-cinq sangsues lui furent appliquées sur l'épigastre, vers les deux ou trois heures de l'après-midi ; leurs piqûres furent recouvertes de fomentations émollientes chaudes, et l'on administra de nouveaux lavements adoucissants. Après l'emploi de ces moyens, les symptômes graves se dissipèrent peu à peu, et bientôt on eut l'espérance de voir le malade échapper au danger. L'eau gommeuse acidulée fut administrée pendant la nuit en petite quantité à la fois, et à minuit un sommeil paisible et naturel remplaça l'état soporeux. Le malade ne se réveilla que vers les six heures du matin ; il témoigna de l'étonnement sur tout ce qui venait de se passer, et néanmoins il se rappela le moment où il avait pris la prétendue médecine, et dit qu'il sentait bien qu'elle lui aurait donné la mort si l'on ne l'eût promptement secouru.

La journée du 24 se passa assez bien : cependant il y eut quelques hoquets et quelques rapports d'une odeur d'acide sulfhydrique. Le 25, il se manifesta un peu de douleur au ventre, ce qui détermina à faire une nouvelle application de douze sangsues, et à insister sur les fomentations émollientes et les lavements de même nature. Ces derniers moyens achevèrent de dissiper les craintes, et depuis lors l'état du malade ne cessa de s'améliorer. L'irritation causée par les sinapismes fut la seule chose dont il eut encore à souffrir ; et le 28 il commença à se lever, et mangea avec appétit. Le 31, il digérait sans aucune incommodité. (*Annales de la médecine physiologique*, février 1825.)

M. Lafranque auteur de cette observation, paraît étonné de ce que le foie de soufre n'ait pas déterminé la mort du sieur L., parce que j'ai établi dans la première édition de cet ouvrage qu'il suffisait d'en administrer quelques grammes pour tuer dans l'espace de quelques heures. Je ferai d'abord observer que j'ai entendu parler des *chiens* empoisonnés par le foie de soufre et *qui ne seraient pas secourus* ; je dirai ensuite que rien ne prouve, dans le fait dont il s'agit, que le malade n'ait rejeté par le vomissement que la moitié de ce qu'il avait avalé : comment a-t-on pu savoir, en effet, que telle était la dose rendue ? Enfin M. Lafranque ignore-t-il que souvent le foie de soufre des pharmacies est conservé dans des vases mal bouchés, et passe à l'état d'hypo-sulfite ; en sorte qu'il serait possible, si le médicament était ancien, qu'il ne contînt que la moitié ou les deux tiers de son poids de foie de soufre?

Conclusions. — Il résulte de ce qui précède, 1° que le foie de soufre introduit dans l'estomac de l'homme et des chiens est absorbé et porté dans tous les organes et dans l'urine; 2° qu'il agit à la manière des poisons irritants et qu'il peut déterminer la mort dans l'espace de quelques heures, s'il a été administré à la dose de plusieurs grammes, à l'état solide, ou en dissolution concentrée, et qu'il n'ait pas été rejeté par le vomissement peu de temps après son ingestion; 3° qu'il est décomposé par les acides contenus dans l'estomac avec dégagement de gaz acide sulfhydrique et dépôt de soufre qui tapisse la membrane muqueuse ; si les acides libres de l'estomac sont abondants, la quantité d'acide sulfhydrique mise à nu peut être telle que la mort soit presque immédiate, parce que ce gaz rendu au moyen des éructations pénètre dans les poumons, et produit dans le sang et dans les divers organes de l'économie animale des altérations graves que je décrirai plus loin (voyez ACIDE SULFHYDRIQUE) ; 4° que, si, au contraire, la quantité d'acide libre contenu dans ce viscère est peu considérable, ce qui arrive le plus souvent, les effets délétères de cette préparation ne peuvent pas être attribués au gaz acide sulfhydrique qui se dégage ; la quantité de ce gaz étant au-dessous de celle que l'homme supporte tous les jours impunément : aussi la mort n'arrive-t-elle qu'au bout de vingt-quatre ou trente-six heures (si on a employé 4 ou 8 grammes de foie de soufre), et les altérations des organes et des liquides, loin d'être les mêmes que celles que détermine l'acide sulfhydrique, ressemblent entièrement à celles que produisent les poisons irritants; 5° qu'on se tromperait si on croyait pouvoir conclure toutes les fois que la mort arrive quelques minutes après l'ingestion d'une forte dose de foie de soufre; qu'elle est le résultat d'un empoisonnement produit par le gaz acide sulfhydrique; car plusieurs des poisons de la classe des irritants, dans lesquels on ne trouve ni cet acide ni les éléments propres à le former, agissent de la même manière que le foie de soufre lorsqu'ils sont administrés à forte dose; 6° qu'étant injecté dans les veines, il produit la mort en stupéfiant le système nerveux; 7° que la mort qui est le résultat de son application extérieure doit être surtout attribuée à l'action stupéfiante qu'il exerce sur le système nerveux, après avoir été absorbé.

Traitement de l'empoisonnement par le foie de soufre.

On provoque le vomissement par les moyens indiqués à la page 16, puis on administre des tisanes adoucissantes. Suivant l'intensité des accidents inflammatoires on pratique une ou plusieurs saignées, ou on applique douze ou quinze sangsues sur les parties de l'abdomen les plus douloureuses; on agit enfin comme je l'ai déjà dit en parlant des acides et des alcalis *concentrés.*

Recherches médico-légales.

Le foie de soufre est composé de quatre parties environ de polysulfure de potassium et d'une partie de sulfate de potasse; le polysulfure lui-même est formé d'un équivalent de potassium et de cinq équivalents de soufre (*quintisulfure*).

Foie de soufre solide. — Il est en morceaux durs, d'un jaune verdâtre, brunâtre ou rougeâtre, inodore s'il est parfaitement sec, répandant une odeur d'œufs pourris quand il est humide, d'une saveur âcre, piquante et amère, et très soluble dans l'eau; il attire promptement l'humidité et l'oxygène de l'air, et se transforme d'abord en hyposulfite, puis en sulfite et en sulfate de potasse; ainsi décomposé, il n'est plus vénéneux.

Dissolution aqueuse concentrée. — Elle est transparente, jaune ou rougeâtre et à peine odorante. Les acides sulfurique, chlorhydrique, acétique, etc., en dégagent instantanément du gaz acide sulfhydrique d'une odeur d'œufs pourris, et il se précipite beaucoup de soufre. Si on filtre la liqueur et qu'on la rapproche par l'évaporation, elle fournit avec le chlorure de platine un précipité jaune serin grenu, dur et adhérent au verre, tandis que le chlorure de platine, avant l'addition de l'acide, aurait donné lieu à un précipité noir composé de sulfure de platine et de chlorure de platine et de potasse; le filtre séché et allumé, brûle comme un papier imprégné de soufre. Les sels de plomb, de mercure, de bismuth et de cuivre précipitent en noir ou en rouge brun foncé la dissolution concentrée de foie de soufre pourvu qu'on l'emploie en quantité suffisante. L'émétique dissous fournit un précipité jaune orangé.

Dissolution aqueuse étendue. — A peine ce liquide est-il en contact avec l'air, qu'il se trouble, et il suffit d'ajouter la plus petite quantité d'acide sulfhydrique, acétique, etc., pour qu'il se comporte comme la dissolution concentrée, mais avec moins d'intensité; l'acétate de plomb le précipite en orangé clair; le sulfate de bi-oxyde de cuivre y fait naître, au bout de quelques minutes, un précipité rougeâtre.

Les eaux de Baréges artificielles, pour boisson ou *pour bains*,
si elles sont préparées avec le foie de soufre, offrent les caractères de
l'une ou l'autre des dissolutions précitées, suivant leur degré de concentration. Si, au contraire, elles sont préparées avec le sulfhydrate
de monosulfure de sodium, elles ne fournissent point de précipité avec
le chlorure de platine, après avoir été décomposées par un acide ; du
reste, elles agissent sur les autres réactifs indiqués, à peu près comme
les dissolutions de foie de soufre. Le *sirop de Chaussier*, contenant
du foie de soufre, se comporte avec les réactifs comme la dissolution
aqueuse de ce corps s'il est étendu d'eau.

*Foie de soufre mélangé à des liquides alimentaires végétaux et ani-
maux, à la matière des vomissements ou à celle que l'on trouve dans
le canal digestif, ou appliqué sur la surface de l'estomac.* — EXPÉ-
RIENCE Ire.—J'ai mélangé 30 centigrammes de foie de soufre solide avec
50 grammes de lait, 60 grammes de bouillon et 30 grammes de café ; j'ai
chauffé jusqu'à l'ébullition, et il s'est aussitôt dégagé du gaz acide sulfhydrique, car un papier imprégné d'acétate de plomb, placé au milieu
de la vapeur, devenait noir ; la matière exhalait une odeur d'œufs pourris. Après une demi-heure d'ébullition, *la liqueur ne contenait plus de
foie de soufre*, puisque, en y trempant un papier imprégné d'acétate de
plomb, celui-ci ne se colorait aucunement.

EXPÉRIENCE IIe. — J'ai fait dissoudre 10 centigrammes de foie de soufre
dans le même mélange alimentaire *froid ;* j'ai introduit le tout dans un
matras auquel j'ai adapté un tube recourbé, qui venait se rendre dans
une éprouvette contenant de l'acétate de plomb dissous ; j'ai alors versé
dans le matras 2 grammes d'acide acétique concentré et pur, et j'ai élevé
la température à 60° ou 70° c. ; j'ai aussitôt obtenu du gaz acide sulfhydrique et du sulfure de plomb noir ; celui-ci, lavé et décomposé par
l'acide azotique très faible, m'a donné du soufre. La liqueur contenue
dans le matras devait renfermer de l'acétate de potasse ; après l'avoir fait
bouillir jusqu'à ce qu'il ne se dégageât plus de gaz acide sulfhydrique,
je l'ai fait évaporer jusqu'à siccité dans une capsule de porcelaine, et dès
que le produit a été refroidi, je l'ai agité pendant six ou sept minutes
avec de l'alcool concentré marquant 44 degrés ; la liqueur, filtrée et évaporée jusqu'à siccité, a laissé un résidu que j'ai carbonisé, incinéré et
traité comme il a été dit à la page 230, et j'ai obtenu de la potasse parfaitement *reconnaissable* à son action sur le papier rougi, sur le chlorure
de platine et sur l'acide perchlorique.

EXPÉRIENCE IIIe. — Les résultats ont été les mêmes quand j'ai agi sur
un mélange semblable, préparé depuis quarante-huit heures, et qui
avait été constamment exposé à l'air. Un pareil mélange, ne contenant
que 5 centigrammes de foie de soufre, examiné le cinquième jour de son
exposition à l'air, m'a encore fourni une petite quantité de gaz acide sulfhydrique.

EXPÉRIENCE IV°. — J'ai souvent empoisonné des chiens avec 10, 12 ou 14 grammes de foie de soufre, dissous dans 120 ou 160 grammes d'eau ou d'un liquide alimentaire composé de lait, de bouillon, de café et de vin ; les animaux, dont l'œsophage avait été lié, périssaient au bout d'une ou de plusieurs heures, et étaient ouverts *immédiatement* après la mort, afin de recueillir du sang de la veine porte et des veines jugulaires, et de détacher le foie, la rate et les reins sans intéresser le canal digestif. En soumettant séparément le *sang*, le *foie*, la *rate* ou les reins, ainsi que l'urine, à l'action de l'acide acétique, comme dans l'expérience 2°, j'obtenais constamment du gaz acide sulfhydrique, des dépôts de soufre et de l'acétate de potasse. Les matières trouvées dans le canal digestif, traitées de même, ne tardaient pas à fournir aussi des proportions considérables de ces trois corps. Toujours aussi la membrane muqueuse de l'estomac était tapissée d'une couche plus ou moins épaisse de soufre.

EXPÉRIENCE V°. — Ces expériences répétées donnaient les mêmes résultats, lorsque, au lieu d'ouvrir les cadavres immédiatement après la mort, je ne procédais à l'autopsie qu'au bout de cinq ou six jours.

EXPÉRIENCE VI°. — Désirant savoir si par suite de la putréfaction des viscères *à l'état normal* il ne se serait point formé du sulfhydrate d'ammoniaque, dont la présence viendrait compliquer les résultats et infirmer les conclusions qui peuvent être tirées des expériences précédentes, j'ai laissé pendant un mois, dans un baquet plein d'eau distillée, un chien récemment pendu, et dont l'abdomen et le thorax avaient été ouverts. Au bout de trente jours, j'ai filtré 3 litres de l'eau de macération, qui était trouble et d'une fétidité extrême. En traitant cette liqueur en vaisseaux clos par l'acide acétique (voy. expérience 2°, p. 277), *je n'ai pas obtenu la plus légère trace d'acide sulfhydrique;* l'acétate de plomb a été transformé en carbonate de plomb blanc.

EXPÉRIENCE VII°. — J'ai fait macérer dans 2 litres d'eau distillée pendant un mois un canal digestif d'un adulte qui avait succombé la veille à une attaque d'apoplexie. Le liquide, excessivement fétide, filtré et traité en vases clos par l'acide acétique, *n'a point fourni d'acide sulfhydrique.* Le canal digestif, coupé par morceaux et mis dans un ballon avec 12 grammes d'acide acétique, a été chauffé jusqu'à l'ébullition ; les gaz dégagés traversaient un *solutum* d'acétate de plomb, et m'ont bientôt fourni un précipité de sulfure de plomb noir.

Il résulte des faits qui précèdent et de beaucoup d'autres qu'il est inutile d'exposer ici : 1° que l'on peut constater aisément, même plusieurs jours après la mort, la présence du foie de soufre dans le canal digestif des personnes empoisonnées, ou dans les matières des vomissements, à l'aide des réactifs énoncés à la p. 276, et surtout en faisant usage d'acide acétique, et en agissant en vaisseaux clos, comme il a été dit à l'expér. 2°, p. 277; 2° qu'il est beaucoup plus difficile de déceler ce corps dans les cas où la dose ingérée étant très faible, le canal diges-

tif contiendrait naturellement ou accidentellement une quantité assez
notable d'acides qui auraient décomposé *la totalité* du poison ; car alors
l'expert pourrait se trouver dans l'impossibilité de dégager des matières
suspectes du gaz acide sulfhydrique ; 3° que les acides *naturellement*
contenus dans l'estomac ne sont jamais assez abondants pour décomposer en totalité plusieurs grammes de foie de soufre ; en sorte
que dans la plupart des cas d'empoisonnement où l'on n'a pas fait
prendre des boissons acides aux malades, l'expert devra trouver
dans le canal digestif ou dans les matières vomies, une assez grande
quantité de poison indécomposé ; 4° que dans tous les cas de décomposition complète ou incomplète du foie de soufre par un acide dans
le canal digestif, la membrane muqueuse de l'estomac sera tapissée,
sur une ou plusieurs de ses parties, d'une couche plus ou moins épaisse
de soufre blanc ou d'un blanc jaunâtre, facile à reconnaître ; qu'on
pourra également trouver du soufre suspendu au milieu des liquides
de l'estomac et des matières vomies, et que l'existence d'un pareil dépôt de soufre, si elle est insuffisante pour *prouver* qu'il y a eu ingestion
d'un sulfure soluble, tend du moins à faire croire que cette ingestion
a eu lieu, parce qu'il n'y a qu'un petit nombre de corps, après les sulfures, qui puissent donner naissance à un dépôt de soufre ; on serait
admis à supposer que c'est plutôt du foie de soufre qu'un tout autre
sulfure qui aurait été avalé, si, indépendamment du soufre déposé, il
existait dans les matières suspectes une quantité assez notable d'un sel
soluble de potasse ; 5° qu'alors même que la totalité du foie de soufre
aurait été décomposée par les acides, les liquides suspects pourraient
encore renfermer de l'acide sulfhydrique en dissolution, parce que ce
gaz est soluble dans l'eau et qu'il ne se dégage pas *immédiatement ;*
6° qu'il faut éviter dans la recherche médico-légale du foie du soufre,
de faire bouillir les matières vomies ou autres avec le contact de l'air,
parce qu'on décompose complétement le poison s'il se trouve en petite
proportion et que les liqueurs soient tant soit peu acides ; 7° que le foie
de soufre étant absorbé, il est indispensable, dans le cas où sa présence
n'aura pas été démontrée dans le canal digestif ni dans les matières vomies, de le chercher dans les viscères, dans le sang ou dans l'urine, en
procédant comme il a été dit à l'expér. 4°, p. 278 ; 8° que si l'expertise
médico-légale n'était faite que *long-temps après la mort, lorsque déjà*
les tissus seraient putréfiés, il ne faudrait pas se hâter de conclure à
l'existence du foie de soufre par cela seul que l'on aurait obtenu de
l'acide sulfhydrique en traitant les matières suspectes par l'acide acétique, et que les liqueurs se seraient comportées avec les acides et les
sels métalliques comme le font les sulfures, attendu qu'il se produit
pendant la putréfaction de certains organes, et notamment du canal di-

gestif, du *sulfhydrate d'ammoniaque* : or les réactifs précités agissent
sur ce sel comme sur les sulfures. Il faudrait dans des cas aussi épineux
s'attacher à démontrer dans les matières suspectes la présence de la
potasse, en les évaporant jusqu'à siccité et en traitant le produit par
l'alcool concentré (voy. expér. 2e, p. 277); on parviendrait souvent
ainsi à lever toutes les difficultés, puisque d'une part le sulfhydrate
d'ammoniaque ne fournit jamais de potasse, et que, d'un autre côté,
le traitement alcoolique tel que je l'ai conseillé ne donne jamais cet
alcali quand on agit sur des liquides à l'état normal (voy. POTASSE,
p. 226).

Procédé. — *Si la matière est liquide*, transparente ou trouble,
quelle que soit sa couleur, on en versera quelques gouttes sur un papier imprégné d'acétate de plomb; si celui-ci est bruni, tout portera
à croire que la liqueur renferme du foie de soufre non encore décomposé; dans ce cas on filtrera, et l'on constatera la présence du poison
en agissant comme je l'ai dit à la p. 276. (Voyez Dissolutions de foie
de soufre.) On verra si par hasard le dépôt que l'on a pu recueillir
sur le filtre ne renferme point de soufre; on reconnaîtra celui-ci, qui
sera hydraté et pulvérulent, à sa couleur blanche et à la manière dont
il brûlera sur le feu. Il n'est pas vrai, comme l'annonce M. Devergie,
que l'existence d'un pareil dépôt soit un indice que *dans la plupart
des cas* la totalité du foie de soufre ait été décomposée (t. IIIe, p. 329);
rien n'est au contraire aussi commun que de trouver à la fois un dépôt de soufre plus ou moins abondant et du foie de soufre indécomposé,
ce qui du reste s'explique à merveille quand on songe à la quantité
prodigieuse de soufre que contient le quintisulfure de potassium.
Supposons que les essais tentés aient été infructueux, on traitera le liquide restant par l'acide acétique en vaisseaux clos (voy. expér. 2e,
p. 277.)

Si le papier imprégné d'acétate de plomb n'est point coloré, on aura de
suite recours au traitement par l'acide acétique en vases fermés, après
avoir examiné s'il n'existe pas au fond du liquide un dépôt de soufre.

Si la matière est épaisse et solide, on la délaiera dans de l'eau distillée froide, et on agira sur la portion liquide comme il vient d'être
dit. Quant à la portion solide, après avoir déterminé si elle contient ou
non du soufre, on la soumettra en vaisseaux clos à l'action de l'acide
acétique bouillant (voy. expér. 2e).

Si la recherche médico-légale se fait après la mort, on portera son
attention sur l'état de l'estomac, que l'on étendra pour apercevoir la
couche de soufre hydraté qui pourra tapisser la membrane muqueuse
dans une plus ou moins grande étendue, ou se trouver seulement dans
ses replis; on touchera les parois internes de ce viscère avec un papier

trempé dans l'acétate de plomb pour voir s'il brunit; puis on lavera la membrane muqueuse avec de l'eau distillée, de manière à mettre souvent la même quantité de liquide en contact avec toutes les parties de cette membrane. On agira sur la dissolution obtenue comme sur la matière liquide dont j'ai parlé plus haut.

Foie de soufre absorbé et contenu dans le canal digestif et dans les autres viscères, dans le sang, etc. Après avoir coupé les viscères en petits morceaux, on les mettra dans un mortier d'agate et on les délaiera dans de l'eau distillée froide; le mélange, en partie solide, sera décomposé en vases clos par l'acide acétique (voy. expér. 2° p. 277), et l'on obtiendra du gaz acide sulfhydrique, un dépôt de soufre et de l'acétate de potasse. On agirait de même sur le sang et sur l'urine.

Dans tous les traitements par l'acide acétique il est indispensable de pousser les opérations assez loin pour retirer la potasse qui faisait partie du foie de soufre, car il ne serait pas impossible, comme je l'ai déjà dit, que dans certaines circonstances la putréfaction eût développé du sulfhydrate d'ammoniaque, qui fournirait du gaz acide sulfhydrique par l'acide acétique, tout comme le foie de soufre (voy. expér. 7°, p. 278).

DE L'AZOTATE DE POTASSE (Nitre).

Action sur l'économie animale.

EXPÉRIENCE 1°. — On a fait avaler à un chien robuste 22 grammes de nitre pur et en poudre fine. Au bout de cinq minutes, il a vomi deux fois des matières alimentaires mêlées d'un liquide muqueux et filant. Le lendemain il a refusé les aliments. Le jour suivant, à huit heures du matin, il a bien mangé, et il n'éprouvait aucun symptôme remarquable. A trois heures, on a introduit dans son estomac 48 grammes de nitre pur dissous dans 140 grammes d'eau distillée, et on a lié l'œsophage. Deux minutes après l'animal a fait des efforts pour vomir, qui se sont renouvelés plusieurs fois dans l'espace des dix premières minutes. A trois heures et demie, il offrait des vertiges; à quatre heures, il était couché sur le côté, et avait de légers mouvements convulsifs dans l'extrémité antérieure droite; ses pupilles étaient dilatées, sa respiration lente et profonde, les battements du cœur faibles et peu fréquents; la sensibilité et la mobilité étaient tellement diminuées, qu'il lui était impossible de se soutenir un instant sur ses pattes; cet état a augmenté, et l'animal est mort à quatre heures et demie. On l'a ouvert sur-le-champ. Le sang contenu dans le cœur était fluide, et d'un rouge vif dans le ventricule aortique. Les poumons paraissaient être comme dans l'état naturel. L'estomac, livide à l'extérieur, était distendu par un fluide limpide; la membrane muqueuse offrait dans toute son étendue une couleur rouge.

noirâtre ; elle était parsemée de vaisseaux fortement gorgés de sang noir ; la tunique musculeuse était d'un rouge vif ; l'inflammation s'étendait jusqu'à l'iléum.

EXPÉRIENCE IIᵉ. — A onze heures, on a introduit dans l'estomac d'un petit chien robuste 8 grammes de nitre pur réduit en poudre fine, et on a lié l'œsophage. Au bout de cinq minutes, l'animal a commencé à faire des efforts pour vomir, qui ont duré pendant une demi-heure. A midi, il poussait des cris plaintifs. A une heure, il avait des vertiges. A deux heures et demie, les douleurs auxquelles il était en proie paraissaient cruelles ; il était couché sur le ventre, ses pattes postérieures très écartées, les antérieures fléchies ; il ne pouvait plus se tenir un instant debout, et lorsqu'il cherchait à changer de position, il faisait un saut et retombait comme une masse inerte ; la faiblesse des extrémités postérieures augmentait de plus en plus ; il ne donnait aucun signe de sensibilité lorsqu'on le pinçait ; les organes des sens jouissaient de toute leur intégrité ; les paupières et les extrémités antérieures étaient agitées de temps en temps par de légers mouvements convulsifs ; les inspirations étaient rares et profondes. Il est mort à trois heures dix minutes. L'estomac contenait une assez grande quantité d'un fluide épais, filant ; la membrane muqueuse offrait, dans toute son étendue, une couleur rouge pourpre parsemée, dans quelques endroits, de points noirs ; la tunique sous-jacente était d'un rouge vif ; les autres portions du canal digestif et les poumons ne paraissaient pas altérés.

EXPÉRIENCE IIIᵉ. — On a répété cette expérience avec 4 grammes de nitre pur : l'animal est mort au bout de vingt-neuf heures, après avoir offert des symptômes analogues à ceux qui viennent d'être décrits. A l'ouverture du cadavre, on a trouvé que la membrane muqueuse de l'estomac était enflammée.

EXPÉRIENCE IVᵉ. — On a fait une plaie sur le dos d'un chien robuste et de moyenne taille ; on l'a saupoudrée avec 8 grammes de nitre en poudre auxquels on a ajouté 48 grammes d'eau chargée de ce sel ; on a réuni les lambeaux par quelques points de suture. Au bout de trois jours, l'animal ne paraissait pas affecté. On a appliqué sur une plaie faite à la partie interne de la cuisse d'un autre petit chien 8 grammes de nitre pur dissous dans 16 grammes d'eau à 40°. Au bout de cinq jours, l'animal mangeait avec beaucoup d'appétit, et n'avait éprouvé d'autre incommodité que celle qui tenait à la blessure. On a pratiqué une incision près de l'articulation fémoro-tibiale d'un petit chien maigre ; on a introduit dans la plaie 12 grammes de nitre humectés avec 4 grammes d'eau. Cinq jours après, l'animal a mangé avec beaucoup d'appétit ; mais la plaie était très considérable ; elle avait été gangrenée et s'étendait jusqu'à la région ombilicale. On a négligé de donner des soins à cet animal, et il est mort huit jours après l'opération. L'estomac n'offrait aucune altération sensible ; il en était de même des autres organes. Dans une autre expérience, l'animal est mort deux jours après l'application de 12 grammes de nitre sur une plaie faite à la partie interne de la cuisse ; et à l'ouverture du cadavre, on a trouvé deux petits ulcères dans l'estomac; plusieurs points de la membrane muqueuse étaient noirs, scarifiés, et il y avait du sang extravasé dans son propre tissu. Mais je n'attache pas beaucoup d'importance à ce fait, parce qu'il est unique, et que je ne puis pas affirmer que l'animal n'ait pas avalé quelque autre substance vénéneuse.

Observation 1re. — Un homme atteint d'une fièvre périodique prit par mégarde 48 grammes de nitre. Peu de temps après, les angoisses les plus fortes avec froid interne se manifestèrent à l'estomac. Il survint ensuite des défaillances, des syncopes, et en moins de dix heures le malade expira. (Comparetti.)

Observation 2e. — « Il y a six ans que feu MM. Froissard et Martin me prièrent d'assister à l'ouverture du cadavre d'une domestique que l'on soupçonnait de s'être empoisonnée volontairement. Ce qui appuyait cette opinion, c'est que depuis deux ou trois mois elle était devenue triste, rêveuse, à la suite d'obstructions dans le bas-ventre et de la suppression de ses règles. Cette fille, âgée de trente-six ans, était robuste, d'un tempérament bilieux et très irritable; elle avait fait usage de différents remèdes populaires infusés tantôt dans du vin, tantôt dans de l'eau-de-vie. Deux jours avant sa mort, elle avait pris 48 grammes d'une substance saline qu'elle ne pouvait désigner que par le nom de *sel* : ce purgatif, pris en deux verres et à la distance d'une demi-heure, lui procura, par le vomissement et par les selles, des évacuations très abondantes de bile dégénérée, et lui fit éprouver de violentes douleurs d'entrailles. Le médecin appelé pour calmer ces vives irritations, produit d'une superpurgation, ordonna des décoctions mucilagineuses en boisson et en lavement; il fut même obligé, par l'intensité des douleurs, de donner de l'opium tant en substance qu'en teinture. Ces secours furent sans effet : la malade sentait un feu dévorant qu'elle rapportait à la poitrine et à l'estomac; ses extrémités étaient froides; son pouls était presque nul; enfin elle expira soixante heures après avoir pris le sel. L'ouverture du cadavre fut faite deux heures après la mort. Le ventricule était rouge, parsemé de taches noirâtres de la largeur d'une lentille; vers le bas-fond de l'estomac, une de ces taches était de la grandeur d'un liard; dans son centre il y avait un petit trou qui perçait le viscère; le canal intestinal était intérieurement rougeâtre; le foie était obstrué, et la matrice dans la plus parfaite vacuité. Nous apprîmes que cette fille devant se purger, une de ses amies lui avait acheté chez un droguiste 48 grammes de sel de nitre (1). »

Observation 3e. — Laflize rapporte le fait suivant : Une dame qu'il venait de traiter d'une rougeur érysipélateuse à la jambe, prit par son ordre, pour se purger, le 27 avril 1787, à six heures du matin, 32 grammes

_____

(1) Souville. *Journal de Médecine, de Chirurgie et de Pharmacie*, t. LXXIII, année 1787.

de nitre tel qu'il sort de la salpêtrière, dissous dans un verre d'eau, avec addition de 64 grammes de sirop de pommes (ce sel avait été vendu par un droguiste à la place du sel de Sedlitz, sulfate de magnésie, qui avait été prescrit) : la malade éprouva, un quart d'heure après, les symptômes suivants : cardialgie, nausées, vomissements pénibles, évacuations par le bas, ensuite convulsions qui rendaient la bouche contournée ; syncope, pouls très faible, extrémités froides, successivement pouls nul, voix éteinte, feu dévorant dans l'estomac, douleurs cruelles dans le ventre que rien ne put calmer; pressentiment d'une fin prochaine, respiration laborieuse ; mort à neuf heures du matin, trois heures après la fatale boisson. A l'ouverture du cadavre on trouva ce qui suit : estomac fortement distendu par un liquide ; la membrane externe de ce viscère était d'un rouge foncé; on y remarquait quelques taches brunes ; sa tunique veloutée était enflammée outre mesure, et se trouvait *détachée* dans plusieurs endroits; l'humeur sanguinolente qui s'était écoulée des vaisseaux déchirés avait coloré en rouge le liquide contenu, qui équivalait à la mesure d'un litre. Cette inflammation gangréneuse commençait à l'orifice cardiaque et finissait au pylore ; le reste du corps était dans l'état naturel. On s'assura que la cause de la mort était entièrement due à l'action hypersthénique du nitre, par l'examen de ce sel qu'on envoya chercher immédiatement chez le même droguiste, et par l'analyse chimique du liquide contenu dans l'estomac, lequel produisit par l'évaporation des cristaux de véritable nitrate de potasse (1).

OBSERVATION 4e. — La femme d'un épicier d'Édimbourg, enceinte de deux mois, avala par méprise une poignée de sel de nitre : aussitôt douleurs vives à l'estomac, nausées et vomissements de quelques gorgées qui avaient le goût du nitre. Au bout d'un demi-quart d'heure tout le corps était enflé. On administra dix minutes après de l'ipécacuanha et une solution chargée de sel de Glauber. La femme avorta au bout d'une demi-

(1) Tourtelle, médecin à Besançon, doute que le nitre soit un poison capable de donner la mort : suivant lui, le nitre n'agit qu'à la manière des autres sels neutres ; à forte dose il occasionne cependant quelques accidents, tels qu'une sensation douloureuse à l'estomac, des vertiges, le froid des extrémités et quelquefois de tout le corps, des défaillances, etc.

Un homme affecté d'une hydropisie ascite prenait, depuis trois semaines, des tisanes apéritives avec le nitre à la dose de 4 grammes par litre. Comme il s'impatientait de ne pas guérir et qu'il avait entendu préconiser le nitre dans sa maladie, il en prit un jour environ 64 grammes dans deux verres d'eau. A la vérité il fut un peu tourmenté de coliques; mais il fut totalement guéri par d'abondantes évacuations par les selles et par les urines. Ce qu'il y a de remarquable, c'est qu'il n'éprouva aucun des accidents de l'empoisonnement, quoique son estomac fût si sensible qu'il ne pouvait pas garder une cuillerée de vin scillitique le plus faible. Tourtelle attribue les accidents décrits par Laflize aux transports de l'humeur arthritique sur l'estomac de la malade qui fait le sujet de cette observation. (*Journal de Médecine, Chirurgie et Pharmacie*, tom. LXXIII, Réflexions par Tourtelle, page 22 et suiv.)

heure, et rendit par les selles une grande quantité de sang mêlé à des débris de la membrane muqueuse des intestins ; la gorge était excoriée, ce qui ne permettait pas à la malade d'avaler rien de piquant. Cinq jours après, les douleurs générales et les divers symptômes nerveux commencèrent à céder à l'emploi du lait, des mucilagineux et de l'opium. M. Alexandre, qui a rapporté cette observation, ne dit pas si la malade fut entièrement rétablie. (*Ancien Journal de Médecine*, tom. LXXI.)

OBSERVATION 5e. — Butler rapporte le fait suivant : Madame E., femme d'un quartier-maître, avala par méprise, le 17 mars 1815, 64 grammes de nitre pour 32 grammes de sel d'Epsom. Le jour précédent, elle avait acheté 125 grammes de nitre et 64 grammes de sel d'Epsom ; elle plaça les deux paquets sur sa cheminée à côté l'un de l'autre, en rentrant chez elle : se sentant mal disposée le lendemain matin, elle resta au lit, et voulut que son mari mêlât la moitié d'un des paquets placés sur la cheminée dans un peu d'eau chaude, et lui donnât cette dissolution ; elle la prit en effet, croyant avaler environ 32 grammes de sel d'Epsom. Mais au lieu du paquet contenant le sel d'Epsom, le mari avait pris celui qui renfermait le nitre, et en avait fait fondre à peu près la moitié dans un verre d'eau ; et quoiqu'il éprouvât quelque difficulté à dissoudre les cristaux, il ne conçut aucun soupçon. Bientôt après que la solution eut été avalée, les vomissements survinrent : d'abord les matières contenues dans l'estomac furent rejetées, et ensuite les efforts n'amenèrent que du sang pur. On peut supposer que le nitre a eu son plus entier effet, parce qu'il avait été pris le matin avant déjeuner, moment où l'estomac est généralement vide. Le vomissement de sang ayant répandu l'alarme, je fus demandé par un voisin intelligent, et l'on n'attendit pas mon arrivée pour faire des questions sur la substance qui avait été avalée pour du sel d'Epsom. Quand je vis la malade, le vomissement continuait depuis près d'une heure, et j'observai qu'une grande quantité de sang fluide et coagulé, d'une couleur purpurine, avait été rejetée. Ayant acquis la certitude que la substance prise était du nitre, il devint évident pour moi, quoique la nature ait pourvu l'estomac humain d'une couche de mucus pour défendre ses parois de l'acrimonie ordinaire de nos aliments, que ce mucus n'était pas assez abondant pour prévenir l'action corrosive d'une forte dose de nitre. Je remarquai aussi que quelques cristaux non dissous avaient été avalés par la malade. Je fis donner sur-le-champ une grande tasse d'eau tiède, et j'ordonnai que la même quantité fût administrée après chaque vomissement, pendant que je faisais préparer, dans le moins de délai possible, un demi-litre d'un mucilage très épais de gomme arabique dans lequel je fis ajouter un peu de laudanum. Durant mon absence, environ deux litres d'eau tiède furent administrés à la malade, et presque toujours rejetés avec une certaine quantité de sang purpurin. Je donnai la moitié de la mixture mucilagineuse (128 grammes), qui resta dans l'estomac vingt minutes ; mais quand on administra quelques gouttes d'eau de gruau épaisse, le tout fut vomi aussitôt, mêlé avec un peu de sang coagulé. Je voulus qu'elle prît

500 grammes de gruau épais; qu'elle vomit immédiatement avec un peu plus de sang fluide. Je donnai alors le reste de la mixture mucilagineuse, qui de même fut expulsée. Une décoction épaisse de graine de lin fut rejetée; comme les boissons précédentes, en peu de minutes. Cependant je continuai de faire prendre alternativement à la malade du gruau épais et du thé mêlé à de la graine de lin, aussi long-temps que son estomac rejeta du sang; car tant que ce symptôme persista; je jugeai bien que la corrosion poursuivait sa marche. La malade à la fin tomba presque en défaillance; son pouls devint fort et fréquent; une sueur chaude, comme visqueuse, et accompagnée de frisson, se manifesta. La malade demanda un court repos. Je donnai une autre dose de mucilage de gomme arabique avec du laudanum; les accidens se calmèrent pendant quelque temps; mais dès qu'ils reparurent, je renouvelai la potion de gruau épais et de thé mêlé à de la graine de lin. Les vomissements continuèrent depuis huit heures du matin jusqu'à midi; et pendant ce temps, la malade dut boire et vomir environ 8 litres de liquide. Je jugeai alors prudent d'en suspendre l'usage; car les forces s'épuisaient; et le nitre était probablement tout-à-fait dissous. Depuis midi jusqu'à six heures du soir, la malade ne prit rien; mais alors elle vomit jusqu'à neuf heures du sang grumeleux, en partie fluide et en partie coagulé. Un peu de gruau lui fut donné; puis elle resta sans rien prendre jusqu'à neuf heures du matin, mais sans vomir ni dormir.

Le 18 mars au matin, la malade paraît violemment tourmentée de douleurs d'estomac, qui ne sont pas continuelles, mais spasmodiques. Deux clystères avaient été administrés pendant la nuit, et un le matin : du gruau, du sel et de l'huile de ricin les composaient. Trois évacuations avaient eu lieu, la dernière avec perte de sang. Je fis prendre alors du thé suffisamment chaud avec du lait : cette boisson ne fut point vomie; j'ordonnai dans la journée l'administration d'une petite quantité de gruau. A sept heures du soir, le gruau et le thé n'avaient pas été vomis; les douleurs d'estomac étaient périodiques et brûlantes; il y avait eu deux selles, toutes deux mêlées de sang; la malade avait peu uriné; tout vomissement avait cessé. J'ordonnai toujours le gruau à doses petites, mais répétées; la prescription suivante fut faite pour la nuit : teinture d'opium, 40 gouttes; mucilage d'acacia.

Le 19 mars, la malade était mieux; les douleurs sont par intervalles très intenses, et diffuses sur tout l'abdomen. Thé et gruau ad libitum. Le 20; il n'y avait aucune modification remarquable. Le 24, l'abdomen est toujours douloureux. Pendant plusieurs jours de suite, on voit de petits caillots de sang dans les selles; mais, à l'exception de la faiblesse, il n'y a pas de symptômes graves, et quoique enceinte depuis deux mois, cette dame ne fit point de fausse couche. Le 1er avril, je fus de nouveau appelé pour voir madame E. On avait observé depuis quelques jours des tressaillements et des mouvements involontaires. Lorsqu'elle s'asseyait sur une chaise, on la voyait tout-à-coup sauter brusquement; ses muscles agissaient contre sa volonté; et elle exécutait sans

cesse des mouvements qu'elle voulait mais qu'elle ne pouvait pas empêcher. Si des personnes de l'art l'avaient vue dans cet état, elles
l'eussent sans doute regardée comme affectée de la maladie connue sous
le nom de *danse de Saint-Guy* : en effet, elle en avait tous les symptômes, tels qu'ils sont décrits dans la *Nosologie de Cullen*.

Cette dernière partie de l'histoire de la maladie de madame E. me
semble surtout devoir intéresser les physiologistes et les nosologistes. On
peut se demander si le trouble nerveux n'était qu'un accident sympto-
matique de l'irritation des viscères, ou si les particules irritantes du nitre, introduites dans le sang, allaient exciter les nerfs en circulant avec
celui-ci, et produire ainsi les mouvements involontaires des muscles. La
sécrétion de l'urine ne fut jamais notablement augmentée. Dix jours environ s'étaient écoulés depuis le moment où le nitre fut pris jusqu'à l'apparition des symptômes nerveux, qui durèrent à peu près deux mois.
Tant que cette affection persista, le pouls resta petit, et marqua quatre-
vingt-dix battements par minute ; le bras et la jambe gauches étaient
spécialement attaqués ; le caractère de la malade, naturellement doux,
était devenu éminemment irascible. Lorsque son estomac était vide, son
état semblait empirer, et elle ressentait alors une douleur constante dans
la région de l'épine. Le quinquina ne fut pris qu'en doses divisées, mêlé
avec du lait. Les symptômes spasmodiques atteignirent un degré effrayant ; ils se calmèrent graduellement ; mais la malade n'obtint le
complet rétablissement de ses forces qu'après son accouchement. Le 3 octobre 1815, je l'accouchai d'un enfant mâle : le travail de l'enfantement
fut plus long qu'à l'ordinaire, sans doute à cause de la faiblesse. Le
29 octobre 1817, je l'accouchai d'un autre enfant : l'un et l'autre sont vivants et bien portants.

Remarques de M. Butler. — Plusieurs raisons m'engagent à rendre
public le cas que je viens de rapporter.

1° Pour montrer la quantité de nitre que peut supporter l'estomac
humain sans que la mort en soit la suite, lorsqu'on met en usage le
traitement que j'ai employé, et pour faire ressortir quelques uns des
effets de cette substance ; 2° pour éclairer en quelque manière l'histoire d'une autre affection dont la nature réelle n'est que peu connue,
parce que nous sommes peu instruits dans la physiologie du système
nerveux ; 3° pour démontrer que les plus violents vomitifs ne déterminent pas constamment l'avortement. Je ne pense pas que l'on ait
encore rapporté de cas où un malade ait pris une si grande quantité de
nitre, et en soit revenu. (*Nouveau Journal de Médecine, de Chi-*
rurgie et Pharmacie, février 1818.)

OBSERVATION 6ᵉ. — Gmelin cite un cas d'empoisonnement mortel chez
un enfant par 24 grammes d'azotate de potasse mélangé à 8 grammes de
crème de tartre. (*Appar. médic.*, t. 68.)

Falconner parle d'un individu qui se rétablit après avoir pris 64 grammes de nitre. (*Mem. of the med.*, London, III, 1792, app. n° IX.)

Ces faits nous permettent de conclure :

1° Que l'azotate de potasse introduit dans l'estomac des chiens et de l'homme est absorbé, et qu'il agit à la manière des poisons irritants qui exercent ultérieurement une action stupéfiante sur le système nerveux ; 2° qu'il peut déterminer la mort lorsqu'il a été avalé à la dose de 8 à 12 grammes ; 3° qu'il est possible de le retrouver dans les viscères tels que le foie, la rate, etc., où il est passé par voie d'absorption.

Traitement de l'empoisonnement.

On provoque les vomissements et l'on combat l'irritation gastro-intestinale par les antiphlogistiques ; ultérieurement, s'il y a lieu, on fait usage de quelques antispasmodiques. On ne connaît aucun antidote de ce sel.

Recherches médico-légales.

Nitre solide. — Il est en poudre blanche ou en longs prismes à 6 pans demi-transparents et terminés par des sommets dièdres ; ces cristaux s'accolent souvent de manière à former des cannelures qui pourraient les faire confondre au premier abord avec ceux du sulfate de soude. La saveur du nitre est fraîche et piquante ; il se dissout dans quatre fois son poids d'eau à 15° ; l'eau bouillante en dissout quatre fois son poids ; il fuse sur les charbons ardents ; mêlé au cuivre en limaille et traité par de l'acide sulfurique concentré et un peu d'eau, il répand des vapeurs orangées (acide hypo-azotique) qui se comportent avec le protosulfate de fer, comme il a été dit à la page 138. Il suffit d'un atome de ce sel pour colorer en rouge de sang la dissolution jaune de narcotine dans l'acide sulfurique concentré. Trituré avec de la chaux vive, il ne dégage point d'ammoniaque ; enfin sa dissolution aqueuse concentrée donne, avec le chlorure de platine, un précipité jaune serin, grenu, adhérent au verre. Le nitre du commerce contient ordinairement des chlorures et surtout du chlorure de sodium, et fournit avec l'azotate d'argent un précipité de chlorure d'argent blanc, lourd, caillebotté, insoluble dans l'eau et dans l'acide azotique concentré froid et bouillant, et soluble dans l'ammoniaque.

Dissolution aqueuse concentrée. — Il suffit de toucher le sulfate de narcotine jaune très acide avec le bout d'un tube imprégné de cette dissolution pour développer une belle couleur rouge de sang ; le protosulfate de fer solide délayé dans une assez grande quantité d'acide sulfurique concentré, devient violet si on le met en contact avec une goutte de cette dissolution. Traitée par du cuivre et de l'acide sulfurique, elle donne des vapeurs nitreuses. La chaux et le chlorure de platine agissent sur elle comme il vient d'être dit. L'alcool concentré précipite une portion notable du sel, quoiqu'il en reste encore dans le liquide alcoolique. En faisant évaporer la dissolution aqueuse jusqu'à siccité, on obtient du nitre solide.

Dissolution étendue. — Le sulfate de narcotine et le protosulfate de fer mêlés avec beaucoup d'acide sulfurique se comportent avec elle comme avec la dissolution concentrée; il ne se dégage point de vapeurs nitreuses lorsqu'on la fait bouillir avec du cuivre et de l'acide sulfurique, à moins qu'on ne concentre beaucoup la liqueur. La chaux n'en dégage point d'ammoniaque, et le chlorure de platine n'est point précipité; en évaporant cette dissolution, on obtient du nitre solide; l'alcool concentré marquant 44 degrés ne la trouble point; on peut même dissoudre plusieurs grammes de nitre dans 100 grammes d'eau, sans que le sel soit précipité par ce menstrue.

Azotate de potasse mêlé à des liquides alimentaires, à la matière des vomissements ou à celles qui sont contenues dans le canal digestif. — Le thé, le café, le vin, l'albumine et la gélatine ne sont point troublés par ce sel.

EXPÉRIENCE Ire. — On dissout 4 grammes d'azotate de potasse cristallisée dans 100 grammes d'eau : la dissolution n'est point précipitée, même au bout de vingt-quatre heures, par de l'alcool concentré marquant 44 degrés.

EXPÉRIENCE IIe. — On mêle 1 gramme de nitre avec 100 grammes de lait, de café et de bouillon ; on évapore jusqu'à siccité et on traite le produit par 100 grammes d'eau distillée froide ; le lendemain on filtre ; le liquide est d'une couleur jaune rougeâtre. On l'évapore jusqu'à siccité ; lorsque le résidu, de couleur rougeâtre, est froid, on l'agite pendant plusieurs minutes avec de l'alcool marquant 36 degrés, qui dissout du nitre et une petite quantité de matière animale et laisse une substance brune et poisseuse ; on filtre ; la liqueur est d'un jaune paille et fournit en l'abandonnant à elle-même, au bout de deux jours, des cristaux d'azotate de potasse ; au reste, il suffit d'une goutte de cette dissolution alcoolique pour obtenir avec les sulfates très acides de narcotine et de protoxyde de fer les réactions rouge et brune précédemment indiquées. Si on fait évaporer le liquide qui surnage les cristaux, il reste un produit solide coloré qui fuse sur les charbons ardents.

EXPÉRIENCE IIIe. — On administre à un chien de moyenne taille 16 grammes d'azotate de potasse dissous dans 140 grammes d'eau et mélangé avec autant de lait, de café et de bouillon ; l'œsophage est lié, et l'animal meurt au bout de douze heures ; on l'ouvre *immédiatement* après la mort. L'estomac contient environ 200 grammes d'un liquide grisâtre, épais, que l'on étend d'eau et que l'on chauffe jusqu'à l'ébullition pour coaguler une portion de matière animale; on filtre; la liqueur jaune rougeâtre, qui passe; rougit le sulfate très acide de narcotine, et se comporte avec le protosulfate de fer comme une dissolution d'azotate de potasse. On la partage en deux parties égales A, B. On évapore la portion A jusqu'au point où elle pourra cristalliser, et l'on obtient une masse verdâtre un peu liquide qui fuse sur les charbons ardents et au milieu de laquelle il est difficile d'apercevoir des cristaux bien caractérisés; toutefois une petite portion de la liqueur A, mise dans un verre de montre et évaporée au bain-marie, laisse des cristaux de nitre d'un blanc jaunâtre parfaitement reconnaissable. La portion B est évaporée jusqu'à siccité, et le produit refroidi est agité avec de l'alcool à 36 degrés, comme dans l'expérience 2e. La liqueur filtrée, d'un jaune doré, agit encore mieux que la dissolution aqueuse sur les sulfates acides de narcotine et de fer; on l'abandonne à elle-même pendant plusieurs jours; et l'on finit par obtenir des cristaux de nitre, quoique la liqueur contienne encore beaucoup de matière organique.

Les *reins* et le *foie*, après avoir été coupés en petits morceaux; sont laissés séparément en contact avec de l'eau distillée froide pendant quatre heures; on filtre. La liqueur provenant du *foie*, d'un brun noirâtre, est chauffée jusqu'à l'ébullition et filtrée pour la séparer de nombreux caillots de sang qui se sont formés par l'action de la chaleur; dans cet état elle est d'un jaune clair; on la rapproche au bain-marie, et lorsqu'elle est assez concentrée pour pouvoir cristalliser par le refroidissement, on en met une goutte ou deux avec le sulfate très acide de narcotine et avec le protosulfate de fer; à l'instant même on *aperçoit les réactions de l'azotate de potasse*. Le lendemain, voyant qu'il ne s'est point formé de cristaux, on la traite par l'alcool à 36 degrés, on filtre et on fait évaporer la dissolution jusqu'à siccité; le produit, mêlé encore de beaucoup de matière animale, *fuse*, faiblement à la vérité, *sur les charbons ardents*.

La liqueur provenant de l'action *des reins* sur l'eau distillée froide est rouge, tirant sur le rose; on la chauffe jusqu'à l'ébullition, puis on filtre; le liquide qui passe est presque incolore; lorsqu'il est évaporé jusqu'au point où il pourra cristalliser, on voit *qu'il rougit le sulfate acide de narcotine*, qu'il *brunit* le protosulfate acide de fer, et que ce dernier mélange devient violet par un excès d'acide sulfurique; le lendemain il n'a point cristallisé; on traite par l'alcool à 36 degrés, on filtre et on évapore la dissolution jusqu'à siccité; le produit, mis sur les charbons ardents, *fuse* assez distinctement, quoiqu'il contienne une proportion considérable de matière organique.

Il résulte des faits qui précèdent : 1° qu'il est aisé de démontrer la présence du nitre dans les matières suspectes dont je parle ; 2° que si, contre toute attente, on n'en retirait pas des matières vomies ni de celles qui ont été trouvées dans le canal digestif après la mort, ni de ce canal lui-même soumis à une ébullition prolongée avec de l'eau distillée, on devrait le chercher dans le sang et dans les viscères, où il a passé par suite de son absorption.

Procédé. — On fait bouillir pendant quelques minutes dans une capsule de porcelaine la totalité des matières vomies et de celles qui ont été trouvées dans le canal digestif, préalablement étendues d'eau distillée; on filtre. La matière coagulée et les autres matières solides, ainsi que le canal digestif, coupés par petits morceaux, sont laissés pendant vingt-quatre heures dans l'eau distillée froide; la liqueur est également filtrée; on réunit les deux liqueurs filtrées et on les fait évaporer au bain-marie; quand elles sont suffisamment concentrées pour pouvoir cristalliser par le refroidissement, on retire la capsule du feu. S'il se forme des cristaux de nitre d'un blanc jaunâtre parfaitement caractérisés, on ne pousse pas l'opération plus loin; si, au contraire, on n'obtient qu'une masse d'un rouge brun, on continue à la chauffer au bain-marie jusqu'à ce qu'elle soit desséchée, et on la laisse refroidir; dans cet état on la traite par 50 ou 60 grammes d'eau distillée froide dans laquelle on l'agite pendant dix minutes environ. Après douze ou quinze heures de contact on filtre la liqueur, qui est alors le plus souvent d'un jaune clair, et qui contient du nitre et de la matière organique; on la fait évaporer au bain-marie pour obtenir des cristaux de nitre. Supposons qu'à la suite de ce second traitement par l'eau on n'ait pas obtenu de l'azotate de potasse bien cristallisé; parce que la proportion de ce sel contenue dans les liqueurs sera trop faible; ou bien parce que malgré la précaution prise de ne traiter les matières solides que par l'eau distillée froide, cet azotate sera encore mélangé d'une trop grande quantité de matière organique, alors on agitera a masse refroidie avec 50 ou 60 grammes d'alcool concentré à 44 degrés, et on filtrera la liqueur après un contact de quatre ou cinq heures en vaisseaux clos. L'alcool aura coagulé une assez grande quantité de matière animale; on le filtrera, et on fera évaporer le *solutum* au bain-marie afin d'obtenir des cristaux de nitre. Ces cristaux; qu'ils aient été obtenus à la suite du traitement aqueux seulement, comme cela arrivera le plus souvent, ou à l'aide de l'alcool, doivent se comporter avec les charbons ardents, l'acide sulfurique et le cuivre, et les sulfates acides de narcotine et de fer, comme il a été dit à la page 288. Si, contre toute attente, la dissolution alcoolique ne cristallisait pas, il faudrait l'évaporer jusqu'à siccité au bain-marie et traiter le produit par l'eau froide; le *solutum* aqueux serait évaporé pour le faire cristalliser. La présence du nitre *cristallisé* permettra d'affirmer que ce sel avait été ingéré. On devra encore affirmer ce fait dans les cas où il aura été impossible d'obtenir des cristaux bien distincts et où la masse solide obtenue à la suite des évaporations fusera sur les charbons ardents, et donnera avec les autres agents mentionnés les réactions que fournit le nitre. Il m'est souvent arrivé, dans ces sortes de recherches, de ne pouvoir pas obtenir des cristaux d'azotate de potasse, quoique la masse non cristalline et notablement animalisée sur laquelle j'agissais en contînt assez pour fuser sur les charbons ardents, pour donner du gaz bi-oxyde d'azote par l'acide sulfurique et le cuivre, et pour colorer en rouge de sang et en brun les sulfates acides de narcotine et de fer. On se bornerait, au contraire, à rendre probable l'existence du nitre dans les matières suspectes, si, n'ayant pas obtenu des cristaux, la masse desséchée ne fusait pas sur les charbons ardents et ne fournissait point de bi-oxyde d'azote avec l'acide sulfurique et le cuivre, et qu'elle colorât en rouge de sang le sulfate acide de narcotine et en brun café le protosulfate de fer additionné d'acide sulfurique. Quoi qu'il en soit, dans ces différents cas, le commémoratif, les symptômes et les lésions de tissu viendraient au secours de l'expert pour résoudre la question d'empoisonnement.

Si les recherches tentées sur les matières vomies, sur celles qui auront été trouvées dans le canal digestif et sur les tissus de ce canal lui-même ont été infructueuses, on agira sur le foie, la rate et les reins. Après avoir coupé ces organes en petits morceaux, on les laissera pendant plusieurs heures dans l'eau distillée froide; le liquide, d'un rouge brun et mêlé de beaucoup de sang, sera chauffé jusqu'à l'ébullition, afin de coaguler toute la matière animale qui est susceptible de l'être; on filtrera, et l'on agira sur la liqueur filtrée comme je viens de le dire à l'occasion des matières contenues dans le canal digestif.

DE L'ALUN.

Action sur l'économie animale.

EXPÉRIENCE Iʳᵉ. — J'ai fait avaler à un petit chien du poids de 4 kilogrammes, à jeun, 28 grammes d'alun cristallisé à base de potasse, réduit en poudre fine. Au bout de vingt-cinq minutes l'animal a vomi une assez grande quantité de matières liquides blanches, filantes, contenant de l'alun; trois quarts d'heure après il a eu une selle solide. Au bout d'une heure il a mangé et n'a donné aucun signe d'incommodité. Le lendemain il était très bien portant et dévorait les aliments qu'on lui donnait. Le jour suivant à midi il était encore à jeun lorsqu'on lui a fait prendre de nouveau 28 grammes du même alun : demi-heure après il a vomi à deux reprises des matières semblables aux précédentes, et n'a pas paru plus incommodé que la veille; le lendemain, il était à merveille.

EXPÉRIENCE II°. — A midi, on a fait prendre à un petit chien, âgé de trois mois, du poids de 5 kilogrammes, et à jeun, 28 grammes d'alun calciné en poudre fine : demi-heure après, l'animal a vomi des matières filantes, blanchâtres, contenant évidemment de l'alun ; il a eu une selle peu de temps après. Il a mangé vers la fin de la journée, ainsi que le endemain, et il paraissait parfaitement rétabli.

Le jour suivant, à midi, étant à jeûn, on lui a fait avaler 20 grammes du même alun calciné ; il a éprouvé les mêmes accidents que l'avant-veille et n'a pas tardé à se rétablir.

Trois jours après, à midi, on a injecté dans son estomac, à l'aide d'une seringue et d'une sonde de gomme élastique, 18 grammes d'alun calciné délayé et en partie dissous dans 96 grammes d'eau. Il a vomi au bout de dix minutes : demi-heure après, il a eu deux selles solides à peu de distance l'une de l'autre, et n'a plus éprouvé d'incommodité.

Le lendemain, on a injecté dans son estomac 28 grammes d'alun calciné, en partie dissous, en partie délayé dans 125 grammes d'eau froide. L'animal, qui était à jeun, a vomi au bout de six minutes une partie de la matière ingérée ; huit minutes après, nouveau vomissement, et dans les dix minutes qui ont suivi, il a encore vomi deux fois. Le soir, il était dans l'état naturel et mangeait avec appétit. Le lendemain, il n'éprouvait aucune incommodité.

EXPÉRIENCE III°. — A l'aide d'une seringue et d'une sonde de gomme élastique, on a introduit dans l'estomac d'un chien beaucoup plus fort que les précédents, du poids de 12 kilogrammes 1/2, 64 grammes d'alun calciné, en partie délayé, en partie dissous dans 125 grammes d'eau froide ; dix minutes après, l'animal a vomi une quantité notable de matières alimentaires, blanchies par de la poudre d'alun ; ces vomissements se sont renouvelés deux fois dans la demi-heure qui a suivi, et le chien n'a pas tardé à être parfaitement rétabli.

EXPÉRIENCE IV°. — A l'aide du même procédé, on a injecté, à midi, 64 grammes d'alun calciné mêlé de 100 grammes d'eau dans l'estomac d'un petit chien du poids de 5 kilogrammes, âgé d'environ trois mois, et à jeun. L'animal a vomi des matières filantes, blanches, au bout d'un quart d'heure ; cinquante minutes après, il avait vomi cinq fois. A deux heures, il paraissait très bien portant. Les jours suivants, il a mangé avec appétit et n'a donné aucun signe d'incommodité.

Ces expériences viennent à l'appui de ce que j'avais publié sur l'alun dès l'année 1814. « J'ai fait prendre, disais-je, à un chien 24 grammes » d'alun en poudre ; une heure après, l'animal a vomi sans effort, et il » ne paraissait pas très incommodé. Le lendemain il a mangé comme à » l'ordinaire, et il s'est trouvé parfaitement rétabli. Cette expérience » tend à faire croire que l'alun mêlé aux vins pourrait, dans certaines » circonstances, occasionner des accidents. » (Note de la page 274 de la 2° partie du tome Ier de ma *Toxicologie générale*, 1re édit., 1814.)

Désirant connaître les effets de l'alun sur des chiens que l'on empêcherait de vomir, j'ai tenté les expériences suivantes.

EXPÉRIENCE Vᵉ. — Le chien qui fait le sujet de l'expérience 1ʳᵉ, que j'ai dit être parfaitement rétabli, après avoir pris 56 grammes d'alun ordinaire, a avalé 26 grammes *d'alun calciné* en poudre : cinq minutes après on a lié l'œsophage. Au bout de quatre heures on a détaché la ligature, et on n'a pas remarqué que le chien fît des efforts pour vomir. Le lendemain il était faible et tourmenté par la soif. Il est mort trois jours après sans avoir présenté d'autre symptôme qu'un état de faiblesse et d'abattement qui a toujours été croissant. A l'ouverture du cadavre on n'a rien découvert qui pût rendre raison de la mort.

EXPÉRIENCE VIᵉ. — Le chien qui fait le sujet de l'expérience 2ᵉ, que j'ai dit être parfaitement rétabli après avoir avalé 94 *grammes d'alun calciné*, a pris 64 grammes *d'alun calciné* délayé et en partie dissous dans 96 grammes d'eau : on a lié l'œsophage aussitôt. Deux heures après, abattement marqué, grande difficulté de se tenir debout ; peu de sensibilité, car on peut le pincer et le piquer sans qu'il fasse le moindre mouvement. Il est mort cinq heures après l'ingestion de l'alun.

Ouverture du cadavre. — L'estomac contient une assez grande quantité de liquide ; sa surface interne est couverte dans presque toute son étendue d'une matière rougeâtre mêlée de portions verdâtres et comme bilieuses. La membrane muqueuse est enflammée dans toute son étendue, surtout près du grand cul-de-sac, où elle est d'un brun foncé ; vers le pylore il existe un peu de sang épanché, et la membrane muqueuse y est d'un rouge assez foncé. Les parois de l'estomac sont extrêmement épaisses dans l'extrémité pylorique ; elles sont durcies, comme tannées, et résistent à l'instrument tranchant. Les parois de l'intestin grêle sont légèrement épaissies ; cet intestin est tapissé intérieurement par une substance comme grenue, d'un blanc légèrement jaunâtre. Les gros intestins renferment des matières liquides, jaunâtres, fétides. Du reste, il n'y a rien de remarquable dans cet intestin. Les autres organes ne sont le siège d'aucune altération appréciable.

EXPÉRIENCE VIIᵉ. — A huit heures du matin, on a détaché et percé d'un trou l'œsophage d'un chien robuste, du poids de 12 kilogr. ; on a introduit dans son estomac, à l'aide d'un entonnoir, 64 *grammes d'alun calciné* en partie délayé, en partie dissous dans 128 grammes d'eau ; l'œsophage a été lié. Quatorze heures après, le chien était mort après avoir éprouvé les mêmes symptômes que le précédent. Le canal digestif offrait des altérations analogues à celles dont je viens de parler. (Voy. expérience 6ᵉ.)

EXPÉRIENCE VIIIᵉ. — 32 *grammes d'alun calciné* finement pulvérisé ont été appliqués sur le tissu cellulaire de la cuisse d'un chien de moyenne taille ; les lambeaux de la peau ont été réunis à l'aide de quelques points de suture, en sorte que l'alun a dû rester appliqué sur la surface dénudée.

Huit jours après, on voit que l'animal ne paraît pas avoir éprouvé d'incommodité notable; les points de suture de la plaie existent encore. En incisant la peau qui correspond aux parties mises en contact avec l'alun, on sent une résistance qui tient à ce que cette portion des téguments est desséchée en partie; l'intérieur de la plaie n'est pas enflammé; on n'observe aucune trace de réunion. Le tissu cellulaire sous-cutané est desséché, gris jaunâtre et évidemment gangrené. Il y a encore un peu d'alun dans la plaie. Quelques jours après, la suppuration s'établit, et ne tarde pas à être très abondante; des lambeaux de tissu cellulaire et la peau se détachent, et l'animal meurt quinze jours après l'application extérieure de l'alun. L'examen du membre après la mort fait voir que la suppuration avait détruit tout le tissu cellulaire de la partie interne de la cuisse, et même le tissu cellulaire intermusculaire; des fusées de pus s'étaient faites jusque vers la jambe. Il n'est pas douteux, d'après la petite quantité d'alun trouvée dans la plaie et d'après les désordres dont je viens de parler, que ce sel n'ait été transporté sur des parties du membre assez éloignées de celle sur laquelle il avait été mis.

Conclusions. — 1° Les chiens, même les plus faibles et les plus petits, peuvent supporter de très fortes doses d'alun calciné (60 grammes, par exemple) sans éprouver d'autres accidents que des vomissements et des selles; en effet, ils sont parfaitement rétablis une ou deux heures après l'ingestion de l'alun, s'ils ont des évacuations abondantes. En combattant cette conclusion, M. Devergie ne s'est appuyé sur aucun fait probant, et s'est mis en opposition avec ce qu'il y a de mieux établi. La seule expérience qu'il puisse produire en faveur de son opinion, la quatrième, ne prouve rien, car le chien auquel il avait fait avaler 64 grammes d'alun calciné, et qui mourut huit heures après, n'avait *vomi qu'une petite quantité de matière verte écumeuse.* Les expériences 1re, 2e et 3e faites par ce médecin confirment au contraire cette première conclusion (voy. *Méd. légale,* t. III, p. 337).

2° Si par suite de la ligature de l'œsophage, *ou par toute autre cause,* cette forte dose d'alun calciné ou cristallisé *n'est pas vomie,* la mort arrive au bout de quelques heures, même chez les chiens robustes et d'une assez forte stature. Les cinq dernières expériences rapportées par M. Devergie ne font que confirmer ce que j'avais dit à cet égard douze ans avant lui.

3° Dans ce cas, la membrane muqueuse du canal digestif est fortement enflammée, comme je l'ai prouvé en 1829.

4° Appliqué à l'extérieur sur le tissu cellulaire sous-cutané de la cuisse des chiens, l'alun calciné à la dose de 32 grammes détermine une brûlure profonde qui donne lieu à une suppuration assez abondante pour tuer les animaux au bout de quinze à vingt jours.

5° L'homme adulte peut avaler dans une journée et sans inconvénient, 4, 6, 8 et 10 grammes d'alun calciné dissous dans l'eau. *Boer-haave* en faisait prendre 4 grammes à la fois dans les fièvres intermittentes. *Helvétius* donnait toutes les quatre heures 2 grammes de pilules contenant 1 gramme 30 centigrammes d'alun calciné, ce qui porte la dose de l'alun à 7 grammes 8 décigrammes par vingt-quatre heures. M. *Duméril* a souvent administré 4 grammes de ce sel par jour en dissolution dans une tisane. *Marc* faisait prendre dans les vingt-quatre heures 500 grammes de petit-lait dans lequel on avait dissous 8 grammes d'alun. Le docteur *Kapeler* a donné sans inconvénient dans la colique des peintres et dans la maladie épidémique connue sous le nom de *raphania*, jusqu'à 24 grammes d'alun dans les vingt-quatre heures, et quelquefois il en a administré 12 grammes d'un coup, en dissolution dans 200 grammes de véhicule ; quelques uns des individus soumis à cette médication étaient d'une *faible constitution*. Le médicament n'a que fort rarement déterminé des nausées ou des vomissements, jamais d'épigastralgie ; mais il a souvent produit des selles abondantes.

6° Il n'est pas douteux, d'après ce que l'on observe chez les chiens et d'après ce qui précède, qu'un homme adulte bien portant qui avalerait 30, 40 ou 60 grammes d'alun *calciné* dissous dans l'eau, éprouverait des vomissements et des selles, et n'en serait pas plus incommodé que ces animaux ; au contraire, il est certain qu'en raison de sa plus grande stature et de sa plus grande force, il faudrait pour déterminer chez lui des accidents aussi intenses que chez les chiens une dose beaucoup plus forte d'alun. M. Devergie pense au contraire que l'estomac de l'homme étant doué de beaucoup plus de sensibilité et ses *sympathies* étant beaucoup plus actives que chez le chien, l'alun agirait avec beaucoup plus d'énergie. Cette opinion, purement hypothétique, est contredite par les seuls faits qui soient dans le domaine de la science (voy. 5°).

7° Il est également certain qu'une forte dose d'alun pourrait occasionner la mort de l'homme, si le sel n'était pas expulsé par les vomissements et par les selles, ainsi que cela résulte des expériences 5°, 6° et 7° que j'ai publiées en 1829 (voy. p. 294).

8° Si l'estomac de l'homme, au lieu d'être sain, comme je l'ai supposé jusqu'à présent, était affecté d'une phlegmasie chronique, l'alun agirait avec beaucoup plus d'énergie, sans jamais déterminer pourtant une dilatation du *ventricule gauche du cœur*, comme l'avait inconsidérément annoncé le docteur Fournier de Lempdes, dans une affaire médico-légale pour laquelle je fus consulté le 24 janvier 1829, et dont voici le sommaire. Madame B. fut atteinte, lorsqu'elle était encore en pension à l'Aigle (Orne), d'un vomissement presque con-

tinuel et tellement opiniâtre, qu'il résistait à tous les moyens indiqués : quelles que fussent les substances confiées à l'estomac, sans excepter l'eau, elles étaient aussitôt rejetées. Le docteur Emangard parvint, au bout de six semaines d'un traitement approprié, à faire supporter à la malade une eau légèrement lactée; l'alimentation fut progressivement augmentée, et la santé devint aussi bonne qu'on pouvait l'espérer chez une personne dont l'enfance et l'adolescence avaient été marquées par un état constamment valétudinaire. En 1827, madame B. fut assez souffrante pour garder le lit pendant une grande partie de l'hiver. En février 1828, elle fit appeler pour la première fois le docteur Fournier de Lempdes, qui lui donna des soins pendant près de deux mois. Dans le courant de l'été, il survint des irrégularités dans la menstruation qui obligèrent de recourir à des sinapismes, à une infusion de safran, etc. Le 10 septembre 1828, ainsi que le déclare le docteur Fournier, madame B. fut incommodée par un *embarras sanguin, avec prédisposition inflammatoire provenant de la diminution du flux menstruel.* Quels que soient le vague et l'insuffisance d'un pareil diagnostic, on prescrivit seize sangsues, et pour boisson de la *gomme arabique ;* malheureusement le pharmacien délivra par méprise deux paquets contenant chacun 16 grammes d'*alun calciné.* L'un de ces paquets ayant été dissous dans un litre environ d'eau tiède, *une tasse* de cette boisson fut présentée à madame B. A peine en avait-elle bu *deux ou trois cuillerées* qu'elle la repoussa, accusant des douleurs très vives dans la bouche, le pharynx et l'estomac, disant qu'elle était empoisonnée et qu'elle avait la bouche brûlée. Au rapport du docteur Fournier, « elle se plai-
» gnit de nausées, de chaleur vive, de douleurs déchirantes dans tous
» les points qui avaient été en contact avec l'alun; le pouls était de-
» venu fréquent et la figure animée; *les muscles avaient été agités*
» *de petits mouvements convulsifs*; les envies de vomir avaient pris
» de l'accroissement; la soif était devenue inextinguible. Madame B.
» commença à vomir un quart d'heure après avoir pris de cette bois-
» son; la malade n'eut pas un quart d'heure de relâche : les vomisse-
» ments continuèrent toute la journée (1) ; ils se ralentirent le soir, et
» ils furent moins fréquents pendant la nuit; mais la malade éprouva
» de l'insomnie ainsi que des douleurs aiguës. Le lendemain il y avait
» de la fièvre ; les vomissements étaient moins fréquents ; mais les an-
» goisses continuaient. La nuit fut encore très agitée. Le jour sui-
» vant 24 il n'y avait plus de fièvre; la région épigastrique était deve-

(1) Le docteur Fournier ne dit pas qu'il avait fait prendre à madame B., dans la journée du 22, contre toutes les règles de l'art, 32 verres d'eau tiède.

» nue très douloureuse à la pression et était fortement tendue. Douze
» sangsues ayant été appliquées, la malade était mieux le 26.» Lors
même que madame B. eût joui d'une santé parfaite, dit le docteur
Fournier dans une de ses dépositions, l'usage d'une pareille boisson
était de nature à l'incommoder fortement.

Appelé pour donner mon opinion dans cette affaire, je m'exprimai
ainsi : l'alun *calciné* est un sel irritant qui peut cependant être pris
à assez forte dose sans occasionner la moindre incommodité; une
quantité quintuple de celle qui a été avalée par madame B. est
journellement administrée à des malades sans qu'ils éprouvent même
des envies de vomir. Toutefois je ne conteste pas que madame B. ait
éprouvé de la part de l'alun des accidents fâcheux : depuis long-
temps elle paraît atteinte *d'une affection de l'estomac,* et nous savons qu'avec de pareilles dispositions, telle substance ne sera pas sup-
portée qui le serait à merveille si l'estomac n'était pas malade. Ainsi
que l'avait fait le docteur Marc, je réduisis à sa juste valeur l'étrange
assertion du docteur Fournier, savoir, que l'alun à la dose de quelques centigrammes aurait pu occasionner *un anévrisme du cœur*; et
l'amende infligée par le tribunal de police correctionnelle au pharmacien fut réduite de moitié. (Voy. ma consultation dans le t. 1er des
Annales d'Hygiène, année 1829.)

Traitement de l'empoisonnement par l'alun.

On favorisera le vomissement par l'eau tiède et la titillation de la
luette, puis on combattra la phlegmasie gastro-intestinale par les saignées générales ou locales, les tisanes adoucissantes, la diète, etc.

Recherches médico-légales.

*Alun cristallisé à base d'alumine et de potasse (sulfate d'alumine
et de potasse).* — Il est en octaèdres réguliers, d'une saveur acide
astringente légèrement sucrée, un peu efflorescent en été, soluble
dans 14 à 15 parties d'eau froide et dans un peu plus de son poids d'eau
bouillante. Chauffé jusqu'au rouge dans un creuset, il fond, se boursoufle, devient d'un blanc mat, perd 45 p. 100 d'eau, et se décompose en acide sulfurique, en acide sulfureux et en oxygène qui se dégagent, et en sulfate de potasse mêlé d'alumine qui reste. Si, au lieu
d'agir à une chaleur rouge, on calcine l'alun *à une douce chaleur
dans un creuset,* jusqu'à ce que la matière ne se boursoufle plus,
on dégage *presque toute l'eau* et une portion d'acide sulfurique, et
l'on obtient l'*alun calciné* des pharmacies. 17 grammes 1/2 d'alun

cristallisé, ainsi calciné, ne m'ont fourni que 10 grammes d'alun calciné; la perte avait donc été de 7 grammes 1/2; d'où il suit que l'alun ainsi calciné retient un peu d'eau; en effet on aurait dû obtenir 7 grammes 77 centièmes d'eau en supposant que toute l'eau eût été expulsée, qu'il ne se fût point dégagé d'acide, et que l'alun à base de potasse cristallisé soit formé de 55,56 de sulfate d'alumine et de potasse et de 44,44 d'eau.

Dissolution aqueuse concentrée d'alun cristallisé à base d'alumine et de potasse. — Elle est incolore, transparente et rougit le tournesol; le sels solubles de baryte y forment un précipité blanc de sulfate de baryte, insoluble dans l'eau et dans l'acide azotique; la potasse et la soude en précipitent de l'alumine en gelée soluble dans un excès de ces alcalis; l'ammoniaque précipite également l'alumine et ne la redissout pas sensiblement quand elle n'est pas employée en grand excès; le chlorure de platine y fait naître un précipité jaune serin, dur, grenu et adhérent au verre, de chlorure de potassium et de platine; l'acide sulfhydrique ne la trouble point; agitée avec de la potasse, de la soude ou de la chaux caustique, elle ne dégage point d'ammoniaque.

Dissolution aqueuse étendue. — Elle se comporte, comme la précédente, avec le tournesol, le sel de baryte, l'ammoniaque, l'acide sulfhydrique, la potasse et la soude; ces deux alcalis n'en dégagent point d'ammoniaque; le chlorure de platine ne la précipite pas; on doit donc, pour y constater la présence de la potasse, la faire évaporer et l'amener au degré de concentration nécessaire pour qu'elle précipite par le chlorure de platine.

Alun à base de potasse calciné des pharmacies. — Il est blanc-pulvérulent, d'une saveur très acerbe; chauffé il fournit de l'acide sulfurique, de l'acide sulfureux et de l'oxygène, et laisse du sulfate de potasse et de l'alumine. L'eau distillée bouillante n'en dissout que les 4/5; le *solutum* offre tous les caractères de la dissolution aqueuse concentrée de l'alun cristallisé. (Voyez plus haut.) La poudre insoluble blanche, formée probablement de sous-sulfate d'alumine et de potasse, se dissout en entier dans l'acide chlorhydrique faible et pur, qui lui enlève une portion de potasse et d'alumine et la ramène à l'état d'alun. 10 grammes d'alun *calciné* des pharmacies que j'avais préparés moi-même en calcinant dans un creuset l'alun cristallisé, m'ont donné 7 grammes 9 décigrammes d'alun soluble dans l'eau et 2 grammes 1 décigramme de poudre *insoluble* (un cinquième à peu près); en faisant cristalliser la partie dissoute, j'ai obtenu au lieu de 7 grammes 9 décigrammes, 14 grammes 22 centigrammes de cristaux d'alun, parce que l'alun avait retenu 6 grammes 32 centigrammes d'eau. Si l'alun calciné avait été préparé dans un vase large et peu profond tel qu'un têt, comme le font plusieurs pharmaciens, afin de chauffer plus également toute la masse, la portion insoluble dans l'eau pourrait n'être que d'un sixième au lieu d'un cinquième; dans ce cas les 10 grammes d'alun calciné donneraient 8 grammes 34 centigrammes d'alun soluble dans l'eau et 1 gramme 66 centigrammes de poudre insoluble; dans ce cas aussi les 8 grammes 34 centigrammes représenteraient 15 grammes d'alun cristallisé, c'est-à-dire 78 centigrammes de plus que lorsque la calcination de l'alun aurait été faite dans un creuset. J'avoue qu'il m'est impossible de voir dans ce résultat, comme l'annonce M. Devergie, que la force de la dissolution de l'alun puisse être augmentée de *plus de deux cinquièmes* en calcinant ce sel dans un têt (*Médecine légale*, tome III, p. 334); ce serait tout au plus une augmentation *insignifiante* d'un *dix-septième*.

Alun cristallisé à base d'ammoniaque.—Il cristallise en octaèdres; chauffé il est décomposé en alumine pure qui reste dans la cornue et en sulfate acide d'ammoniaque qui se volatilise; trituré avec de la potasse, de la soude ou de la chaux, il laisse dégager de l'ammoniaque; du reste, la dissolution aqueuse *concentrée* ou étendue se comporte avec les sels solubles de baryte, la potasse, la soude, l'ammoniaque, le chlorure de platine, l'acide sulfhydrique et le tournesol, comme la dissolution aqueuse *concentrée* ou *étendue* d'alun cristallisé à base de potasse.

Alun cristallisé à base de potasse et d'ammoniaque. — Ses caractères se déduisent de ceux des deux variétés d'alun qui viennent d'être décrites.

Il résulte de ces faits : 1° que l'alun calciné des pharmacies, à base de potasse, contient toujours une certaine quantité de sous-sulfate d'alumine et de potasse insoluble dans l'eau bouillante, et un peu d'eau; 30 grammes de ce sel représentent à peu près 53 grammes du même alun cristallisé; 2° que si l'alun calciné des pharmacies est traité par l'eau bouillante, celle-ci tient en dissolution une proportion d'alun cristallisé qui s'élève aux 4/5 environ du poids de l'alun calciné, et qui donne à celui-ci les propriétés irritantes dont il jouit; 3° que l'alun calciné des pharmacies, pour être inerte, devrait avoir été transformé, par suite d'une calcination exagérée, en alumine et en sulfate de potasse, ce qui n'a jamais lieu; 4° que l'alun calciné des pharmacies traité par l'eau froide s'y dissout difficilement et exige beaucoup plus d'eau que s'il était soumis à l'action de ce liquide bouillant.

Mélanges d'alun à base de potasse et de liquides alimentaires, de la matière des vomissements ou de celles que l'on trouve dans le canal digestif. — EXPÉRIENCE Iʳᵉ. — J'ai fait un mélange de 200 grammes de lait, de bouillon et de café, et de 30 centigrammes d'alun cristallisé. J'ai évaporé jusqu'à siccité, et partagé la masse solide en deux parties égales A et B. La portion A, traitée par l'eau distillée froide, a été filtrée au bout de quinze heures; la liqueur de couleur rougeâtre donnait par la potasse et par l'ammoniaque des précipités fortement colorés, *insolubles* dans le premier de ces alcalis. La portion B a été laissée pendant quinze heures en contact avec de l'eau distillée aiguisée d'acide sulfurique, puis filtrée. La liqueur, de couleur rouge, se comportait avec les alcalis comme celle qui provenait de A. Voyant qu'il était impossible de reconnaître par ce moyen si ces liquides contenaient ou non de l'alun, je les fis évaporer jusqu'à siccité et carboniser par l'acide sulfurique pur; les charbons bien secs furent traités par l'eau bouillante et fournirent deux liqueurs *incolores,* dans lesquelles il était aisé de constater la présence de l'alun.

EXPÉRIENCE IIᵉ. — J'ai empoisonné un chien avec 33 grammes d'alun cristallisé dissous dans 160 grammes d'un mélange de bouillon et de café; l'œsophage et la verge ont été liés; l'animal est mort au bout de dix-huit heures et a été ouvert immédiatement après. L'estomac contenait environ 300 grammes de matières liquides et solides de couleur grisâtre, rougissant le papier de tournesol; j'ai placé le tout sur un linge propre que j'ai fortement exprimé, et j'ai évaporé jusqu'à siccité la liqueur trouble qui a passé : le produit a été chauffé dans une capsule de porcelaine et agité avec le tiers environ de son poids d'acide sulfurique concentré et pur, jusqu'à ce qu'il fût réduit en un charbon sec et friable; il s'est dégagé beaucoup de vapeurs pendant cette opération, qui a duré à peu près vingt minutes; le charbon a été pulvérisé et mis en contact avec de l'eau distillée bouillante; après un quart d'heure d'ébullition, j'ai filtré et j'ai obtenu une liqueur *incolore* et *parfaitement limpide,* qui, étant abandonnée à elle-même, a laissé déposer au bout d'une heure des cristaux octaédriques offrant tous les caractères de l'*alun* à base de potasse.

L'*estomac* a été lavé pendant toute une journée avec de l'eau distillée froide, puis on l'a fait bouillir dans le même liquide jusqu'à ce qu'il ne fournît plus d'alun à l'eau; les liqueurs réunies et évaporées jusqu'à siccité ont laissé un résidu qui, étant carbonisé par l'acide sulfurique concentré et traité par l'eau distillée, comme je viens de le dire, a donné de l'*alun.* Le viscère épuisé par tant de lavages a été coupé par petits morceaux et carbonisé lui-même par l'acide sulfurique; le charbon ayant bouilli avec de l'eau distillée pendant un quart d'heure a fourni un liquide que j'ai filtré et mis en contact avec l'ammoniaque, qui en a précipité de l'alumine; en évaporant ce liquide jusqu'à pellicule, j'ai obtenu 1 gramme 2 décigrammes d'*alun cristallisé en octaèdres.*

Foie et rate. — J'ai séparé ces organes immédiatement après la mort; je les ai coupés en petits morceaux et je les ai fait bouillir pendant une

heure avec de l'eau distillée aiguisée d'acide sulfurique; la liqueur évaporée jusqu'à siccité a laissé un produit brun noirâtre, que j'ai carbonisé par l'acide sulfurique concentré; le charbon traité par l'eau distillée bouillante a donné une liqueur qui, après avoir été filtrée, était
incolore et *limpide;* l'ammoniaque en précipitait de l'alumine soluble
dans la potasse.

Urine.—La vessie contenait 120 grammes d'urine que j'ai fait évaporer
jusqu'à siccité; j'ai carbonisé le produit par l'acide sulfurique; le charbon réduit en poudre a été traité par l'eau distillée bouillante et le *solutum* filtré; l'ammoniaque a fait naître dans cette dissolution un précipité
blanc assez abondant, *soluble* presqu'en entier dans la *potasse* pure; la
liqueur potassique, filtrée et saturée par l'acide azotique, a donné par
l'ammoniaque un précipité d'*alumine;* l'alun avait donc passé dans
l'urine.

EXPÉRIENCE IIIᵉ. — J'ai obtenu les mêmes résultats en agissant sur les
organes d'un chien qui avait pris 36 grammes d'*alun calciné* à base de
potasse.

Il résulte de ce qui précède : 1° que l'alun est absorbé et qu'il peut
être trouvé dans les divers viscères et dans l'urine; 2° qu'on peut facilement déceler sa présence dans nos organes, dans l'urine, dans les
liquides vomis et dans les matières contenues dans le canal digestif en
carbonisant ces diverses parties à l'aide de l'acide sulfurique concentré
et pur; 3° que l'estomac parfaitement lavé dans l'eau distillée bouillante en retient une quantité notable soit à l'état d'alun, soit à l'état
de sous-sulfate d'alumine et de potasse.

Procédé. — On découvrira l'alun en agissant comme il a été dit à
l'expérience 2ᵉ. (Voy. page 301.)

Des Préparations Arsenicales.

DE L'ARSENIC MÉTALLIQUE.

L'arsenic métallique doit être décrit avec soin, parce que, en définitive, dans toutes les recherches médico-légales relatives à l'empoisonnement par les divers composés arsenicaux, il est indispensable
d'obtenir ce corps, pour conclure que la matière suspecte sur laquelle
on a opéré était vraiment arsenicale.

L'arsenic métallique se présente à nous sous trois états : en *masse,*
sous forme d'*anneau* et de *taches.* L'aspect *physique* de ce métal
n'est pas le même dans ces différents cas, mais ses propriétés chimiques sont identiques; dire le contraire, comme on l'a fait dans ces
derniers temps, c'est prouver que l'on ignore les premiers éléments
de la science. Lorsqu'on a soutenu que les taches arsenicales n'étaient

pas de l'arsenic, c'est comme si l'on eût dit que l'or qui est appliqué sur une assiette de porcelaine n'est pas de l'or, parce qu'il est étalé et grandement divisé.

Arsenic en masse. — Il est solide, gris d'acier et brillant lorsqu'il est récemment préparé; sa texture est grenue et quelquefois écailleuse, sa dureté peu considérable, sa fragilité très grande; son poids spécifique est de 5,189; il est insipide, et répand une légère odeur lorsqu'on le frotte. Si on le chauffe en vaisseaux clos, il se sublime et cristallise en tétraèdres. S'il est pulvérisé, sa poudre est brillante, à moins qu'elle n'ait été ternie par le contact de l'air. Mis sur des charbons ardents ou sur tout autre corps chauffé au rouge, il se *volatilise* en répandant une fumée noirâtre au moment où elle se forme, devenant blanche quand elle est disséminée dans l'air, et exhalant une odeur analogue à celle de l'ail. On le distinguera facilement de tous les corps connus à l'aide de l'acide azotique; alors même que l'on ne pourra disposer que de quelques atomes; c'est donc à tort que M. Devergie annonce que si la proportion d'arsenic est faible il y aura lieu de se demander si c'est de l'arsenic, et qu'il proscrit l'emploi de l'acide azotique. Que l'on chauffe une parcelle de ce métal avec deux ou trois gouttes de cet acide pur et concentré dans une petite capsule de porcelaine, il se dégagera du gaz bi-oxyde d'azote, et l'arsenic sera transformé en acide arsénique contenant à peine de l'acide arsénieux; une ou deux minutes suffiront pour obtenir un résidu blanc, à peine visible, composé des deux acides arsenicaux. Qu'on laisse refroidir la capsule et qu'on touche ce résidu par une goutte d'azotate d'argent en dissolution très *concentrée*, à l'instant même il se formera de l'arséniate d'argent *rouge brique*; qu'une autre portion de ce résidu blanc soit dissoute dans l'eau bouillante, et qu'après avoir introduit la dissolution dans un petit tube de verre et l'avoir acidulée par une goutte d'acide chlorhydrique et autant d'acide *sulfureux* dissous dans l'eau, on la fasse traverser par un courant de gaz acide sulfhydrique *lavé*, il se précipitera sur-le-champ du *sulfure d'arsenic jaune serin*, insoluble dans l'eau et soluble dans l'ammoniaque avec décoloration de la liqueur; cette dissolution ne serait pas toutefois complète si le sulfure d'arsenic était mêlé de soufre.

Il n'existe aucun corps volatil qui se comporte ainsi avec l'acide azotique, l'azotate d'argent, l'eau, l'acide sulfhydrique et l'ammoniaque.

Anneau et taches arsenicales. — Si les propriétés physiques de l'arsenic, sous ces deux états, diffèrent un peu de celles de l'arsenic en masse, la chaleur, l'acide azotique, l'azotate d'argent, l'acide sulfhydrique, etc., agissent sur lui exactement comme il vient d'être dit; je décrirai cet anneau et ces taches à l'article ACIDE ARSÉNIEUX. (Voy. p. 387 et 392.)

L'arsenic métallique est-il vénéneux ? Voici ce que je disais dans la première édition de cet ouvrage, en 1814.

« Bayen a donné à des chiens jusqu'à 4 grammes de ce métal ré- » cemment préparé sans que leur santé ait été sensiblement altérée. » Renault a fait prendre à ces animaux 8 grammes de mispickel (al- » liage formé d'arsenic et de fer) : ils n'ont jamais eu de nausées ni » de vomissements, et il n'est résulté aucun dérangement dans leurs » fonctions. Ce fait semble confirmer les résultats obtenus par Bayen, » mais il ne suffit pas pour mettre l'innocuité de l'arsenic métallique » hors de doute ; car, dans plusieurs expériences, il est arrivé que » l'administration de cette substance a causé la mort des animaux aux- » quels on l'avait fait prendre. Cet effet dépendait-il de la facilité avec » laquelle l'arsenic se convertit en acide arsénieux dans l'estomac ? »

Depuis cette époque j'ai été chargé, avec MM. Barruel et Chevallier, d'une expertise médico-légale dont les résultats établissent l'action vé- néneuse de ce métal ; en effet, nous avons constaté que la matière extraite de l'estomac du cadavre de J. L., soupçonné mort empoi- sonné, était formée d'un mélange d'*arsenic métallique*, d'oxyde de fer, de sable quartzeux et de paillettes de mica ; l'arsenic formait la moitié du poids de ce mélange, qui se présentait sous forme d'écailles à éclat métallique, dont quelques unes avaient la couleur gris d'acier, tandis que d'autres étaient irisées ; ces dernières avaient la plus grande ressemblance avec le cobalt ou l'arsenic métallique du commerce pul- vérisé. Un gramme de cette matière administré à des chiens a déterminé les symptômes de l'empoisonnement par les préparations arsenicales, et les animaux sont morts au bout de dix heures ; nous nous sommes assurés que les *liquides* contenus dans l'estomac et dans les intestins de J. L. ne contenaient aucune trace d'acide arsénieux, en sorte que l'empoisonnement avait été l'effet *du métal* à l'état pulvérulent. (Rap- port par MM. Orfila, Chevallier et Barruel, *Journal de Chimie mé- dicale*, année 1839, p. 3.)

L'observation publiée par M. Batilliat dans le *Journal de Chimie médicale* (année 1840, p. 33), sous le titre d'*empoisonnement par l'arsenic métallique*, n'est pas, à beaucoup près, aussi probante que celle dont je viens de parler, car il est évident que les accidents éprou- vés par MM. S..., père et fils, après avoir bu du vin contenu dans une bouteille au fond de laquelle il y avait de l'arsenic *métallique*, dépendaient d'une certaine quantité d'acide arsénieux qui s'était formé aux dépens de ce métal qui avait été pendant huit mois en contact avec le vin.

DE L'ACIDE ARSÉNIEUX (ARSENIC BLANC, OXYDE BLANC, ETC.)

Action sur l'économie animale.

L'acide arsénieux, administré à l'intérieur ou appliqué à l'extérieur à très petite dose, agit avec beaucoup d'énergie, et détruit la vie dans un espace de temps ordinairement très court. Quelle est l'action de ce poison, comment la mort survient-elle?

EXPÉRIENCES *faites par Jœger* (1). — 1° Les animalcules connus sous le nom d'*infusoires*, et qui se trouvent dans les infusions végétales et animales, périssent dans l'espace de dix à trente minutes lorsqu'on verse une demi-goutte de dissolution d'acide arsénieux dans le liquide qui les contient.

2° Les *insectes*, tels que les araignées, les mouches, etc., meurent subitement lorsque la dissolution d'acide arsénieux est introduite dans les organes digestifs, ou appliquée sur les parties molles extérieures. La mort est précédée de mouvements désordonnés des parties irritables et de l'augmentation des excrétions. Les larves des mouches vivent un peu plus long-temps que les insectes ayant subi la métamorphose.

3° La mort des *crustacés*, déterminée par ce poison (2), est précédée d'une excrétion très abondante, même dans les organes les plus éloignés du point où la substance vénéneuse a été appliquée. Les muscles sont violemment affectés et dans un état alternatif de contraction et de repos. L'irritabilité est éteinte dès que les mouvements spontanés ont cessé.

4° Les *vers*, les sangsues, etc., périssent également par l'action de l'acide arsénieux; la partie qui est immédiatement en contact avec le poison meurt la première, et la vie s'éteint successivement dans les autres. La mort est toujours précédée d'excrétions fréquentes et de mouvements suivis de l'anéantissement de l'irritabilité.

5° Parmi les *mollusques*, les limaçons périssent de la même manière, surtout lorsque la dissolution arsenicale est appliquée sur la plaie résultant de l'ablation de la tête ou des tentacules : cependant on aperçoit déjà dans cette classe d'animaux des effets différents, suivant la partie sur laquelle le poison a été appliqué ; mais dans tous les cas, il y a constamment augmentation d'excrétion et de mouvement qui est suivie de langueur, de l'anéantissement de l'irritabilité et de la mort.

6° Parmi les *poissons*, le saumon et le goujon, plongés dans une dissolution d'acide arsénieux, périssent d'autant plus vite que celle-ci est plus concentrée : du reste on observe les phénomènes que nous avons déjà décrits.

(1) *Dissertatio inauguralis de effectibus arsenici in varios organismos, etc. Auctor Geor. Frieder. Jœger.* Tubingæ, 1808.

(2) Jœger entend par crustacés la puce monocle, le cloporte et l'écrevisse de mer.

7° Les *oiseaux* semblent résister davantage à l'action de ce poison. Plusieurs de ces animaux ont vécu après avoir pris une dose d'acide arsénieux suffisante pour tuer des amphibies d'un égal volume. Voici les phénomènes qu'ils ont présentés après l'introduction de cet acide dans le canal digestif, dans la cavité abdominale, ou après son application sur le tissu cellulaire et sur les muscles : calme général ; clignotement des paupières ; déjections alvines fluides, quelquefois sanguinolentes ; mouvements spasmodiques du pharynx ; contraction antipéristaltique de l'œsophage et de la poche, suivie de vomissements et d'un tremblement général ; soif ; érection des plumes et crispation des téguments. Si la dose du poison n'est pas assez forte pour les tuer, ils restent dans un état de langueur, perdent l'appétit, rendent une très grande quantité de matières liquides semblables au vert-de-gris, et finissent par se rétablir. Si au contraire la quantité d'acide arsénieux est assez forte pour les faire périr, ils éprouvent une grande faiblesse, et perdent l'usage des sens externes et des facultés intellectuelles ; enfin la mort est précédée d'opisthotonos et de paralysie. Le cœur, la trachée-artère, l'œsophage et les muscles des membres, soumis à l'action de la pile voltaïque immédiatement après la cessation des mouvements spontanés, donnent encore quelquefois des signes d'irritabilité ; mais le plus souvent cette propriété s'éteint avec la vie, tandis qu'elle persiste pendant assez long-temps chez les mêmes espèces d'oiseaux que l'on a décapités.

8° L'acide arsénieux détermine constamment la mort de tous les *mammifères*. On observe d'abord que ces animaux sont tranquilles ; quelques uns cependant, tels que les chiens et les chats, poussent des cris, bâillent, éprouvent des mouvements spasmodiques dans les paupières, perdent l'appétit, sont dévorés par la soif, tremblent, vomissent des matières écumeuses, et évacuent par en bas des matières liquides abondantes ; leur respiration est stertoreuse, leur marche vacillante, et il ne leur est guère possible de se soutenir sur les pattes ; la respiration devient plus lente, et ils sont si peu irritables qu'il est impossible de déterminer la contraction de leurs paupières, même en les piquant avec une aiguille ; la pupille est à peine dilatée ; ils sont en proie à des mouvements convulsifs, principalement dans les muscles extenseurs ; enfin l'opisthotonos se manifeste et ne tarde pas à être suivi de la mort. Les cadavres offrent, les muscles dans un grand état de contraction ; l'irritabilité des intestins, du cœur, des muscles volontaires, est entièrement ou presque entièrement éteinte.

EXPÉRIENCE IX°. — J'ai souvent administré à des chiens de moyenne taille 15 à 20 centigrammes d'acide arsénieux dissous dans 150 à 200 grammes d'eau distillée, et j'ai lié l'œsophage pour empêcher le vomissement. Les animaux sont morts au bout de trois, quatre ou cinq heures, après avoir éprouvé des accidents semblables à ceux qui viennent d'être indiqués à l'expérience 8°. L'ouverture des cadavres a été faite *immédiatement après la mort*, et aussitôt j'ai soumis aux opérations chimiques, qui permettent de déceler l'arsenic, le foie, la rate, les reins, les poumons, le cœur, le cerveau et les muscles, et j'ai constamment obtenu une plus ou moins grande quantité d'arsenic sous forme de *taches arsenicales* ou d'un *anneau* métallique. Ces résultats étaient très sensibles surtout lorsque j'opérais avec le *foie*. L'urine contenue dans la vessie de ces animaux m'a souvent donné aussi de l'arsenic.

EXPÉRIENCE X⁰. — J'ai introduit dans l'estomac d'un chien de moyenne taille, à jeun, 1 gramme d'acide arsénieux dissous dans 96 grammes d'eau distillée; l'œsophage a été lié aussitôt. Une heure vingt-cinq minutes après, j'ai ouvert l'abdomen et incisé l'aorte, afin d'obtenir une grande quantité de sang. Pendant cette opération, le canal digestif n'a pas été atteint par l'instrument, en sorte qu'il ne s'est écoulé aucune trace du liquide qu'il renfermait.

Le sang obtenu, dont je pouvais évaluer la proportion à 240 grammes, a été desséché dans une capsule de porcelaine et mélangé avec son poids d'azotate de potasse pulvérisé; le mélange a été enflammé dans une bassine de fonte et traité par l'acide sulfurique concentré, comme il sera dit en décrivant le procédé auquel je donne la préférence.

Le produit liquide obtenu, mis dans l'appareil de Marsh, a *donné une quantité notable d'arsenic.*

Le foie, la rate, les reins, le cœur, les poumons et le cerveau, *traités de la même manière* et *séparément*, après avoir été parfaitement lavés avec de l'eau distillée, et débarrassés, autant que possible, du sang qui les mouillait, ont également fourni de l'arsenic; le cerveau en contenait à peine; il y en avait un peu plus dans les poumons; le cœur et les reins en renfermaient davantage, et à peu près autant l'un que l'autre; le foie et la rate en donnaient encore plus que les autres viscères.

Les muscles et les os du même cadavre, après avoir bouilli pendant six heures dans environ douze litres d'eau distillée, ont fourni une liqueur que l'on a passée à travers un linge et que l'on a fait évaporer jusqu'en consistance de sirop épais; dans cet état on l'a mélangée avec 256 grammes environ d'azotate de potasse solide, finement pulvérisé; la masse enflammée dans une bassine de fonte, et traitée par l'acide sulfurique, a donné une *quantité notable d'arsenic* dans l'appareil de Marsh.

EXPÉRIENCE XI⁰. — On appliqua 35 centigrammes d'acide arsénieux sur une plaie faite au dos d'un lapin. Peu de minutes après, l'animal était languissant; la respiration était courte et accélérée, le pouls faible et imperceptible, les extrémités postérieures paralysées; il devint insensible et immobile; mais il avait de temps en temps des mouvements convulsifs; il mourut cinquante-trois minutes après l'application de l'acide arsénieux. A son ouverture, on trouva le cœur se contractant encore, mais très faiblement, et avec lenteur; son action ne put pas être prolongée par l'insufflation d'une portion d'air dans les poumons. La membrane interne de l'estomac était légèrement enflammée (1).

EXPÉRIENCE XII⁰. — Si l'on applique 25 ou 30 centigrammes d'acide

_____

(1) BRODIE, *Philosophical Transactions*, année 1812 ouvrage déjà cité.

arsénieux à l'extérieur du corps d'un animal de moyenne grosseur, on détermine la mort en dix-huit ou vingt heures. Les symptômes sont analogues à ceux qui résultent de son administration intérieure : douleurs, anxiétés, nausées, vomissements répétés, déjections quelquefois sanguinolentes, convulsions dans quelques cas, abattement, syncopes plus ou moins répétées, insensibilité générale et la mort. Quelquefois, lorsque la quantité d'acide appliqué est peu considérable, les symptômes dont je parle ne se manifestent pas, et l'on n'observe qu'un engourdissement et une insensibilité semblable à celle que produit le sublimé corrosif. Il en est de même quand l'acide est injecté dans les veines.

A l'ouverture des cadavres, on trouve, d'après M. Smith, l'estomac constamment enflammé, tantôt avec, tantôt sans ulcérations ; le fond de ces ulcères est couvert de sang caillé qui leur donne l'apparence gangréneuse ; les intestins grêles sont remplis de bile mêlée à une assez grande quantité de mucosités ayant une odeur fétide ; le duodénum offre quelquefois des ulcérations analogues à celles de l'estomac ; les rides du rectum sont ulcérées.

Le cœur, dont le tissu n'est pas lésé, paraît toujours plus flasque que dans l'état naturel ; il est quelquefois plus rouge qu'à l'ordinaire, et offre des taches vermeilles ou noires, larges, dans le ventricule gauche, et dont quelques unes se prolongent de 2 millimètres dans le tissu charnu ; il en est aussi qui occupent la base des colonnes charnues les plus grosses. Les poumons semblent un peu gorgés de sang. Le cerveau n'offre aucune altération. (SMITH, *Dissertation inaugurale sur l'usage et l'abus des caustiques*, soutenue à Paris en 1815.)

EXPÉRIENCE XIIIe. — A onze heures du matin, j'appliquai 15 centigrammes d'acide arsénieux solide sur le tissu cellulaire de la partie interne de la cuisse d'un petit carlin ; le lendemain matin, l'animal n'offrait de remarquable qu'une grande accélération dans les battements du cœur ; il mourut dans la nuit. Le cadavre était roide ; la membrane muqueuse de l'estomac, de couleur naturelle, ne présentait que deux petites taches noires presque ulcérées près du pylore ; les tuniques du canal intestinal paraissaient dans l'état naturel. Les colonnes charnues du cœur étaient parsemées de *taches d'un rouge foncé*, presque noires : on en voyait aussi quelques unes sur les valvules mitrales et tricuspides. Les poumons, le foie et le cerveau ne semblaient pas altérés.

EXPÉRIENCE XIVe. — La même expérience, répétée avec 1 décigramme d'acide arsénieux pulvérisé, a amené la mort au bout de vingt-quatre heures. On voyait sur les plis de la membrane muqueuse de l'estomac, près du pylore, plusieurs ecchymoses de la largeur d'une grosse lentille, et entre ces plis, un état pointillé qui paraît être le premier degré de l'ecchymose ; mais nulle part on ne découvrait des traces de ramollissement ni d'ulcération.

EXPÉRIENCE XVe. — Un autre chien, empoisonné comme le précédent, mourut au bout de trente-quatre heures ; la membrane muqueuse de l'estomac, de couleur naturelle, n'était pas ramollie, et offrait au milieu de sa face postérieure une ulcération de la largeur d'une pièce de 50 centimes, et trois plus petites dans le voisinage du pylore, sans la moindre trace d'ecchymose.

EXPÉRIENCE XVIᵉ. — Un décigramme du même poison fut appliqué sur le tissu cellulaire de la partie interne de la cuisse d'un chien robuste. Six heures après, l'animal était dans un grand état d'abattement; il mourut le lendemain. A l'ouverture du cadavre, on ne découvrit aucune trace de lésion organique.

EXPÉRIENCE XVIIᵉ. — A onze heures du matin, j'appliquai sur le tissu cellulaire du dos d'un chien faible, 20 centigrammes d'acide arsénieux solide : l'animal vomit au bout d'une demi-heure, et mourut à quatre heures, sans avoir éprouvé d'autre symptôme que de l'abattement. A l'ouverture du cadavre qui fut faite immédiatement après la mort, on ne découvrit qu'une rougeur marquée de la valvule mitrale du cœur. Le *foie*, la *rate*, les *reins*, les *poumons*, le *cœur*, le *cerveau*, le *canal digestif*, les *muscles*, *soumis séparément* aux opérations qui permettent de déceler la présence de l'arsenic, et qui seront décrites plus loin, donnèrent *des taches arsenicales plus ou moins nombreuses; on en obtint surtout du foie, de la rate et des reins*.

EXPÉRIENCE XVIIIᵉ. — Le 30 juillet 1840, à dix heures du matin, j'appliquai sur la cuisse d'un chien robuste et de moyenne taille 12 centigrammes d'acide arsénieux finement pulvérisé; à midi et demi, j'injectai dans l'estomac 500 grammes d'eau tenant en dissolution 10 grammes de nitre et 20 grammes de vin blanc ; cette injection fut renouvelée trois fois, à deux heures, à trois heures et demie et à cinq heures. A six heures un quart, l'animal, qui n'avait pas vomi, *urina* considérablement. On lui fit prendre 500 grammes d'eau de Seltz; il *urina* abondamment pendant la nuit. Le lendemain, il paraissait bien. A neuf heures et demie, on injecta 750 grammes d'eau de Seltz. A midi, il *urina* abondamment, sans éprouver d'accident notable ; il *urina* encore beaucoup pendant la nuit. Le 1ᵉʳ et le 2 août, on lui administra cinq fois, tantôt 500 grammes, tantôt 800 grammes de l'une des boissons précitées, ce qui détermina l'expulsion d'une *quantité considérable d'urine*. Ce liquide, analysé depuis le commencement de l'empoisonnement aussitôt qu'il était rendu, fournit chaque fois des *taches arsenicales nombreuses*. Le 10 août, lorsque l'animal mangeait avec appétit, et qu'il était parfaitement *rétabli*, on le pendit, *et il fut impossible de déceler la moindre trace d'arsenic dans le foie, la rate, les reins, les poumons, le cœur*, etc.

EXPÉRIENCE XIXᵉ. — J'ai souvent introduit dans l'estomac ou dans le rectum de cadavres déjà froids de chiens ou de l'homme 2 ou 3 grammes d'acide arsénieux dissous dans 4 à 500 grammes d'eau distillée, et j'ai examiné les divers viscères au bout de huit, dix, quinze ou vingt jours. Constamment j'ai pu reconnaître les effets de l'*imbibition cadavérique:* les tranches du *foie* ou des autres organes qui touchaient le canal digestif, coupées avec soin et analysées, fournissaient de l'arsenic, tandis que je n'en retirais pas sensiblement, ou même pas du tout, des tranches qui n'avaient pas été en contact avec ce canal. Si le cadavre était resté couché sur le dos, lorsque l'acide arsénieux avait été introduit dans l'estomac, je retirais ce métal de la moitié gauche du diaphragme et du lobe inférieur du poumon gauche, tandis que je n'en obtenais pas des autres portions du diaphragme ni du poumon droit.

Observation 1re. — Le docteur A. Cazenave, agrégé distingué de la Faculté de médecine de Paris, qui a si souvent administré les préparations arsenicales, et qui a suivi pendant si long-temps la pratique éclairée de Biett, sur ce point, à l'hôpital Saint-Louis, m'a transmis des détails propres à éclairer la question qui m'occupe. « L'arsenic, qui paraît avoir d'ailleurs une action spéciale sur l'estomac et les intestins, dit-il, doit être placé à la tête des agents de la médication *tonique-stimulante*. Les résultats obtenus par la voie expérimentale sont tout-à-fait d'accord avec ceux que fournit l'observation pathologique. Harles en a fait prendre à des adultes sains, depuis 2 jusqu'à 16 milligrammes. Nous l'avons donné, M. Biett et moi, à un très grand nombre d'individus qui se trouvaient dans des circonstances analogues, c'est-à-dire qui étaient atteints d'une *éruption chronique*, sans dérangement de la santé générale, sans trouble des fonctions; nous administrions 2 à 6 milligrammes d'*arséniate de soude*.

» *Sous l'influence des premières doses*, il survient *un sentiment de constriction à la gorge*, quelquefois un *mouvement fébrile* plus ou moins fort, remarquable, dans quelques circonstances, par les variations du pouls; celui-ci est alternativement mou, faible, serré, fréquent, etc.; mais bientôt après il y a *augmentation de la chaleur de tout le corps*, qui devient plus sensible à mesure que l'on élève la dose. Ce phénomène est surtout très saillant dans les maladies chroniques de la peau. Sous l'influence des préparations arsenicales, les plaques malades se gonflent, s'animent, s'échauffent, la vie y devient plus active; il s'établit un travail de résolution, qui souvent amène très promptement la disparition de ces plaques. L'appétit est augmenté; ce phénomène est presque instantané. Si on élève la dose, il est remplacé par les suivants : perte d'appétit, vomituritions, nausées, soif, constipation ou évacuations alvines plus fréquentes. La *sécrétion de l'urine* est augmentée, ou bien il y a *augmentation de sueur*. Il se manifeste aussi une salivation plus ou moins abondante.

» Tels sont les principaux symptômes qui suivent presque constamment l'emploi des préparations arsenicales : or ce sont ceux des agents de la médication *tonique-stimulante;* ils ne peuvent laisser de doute sur le mode d'action de l'*arsenic*, qui ne peut être considéré qu'à ce titre, au moins sous le rapport *thérapeutique*.

» Ce qui le démontre encore ce sont, 1° les applications qui en ont été faites; ainsi, c'est un médicament précieux dans le traitement des *fièvres intermittentes*, des *névroses*, des *maladies chroniques* de la peau, etc., toutes affections pour le traitement desquelles on a recours le plus ordinairement à des médicaments dont les effets immédiats sont ceux des agents *toniques ou stimulants;* 2° le caractère des symptômes qui traduisent son effet exagéré ; ces symptômes consistent dans un *état fébrile*, la *chaleur de la peau*, la *rougeur de la langue*, et plus tard, si on prolonge l'emploi de l'arsenic, ou si l'on augmente la dose, la *douleur du ventre* et le dévoiement ; 3° *le soin que l on prend* de l'associer souvent à des agents *calmants, atoniques,* tels que la ciguë, l'opium, etc.; 4° le rôle que *l'arsenic* paraît jouer dans les tisanes de *Feltz*, d'*Arnoud*, dont les effets immédiats sont ceux des *médicaments stimulants;* 5° la nature des symptômes locaux et généraux qui suivent son *application externe*, et le mode de traitement par lequel on le combat avec avantage (l'*érysipèle*, le *gonflement considérable*, la *douleur*, la *fièvre*, le *délire* et le *vomissement* qui cèdent promptement aux boissons acides, aux évacuations sanguines locales ou générales); 6° la *nature du traitement*, qui a été *généralement* admis pour remédier aux accidents déterminés par l'arsenic, à *doses toxiques*, traitement qui partout a toujours été composé, sinon d'évacuations sanguines, au moins, de médications *émollientes, atoniques, antiphlogistiques.*

» En résumé, dit M. Cazenave, la lecture des auteurs qui se sont occupés de l'arsenic, l'expérience et l'opinion de M. Biett, mon maître, les observations très minutieuses que j'ai faites moi-même, l'étude attentive des travaux et des discussions toxicologiques récentes, me laissent *convaincu* que l'arsenic est un agent *sthénique*, et toutes les fois que je serai à même de constater des accidents qu'il aurait produits, je n'hésiterai point à lui opposer les remèdes dits *antiphlogistiques*, et au besoin les évacuations sanguines. »

OBSERVATION 2°. — Le docteur Schedel résume ainsi les effets qu'il a observés à l'hôpital Saint-Louis, sous la direction de Biett : « J'ai constamment vu que les symptômes généraux qui se développent chez les malades atteints de maladies chroniques de la peau, et auxquels on administrait l'arsenic à doses très fractionnées, sont de nature *sthénique* ou excitante. Lorsque cet état est porté à un certain degré, l'on remarque tous les symptômes de la fièvre inflammatoire de Pinel : il y a rougeur et chaleur à la peau ; le visage est fortement coloré, le pouls est plein, dur et accéléré ; il y a de l'agitation, de la soif, et tous les accidents sont calmés très promptement par l'emploi de *la saignée*.

» Je ne parle ici, je le répète, que de malades chez lesquels les préparations arsenicales ont été employées à doses très fractionnées, et de manière à ne donner lieu à aucun symptôme d'irritation gastrique. Beaucoup de malades ne présentent souvent aucune trace d'excitation ; mais lorsque ces accidents se développent, ces accidents sont essentiellement de nature *sthénique.*

» Tous les médecins qui ont administré l'arsenic à doses très minimes savent qu'il convient d'en diminuer la dose à mesure que le traitement avance. L'arsenic paraît en effet s'accumuler dans l'économie, et c'est probablement sur le système sanguin que ses effets nuisibles se font sen-

tir ; mais toujours est-il que ces accidents disparaissent promptement par
l'emploi de la saignée et des antiphlogistiques. Quant aux alcooliques et
aux excitants, je crois que c'est se jouer de la vie des hommes que de les
administrer en face d'une aussi vive excitation.

» Pour juger de l'action constitutionnelle de l'arsenic il me paraît nécessaire de le donner ainsi qu'il a été employé chez les malades dont j'ai
l'honneur de vous entretenir (c'est-à-dire à doses très fractionnées). L'on
obtient alors une action lente et progressive, et les accidents qui se montrent proviennent d'une sorte d'imprégnation de tous les tissus. Il serait
impossible d'admettre en ce cas, ainsi qu'on pourrait le faire dans un em -
poisonnem :nt par une certaine dose d'arsenic, que les symptômes inflammatoires observés proviennent, non de l'action constitutionnelle du poison , mais bien des lésions produites par son contact avec les membranes
muqueuses.

»Veuillez, monsieur et très honoré doyen, excuser cette communication
d'une personne qui vous est inconnue; mais en vérité je me sens tellement convaincu de la fausseté d'une théorie qui attribue une action *asthénique* à l'arsenic, que je n'ai pu m'empêcher d'élever la voix, et de
rappeler des faits pratiques devant l'autorité desquels une théorie contraire doit s'écrouler. » (Lettre du 26 mars 1840.)

OBSERVATION 3ᵉ. — M. Tonnelier fut appelé, le 9 nivôse an x, à onze
heures du soir, chez madame L***, pour donner des secours à sa fille, âgée
de dix-neuf ans, qu'on annonça être dans un état cruel. Il la trouva en effet
dans un abattement extrême. Agenouillée sur le plancher de sa chambre,
la tête appuyée sur les bras de son frère, elle ne pouvait pas se soutenir ;
son visage était inégalement rouge et couvert de sueur ; ses yeux étaient
entr'ouverts, injectés, remplis de larmes, ses paupières bordées d'un
rouge vif, sa voix presque éteinte, sa respiration courte, fréquente,
plaintive ; elle éprouvait dans l'estomac des douleurs horribles, semblables à celles qu'aurait produit du feu , et elle faisait des efforts extrêmement pénibles pour vomir. Il y avait quatre heures qu'elle était dans cet
état. Interrogée par M. Tonnelier, elle avoua qu'elle avait pris de l'arsenic (acide arsénieux) dans la matinée. On croit que c'est vers onze
heures du matin qu'elle prit ce poison dans une soupe qu'elle avait faite
pour son déjeûner. Cependant il ne se manifesta aucun accident très
fâcheux avant le soir ; dans la journée elle avait offert différentes fois des
changements de couleur au visage, et quelques autres signes d'une
personne qui souffre et qui est dans l'inquiétude ; mais elle s'était efforcée
de cacher sa douleur, et même de montrer un visage serein. Elle avait
dîné assez bien à deux heures ; à sept heures du soir, des vomissements
se déclarèrent avec une extrême violence; à huit heures, elle eut une
légère convulsion qui dura plusieurs minutes, ensuite les vomissements
reprirent avec la même violence qu'auparavant. Comme elle avait refusé
de boire, la matière des vomissements se réduisait à peu de chose : elle
était composée d'une partie de son dîner, d'une matière visqueuse,
quelquefois sans couleur, quelquefois d'un jaune pâle, d'un peu de salive

écumeuse, et de quelques stries de sang. La malade fut mise dans son
lit, d'après les conseils de M. Tonnelier. Son pouls était petit, inégal,
irrégulier, très fréquent. L'épigastre était d'une sensibilité excessive, et
il y avait aussi des douleurs très vives dans le canal intestinal. La déglutition était déjà très difficile : cependant on vint à bout de la faire
boire copieusement ; elle vomit, par ce moyen, plus facilement et sans
interruption jusqu'à une heure : alors les vomissements cessèrent pendant
une dizaine de minutes ; la malade s'appuya sur son oreiller ; elle parut
s'endormir ; on l'entendit même ronfler. Mais bientôt une secousse d'estomac la réveilla, et les vomissements reprirent jusqu'à deux heures.
Son état devint de plus en plus fâcheux.

A deux heures un quart, nouvelle apparence de sommeil pendant
huit minutes, ronflement, respiration plus lente, hoquets, vomissements
pendant un quart d'heure, froid du visage, des mains et des avant-bras ;
cris par intervalles, agitation extrême, contorsion de tous les membres ;
une selle spontanée, qui était la deuxième depuis l'invasion des accidents. A trois heures, un peu de calme ; elle prie les assistants de ne
point parler de son malheur. La respiration devient plus lente encore,
le froid augmente, nouveaux signes d'agitation, rêvasseries ; le pouls est
insensible. A quatre heures, elle ouvre les yeux et se plaint de ne pas
voir la lumière ; elle gémit sur son sort ; ses bras sont comme morts.
A cinq heures, le visage est glacé, le nez et les lèvres sont violets, les
battements du cœur presque totalement insensibles ; un râle léger survient, et la mort.

Cette jeune personne, tourmentée par le chagrin, avait déjà tenté
deux fois de se détruire par le poison. Neuf mois auparavant, M. Tonnelier, appelé pour lui donner des secours, la trouva dans un état
assez semblable à celui que je viens de décrire ; mais les symptômes
avaient un degré d'intensité beaucoup moindre, sans doute parce que la
dose du poison avait été très petite. La malade se rétablit en peu de
temps, à l'aide de boissons mucilagineuses : seulement il lui resta une
douleur vers la partie inférieure droite de l'estomac, dont elle se plaignit
dans la suite constamment. Quant au second empoisonnement, il fut
moins grave encore que le premier.

Ouverture du cadavre. — A l'extérieur, contraction des muscles de
la face, roideur insurmontable des membres, couleur violette plus ou
moins foncée des jambes, des cuisses, des reins et du dos ; visage pâle,
lèvres violettes ; chaleur assez marquée du cadavre vingt-six heures après
la mort.

A l'intérieur, les poumons étaient extraordinairement gorgés de sang
dans les deux tiers de leur volume et surtout à leur partie postérieure.
Les tranches qu'on en sépara présentaient un tissu compacte assez dur,
d'où suintait, à la moindre pression, du sang, sans apparence de bulles
d'air, par une multitude de petits points. Les parties antérieures des
poumons étaient rougeâtres à leur superficie, mais du reste assez élasti-
ques et remplies d'air. Les deux ventricules du cœur contenaient du sang

extrêmement noir ; le ventricule aortique en renfermait un peu plus que l'autre. L'estomac était très distendu par le liquide dont il était encore rempli ; sa surface externe présentait une infinité de petits vaisseaux injectés de sang. Il en était de même du canal intestinal, tant à sa surface externe qu'à sa surface interne, dans quelques points de son étendue. Le foie et la rate étaient aussi très gorgés de sang. L'estomac ayant été vidé et ouvert dans toute son étendue, offrit une surface grenue, déterminée par le volume augmenté des glandes muqueuses dont la couleur était noirâtre, tandis qu'elle-même était d'un rouge plus ou moins foncé et parsemée çà et là, principalement vers l'orifice pylorique, de plaques extrêmement noires ; l'épiderme de la membrane muqueuse avait été entièrement enlevé : on voyait à l'orifice cardiaque une ligne de démarcation qui, surmontant d'une manière plus sensible que dans l'état naturel le niveau de la surface interne de l'estomac, prouvait bien cet enlèvement : au reste il n'y avait aucune érosion profonde. Deux jours après l'ouverture, la couleur rouge avait presque totalement disparu, et la couleur noire s'était changée en un rouge foncé.

On trouva dans le liquide qu'on avait retiré de l'estomac un kyste formé, selon Dupuytren, par une expansion de la membrane muqueuse de l'estomac, dans laquelle on pouvait encore voir des vestiges de vaisseaux ; il avait environ 4 centimètres de long, 2 centimètres de diamètre, et ses parois avaient à peu près 1 millimètre d'épaisseur : de la face intérieure de ce kyste partaient des cloisons minces, d'apparence celluleuse, et qui renfermaient, dans des espaces distincts, les fragments inégaux d'une matière cristalline qui, soumise à divers essais faits successivement par Dupuytren et par Vauquelin, offrit tous les caractères de l'*arsenic* (acide arsénieux). Le savant chirurgien que je viens de citer pense que la production de ce kyste tient aux deux empoisonnements antérieurs à celui qui a terminé la vie : cette opinion lui paraît d'autant plus fondée que la malade ressentait des douleurs constantes à l'endroit de l'estomac correspondant à celui où le kyste fut trouvé (1).

OBSERVATION 4°. — Le 22 avril dernier, la nommée *Menbielle*, fille d'environ vingt-sept ans, trouva malheureusement le moyen de se procurer de l'arsenic ; on le lui donna en masse, je ne sais à quelle dose. Elle en croqua sous ses dents une partie de la journée, et en mit de petits fragments dans un verre d'eau qu'elle avala. Mais on la surprit : ce qui resta au fond du verre décela son dessein funeste, et, après avoir nié long-temps que ce fût de l'arsenic, elle fut convaincue par un morceau de la grosseur d'une aveline qu'on trouva encore dans sa poche, et qui paraissait avoir été rongé.

Pendant quelques heures, cette fille, obstinée dans son projet exécrable, refusait opiniâtrement toute espèce de secours. Elle protesta n'avoir pris que très peu de poison. Elle avait l'air de la plus grande

(1) *Journal de Médecine, Chirurgie et Pharmacie*, par Corvisart, Leroux et Boyer, t. IV, an X, p. 15.

tristesse, et sa physionomie exprimait le chagrin et la morosité. Il fallut lui faire avaler de force de l'eau, de l'huile, du lait.

J'arrive dans ce moment, vers six heures du soir. Quand, après bien des instances, je lui eus arraché son fatal secret, et que j'eus comparé avec la très petite quantité de poison qu'elle m'avoua avoir prise, la légèreté des symptômes dont je la vis affectée, j'avoue que je fus dupe de sa fausse confession, et que j'espérai que le délétère avalé en petites masses, par conséquent point dissous, et attaquant ainsi moins de points dans le velouté de l'estomac, pourrait être plus aisément évacué, et ne produirait dans cet organe que des érosions légères.

Je me croyais d'autant plus fondé à espérer que cette malheureuse fille pourrait être sauvée d'un suicide prémédité, que je la vis enfin céder de bonne grâce à mes instances pour boire abondamment, demander à parler à son directeur, affecter un air sûr et tranquille, et ne souhaiter autre chose que du repos, m'assurant qu'elle ne souffrait absolument aucune douleur : en effet, l'ayant examinée très attentivement, elle était fraîche ; son pouls était tranquille et point serré, sa bouche naturelle, sans la moindre excoriation, sans enflure, sans ptyalisme ; point de spasme à la gorge ni à la mâchoire, point de gonflement d'estomac ni de ventre, point de nausées. Elle n'avait point eu de vomissements avant mes secours ; mais elle en eut beaucoup après, et ils s'exécutaient avec la plus grande aisance : chaque vomissement était suivi de poison, partie à demi dissous, partie en petits fragments encore durs, et de la grosseur de grains de millet.

Je commençais, d'après la quantité que mirent sous mes yeux les vomissements, à me défier de la sincérité de la malade dans l'aveu qu'elle m'avait fait. Elle me parut, vers huit heures seulement, souffrir de l'estomac ; il semblait que ma présence et mes soins lui étaient très à charge ; elle ne sollicitait instamment que mon éloignement. Elle demanda ses poches à plusieurs reprises ; je les fis fouiller ; on y trouva beaucoup d'arsenic en petits morceaux, mêlés avec de la mie de pain sèche. Je fis donner, dans un verre de lait et d'eau de guimauve, 4 grammes de sel d'absinthe, et j'en fis dissoudre une égale dose dans deux où trois verres qui restaient : la malade avait pris tout cela à dix heures, et avait beaucoup vomi, et toujours de la substance arsenicale. J'eus soin, dans la même soirée, de lui faire administrer plusieurs lavements gras.

Vers les onze heures, elle affecta une tranquillité plus grande que jamais. Elle s'était retournée sur le côté, et me témoigna la plus grande envie de dormir. Elle était toujours dans le même état de tranquillité apparente que j'ai décrit plus haut, au premier quart d'heure où je l'avais vue. On lui donna des lavements et on lui fit boire du lait coupé jusqu'à trois heures du matin, qu'elle s'assit sur son séant, se plaignit un peu du mal d'estomac, et expira sans la moindre agonie.

L'ouverture fut faite le lendemain. Le cadavre découvert, nous aperçûmes un bon nombre de taches livides, surtout autour de la bouche, du cou, des clavicules et du sein droit. Le bas des fausses côtes offrait aussi à la vue plusieurs petites ecchymoses.

L'œsophage et l'estomac ouverts nous offrirent un grand engorgement et une dilatation variqueuse dans les vaisseaux de ces parties. La cavité du ventricule contenait une assez grande quantité d'une liqueur brune, qui ne nous parut être que le résidu des boissons que la malade avait prise la veille. Nous trouvâmes de plus un repli ou froncement au cardia, rempli d'un gros caillot de sang et d'une mucosité contenant plusieurs fragments d'arsenic blanc à demi dissous et de la grosseur de grains de millet, tels que, la veille, nous en avions vu rejeter à la malade. Le canal intestinal était vide ; ses vaisseaux étaient très distendus et engorgés : nous y reconnûmes aussi, mais moins abondamment que dans le ventricule, de petits morceaux d'arsenic encore durs, mais dont la dissolution, commencée sans doute depuis le sac alimentaire, a été aussi la cause, par sa causticité, de la mort prompte de la malade.

Les autres viscères du bas-ventre et de la poitrine n'ont offert rien de particulier à nos recherches.

D'après ce procès-verbal d'ouverture, il est certain que la fille *Menbielle* est morte empoisonnée par l'arsenic ; mais en comparant les symptômes avec l'événement fatal, quel est le mode de destruction qu'a éprouvé ici la nature ? Point de vomissements vifs, point de signes de fortes douleurs, point de convulsions, peu de soif, point de sécheresse à la bouche. La mort pourtant a suivi de près (1).

OBSERVATION 5ᵉ. — M***, âgé de quarante-cinq ans environ, dans le délire d'une passion violente, prend, vers huit heures du matin, environ 12 grammes d'acide arsénieux en poudre, étendu dans un verre d'eau, et sort immédiatement après pour faire ses adieux à ses amis, en déclarant qu'il vient de s'empoisonner. On reconnaît une poudre blanche dans le liquide qu'il a bu sous les yeux de sa nièce, qui est l'objet de son amour ; on s'adresse à un homme de l'art pour constater la nature de cette substance, qui est véritablement de l'acide arsénieux ; on fait pendant deux heures des recherches inutiles pour trouver M***. Enfin il rentre chez lui vers dix heures ; on lui représente tous les dangers de sa position ; il convient qu'il a avalé 12 grammes d'acide arsénieux, et il consent à prendre en trois doses et à demi-heure d'intervalle, 15 centigrammes de tartrate de potasse et d'antimoine : ce sel est donné sans aucun résultat. On administre beaucoup de lait et de boissons mucilagineuses qui ne tardent pas à déterminer l'évacuation de la majeure partie des liquides ingérés. On ne crut pas nécessaire d'examiner leur nature chimique, parce qu'il était suffisamment constant, par l'aveu du malade, qu'ils contenaient de l'acide arsénieux. A une heure, M***, qui jusque là avait peu souffert, se plaignit d'un resserrement douloureux à la région épigastrique, de chaleur brûlante, de soif ; la figure était altérée ; les traits

_____

(1) Observation rapportée par Laborde, médecin, *Journal de Médecine*, t. LXX, p. 89, année 1787.

grippés, le pouls accéléré. Ces symptômes devinrent bientôt plus intenses ; les parois de l'abdomen semblaient contractées vers la colonne
vertébrale ; le pouls était petit, serré, intermittent, la face décomposée ;
à quatre heures, sueurs froides de la face et des extrémités, pouls à peine
perceptible. Mort à cinq heures du soir.

Ouverture du cadavre. Les traits conservent encore l'expression de
souffrance de la veille. Le ventre ne contient aucun liquide épanché ; tous
les viscères de l'abdomen ont *l'aspect naturel ;* la membrane muqueuse
de l'estomac et des intestins ne présente dans toute son étendue *aucune
inflammation, aucune rougeur, aucune altération de texture ;* une
matière purulente, mêlée avec une portion des boissons administrées,
fut recueillie en assez grande quantité et séchée : la plus grande partie
était renfermée dans l'estomac ; on en trouva une très petite portion dans
le duodénum : elle offrait les caractères de l'acide arsénieux. (Missa, de
Soissons.)

OBSERVATION 6ᵉ. — Un homme, âgé d'environ quarante-cinq ans,
buvait souvent près d'un litre d'eau-de-vie par jour. Le 2 juillet 1821,
vers trois heures de l'après-midi, il conçut le dessein de s'empoisonner
en prenant de l'acide arsénieux, et il en avala aussitôt une assez grande
quantité. Dès que sa famille s'aperçut du malheur, elle appela un chirurgien, qui, d'après la *tranquillité du sujet,* était disposé à douter
de l'accident ; mais il vit le poison dans la bouche du malade qui le cro-
quait. Cet homme ne voulait point de secours et menaçait de son couteau ceux qui tentaient de l'approcher. Il but du lait, de l'huile, du cidre,
de l'eau. D'après le rapport des assistants, il n'eut aucun vomissement
jusqu'à huit heures moins un quart du soir ; *il fut aussi calme qu'on
pouvait le désirer :* les extrémités devinrent ensuite froides, les jambes
se fléchirent convulsivement sous les cuisses, et la mort arriva peu d'instants après le vomissement.

Ouverture du cadavre. — La face était peu altérée, les yeux encore
assez brillants ; le ventre, loin d'être météorisé, paraissait plutôt res-
serré sur lui-même. Toutes les parties postérieures du tronc et les
extrémités étaient d'un rouge violet. L'intérieur de la bouche, du pharynx, de l'œsophage, était blanchâtre, et la membrane muqueuse se
détachait facilement en lambeaux ; les points que touchaient dans cette
partie des parcelles d'arsenic n'étaient pas différents en couleur du reste
de la membrane. L'estomac offrait à l'extérieur sa forme et sa couleur naturelles ; les vaisseaux de sa grande courbure étaient à peine engorgés ; ils
contenaient des fluides dont la nature variait ainsi que la quantité : à la
grande courbure et aux orifices, c'était une mucosité sanguinolente, ailleurs une mucosité jaunâtre ; de gros et longs grumeaux d'arsenic, enveloppés de mucus sanguinolent, se voyaient auprès des deux orifices ;
la membrane muqueuse était très enflammée et rouge comme du sang
dans une grande partie de son étendue. Le duodénum ne contenait
qu'une mucosité blanchâtre ; il paraissait parfaitement sain, ainsi que
tous les autres intestins, qui, resserrés tous, surtout les grêles, renfer-

maient un liquide qui avait l'odeur du cidre. La vésicule du fiel était pleine. Les poumons étaient d'un violet beaucoup plus foncé que de coutume dans toutes leurs parties. L'oreillette droite et le ventricule droit du cœur étaient pleins d'un sang fluide et noirâtre; les deux autres cavités de cet organe étaient vides. Les autres viscères n'offraient rien d'extraordinaire. Cette observation est remarquable par le calme que témoigna le malade et par la légèreté apparente des symptômes, que suivit une mort si prompte. (GÉRARD, de Beauvais. *Bulletin de la Société médicale d'Émulation*, décembre 1821.)

OBSERVATION 7ᵉ. — *Macé* et *Goval*, écrivains publics, vivant en commun du produit de leur travail, trouvèrent dans leur chambre trois cervelas et un morceau de pain enveloppés dans du papier; ne sachant pas comment ces aliments avaient pu être introduits chez eux, ils n'osèrent pas d'abord en manger : cependant le dimanche soir 29 juillet 1822, n'ayant rien pour souper, ils s'y décidèrent et mangèrent le morceau de pain, chacun un cervelas, et entamèrent même le troisième. Deux ou trois heures après, ils commencèrent à éprouver des coliques et des envies de vomir; pendant toute la nuit les coliques augmentèrent, des vomissements eurent lieu. Un pharmacien qu'ils allèrent consulter leur fit boire beaucoup de lait; mais les coliques, les vomissements ne cessèrent pas. Le lendemain, à dix heures, ils se présentèrent à la consultation publique de l'Hôtel-Dieu.

Goval paraissait peu souffrant; son visage, le son de sa voix, n'étaient pas altérés; il dit qu'il avait eu de très forts vomissements et d'abondantes évacuations; mais il ne tarda pas à se rétablir. *Macé* marchait avec peine, le corps courbé, la figure pâle, portant l'empreinte de la plus profonde douleur. Dans la journée, il eut plusieurs évacuations alvines, de fréquents vomissements de matières liquides jaunâtres qui furent recueillies; l'épigastre était très douloureux à la pression, la face grippée. Le malade était dans un état d'agitation et de contraction continuelles; il ne pouvait répondre que par monosyllabes aux questions qu'on lui faisait. On lui administra une grande quantité de décoction de graine de lin et de racine de guimauve. Le soir, même état de souffrance. (*Potion calmante, plusieurs lavements avec addition de huit à dix gouttes de laudanum dans chaque.*) Le pouls était accéléré; mais on ne l'a pas examiné avec assez de soin pour qu'on puisse rien dire de positif sur son état. Le 31 juillet, les vomissements avaient cessé; les selles contenaient des mucosités sanguinolentes; il survint du délire; la peau des extrémités se refroidit; le malade se leva, et se fit, en tombant, une petite plaie à la partie postérieure de la tête : il mourut à dix heures du soir, quarante-huit heures après le souper suspect.

Ouverture du cadavre faite trente heures après la mort. — Le corps est dans un état de roideur générale; les doigts et les orteils sont fortement rétractés. On voit à la tête la petite plaie dont j'ai parlé; les os du crâne conservent leur intégrité. La surface convexe du cerveau offre un léger enduit rougeâtre; il y a un peu de sang épanché à la partie inférieure de la fosse temporo-occipitale droite : ces lésions sont regardées comme l'effet de la chute qui avait eu lieu quelques heures avant la mort.

L'*estomac* paraît sain à l'extérieur ; il contient environ 256 grammes d'un liquide jaunâtre : en épongeant ce liquide, on trouve un grand nombre de *petits grains blancs, durs,* de grosseur et de forme diverses : la surface interne de cet organe offre une couleur rouge foncée qui ne disparaît pas par des lotions réitérées, ni par des frictions faites avec des linges et la lame des scalpels ; vers l'orifice duodénal existaient plusieurs taches d'une forme inégalement arrondie, d'une largeur variable depuis celle d'une pièce de 50 centimes jusqu'à celle d'une pièce de 5 francs, d'une couleur brune ; à l'endroit de ces taches, les membranes paraissent boursouflées, mais elles ne se déchirent pas avec plus de facilité que dans les autres points de l'estomac ; la tunique séreuse n'est point altérée. L'*œsophage* est dans l'état naturel. Le *duodénum* et le commencement de l'*intestin grêle* offrent une couleur rouge foncée ; mais on n'y remarque pas de taches comme dans l'estomac. Dans tout le reste du canal digestif existe une très forte injection vasculaire. On trouve dans toute l'étendue du canal intestinal de petits corps blancs semblables à ceux qui étaient dans l'estomac, et que l'analyse démontre être de l'*acide arsénieux.* Les *poumons* ne présentent rien de remarquable. Le *péricarde* contient 32 grammes environ de sérosité incolore.

La surface externe du *cœur* est dans l'état naturel ; mais, à l'intérieur, on observe une *altération remarquable ;* les cavités gauches sont d'une *couleur rouge marbrée ;* dans le ventricule de ce côté, et principalement sur les colonnes charnues, on voit *de petites taches d'un rouge cramoisi ;* en incisant sur les points où elles existent, on reconnaît qu'elles ne sont pas bornées à la surface, mais qu'elles pénètrent dans la *substance charnue du cœur.* Les cavités droites offrent une couleur *rouge beaucoup plus foncée* et *presque noire ;* sur les colonnes charnues du ventricule on remarque aussi quelques *taches,* mais moins nombreuses et moins prononcées que dans le ventricule gauche. L'aorte, l'artère et les veines pulmonaires ne présentent aucun signe d'altération.

Cette ouverture a été faite en présence de M. le procureur du roi, de Dupuytren, Petit et moi ; elle est surtout intéressante par les *altérations du cœur,* qui sont semblables à celles que l'on remarque sur les chiens qui ont été empoisonnés par l'acide arsénieux. Je regrette beaucoup de ne pas pouvoir joindre les détails d'un autre cas d'empoisonnement par cet acide, observé à Brest par M. Mollet, second chirurgien de la marine, qui m'a dit avoir également constaté des lésions analogues dans le tissu du cœur. (*Arch. génér. de méd.,* février 1823.)

Observation 8°. — Mardi 19 mars 1839, à dix heures du soir, j'étais à l'Hôtel-Dieu, lorsqu'un gardien de la prison vint chercher l'interne de garde ; je partis immédiatement, et au bout de quelques instants j'arrivai près de Soufflard.

Je le trouvai assis sur une chaise, les bras et les mains emprisonnés par la camisole de force, les traits horriblement altérés ; il vomissait. Sa longue barbe, ses vêtements, toute sa personne étaient souillés par des matières blanchâtres au milieu desquelles on reconnaissait du lait caillé et des débris d'aliments. — Il ne me vit pas entrer. L'un des gardiens lui dit : « *Soufflard*, voici le médecin ; *dites-lui avec quoi vous vous êtes empoisonné.* » A ces mots il dressa vivement la tête, me regarda fixement d'un air de désappointement, et ne répondit pas. Je réitérai la même question ; même silence. On m'apprit alors qu'au sortir de l'audience il avait demandé de l'eau, en avait bu plus d'un litre, et que, ramené dans son cachot, il s'était mis à vomir. C'est à ce moment qu'on m'envoya chercher.

On n'avait aucun renseignement sur la nature du poison qu'on le soupçonnait d'avoir pris. Seulement un gardien avait extrait, avec le doigt, de la bouche de Soufflard, une matière blanchâtre, semblable à du tartre, placée entre la lèvre inférieure et la gencive. Malheureusement cette matière n'avait pas été conservée. Je ne pus en retrouver de traces dans la cavité buccale. Je constatai toutefois que la lèvre inférieure avait été fortement cautérisée, car sa membrane muqueuse était blanche, fendillée, et le moindre attouchement y provoquait une excessive douleur.

En cherchant avec les doigts dans le vase où étaient les produits du vomissement, je sentis deux petits graviers que je retirai pour les examiner. Leur couleur était d'un blanc sale ; ils me parurent amorphes. J'en mis un sur ma langue, et j'y trouvai une saveur douceâtre d'abord, puis fortement styptique. L'autre, placé sur un charbon allumé, se volatilisa en répandant des vapeurs épaisses qui exhalaient une odeur d'ail très prononcée. Je dis alors à Soufflard : « *Malheureux ! vous vous êtes* » *empoisonné avec de l'arsenic !* — *Oui*, répondit-il avec sa forte voix » *qu'il grossissait encore, vous dites vrai. J'ai avalé de quoi tuer six* » *hommes ; mon affaire est sûre, je le sens.* »

Je prescrivis aussitôt 5 centigrammes d'émétique dans un verre d'eau, afin de faire rendre le lait qu'on avait administré et d'évacuer les portions d'arsenic qui se trouvaient encore dans le canal digestif. Le malade vomit abondamment. On lui fit boire de l'eau tiède pendant que je courais à l'Hôtel-Dieu chercher de l'hydrate de sesqui-oxyde de fer. J'en trouvai un bocal à la pharmacie, et je me hâtai de l'apporter à la prison.

Revenu près de Soufflard, mon premier soin fut de lui faire ôter la camisole. Il se mit alors la tête dans ses mains, et s'écria : *Innocent ! innocent !* — Je lui présentai un verre d'eau froide dans laquelle j'avais agité une cuillerée d'oxyde de fer, autant que le véhicule pouvait en tenir en suspension. Il l'avala d'un seul trait et le vomit presque immédiatement. Il poussait des cris bruyants, sans articuler de paroles intelligibles. Je lui pris la main pour explorer le pouls ; je pus à peine sentir les pulsations de l'artère radiale : elles étaient petites, concentrées, irrégulières. La peau avait le froid du marbre ; une sueur visqueuse la couvrait, surtout vers le front et les tempes. De temps en temps le malade roidissait les membres, les maintenait fortement étendus pendant quelques instants, puis les laissait retomber dans un état complet de résolution. C'est alors que les vomissements reparaissaient avec une nouvelle énergie. Ils étaient formés de lait caillé et de la boisson que je lui faisais prendre.

Toutes les cinq minutes Soufflard buvait une tasse d'eau ferrée, puis il restait calme quelques secondes. — Interrogé par moi sur le siége des douleurs qu'il éprouvait, il me dit en montrant son estomac : « *C'est là que je suis brûlé. Oh ! que c'est atroce !* »

Il était onze heures et demie. Le malade pouvait avoir pris environ 180 grammes d'oxyde de fer. Son état paraissait plus satisfaisant. Tout-à-coup il se lève, claque des dents, contracte les muscles de sa face avec d'effroyables contorsions, et s'écrie : *J'ai froid, je n'en peux plus.* — Il tremblait comme au début d'une fièvre intermittente. Cependant on avait mis un poêle dans le cachot, et la température de l'air environnant était plutôt élevée que basse.

J'ordonne qu'on lui enlève ses vêtements et qu'on lui prépare son lit, ce qui est fait à l'instant. Pendant que debout il se prêtait à ce qu'on le déshabillât, des matières semi-fluides s'échappent en quantité de l'orifice inférieur du rectum. Je ne peux mieux comparer leur sortie spontanée qu'au jet formé par un liquide qui s'élance par le robinet qu'on vient d'ouvrir ; il en a rendu de quoi remplir un bassin. Blanches d'abord comme le lait qu'il avait vomi, elles sont ensuite jaunâtres, et paraissent n'être autre chose que la boisson dont il fait usage.

On le couche dans son lit, que je n'avais pu faire chauffer faute d'appareils convenables ; comme il ne se trouvait qu'une couverture, je fais mettre un matelas par-dessus. Soufflard reste calme quelques instants ; sa respiration est plaintive et précipitée, sa peau glacée, sa figure affreusement pâle. Je cherche en vain à lui tâter le pouls : il m'est impossible de percevoir le moindre frémissement de l'artère. J'applique la main sur la région précordiale, pas le plus léger battement. Je me baisse comme pour approcher l'oreille de sa poitrine, mais il me repousse d'un air sombre, et j'avoue que je ne crus pas prudent d'insister.

Depuis huit minutes les vomissements n'ont pas reparu, bien que le malade ait bu plusieurs fois de la même potion. Mais à minuit ils éclatent de nouveau. Des flots de matières jaunâtres, mêlées à des caillots de lait, sont rejetés de l'estomac. On aurait entendu les cris de Soufflard à une assez grande distance, et je ne puis mieux comparer leur timbre qu'aux rugissements d'une bête féroce. Couché tantôt sur le côté droit, tantôt sur le côté gauche, il changeait de posture avec une vivacité de mouvements que je ne pourrais dépeindre. Par instants il restait étendu sur le dos, les talons rapprochés des tubérosités sciatiques, les genoux élevés en l'air et écartés l'un de l'autre. Puis, par une sorte de culbute, il pirouettait sur lui-même et reprenait une autre attitude.

A minuit un quart, il s'écrie : « *Ma mère, ma pauvre mère ! Innocent !* » puis il murmure à voix basse des paroles confuses, comme si son imagination était préoccupée d'images sinistres.

L.   21

Il répond avec justesse, mais sèchement, à toutes les questions. Quand on lui demande qui lui a donné le poison : « *C'est mon secret, dit-il, personne ne me l'arrachera.* »

Cependant les vomissements se répétaient de cinq minutes en cinq minutes, par crises entre lesquelles il y avait quelques moments de calme. Comme la peau était restée glacée, je fis mettre des bouteilles d'eau chaude le long des avant-bras, des cuisses, des mollets, et à la plante des pieds.

A minuit trente-cinq minutes, Soufflard, qui jusque là n'avait accusé de douleurs que vers l'estomac, presse la main droite sur l'ombilic, et élevant la gauche vers moi : « *Mon Dieu*, s'écrie-t-il, *on me brûle les intestins.* » Le ventre cependant était souple, non météorisé. Je craignis un instant qu'il ne se fût fait une perforation intestinale : mais peu à peu les souffrances se calmèrent, et elles ne reparurent ensuite que sous forme de tranchées, à d'assez longs intervalles.

Il est une heure moins un quart. Je n'ai pu réchauffer le malade, dont la figure, les mains et les pieds ont pris une teinte bleuâtre. Le pouls ne bat plus. Je continue à préparer la boisson ferrée que Soufflard prend avec avidité, tourmenté qu'il est par une soif ardente ; j'y ajoute quelques gouttes de laudanum et d'eau de fleur d'oranger par tasse : les vomissements semblent un peu diminuer. Les mots *j'ai soif! à boire!* sont les seuls qu'il prononce. Sa voix est lugubre, mal articulée, car il ne peut rapprocher les lèvres, l'inférieure étant cautérisée, pendante, renversée en dehors et excessivement douloureuse.

A une heure cinq minutes, Soufflard se plaint du besoin d'uriner qu'il dit ne pouvoir satisfaire. Je palpe la région hypogastrique : la vessie ne paraît pas distendue. Cependant les plaintes continuent. Je pratique à l'instant le cathétérisme ; mais la sonde ne donne issue qu'à quelques cuillerées d'urine assez claire. Le malade se prête sans difficulté à cette opération.

Dans l'espoir de ranimer un peu le pouls et de calmer les souffrances du malade, nous prescrivons, M. Bonnet et moi, une potion avec l'eau de menthe, l'extrait de quinquina, l'éther, le sirop d'opium, les seules substances convenables que nous trouvons à la pharmacie de la prison. Nous mettons les doses à peu près, n'ayant rien pour les mesurer.

A deux heures moins dix minutes, M. l'aumônier, que j'avais fait appeler, nous dit avoir trouvé les facultés intellectuelles de Soufflard parfaitement intactes. Quel a été le résultat de cet entretien? Je l'ignore. Seulement je remarquai qu'à notre retour le malade était plus calme ; nous crûmes même qu'il sommeillait.

Cependant, bientôt les vomissements reparurent. Je lui fis prendre par cuillerées la potion que nous avions préparée, mais à peine avait-elle touché l'estomac, qu'elle était rejetée au milieu d'affreuses contorsions.

Il est deux heures et demie. Le pouls ne s'est pas relevé ; on ne le perçoit même pas. — Froid glacial de toute la surface du corps, bien que la

chaleur du cachot soit entretenue par un poêle où l'on fait un grand feu.
— Je demande à Soufflard comment il se trouve : « *Mieux*, répond-il,
je sens que ça produit son effet, » et il accompagne ces mots, je ne dirai
pas d'un sourire, mais d'une contorsion affreuse du visage qui exprime
son contentement de voir la mort approcher.

De trois à quatre heures du matin, l'état du malade ne change pas.
Même agitation, même absence de chaleur animale, mêmes vomissements. Il ne souffre ni à la tête, ni au cœur, ni dans les membres : la
douleur, et elle est atroce et continue, est concentrée tout entière vers
l'estomac. — Tranchées abdominales fréquentes.

A quatre heures nous lui mettons des sinapismes aux extrémités, afin
de réveiller la température et la circulation : mais tout est inutile. Le
cœur ne fonctionne plus, ou du moins ses contractions ne se révèlent ni
par le choc du pouls ni par les battements de la région précordiale.

Nous remarquons que le malade porte sans cesse ses mains sur l'épigastre, et se gratte la peau avec ses ongles, comme s'il éprouvait une
démangeaison superficielle en ce point. Ce n'est point de la carphologie.

Vers cinq heures Soufflard s'écrie à plusieurs reprises, en se tordant
dans son lit : *J'étouffe!...* Par moments il lance avec ses pieds et ses
mains ses couvertures à une assez grande distance, et, ouvrant la bouche
largement, comme pour aspirer l'air qui lui échappe, il reste ainsi plusieurs secondes dans une effrayante immobilité.

A dater de ce moment la gêne de la respiration fut le phénomène
prédominant. — Il demande de l'eau fraîche, on lui en donne; il désire
des fruits rafraîchissants, M. Bonnet lui envoie chercher un citron qu'il
suce par tranches avec avidité.

Entre six et sept heures, la déglutition commence à devenir difficile.
Les boissons, en tombant dans l'arrière-gorge, font entendre un gargouillement de mauvais augure. Comme il paraît dégoûté de sa tisane
ferrée, nous la remplaçons par de l'eau sucrée, avec un peu de vin d'o-
pium (1).

Cependant il se plaint de ses sinapismes : nous les retirons. La peau n'est
ni rouge, ni chaude, ni tuméfiée dans les points où ils ont été appliqués.
Leur effet s'est borné à une simple exaltation de la sensibilité.

A sept heures et demie, un des gardiens l'a entendu s'écrier : « *Mère
de Dieu, en grâce soulagez-moi!* » — Je n'oublierai de ma vie le spec-
tacle épouvantable de ce criminel haletant, se roulant comme un for-
cené, puis redevenant immobile, criant sans cesse, rejetant par la bouche
et les narines des matières qui le brûlaient, et, au milieu de tout cela,
conservant la netteté de ses idées et toute la vigueur de son système musculaire.

Depuis qu'il était couché, il n'avait pas eu de déjections alvines : ce
n'est que vers huit heures qu'il a sali ses draps avec des matières sem-

---

(1) Soufflard avait pris environ 600 grammes d'hydrate de sesqui-oxyde
de fer.

blables à celles qui s'échappaient de la bouche. Il n'a point rendu d'urine ni volontairement ni involontairement ; je m'en suis assuré.

Les parois abdominales étaient fortement contractées et rapprochées de la colonne vertébrale. On sentait les muscles droits tendus comme dans la colique de plomb. Le palper n'était pas très douloureux, excepté vers le creux de l'estomac, ce dont on était averti par la manière un peu brutale avec laquelle Soufflard repoussait les mains. — Nous lui fîmes quelques frictions sur le ventre avec un liniment composé de baume tranquille, d'huile d'amandes douces et de laudanum. Il ne fut pas soulagé.

Toute la surface tégumenteuse était bleuâtre, violacée. — La respiration devenait de plus en plus difficile. L'anxiété du malade allait toujours croissant. « *Tuez-moi*, répétait-il, *ou donnez-moi quelque chose qui me soulage.* » — Il prononçait souvent le nom de sa mère. Nous l'entendîmes s'écrier : « *Mon Dieu ! quand cesserez-vous donc de me faire souffrir !*

Vers neuf heures tous les symptômes de l'asphyxie se déclarent au plus haut degré. Soufflard est plus calme ; mais ce calme est celui qui précède la mort.

A dix heures, tout annonce une fin prochaine, et pourtant le malade n'a rien perdu de son énergie morale et physique. Je m'entretiens avec lui de son état. C'est à dix heures et demie qu'il me donne des détails sur son empoisonnement. J'apprends de lui qu'il a pris 12 grammes d'acide arsénieux, et qu'il n'a demandé de l'eau que pour entraîner la portion de poison que sa salive n'avait pu délayer. Un gardien profitant de cette occasion pour lui demander de quelle manière il s'était procuré de l'arsenic : « *Vous êtes bien curieux*, lui a-t-il répondu ; *je ne dis que ce que je veux, et vous ne saurez rien.* »

Enfin les bronches se sont engorgées. La poitrine ne se dilatait plus que par intervalles ; il s'est mis à râler.

C'est à onze heures cinq minutes que Soufflard est mort. Il n'a eu, dans ses derniers moments, ni convulsions, ni symptômes cérébraux, ni aucun désordre vers le système nerveux. Il s'est éteint en se roidissant tous les muscles et grinçant les dents : c'est à la détente général et subite de tout son corps qu'on a reconnu qu'il avait cessé de vivre (1).

Je demande maintenant à l'Académie la permission de résumer, en quelques mots, les principaux phénomènes présentés par chaque appareil. Ainsi dépouillée de ses circonstances accessoires, cette observation n'aura plus alors qu'un caractère exclusivement médical.

Résumé. Appareil respiratoire. — Gêne de la respiration toujours croissante et aboutissant à l'asphyxie. Le malade ne tousse et n'expectore que dans les efforts de vomissement. Crachotement continuel de salive et

---

(1) M. Orfila a déclaré, devant un nombreux auditoire qui se pressait à son cours, qu'il était impossible de sauver Soufflard, et que, appelé à ma place, il n'eût pas agi autrement que je l'avais fait ; cependant il aurait en outre tenté la saignée, si toutefois elle était praticable.

de mucosités gutturales ; point de douleur vers la plèvre ni les parois thoraciques. — Je n'ai pu ausculter, encore moins percuter.

Appareil circulatoire. — C'est par la concentration du pouls et l'affaiblissement des contractions du cœur que la scène a ouvert. A 11 heures et demie, tout mouvement circulatoire paraît suspendu. Depuis cet instant jusqu'au moment de la mort, je n'ai plus senti de pouls ni de battements du cœur. Il n'y a point eu de cardialgie, point de syncope, point de palpitations. J'interroge et j'examine à tout instant le malade ; il n'a pas témoigné de souffrances vers le cœur pendant toute la durée de sa cruelle agonie.

La circulation capillaire ne se faisait plus. En appuyant le doigt sur un point de la peau, on déterminait une empreinte blanchâtre, puis la teinte bleue se reproduisait, mais avec lenteur, comme si le sang n'eût repris sa place que pour se remettre en équilibre dans ses vaisseaux. Je n'ai pas aperçu d'ecchymoses ni d'éruptions pétéchiales.

Les veines, surtout les jugulaires, étaient dilatées, ce qui donnait à toute la peau un aspect violacé.

Il n'y a pas eu d'apparence de réaction. Tout le corps était glacé ; la chaleur n'y est pas revenue un instant. La température des téguments s'échauffait un peu dans les parties où étaient appliquées les bouteilles chaudes ; mais c'était par la transmission directe du calorique, car, après qu'on avait retiré ces bouteilles, on ne retrouvait plus qu'un froid glacial.

Appareil digestif. — C'est vers l'estomac que toutes les souffrances étaient concentrées. Le malade y portait continuellement les mains, exprimant par ses cris qu'il ressentait des douleurs horribles. Retour fréquent de coliques atroces. Le malade n'a eu que quelques instants de relâche dans ses vomissements. Je n'ai point aperçu de sang dans les matières rejetées de l'estomac et du rectum.

Soufflard se plaignait d'un goût affreux dans la bouche et l'arrière-gorge ; la langue était tuméfiée et grisâtre.

Système nerveux. — L'intelligence n'a pas été pervertie une seconde. Au début, au milieu, à la fin, les réponses de Soufflard étaient parfaitement calculées, et il sentait toute la valeur de ses paroles.

La sensibilité générale est restée intacte : elle n'a été ni exaltée ni diminuée.

Les mouvements n'ont offert aucun désordre. Pas de convulsions, de soubresauts de tendons ni de carphologie.

Rien de modifié vers les sens. Les yeux seulement étaient parfois tournés en haut et dans un état de strabisme ; mais ils reprenaient leur direction naturelle quand on appelait l'attention du malade. Les pupilles paraissaient contractées. Il n'y a point eu de céphalalgie, de bourdonnements d'oreilles, ni d'horripilations.

Je me suis assuré qu'il n'existait pas de priapisme.

En proie continuellement à d'effroyables tortures, Soufflard n'a pas eu un instant de sommeil.

Sécrétions. — Les sécrétions n'ont rien offert de particulier, à part cette sueur froide et visqueuse qui recouvrait toute la peau comme une sorte d'enduit.

Quant à l'habitude extérieure du corps, je ne puis mieux comparer Soufflard qu'à un cholérique dans la période algide.

Autopsie cadavérique. — Le jeudi 24 mars, à 9 heures du matin, l'autopsie de Soufflard fut faite à la Morgue, sur la réquisition du procureur du roi, par MM. Orfila, Le Sueur et Ollivier (d'Angers).

Le cadavre avait une rigidité extrême. Les traits du visage conservaient l'expression que je leur avais connue pendant la vie. Les yeux largement ouverts brillaient dans l'orbite avec une sorte d'aspect farouche. Point d'éruption pétéchiale sur la peau, qui offrait une teinte violacée. Soufflard devait avoir une force musculaire très grande, car ses membres étaient charnus, robustes, sa poitrine large, et tout annonçait une constitution puissante.

La mâchoire inférieure ayant été sciée à sa partie moyenne, nous pûmes explorer l'intérieur de la cavité buccale. Les gencives et la face interne des joues, le voile du palais, les piliers, la luette, toutes ces parties offraient une rougeur vive. La lèvre inférieure était profondément cautérisée et son volume double de ce qu'il est à l'état naturel. La langue avait l'aspect saburral ; son épithélium, détruit dans divers points, surtout à la face supérieure de l'organe et au-dessous du frein, laissait à nu les papilles gonflées et rougeâtres. Elle était extrêmement tuméfiée.

Injection assez vive du pharynx et de l'œsophage ; ce ne sont pas des arborisations vasculaires, mais des plaques, les unes grisâtres, les autres sanguinolentes, disséminées par intervalles.

L'estomac s'offrit dans un état de désorganisation complet ; il contenait environ trois ou quatre verres d'un liquide rougeâtre, filant, mélangé de caillots de lait. La membrane muqueuse gastrique n'existait plus, ou du moins ce n'était qu'une pulpe noirâtre, glutineuse, facile à détacher avec le doigt. Au dessous d'elle on apercevait une surface saignante, granuleuse, mamelonnée, qui ressemblait à ces plaies recouvertes de végétations gangréneuses. Dans certains points, le tissu des parois stomacales, sphacélé à une certaine épaisseur, ne paraissait plus réduit qu'au feuillet séreux : près du pylore, on voyait une place *grisâtre, large de trois doigts, qui était comme tannée.* La membrane muqueuse qui la recouvrait semblait avoir été cautérisée avec un acide. Il est probable que c'est là qu'avait séjourné le poison avant d'être dissous par les mucosités gastriques. Il n'y avait nulle part de perforation. Nous avons extrait des quantités assez considérables d'acide arsénieux, surtout au voisinage de l'anneau pylorique.

Le duodénum et les autres parties du tube intestinal sont examinés avec le plus grand soin. Nous n'y trouvons plus de ces larges cautérisations ; ce sont des plaques semées de distance en distance et creusées à la manière des plaques typhoïdes. Elles sont d'autant moins nombreuses qu'on s'éloigne davantage de l'estomac. La tunique muqueuse qui les sé-

pare est parfaitement saine. Au centre de chaque plaque est un petit fragment d'acide arsénieux qui paraît avoir agi sur l'intestin comme la pierre à
cautère sur la peau. Il est probable que ces divers fragments, entraînés
par des caillots de lait, ont parcouru impunément un certain trajet, jusqu'au moment où ils ont été arrêtés par les replis de la membrane muqueuse. Ceci explique le retour de ces coliques intercurrentes que le malade éprouvait, et leur cessation quand l'escarre était produite.

Nous fûmes frappés du calibre du gros intestin : c'est à peine s'il
admettait la branche de l'entérotome. Était-ce un rétrécissement morbide produit par le poison ; était-ce une disposition congéniale ? J'incli-
nerais plutôt vers cette dernière supposition, attendu qu'il n'y avait que
très peu de lésions dans la tunique muqueuse du gros intestin, et que
les autres parties du canal digestif, qui étaient beaucoup plus altérées,
conservaient leur diamètre naturel.

Péritoine intact. Il contenait dans sa cavité quelques cuillerées de
sérosité légèrement jaunâtre.

Les autres viscères de l'abdomen nous ont paru être dans leur état
normal. Rien de particulier vers le foie. La bile remplit la vésicule ; mais
les canaux cholédoques sont libres, car on la fait sourdre dans le duodénum par une pression légère. La rate est volumineuse : un sang noir,
liquide, en distend les cellules.

Les reins ne sont point injectés. Les bassinets sont vides. Point de rougeur à l'intérieur des uretères. La vessie contient environ un verre d'u-
rine qui n'offre aucun caractère physique spécial ; ses parois ont leur coloration et leur consistance habituelles. Il en est de même du col vésical.

Tout le système veineux abdominal était fortement gorgé de sang
liquide. La veine porte offrait un volume énorme. On observait cet état
de réplétion générale jusqu'aux radicules des veines mésentériques.

On ouvre avec précaution la cavité thoracique. Le sang qui s'écoule
est noirâtre, non coagulé : il rougit faiblement au contact de l'air.

Les plèvres sont saines. Il n'y a pas d'épanchement ni d'exsudations
pseudo-membraneuses dans les cavités droite et gauche de la poitrine.
Cependant le poumon ne s'est pas affaissé sous l'influence de la pression
atmosphérique. D'où vient cette perte d'élasticité ? De l'infiltration sanguine et de l'induration de son tissu. Coupé par tranches, le poumon
offre tous les caractères physiques de l'engouement : il est rouge, gorgé
de sang, à peine crépitant. J'en mets un morceau dans un baquet plein
d'eau : il va d'abord au fond, puis revient à la surface pour redescendre
encore ; ce n'est qu'après plusieurs mouvements oscillatoires qu'il surnage ; mais son poids spécifique a tellement augmenté, qu'il est presque
égal à celui de l'eau. Les deux poumons sont engorgés à un même degré
dans toutes leurs parties, au sommet comme à la base, en avant comme
en arrière. L'insufflation de l'air par les tuyaux bronchiques n'épanouit
pas leur parenchyme, qui semble être devenu imperméable. Certains
points sont d'une couleur violacée, uniforme, comme s'il y avait eu de
ces hémorrhagies capillaires connues sous le nom d'apoplexie. — Dans

les autres points de son épaisseur, le poumon est uniformément noirâtre.

J'ai coupé une tranche de ce viscère dans un endroit où il offrait ces deux colorations à la fois ; j'en ai exprimé le sang avec mes doigts par une pression ménagée, et je l'ai lavée dans de l'eau. Le tissu pulmonaire a repris sa texture spongieuse et une partie de son élasticité. Les deux nuances de coloration avaient disparu.

Toutes les divisions de l'artère pulmonaire sont remplies de sang incoagulable. Il en est de même du ventricule droit, de l'oreillette et des deux veines caves, qui ont un volume monstrueux.

Au contraire, les veines pulmonaires sont à peu près vides, leurs parois sont revenues sur elles-mêmes. Les cavités gauches du cœur ne contiennent presque pas de sang.

C'est donc dans le poumon que la circulation s'est arrêtée. Peut-être le ventricule droit avait-il perdu l'énergie suffisante pour faire parcourir au sang son trajet habituel à travers l'appareil respiratoire ; peut-être aussi le sang, privé de sa coagulabilité, était-il devenu impropre à circuler dans ses capillaires et s'était-il extravasé. Quoi qu'il en soit, on comprend comment le sang, arrêté dans les poumons, séjournait dans les cavités droites et s'accumulait dans les veines caves, et, de proche en proche, dans le système veineux général.

Le péricarde était parfaitement sain. Point d'épanchement dans son intérieur ni de rougeur sur ses feuillets fibreux et séreux.

Le cœur avait son volume ordinaire. Je viens de dire que ses cavités gauches étaient à peu près vides. Cette circonstance n'expliquerait-elle pas l'absence du pouls ? En effet si le ventricule ne recevait plus de sang du poumon, il ne pouvait pas en envoyer dans le système artériel.

Entre les colonnes charnues du ventricule gauche et à la base des piliers de la valvule mitrale, existait une rougeur disséminée çà et là avec des nuances inégales de coloration, sans ulcération de la membrane interne. Ces rougeurs étaient-elles le simple produit de phénomènes cadavériques ? Il n'y en avait point d'apparentes dans le ventricule droit, ce qui laisserait à penser que si elles ont été sensibles dans le gauche, cela pourrait tenir à la couleur plus vermeille du sang artériel, qui ferait ressortir davantage les moindres traces d'imbibition.

Le tissu cardiaque était sain dans son épaisseur.

Quant au système nerveux cérébro-spinal, un mot me suffira pour exprimer son état : il n'offrait aucune trace de lésion dans son tissu ni dans ses enveloppes. Point de rougeur des méninges, excepté que les vaisseaux de la pie-mère étaient un peu dilatés. — Point d'injection de la pulpe nerveuse ; seulement, quand on coupait par tranches la substance cérébrale, de grosses gouttes de sang veineux venaient sourdre à la surface des incisions. Il y avait bien loin de ces congestions passives à un état inflammatoire véritable. — Les sinus étaient gorgés de sang. Le liquide céphalo-rachidien ne nous a présenté rien de particulier dans sa quantité ni dans ses caractères physiques.

Le canal vertébral n'a point été ouvert ; mais la conservation intacte du mouvement et de la sensibilité dans toutes les parties du corps éloigne l'idée d'une lésion de la moelle épinière. (Observation lue par le docteur C. JAMES, à l'Académie royale de médecine, en mars 1839.)

Le cadavre de Soufflard ayant été mis à ma disposition, je constatai pour la première fois *chez l'homme* que l'acide arsénieux était absorbé et porté dans tous les tissus; en effet, je retirai, en opérant comme je le dirai plus loin, des quantités notables d'arsenic métallique de plusieurs parties du corps et notamment du foie, de la rate, des reins, des poumons, du cœur et des muscles.

OBSERVATION 9º. — Le 28 janvier 1839, vers les deux heures, trois domestiques de l'hôtel des Alpes, nommés François Ragot, Alphonse Bouju et Elise Belbot, furent pris simultanément de vomissements immédiatement après leur repas, composé d'un ragoût de mouton aux pommes de terre, dans lequel on avait fait entrer, au lieu de farine, environ trois cuillerées d'une poudre blanche dont on me présenta le reste sur une assiette, et que l'analyse démontra être de l'acide arsénieux.

Le premier avait mangé à satiété de ce ragoût, auquel les deux autres, surtout la dernière, touchèrent à peine, à cause de l'âcreté qu'il donnait au goût. Appelé presque aussitôt, je m'empressai, après avoir ordonné de l'eau tiède, de faire reconnaître le poison à la pharmacie Jordan et d'administrer le sesqui-oxyde de fer hydraté, qui fut donné à haute dose environ une demi-heure après l'accident et continué toute la soirée.

La jeune fille vomit à plusieurs reprises pendant quelques heures, et dès lors n'éprouva plus d'autres accidents qu'un léger mal de tête qui dura plusieurs jours.

Alphonse continua son travail malgré les vomissements, qui ne s'arrêtèrent qu'après vingt-quatre heures écoulées. Le lendemain, il avait un très violent mal de tête, accompagné d'une forte fièvre et de sensibilité à l'épigastre. Vingt sangsues suffirent pour calmer ces symptômes; le jour suivant il était sur pied; toutefois la céphalalgie persista pendant huit jours.

François, sujet de cette observation, est âgé de vingt-huit ans, d'une taille moyenne, brun, ayant ordinairement la face colorée : il m'avait paru avant l'accident robuste, sans prédominance musculaire et d'une activité médiocre; il mangeait habituellement beaucoup. Les symptômes que j'observai chez lui s'enchaînèrent de la manière suivante.

Le 1ᵉʳ jour, les vomissements furent fréquents et tenaient en suspension du sesqui-oxyde de fer tant qu'on en administra; plus tard ils rejetèrent de la bile verte, devinrent de moins en moins fréquents et s'arrêtèrent complètement vers la fin du quatrième jour.

Du reste, nulle douleur à l'épigastre ni à l'abdomen; absence totale d'évacuations alvines; peau fraîche, pouls petit, sans trop de fréquence.

Le lendemain 29, pesanteur de tête, peau chaude sans sécheresse, pouls un peu plus élevé que la veille, langue médiocrement sèche sans rougeur; légère sensibilité à l'épigastre et à la région iliaque gauche, les vomissements continuent; pas de selles; les mouvements sont faciles.

Diète, boissons mucilagineuses, limonade gazeuse, potion avec 16 gram+
mes de sirop diacode, layements émollients ; application à l'épigastre de
vingt-cinq sangsues, qu'on ne peut faire dégorger et qui meurent de
suite : les piqûres laissent échapper beaucoup de sang.

Le 30, cessation des symptômes précédents, à l'exception des vomissements, qui persistent à de plus longs intervalles ; mêmes boissons. Les
deux jours suivants, un peu d'étonnement dans la physionomie, pesanteur de tête sans céphalalgie, abattement, peau plus chaude et pouls un
peu plus élevé, vomissements rares, ventre indolore, même à la pression ; pas de selles ; continuation des mêmes boissons, compresses froides
sur le front, pédiluves.

Le 2 février, aggravation des symptômes précédents ; yeux fixes et
étonnés, stupeur, pas de céphalalgie, délire léger ; le malade fait des
mouvements pour déplacer la glace qu'on lui met sur la tête ; yeux
injectés comme au commencement des fièvres éruptives, pouls plus
élevé, 88 pulsations ; battements de cœur tumultueux ; rien du côté des
voies digestives. Boissons douces, glace sur la tête, sinapismes aux
pieds, vingt sangsues à l'anus qui donnent peu de sang ; bain.

Le 3 à midi, consultation avec M. Orfila ; la nuit a été agitée ; délire
léger ; hébétude ; intelligence obtuse ; toutefois le malade répondait directement aux questions ; pas de céphalalgie ; les battements du cœur
sont tumultueux, sans bruit de soufflet ; le pouls, saccadé, large et fort,
donne 90 pulsations ; la peau est chaude et sèche. Le malade indique
depuis quelques jours, dans l'étendue de l'œsophage, une sensation
douloureuse, qu'il désigne sous le nom d'éraillement ; la langue est un
peu sèche, sans rougeur ; on remarque sur le front, autour des yeux, sur
les pommettes, le haut des bras, les épaules, le haut de la poitrine, une
éruption de pustules blanches peu nombreuses, qui devinrent analogues,
pour la forme et la marche, à celles de la petite-vérole. Ces pustules, dont
quelques unes étaient isolées, la plupart confluentes et faciles à déchirer,
furent remplacées par des croûtes épaisses, qui laissèrent des cicatrices très
apparentes. On observe encore l'impuissance presque absolue des membres, plus prononcée du côté gauche ; la sensibilité, bien qu'émoussée,
est conservée. Continuation du froid, large saignée qui se couvrit de
couenne, se prend en caillots, et dans laquelle M. Orfila découvrit par
l'analyse des traces d'arsenic.

Les 4, 5 et 6 février, nuits plus agitées ; symptômes cérébraux plus
marqués, toutefois sans céphalalgie ; délire plus fort, surtout dans la
nuit du 5 au 6, où l'agitation a été des plus grandes ; le malade
est inquiet, et parle sans cesse d'un confesseur ; l'obscurité de la
chambre empêche d'attacher une grande importance à la dilatation
de la pupille ; le cœur, encore plus tumultueux, bat largement, et laisse
entendre un fort bruit de soufflet ; le pouls, toujours plein et saccadé,
s'élève à 110.; apparition de sueurs abondantes qui ne s'arrêtèrent
complétement que dans les premiers jours de mars. Rien du côté des
poumons et des voies digestives, si ce n'est l'augmentation de la soif.

Boissons douces, variées, continuation du froid et des cataplasmes sina-
pisés, application de vingt sangsues à la région du cœur ; le dernier
jour, administration de 2 décigrammes de digitale unie à la thridace ;
demi-lavement avec miel mercurial.

Le 7, consultation avec M. Orfila : stupeur, cessation du délire, somnolence continuelle, battements de cœur et bruit de soufflet toujours très
marqués, pouls un peu moins fort, sueurs abondantes ; les boutons de
l'éruption commencent à se déchirer. M. Orfila est d'avis de continuer
le froid et la digitale, que j'ai administrée jusqu'au 14 février, à l'intérieur à la dose de plusieurs décigrammes, et à l'extérieur sous forme
d'emplâtre.

Du 7 au 11, diminution des symptômes précédents ; toutefois la stupeur
est toujours très marquée ; la résolution des membres existe toujours ; le
bruit de soufflet s'apaise graduellement ; le pouls, moins élevé, mais
encore fréquent, dépasse 100 pulsations.

Le 11, on remarque un peu d'aggravation ; le bruit de soufflet n'est
pas encore éteint ; le pouls est plus élevé ; la langue belle ; l'épigastre est
sensible à la pression ; le ventre se ballonne. Application de dix sangsues
à l'épigastre, cataplasmes, bains, lavements émollients.

Du 12 au 15, état plus satisfaisant, stupeur moins grande ; on remarque seulement une prostration plus marquée ; le pouls, plus faible,
mais encore fort, donne au-delà de 100 pulsations. Cessation du bruit de
soufflet ; les sueurs continuent moins abondantes ; langue belle et humectée ; il y a eu plusieurs selles mouillées, fétides, par l'effet des lavements ; le malade ne peut supporter l'usage du bouillon de poulet.

Du 15 au 20, aggravation des symptômes ; au premier aspect on croirait le malade atteint de fièvre typhoïde ; somnolence continuelle ; stupeur plus marquée ; air d'hébétude ; tintement d'oreilles ; point de douleur ni de céphalalgie ; injection rouge des pommettes ; ophthalmie légère
qui cède en plusieurs jours aux résolutifs ; décubitus dorsal ; résolution
des membres et du tronc ; maigreur très prononcée ; peau sudorale ; les
battements du cœur se font sentir avec force à la main appliquée à la région précordiale ; matité peu étendue de cette région ; à l'auscultation,
on entend des bruits qui ne diffèrent de l'état normal que par la fréquence, la force et l'éclat très intense ; le pouls, large sous le doigt, donne
de 95 à 100 pulsations ; rien du côté du poumon ; la langue est assez
nette, sans sécheresse ; la pression ne détermine aucune douleur dans
l'abdomen ; mais le ventre, rétracté, excavé, débordé de toutes parts
par la poitrine et le bassin, laisse voir la saillie de la colonne vertébrale
et les battements de l'aorte ; gargouillement ; pas de dévoiement ; incontinence d'urine qui continue jusqu'au 10 mars.

Le malade a été vu dans cet état par MM. les docteurs Orfila, Mathieu,
Beauvoisin et Pidausat, élève des hôpitaux ; ces messieurs ont approuvé une
évacuation sanguine de 360 à 420 grammes que j'ai pratiquée le 18. Le
sang à caillots, consistant, non couenneux, fut analysé par M. Orfila, qui
trouva encore de l'arsenic ; continuation du froid ; des boissons douces,

des lavements émollients, deux bains. Je fais transporter le malade dans une chambre plus aérée ; du 2 au 4 mars, amélioration sensible ; l'espérance se peint sur la physionomie et dans les paroles du malade.

Les sueurs cessent ; la peau est sèche et un peu chaude ; le pouls, encore fort, conserve toujours de la fréquence, 90 pulsations.

Les mouvements, plus faciles dans les bras et les cuisses, et tant à droite qu'à gauche, sont toujours impossibles dans les mains et les pieds ; nuits calmes. Frictions avec l'eau chlorurée, cessation du froid sur la tête, lait coupé, quelques cuillerées de bouillies légères.

Le 5 mars, facies satisfaisant, sommeil facile ; le tintement d'oreilles continue ; le pouls se maintient à 90 sans être petit ; pas d'appétit prononcé ; la langue, belle et humide, est couverte seulement au milieu d'un enduit blanchâtre ; le ventre, toujours indolore, est un peu moins rétracté ; pas de selles, toujours l'incontinence d'urine. Continuation du lait coupé, pomme cuite. Lotions chlorurées.

Du 5 au 17, facies riant ; le pouls peu développé donne de 80 à 88 pulsations ; l'appétit se développe graduellement ; les mouvements sont plus faciles, aux extrémités inférieures surtout. Le malade peut rester assis plusieurs heures ; cessation de l'incontinence d'urine, bouillons coupés, fruits cuits, potages légers, un peu d'eau rougie vers les derniers jours, œufs et poisson en petite quantité.

Le 18, à la suite d'une alimentation trop abondante, le malade est depuis la veille dans un état moins satisfaisant. Le facies est toujours bon, la peau plus chaude ; le pouls, peu développé, donne 94 pulsations ; l'appétit a diminué ; la langue un peu rouge à la pointe, sans sécheresse ; légère sensibilité à la pression de l'épigastre ; épreintes douloureuses, à la suite desquelles le malade laisse échapper des gaz et des matières sans dévoiement. Diète, boissons douces émollientes.

Aujourd'hui 21 mars, cinquante-troisième jour de la maladie, j'ai trouvé le malade assis ; son état est amélioré ; son sommeil a été naturel ; le facies est bon ; l'appétit a reparu ; le tintement d'oreilles n'existe plus que dans la position verticale ; la peau est sans sécheresse ni chaleur ; le pouls, dépressible, se maintient à 88 ; le ventre est moins rétracté ; les épreintes ont presque entièrement disparu ; plusieurs selles liquides ont été rendues sans coliques ; les mouvements, faciles dans les bras et les jambes, sont toujours impossibles dans les doigts et les orteils ; la main reste toujours fléchie ; l'état général fait espérer qu'à force de soins, le malade obtiendra sa guérison. (Observation recueillie par le docteur Coqueret ; voy. *Journal des connaissances médico-chirurgicales*, t. XII.)

Voici ce que j'ai appris depuis sur l'état de François, qui à dater de ce moment habite la campagne.

Le 11 juin, la main gauche peut être étendue sur l'avant-bras ; le malade ne peut encore faire exécuter ce mouvement à la main droite. Les doigts de la main gauche commencent à obéir à l'empire de la volonté ; le malade peut les fléchir aux deux tiers, leur extension restant tout-à-fait nulle ; ces mêmes mouvements ne sont encore qu'à l'état naissant à la main droite. Quand le malade se tourne sur le côté gauche du corps, il peut élever assez facilement la jambe droite tout d'une pièce, la porter horizontalement en dedans ou en dehors, le pied étant renversé en dedans, c'est-à-dire les orteils regardant la jambe gauche ; ces mouvements sont encore très bornés ou presque nuls dans le membre gauche. L'extension volontaire du pied sur la jambe est impossible de l'un et de l'autre côté. Des douleurs lancinantes, vives comme des coups d'aiguille, se font sentir aux mains et aux pieds. On administre de la strychnine depuis quelque temps, et on a recours aux frictions, aux douches, aux vésicatoires, etc. Il y a un peu de chaleur à la peau, de la soif, de la tristesse et de l'inquiétude.

Le 26 août 1839, le malade est gai, causeur, sans inquiétude ; la peau est fraîche ; toutes les fonctions s'exécutent parfaitement, excepté celles des parties qui ont été paralysées ; l'appétit est bon. La main gauche peut toujours être naturellement étendue sur l'avant-bras ; le malade s'appuie assez solidement sur le poignet de cette main ; mais ses doigts sont toujours rebelles à l'action des muscles extenseurs ; la main droite est dans le même état que par le passé.

A son arrivée, le malade ne pouvait lever ses jambes sans voir ses pieds traîner constamment sur le lit, sans cesser un seul instant d'y toucher ; plus tard, c'est-à-dire le 11 juin, il lui fallait se coucher sur le côté gauche pour pouvoir lever la jambe ; aujourd'hui il peut lever *facilement* les deux jambes d'une seule pièce à la hauteur de plus de 2 centimètres, et cela sans que les pieds se renversent en dedans ou en dehors. Les jambes ne fléchissent plus sous le poids du corps ; mais les orteils sont toujours sans extension ni flexion volontaires.

Le 19 juillet 1840, le malade est renvoyé à Paris à peu près guéri. La strychnine employée en potion et par la méthode endermique, les douches, les frictions, les bains de vapeur aromatiques, l'insolation et le laitage ont été suivis des meilleurs effets.

OBSERVATION 10°. — Le 20 septembre 1821, au matin, étant convalescent de dysenterie, je mêlai de la poudre de quinquina dans un verre dans lequel un de mes élèves avait laissé 3 grammes 5 décigrammes d'acide arsénieux : j'en avalai le contenu, moins ce qui resta adhérent aux parois du vase ; je fis ensuite six à sept milles à cheval pour aller voir un malade. En chemin, j'éprouvai du malaise à l'estomac et des nausées : à mon arrivée ces phénomènes augmentèrent à ce point, qu'après d'inutiles efforts pour dormir, je provoquai le vomissement en m'introduisant un doigt dans la gorge ; mais je ne suis pas certain d'avoir rendu ni le quinquina ni l'arsenic. J'eus alors un peu de sommeil interrompu par des rêves effrayants et accompagné de malaise fort pénible à l'estomac, d'une vive douleur de tête, de battements cardiaques et artériels très forts, et de tremblement général des muscles. Quatre heures se passèrent ainsi lorsque arriva fort effrayé mon élève, E. Pichett de Huntsville Alabama, aujourd'hui docteur.

Il me dit que d'après les traces qui restaient dans le verre j'avais dû prendre 3 grammes environ d'acide arsénieux. Tout effrayante que fût cette nouvelle, elle me fit développer une énergie mentale assez forte pour régulariser et raffermir l'action du système vasculaire jusque là assez inégale. Je ressentais ou croyais ressentir à l'estomac une chaleur insolite, et mon pouls était devenu plus développé; je me fis faire une saignée du bras de 1 kilogr. 280 grammes, et huit heures plus tard une seconde de 800 grammes. Je bus en grande quantité des boissons mucilagineuses coupées avec du lait, que je vomissais presque immédiatement. Puis je pris des cathartiques tels que des sels, du séné, etc. Mais l'estomac les rejetait immédiatement. Enfin j'avalai toutes les deux heures 50 centigrammes de calomel en pilules, ce qui fit 12 grammes environ dans l'espace de quarante heures; l'action en fut favorisée par des lavements. Les vésicatoires, les rubéfiants et les bains tièdes furent employés comme moyens auxiliaires. Les jours suivants, mon pouls continua à augmenter de fréquence; et le samedi, vers minuit, il parut s'arrêter. Le froid des extrémités semblait avoir gagné le tronc. Pendant plusieurs heures, je restai presque sans respiration et souffrant tout le malaise qui annonce une mort prochaine. Je sentais un poids sur la poitrine, une suffocation affreuse; je pus à peine communiquer à voix basse mon désir d'être placé dans un bain chaud. Je m'y endormis, et me réveillai le lendemain dans un état beaucoup plus satisfaisant. (Docteur PERRINE , *American Journal of the medical sciences*, vol. xi, p. 61.)

OBSERVATION 11e. — La femme E. T., de forte constitution, âgée de trente-cinq ans, et arrivée au septième mois de sa grossesse, prit 16 grammes d'oxyde blanc d'arsenic dissous dans un litre d'eau chaude. Huit minutes après avoir été ingéré, le poison commença à agir. Malaise extrême, vives douleurs, et autres symptômes alarmants. Appelé près de cette femme, le 31 août, vers huit heures du matin, je la trouvai très affaiblie par les vomissements et les efforts les plus pénibles. Elle se plaignait d'éprouver un grand froid aux extrémités, une soif inextinguible, des douleurs spasmodiques dans les intestins, surtout vers la région épigastrique; la bouche était très sèche, les yeux rouges, la face injectée; elle était très agitée. Pouls à 120. Je ne perdis pas de temps pour lui administrer la potion suivante : Carbonate de magnésie, 32 grammes; vin d'opium, 6 grammes; sucre blanc, 16 grammes; eau distillée, 500 grammes. Prendre de cette potion un petit verre tous les quarts d'heure; y joindre l'emploi de boissons mucilagineuses, gruau, eau d'orge, bouillons, etc. Tenir les extrémités chaudes.

A midi je revis la malade. Les vomissements sont moins fréquents et moins violents. Peau très chaude, soif intense, douleur brûlante à l'estomac, sensibilité à la presssion, céphalalgie, beaucoup d'agitation, pouls fort à 136; saignée du bras de 640 grammes; continuer la potion avec la magnésie, en ne répétant les doses que toutes les demi-heures.

A sept heures du soir il y a plus de calme. La bouche et la gorge sont douloureuses; moins de vomissements et d'efforts; douleur à l'épigastre et à l'hypochondre droit; pouls à 106 : 32 grammes d'huile de ricin; 12 sangsues sur le point douloureux; continuer la potion.

Les jours suivants, les accidents diminuèrent progressivement, et la malade se rétablit sans avortement. (J. W. EDWARDS, *Medical and Physical Journal*, vol. XLIX, p. 117, 1823.)

OBSERVATION 12ᵉ. — Le 27 avril 1836, à huit heures du matin, je fus appelé à donner des soins à J. B., âgée de dix-sept ans, qui la veille au soir avait pris 16 grammes d'acide arsénieux. Il s'en était promptement suivi des vomissements et des selles qui continuèrent toute la nuit, et qui contenaient une notable quantité du poison non dissous. Examinant la jeune malade, je trouval le pouls irrégulier à 140; il y avait de la céphalalgie et de la douleur à la gorge et à l'estomac; le pharynx paraissait rouge et tuméfié; les yeux étaient très injectés; il y avait des soupirs fréquents. Bien que la malade fût affaiblie par l'action du poison sur l'estomac, je fis immédiatement une saignée du bras de 640 grammes, qui me parut amener plus de régularité dans le pouls, et, dans le but de combattre l'inflammation du canal intestinal, je fis prendre toutes les trois heures 32 grammes d'huile de ricin, et toutes les deux heures un verre à pied de la solution de 32 grammes de sulfate de magnésie dans un litre d'eau de savon, jusqu'à effet purgatif.

A six heures du soir, je trouvai que les vomissements avaient fait rejeter tout ce que la malade avait avalé, et que l'effet purgatif était très faible : pouls plus fréquent, douleur de l'estomac plus vive. Je fis diminuer la quantité du purgatif.

Le 28, au matin, la potion avait agi sur le canal intestinal; l'estomac paraissait moins irritable; la malade se plaignait de plus de douleur dans la gorge et dans l'estomac. Je prescrivis des sangsues au cou et à l'épigastre.

A six heures du soir, pouls plus fréquent, langue rouge sur ses bords, malaise général, prurit de la peau; un peu de ténesme et de strangurie. Prescription : prendre toutes les heures une cuillerée à thé de solution de tartre stibié et d'acide acétique faible, jusqu'à ce que l'agitation soit calmée; eau panée pour boisson.

Le 29 au matin, les symptômes présentent de l'amélioration. La malade a mangé un peu. Purgatif salin et continuer la solution antimoniale. Le soir, un peu d'aggravation des symptômes. Même prescription.

Le 30, la malade est beaucoup mieux; elle a mangé un peu. Continuer les mêmes moyens.

Le 3 mai, la malade put se lever; elle était convalescente; elle se plaignait seulement de faiblesse et de douleur à la langue; les extrémités inférieures étaient un peu œdématiées, et son pouls conservait de la fréquence; mais sans dureté.

A la fin de ce mois, elle était revenue à son état de parfaite santé. (J. T. B. SKILLMANN, de New-Brunswick, *American Journal of the medical sciences*, vol. XVIII, p. 531. 1836.)

OBSERVATION 13ᵉ. Une femme de trente-huit ans prit 8 grammes d'acide arsénieux dans de l'eau panée. Vomissements fréquents et abondants. On administre un grande quantité d'eau de savon. Le lendemain, à sept heures du matin, saignée de 320 grammes. A une heure de l'après-midi, nouvelle saignée de 256 grammes. Le troisième jour, saignée de 320 grammes. Guérison. Les autres moyens employés sont : la magnésie suspendue dans du lait, des pilules d'opium, des vésicatoires à l'épigastre ; des lavements purgatifs. (J. GREENING, dans *the Lancet*, 7 mars. 1835, p. 812.)

OBSERVATION 14°.—Une jeune fille de dix-neuf ans avala de l'acide arsénieux (la quantité n'est pas indiquée). Vomissements très abondants. Le lendemain, saignée de 384 grammes. Mort après six jours de maladie. Les moyens employés sont : potion purgative d'huile de ricin, de manne et de carbonate de potasse ; potion stimulante, alcool et œuf ; vésicatoire à l'épigastre. (*The Lancet*, 28 mai 1825, p. 254.)

OBSERVATION 15°. — Quatre enfants sont empoisonnés par une préparation arsenicale. Accidents graves, vomissements. Un des enfants se remet promptement ; deux autres succombent. On pratique une saignée de 256 grammes au quatrième ; des sangsues sont appliquées à l'abdomen. Guérison. Lavements huileux, vésicatoires, potion laxative saline.

Le même auteur, qui se loue beaucoup de l'emploi de la saignée, a vu ce moyen amener la guérison chez une jeune femme qui s'était empoisonnée avec de l'acide arsénieux. (DAVIES, *the Medical and Physical Journal*, vol. XXVIII, p. 345. Novembre 1312.)

OBSERVATION 16°. — Une jeune fille s'empoisonne avec 96 grammes de laudanum et 8 grammes d'acide arsénieux. Pas de symptômes d'empoisonnement par cette dernière substance ; pas de vomissements. On donne des boissons abondantes ; saignée de la jugulaire, sangsues, vésicatoires, affusions froides ; mort neuf heures après l'ingestion du poison. (JEUNINGS, *Medical and Physical Journal*, vol. LXV, p. 295, 1831.)

OBSERVATION 17°. — Le 2 juin 1817, à neuf heures du soir, un jeune homme de dix-sept ans avala pour se suicider 3 grammes 50 centigrammes d'oxyde blanc d'arsenic grossièrement pulvérisé. Un quart d'heure après on provoqua des vomissements au moyen de 30 centigrammes de tartre stibié. Le lendemain, symptômes de réaction. Le malade fut copieusement saigné. Lavements, potions gazeuses, vésicatoires à l'épigastre. Guérison au bout de quelques jours. (J. TOOGOOD, *Provincial medical and surgical Journal*, janvier, vol. I, 1842, p. 269.)

OBSERVATION 18°. — Une jeune fille de dix-neuf ans avala 3 grammes 30 centigrammes d'oxyde blanc d'arsenic. Vomissements fréquents ; quinze heures après, saignée du bras de 576 grammes. Le troisième jour, sept sangsues sur le côté. Guérison au bout de dix-neuf jours. (P. M. ROGET, *London medico-chirurgical Transactions*, vol. II, p. 137, 1811.)

OBSERVATION 19°. — Un jeune homme de dix-sept ans avala environ 6 grammes d'acide arsénieux. Vomissements huit heures après l'ingestion du poison ; seize sangsues sont appliquées à l'épigastre. On favorise l'écoulement du sang avec des cataplasmes. Dix-huit heures plus tard, nouvelle application de douze sangsues, qui ne fournissent pas plus de 12 grammes de sang. Mort quarante-une heures après l'empoisonnement. (WARD, *Edinburgh Medical and surgical Journal*, vol. 33, p. 61.)

OBSERVATIONS 20, 21, 22°. — Le docteur Macleod fut appelé auprès de trois jeunes filles empoisonnées par imprudence avec de l'acide arsénieux, et qui avaient des vomissements fréquents.

La première fut saignée du bras (256 grammes) vingt-quatre heures après l'accident. Le second jour deuxième saignée (224 grammes). Guérison.

La deuxième fut saignée de la jugulaire (128 grammes). Guérison.

La troisième fut saignée du bras (256 grammes). Guérison. (*Edinburgh Medical and surgical Journal*, vol. xv, p. 553.)

OBSERVATIONS 23, 24, 25, 26, 27°. — Le docteur W. G. Ramsag fut appelé à donner ses soins à une famille composée de douze personnes, empoisonnées en mangeant de la soupe dans laquelle on avait mis de l'acide arsénieux.

1° Une jeune fille de dix-neuf ans. Vomissements; 384 grammes de sang tiré par des ventouses à l'épigastre. Le lendemain 192 grammes de sang par des ventouses à la nuque. Troisième jour, douze sangsues au cou. Guérison.

2° Jeune fille de dix-sept ans. Vomissements; 384 grammes de sang par des ventouses à l'épigastre. Guérison.

3° Femme de cinquante ans. Mêmes symptômes; saignées de 384 et de 192 grammes par des ventouses à l'épigastre. Guérison.

4° Jeune fille de dix-huit ans. Mêmes symptômes, 384 grammes de sang par des ventouses à l'épigastre. Guérison.

5° Femme de trente-cinq ans. Vomissements; 192 grammes de sang par des ventouses à l'épigastre. Guérison. (*American Journal of the medical sciences*, vol. xv°, p. 259, 1834.)

OBSERVATION 28°. — Le docteur G. Shipman donna des soins à une femme qui avait avalé une cuillerée à thé d'acide arsénieux; après avoir provoqué des vomissements il pratiqua deux saignées, l'une de 768 grammes et l'autre de 572 grammes; la malade fut guérie. (*London medical Repository*, vol. IX, p. 455.)

OBSERVATION 29°. — Le docteur Odier fut appelé auprès d'un garçon de dix-huit ans, qui avait pris une grande quantité d'acide arsénieux et qui vomissait fréquemment; il pratiqua une forte saignée et le malade ne tarda pas à guérir. (Ancien Journal de médecine, tom. XLIX, p. 333.)

OBSERVATION 30°. — Plusieurs domestiques empoisonnés par cet acide furent traités par le docteur Barrier, qui fit une saignée à chacun d'eux; tous furent guéris. (*Ibid.*, tom. LIX, p. 353.)

OBSERVATION 31°. — J. Murray rapporte qu'ayant été appelé auprès d'un homme de vingt-deux ans, qui avait des vomissements fréquents pour avoir pris 75 centigrammes d'acide arsénieux, il pratiqua une saignée de 500 grammes, et il fit appliquer vingt sangsues à l'épigastre. Le malade ne tarda pas à guérir. (*Quarterly Journal of the Calcutta medical and physical society* , décembre 1837.)

OBSERVATIONS 32 à 56e. — Depuis la publication de la troisième édition de cet ouvrage, j'ai eu occasion de voir un grand nombre d'empoisonnements par l'acide arsénieux; toutes les fois que j'ai constaté des phénomènes non équivoques de réaction, tels qu'une chaleur intense à la peau, l'accélération du pouls et de la respiration, l'injection de la face et des yeux, un léger délire, des douleurs abdominales plus ou moins vives, etc., j'ai conseillé une ou plusieurs saignées de 300 à 700 grammes chacune ; vingt et un des malades ont été guéris ; quatre ont succombé malgré les saignées; à la vérité l'un d'eux est mort d'une phlébite. Plusieurs de ceux qui ont été guéris ont conservé pendant plusieurs mois, et quelques uns pendant deux ou trois ans, de la faiblesse dans les articulations des mains et des pieds, qui étaient roides et parfois douloureuses ; deux d'entre eux sont restés pendant six mois paralysés de presque toute la moitié inférieure du corps. J'ai souvent remédié à ces accidents articulaires par des fumigations excitantes, et mieux encore par des bains tièdes et par des bains de vapeur.

Quelques autres malades, empoisonnés et comme foudroyés par l'acide arsénieux, ne m'ont pas paru dans des conditions favorables pour être saignés, et je me suis abstenu. Leur pouls était à peine sensible, la peau froide et tachetée de plaques bleuâtres ; tout annonçait une mort prochaine.

OBSERVATION 57e. — Le 5 thermidor an 4, dit Desgranges, j'ai été appelé (1) précipitamment, à mon retour de Lyon, pour une jeune femme de chambre près de Rolle, laquelle avait eu l'imprudence, pour faire passer des poux, de se frotter la tête six à sept jours auparavant avec de la pommade chargée d'arsenic. La tête était très saine et sans entamure quelconque : aussi s'écoula-t-il plusieurs jours avant la manifestation des funestes effets de cette application ; mais alors, sans doute par un effet de l'absorption, soit à travers les pores naturels du cuir chevelu, soit à la faveur d'une érosion due à l'impression caustique du mélange, la malade a été atteinte des douleurs les plus cruelles; toute la tête est devenue enflée ; les oreilles, doublées de volume, se sont couvertes de croûtes ; plusieurs plaies à la tête ont participé à cet état, et les glandes sous-maxillaires, les jugulaires, celles du tour du cou, du derrière de la tête, les parotides même se sont engorgées rapidement... Les yeux étaient étincelants et gros ; le visage tuméfié et presque érysipélateux ; la malade avait le pouls dur, tendu et fiévreux, la langue aride, la peau sèche ; elle se plaignait d'une chaleur vive sur tout le corps, et d'un feu dévorant qui la consumait. A ces maux extérieurs s'étaient joints des vertiges, des faiblesses syncopales, des cardialgies, des vomissements de temps à autre, de l'altération, de l'ardeur en urinant, une longue constipation et des tremblements dans les membres avec impossibilité de

(1) *Recueil périodique de la Société de Médecine de Paris*, tom. VI, p. 22.

se soutenir sur ses jambes. La tête s'embarrassait ; il y avait des moments de délire.

Je fis sur-le-champ (à sept heures du soir) une saignée copieuse à la malade, et je recommandai de la saigner au pied pendant la nuit : je prescrivis une ample boisson d'eau de poulet émulsionnée et nitrée, des lavements fréquents avec la graine de lin., les fleurs de bonhomme et le miel mercuriel, des pédiluves d'eau bouillie avec de la cendre de foyer ; et, vu le besoin de lâcher le ventre et d'évacuer doucement, j'indiquai de préférence un mélange liquide de magnésie calcinée, de gomme-arabique et de sirop de tussilage pour en prendre une cuillerée à café toutes les deux ou trois heures. Je fis graisser la tête avec la pommade en crème décrite dans la *Pharmacie* de Baumé, contenant un quart de son poids de craie blanche en poudre... Le lendemain il y eut un peu d'amendement, mais il y avait de l'assoupissement. Je fis appliquer alors huit à dix sangsues aux cuisses : malgré cela la nuit fut agitée , l'enflure de la tête parut s'être accrue, et sur le matin tout le corps se couvrit d'une éruption considérable de petits boutons à pointes blanches comme du millet, surtout aux mains et aux pieds. La malade fut très faible, et ne pouvait rester assise sans éprouver des maux de cœur ; je donnai quelques cuillerées d'une potion rendue cordiale par l'addition des gouttes d'Hoffmann et plusieurs verres de tisane de bardane miellée. Le surlendemain, je fis rapprocher les doses de magnésie calcinée seulement mêlée au sirop de tussilage , afin de déterminer plus décidément des évacuations par le bas. En moins de quarante-huit heures l'éruption se sécha et tomba par desquammations ; le ventre s'ouvrit, tous les accidents diminuèrent ; et le huitième jour, à compter de celui de ma première visite, la malade a été absolument hors de danger. Comme il restait de l'irritation et de la sécheresse dans la poitrine avec un peu de toux, j'ai terminé la cure par le lait d'ânesse. Dans le cours de la convalescence les cheveux sont tombés.

OBSERVATION 58e. — Un homme de quarante-cinq ans portait depuis un grand nombre d'années un ulcère situé au pourtour de l'une des malléoles. Un charlatan, auquel il eut recours, le couvrit d'acide arsénieux. En peu d'instants, des douleurs très vives se développèrent ; six heures après, le malade, ne pouvant les supporter, s'efforça mais vainement, à ce qu'il paraît, d'enlever ce dangereux caustique : les souffrances continuèrent ; la douleur était brûlante. Le surlendemain, il survint des vomissements, des coliques, une épistaxis passive ; le corps se couvrit ensuite de taches rouges ; le sang parut dans les matières des vomissements et des selles, qui bientôt devinrent noires ; il y avait des défaillances continuelles. Le cinquième jour, la langue était sèche et noire, les ecchymoses avaient pris la même teinte. On remplaça les adoucissants mis en usage jusqu'alors par la limonade et une décoction de quinquina acidulée. Il survint du délire, de l'agitation ; on mit des vésicatoires aux jambes ; les douleurs s'exaspérèrent, et le lendemain, seizième jour de l'empoisonnement, le malade n'était plus. L'ouverture du corps ne put être faite. (*Bibl. médicale*, t. LXXIV, année 1821, *observation de M. Meau* (1).)

Symptômes de l'empoisonnement par l'acide arsénieux.

Les symptômes de cet empoisonnement varient suivant les doses d'acide arsénieux ingéré, la forme sous laquelle il a été pris (dissolution, fragment, poudre fine), l'état de plénitude ou de vacuité de l'estomac, l'état antérieur du canal digestif, qui peut être sain ou malade, la constitution et l'âge de l'individu, etc. Il est réellement impossible de donner une description générale des phénomènes qu'il développe : aussi vaut-il mieux tracer en abrégé les principaux groupes de symptômes que l'on remarque le plus souvent, tout en convenant que je n'ai pas la prétention de prévoir tous les cas qui peuvent se présenter.

A. Saveur à peine sensible au moment de l'ingestion et tout au plus légèrement âpre et nullement corrosive ; bientôt après ptyalisme fréquent, crachotement continuel, constriction du pharynx et de l'œsophage, agacement des dents, nausées, vomissements ; ceux-ci ne se manifestent le plus ordinairement que deux, quatre ou six heures après l'empoisonnement, si l'acide arsénieux a été avalé solide, car ils se manifesteraient au bout de cinq, dix, quinze, vingt ou trente minutes, si l'acide avait été pris en dissolution et qu'il eût été promptement absorbé ; ils se répètent quelquefois à des intervalles fort rapprochés et persistent pendant des heures entières, un, deux ou plusieurs jours ; les matières vomies sont muqueuses ou bilieuses, parfois mêlées de sang, et contiennent de l'acide arsénieux en dissolution, ou sous forme de poudre ou de fragments. Anxiété, défaillances fréquentes, ardeur dans la région précordiale ; douleur avec un sentiment de brûlure dans la région de l'estomac, qui ne peut pas sup-

---

(1) Je pourrais rapporter un bien plus grand nombre d'observations d'empoisonnement par cet acide ; je me contenterai d'indiquer une partie des ouvrages dans lesquels il faut les chercher.

DEHAEN, *Ratio medendi*, t. V, pars IX, cap. VI, § VI, pag. 183 ; et dans le même tome, pars X, cap. II, § VII, pag. 324.

J.-B. MORGAGNI, *Epit. Anat. Med.*, LIX, art. III, pag. 244. (*De Sedibus et Causis Morborum.*)

FABRICE DE HILDEN, ouvrage cité, obs. LXXX, pag. 606 ; et obs. LXXXI, pag. 607, *Francofurti ad Mœnum*, 1646.

WEPFER, *De Cicutâ aquaticâ*, pag. 289, hist. XIII, an 1716.

SAUVAGES, *Nosologie méthodique*, traduite par Gouvion, t. VI, pag. 286 ; et t. VIII, pag. 217.

NAVIER, ouvrage cité, t. 1, pag. 16.

porter les boissons les plus douces; soif intense; coliques; déjections alvines fréquentes, verdâtres ou noirâtres et d'une horrible fétidité; hoquet, pouls accéléré, développé, irrégulier et quelquefois intermittent; battements de cœur forts et inégaux; respiration fréquente et gênée; chaleur vive sur tout le corps, démângeaison à la peau qui se couvre de sueur; éruption surtout à la partie antérieure de la poitrine de boutons miliaires non vésiculeux, ou de pustules qui ne tardent pas à brunir; quelquefois cette éruption a l'aspect de petites ampoules semblables à celles que produisent les piqûres d'orties; le visage est coloré et animé, les yeux brillants et injectés, la tête douloureuse; un léger délire accompagne ces accidents; l'urine, souvent rare, est rouge et dans certains cas sanguinolente; les pieds et les mains sont le siége de douleurs intenses ou bien ils sont insensibles et comme paralysés. Cet état persiste un ou plusieurs jours et se termine par la guérison et plus souvent par la mort; celle-ci est alors précédée, le plus ordinairement, de convulsions presque toujours atroces, de contorsions horribles et de douleurs excessivement aiguës. Si la guérison a lieu, il n'est pas rare d'observer pendant plusieurs mois et même pendant des années, une gène dans les mouvements des bras et des jambes dont les articulations restent souvent tuméfiées et douloureuses; les individus vaquent difficilement à leurs affaires, à moins qu'on ne parvienne à les soulager par des fomentations tour à tour émollientes et aromatiques, par des bains de vapeur, des saignées locales, etc.

On ne remarque guère l'ensemble de ces symptômes chez le même individu; toutefois, si la maladie dure quelques jours, il peut arriver qu'ils se manifestent presque tous à des époques différentes.

B. Si la dose du poison ingéré est plus forte, les malades, après avoir éprouvé des vomissements, des douleurs abdominales, etc., sont comme foudroyés et ressemblent jusqu'à un certain point à ceux qui seraient atteints du choléra asiatique; les traits de la face sont promptement altérés, la peau est pâle et quelquefois violacée et couverte de sueurs froides; les malades ressentent un froid glacial; le pouls est fréquent, petit, filiforme et parfois insensible; une vive anxiété précordiale et des syncopes fréquentes se manifestent, la respiration s'embarrasse, l'affaissement devient de plus en plus grand, et la mort arrive quelques heures après l'invasion des accidents, quelquefois sans avoir été précédée de convulsions.

C. Dans certains cas, à la vérité fort rares, les individus périssent sans avoir éprouvé d'autre symptôme que des syncopes souvent légères. Laborde, Chaussier et Renault ont rapporté quelques observations de ce genre.

D. Si l'empoisonnement dure depuis plusieurs jours, parce que les malades auront pris plusieurs fois, à des intervalles plus ou moins éloignés, des doses d'acide arsénieux qui ne soient pas très fortes, ou par toute autre cause, comme cela s'est vu, les symptômes seront en général analogues à ceux que j'ai décrits à la p. 340 (voyez *A.*); mais le plus souvent les vomissements et les déjections alvines persisteront opiniâtrement. On conçoit aisément que la marche de la maladie doive être modifiée dans ces cas, au point de ne pouvoir pas être prévue ici.

Lésions de tissu produites par l'acide arsénieux.

Le canal digestif peut être le siége d'altérations plus ou moins prononcées. Il importe toutefois de noter que dans un assez grand nombre de cas, les traces d'inflammation ne sont pas aussi profondes qu'on le croit ordinairement ; on a même des exemples de mort produite par l'acide arsénieux sans qu'il ait été possible de découvrir la moindre lésion du canal digestif.

Dans le fait signalé par Chaussier, il n'y avait pas la plus légère apparence d'érosion ni de phlogose dans le canal digestif. Etmuller parle d'une jeune fille empoisonnée par l'acide arsénieux et chez laquelle ni l'estomac ni les intestins n'offrirent aucune trace d'inflammation ni de gangrène : cependant l'arsenic fut trouvé dans ce viscère (1). Marc rapporte que dans un cas d'empoisonnement par l'oxyde d'arsenic, loin de trouver les membranes de l'estomac érodées, on constata qu'elles étaient épaissies (2). M. Missa n'a pas observé d'altération dans l'estomac et les intestins d'un individu qui avait pris 12 grammes d'acide arsénieux. (Voy. observation 5ᵉ, p. 316.) Sallin dit : « A l'ouverture d'un » homme empoisonné, et de l'estomac duquel on a retiré 4 grammes » d'arsenic en poudre, on n'a trouvé rien contre nature dans la » bouche et dans l'œsophage (3). »

Que penser maintenant de l'assertion de ce dernier auteur, lorsqu'il cherche à établir une différence entre le sublimé corrosif et l'arsenic ? « L'arsenic produit, à la vérité, des effets assez analogues à ceux du sublimé : cependant il y a des différences notables, en ce qu'il gangrène et perfore quelquefois l'estomac, en ce qu'il porte son action sur la totalité de ce viscère, sur la bouche et tout le long de l'œsophage, et qu'il existe une éruption à la peau. » (*Recueil périodique de la Société de Médecine de Paris*, tome VII, page 357.)

L'existence ou la non-existence de lésions cadavériques, l'étendue

(1) *Ephemerid. Nat. Curios*, centur. III et IV, obs. CXXVI, *cùm scholio.*
(2) MARC, traduction de Rose : *Manuel d'Autopsie cadavérique*, p. 66, *note.*
(3) *Journal de Médecine*, tom. LVIII, p. 176.

et le siége de ces altérations ne suffisent donc jamais pour affirmer qu'il y a eu empoisonnement, et ne peuvent servir qu'à corroborer les conclusions qui se déduisent des symptômes et de l'analyse chimique des matières.

Voyons maintenant quelle est la nature des diverses altérations que l'on a constatées après la mort par l'acide arsénieux. Dans plusieurs cas l'inflammation de l'estomac est extrêmement légère : elle commence à se développer immédiatement après que le poison a été avalé et elle est d'autant plus intense que la mort tarde plus à survenir. Les parties enflammées sont en général rouges dans toute leur étendue; quelquefois la rougeur n'existe que par plaques. Les principaux vaisseaux de l'estomac sont distendus par le sang ; mais l'inflammation est ordinairement bornée à la membrane muqueuse, qui est ramollie, comme macérée, facile à déchirer et à séparer de la tunique musculeuse qui conserve le caractère propre à son tissu. Quelquefois on remarque de petites taches, véritables ecchymoses formées par quelques portions de sang extravasé sur la surface de la membrane muqueuse ou dans l'espace qui la sépare de la tunique musculeuse, et développées le plus souvent dans des points où un petit fragment d'acide arsénieux a séjourné. Il est rare de trouver des ulcérations, à moins que la mort n'ait tardé à survenir. Dans certains cas, il existe des escarres grisâtres et dures, d'une petite étendue : cependant on en a vu qui étaient de la grandeur d'un franc. M. Brodie a fait remarquer à cet égard, et avec raison, que l'on a souvent pris pour des escarres des taches formées par une couche très mince de sang coagulé, d'une couleur foncée et fortement adhérent à la membrane muqueuse; on peut voir, dans le muséum de Hunter, une pièce d'anatomie pathologique offrant l'altération dont il s'agit. Quelques auteurs disent avoir trouvé l'estomac perforé; je n'ai jamais constaté une pareille lésion.

L'œsophage peut être enflammé, strié et offrir des ecchymoses purpurines, principalement vers le cardia; la bouche, les amygdales, le voile du palais et la luette ont été trouvés phlogosés dans quelques circonstances. Les intestins sont quelquefois rétrécis; dans certains cas, loin d'être contractés, ils étaient distendus. Le jéjunum, l'iléum et le rectum participent parfois à l'inflammation, qui n'atteint guère le cœcum et le colon.

Les poumons sont souvent gorgés de sang, comme dans la mort par asphyxie, et quelquefois la membrane muqueuse de la trachée-artère offre une rougeur très prononcée. La cavité droite du cœur contient, en général, beaucoup de sang. La membrane interne des oreillettes et des ventricules, les valvules mitrales ou tricuspides, et les principaux faisceaux musculeux de cet organe, peuvent être le siége de taches rouges ou noirâtres plus ou moins étendues. Morgagni, Ruysch, Brodie, etc., ont attiré l'attention des observateurs sur l'état fluide du sang qui est comme sirupeux. Le système veineux abdominal est constamment gorgé de sang noir. Les tuniques des vaisseaux sanguins ne paraissent point altérées, quoiqu'elles soient imprégnées de sang et que dans quelques circonstances on y remarque çà et là des taches livides formées par ce fluide.

Les glandes du mésentère, le pancréas, le foie, les reins et le cerveau n'offrent aucune altération notable ; les vaisseaux qui se distribuent à ce dernier viscère sont quelquefois gorgés de sang. Les membranes séreuses ne paraissent pas affectées. Les muscles volontaires sont quelquefois frappés d'une roideur telle qu'il faut employer une certaine force pour séparer les mâchoires et fléchir les articulations.

L'application extérieure de l'acide arsénieux est ordinairement suivie aussi d'altérations analogues à celles qui viennent d'être décrites.

Je ne terminerai pas ce sujet sans faire observer que dans certaines circonstances, on remarque çà et là dans l'estomac et dans les intestins des personnes empoisonnées par l'acide arsénieux une multitude de points brillants que l'on serait tenté de prendre au premier abord pour de l'acide arsénieux. Ces sortes de grains sont formés de graisse et d'albumine ; mis sur les charbons ardents, ils décrépitent en se desséchant, et font entendre un bruit que l'on a quelquefois mal à propos qualifié de *détonation ;* ils s'enflamment comme les corps gras s'ils contiennent une proportion notable de graisse, et répandent une odeur de suif et de matière animale brûlés. *On peut les trouver sur des cadavres d'individus qui n'ont pas été empoisonnés,* et l'on ne saurait trop apporter d'attention à les distinguer de l'acide arsénieux (1). Je pourrais citer plusieurs faits où de semblables globules ont été la cause de méprises qui pouvaient devenir funestes. Je me bornerai à rapporter les suivants :

1° Le 2 août 1824, M. le procureur du roi de Saint-Brieuc ordonne l'exhumation du cadavre d'un individu âgé de trente-huit ans, que l'on soupçonnait avoir péri empoisonné quarante-quatre jours auparavant. L'extrémité inférieure de l'œsophage, la membrane muqueuse de l'estomac et du duodénum sont enflammées. On trouve dans le canal digestif une multitude de grains blanchâtres, que l'un des rapporteurs désignés pour analyser les matières croit être de l'acide

---

(1) Billard en a vu chez deux femmes dont l'une, âgée de soixante-douze ans, était morte d'une gastro-colite chronique, et l'autre, âgée de cinquante ans, avait succombé à la phthisie pulmonaire : chez cette dernière, les intestins présentaient de nombreuses ulcérations.

arsénieux altéré par une matière animale. Voici comment il s'exprime dans son rapport : « L'estomac et le duodénum sont parsemés d'une substance grenue non adhérente, excepté vers le pylore : cette substance, d'une couleur blanche, friable, *appartient au règne minéral*, d'après sa pesanteur ; elle n'a pas présenté tous les caractères de l'oxyde d'arsenic : néanmoins je pense que son long séjour dans l'estomac l'a animalisée au point de masquer en partie sa nature, et én la brûlant *j'ai cru sentir* à travers l'odeur d'une substance animale en combustion, celle de *l'oxyde d'arsenic ;* mais ne m'en fiant point à mes propres lumières, je suis d'avis de faire adresser aux grands maîtres de l'art habitués à ces sortes d'examens toutes les pièces, afin d'éclaircir mes doutes avant de prononcer sur une matière d'une aussi haute importance. »

Un rapport semblable devait engager le ministère public à faire faire de nouvelles recherches. L'estomac et les matières suspectes furent envoyés à Paris, et je fus désigné par M. le procureur du roi de Saint-Brieuc pour faire un rapport ; mais j'étais absent, et l'analyse fut confiée à Vauquelin et à Barruel. « La matière contenue dans le petit flacon, disent ces chimistes, avait une couleur blanche-jaunâtre, une forme de grains arrondis parmi lesquels il y en avait de demi-sphériques : ces grains n'avaient point de dureté et s'écrasaient facilement entre les doigts sans produire de bruit ; ainsi écrasés, ils étaient doux au toucher comme du savon ; ils n'avaient point de saveur sensible ; mis sur un fer chaud, ils exhalent une vapeur blanche dont l'odeur est semblable à celle des matières animales mêlées de graisse ; ils se fondent, se boursouflent, noircissent et laissent une matière charbonneuse légère, d'où il ne se dégage aucune trace d'odeur arsenicale.

» L'alcool n'a aucune action sur cette matière ; mais l'eau bouillante la dissout en grande partie ; la dissolution est légèrement laiteuse, et n'éprouve aucune altération de la part de l'acide sulfhydrique.

» L'acide azotique chaud opère la dissolution de cette matière granuleuse, et prend une couleur jaunâtre qui devient d'un rouge orangé foncé par l'addition d'un alcali.

» La membrane muqueuse de l'estomac était tapissée par un grand nombre de grains blanchâtres semblables aux précédents ; on remarquait sur plusieurs parties de cette membrane des traces profondes d'une forte inflammation. Les grains recueillis avec une carte et lavés avec de l'eau distillée, ayant été soumis aux mêmes essais que les autres, n'ont présenté aucune différence. L'eau qui avait servi à laver ces grains, éprouvée par l'acide sulfhydrique, et par divers autres réactifs propres à faire reconnaître les substances vénéneuses, n'en a pas donné le plus léger signe. Un lambeau de l'estomac détaché dans la partie la plus enflammée a été soumis à l'ébullition avec de l'eau distillée : celle-ci, filtrée et éprouvée par l'acide sulfhydrique et par d'autres réactifs, n'a donné aucune trace de poison. L'autre portion de l'estomac, conservée dans l'alcool, contenait aussi à la surface interne des grains blancs qui présentaient absolument les mêmes propriétés que ceux dont nous avons parlé précédemment.

» D'après les expériences que nous venons de rapporter, il nous paraît évident que les grains blancs qui sont renfermés dans le petit flacon, ainsi que ceux qui étaient disséminés sur la surface interne des deux portions de l'estomac, sont composés d'une *matière animale particulière*, et d'une petite quantité de *graisse* : de ces mêmes expériences, l'on peut conclure aussi qu'il n'y a dans l'estomac aucune trace de poison minéral ni végétal reconnaissable. » Cette conclusion est analogue à celle qui avait été tirée par les deux autres rapporteurs de Saint-Brieuc.

2° Marye père et M. Devergie furent mandés par M. le procureur du roi, le 7 septembre 1824, pour faire l'ouverture du corps du nommé Julien Danguy, qui avait succombé après quarante-huit heures de maladie. L'estomac offrait une altération remarquable ; il était très volumineux, distendu par des gaz, et d'un rouge violacé à l'extérieur ; sa membrane muqueuse, épaisse, d'un rouge très foncé, était parsemée d'une foule de petits corps blancs, légèrement adhérents, d'une forme variable ; la plupart d'entre eux étaient arrondis ; ils avaient *quelque ressemblance avec l'acide arsénieux*, mais ils en différaient par la densité ; car en les comprimant entre les doigts, ils se laissaient aplatir et offraient au toucher quelque chose de poisseux et de gras.

Il fut reconnu que Danguy avait été empoisonné par la coloquinte ; les corps blancs semblables à l'acide arsénieux furent analysés par Vauquelin, qui les trouva composés de *graisse* et d'une matière animale.

Conclusions. — Il résulte des expériences et des observations précédemment rapportées :

1° Que l'acide arsénieux est un des poisons les plus énergiques du règne minéral ; les chiens les plus robustes succombent dans l'espace de vingt, trente ou trente-six heures lorsqu'on applique 10 centigrammes de ce poison en poudre fine sur le tissu cellulaire sous-cutané de la partie interne de la cuisse ; il en serait de même si cette dose était introduite dans l'estomac et que l'acide arsénieux ne fût pas promptement expulsé par les vomissements ou par les selles. Le docteur Lachèze fils, médecin à Angers, établit, d'après un assez grand

nombre de faits recueillis chez l'homme, que l'arsenic pris par un adulte
sain à la dose de 6 milligrammes détermine plusieurs accidents, qu'à
la dose de 1 à 3 centigrammes il donne lieu à des symptômes assez
graves pour caractériser un véritable empoisonnement, et que s'il est
pris à la dose de 5 à 10 centigrammes il peut occasionner la mort.
(*Annales d'Hygiène et de Médecine légale*, t. XVII).

2° Qu'il agit avec plus d'intensité lorsqu'il est dissous dans l'eau
que dans le cas où il est solide; que sa présence est facilement constatée dans les matières vomies et dans le canal digestif, quand il a
été donné en dissolution, malgré l'assertion contraire de MM. Hombron et Soullié;

3° Qu'il détermine l'empoisonnement, soit qu'on l'introduise dans
le canal digestif ou dans les veines, soit qu'on l'injecte dans les cavités
séreuses ou dans le vagin, soit enfin qu'on l'applique sur le tissu cellulaire sous-cutané;

4° Qu'il produit des effets aussi funestes lorsqu'il est appliqué sur
le tissu cellulaire du dos, que dans le cas où on le met en contact avec
le tissu cellulaire de la cuisse, ce qui n'a pas lieu pour le sublimé
corrosif;

5° Qu'il est absorbé, porté dans le torrent de la circulation et dans
tous les tissus de l'économie animale où sa présence est parfaitement
décelée; qu'il devient indispensable de le chercher dans ces tissus et
particulièrement dans l'estomac, le foie, la rate et les reins, quand
on ne l'a pas trouvé dans le canal digestif ou sur les autres parties sur
lesquelles il avait été immédiatement appliqué, ou dans la matière
des vomissements, et qu'un rapport médico-légal devra être déclaré
incomplet et insuffisant par le seul fait, que, dans le cas *indiqué*,
on aura omis de rechercher l'acide arsénieux dans les viscères où il
existe après avoir été absorbé;

6° Qu'il se trouve en plus grande quantité dans les organes sécréteurs et très vasculaires; qu'il ne séjourne pas indéfiniment dans ces
organes et qu'il est entièrement expulsé par l'urine et peut-être par
d'autres voies d'excrétion; en effet, l'urine rendue pendant les premières périodes de l'empoisonnement renferme de l'acide arsénieux,
tandis que les viscères qui en auraient fourni si les individus fussent
morts quelques jours après l'invasion des accidents, n'en contiennent
plus au bout d'un certain temps (1);

(1) En janvier 1839, j'ai mis hors de doute l'absorption de l'acide arsénieux
et son transport dans tous les tissus; bientôt après j'ai fait voir, par des expériences nombreuses, qu'il en était de même des préparations antimoniales,
cuivreuses, plombiques, mercurielles, etc. Les recherches que j'ai publiées à
cet égard sont consignées dans le tome VIII des Mémoires de l'Académie

7° Que lorsqu'il est mis en poudre fine sur le tissu cellulaire sous-cutané des chiens, il n'y en a guère que 75 à 100 milligrammes d'absorbé, quelle que soit la proportion employée ; et que cette faible dose suffit pour occasionner la mort ; puisqu'il est impossible d'attribuer celle-ci à l'irritation locale, habituellement fort légère, que détermine ce poison dans ces circonstances ;

8° Qu'il y en a davantage d'absorbé, sans que l'on puisse en préciser la quantité, lorsqu'il a été introduit dans le canal digestif, après avoir été dissous dans l'eau, ou quand l'acide solide, par son contact prolongé avec les sucs de l'estomac ou des intestins, a fini par se dissoudre en totalité ou en partie ;

royale de médecine, ou dans les numéros de mai, juin, juillet et août du *Journal de chimie médicale*, année 1842. Jusqu'alors, on avait dit que ces poisons *devaient* être absorbés, mais personne n'avait prouvé leur existence dans la trame des tissus où ils avaient été portés par voie d'absorption ; nous verrons plus bas cependant que des tentatives avaient déjà été faites dans ce but par quelques physiologistes, et notamment par Beissenhirtz. J'ai été plus loin ; j'ai voulu que cette découverte fût dorénavant appliquée à la médecine légale, et que les nouvelles données sur l'absorption vinssent éclairer les affaires judiciaires ; peu après, je suis parvenu dans plusieurs cas à déceler de l'arsenic dans les viscères d'individus soupçonnés morts empoisonnés, lorsque le canal digestif manquait, et il a été démontré qu'un crime avait été consommé, ce qu'il aurait été impossible de faire avant 18.9. Dès que mes travaux ont été connus, bon nombre d'experts en France ont eu maintes occasions d'en faire ressortir l'importance devant les cours d'assises où ils étaient appelés. MM. Fau et Bergès, à Foix ; MM. Chapeau et Parisel, à Lyon ; M. Rigal, à Albi, et bien d'autres que je pourrais citer, ont conclu à l'existence d'un empoisonnement en mettant à profit ces nouvelles recherches. Désormais lorsqu'il faudra opérer dans des cas d'intoxication par des composés de mercure, d'antimoine, de cuivre, de plomb, d'étain, d'arsenic, etc., et que l'on ne découvrira aucune trace de substance vénéneuse dans le canal digestif, ce qui est plus commun qu'on ne pense, on agira donc sur le foie, la rate, les reins. etc., ou sur l'urine, et souvent on découvrira le corps du délit qui aurait échappé avant la publication de mes travaux.

Il en a été de ma découverte comme de toutes celles qui, par leur importance, font quelque bruit : des esprits malveillants ont cherché à m'en dépouiller. M. Magendie a prétendu qu'il avait *prouvé* que tous les poisons étaient absorbés, quand il est notoire qu'il s'était borné à répéter ce qui avait été émis quelques siècles auparavant par beaucoup d'hommes éclairés, savoir que les poisons *devaient* être absorbés, et à publier quelques expériences physiologiques sur un *petit nombre de toxiques*, expériences qui tendaient à faire croire que l'absorption avait eu lieu, mais qui étaient loin *de la mettre hors de doute*. M. Gerdy, avec un sang-froid imperturbable, a annoncé en pleine académie qu'il était établi dans un passage de l'ouvrage du docteur Christison que Mohr avait vu bien avant moi ce que je proclamais être nouveau ; mais il m'a suffi de donner lecture dudit passage pour montrer qu'il contenait tout le contraire de ce qu'on avançait, et pour forcer l'orateur à rétracter son assertion. Aussi l'Institut d'abord, et l'Académie royale de médecine ensuite, ont-

9° Qu'il n'est pas douteux, d'après les cas d'empoisonnement observés jusqu'ici, qu'il n'agisse de même chez l'homme; toutefois il est à présumer que la portion absorbée nécessaire pour déterminer la mort, devra être plus considérable que celle qui est nécessaire pour tuer les chiens;

10° Que son action est d'autant plus énergique que le tissu sur lequel on l'applique communique plus directement avec le système sanguin; ainsi il est plus actif quand on l'injecte dans les vaisseaux artériels ou veineux, que lorsqu'il est introduit dans l'estomac ou dans le vagin; il est moins vite absorbé dans les gros intestins que

ils reconnu que j'avais prouvé le premier que l'acide arsénieux est absorbé et porté dans tous les organes, pour être plus tard éliminé par l'urine, et que les applications que j'ai faites de mon travail à la médecine légale sont exactes.

Depuis la clôture de tant de discussions passionnées, j'ai voulu savoir si par hasard quelques auteurs n'auraient pas abordé le sujet qui m'avait tant occupé, et je n'ai rien trouvé, après avoir fait les recherches les plus minutieuses, qui valût la peine d'être cité, si ce n'est un travail de M. *Beissenhirtz*, publié le 22 janvier 1823, à Berlin, sous le titre de *Arsenici efficacia periculis illustrata*. L'auteur fit prendre à un cheval en état de santé, le premier jour, 4 grammes d'acide arsénieux uni à du miel et à de la poudre de guimauve; le deuxième jour, 16 grammes d'acide arsénieux; le quatrième jour, 24 grammes du même poison; le cinquième jour, 8 grammes; le septième jour, 30 grammes. L'animal mourut le lendemain. L'auteur, après avoir décrit avec soin les lésions cadavériques, dit au chapitre 8, pag. 29:

« In elaboranda hac materia scopum præfixum habui, ut mihi persuaderem,
» an arsenicum digestionis et assimilationis processu partibus organismi ani-
» malis admisceatur, an secretione et cutis actione ex iis iterum eliminetur.
» Magis tamen credidi, substantiam hanc venenosam, similem in modum ac
» hydrargyri præparata cum texturâ partium organicarum communicari.
» Hæc opinio potissimum experimentis a patruo meo factis confirmari vide-
» batur, quippe qui e libris sex sanguinis equo detractis qui drachmis sex acidi
» arsenicosi interemptus erat, arsenicum sejunxit. Quum periculis illis fidem
» maximam habeam, prætereaque jure meo credam, arsenicum in sanguinis
» molem totius corporis traductum fuisse, parum dubito, quin reliquæ cor-
» poris partes per sanguinem eo inquirientur, quod et ipsa analysis chemica
» quam ego institui, testatum facit.
» Doctor Otto similia instituit pericula, neutiquam vero e sanguine excepto
» et reagentibus chemicis submisso arsenicum obtinuit. Facile liquet, cur
» experimenta hujus viri irrita fuerint, etenim animalcula hunc ad scopum
» adhibita, tantilla fuerunt ut paucis hujus veneni granis exstinguerentur,
» sin minus, haustum tamen arsenicum vomitu aut alvi dejectionibus maxi-
» mam partem expellerent. Horum igitur animalculorum, quæ vel paucas
» horas post ingestum arsenicum trucidabantur, vel venenum antea evacua-
» verant, ut ne assimilari quidem sanguinique admisceri posset, Doctor Otto
» sanguinem excepit et arsenicum ex eo obtinere studuit, quod utique
» arduum opus videtur, ubi enim nihil est, nihil reperies. Ut igitur de
» præsentia arsenici in sanguine certiores reddamur, multo aptius esse vide-
» tur, si sanguinem singularum corporis partium eorum animalium chemicæ

dans l'estomac ; la peau recouverte d'un épiderme sec et dur le transmet à peine, à moins que des circonstances particulières n'en favorisent l'absorption, et les nerfs peuvent supporter son contact sans donner lieu à des altérations notables ;

11° Que s'il est vrai que l'acide arsénieux irrite et enflamme presque tous les tissus avec lesquels on l'a mis en contact, on ne saurait, dans la plupart des cas, attribuer les accidents graves qu'il occasionne à l'inflammation assez souvent légère qui est le résultat de son action *locale*, mais bien à son absorption et par suite à son action sur un ou plusieurs des systèmes de l'économie animale ;

» analysi submittamus, quæ per longius temporis intervallum uberiorem arsenici copiam devorarunt, nam his demum rationibus eventus exoptatus contingere potest.

» Ut de existentia acidi arsenicosi in textura organorum animalis interfecti edocerer, plures partium nobiliorum duce ill. Link examini chemico subjeci. Quum plurima vasa in laboratorio universitatis nostræ mihi oblata, nimis essent angusta quam ut tanta viscera, quæ equo sunt, capere possent, acquiescere me oportebat, ut organa majora in particulas dissecarem, earumque unam vel alteram explorarem.

» Experimentis chemicis ad methodum Rosii ita institutis, ut calcem arsenicosam ea obtentam cum pulvere carbonum et acido boracico commiscerem, sublimationem e cucurbita faciendam curavi.

» E singulis animalis interfecti organis, hanc calcis arsenicosæ copiam obtinui :

» E ventriculo drachmam unam et grana octo.

» E cœco intestino grana quinque.

» E pulmonibus grana septem.

» Ex hepate grana sex.

» E corde grana octo.

» E cerebro grana undecim.

» Hæc omnia, ut supra dictum est, cum pulverum carbonum acidoque boracico commixta, in retortam vitream demisi et e balneo arenæ sublimationi subjeci, qua per aliquot horas protacta circiter tria arsenici regulini grana adeptus sum. »

Pour peu que l'on examine le travail du docteur Beissenhirtz, on verra combien il est loin de prouver ce que l'auteur cherchait à démontrer. Il y a mieux : on ne tardera pas à s'apercevoir qu'il fourmille d'erreurs. Nous savons que de tous les organes le cerveau est celui qui fournit le moins d'arsenic, et le foie celui qui en donne le plus ; or, ici c'est tout le contraire. On a obtenu avec le premier 55 centigrammes de chaux arsénicale, et avec le foie 30 centigrammes seulement ; le cœur et les poumons, qui en contiennent toujours moins que le foie, en renfermaient plus que lui. On ne dit pas comment on a détruit l'énorme quantité de matière organique sur laquelle on opérait, ni comment on s'est assuré que l'on avait réellement recueilli de l'arsenic métallique. Quoi qu'il en soit, j'ai cru devoir, par un sentiment d'équité, transcrire textuellement le passage de l'ouvrage du docteur Beissenhirtz, dont je n'ai eu connaissance qu'à la fin de 1841, et dont le contenu n'avait fait aucune sensation en Allemagne et n'avait reçu aucune application utile.

12° Que cette action, lorsque le poison a été pris à une dose capable de produire un empoisonnement intense, est d'une nature *spéciale*, et que c'est par conséquent à tort que Rasori, Giacomini, Boudin, etc., la considèrent comme *hyposthénisante*; que les arguments puisés dans les effets de diverses médications dirigées contre l'empoisonnement, ne viennent nullement à l'appui de cette dernière hypothèse; qu'en effet la médication tonique et stimulante tant vantée dans ces derniers temps par l'école italienne et par M. Boudin a constamment échoué dans les expériences tentées sur des chiens et sur des chevaux, devant deux commissions de l'Académie royale de médecine, tandis que la médication antiphlogistique, *employée convenablement et en temps opportun*, compte des succès nombreux tant sur l'homme que sur les chiens (voy. p. 333 à 338 et p. 372); qu'il est peu conforme aux véritables principes de la science, de considérer comme étant l'effet d'une action *hyposthénisante* des phénomènes d'abattement, la petitesse et la faiblesse du pouls, le refroidissement du corps, la diminution de la contractilité et d'autres phénomènes de ce genre que l'on observe dans certains cas d'empoisonnement par l'acide arsénieux, parce qu'ils existent aussi, sinon tous, du moins en grande partie dans quelques maladies évidemment inflammatoires contre lesquelles les antiphlogistiques sont suivis de succès, telles que la fièvre typhoïde à sa dernière période, et dans d'autres affections que l'on pourrait appeler *spécifiques*, telles que le choléra asiatique, maladie dans laquelle la saignée a été souvent pratiquée avec avantage;

13° Que l'action *spéciale* exercée par l'acide arsénieux se rapproche assez de l'action *sténique* ou excitante, pour que l'on ne dût pas balancer à l'envisager comme telle, s'il fallait absolument la ranger dans l'une ou l'autre des actions *sténique* ou *hyposthénisante;* que les faits recueillis jusqu'à ce jour chez l'homme sont d'accord avec cette opinion, adoptée aujourd'hui par tous les praticiens, sans idées préconçues, qui ont eu occasion d'examiner des individus empoisonnés par des doses d'acide arsénieux qui n'amenaient la mort qu'au bout de quelques jours;

14° Que, d'après *Jæger*, l'action dont je parle aurait pour effet de déterminer la lésion du cœur et de détruire la contractilité. Suivant Brodie, le système nerveux et les organes de la circulation sont atteints, en sorte que la mort est le résultat immédiat de la suspension des fonctions du cœur et du cerveau, et si les animaux ne succombent pas aux premiers accidents produits par le poison, si l'inflammation a le temps de se développer, il n'y a point de doute qu'elle ne puisse anéantir la vie. *Earle* rapporte, ajoute Brodie, qu'une femme qui avait pris de l'acide arsénieux, résista aux symptômes alarmants qui se déclarèrent d'abord, mais qu'elle mourut le quatrième jour ; à l'ouverture du cadavre, on trouva la membrane muqueuse de l'estomac et des intestins ulcérée dans une très grande étendue. (*Philosophical Trans.* ; année 1812.) Le docteur *Smith* pense aussi que l'acide arsénieux exerce une action spéciale sur le cœur, et que la mort générale n'arrive que par l'interversion ou la cessation des mouvements de cet organe. Le résultat de mes observations me porte à croire que l'acide arsénieux tue en agissant sur le système nerveux et sur le cœur dont il anéantit la contractilité et dans le tissu duquel il développe assez souvent des phénomènes de congestion appréciables après la mort ; on sait d'ailleurs que les fonctions de ce dernier organe sont constamment altérées pendant la vie des malades qui sont sous l'influence de ce poison. Je pense aussi qu'il exerce une action délétère sur le canal digestif, car indépendamment des symptômes qui annoncent une altération constante de cet organe, il n'est pas rare de le trouver enflammé après la mort, alors même que le poison a été appliqué *sur le tissu cellulaire ou injecté dans une cavité séreuse.*

Traitement de l'empoisonnement par l'acide arsénieux.

Existe-t-il quelque contre-poison de l'acide arsénieux ? Renault a fait une série d'expériences dans le dessein de déterminer la valeur de plusieurs réactifs, tels que les sulfures métalliques solubles, les acides acétique et sulfhydrique, proposés comme contre-poisons de cette substance. Voici les résultats obtenus par ce médecin. (*Nouvelles expériences sur les contre-poisons de l'arsenic*, Thèse, an x.)

Sulfures de potassium et de calcium. — Expérience Ire. — A l'aide d'une sonde de gomme élastique, on introduisit dans l'estomac d'un chien de moyenne grandeur 10 centigrammes d'acide arsénieux, et 336 grammes d'eau qui tenait en dissolution environ 3 grammes de sulfure de potassium : le tout avait été mêlé deux heures auparavant. Douze à quinze minutes après, et pendant une heure et demie, les vomissements furent si violents et si répétés, que la liqueur fut presque entièrement expulsée de l'estomac ; la respiration devint embarrassée ; l'animal poussa des cris plaintifs, eut des déjections alvines, urina, et mourut quatre heures après l'injection. A l'ouverture du corps, on trouva l'estomac légèrement livide à l'extérieur ; il n'était enflammé à l'intérieur que vers le pylore. Le duodénum et le commencement du jéjunum présentaient quelques taches rouges éloignées les unes des autres ; l'inflammation intéressait les autres intestins grêles à l'extérieur et à l'intérieur.

Expérience IIe. — 20 centigrammes d'acide arsénieux dissous, et la même quantité de sulfure de potassium que dans l'expérience précédente, mêlés au moment même, furent injectés dans l'estomac d'un chien de moyenne grandeur : presque aussitôt il fit de violents efforts pour vomir, et il rejeta une portion de la liqueur, tant par les narines qu'à travers les espaces interdentaires. Bientôt il eut des évacuations abondantes par les deux extrémités du canal alimentaire ; les forces tombèrent dans l'affaissement, puis dans une sorte d'anéantissement, et l'animal mourut sept heures et demie après l'injection. A l'ouverture du corps, on trouva les deux poumons dans leur état naturel ; l'estomac contenait environ 750 grammes d'un liquide trouble et de couleur brune ; la tunique intérieure de ce viscère, livide et presque noire, était comme doublée par une fausse membrane d'un jaune peu foncé. La grande quantité de mucosités épaissies qui tapissaient les intestins grêles les avait apparemment préservés de l'action du poison ; car les gros intestins, où semblable défensif n'existait pas, étaient enflammés, tandis que les premiers ne l'étaient pas.

EXPÉRIENCE IIIe. — Un jeune chien de moyenne taille prit 15 centigrammes d'acide arsénieux liquide, mêlé avec 3 grammes de sulfure de calcium dissous dans 384 grammes d'eau ; il commença à vomir au bout d'un quart d'heure : la liqueur fut entièrement chassée dans l'espace de trois heures, tandis que, d'un autre côté, elle produisait l'effet d'un violent purgatif. Le produit du vomissement recueilli fut injecté de nouveau, et rendu presque aussitôt par l'anus, sans avoir éprouvé aucun changement apparent. L'animal expira une demi-heure après. L'estomac offrait une fausse membrane qui dérobait à la vue la membrane muqueuse : celle-ci avait, dans toute son étendue, une teinte livide qui était plus foncée vers la grande courbure ; les intestins étaient remplis de mucus épais, et enflammés dans toute leur longueur.

EXPÉRIENCE IVe. — On fit prendre à un chien le précipité obtenu en décomposant 20 centigrammes d'acide arsénieux par une quantité suffisante de polysulfure de calcium ; ce précipité avait été délayé dans l'eau. L'animal fit de grands efforts pour vomir ; mais on parvint à faire refluer toute la liqueur vers l'estomac. Il mourut en cinq heures de temps, après avoir rendu deux ou trois selles, et poussé des cris plaintifs pendant plus d'une heure. L'estomac contenait plus de 500 grammes de liquide ; sa membrane muqueuse était d'un rouge peu foncé, et recouverte d'une couche de mucosités visqueuses et demi-transparentes. Le canal intestinal était légèrement enflammé dans toute sa longueur.

Ces expériences suffisent pour démontrer l'inutilité de ces sulfures dans le cas d'empoisonnement par l'acide arsénieux : en effet, les animaux meurent dans un temps aussi court et même plus court quand on leur administre ce prétendu contre-poison, que lorsqu'ils prennent l'acide arsénieux seul.

Le docteur Vandendale, médecin de l'hospice civil de Louvain, rapporte un cas d'empoisonnement par l'acide arsénieux, dont la guéri on lui paraît devoir être attribuée au sulfure de potassium, ce qui ne s'accorde aucunement avec les expériences dont je viens de parler. Voici l'observation.

« *Filia 26 annorum, temperamenti melancholici, et irrequietæ conscientiæ fluctibus jam per aliquot annos agitata, in omnibus bene ratiocinans, sed in eo solum delirabat quod se crederet esse sub potestate dæmonis ipsam continuò persequentis, summo manè ad lectum laqueo se suspendit; fratres tumultu expergefacti inveniunt sororem suspensam et moribundam, omnibus adhibitis tandem revixit : post duos menses se occidendi causà, assumpsit ad minimum drachmam unam et semis arsenici fortissimi; inveni ipsam inflato toto corpore sursùm et deorsùm evacuantem cum fœtore intolerabili et meteorismo abdominis frigidam instar cadaveris; tanta fuit vis veneni, ut non tantùm tempore decem dierum per alvum secederent primarum viarum involucra, sed et ipsa cuticula abscederet à capite ad pedes, cum defluvio capillorum et perditione unguium manum et pedum, ut verè esset horrendum monstrum; tardiùs accedens evacuantia dare non potui, cùm jam primæ viæ tantæ quantæ essent inflammatæ; sola ergò obvolventia per os et anum administravi; sola salus fuit in hepate sulphuris, quod per quatuor septimanas sumpsit ad drachmas duas de die in decocto hordei; quibus sensim evasit ægra instar miraculi, et perfectissimè fuit sanata : cùm tamen inhæreret infelicibus ideis sibi vitam adimendi, familia ejus ipsam conduxit ad Gheel* (commune où les maniaques sont mis en sûreté); *sed proh dolor, vix per mensem ibi morata, se præcipitavit in puteum, in quo inventa est mortua, victima irrequietæ conscientiæ, tantorum malorum et triplicis tentati suicidii* (1).

Malgré l'estime dont jouit à juste titre M. Vandendale, je ne crois pas devoir attribuer la guérison de cet empoisonnement au sulfure de potassium; il est extrêmement probable que presque tout l'arsenic fut rejeté avec la matière des vomissements et des selles que la malade avait déjà rendue en grande quantité lorsque le médecin fut appelé. D'ailleurs, cette observation n'est pas assez précise; il faudrait, avant de pouvoir apprécier l'effet du sulfure de potassium, savoir si l'estomac était vide ou plein lors de l'ingestion du poison, quelles étaient la nature et la quantité des matières vomies, quels étaient les symptômes que l'on avait observés avant le jour où le sulfure de potassium fut administré, à quelle époque ce médicament fut donné pour la première fois, et quelle fut son action, etc. Enfin un fait de cette nature, quelle que soit l'exactitude avec laquelle il ait été rapporté, ne suffit pas pour contre-balancer les expériences de Renault,

(1) *Manuel de Toxicologie de Frank*, p. 28, note du traducteur. *Anvers*, 1803.

et l'auteur a bien raison de regarder cette guérison comme miraculeusé (*instar miraculi*).

Acide sulfhydrique. — EXPÉRIENCE Vᵉ. — 20 centigrammes d'acide arsénieux en dissolution, mêlé, douze heures avant l'expérience, avec 448 grammes d'eau chargée de gaz acide sulfhydrique, ont été injectés dans l'estomac d'un gros chien : le premier jour, il n'a éprouvé ni nausées ni malaise ; le lendemain matin, il a paru triste et abattu, et il n'a témoigné aucun désir dé manger ; mais l'appétit lui est revenu dans la soirée, et le troisième jour sa santé a été entièrement rétabli.

EXPÉRIENCE VIᵉ. — 40 centigrammes d'acide arsénieux dissous, mêlé, au moment même de l'injection, avec 442 grammes d'acide sulfhydrique liquide, furent donnés à un chien de moyenne taille. Il eut pendant quinze heures un grand nombre d'éructations, et rendit une certaine quantité d'écume limpide et filante ; mais ce ne fut que pendant la nuit qu'il rejeta, par le vomissement, environ un quart de la totalité du liquide injecté. Dès le lendemain matin, il manifesta dé l'appétit, et sa santé ne parut pas avoir éprouvé la moindre atteinte.

EXPÉRIENCE VIIᵉ. — Des résultats semblables furent obtenus avec un chien auquel on avait donné 50 centigrammes d'acide arsénieux.

EXPÉRIENCE VIIIᵉ. — On injecta dans l'estomac d'un chien 25 centigrammes d'acide arsénieux dissous ; quelques minutes après on y introduisit 320 grammes d'acide sulfhydrique liquide. Dans moins d'un quart d'heure il rejeta, par le vomissement, environ un cinquième de la liqueur injectée. En peu de temps il reprit l'attitude du bien-être ; il mangea dès le soir même ; le lendemain il fut triste ; mais il avait un tel appétit, qu'il dévora presqu'en entier un petit chien qui venait d'expirer à ses côtés.

Plusieurs autres chiens auxquels on avait injecté de l'acide sulfhydrique liquide quelques minutes après leur avoir fait prendre de l'acide arsénieux, offrirent des résultats semblables.

Renault croit pouvoir conclure de ces expériences « que le nouveau corps formé dans l'estomac par l'acide sulfhydrique et l'acide arsénieux dissous dans l'eau, peut être pris impunément à des doses assez fortes. Maintenant, ajoute-t-il, si l'on fait attention, 1° que l'acide sulfhydrique peut être avalé en grande quantité sans aucun inconvénient ; 2° qu'il agit sur l'acide arsénieux liquide à une température inférieure à celle de l'homme, et que son action est prompte, on sera forcé de conclure qu'il est le contre-poison de l'acide arsénieux dissous dans » l'eau. »

Je ne crois pas pouvoir adopter cette conséquence ; car je suis convaincu que le sulfure d'arsenic produit par l'action directe de l'acide sulfhydrique sur l'acide arsénieux, est vénéneux ; à la vérité, il l'est moins que cet acide. (*Voyez Sulfure jaune d'arsenic.*) (1). Il faut donc admettre que l'eau sulfhydrique peut être utile pour *diminuer* et *non pour détruire entièrement* les propriétés vénéneuses de l'acide arsénieux dissous dans l'eau. Mais en est-il de même lorsque ce poison a été pris à l'état solide? Les expériences faites par Renault prouvent que, dans ce cas, l'acide sulfhydrique n'est d'aucune utilité; et comme malheureusement l'empoisonnement arrive presque toujours par l'acide arsénieux solide, on conçoit que l'emploi du gaz acide sulfhydrique présentera fort peu d'avantages pratiques. Je vais rapporter deux expériences à l'appui de cette dernière assertion.

EXPÉRIENCE IXe. — On a mêlé 40 centigrammes d'acide arsénieux en poudre impalpable avec 336 grammes d'acide sulfhydrique liquide; on a agité long-temps les deux substances dans un flacon bien fermé, et on les a introduites une heure après dans l'estomac d'un chien d'une taille au-dessus de la médiocre. Il n'a commencé à vomir qu'au bout de deux heures et demie; ces vomissements se sont succédé pendant cinq heures; il a poussé des cris plaintifs et des gémissements jusqu'au moment de la mort, qui a eu lieu douze heures après l'injection. L'estomac renfermait plus de 500 grammes d'un liquide noirâtre, assez clair, qui avait l'odeur de la bile; il n'était enflammé que dans le trajet de sa longue courbure. De tous les intestins, le duodénum seul avait la membrane muqueuse phlogosée.

EXPÉRIENCE X[e]. — On a répété cette expérience avec un chien plus gros que le précédent; l'animal a vomi cinq fois pendant les trois premières heures, et il est mort au bout de quinze à dix-huit heures, sans avoir manifesté le moindre signe de douleur. L'estomac et le liquide qu'il renfermait présentaient les mêmes altérations que dans l'expérience précédente; le duodénum et le pylore ne participaient aucunement à l'inflammation de l'estomac.

Après avoir fixé la valeur des sulfures alcalins et de l'acide sulfhydrique, considérés comme contre-poisons, Renault fait observer avec raison que le vinaigre, rangé parmi les antidotes de l'acide arsénieux, ne peut pas dissoudre cet acide à une basse température; que la dissolution ne s'opère qu'au degré de l'ébullition, et que le produit résultant, qui n'est autre chose que de l'acétate d'acide arsénieux, est tout aussi dangereux que l'acide arsénieux; ce qui suffit pour faire rayer ce corps de la liste des contre-poisons de cet acide.

Charbon.—Suivant M. Bertrand, le charbon et l'eau de charbon

---

(1) Les animaux qui ont fait le sujet des expériences de Renault ont peu souffert, parce que la dose de sulfure d'arsenic introduit dans leur estomac était trop faible. (Voy. SULFURE D'ARSENIC.)

sont les meilleurs contre-poisons de l'acide arsénieux. Voici comment s'exprime ce médecin :

EXPÉRIENCE XIe. — Le 2 février 1811, à dix heures moins cinq minutes du matin, je donnai à un chien âgé de sept mois, ayant l'estomac vide, 30 centigrammes d'acide arsénieux en poudre mêlé avec 40 centigrammes de charbon de noyer pulvérisé, le tout incorporé dans un morceau d'intestin de volaille. Nul effet présent et ultérieur n'eut lieu à la suite de l'ingestion de ce mélange, et l'animal conserva sa gaieté et son appétit comme de coutume. Il rendit la portion de boyau presque intacte et ne contenant rien, trois jours après, à la suite d'une autre expérience.

EXPÉRIENCE XIIe. — Je fis prendre, le 14 février 1811, à dix heures vingt-cinq minutes du matin, à un chien âgé de six mois, n'ayant encore rien mangé de la matinée, 25 centigrammes d'acide arsénieux en poudre incorporé dans du beurre. Je lui donnai, presque immédiatement après, du blanc d'œuf bien battu. Aucun phénomène apparent de douleur et nulle évacuation ne s'étaient présentés à midi ; mais l'animal fut triste et sans appétit pendant quatre jours, au bout desquels il reprit ses allures et sa voracité ordinaires.

EXPÉRIENCE XIIIe. — 30 centigrammes d'acide arsénieux incorporé dans du beurre furent donnés, le 24 février 1811, à midi, à un chien âgé de neuf mois, qui avait l'estomac dans un état de vacuité. Trente minutes après l'ingestion de l'acide, des vomissements glaireux et légèrement sanguinolents, accompagnés d'efforts assez intenses, se manifestèrent. De l'eau de charbon de bois miellée fut administrée à une heure moins un quart. Bientôt les efforts de vomituritions et les vomissements eux-mêmes cessèrent. A deux heures, une autre prise de la décoction de charbon miellée fut donnée ; à deux heures et demie, l'animal ne paraissait éprouver aucune gêne dans le jeu de ses fonctions organiques ; il avait de l'appétit, et à cinq heures il prit de la nourriture assez abondamment et avec avidité.

EXPÉRIENCE XIVe. — Le 16 février 1813, à sept heures et demie du matin, je pris à jeun 25 centigrammes d'acide arsénieux en poudre dans un demi-verre d'un très fort *solutum* de poudre de charbon de bois, où j'avais mis du sucre et de l'eau distillée de fleurs de tilleul. A huit heures moins un quart, j'éprouvai une sensation de chaleur un peu douloureuse dans la région épigastrique, avec beaucoup de soif, sans autre accident notable. Je bus de suite un autre demi-verre de *solutum* de charbon de bois sucré et aromatisé. A neuf heures et demie, la douleur comme oppressive ressentie à l'épigastre était nulle et semblait se propager, légèrement à la vérité, dans le reste du canal alimentaire. J'avalai, à raison de la soif que j'éprouvais encore, plusieurs tasses d'un *infusum* de fleurs d'oranger sucré, et à dix heures un quart, sans autres moyens thérapeutiques, je ne ressentais plus la moindre douleur ni sensation incommode. A midi, je dînai comme à mon ordinaire et sans en être incommodé. Je n'ai éprouvé depuis, de cet essai fait sur moi-même, aucun dérangement dans le mouvement naturel de mes fonctions digestives (1).

J'ai entrepris des expériences propres à éclaircir ce sujet, et j'ai obtenu les résultats suivants :

Expérience XV°.—A une heure, on a détaché et percé d'un trou l'œsophage d'un chien de moyenne taille ; on a introduit dans son estomac un cornet de papier contenant 35 centigrammes d'acide arsénieux parfaitement pulvérisé, et mêlé avec 3 grammes de charbon passé au tamis ; on a lié l'œsophage au-dessous de l'ouverture, afin d'empêcher le vomissement : au bout de douze minutes, l'animal a fait des efforts pour vomir ; à trois heures, il a eu une selle sanguinolente, et il souffrait considérablement. Il est mort cinq heures après l'ingestion de la substance véneneuse. La membrane muqueuse de l'estomac était d'un rouge noir ; l'inflammation s'étendait jusqu'à la tunique musculeuse de ce viscère ; l'intérieur des intestins offrait quelques points rouges.

Expérience XVI°.— On a fait une plaie sur le dos d'un chien très fort, et on l'a saupoudrée avec 4 grammes d'acide arsénieux finement pulvérisé et intimement mêlé avec 12 grammes de charbon ; on a réuni les lambeaux par trois points de suture : l'animal a éprouvé tous les symptômes de l'empoisonnement, et il est mort au bout de dix-huit heures. La membrane muqueuse de l'estomac était d'un rouge cerise dans presque toute son étendue ; les intestins étaient un peu enflammés.

Expérience XVII°. — On a fait avaler à un chien très fort deux bols composés d'environ 16 grammes de lard et de 45 centigrammes d'acide arsénieux mêlé avec 2 grammes 20 centigrammes de charbon pulvérisé : au bout d'une heure, il a vomi des matières épaisses, d'un bleu noirâtre, assez abondantes, dans lesquelles il était aisé de reconnaître le lard ingéré. Le lendemain l'animal se portait à merveille.

Expérience XVIII°. — On a donné à un petit chien 30 centigrammes d'acide arsénieux mêlé et trituré avec 4 grammes de charbon : au bout d'un quart d'heure, l'animal a vomi des matières noires et épaisses, et le lendemain il paraissait parfaitement rétabli.

Expérience XIX°. — Désirant savoir si le succès des deux expériences précédentes tenait à ce que le poison avait été enveloppé ou divisé par les substances avec lesquelles on l'avait administré plutôt qu'à une action chimique, j'ai fait prendre au même petit chien dont je viens de parler 30 centigrammes d'acide arsénieux finement pulvérisé et mêlé avec 4 grammes d'argile : l'animal a vomi au bout d'une demi-heure des matières terreuses peu abondantes ; ces vomissements se sont renouvelés six minutes après, et le lendemain il était parfaitement rétabli. Dans une autre expérience, on a substitué du sable à l'argile, et les résultats ont été les mêmes.

(1) *Journal général de Médecine*, décembre 1813 ; et *Annales de Clinique de Montpellier*, novembre de la même année.

Ces expériences sont loin de démontrer que le charbon soit l'antidote de l'acide arsénieux; car, dans ce cas, il faudrait admettre que
l'argile, le sable, et beaucoup d'autres substances pulvérulentes insolubles le sont également : encore est-il évident que les effets produits
par l'une ou l'autre de ces poudres ne peuvent avoir lieu qu'autant
qu'elles sont administrées avec l'acide arsénieux qu'elles enveloppent
et divisent. C'est en vain qu'on voudrait diminuer ou arrêter l'action
de ce poison si, après son injection, on faisait prendre le charbon
ou toute autre matière pulvérulente.

Dans un Mémoire imprimé en 1815 (*Journal général de Médecine*, rédigé par Sédillot, p. 363), M. Bertrand persiste à regarder
le charbon comme antidote du sublimé corrosif et de l'acide arsénieux,
et il rapporte des observations qui lui paraissent prouver qu'il l'est
également du vert-de-gris. Je pense qu'il est extrêmement utile de
combattre de nouveau cette assertion : pleins de confiance sur de pareils résultats, les médecins pourraient mettre en usage ces moyens
inefficaces, et perdre un temps précieux dans une circonstance où il
importe d'agir efficacement. C'est ce qui m'engage à démontrer que
*le charbon n'est pas et ne peut être le contre-poison d'aucune de ces
trois substances métalliques.*

1° *Le charbon ne jouit pas de la faculté de décomposer, à la température de 32°, aucune des trois préparations métalliques indiquées.* Le raisonnement le plus simple suffit pour prouver cette
proposition. Prenons pour exemple l'acide arsénieux : on sait que cet
acide est très volatil, et que, lorsqu'on veut le décomposer au moyen
du charbon, il faut commencer par le fixer à l'aide d'un alcali (oxyde
métallique) ou du savon, dans lequel on trouve de la soude ou de la
potasse, et encore ce n'est que lorsqu'on a chauffé jusqu'au rouge
que cette décomposition a lieu. Il est donc impossible que cet effet se
passe dans l'estomac. Mais, dira-t-on, les forces vitales peuvent
suppléer au défaut de température et à l'alcali; l'estomac n'est pas un
vase chimique.

Depuis trop long-temps les médecins s'obstinent à avoir recours
aux forces de ce genre, lorsqu'elles n'entrent pour rien dans l'explication de certains phénomènes chimiques qu'ils cherchent à concevoir : c'est pour eux une très grande ressource et souvent un mot
vide de sens. Il ne s'agit point ici de forces vitales; l'opération est
entièrement du ressort de la chimie. Que l'on introduise dans l'estomac
d'un animal 30 centigrammes d'acide arsénieux mêlé à 3 ou 4 grammes de charbon et à 100 grammes d'eau de charbon; qu'on lie l'œsophage afin d'empêcher le vomissement, et que l'on fasse l'analyse des
liquides contenus dans le canal digestif après la mort, on retrouvera

l'acide arsénieux, et il n'y aura pas un atome d'arsenic métallique : donc les phénomènes ont lieu comme si le mélange eût été fait dans un vase inerte dont la température aurait été la même que celle de l'estomac ; *c'est-à-dire, que le charbon n'a pas décomposé le poison.*

Je pourrais reproduire les mêmes arguments à l'égard du *sublimé corrosif* et du *vert-de-gris*.

Consultons maintenant l'expérience. On ne citera pas une seule expérience dans laquelle le charbon ou l'eau de charbon aient empêché la mort des animaux qui avaient pris une assez forte dose de l'un de ces poisons et dont l'œsophage avait été lié : tous, au contraire, sont morts après avoir offert les symptômes que ces poisons auraient développés s'ils eussent été pris seuls. J'éviterai de rapporter les nombreux détails qui m'ont mis dans le cas d'énoncer ce fait important. Comment cela aurait-il pu avoir lieu si le charbon avait opéré la décomposition de ces toxiques? Comparons les résultats de ces expériences à ceux que j'ai obtenus en donnant les dissolutions de vert-de-gris avec de l'albumine, le chlorure d'étain avec le lait, l'acétate de plomb avec un sulfate soluble, l'azotate d'argent avec le chlorure de sodium. Dans toutes ces circonstances le poison est décomposé dans l'estomac comme dans un vase inerte : aussi les animaux n'éprouvent aucun symptôme d'empoisonnement, et ne succombent pas si l'œsophage avait été lié sans être percé; et si on vient à les pendre, on voit que le canal digestif n'offre aucune trace d'inflammation quand le contre-poison a été administré en assez grande quantité.

Il est donc prouvé, par le raisonnement et par l'expérience, que le charbon ne jouit pas de la faculté de décomposer, à la température de 32°, aucune de ces trois préparations métalliques, soit dans l'estomac, soit ailleurs (1).

2° *Le charbon n'est pas un médicament capable de diminuer les effets produits par le sublimé corrosif, l'acide arsénieux et le vert-de-gris; il ne peut pas guérir la maladie qu'ils ont produite.* Nous savons que ces substances irritantes développent sinon toujours du moins presque toujours une inflammation plus ou moins intense des tissus avec lesquels elles ont été en contact et une lésion du système nerveux. Or, depuis quand le charbon a-t-il été considéré comme un spécifique des maladies inflammatoires ; dans quel ouvrage de thérapeutique le voit-on figurer parmi les antiphlogistiques du premier ordre? Ces considérations permettent déjà d'élever des doutes

(1) Je n'ai pas besoin de faire sentir qu'il faut nécessairement, pour pouvoir tirer une pareille conclusion, que le poison ait été long-temps en contact avec le prétendu antidote, c'est-à-dire que ni l'un ni l'autre n'aient été vomis, en sorte qu'il est indispensable de pratiquer la ligature de l'œsophage.

sur l'utilité de ce médicament dans des maladies de ce genre; mais l'expérience prouve, d'une manière incontestable, qu'il n'est doué d'aucune vertu : j'ai souvent donné à des animaux une dose de ces poisons capables de déterminer la mort au bout de dix, douze, quinze ou dix-huit heures; peu de temps après leur ingestion, j'ai fait prendre de la poudre de charbon de bois et de l'eau de charbon; j'ai réitéré tous les quarts d'heure, jusqu'à vingt-cinq et trente fois, les doses de ce médicament, sans pouvoir en obtenir le moindre succès : à la vérité, je suis parvenu à rétablir la santé des chiens qui n'avaient pris qu'une petite quantité de ces toxiques, et qui cependant offraient les symptômes de l'empoisonnement; mais un liquide mucilagineux adoucissant a produit le même effet, et souvent même ils ont recouvré la santé sans qu'on leur donnât le moindre secours, parce que la dose du poison ingéré n'était pas assez forte pour déterminer la mort.

Il résulte de ce qui précède :

Que ni le charbon, ni l'eau de charbon, n'offrent aucun avantage particulier dans l'empoisonnement par le sublimé corrosif, l'acide arsénieux, le vert-de-gris, et les autres dissolutions métalliques.

Il ne sera pas inutile de citer ici la nouvelle observation que M. Bertrand rapporte en faveur du charbon : dans cette observation on ne s'est pas assuré, par l'analyse des liquides, de l'existence du poison, et l'on prononce que le charbon a agi comme contre-poison! On admet un empoisonnement là où il n'y a souvent qu'une indigestion, un *choléra-morbus*, ou toute autre maladie (1).

« Le 1er février 1815, à midi, madame B..., âgée de soixante-sept ans, sa demoiselle, âgée de trente-neuf, et sa servante, de l'âge de vingt-deux ans, ont mangé d'une fricassée de poulet préparée dans une casserole mal étamée, avec de l'eau qui avait bouilli et séjourné dans une cafetière de cuivre rouge dépourvue également d'étamage. Sur le soir et pendant la nuit, madame B..., et surtout sa demoiselle, d'une délicatesse constitutionnelle prononcée, font de vains efforts pour vomir; elles

(1) Je crois devoir faire remarquer que les observations analogues à celles dont parle M. Bertrand dans son Mémoire, et à celle qui a été publiée par M. Sézane, dans les *Annales cliniques de Montpellier*, seraient-elles mille fois plus nombreuses, ne prouvent rien ni en faveur ni contre la question; elles ne seraient valables qu'autant que l'on aurait acquis la certitude par l'analyse que le poison a été avalé, qu'il n'a pas été vomi en entier, et que le prétendu antidote l'a transformé en une substance incapable de nuire : aussi suis-je convaincu que les chiens, sur lesquels on peut faire toutes sortes d'épreuves et que l'on peut empêcher de vomir, fourniront toujours des résultats bien plus propres à éclairer des discussions de ce genre.

éprouvent les symptômes suivants : stypticité et sécheresse à l'intérieur de la bouche, soif, vives douleurs à l'épigastre, des coliques suivies de plusieurs déjections alvines séreuses, blanchâtres. La nuit se passe dans cet état, et sans aucun soupçon de la cause des accidents, que ces dames rapportent à une indigestion. Le lendemain, dans la matinée, les accidents de la veille se prononcent davantage, et ils acquièrent une telle intensité chez la demoiselle, qu'elle est en proie à des convulsions générales, à un gonflement douloureux et rénitent des parois de l'abdomen, à des défaillances répétées. Madame et mademoiselle B... éprouvent des rapports cuivreux, des coliques violentes, avec épreintes, et suivies de quelques selles liquides verdâtres. M. *Colier*, chirurgien, conseille de l'infusion de thé sucrée et des fomentations émollientes sur le bas-ventre, que l'on continue toute la matinée sans aucun succès. A sa seconde visite, instruit de la cause matérielle des accidents par un examen plus approfondi des circonstances commémoratives antérieures, et surtout par l'inspection de la casserole et de l'intérieur de la cafetière, où l'on observait encore çà et là quelques restes de vert-de-gris non dissous, il proposa le lait et les huileux, qui n'ont point été mis en usage, et qui ont été remplacés par des infusions de fleurs de tilleul sucrées, alternées avec celles du thé, également avec addition de sucre. De temps à autre l'on donnait tour à tour quelques gouttes de liqueur d'Hoffmann et de laudanum de Sydenham, sur du sucre. Les fomentations ont été continuées toute la journée. De retour, le 2 février au soir, d'un voyage de la journée, j'ai été appelé auprès des malades, que j'ai trouvées dans l'état suivant : la mère éprouvait beaucoup de chaleur et de sécheresse dans l'intérieur de la bouche et dans le trajet du canal alimentaire, un goût métallique styptique, un sentiment de douleur à l'épigastre, des coliques fréquentes suivies de loin en loin de selles liquides et verdâtres, un gonflement douloureux de l'abdomen, quelques anxiétés, un accablement général, des palpitations auxquelles elle est fort sujette; son pouls avait peu de réaction et présentait quelques irrégularités. La servante, forte et vigoureuse, offrait la même série de symptômes, avec une force plus marquée du pouls, et des coliques qui donnaient lieu à des déjections plus copieuses et de même nature.

» La demoiselle était en proie également à tout cet appareil de phénomènes, avec cette différence qu'elle ressentait encore des rapports cuivreux, des douleurs intolérables à l'épigastre et à l'abdomen, sans déjections; elle éprouvait un violent mal de tête, des lipothymies, des sueurs froides; sa figure présentait une atteinte portée aux forces radicales de la vie; son pouls était extrèmement serré, petit, et parfois irrégulier.

» D'après tous les renseignements que j'ai pris, et l'évidence de tous les symptômes énoncés, j'ai été certain que j'avais à combattre un empoisonnement par le vert-de-gris (1). J'ai porté dès lors alternativement

(1) J'avouerai, après avoir fait plus de six mille expériences sur les poisons, que ces données me paraissent insuffisantes pour acquérir la certitude

mes idées sur l'emploi du sucré en substance à forte dose, ou sur l'albumine du blanc d'œuf, qui m'avait parfaitement réussi dans mes expériences zootomiques faites en 1811 avec ce composé cuivreux ; mais j'ai été en quelque sorte *machinalement* conduit à avoir recours au charbon de bois. J'ai préparé une forte solution de charbon de bois de noyer dans 240 grammes d'eau où j'ai mis en suspension 16 grammes de la même poudre bien tamisée, du sucre et de l'eau distillée de fleurs d'oranger. Là mère en a pris une cuillerée toutes les demi-heures, et la demoiselle tous les quarts d'heure. Madame B... a éprouvé un effet sensible et une amélioration manifeste de tous les accidents mentionnés, dès la troisième prise de la potion ; et sa demoiselle a été si soulagée après la quatrième, qu'elle m'a dit, quelques minutes ensuite : *Vous m'avez mis un baume sur l'estomac.* J'ai continué la même potion pendant la nuit et à des distances plus éloignées. Ces dames ont goûté un sommeil tranquille, et la mère a fait une selle liquide verdâtre. La servante n'ayant pas voulu prendre la veille de la potion indiquée, a éprouvé, pendant la nuit du 2 au 3 février, des coliques atroces, accompagnées de selles liquides jaunes et verdâtres. Parfaitement résignée, le 3 février au matin, à subir le même traitement, elle a obtenu, comme ces dames, le succès le plus satisfaisant. » (Page 363 du Mémoire cité.)

Je ne chercherai pas à réfuter M. Bertrand quand il dit que la différence de résultats que j'ai obtenus avec le sublimé corrosif et l'arsenic dépend des principes salins à base calcaire que contient l'eau de la fontaine dans laquelle il a fait dissoudre ces substances, tandis que j'avais opéré cette dissolution avec de l'eau distillée. L'acide arsénieux solide ne décompose pas les sels de chaux dissous dans l'eau de fontaine ; son action délétère n'est pas même diminuée par son mélange avec l'eau de chaux, comme je vais le dire. Quant au sublimé corrosif, il continue d'agir, même lorsqu'il est dissous dans de l'eau contenant des sels calcaires.

Eau de chaux. — Ce liquide, coupé avec du lait, a été conseillé par Navier, comme contre-poison de l'acide arsénieux. Tous les animaux empoisonnés par ce toxique solide, auxquels j'ai fait prendre de l'eau de chaux, sont morts au bout de quelques heures. Il n'en a pas été de même lorsque l'acide arsénieux était dissous : il se formait, dans ce cas, un arsénite de chaux insoluble qui n'agissait que très faiblement. J'ai donné à de petits chiens jusqu'à 20 centigrammes de ce poison dissous dans l'eau ; je leur ai fait avaler de l'eau de chaux, et ils n'en ont pas été incommodés. Cette différence tient évidemment à ce que, dans le premier cas, la chaux s'unit difficilement à l'acide arsénieux solide, tandis que, dans le second cas, ces

dont parle M. Bertrand, et je pense que les grands médecins de nos jours seraient loin de conclure devant les tribunaux qu'il y ait eu, dans ce cas, empoisonnement par le vert-de-gris.

deux substances se trouvant dissoutes, se combinent facilement et forment un corps insoluble qui ne paraît pas agir comme poison. Or, comme c'est presque toujours à l'état solide que l'on prend cette substance vénéneuse, l'utilité de l'eau de chaux est presque nulle.

Colcothar (*sesqui-oxyde de fer anhydre*). — Lorsqu'on agite, même pendant long-temps, de l'acide arsénieux dissous dans l'eau avec du colcothar, l'acide reste dans la dissolution et ne se combine aucunement avec l'oxyde, même lorsqu'on élève la température du liquide. Les animaux qui prennent des mélanges de 25 ou 30 centigrammes d'acide arsénieux solide ou dissous et de plusieurs grammes de colcothar périssent tous, comme s'ils avaient pris simplement de l'acide arsénieux, s'ils ne vomissent pas. Donc le colcothar n'est pas le contre-poison de l'acide arsénieux. Nous allons voir qu'il n'en sera pas de même du sesqui-oxyde de fer *hydraté*, dont la cohésion est infiniment moindre que celle du colcothar.

Sesqui-oxyde de fer hydraté. — Bunzen a annoncé le premier en 1834 que cet oxyde est le contre-poison de l'acide arsénieux. MM. Lesueur, Nonat, Deville et Sandras ont établi que les chiens ne périssent jamais empoisonnés quand on leur administre une dose d'acide arsénieux capable de les tuer, pourvu qu'on leur fasse prendre assez de sesqui-oxyde de fer hydraté pour neutraliser tout l'acide arsenical. Ces expérimentateurs ont agi sur des animaux auxquels on laissait la faculté de vomir et sur d'autres dont l'œsophage avait été lié. Mon honorable collègue, M. Bouley jeune, a obtenu les mêmes résultats avec des chevaux, animaux qui ne vomissent pas. MM. Nonat, Deville et Sandras ont conseillé avec raison de se servir de préférence de sesqui-oxyde de fer hydraté *sec*, parce qu'il renferme, sous le même poids, une quantité d'oxyde quatre fois au moins aussi considérable qu'à l'état de *magma*, et ils ont proposé de donner 16 grammes d'oxyde hydraté sec pour 5 centigrammes d'acide arsénieux que l'on voudrait neutraliser.

Les effets avantageux de cet oxyde dépendent évidemment de la facilité avec laquelle il absorbe l'acide arsénieux pour former un arsénite insoluble. Dès l'année 1839, M. Guibourt avait prouvé qu'il suffisait de 100 grammes de sesqui-oxyde de fer hydraté, à l'état de *magma*, pour absorber et neutraliser 2 décigrammes 1/2 d'acide arsénieux. J'ai établi depuis, par des expériences nombreuses, que si, au lieu de prendre le sesqui-oxyde de fer à l'état de *magma*, on l'emploie desséché, c'est-à-dire *hydraté* et non humide, à la température de 35° à 40°, etc., 16 grammes peuvent neutraliser au moins 6 décigrammes d'acide arsénieux (12 grains environ); du moins la liqueur aqueuse surnageant les 16 grammes d'oxyde hydraté, laissée pendant quelques heures en contact avec 6 décigrammes d'acide arsénieux, ne jaunit plus par l'acide sulfhydrique additionné de quelques gouttes d'acide chlorhydrique.

Il était important de déterminer jusqu'à quel point l'arsénite de fer insoluble résultant de l'action de l'acide arsénieux sur le sesqui-oxyde conservait des propriétés toxiques. MM. Nonat, Deville et Sandras avaient annoncé qu'il était vénéneux. Les expériences que j'ai tentées ne laissent aucun doute à cet égard. J'ai administré à des chiens robustes et de moyenne taille 32 grammes de sesqui-oxyde de fer hydraté sec, que j'avais préalablement combiné avec 1 gramme et 1 décigramme d'acide arsénieux (20 grains); le composé ferrugineux ne contenait pas un atome d'acide arsénieux libre; on pouvait le faire bouillir dans l'eau sans qu'il abandonnât à ce liquide la moindre parcelle de poison. Les animaux avaient des évacuations alvines plus ou moins abondantes, et ne tardaient pas à éprouver tous les symptômes de l'empoisonnement par l'arsenic; ils périssaient au bout de vingt-huit, trente ou quarante heures, pourvu qu'on les empêchât de vomir, et à l'ouverture des cadavres, on décelait la présence de l'arsenic dans l'urine et dans le foie. Le canal digestif était à peine enflammé.

Mais, s'il en est ainsi, comment expliquer l'avantage que l'on retire de l'emploi du sesqui-oxyde de fer hydraté dans l'empoisonnement par l'acide arsénieux? C'est que l'arsénite de fer est moins délétère que l'acide arsénieux, parce qu'il n'agit comme poison qu'après avoir été décomposé par les acides de l'estomac, ce qui n'a lieu qu'au bout d'un certain temps; et encore arrive t-il que l'acide arsénieux mis en liberté par suite de cette décomposition peut être saisi de nouveau et neutralisé par une autre portion de sesqui-oxyde de fer, lequel, comme on l'a constamment prescrit, doit avoir été employé à haute dose.

Il n'est pas rare de trouver dans le commerce du sesqui-oxyde de fer hydraté contenant une certaine quantité d'arséniate de fer, et l'on conçoit tous les inconvénients qu'il y aurait à employer un pareil oxyde, non pas parce qu'il serait lui-même vénéneux, car l'expérience prouve qu'il n'exerce aucune action nuisible sur l'économie animale, comme je le dirai plus loin, mais parce que si plus tard le malade venait à succomber et qu'il fallût se livrer à des recherches médico-légales, l'arsenic que pourrait contenir l'antidote administré serait une cause d'embarras et viendrait nécessairement compliquer les résultats. Nous verrons, en parlant des recherches médico-légales, comment il faudrait se conduire en pareil cas pour ne pas s'exposer à commettre des erreurs; mais déjà tout le monde a senti combien il importe de ne faire désormais usage que de sesqui-oxyde de fer *non arsenical*. MM. Schaf-haentl et Legripe se sont occupés des moyens de purifier cet oxyde

pour les usages de la thérapeutique : « Les sels de fer dont on retire
» l'hydrate de peroxyde de fer, dit M. Schafhaentl, devraient être com-
» plétement privés d'arsenic, en versant la solution neutre de chaque
» sel de fer dans le sulfhydrate d'ammoniaque. Après le séjour de quel-
» ques heures dans une température modérée, le sulfure de fer préci-
» pité sera parfaitement libre d'arsenic, ainsi que l'acide sulfurique, et
» après avoir été lavé sur un filtre, il peut être dissous dans l'eau régale
» et ensuite employé pour la préparation de l'hydrate. » (*Journal de
chimie médicale*, avril 1841.) Voici les expériences que j'ai tentées à
cet égard.

EXPÉRIENCE Iʳᵉ. — J'ai dissous à chaud dans de l'acide chlorhydrique
non arsenical et étendu du tiers de son poids d'eau distillée, 60 grammes
de sesqui-oxyde de fer arsenical anhydre (colcothar); il suffisait en
effet d'introduire 6 à 8 grammes de cet oxyde dans un appareil de Marsh
pour obtenir des taches *arsenicales.* Le sesqui-chlorure de fer, dissous et
filtré, a été précipité par un excès de sulfhydrate d'ammoniaque, et le
sulfure de fer obtenu *a été parfaitement lavé;* il s'agissait de déterminer
si le composé arsenical était resté en entier dans la liqueur, ou bien si le
sulfure de fer n'en aurait pas retenu une certaine quantité. La liqueur
filtrée, réunie aux eaux de lavage, a été chauffée avec de la potasse à
l'alcool jusqu'à ce qu'il ne se dégageât plus d'ammoniaque; puis elle a
été traitée par l'acide sulfurique pur. On a fait bouillir le mélange pendant une heure, afin de chasser le gaz acide sulfhydrique, sinon en totalité, du moins en grande partie, et de précipiter tout le soufre
provenant de l'action de l'acide sulfurique sur le sulfure de potassium qui s'était formé pendant la décomposition du sulfhydrate d'ammoniaque par la potasse; j'ai alors filtré la liqueur, et après l'avoir concentrée
par l'évaporation, je l'ai laissée refroidir pour séparer le sulfate de potasse
qui allait cristalliser; j'ai filtré de nouveau lorsque ces cristaux ont été bien
formés, et j'ai introduit la dissolution dans un appareil de Marsh : j'ai
obtenu des taches *jaunes* nombreuses, larges, *brillantes*, composées
de soufre et d'*arsenic.*

Le sulfure de fer, *parfaitement lavé*, a été transformé en protosulfate
par l'acide azotique pur; dès que la dissolution a été complète, je l'ai introduite dans un appareil de Marsh, et j'ai recueilli *un nombre assez
considérables de taches arsenicales, brunes, brillantes*, et quelques
autres, jaunes et brillantes, formées de sulfure d'arsenic.

EXPÉRIENCE IIᵉ. — J'ai mélangé 5 centigrammes d'arséniate de fer hydraté et sec avec 16 grammes de sesqui-oxyde de fer également hydraté
sec et pur; j'ai dissous ce mélange dans l'acide chlorhydrique étendu d'eau,
et j'ai versé dans la dissolution un excès de sulfhydrate d'ammoniaque;
il s'est formé un précipité abondant de sulfure de fer noirâtre que j'ai
parfaitement lavé. En agissant comme je l'avais fait dans l'expérience
précédente, j'ai vu que la liqueur mise dans l'appareil de Marsh donnait

des taches nombreuses, jaunes, brillantes, composées de soufre et d'arsenic ; le sulfate de fer, provenant de l'action de l'acide azotique sur le sulfure de fer formé, *a également fourni un assez bon nombre de taches jaunes de sulfure d'arsenic.*

Ces résultats démontrent que le procédé suivi par M. Schafhaentl n'atteint pas le but qu'il s'était proposé.

M. Legripe a conseillé de purifier le sulfate de fer *arsenical* dont on doit se servir pour obtenir l'hydrate, en faisant passer pendant long-temps un courant de gaz acide sulfhydrique dans la dissolution de ce sulfate ; il chauffe ensuite pour faciliter le dégagement de l'acide sulfhydrique, il filtre, et il précipite l'oxyde de fer par les moyens ordinaires. Ce procédé a parfaitement réussi, dit M. Legripe, sur un sulfate de fer arsenical provenant du commerce ; il est évident que l'acide sulfhydrique agit en donnant naissance à du sulfure d'arsenic qui se précipite surtout lorsqu'on chauffe la liqueur. (*Journal de Pharmacie*, janvier 1842.)

L'expérience suivante démontre que M. Legripe a parfaitement raison. J'ai dissous à chaud dans de l'acide chlorhydrique pur 180 grammes de colcothar *arsenical* ; la proportion d'arsenic contenue dans cet oxyde était assez considérable pour qu'il fournît un grand nombre de taches arsenicales quand on en introduisait 3 ou 4 grammes dans un appareil de Marsh. Le chlorure de fer obtenu a été étendu d'eau et filtré ; j'ai fait passer pendant deux heures à travers la liqueur un courant de gaz acide sulfhydrique lavé qui a aussitôt déterminé la formation d'un précipité fort abondant composé de *beaucoup de sulfure d'arsenic* et de soufre. J'ai filtré la liqueur et je l'ai traitée par de l'acide sulfurique pur jusqu'à ce qu'il ne se dégageât plus de vapeurs d'acide chlorhydrique ; le sulfate de fer qui s'était produit, et qui pesait 220 grammes, a été introduit dans un appareil de Marsh et *n'a donné aucune tache arsenicale.* Donc l'acide sulfhydrique avait précipité tout l'arsenic à l'état de sulfure jaune.

C'est par conséquent avec le sulfate de fer, ainsi débarrassé du composé arsenical qu'il pourrait renfermer, que les pharmaciens devront dorénavant préparer le sesqui-oxyde de fer hydraté, dans tous les cas où ils ne pourront pas se procurer du sulfate de fer exempt d'arsenic.

Sucre. — Marcellin Duval dit qu'ayant été appelé auprès d'un homme qui avait pris de la poudre arsenicale, il le trouva dans une agitation violente, se plaignant de déchirements à l'estomac, d'une soif ardente, et de constriction à la gorge ; il lui fit boire, à plusieurs reprises, deux litres d'eau sucrée ; des vomissements fréquents eurent lieu, et tous les accidents se calmèrent. On continua pendant la nuit la même boisson, et on lui prescrivit deux lavements de même nature ; le lendemain on le trouva en état de reprendre son service. Dans une autre circonstance, Duval introduisit dans l'estomac d'un chien 1 gramme 30 centigrammes d'acide arsénieux dissous dans 180 grammes d'eau ; une demi-heure après, l'animal fut tourmenté par des vomissements d'une matière écumeuse, et par une agitation extrême ; on lui injecta de l'eau miellée de quart d'heure en quart d'heure, jusqu'à la disparition de tout accident, qui suivit de près la huitième et dernière injection ; le troisième jour il était parfaitement rétabli. (*Dissertation sur la toxicologie.* Paris, 1806, p. 36 et 37.)

J'ai souvent répété cette expérience, en substituant à l'eau miellée, l'eau tiède, le bouillon ou une décoction mucilagineuse quelconque, et j'ai constamment obtenu les mêmes résultats. D'un autre côté, tous les chiens qui avaient pris de l'acide arsénieux et du sucre, ou de l'eau fortement sucrée, et dont l'œsophage avait été lié, périssaient au bout de quelques heures, comme si on ne leur avait administré que de l'acide arsénieux seul ; ce qui prouve suffisamment que le sucre n'est pas l'antidote de ce poison.

Lait. Tisanes mucilagineuses. Eau de veau et de poulet.—Ces matières ne sauraient être considérées non plus comme des contre-poisons de l'acide arsénieux, quoique leur emploi ait été souvent suivi de succès ; les bons effets qu'on en a obtenus tiennent à leurs propriétés adoucissantes et à ce qu'elles facilitent le vomissement en remplissant l'estomac. Je dirai à l'appui de ce que j'avance que l'empoisonnement est en général beaucoup moins grave quand l'estomac est rempli d'une grande quantité de matières solides ou liquides que lorsqu'il est vide ou qu'il contient beaucoup moins de ces matières. Les observations suivantes mettront cette vérité hors de doute.

1° Plusieurs personnes étant à un festin, on apporta, au dessert, un mets où l'on avait mis de l'acide arsénieux en place de farine. Ceux des convives qui jusqu'alors avaient peu bu et peu mangé périrent sur-le-champ ; ceux, au contraire, qui avaient l'estomac plein furent sauvés par le vomissement (1).

2° Trois enfants, dont un mâle, de deux ans, qui avait été malade, et deux filles adultes, mangèrent d'un potage dans lequel il y avait de l'acide arsénieux. Le garçon, qui n'en mangea que deux cuillerées, n'eut aucun vomissement, et mourut ; les filles, qui avaient mangé le reste, vomirent, et furent sauvées (2).

3° Maurice Hoffmann parle d'un charlatan à qui 60 centigrammes

(1) *De Sedibus et Causis Morborum.* MORGAGNI, epist. LIX, n° 4, tom. III, p. 246, année 1779.

(2) *Idem,* p. 245.

d'acide arsénieux ne causaient presque aucune incommodité, parce qu'il buvait auparavant une grande quantité de lait, qui ne tardait pas à être vomi avec le poison (1).

Marche à suivre dans le traitement de l'empoisonnement par l'acide arsénieux.— Le médecin doit se hâter de provoquer le vomissement et de faire prendre aux malades, à plusieurs reprises, et à de courts intervalles, non pas du colcothar, mais 4 à 6 grammes de sesquioxyde de fer hydraté sec non arsenical, après l'avoir écrasé et délayé dans 40 ou 50 grammes d'eau froide, et mieux encore tiède. On ne devra pas négliger de chatouiller le gosier à l'aide d'une plume ou du doigt. L'efficacité de ce moyen est telle que je ne balance pas à affirmer qu'il est rare de voir succomber des individus empoisonnés par l'arsenic, quand ils ont *abondamment vomi* peu de temps après l'ingestion du poison, soit l'acide arsénieux en nature, soit l'arsénite de fer qui s'est formé dans l'estomac.

Dans les cas où les malades ne pourraient pas vomir, il faudrait avoir recours à la sonde de gomme élastique dont j'ai déjà parlé à la page 16.

Si le médecin était appelé plusieurs heures après l'empoisonnement, lorsque tout porterait à croire que le poison se trouve déjà en partie dans le canal intestinal, et qu'il n'y eût point d'évacuations alvines, il provoquerait encore des vomissements et prescrirait le sesqui-oxyde de fer hydraté, en même temps qu'il administrerait 50 ou 60 grammes d'huile de ricin, ou tout autre évacuant, dont il aiderait l'action purgative à l'aide d'un demi-lavement à l'eau tiède.

Dès qu'il pourrait supposer que la majeure partie de l'acide arsénieux contenu dans le canal digestif aurait été expulsée par les vomissements et par les selles, il devrait recourir à l'emploi de liquides doux et diurétiques, donnés en abondance, afin d'éliminer *par l'urine* la *portion arsenicale* qui aurait été absorbée et portée dans tous les tissus. Ces liquides, composés de 3 litres d'eau, de demi-litre de vin blanc, d'un litre d'eau de Seltz et de 30 à 40 grammes d'azotate de potasse, s'ils étaient pris abondamment dans la première période de l'empoisonnement, auraient l'inconvénient grave de dissoudre l'acide arsénieux et d'en favoriser l'absorption. L'utilité de ce moyen ne saurait être contestée après les expériences nombreuses que j'ai tentées; on pourra voir dans le mémoire que j'ai inséré dans le numéro de septembre 1841 des *Archives générales de médecine*, que tous les animaux empoisonnés par l'application de l'acide arsénieux à l'extérieur, qui seraient morts s'ils avaient été abandonnés à eux-mêmes, ont guéri en très peu de temps quand on est parvenu à

_____
(1) *Miscellanea curiosa appendix*, obs. xxxviii, année 1722.

les faire uriner abondamment, et l'on pourra s'assurer que l'urine rendue, surtout dans les premiers jours, contenait des quantités notables d'arsenic. Ici l'expérience confirme ce que la théorie avait fait prévoir : en expulsant par les voies urinaires l'arsenic prêt à détruire la vie dans nos organes, on agit aussi sûrement que lorsqu'on débarrasse le canal digestif de l'acide arsénieux qu'il renferme, en provoquant des vomissements et des selles.

Saignée et toniques. — La saignée et les sangsues devront être employées toutes les fois qu'il y aura *réaction évidente*, tant à cause des résultats fournis par les expériences qui font l'objet de mon mémoire déjà cité, que parce que leur utilité dans certains cas a été mise hors de doute depuis des siècles (voy. pag. 329, depuis l'observation 9ᵉ jusqu'à la 56ᵉ). On sait d'ailleurs, par les nombreuses observations recueillies à l'hôpital Saint-Louis par Biett et par MM. Cazenave et Schedel, que les accidents déterminés par une médication arsenicale trop intense sont constamment de nature inflammatoire, et qu'on leur oppose avec succès un traitement antiphlogistique. Est-ce à dire pour cela qu'il faille considérer la saignée comme un spécifique dans l'empoisonnement arsenical, comme l'avait voulu Campbell? Non certes. Il y a mieux, les évacuations sanguines pourraient être nuisibles dans la première période de l'empoisonnement; alors qu'il existe encore de l'acide arsénieux dans le canal digestif, parce qu'elles hâteraient l'absorption du poison; elles le seraient encore à coup sûr à toutes les époques de la maladie, si, au lieu de présenter des phénomènes de réaction et d'excitation, les malades étaient dans un état de collapsus non équivoque. On n'aura sans doute pas oublié qu'en mars 1839 l'Académie royale de médecine reçut de M. Rognetta une lettre dans laquelle il était dit que l'action de l'arsenic est asthénique, que la saignée et tous les antiphlogistiques sont nuisibles dans le traitement de l'empoisonnement par cette substance, et que les remèdes excitants diminuent au contraire ou dissipent les symptômes de cet empoisonnement, assertions toutes empruntées à Rasori et à Giacomini. On sait aussi que, le 30 juillet suivant, M. Ollivier d'Angers lut à l'Académie, au nom d'une commission, un rapport détaillé duquel il semblait résulter que les idées de l'auteur de la lettre méritaient d'être examinées de nouveau; toutefois le rapporteur faisait sentir que les expériences tentées par M. Rognetta devant la commission avaient été si mal conçues qu'elles étaient loin de prouver les assertions énoncées. Peu importe, le médecin napolitain, avec une audace dont il n'y avait pas eu d'exemple jusqu'alors, publia et répéta pendant dix mois que l'Académie jugeant en dernier ressort avait adopté l'emploi des toniques et proscrit la saignée. Irrité d'une pareille manière de procéder, et désireux de connaître ce qu'il pourrait y avoir de réel dans cette théorie, je me livrai à des recherches minutieuses, qui ne tardèrent pas à me convaincre que M. Rognetta avait induit l'Académie et le public en erreur. Je lus un mémoire à cette société savante, le 20 octobre 1840, après avoir fait cent cinquante-sept expériences, dont je donnai les détails (voy. *Archives de méd.*, septembre 1841); et je démontrai la fausseté de toutes les assertions émises par M. Rognetta. Voici les principales conclusions de mon travail :

1° On tue indistinctement tous les chiens dans l'espace de vingt-quatre à trente-six heures, en les soumettant *uniquement*, et à des intervalles de trois heures, à l'action de cinq ou six doses de la médi-cation à la fois tonique, excitante et narcotique proposée par M. Ro-gnetta (mélange de bouillon, de vin, d'eau-de-vie et de lauda-num).

2° Les chiens qui ont avalé 30, 50 ou 60 centigrammes d'acide arsénieux en *poudre fine* guérissent presque constamment par l'ad-ministration de quelques doses de bouillon tonique et spiritueux, *s'ils vomissent à plusieurs reprises peu après l'ingestion du poison.* Ce résultat ne saurait être attribué à l'action sténique du médicament ; car on l'obtient de même, et plus sûrement encore, en faisant avaler simplement de l'*eau tiède* aux chiens qui se trouvent dans les mêmes conditions. Dans tous les cas où la médication tonique détermine des vomissements *très abondants*, le rétablissement des animaux est plus rapide, comme on devait le prévoir. Si l'œsophage est lié, pendant quelques heures seulement, avant l'ingestion du médicament tonique-spiritueux, la mort survient en général, et si quelques animaux gué-rissent, étant placés dans cette dernière condition, c'est que les vo-missements se sont manifestés aussitôt après que le lien a été détaché, ou bien que les animaux ont prodigieusement uriné, sous l'influence de la médication tonique (1).

_____

(1) On ne sait vraiment que penser de l'assertion émise par M. Giacomini sur les effets de la ligature de l'œsophage, assertion tellement étrange dans la bouche d'un homme qui écrit sur la matière médicale et sur la thérapeu-tique, que j'aurais pu croire à une faute typographique, si malheureuse-ment je n'avais pas trouvé dans plusieurs pages du volumineux traité d'où elle est extraite, bien d'autres propositions tout aussi extraordinaires. « *Con solo quatro grani di tartaro stibiato*, dit M. Giacomini, *Magendie uccise i cani quando legò loro esofago. Egli crede che i cani che ebbero reiterati vomiti si salvassero per causa de' vomiti, che nei secondi non s'ebbero ; ma noi crediamo in vece, che la differenza d'esito sia dovuta all' influenza dannosa dell' allaccia-tura dell' esofago ;*» c'est-à-dire : « Avec 4 grains de tartre stibié dissous dans
» l'eau, Magendie tua les chiens quand il leur lia l'œsophage. Il pense que
» les chiens qui éprouvèrent des vomissements réitérés furent sauvés à cause

3° Les chiens empoisonnés par 30, 50 ou 60 centigrammes d'acide arsénieux *en poudre;* et traités par une forte décoction de quinquina, périssent tous, si l'œsophage a été maintenu lié pendant dix à quinze heures.

4° Les chiens auxquels on laisse la faculté de vomir, guérissent en leur donnant seulement de *l'eau tiède*, même lorsqu'ils ont avalé 110 grammes d'acide arsénieux en poudre, si à la suite de cette médication, qui peut n'être employée *qu'au bout de quelques heures*, ils vomissent promptement et à plusieurs reprises.

·5° On guérit un grand nombre de chiens empoisonnés par 20, 30 ou 50 centigrammes d'acide arsénieux *en poudre*, à l'aide de la *saignée*, alors même que l'œsophage a été maintenu lié pendant trois, quatre ou cinq heures, si les animaux urinent passablement.

6° Le bouillon tonique et excitant *n'empêche pas la guérison* des chiens empoisonnés par 25 centigrammes d'acide arsénieux *dissous dans l'eau*, pourvu que des vomissements aient lieu quelques minutes après l'empoisonnement; car s'il s'est écoulé une heure et demie depuis l'intoxication, sans que les animaux aient vomi, *ils périssent tous sans exception*, de quelque manière et à quelque dose que le bouillon soit administré.

7° Tous les chiens empoisonnés par 25 ou 30 centigrammes d'acide arsénieux *dissous dans l'eau*, qui vomissent abondamment *quelques minutes* après l'empoisonnement, guérissent au bout de quelques heures, *en leur faisant prendre simplement de l'eau tiède*, alors même que le liquide n'est ingéré pour la première fois qu'une demi-heure, une ou deux heures après l'ingestion du poison.

8° Les chiens placés dans la catégorie qui précède guérissent tout aussi facilement en employant à la fois et la médication aqueuse et la *saignée;* celle-ci, en la supposant même inutile, n'est donc pas nuisible dans l'espèce.

9° D'où il suit que les toniques devront être soigneusement proscrits, parce qu'ils sont inutiles et qu'ils peuvent nuire.

» de ces vomissements qui n'eurent pas lieu chez les autres; *mais nous croyons* » *au lieu de cela que la différence des résultats doit être attribuée à l'influence* » *dangereuse de la ligature de l'œsophage.*» (*Traité physiologique expérimental des secours thérapeutiques*, tome v, p. 335.) Lisez maintenant les résultats des expériences que j'ai consignées à la page 26; interrogez tous les expérimentateurs qui, au lieu de donner cours à leur imagination, se livrent consciencieusement à la recherche de faits nouveaux; essayez surtout de pratiquer une ou deux fois la ligature de l'œsophage, ce que M. Giacomini n'a jamais fait, et vous reconnaîtrez tout ce qu'il y a de fabuleux dans un pareil énoncé!!!

Depuis la lecture de ce mémoire, M. Rognetta réunit un grand nombre de fois la commission de l'Académie, dans le but de prouver les *merveilleux effets* de la médication tonique-excitante sur des chevaux empoisonnés par l'acide arsénieux. On prétend, disait-il, que les chiens que j'ai sauvés par les toniques n'ont été guéris que parce qu'ils ont vomi ; eh bien, je vais répéter mes expériences sur des chevaux, animaux qui ne vomissent pas. Qu'est-il résulté ? Dix-huit ou vingt de ces animaux ont été consacrés à ces expériences ; on leur a fait prendre des doses d'acide arsénieux suffisantes pour les tuer dans l'espace de quelques jours, et on leur a administré du bouillon, de l'eau-de-vie pure ou des narcotiques ; le traitement était dirigé par M. Rognetta : *tous les chevaux sont morts*, à l'exception d'un seul que l'on a abattu le vingtième ou le vingt-deuxième jour ; plusieurs d'entre eux ont péri plus vite que d'autres chevaux empoisonnés de la même manière et qui n'avaient pas été soignés. On devait s'attendre à un pareil résultat en opérant sur des animaux qui ne vomissent pas, et qui ne peuvent par conséquent pas se débarrasser promptement du poison qui leur a été donné. Il est du devoir de la commission de l'Académie de faire au plus tôt son rapport, et de stigmatiser comme il convient un mode de traitement à la fois incendiaire et absurde, qui n'est, en définitive, que le rêve d'une imagination égarée.

Je ne quitterai pas ce sujet sans dire que des expériences sur les diurétiques et sur la saignée ont été tentées aussi sur des chevaux par M. Rognetta, en présence de la même commission, et que la plupart des animaux ont succombé. Mais ces expériences ont été tellement mal dirigées, qu'il serait absurde d'en tenir compte : ainsi, peu de temps après avoir empoisonné ces animaux, on les saignait, ou bien on leur administrait des diurétiques. *Je n'ai jamais proposé une pareille méthode de traitement*, puisque j'ai toujours dit : *Commencez par évacuer la majeure partie du poison contenu dans le canal digestif*, et ce n'est qu'après avoir obtenu ce résultat que vous aurez recours aux diurétiques. Quant à la saignée, j'ai constamment conseillé de ne la pratiquer que dans les cas où il y aurait *réaction* évidente, et jamais dans les premiers moments de l'empoisonnement (1).

(1) Des personnes peu habituées aux recherches expérimentales et n'ayant jamais eu occasion de voir des malades empoisonnés par l'acide arsénieux, se sont élevées contre la médication diurétique, parce que, d'après elles, *les animaux n'urinent pas dans l'empoisonnement aigu* que détermine ce poison. Cette assertion, soutenue par MM. Flandin et Danger, est tellement contraire à la vérité, qu'il y a lieu de s'étonner que l'Académie royale de médecine n'ait pas tranché la question dans son vote, en adoptant la proposition de sa commission, et qu'elle ait cru devoir attendre que de nouvelles expériences vinssent éclairer ce sujet. Les corps savants perdent une grande partie de

Les corps gras, comme les huiles, le beurre, les crèmes, les graisses, etc., ne sont d'aucune utilité dans l'empoisonnement par l'acide arsénieux; ils sont même dangereux. Fourcroy avait annoncé

leur influence et de leur considération, quand ils hésitent à proclamer un fait, d'ailleurs parfaitement établi, sous prétexte qu'il n'est pas suffisamment élucidé, surtout lorsque ce fait est susceptible d'être facilement vérifié. Ainsi, d'un côté, tous les praticiens qui ont été à même de soigner des individus empoisonnés par l'acide arsénieux, savent que ces individus ont *souvent uriné*. J'avais mis hors de doute que les chiens urinent dans l'empoisonnement aigu, alors même *qu'on ne leur administre aucune boisson*, puisque j'avais constaté la présence de l'arsenic dans l'urine sécrétée pendant cet empoisonnement. Les commissions de l'Institut et de l'Académie de médecine rapportaient dans leur travail plusieurs expériences dans lesquelles les chiens avaient uriné sous l'influence de l'intoxication arsenicale; il y a mieux, j'avais déposé à l'Académie royale de médecine, huit mois avant la discussion, le procès-verbal de 157 expériences relatives au traitement de cet empoisonnement; et parmi ces expériences, la moitié, au moins, établissaient de la manière la plus incontestable non seulement que les chiens urinent dans la période aiguë de l'empoisonnement,- alors même qu'on ne leur fait prendre aucun liquide, mais encore qu'on peut leur faire rendre de l'urine *par torrents*, si je puis m'exprimer ainsi, quand on leur administre des boissons aqueuses et nitrées, c'est-à-dire quand on les place dans les conditions où se trouvent toujours les malades empoisonnés, à qui on fait avaler des boissons. (Voyez mon Mémoire inséré dans les *Archives générales de médecine* de septembre 1841.) On est donc en droit de se demander pourquoi l'Académie, sur la proposition de M. Bouillaud, n'a pas voulu se prononcer sur une question si nettement tranchée, et pourquoi surtout elle n'a pas invité la commission à tenter de nouvelles recherches et à lui faire un supplément de rapport sur ce point. Que devenait en présence de tant de faits l'assertion inqualifiable de MM. Flandin et Danger?

C'est sans doute pour lever à cet égard les scrupules de l'Académie que M. Delafond, professeur à l'école vétérinaire d'Alfort, a entrepris une série de recherches sur les chevaux et sur les chiens, dont les résultats *confirment pleinement* ce que j'avais établi. Il résulte de ce travail, 1° que les chevaux *bien portants* qui n'ont ni mangé ni bu, sécrètent, terme moyen, 118 millilitres d'urine par heure; tandis que les chiens n'en fournissent que 24 millilitres, lorsqu'ils sont placés dans les mêmes conditions; 2° que les chevaux empoisonnés, *d'une manière aiguë*, par l'acide arsénieux, alors qu'ils ont été privés d'aliments et de *toute boisson*, sécrètent par heure *trente-cinq millilitres d'urine*, c'est-à-dire *les deux septièmes* de la proportion qu'ils fournissent à l'état normal, et que les chiens, dans les mêmes circonstances, en donnent à peu près *un sixième*. « La sécrétion urinaire, dit M. Delafond, n'est donc pas suppri- » mée, mais notablement diminuée, dans l'empoisonnement aigu par l'acide » arsénieux. » Le tableau ci-joint, emprunté à ce professeur distingué, montrera que chez certains chevaux soumis à l'influence de l'acide arsénieux pendant quarante-trois et cinquante-une heures, la quantité d'urine rendue s'est élevée à 3 litres 45 centilitres, ou à 2 litres 55, et chez quelques chiens à *six* ou *quatre centilitres*, après un empoisonnement aigu qui n'avait duré que huit ou douze heures. Que l'on juge maintenant de la proportion d'urine qu'il est possible de faire sécréter à ces animaux, lorsqu'au lieu de les priver de

ce fait, dont Renault a vérifié l'exactitude par des expériences direc-
tes : tous les animaux auxquels il a fait prendre l'acide arsénieux

tout aliment et de toute boisson, on leur donne d'abondantes tisanes
aqueuses et nitrées. (V. supplément, page 715.)

TABLEAU RÉSUMÉ

Indiquant la dose, la date des premiers symptômes, le temps après lequel l'urine a charrié de l'arsenic, et la quantité d'urine sécrétée dans l'empoisonnement aigu et sur-aigu par l'acide arsénieux.

EXPÉRIENCES	ESPÈCES d'animaux.	QUANTITÉ d'acide arsénieux administré.	MODE de préparation du poison.	DATES des premiers symptômes de l'empoisonnement. (Heur. Min.)	ÉPOQUE à laquelle l'analyse a fait constater les premières traces du poison dans l'urine. (Heur. Min.)	DURÉE totale de l'empoisonnement. (Heur. Min.)	QUANTITÉ d'urine sécrétée durant l'empoisonnement.	QUANTITÉ d'urine estimée par le calcul en une heure.	QUANTITÉ d'urine sécrétée en moyenne pendant une heure.	OBSERVATIONS.
1	Cheval.	30 grammes.	Partie en solution.	3 30	5 30	51 30	Lit. 2,55	Lit. 0,049		
2	Jument.	Id.	Partie en suspension.	3 30	3 30	49 25	0,67	0,016		
3	Cheval.	Id.	Id.	4 ·	6 30	43 20	3,45	0,079		
4	Id.	Id.	Id.	2 ·	7 ·	29 30	0,92	0,031		
5	Jument.	60 grammes.	En solution parfaite.	4 ·	7 ·	22 ·	1,03	0,048	Lit. 0,048	
6	Cheval.	Id.	Id.	0 10	4 20	8 5	0,17	0,021		
7	Cheval.			0 20	1 ·	1 20	0,02	0,015		
8	Cheval.						0,02	0,020		Dans les Expériences 7, 8, 9 et 11, l'urine a été recueillie dans la vessie à l'autopsie.
9	Chienne.	5 grammes.	Moitié en solution.	1 ·	12 45	12 45	0,04	0,0034		
10	Chien.	Id.	Moitié en suspension.	0 45	3 45	8 3	0,03	0,0037	0,0040	
11	Id.	Id.	Id.	1 ·	8 ·	8 ·	0,06	0,0075		
12	Chienne.	Id.	Id.	1 10	5 10	5 50	0,01	0,0017		

NOTA. La présence de l'arsenic dans l'urine a été constatée par M. Lassaigne en évaporant l'urine à siccité, en carbonisant par l'acide azotique, et en traitant le produit dans l'appareil de Marsh. — Cette opération était faite quand l'urine très visqueuse ne permettait pas de la traiter directement dans l'appareil. Les urines très fluides étaient mises dans l'appareil avec une couche d'huile pour éviter la mousse.

dans du beurre et de la graisse ont succombé plus vite que lorsqu'ils avalaient le poison seul ou mêlé avec toute autre substance (1).

La thériaque, prônée autrefois comme un excellent remède dans l'empoisonnement qui m'occupe, doit être rejetée comme inutile et dangereuse. Navier rapporte que six personnes furent empoisonnées pour avoir mangé de la soupe à laquelle on avait mêlé de l'acide arsénieux; on leur donna pour premier remède beaucoup de thériaque : elles périrent toutes en huit jours de temps, excepté une, qui ne mourut qu'au bout de deux mois, parce qu'elle avait mangé fort peu du potage empoisonné. A l'ouverture de leurs corps, on trouva les membranes de l'estomac et des intestins détruites par la chute des escarres que le poison y avait produites (2).

Les infusions de quinquina calissaya, de noix de galle, d'écorce de pin, de grenade, de la fleur du myrobolan, citrin, etc., conseillées par Chansarel, ne sont utiles que par le véhicule qui en fait partie; elles n'exercent pas une action assez énergique sur l'acide arsénieux solide pour pouvoir être considérées comme contre-poisons de ce corps, et il est par conséquent préférable d'avoir recours à l'eau tiède, qui offre l'avantage de pouvoir être administrée sur-le-champ et en grande quantité.

Les bains, les demi-bains tièdes, les fomentations adoucissantes, les lavements émollients, les narcotiques, sont autant de moyens que l'on doit mettre en usage dans le cas où l'inflammation du bas-ventre se serait déjà déclarée, et que le malade serait en proie à des symptômes nerveux alarmants.

Il ne faut jamais perdre de vue que le succès du traitement dépend en grande partie du régime que le malade observe pendant la convalescence, qui est ordinairement longue et pénible; il faut principalement le nourrir de lait, de gruau, de crème de riz, et lui faire prendre des boissons adoucissantes.

Recherches médico-légales.

Acide arsénieux solyde (*oxyde blanc d'arsenic, arsenic du commerce*).—Il est sous forme de poudre blanche ou de masses blanches vitreuses, demi-transparentes; quelquefois ces masses sont opaques à l'extérieur, lorsque par exemple l'acide a été exposé à l'air pendant un temps insuffisant; il n'est pas rare aussi de voir les portions transparentes d'un jaune assez foncé. Il est inodore et doué d'une saveur *âpre non corrosive*, légèrement styptique, ne se faisant sentir

---

(1) Ouvrage cité, p. 91.
(2) NAVIER, ouvrage cité, t. Ier, p. 17 et 169.

qu'au bout de plusieurs secondes, persistant pendant long-temps et excitant la salivation à un degré marqué. C'est donc à tort que M. Christison l'a dit insipide; son poids spécifique est de 3,7386 s'il est transparent, et de 3,950 s'il est opaque. (Guibourt.)

Mis sur une lame de fer ou de cuivre, ou dans un creuset que l'on a fait rougir au feu, il se volatilise en donnant des vapeurs *blanches* d'acide arsénieux qui n'exhalent aucune odeur *alliacée*, tandis que s'il est placé sur un charbon ardent, il se décompose et fournit de l'arsenic métallique qui se répand dans l'atmosphère sous forme de vapeurs épaisses, *brunâtres, d'une odeur alliacée*; ces vapeurs, en absorbant l'oxygène de l'air à mesure qu'elles montent dans l'atmosphère, passent à l'état d'acide arsénieux *blanc*. C'est donc la vapeur d'arsenic et non celle de l'acide arsénieux qui offre l'odeur alliacée.

Il est souvent arrivé que des experts peu instruits ont *affirmé* qu'il y avait eu empoisonnement par l'acide arsénieux, parce qu'ils avaient trouvé dans le canal digestif une matière qui répandait une odeur alliacée lorsqu'on la mettait sur des charbons ardents. Je blâmerai sévèrement cette manière de procéder; en effet, le phosphore, l'ail et quelques autres substances présentent la même odeur; il peut se développer dans l'estomac, pendant la digestion, des matières qui exhalent aussi une odeur analogue lorsqu'on les chauffe. D'ailleurs n'arrive-t-il pas que l'on peut se tromper quand il s'agit d'apprécier des odeurs? Le caractère dont je parle doit donc être considéré comme un *indice*, et non comme une preuve de la présence de l'acide arsénieux. L'existence de ce poison devra être mise hors de doute à l'aide des moyens que je vais faire connaître, et qui ont pour but en définitive d'obtenir l'arsenic métallique faisant partie de l'acide arsénieux.

A. On introduit dans un tube de verre étroit, de 25 à 28 centimètres de longueur, et bien sec, quelques parcelles d'acide arsénieux finement pulvérisé et intimement mélangé avec du flux noir ou avec du carbonate de potasse et du charbon desséchés; on chauffe légèrement à la lampe à esprit-de-vin l'extrémité du tube qui contient la matière, afin de la priver de l'humidité qu'elle pourrait retenir, et on absorbe au fur et à mesure, à l'aide d'un papier roulé sur un fil de fer, la vapeur aqueuse qui s'exhale; dès qu'il ne s'en dégage plus, on effile le tube à la lampe à émailleur; alors on fait rougir l'extrémité fermée du tube, et l'on chasse peu à peu l'arsenic métallique jusqu'à la partie la plus capillaire de ce tube. Pour cela on applique le feu dans une autre portion du tube, là où la vapeur arsenicale s'était condensée. On conçoit en effet qu'il doit être plus aisé d'apercevoir une très petite quantité d'arsenic dans un tube excessivement étroit que dans un tube large.

B. L'acide arsénieux *opaque* et blanc se dissout dans quatre-vingts parties d'eau à 15° c. et dans 7,72 d'eau bouillante. S'il est transparent ou demi-vitreux, il faut pour le dissoudre cent trois parties d'eau à 15° c. et 9,33 du même liquide bouillant. Les dissolutions saturées à la température de l'ébullition et refroidies retiennent, savoir : celle de l'acide transparent, 1/56 d'acide arsénieux, et celle de l'acide opaque, 1/34. (Guibourt.) La *dissolution* est incolore, inodore et douée d'une saveur *âpre*, semblable à celle de l'acide arsénieux solide, mais se faisant sentir un peu plus tôt. L'acide sulfhydrique gazeux ou dissous dans l'eau la jaunit instantanément, et la plus petite quantité d'ammoniaque liquide la rend instantanément incolore. Si, au lieu de la décolorer ainsi, on l'abandonne à elle-même, il se dépose au bout de quelques heures, suivant que la température est plus ou moins élevée, du *sulfure jaune d'arsenic* floconneux : la précipitation a lieu sur-le-champ si on chauffe le mélange ou si l'on y ajoute une petite quantité d'acide chlorhydrique; ce précipité est très soluble dans l'ammoniaque, et la dissolution est *incolore* si le sulfure est pur. Les acides azotique, sulfurique, oxalique, acétique, tartrique et carbonique déterminent aussi la précipitation de ce sulfure; toutefois les trois derniers agissent faiblement. Pour être certain que le précipité jaune est du sulfure d'arsenic, il faut *nécessairement en extraire l'arsenic métallique;* à cet effet, après l'avoir lavé et desséché, on le calcine avec du flux noir ou avec un mélange de potasse et de charbon dans un petit tube de verre, comme il vient d'être dit à la p. 377. *A.*, ou bien on le chauffe dans une petite capsule de porcelaine avec de l'acide azotique pour le décomposer et le transformer en quelques minutes en acide arsénique et en acide sulfurique, que l'on fait dissoudre dans l'eau distillée à la température de l'ébullition, et que l'on introduit dans un appareil de Marsh. Si le sulfure avait été précipité d'une dissolution organique et qu'il fût animalisé, il faudrait le traiter à plusieurs reprises avec de l'acide azotique, ou le décomposer dans une petite capsule de porcelaine, après l'avoir mélangé avec un peu d'eau et trois fois son poids de nitre, et en le chauffant à la lampe à alcool jusqu'à ce que le nitre fût fondu. (Voy. pag. 382.)

On s'est demandé, à l'occasion de la réduction du sulfure d'arsenic et des autres composés arsenicaux, si les *tubes de verre* blanc et les verres à expérience faits avec le même verre *contiennent ou non de l'arsenic*, et, en cas d'affirmative, si le métal qui existerait dans ces tubes peut se sublimer lorsqu'on les chauffe au rouge, ou bien s'il peut abandonner les verres à expérience lorsqu'on introduit dans ceux-ci des réactifs chimiques tels que ceux que l'on emploie en médecine légale pour constater la présence de l'arsenic dans des matières suspectes. L'Académie royale de médecine a été chargée par M. le garde des sceaux de résoudre cette question. On prévoit de suite son immense portée; en effet, si cela est, il n'y a plus moyen d'établir qu'il y a eu empoisonnement par l'arsenic; car, pour arriver à cette conclusion affirmative, il faut découvrir ce métal, soit en chauffant les matières suspectes jusqu'au rouge dans des *tubes de verre,* soit en les soumettant à l'action de certains réactifs dans des *verres à expérience :* or, chaque fois que l'on aura constaté la présence de l'arsenic par l'un ou l'autre de ces moyens, on ne manquera pas de dire : *les expériences ne sont pas probantes, car l'arsenic obtenu provient des tubes ou des verres à expérience, et non des matières suspectes.* Heureusement il n'en est rien, comme on va le voir par les résultats des recherches auxquelles se sont livrés MM. Renauldin, Marc, Delens, Pelletier et Chevallier, commissaires nommés pour résoudre cette question :

1° L'acide arsénieux n'est pas généralement employé en France dans la fabrication du verre; cependant il est encore quelques verreries où il est mis en usage à des doses extrêmement petites; mais cet acide se volatilise par suite de la température élevée donnée au verre lors de la fabrication; d'où il résulte que même du verre, dans la masse vitreuse duquel on a fait entrer l'acide arsénieux, n'en retient point.

2° On n'a pas trouvé d'arsenic dans six espèces de tubes de verre blanc pris chez les marchands, ni dans six échantillons de verre à vitre blanc et très ancien qu'on soupçonnait avoir été importé de Bohême, ni dans des tubes de verre blanc dans la fabrication desquels on avait fait entrer à dessein 1|600 ou 1|500 d'acide arsénieux, ni dans des fragments de verre obtenus en brisant une petite glace étamée et très mince donnée comme *miroiterie d'Allemagne* et venue de Nuremberg.

3° *Les verres à expérience, transparents,* tels qu'on doit les employer pour les opérations chimiques, ne contiennent pas d'arsenic, parce que l'acide arsénieux qui aurait pu entrer dans leur composition a été entièrement volatilisé pendant la formation du verre; d'ailleurs, lors même qu'ils en contiendraient des atomes, les réactifs mis en usage dans les recherches d'empoisonnement ne pourraient pas attaquer le verre formant cet instrument et s'emparer des atomes d'arsenic qu'on supposerait y exister.

4° Il est vrai que les rapporteurs ont trouvé des traces d'arsenic dans un *verre de montre opaque,* et que, d'après les travaux de M. Bontemps, si du verre avait été fabriqué avec *un vingtième d'acide arsénieux,* il pourrait retenir de cet acide; mais alors le verre serait *opaque* et comme de *l'émail blanc;* d'où il suit qu'il importe de continuer ce qui a été fait jusqu'à ce jour, c'est-à-dire ne jamais employer des tubes ou des verres à expérience *opaques.* Il est encore vrai que le verre pourrait contenir de l'arsenic si l'acide arsénieux avait été employé dans les fabriques de gobeletterie à la dose de 1|200 à 1/500, et que la température du fourneau *n'eût pas été assez élevée lors de la fabrication;* mais dans ce cas, l'acide ne serait qu'interposé entre des masses vitreuses et nullement combiné, et l'on pourrait le dégager par la chaleur; en sorte qu'il est prudent, avant de se livrer aux recherches sur les matières suspectes, de chauffer les tubes jusqu'au rouge pour volatiliser les traces d'acide arsénieux *qu'à la rigueur* ils pourraient contenir.

5° Du verre préparé avec de *l'arséniate de potasse,* du sable et du carbonate de soude retient de l'arsenic et en laisse sublimer à l'état métallique lorsqu'on le chauffe à *un feu violent* avec du charbon. Mais jamais dans aucune fabrique de verre on n'a employé un arséniate fixe, et les rapporteurs se sont vus obligés de faire eux-mêmes ce verre pour l'expérimenter; d'ailleurs le verre préparé ainsi est *verdâtre,* en partie transparent et en partie *opaque :* on évitera donc cette source d'erreurs en ne faisant usage que de tubes de verre *transparent n'offrant aucune teinte verte.*

Il suit de ce qui précède que l'on doit continuer à faire les analyses des matières que l'on soupçonne contenir de l'arsenic dans des tubes de verre, pourvu que ceux-ci soient transparents, sans aucune teinte verte, et qu'ils aient été maintenus pendant quelque temps à une chaleur rouge avant d'y introduire le mélange suspect. (*Annales d'hygiène,* janvier 1834.)

C. On doit préférer l'appareil de Marsh, tel que je l'ai modifié, au flux noir, au carbonate de potasse et au charbon pour obtenir l'arsenic métallique de l'acide arsénieux, non seulement parce que l'opération est plus simple, mais encore parce que l'on recueille à la fois un *anneau d'arsenic* et des *taches arsenicales.* Il faut encore préférer cet appareil toutes les fois qu'il s'agira d'extraire l'arsenic du *sulfure jaune* de ce métal, préalablement transformé en arséniate de potasse par l'azotate de cette base, comme il a été dit à la page 378.

De l'appareil de Marsh modifié.

Schéele reconnut le premier que l'hydrogène peut se combiner avec l'arsenic et donner un gaz *inflammable* qui laisse en brûlant du *régule d'arsenic* (arsenic métallique) (Mémoires de Schéele, t. 1ᵉʳ, année 1775). *Proust* disait en 1798 qu'en brûlant le gaz hydrogène très fétide qui se dégage quand on dissout dans l'acide chlorhydrique de l'étain *arsenical*, il se dépose de *l'arsenic* sur les parois de la cloche (*Annales de chimie*, t. XXVIII). *Tromsdorff* annonçait en 1803 qu'en introduisant dans un flacon ordinaire du zinc *arsenical*, de l'eau et de l'acide sulfurique, on dégageait du gaz hydrogène *arsénié*, et que si ce tube à dégagement était suffisamment long, ce gaz laissait déposer parfois de *l'arsenic* métallique contre les parois du tube (*Nicholson's Journal*, t. VI). *Stromeyer*, *Gay-Lussac*, *Thénard*, *Gehlen* et *Davy* étudièrent ce gaz plus tard. *Sérullas* établissait en 1821 que l'on peut se servir de la décomposition de l'hydrogène arsénié pour constater dans des cas de toxicologie la *présence de l'arsenic* ou de ses composés. *Marsh* publia en octobre 1836 un travail ayant pour titre : *Description d'un nouveau procédé pour séparer de petites quantités d'arsenic des substances avec lesquelles il est mélangé* (*Edinburgh new philosoph. Journal*). Il proposa de développer de l'hydrogène arsénié à l'aide du zinc, de l'acide sulfurique et de l'eau, d'enflammer ce gaz et de recueillir : 1° l'arsenic à l'état métallique en recevant la flamme sur une surface froide, un tube de verre assez épais ou une soucoupe en porcelaine, et mieux encore sur une plaque épaisse de porcelaine non susceptible de s'échauffer ; 2° de l'acide arsénieux, si l'on faisait pénétrer la flamme dans le milieu d'un tube assez large ouvert aux deux extrémités ; 3° de l'arsenic métallique en même temps que de l'acide arsénieux, si l'on dirigeait obliquement la flamme dans le tube de manière à effleurer le verre. En opérant sur du *gruau*, du *porter*, du *café*, du *potage*, et sur d'autres aliments liquides dans lesquels on avait mis de très petites quantités d'acide arsénieux, il parvint à extraire ce poison de ces produits. L'appareil, assez compliqué, proposé par Marsh offrait un grave inconvénient : quand le poison était mêlé avec des *matières organiques*, il se produisait une effervescence écumeuse, et la plus grande partie de la liqueur était chassée *sous forme de mousse ;* le gaz hydrogène ne brûlait plus, et l'expérience *était manquée.* Pour obvier à cet inconvénient grave, *Marsh* conseilla d'ajouter à la matière une certaine quantité d'huile d'olive qui devait s'opposer à la formation de la mousse ; il conçut en outre l'idée d'emprisonner en quelque sorte le mélange pendant un certain temps et jusqu'à ce que le gaz pût se dégager librement. L'appareil de Marsh, tel que l'auteur l'avait proposé, fut bientôt abandonné, parce qu'il n'est ni sûr ni commode, surtout quand la matière abonde. Herapath, Mohr, Liébig, Berzélius, Thompson, Simon, Vogel, Chevallier, Lassaigne, Kœppeling, Kampmann, etc., modifièrent soit les flacons, soit les tubes ; leurs expériences firent connaître quelques résultats nouveaux. M. Chevallier proposa le premier de faire passer le gaz hydrogène arsénié à travers des fragments de porcelaine entourés de charbons rouges, afin d'obtenir un *anneau d'arsenic métallique*; depuis, la commission de l'Institut a remplacé avec avantage la porcelaine par de l'amiante.

Malgré tant de travaux, l'appareil de Marsh était impuissant pour déceler des atomes d'une préparation arsenicale toutes les fois qu'elle était mélangée avec des matières organiques visqueuses, comme cela a lieu dans beaucoup de cas d'empoisonnement où l'on agit sur le contenu du canal digestif ou sur les liquides vomis, ou bien quand on expérimente sur les viscères dans lesquels le poison arsenical a été porté par absorption. *Il fallait à tout prix empêcher la formation de cette prodigieuse quantité de mousse qui se produit constamment alors et qui paralyse l'opération en empêchant le gaz hydrogène arsénié de se dégager, de manière à pouvoir être enflammé ou décomposé.* Il ne s'agissait pour cela que de *détruire* la matière organique sans perdre sensiblement d'arsenic : c'est ce que je fis en janvier 1839, en employant l'azotate de potasse, et plus tard l'acide azotique. Une fois la matière animale détruite, ce qui s'obtient facilement, surtout à l'aide du nitre, les liqueurs suspectes peuvent être introduites dans l'appareil sans qu'il se développe *la moindre bulle de mousse*, et l'expérience marche aussi bien que si l'on se servait d'une dissolution d'acide arsénieux dans l'eau distillée. Voici maintenant l'appareil tel que je l'ai modifié ; il réunit à une extrême simplicité l'avantage de fournir à la fois un *anneau* d'arsenic et des *taches arsenicales*.

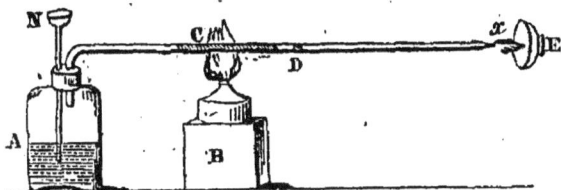

Lorsque dans un flacon tubulé A, de 24 à 30 centimètres de haut, on met 500 grammes d'eau, 3 ou 4 grammes d'acide sulfurique pur et 50 à 60 grammes de zinc laminé et coupé en morceaux, il se dégage du gaz hydrogène pur, quand les agents qui l'ont produit l'étaient eux-mêmes ; si on enflamme ce gaz à la pointe du tube effilé x par où il s'échappe, et qu'on applique un corps froid E sur la flamme, il se condense de l'eau pure ; mais si l'on ajoute dans l'appareil une petite quantité d'acide arsénieux, ou du liquide suspect provenant de quelques uns de nos viscères dont la matière organique aura été préalablement détruite, à l'instant le gaz hydrogène brûle et laisse déposer sur le corps froid, au lieu d'eau pure, de l'arsenic métallique, sous forme de taches d'un brun fauve, plus ou moins foncées, brillantes et miroitantes. Si, comme je le prescris, on a introduit de l'amiante vers le milieu du tube, dans une longueur de 5 à 6 centimètres (C), il suffira de maintenir à l'aide d'un support une lampe à esprit-de-vin allumée sous l'amiante (B), pour que le gaz hydrogène arsénié, en traversant l'amiante, se divise, se déchire en quelque sorte et se décompose en hydrogène et en arsenic ; celui-ci se déposera sous forme d'un *anneau* D, à une petite distance de l'amiante. L'hydrogène réduit se dégagera, et viendra sortir par la partie effilée du tube *x*. Si on l'enflamme, il ne déposera que de l'eau, s'il a abandonné tout son arsenic ; mais s'il est mêlé d'hydrogène arsénié, qui aurait échappé à l'action de la lampe, celui-ci sera décomposé à son tour, et laissera déposer sur le corps froid E des taches qui offriront tous les caractères de l'arsenic métallique. L'expérience prouve qu'en opérant ainsi, pour peu qu'il y ait de l'arsenic dans la liqueur A, on obtient à la fois et l'anneau métallique D et des taches. L'amiante a encore pour but de retenir les parcelles de dissolution de sulfate de zinc qui auraient pu être entraînées du flacon A dans le tube par le dégagement plus ou moins tumultueux de l'hydrogène, et de s'opposer par conséquent à la production de taches autres que celles que fournit le poison arsenical.

A l'aide de cet appareil on rend facilement sensible un millioniéme d'acide arsénieux dans une liqueur ; des taches commencent même à paraître avec une liqueur renfermant un deux-millionième environ. Ces taches ne se montrent pas mieux avec une grande quantité qu'avec une petite quantité de liqueur employée dans l'appareil, en supposant dans les deux cas la même quantité proportionnelle d'acide arsénieux ; mais elles se forment pendant plus long-temps dans le premier cas que dans le second. Il résulte de là qu'il y a avantage à concentrer les liqueurs arsenicales et à opérer sur un petit volume de liquide : on obtient ainsi des taches plus intenses.

Précautions à prendre. —Avant de commencer l'expérience on s'assure que les matériaux que l'on devra employer ne fournissent point d'arsenic ; pour cela on introduit dans le flacon A du zinc, de l'eau et de l'acide sulfurique, comme pour dégager du gaz hydrogène ; on bouche le vase, et on attend que le gaz se soit dégagé pendant un certain temps qui variera suivant la quantité d'air contenue dans le flacon. Si l'on se hâtait de mettre le feu au gaz, l'appareil renfermerait encore un mélange d'air et d'hydrogène, *et il y aurait une vive détonation ;* on devra attendre d'autant plus, que le flacon sera plus grand et qu'il renfermera moins de liquide. Dès que le gaz est enflammé, on approche la flamme d'une capsule de porcelaine froide E.

S'il ne se dépose point d'arsenic métallique sur la capsule, au bout de quinze à vingt minutes, c'est que les matériaux employés n'en donneront point ; si, au contraire, il apparaît sur la capsule quelques taches métalliques d'un brun clair ou foncé qui se volatilisent en les soumettant pendant une demi-minute environ à l'action de la flamme, il faut changer les matières, et prendre du zinc et de l'acide sulfurique exempts d'arsenic. (Voyez RÉACTIFS, à la page 443.) Alors on débouche le flacon et l'on y introduit la liqueur suspecte, après avoir toutefois vidé une partie ou la totalité du liquide qu'il renfermait, afin de pouvoir introduire toute la matière sur laquelle on doit opérer. Dans ce moment l'effervescence diminue, à moins que la liqueur suspecte ne soit elle-même acide, parce que l'acide sulfurique se trouve trop affaibli, et qu'il ne se dégage pas assez de gaz. Pour que l'expérience marche convenablement, il faut ajouter *par petites parties*, et en tâtonnant, de nouvelles quantités d'acide sulfurique jusqu'à ce qu'en approchant l'extrémité du tube x des lèvres, on sente par l'impression que le gaz produit sur elles que le dégagement est assez fort pour que ce gaz puisse brûler avec une flamme qui ne soit pas trop forte. L'acide sulfurique sera ajouté sans déboucher le flacon, en l'introduisant par un tube droit N, qui traverse le bouchon, et plonge presque jusqu'au fond. Si, par hasard, la quantité d'acide sulfurique versé dans le flacon était trop considérable et que le gaz se dégageât avec trop d'impétuosité, il faudrait à l'instant même déboucher le flacon, extraire la moitié ou les deux tiers de la liqueur, que l'on conserverait dans un grand verre pour expérimenter ultérieurement sur elle, après l'avoir étendue d'eau ; on ajouterait une suffisante quantité d'eau distillée sur la moitié ou sur le tiers restant dans le flacon A, pour que le gaz se dégageât lentement. Les choses étant ainsi disposées, on allume la lampe à esprit-de-vin B.

On se gardera bien, en essayant les matériaux, d'employer une forte proportion d'acide sulfurique dans le dessein de dépolir promptement le zinc et de faire marcher l'opération plus vite ; car en agissant ainsi, le métal ne se bornerait pas à décomposer l'eau, l'acide lui-même serait en partie décomposé, et il en résulterait, la température s'étant élevée à 80 ou 90° centigrades, de l'acide sulfureux. Or, cet acide serait rapidement décomposé par l'hydrogène naissant, et il se formerait de l'acide *sulfhydrique* dont la présence offrirait le double inconvénient de donner des taches mêlées de soufre, et surtout de transformer en *sulfure d'arsenic* insoluble les acides arsénieux et arsénique qui pourraient être ultérieurement introduits dans le flacon. Ce sulfure, comme on le sait, n'est point décomposable dans l'appareil de Marsh, et ne fournirait par conséquent pas les taches arsénicales que l'on aurait inévitablement recueillies sans la production de l'acide sulfhydrique. Il faudra donc dans le cas où le zinc ne serait pas facilement attaqué par le mélange de 500 grammes d'eau et de 3 à 4 grammes d'acide sulfurique, que j'ai conseillé d'employer, dépolir d'abord ce métal, en le traitant dans un verre à expérience par de l'acide sulfurique étendu de son poids d'eau; quelques minutes suffiront pour qu'il soit attaqué de manière à fournir ensuite facilement du gaz hydrogène quand on voudra s'en servir; toutefois, il ne faudra pas négliger de le laver soigneusement dans de l'eau distillée avant de l'introduire dans l'appareil. Les mêmes motifs devront déterminer les experts à ne jamais faire usage d'acide sulfurique contenant de l'acide sulfureux.

Il faut pour que l'expérience marche convenablement qu'il se dégage assez de gaz hydrogène pour obtenir une *flamme* de 3 à 5 millimètres, c'est-à-dire que l'effervescence soit modérée. On sait que la flamme se compose de deux parties, la *flamme d'oxydation*, celle qui est la plus éloignée de l'extrémité du tube où elle se produit, et la flamme de réduction qui est plus près de cette extrémité. On obtient difficilement des taches arsenicales en plaçant la porcelaine dans la flamme d'oxydation, qui est beaucoup trop chaude. Il n'en est pas de même quand l'assiette se trouve dans la flamme de réduction, et même plus près de l'ouverture du tube. Il est des cas où les taches ne paraissent que lorsque cette ouverture est appuyée sur la porcelaine et maintenue dans cette situation pendant une minute environ. Dans beaucoup d'autres circonstances il faut au contraire, si l'on veut obtenir de l'arsenic, opérer avec une flamme de 6 à 8 millimètres, et alors le métal paraît presque toujours sous forme de larges taches; d'où il suit que l'expert doit tâtonner en avançant ou reculant l'assiette jusqu'à ce qu'il ait trouvé le point convenable pour recueillir la plus grande quantité possible d'arsenic. En général, si la flamme est trop faible, qu'elle ait 1 ou 2 millimètres, par exemple, et que la liqueur contienne peu d'arsenic, les taches tardent à paraître, sont fort petites, et l'on ne réussit à les bien condenser qu'en appuyant l'extrémité du tube sur la porcelaine. Si la flamme était intense, de 20 à 25 millimètres de long, le métal se volatiliserait au fur et à mesure qu'il se dégagerait, et ne se déposerait pas sur la capsule, à moins que la liqueur n'en contînt beaucoup. *C'est ce qui est arrivé aux experts de Tulle dans l'affaire Lafarge;* évidemment ces chimistes n'ont pas obtenu les nombreuses taches qu'ils auraient dû recueillir, s'ils n'avaient pas agi avec une flamme de 20 à 25 millimètres. La trop grande dimension de la flamme expose aussi à un autre inconvénient, celui d'obtenir des taches de zinc, parce que le sulfate de ce métal aura été entraîné avec le gaz hydrogène, et que l'amiante aura pu ne pas l'arrêter en entier.

Le diamètre et la forme de l'ouverture du tube x influent singulièrement sur la grandeur et l'int nsité de la flamme. Cette ouverture doit être régulière et assez étroite; si elle était large, la flamme an lieu d'être pointue, suffisamment allongée et dans une direction horizontale; serait évasée; plus courte, et se dirigerait de côté et d'autre; si au lieu d'être arrondie l'ouverture du tube était irrégulière ou échancrée, la flamme présenterait à un plus haut degré ces inconvénients; dans l'un et l'autre cas l'arsenic ne se déposerait pas facilement sur la capsule, et il faudrait souvent, pour l'obtenir, diriger obliquement la flamme sur la porcelaine dans tel ou tel autre sens.

Dans aucun cas on ne s'avisera de substituer l'acide chlorhydrique à l'acide sulfurique, comme le conseille M. Devergie, dans la persuasion où il est que le dernier de ces acides est souvent arsenical, même quand il a été purifié par les moyens que je ferai connaître plus tard. J'avais déjà prouvé à M. Devergie qu'il était dans l'erreur quant à l'acide sulfurique; l'Institut a confirmé mon dire dans son rapport. Il faut espérer que M. Devergie se rendra enfin à l'évidence. Les inconvénients de l'acide chlorhydrique sont : 1° qu'il épuise bientôt son action sur le zinc et qu'il faut en employer des quantités considérables; 2° qu'il fournit du chlorure de zinc, que le gaz hydrogène entraîne beaucoup plus facilement qu'il n'entraîne le sulfate; aussi, même avec des flammes assez faibles, fournit-il des taches de zinc qui ressemblent par leurs *caractères physiques* aux taches arsénicales et qui pourraient par conséquent induire les experts en erreur, même quand on aurait fait usage d'amiante pour arrêter une certaine quantité de chlorure de zinc; 3° qu'il renferme souvent de l'acide arsénieux ou de l'acide sulfureux (voy. p. 408 et 409). Quant à l'objection faite par M. Devergie, que l'acide sulfurique n'agit que difficilement sur le zinc, elle n'est aucunement fondée, puisque tout le monde sait que ce métal est promptement attaqué par cet acide, si l'on prend la précaution de le dépolir en le laissant pendant deux ou trois minutes dans un mélange de parties égales d'eau et d'acide sulfurique.

Modification introduite par M. Lassaigne. — M. Lassaigne propose, au lieu d'enflammer le gaz qui se dégage de l'appareil de Marsh et de condenser l'arsenic sur une soucoupe de porcelaine, de faire passer ce gaz à travers une dissolution d'azotate d'argent bien neutre; on sait que dans ce cas l'hydrogène arsénié réagit sur l'azotate d'argent, qu'il se précipite de l'argent métallique noir et que la liqueur renferme de l'acide arsénieux en dissolution. On peut continuer le dégagement d'hydrogène aussi long-temps que l'on veut, jusqu'à ce que l'on soit bien convaincu que la liqueur ne renferme plus de composé arsenical. On achève de décomposer ce qui restait d'azotate d'argent dans la dissolution, en précipitant l'argent par l'acide chlorhydrique pur ; on obtient alors une liqueur qui, évaporée, donne l'acide arsénieux que l'on peut reconnaître à ses différents caractères. Ce procédé, qui paraissait déjà avoir été indiqué par Simon de Poggendorff, employé comme moyen de concentration, fait découvrir l'arsenic dans une liqueur qui n'en aurait pas manifesté par l'application de celui que j'ai fait connaître ; il est donc excessivement sensible et je n'hésite pas à en conseiller l'usage toutes les fois qu'au bout de quelques minutes d'essai on n'aura pas obtenu de taches arsenicales, ce qui se présentera on ne peut plus rarement ; il est surtout commode pour faire passer dans une petite quantité de dissolution d'azotate d'argent une portion très minime d'arsenic (à l'état d'hydrogène arsénié) qui existerait dans un grand volume de liquide que l'on ne peut pas concentrer par évaporation, et permettre par conséquent, en traitant la nouvelle liqueur arsenicale *concentrée* dans un très petit appareil de Marsh, d'obtenir des taches beaucoup mieux caractérisées.

Mais il importe de savoir qu'il faut bien se garder de conclure à la présence de l'arsenic dans des liqueurs suspectes par le fait seul, que la dissolution d'azotate d'argent se trouble pendant qu'elle est traversée par le courant de gaz hydrogène, car ce sel peut être décomposé et précipité sans qu'il existe de l'arsenic. Ainsi il se produira un précipité noir de sulfure d'argent et non d'argent métallique, quand le gaz hydrogène sera mélangé de gaz sulfhydrique, ce qui aura lieu toutes les fois que le zinc renfermera un peu de sulfure ; dans certains cas il y aura dépôt d'argent métallique par des gaz carbonés, et *même par l'hydrogène pur,* si l'appareil est exposé pendant l'opération *même à la lumière diffuse.* On ne devra donc conclure à la présence de l'arsenic que si l'on parvient à isoler ce corps de la liqueur, après le traitement indiqué par M. Lassaigne.

Caractères de l'arsenic métallique. — Il est indispensable, après avoir obtenu un *anneau métallique* ou des *taches,* de prouver qu'ils sont formés par l'arsenic. L'expert ne conclura *jamais* à l'existence de ce corps, sans avoir constaté non seulement ses propriétés physiques, mais encore ses principaux *caractères chimiques.*

Caractères des taches arsenicales. — Rien n'est plus facile que de distinguer ces taches de toutes celles que l'on peut produire avec d'autres matières, en y comprenant celles qui ont été signalées d'abord par moi, puis par MM. Flandin et Danger : 1° Les *taches arsenicales* sont d'un brun fauve, miroitantes et excessivement brillantes ; quand l'arsenic est abondant, elles sont noirâtres, ternes ou presque ternes, tandis qu'elles sont d'un jaune serin si elles renferment du sulfure d'arsenic ou une matière organique; elles ne se vaporisent pas sensiblement à froid et n'attirent pas l'humidité de l'air. 2° Il suffit de quelques secondes pour volatiliser et faire disparaître complétement une tache arsenicale peu épaisse, si on la soumet à l'action de la flamme produite par la combustion du gaz hydrogène simple, celui qui se dégage, par exemple, de la lampe philosophique; il faudrait une ou deux minutes, au contraire, pour faire disparaître la tache si elle était épaisse. 3° Elles se détachent instantanément de l'assiette de porcelaine, si on les traite par deux ou trois gouttes d'acide azotique concentré et pur qui les dissout en apparence : je dis en apparence, car on voit toujours à la surface du liquide quelques légères parcelles du métal non dissous; mais l'assiette auparavant tachée se trouve *tout-à-coup* parfaitement nettoyée. 4° Si l'on chauffe à la lampe à l'alcool la petite quantité d'acide azotique employé, on obtient un résidu blanc ou d'un blanc légèrement jaunâtre, qui étant *refroidi* et touché par une dissolution *très concentrée* d'azotate d'argent, donne de l'arséniate d'argent *rouge brique*; en effet l'arsenic métallique a été transformé en grande partie du moins en acide arsénique par l'acide azotique. Pour ne pas manquer cette expérience capitale, il faut n'employer que quelques gouttes d'acide azotique, parce que celui-ci, alors même qu'il a été purifié et distillé à plusieurs reprises sur de l'azotate d'argent, retient souvent une matière étrangère qui se montre sous l'apparence d'un résidu jaune, brun ou noir quand on évapore l'acide jusqu'à siccité; évidemment on aurait à redouter la présence de cette matière, qui altérerait la couleur *rouge brique* au point de l'empêcher de se manifester, si au lieu de traiter les taches arsenicales par deux ou trois gouttes d'acide, on en employait un ou plusieurs grammes. Il importe aussi pour réussir, de faire usage d'une dissolution d'azotate d'argent très concentrée, et quelquefois même d'ajouter un petit cristal de ce sel. Si le précipité *rouge brique* ne paraît pas à froid, on ne doit jamais chauffer la capsule, parce que, par la simple action de la chaleur, l'azotate d'argent se dessécherait et se décomposerait en prenant différentes nuances, et entre autres une nuance rouge qui pourrait en imposer. On peut à la rigueur constater le caractère dont je parle en n'agissant que sur une tache de moyenne épaisseur assez volumineuse; mais il vaut mieux agir sur dix ou douze taches avec deux ou trois gouttes d'acide azotique. 5° En traitant quinze ou vingt taches arsenicales par deux ou trois gouttes d'acide azotique concentré et en faisant évaporer le mélange jusqu'à siccité, on obtient de l'acide arsénique blanc ou d'un blanc jaunâtre et un peu d'acide arsénieux, qui étant dissous dans l'eau distillée bouillante donne un *solutum* dont on peut précipiter du sul-

fure d'arsenic en l'acidulant par une ou deux gouttes d'acide sulfureux liquide, et en y faisant passer quelques bulles de gaz acide
sulfhydrique. Ordinairement pour déterminer la précipitation de ce
sulfure, il faut faire bouillir la liqueur pendant quelques minutes et
attendre ensuite jusqu'au lendemain, si l'on n'a pas ajouté d'acide
sulfureux. 6° Les taches arsenicales disparaissent presque instantanément quand on les met en contact avec du chlorure de soude, ce qui
n'a pas lieu avec les taches antimoniales.

Il se présente maintenant une question importante. Faut-il absolument constater les six caractères que je viens d'assigner aux taches
arsenicales pour *affirmer* que telle est leur nature? *Non certes.* Les
taches qui réunissent les *trois* premiers caractères et le quatrième ou
le cinquième doivent être déclarées *arsenicales.*

Si nous comparons maintenant les diverses taches métalliques ou
autres, aux taches arsenicales, nous verrons qu'il est aisé de distinguer
celles-ci.

Taches de phosphore. — Si la tache ne contient que du phosphore,
elle est *jaune orangée* quand elle est intense, et d'un *jaune serin,*
tirant un peu sur l'*orangé*, si elle est mince; elle est *brillante, volatile* sous la flamme du gaz hydrogène, et soluble dans l'*acide azotique
à froid.* Si la tache provient de la combustion du gaz hydrogène phosphoré, elle est brillante et d'une belle nuance *orangée*; elle est même
rouge quand elle est épaisse; son brillant la fait ressembler au clinquant; elle se volatilise par la chaleur et se dissout dans l'acide azotique
à froid. En outre la tache de phosphore renferme constamment de
l'acide *phosphorique*; aussi attire-t-elle toujours l'humidité de l'air et
rougit-elle un papier de tournesol avec lequel on la presse. Si, après
l'avoir traitée par l'acide azotique, on évapore à siccité, on obtient de
l'acide phosphorique, qui donne du phosphate d'argent *jaune*, quand
on le touche avec une goutte d'azotate d'argent concentré.

Taches de soufre. — Elles sont jaunes, opaques, volatiles et insolubles dans l'acide azotique à froid.

Taches d'iode. — Elle sont jaunes, quelquefois légèrement brillantes et instantanément solubles dans l'acide azotique à froid; mais
elles ont l'odeur d'iode, et sont tellement volatiles qu'elles disparaissent presque au moment même où elles se sont produites; elles colorent en outre en bleu de l'amidon préalablement placé sur la capsule.

Taches d'antimoine. — Elles sont bleues et brillantes quand elles
sont épaisses, et d'un brun fauve si elles sont formées par une couche
d'antimoine fort mince; elles ne se vaporisent pas sensiblement à froid et
n'attirent pas l'humidité de l'air. Soumises à l'action de la flamme du
gaz hydrogène, à moins qu'elles ne soient très minces, elles ne dispa-

raissent pas au bout de cinq à six minutes; comme les taches arsénicales; d'abord elles s'étendent, puis elles deviennent moins foncées et il se
produit de l'oxyde blanc d'antimoine qui se volatilise; mais il reste toujours une tache moins volumineuse d'un gris fauve. L'acide azotique
concentré les dissout instantanément, et si l'on évapore la liqueur jusqu'à siccité, on obtient un résidu *jaune* d'acide antimonieux, qui ne
devient pas *rouge brique* par l'azotate d'argent, et qui brunit et noircit
si, après avoir ajouté ce sel, on le touche par une goutte d'ammoniaque. Si l'on dissout dans l'acide chlorhydrique étendu d'eau l'acide
antimonieux jaune produit par l'action de l'acide azotique, et que
l'on fasse passer à travers le *solutum* quelques bulles d'acide sulfhydrique gazeux, il se forme sur-le-champ un précipité *orangé rougeâtre* de sulfure d'antimoine. Le chlorure de soude ne fait point
disparaître les taches antimoniales, ce qui les distingue encore des
taches arsenicales.

Taches mélangées d'arsenic et d'antimoine. — On pourrait obtenir ces taches dans un cas d'empoisonnement par l'arsenic si le malade avait pris du tartre stibié. L'aspect de ces taches variera suivant
la proportion d'arsenic et d'antimoine qui entrera dans leur composition, et ne saurait par conséquent être décrit d'une manière générale. Si on les soumet à l'action de la flamme du gaz hydrogène, l'arsenic se volatilisera presque aussitôt, et l'antimoine restera. Si on les
dissout dans quelques gouttes d'acide azotique et que l'on évapore
le *solutum* jusqu'à siccité, il suffira de faire bouillir le résidu jaunâtre avec de l'eau distillée pendant quelques minutes, pour dissoudre la presque totalité de l'acide arsénique, tandis que la majeure partie de l'acide antimonieux restera indissoute; qu'on filtre
la liqueur, après l'avoir décantée, et qu'on la fasse évaporer jusqu'à siccité, l'acide arsénique obtenu deviendra *rouge brique* par
l'azotate d'argent, tandis que l'acide *antimonieux jaune*, qui était
resté dans la petite capsule, s'il est dissous dans l'acide chlorhydrique,
donnera un *solutum* que l'acide sulfhydrique gazeux précipitera en
orangé rougeâtre (sulfure d'antimoine).

Taches de zinc. — Ces taches se produisent lorsqu'on fait marcher
avec trop de force l'appareil alimenté par l'acide sulfurique, parce
qu'alors une portion de sulfate de zinc est entraînée par le gaz hydrogène, qui réduit l'oxyde de zinc sur l'assiette de porcelaine; mais elles
se montrent plus fréquemment si l'on substitue l'acide chlorhydrique
à l'acide sulfurique; il suffit dans ce cas d'un dégagement de gaz
qui n'est pas trop intense pour les faire naître. Il est d'autant plus
important de les caractériser qu'elles présentent à peu près l'aspect des
taches *arsenicales*. Voici comment on les reconnaîtra : elles s'effacent
complétement à l'air, parce qu'elles se transforment en oxyde de zinc;

elles ne se volatilisent pas à la flamme du gaz hydrogène, à moins qu'elles ne soient récemment faites ; elles se dissolvent rapidement dans l'acide azotique à froid, mais le *solutum*, évaporé jusqu'à siccité, ne devient pas *rouge brique* par l'azotate d'argent, et si on dissout ce résidu dans l'eau distillée, le gaz acide sulfhydrique le précipite en *blanc* (sulfure de zinc).

Taches de fer. — Elles sont grises, brillantes et quelquefois irisées ; elles ne se volatilisent pas sous la flamme du gaz hydrogène ; exposées à l'air, elles se tranforment assez rapidement en sesqui-oxyde de fer rougeâtre. L'acide chlorhydrique les dissout instantanément et se colore en jaune. Le *solutum* évaporé jusqu'à siccité laisse un résidu qui devient *bleu* par le cyanure jaune de potassium et de fer, et d'un violet noirâtre par le *décoctum* de noix de galle.

Taches de plomb. Elles sont d'un gris bleuâtre, fixes au feu, solubles dans l'acide azotique à froid ; le *solutum* évaporé jusqu'à siccité laisse un résidu blanc qui devient *jaune serin* par l'iodure de potassium et noir par l'acide sulfhydrique.

Taches sur la faïence. Quand on fait arriver du gaz hydrogène sur des assiettes de faïence dont le vernis contient des oxydes de *plomb* et d'*étain*, si la flamme est forte, il se produit souvent des taches composées de plomb et d'étain, d'une couleur gris bleuâtre ou noires, ternes, fixes et insolubles dans l'acide azotique. Quoique ces taches soient, comme on le voit, faciles à distinguer des taches arsenicales, il ne faut jamais employer, dans les expertises médico-légales, des assiettes de faïence pour recueillir l'arsenic.

Taches signalées d'abord par moi, puis par MM. Flandin et Danger. — Nous voici enfin arrivés à ces taches dont on a fait si grand bruit pendant long-temps, et dont j'ai fait justice bien avant l'Institut et l'Académie royale de médecine. A entendre MM. Flandin et Danger, les taches dont il s'agit se produiraient souvent dans l'acte de la carbonisation des matières organiques, et comme ils disaient qu'elles offraient tous les caractères des taches arsenicales, il fallait, suivant eux, renoncer à reconnaître l'arsenic à l'aide de simples taches. Tant de prétention devait s'évanouir devant le plus léger examen ; aussi ne reste-t-il rien aujourd'hui d'une si pompeuse annonce. Disons d'abord que ces taches se forment toutes les fois que l'on introduit dans un appareil de Marsh du sulfite et du phosphite d'ammoniaque avec quelques gouttes d'huile de térébenthine, ou bien une matière blanche que l'on obtient par sublimation en traitant la chair musculaire fraîche avec du nitre et de l'acide sulfurique et en chauffant jusqu'au rouge dans une cornue. Quant à leurs caractères *physiques*, si nous admettons que quelques unes de ces taches sont brunes et brillantes comme les taches arsenicales, nous devons dire aussi que, dans la plupart des cas, leur aspect est tout autre, et qu'il suffit de les avoir vues une fois pour ne pas les confondre avec les taches arsenicales. Mais alors même qu'il y aurait confusion sous le rapport des propriétés physiques, rien ne serait plus aisé que de les reconnaître aux caractères suivants : 1° Quand on les traite par l'acide azotique froid, elles *ne disparaissent pas ;* on a beau frotter avec une baguette, elles persistent; si on fait bouillir l'acide en continuant à frotter, elles finissent par se dissoudre dans une assez grande quantité d'acide, en laissant toutefois sur la capsule des traces non équivoques d'une matière brunâtre ; le *solutum* azotique évaporé à siccité donne un résidu jaune foncé, ou brun, et quelquefois noirâtre. 2° L'azotate d'argent ne fournit aucun précipité rouge brique avec ce résidu ; tout au plus il jaunit quelquefois. 3° L'acide sulfhydrique gazeux ne précipite pas en jaune la dissolution dans l'eau du produit azotique évaporé à siccité, comme l'avaient annoncé MM. Flandin et Danger.

Il y a plus, ces taches *ne peuvent pas se produire* dans les circonstances où se trouvent les experts qui cherchent à constater un empoisonnement par l'arsenic, s'ils ont détruit la matière organique par l'*azotate de potasse ;* elles ne pourront pas se former non plus si l'on a carbonisé les organes par *une suffisante quantité d'acide azotique ;* en effet, ces agents oxygénants brûlant complétement *la matière charbonneuse* qui forme seule ces taches, il n'y a plus moyen de les obtenir. MM. Flandin et Danger s'étaient encore trompés en faisant jouer un rôle important au phosphite et au sulfite d'ammoniaque dans leur production ; les travaux récents de MM. Fordos et Gélis ont montré que ces deux sels mis dans un appareil de Marsh ne fournissent que des taches de soufre, et que, si l'on ajoute de l'essence de térébenthine, on recueille des taches charbonneuses plus abondantes que celles que donnerait l'essence seule, parce que le phosphite d'ammoniaque rend le dégagement de gaz plus abondant et facilite l'entraînement mécanique de cette essence. (*Journ. de Pharmacie*, décemb. 1841.) Au reste, dès qu'il fut question de la production de ces taches, je m'écriai contre l'impossibilité de les obtenir dans les conditions où je me plaçais, et je dis qu'il suffisait de connaître les premiers éléments de la science pour partager cette opinion. L'Institut et l'Académie royale de médecine n'ont pas professé une autre doctrine.

Caractères de l'arsenic métallique sous forme d'anneau. — Si l'on examine l'anneau d'arsenic métallique contenu dans le tube à côté de l'amiante D, on verra qu'il est brillant, couleur d'acier, qu'il exhale une vapeur d'une odeur alliacée quand on le met sur un charbon ardent, et que l'acide azotique bouillant agit sur lui comme sur les taches arsenicales; en sorte que l'on pourra constater l'action de l'azotate d'argent et celle de l'acide sulfhydrique gazeux. Il peut arriver que la quantité d'arsenic métallique obtenue soit si petite qu'on ne puisse pas la détacher du tube; ce n'est quelquefois qu'une *légère couche terne et grisâtre*, qui recouvre les parois de ce tube; dans ce cas, après avoir soigneusement recueilli tous les fragments de verre enduits de cette couche, on dissoudra celle-ci dans quelques gouttes d'acide azotique pur, et on agira sur la dissolution, comme je l'ai dit à l'occasion des taches (voy. p. 388).

Après avoir fait connaître les caractères de l'arsenic sous *forme de taches et d'anneau*, je dois m'arrêter un instant sur une observation à laquelle des hommes nullement versés dans la matière, et surtout M. Gerdy, ont attaché de l'importance, mais qui pourrait cependant, si elle n'était pas appréciée à sa juste valeur, jeter de la perturbation dans l'esprit des jurés, des magistrats, et même des experts. On a dit : *Les taches ne signifient rien, car elles ne sont pas formées par de l'arsenic revivifié; aussi l'Institut les a-t-il proscrites; il faut absolument avoir obtenu un anneau arsenical pour affirmer que la matière recueillie est de l'arsenic.* Tout cela est faux et absurde. Les taches arsenicales sont formées par de l'arsenic revivifié; on peut les transformer en anneau en les dissolvant dans l'acide azotique, en évaporant à siccité, en traitant le produit par l'eau et en le mettant dans un appareil de Marsh, tout comme on peut changer l'anneau en taches, si on élève la température de cet anneau à l'aide d'une lampe à esprit-de-vin et qu'on le fasse traverser par un courant de gaz hydrogène. L'Institut n'a point *proscrit* les taches; son rapport serait *frappé de nullité*, si cela était, puisque, dans la plupart des cas, la commission n'a formé *sa conviction* qu'à l'aide des *taches*; presque jamais elle n'a cherché à obtenir l'*anneau* dans les nombreuses expériences qu'elle a tentées. Il est vrai que dans la dernière conclusion de son rapport, dans ce qu'elle appelle une *instruction*, elle conseille de recueillir un anneau, et qu'elle ne prescrit pas d'obtenir des taches; mais cela se conçoit: là on s'adresse à tous ceux qui pourront être chargés d'une expertise, aux inhabiles et aux inattentifs, aussi bien qu'aux hommes éclairés; or il suffit qu'il soit possible de confondre les taches arsenicales avec d'autres taches, quand les opérations ne sont pas faites avec le soin qu'elles réclament, pour que l'Institut conseille d'obtenir un anneau plutôt que ces taches; mais il est évident que celles-ci, si l'on a constaté qu'elles possèdent les propriétés chimiques *caractéristiques* de l'arsenic, suffisent et au-delà pour affirmer que la matière que l'on examine contient de l'arsenic. Au reste, pour éviter toute controverse, il vaudra mieux recueillir à la fois et des taches et l'anneau, comme je l'ai prescrit à la page 382, et comme j'avais conseillé de le faire dès l'année 1839.

Acide arsénieux dissous dans l'eau. — Indépendamment des caractères de cette dissolution déjà énoncés, je dirai qu'elle précipite en vert par le sulfate de cuivre ammoniacal (vert de Schéele, arsénite de cuivre) et en jaune par l'azotate d'argent; mais il suffit pour la reconnaître d'avoir recours à l'acide sulfhydrique (voy. p. 378).

Acide arsénieux faisant partie d'une pâte ou d'une poudre. — On fait bouillir la pâte ou la poudre pendant une heure avec de l'eau distillée; on filtre la liqueur refroidie, après avoir séparé la graisse qui pourrait se trouver à la surface; on l'essaie par l'acide sulfhydrique gazeux et par l'appareil de Marsh; elle se comporte dans la plupart des cas comme une dissolution aqueuse d'acide arsénieux (voy. p. 378 et 382). S'il en était autrement, on agirait sur la graisse et sur les matières solides, comme je le dirai en parlant des matières organiques solides.

Acide arsénieux mêlé à des liquides alimentaires, à la matière des vomissements ou à celles que l'on retire du canal digestif. — L'acide arsénieux ne trouble pas la transparence du vin, du cidre, de la bière, du thé, du café, du lait, du bouillon, de la bile ni des autres liquides organiques, quand il est dissous dans ces liquides; mais il arrive souvent qu'*une partie de cet acide n'est que suspendue, en sorte que par le repos il se ramasse au fond des vases un précipité pulvérulent d'acide arsénieux;* d'où il suit qu'il importe dans ces différents cas de décanter les liqueurs et de *recueillir la poudre asenicale s'il en existe,* afin de la reconnaître comme il a été dit à la page 376. Quant à la portion d'acide arsénieux dissoute dans le liquide, il faut savoir qu'elle peut être *tellement retenue* par la matière organique que l'acide sulfhydrique, qui est le réactif le plus important, non seulement ne la précipite pas, mais même ne la colore pas, et qu'alors même que cet acide doit la précipiter, cette précipitation peut se faire long-temps attendre. Voici des faits qui mettront cette vérité hors de doute :

1° Que l'on dissolve quelques grammes de gélatine dans 100 grammes d'eau, que la dissolution soit divisée en deux parties égales, après l'avoir mêlée avec quatre gouttes de *solutum* concentré d'acide arsénieux; si l'on verse dans l'une de ces parties de l'acide sulfhydrique liquide et deux gouttes d'acide chlorhydrique, la liqueur *deviendra jaune* sur-le-champ, mais ne *donnera point de précipité* de sulfure d'arsenic. Si l'on fait bouillir l'autre partie avec 4 grammes environ d'acide azotique pour détruire une portion de la matière animale, et qu'au bout d'une demi-heure on sature l'excès d'acide par la potasse à l'alcool, on obtiendra *un précipité floconneux de sulfure d'arsenic entièrement soluble dans l'ammoniaque* dès que l'on y versera de l'acide sulfhydrique liquide. Rapp a donc été induit en erreur en annonçant que les *réactifs* ne pouvaient point déceler l'acide arsénieux lors même que l'on avait traité par l'acide azotique les liquides mêlés avec ce poison; cela tient à ce qu'il n'a point cherché l'acide arsénieux par les acides sulfhydrique et chlorhydrique; mais bien par le *sulfate de cuivre ammoniacal*, qui, dans ce cas surtout, *est un réactif fort infidèle.*

2° Le 18 juillet 1826, on a introduit dans un bocal à large ouverture, qu'on a exposé à l'air, 2 litres d'eau tenant en dissolution 30 centigrammes d'acide arsénieux et environ le tiers d'un canal intestinal d'un cadavre. Le 12 août suivant le mélange exhalait à peine une odeur désagréable; la liqueur filtrée *ne jaunissait ni ne précipitait par l'acide sulfhydrique*, tandis qu'après avoir été évaporée jusqu'à siccité, il suffisait de traiter le produit par l'eau bouillante pour que l'acide sulfhydrique colorât et précipitât la dissolution en jaune (sulfure d'arsenic). Le 5 mai 1827 la liqueur était fortement alcaline et ne se colorait pas en jaune, à plus forte raison par l'acide sulfhydrique. (*Traité des exhumations juridiques*, t. II, p. 281.)

3° Un homme avait empoisonné plusieurs personnes avec du pain contenant de l'acide arsénieux. Des experts d'Angers avaient fait bouillir ce pain dans l'eau et avaient traité le *décoctum* par l'acide sulfhydrique gazeux. Voyant qu'ils n'obtenaient point de sulfure *jaune* précipité, ils avaient conclu que le pain ne renfermait point d'arsenic. Une seconde expertise, faite par deux chimistes de Paris, s'était terminée de même. Je fus alors chargé de procéder, avec Barruel, à la recherche de l'acide arsénieux. Nous attendîmes *plusieurs jours* pour laisser au précipité jaune de sulfure d'arsenic le temps de se déposer du *décoctum* aqueux, ce que n'avaient pas fait les autres experts, et nous retirâmes de *l'arsenic métallique* de ce sulfure. Le corps du délit arriva à Angers au moment où les débats allaient être clos; l'accusé déclaré coupable fut condamné à mort.

4° Le liquide obtenu en faisant bouillir l'estomac de *Soufflard* pendant une heure avec 2 litres d'eau distillée, fut acidulé par l'acide chlorhydrique et soumis à un courant de gaz acide sulfhydrique; au bout de *trois mois seulement* il s'était déposé du sulfure jaune d'arsenic, de manière à pouvoir être séparé par le filtre.

Il n'est pas nécessaire de réfuter l'assertion émise par MM. Hombron et Soullié, savoir : « Que les matières vomies, les liquides contenus dans » le canal digestif et les dissolutions provenant des décoctions aqueuses

» de l'estomac, du sérum, du caillot du sang et de la bile de chiens
» robustes empoisonnés par 2 grammes 20 centigrammes d'acide arsé-
» nieux, dissous dans 64 grammes d'eau et introduit dans l'estomac ne
» fournissent point d'arsenic à l'analyse. » (*Nouvelles recherches sur
l'empoisonnement par l'acide arsénieux.* Brest, 1836.) L'erreur est
par trop manifeste, comme je l'ai démontré dans un Mémoire lu à
l'Académie royale de médecine le 29 janvier 1839. On devra donc
regarder comme fabuleuse l'annonce du journal *l'Armoricain* du
18 avril 1835, qui avait provoqué le travail de MM. Hombron et
Soullié. Voici le passage le plus saillant de cette annonce : « Margue-
rite Jœger, cette épouse, cette fille, cette mère dénaturée, faisait
» bouillir une certaine quantité d'arsenic (acide arsénieux) dans un
» litre d'eau, faisait passer le liquide au travers d'un linge lorsqu'il
» était refroidi, et mêlait cette eau avec un verre de vin, avec une tasse
» de lait, avec du bouillon. Il en résultait que l'arsenic, extrêmement
» divisé, ne pouvait être retrouvé dans les intestins des personnes à qui
» elle l'administrait. Les gens de l'art auxquels la veuve Jœger expli-
» qua cet infernal procédé en firent l'essai sur un veau, sur un porc ;
» ces animaux sont morts avec une rapidité effrayante, et l'ouverture
» de leurs entrailles n'a présenté aucune trace d'empoisonnement. »

Procédé. A. — Si le liquide arsenical est transparent et nullement
visqueux (vin, cidre, bière, thé, café, etc.), après l'avoir filtré et acidulé par quelques gouttes d'acide chlorhydrique que l'on aura préalablement essayé et qui ne sera pas arsenical, on y fera passer un
courant de gaz acide sulfhydrique lavé ; le sulfure d'arsenic précipité
et plus ou moins coloré, sera lavé avec de l'eau distillée et séparé du
liquide qui le surnage à l'aide d'une pipette ; alors on le chauffera à
la lampe à esprit-de-vin dans une petite capsule de porcelaine, avec
de l'azotate de potasse, pour le transformer en arséniate et en sulfate
de potasse. Dès que la matière sera à siccité on la dissoudra dans l'eau,
et on l'introduira dans un appareil de Marsh pour obtenir l'arsenic
métallique (voy. p. 378). Dans cette espèce on n'a pas à craindre
que l'acide sulfhydrique ne précipite pas instantanément l'acide arsénieux.

Comme on le voit, je renonce tout-à-fait, dans la recherche de
l'acide arsénieux mêlé à des liquides colorés, au procédé qui consiste à décolorer préalablement la liqueur, soit au moyen du charbon
animal, soit au moyen du chlore. L'expérience m'a prouvé en effet
que cette décoloration est tout-à-fait *inutile* dans l'espèce, et que
l'acide sulfhydrique fournit constamment du sulfure d'arsenic avec
ces liquides colorés préalablement acidulés. Quelle nécessité y a-
t-il dès lors de décolorer ? Serait-ce dans le but de recourir à d'au-

tres réactifs dont l'action est beaucoup moins probante que celle de l'acide sulfhydrique ?

Il importe surtout de prémunir les experts contre l'emploi du *sulfate de cuivre ammoniacal* pour la recherche de l'acide arsénieux mêlé à des liquides organiques colorés. Ce réactif, beaucoup trop vanté, n'est pas, à beaucoup près, aussi sensible dans l'espèce que l'acide sulfhydrique, et peut d'ailleurs induire en erreur. Voici des preuves incontestables de ces assertions : Que l'on verse dans 100 grammes d'une dissolution de gélatine une goutte de *solutum* concentré d'acide arsénieux, l'acide sulfhydrique *jaunira* la liqueur sans la précipiter ; le sulfate de cuivre ammoniacal n'occasionnera aucun changement. Avec trois gouttes de la dissolution arsenicale et l'acide sulfhydrique, la décoction de gélatine acquerra une couleur jaune foncée, mais ne précipitera point, même en y ajoutant de l'acide chlorhydrique ; le sulfate de cuivre ammoniacal ne la verdira point. Six ou sept gouttes d'acide arsénieux et un atome d'acide chlorhydrique fourniront un précipité *jaune* de sulfure d'arsenic ; avec quatre gouttes, et à plus forte raison avec six gouttes d'acide arsénieux, le sulfate de cuivre ammoniacal verdira la gélatine, mais sans faire naître aucun précipité. En détruisant par l'acide azotique bouillant une partie de la gélatine mélangée avec quatre gouttes d'acide arsénieux, on verra ensuite l'acide sulfhydrique, aidé d'un peu d'acide chlorhydrique, précipiter du sulfure jaune d'arsenic, tandis que le sulfate de cuivre ammoniacal se bornera à verdir la liqueur, lors même que l'on agira sur douze gouttes de dissolution d'acide arsénieux. J'ajouterai que le sulfate de cuivre ammoniacal versé dans un mélange de 12 ou 15 parties de vin rouge et d'une partie d'une dissolution concentrée d'acide arsénieux, précipite en *bleu noirâtre* au lieu de fournir un précipité vert. D'où il résulte que dans certaines circonstances où il existe une proportion d'acide arsénieux susceptible d'être décelée par l'acide sulfhydrique, *le sulfate de cuivre ammoniacal n'est guère propre à le découvrir*. Établissons maintenant qu'il est des cas où ce sulfate pourrait faire croire *au premier abord* qu'une liqueur *contient de l'acide arsénieux quand elle n'en renferme pas*. Ce réactif offre une couleur bleue, en sorte que si on le verse dans une liqueur jaune *ne contenant* point d'acide arsénieux, on obtiendra une coloration *verte* par suite du mélange du jaune et du bleu ; c'est ce qui arrive avec une décoction d'ognon filtrée ; à la vérité, il ne se ramasse aucun précipité dans ce cas. Le suc d'ognon surtout, s'il n'a pas été filtré, se colore également en vert et *fournit un précipité gris verdâtre* qui pourrait faire croire à des experts inhabiles que la liqueur renferme de l'acide arsénieux ; mais pour peu que l'on examine attentivement ce précipité, on verra qu'il n'offre aucunement la couleur de l'arsénite de cuivre et qu'il ne possède aucun de ses caractères. J'ajouterai enfin que dans la plupart des cas les liquides retirés du canal digestif de l'homme sont jaunes ou jaunâtres, qu'ils verdissent et précipitent même avec le sulfate de cuivre ammoniacal, sans que pour cela ils renferment de l'acide arsénieux. Les gens de l'art ne sauraient donc assez se tenir en garde contre ce réactif, qu'il est prudent, suivant moi, de ne jamais employer.

Je dois aussi blâmer l'emploi de l'azotate d'argent proposé par le docteur Hume, lorsqu'il s'agit de constater la présence de l'acide arsénieux mêlé avec des liquides organiques, quoique ce réactif soit encore plus sensible que l'acide sulfhydrique. En effet, la méthode de M. Hume peut induire en erreur : 1° parce que l'acide phosphorique et les phosphates précipitent l'azotate d'argent ammoniacal à peu près comme l'acide arsénieux; à la vérité, le phosphate précipité acquiert une couleur plus foncée par l'action de la lumière; 2° parce que l'azotate d'argent ammoniacal, quel que soit le soin avec lequel il a été préparé, contient toujours de l'ammoniaque libre; or, cet excès d'alcali, mis en contact avec une liqueur animale *non arsenicale*, la colorera en *jaune* ou en *jaune rougeâtre*; et comme ces sortes de liqueurs renferment toujours des chlorures que le nitrate d'argent précipite, il arrivera que l'on obtiendra des précipités *jaunâtres*, que des experts peu habitués à ce genre de recherches pourront prendre à tort pour de l'arsénite d'argent; 3° parce que dans les cas nombreux où la dissolution d'acide arsénieux sera mélangée de sel commun ou d'autres chlorures, le précipité, au lieu d'être jaune, sera d'un blanc légèrement jaunâtre, attendu que les chlorures précipitent l'azotate d'argent en blanc; on ne pourrait tirer parti de ce réactif, dans le cas où il existe des chlorures dans la liqueur, qu'autant que le précipité obtenu serait traité par l'acide azotique, comme l'a indiqué Marcet; alors l'arsénite d'argent serait dissous, et le chlorure d'argent resterait; on filtrerait la liqueur, dont on saturerait l'acide azotique par l'ammoniaque, et on verrait l'arsénite d'argent jaune se précipiter. Mais à quoi bon faire usage d'un réactif inutile qui ne peut pas donner toujours des résultats satisfaisants, et qui, alors même qu'il le pourrait, exige pour son emploi des précautions par trop multipliées ?

B. Si le liquide arsenical, transparent ou non, est épais, visqueux et difficile à filtrer (lait, albumine, gélatine, bouillon, matière des vomissements, etc.), on le fera bouillir pendant une heure environ pour coaguler une certaine quantité de matière organique, on le laissera refroidir et on le mélangera avec son volume d'alcool concentré marquant 40 degrés à l'aréomètre (Braconnot) ; l'alcool coagulera une nouvelle quantité de matière organique et *retiendra l'acide arsénieux* en dissolution ; on filtrera et on gardera la matière coagulée par le feu et par l'alcool. Le liquide alcoolique filtré, acidulé par quelques gouttes d'acide chlorhydrique, sera soumis à un courant de gaz acide sulfhydrique qui précipitera *aussitôt* du sulfure jaune d'arsenic *dont on devra retirer le métal*, comme il a été dit à la page 378. La liqueur qui surnagera ce précipité retiendra encore un peu d'acide arsénieux que l'acide sulfhydrique n'aura point précipité en entier, comme je l'ai prouvé par des expériences nombreuses. Aussi, loin de la jeter, il faudra l'évaporer jusqu'à siccité et traiter le produit comme je le dirai bientôt en parlant des *matières coagulées*.

Si la proportion d'acide arsénieux était tellement faible que l'acide sulfhydrique ne pût pas le déceler, on traiterait la liqueur par l'azotate de potasse (voy. pag. 402).

J'insiste sur la nécessité de retirer l'arsenic métallique du précipité jaune, parce qu'il arrive souvent en faisant passer de l'acide sulfhydrique gazeux dans certaines liqueurs *non arsenicales* qui retiennent de la matière organique, même après avoir été chauffées jusqu'à l'ébullition ou traitées par l'alcool, qu'il se forme un précipité jaune ou jaunâtre, ou d'un brun clair ; ce précipité se produirait bien plus souvent encore si l'on agissait sur les liqueurs filtrées avant de les avoir coagulées par l'alcool. Quoi qu'il en soit, ce précipité est composé de *matière organique et de soufre* et peut-être même d'*acide sulfhydrique*, ou bien de *matière organique seule* ; dans le premier cas il *ne se dissout* qu'en très petite partie dans l'ammoniaque, tandis que, dans le second cas, il est quelquefois entièrement *soluble* dans cet alcali, en sorte qu'il pourrait être facilement confondu avec le sulfure d'arsenic si l'on ne cherchait pas à extraire l'arsenic métallique. Dans l'affaire Lafarge, les experts de Brives, opérant sur un précipité jaune qu'ils avaient recueilli en traitant le *décoctum* aqueux de l'estomac par l'acide sulfhydrique, eurent le malheur de casser le tube dans lequel ils essayaient de réduire ce précipité jaune ; ils n'obtinrent par conséquent pas d'arsenic métallique ; cependant ils conclurent que ce métal existait dans le corps de Lafarge : c'était une faute. Voici comment je m'exprimai à cet égard dans une lettre que j'écrivis à Me Paillet, défenseur de l'accusée.

Paris, le 20 août 1840.

« MONSIEUR,

» Vous me demandez, par votre lettre du 17 de ce mois, s'il suffit » pour affirmer qu'une liqueur recueillie dans le canal digestif d'un » cadavre ou préparée en faisant bouillir dans l'eau distillée une partie

» de ce canal, contient de l'acide arsénieux, d'obtenir avec elle et
» l'acide sulfhydrique, *un précipité jaune floconneux soluble dans*
» *l'ammoniaque.* Non, monsieur. Tous les médecins légistes pres-
» crivent de réduire par un procédé quelconque le précipité jaune et
» d'en retirer de l'*arsenic métallique.* J'ai longuement insisté dans
» mes ouvrages sur la nécessité de recourir à cette extraction, et j'ai
» vivement blâmé ceux qui, ayant négligé de le faire, concluaient
» cependant à la présence d'un composé arsenical dans les flocons
» jaunes dont il s'agit.

  » En 1830, Barruel et moi, nous avons exposé dans le tome III°
» des *Annales d'Hygiène* une affaire judiciaire dans laquelle vous
» trouverez la solution de la question que vous m'adressez. Des
» experts, qu'il est inutile de nommer, élevaient de graves soupçons
» d'empoisonnement par cela seul qu'ils avaient obtenu, en traitant
» certains liquides par l'acide sulfhydrique, un précipité jaune flocon-
» neux soluble dans l'ammoniaque. Nous reconnûmes que cette pré-
» tendue préparation arsenicale jaune ne contenait pas un atome d'ar-
» senic lorsqu'on cherchait à la réduire, et qu'elle n'était autre chose
» qu'une matière animale contenue dans la bile. M. Chevallier vient
» d'insérer, dans le dernier numéro du *Journal de Chimie Médicale*,
» une note dans laquelle il annonce avoir trouvé, deux fois depuis
» 1830, une substance analogue.

  » Agréez, etc.   ORFILA. »

Si la quantité de sulfure d'arsenic précipité sur laquelle on veut
opérer la réduction était excessivement petite, il faudrait laisser reposer ce sulfure dans le vase à expérience, décanter le liquide qui le
surnage à l'aide d'une *pipette*, jeter une nouvelle quantité d'eau distillée sur le précipité pour le bien laver, séparer encore l'eau de lavage
au moyen de la pipette, puis placer dans une capsule de porcelaine le
précipité et la petite quantité d'eau que la pipette n'aurait pas pu
enlever. En laissant cette capsule sur des cendres chaudes, il suffirait
de quelques heures pour évaporer toute l'eau et pour obtenir le sulfure jaune d'arsenic sec; on le traiterait dans la même capsule par
l'azotate de potasse si on voulait le mettre dans un appareil de Marsh
(voyez page 378), ou bien on le détacherait pour le calciner avec du
flux noir, de la potasse et du charbon, si on voulait adopter ce procédé. Si, au lieu d'agir comme je le propose, on suivait la méthode
ordinaire qui consiste à laver le précipité jaune de sulfure d'arsenic
sur un filtre, on s'exposerait à perdre le fruit de son expérience; en
effet, il serait impossible de détacher du filtre desséché la quantité
excessivement petite de sulfure jaune, dont on ne pourrait par conséquent pas extraire l'arsenic métallique.

Si le sulfure d'arsenic obtenu après l'emploi de l'alcool n'était pas d'un beau jaune serin, mais d'un jaune foncé ou d'un jaune plus clair, et que l'on pût craindre qu'il contînt une quantité notable de matière organique et un excès de soufre, il faudrait, *dans le cas où l'on voudrait en extraire le métal au moyen du flux noir*, commencer par le laver sur un filtre avec de l'eau distillée mélangée d'un cinquantième de son poids environ d'ammoniaque liquide qui dissoudrait *tout le sulfure d'arsenic* et une *petite quantité de matière organique* et ne toucherait pas sensiblement au *soufre*. Pour être certain d'avoir dissous tout le sulfure d'arsenic, on verserait l'eau ammoniacale sur le filtre à trois ou quatre reprises différentes; la liqueur ainsi filtrée plusieurs fois, traitée par l'acide chlorhydrique pur laisserait déposer du *sulfure jaune d'arsenic ne retenant plus ni à beaucoup près autant de matière organique*. Toutefois il en contiendrait encore assez pour donner une huile empyreumatique, du sesqui-carbonate d'ammoniaque, etc., quand on le chaufferait avec le flux noir dans le petit tube à réduction : or, cette huile se volatiliserait dans ce tube, et s'appliquerait sur ses parois en même temps que l'arsenic, ce qui pourrait altérer les propriétés physiques du métal. On éviterait ces inconvénients, en chauffant graduellement pour décomposer *d'abord* la matière organique, et en introduisant de temps en temps dans le tube, et à plusieurs reprises, un petit papier brouillard contourné en spirale, afin d'absorber les vapeurs huileuses et ammoniacales. Lorsqu'on s'apercevrait qu'il ne se dégage plus de ces vapeurs on suspendrait l'opération, on effilerait le tube à la lampe, et on élèverait davantage la température pour décomposer le sulfure d'arsenic et obtenir le métal. Ces diverses considérations prouvent suffisamment aux experts combien il est avantageux de préférer, pour extraire l'arsenic du sulfure, le procédé qui consiste à traiter celui-ci par l'azotate de potasse et à introduire le produit dans un appareil de Marsh. (voy. page 378).

C. Traitement des matières coagulées par le feu et par l'alcool (voy. page 398, *B*).—Quant aux *matières coagulées* par le feu et par l'alcool, aussi bien que pour celles que l'on aurait ramassées au fond des divers liquides avant de les soumettre à aucune opération, on les traitera par l'azotate de potasse.

Décomposition par l'azotate de potasse.—Rapp a indiqué le premier ce mode de traitement; il conseillait de verser par de très petites parties, dans un matras tenant du nitre en fusion, la matière suspecte desséchée, de dissoudre dans l'eau distillée le produit de l'incinération, de décomposer la dissolution aqueuse obtenue par l'acide azotique, et de précipiter l'arséniate de potasse formé, à l'aide de l'acide sulfhydrique. Cette manière d'opérer est tellement vicieuse qu'il est impossible de l'adopter. Indépendamment de la difficulté que l'on éprouverait à décomposer ainsi des viscères entiers, j'ai prouvé que cette décomposition est fort lente, parce que la matière organique, loin d'être intimement mélangée avec le nitre, est à peine touchée par lui : aussi reste-t-elle pendant long-temps à l'état de charbon, et celui-ci décompose la préparation arsenicale en réduisant *l'arsenic qui se perd dans l'atmosphère.*

Pour obvier à cet inconvénient grave, je propose de couper en très petites parties les organes suspects, tels que le foie, la rate, etc., encore humides, d'introduire cette sorte de hachis dans une capsule de porcelaine, avec 10 centigrammes de potasse à l'alcool, et 400, 500, 600 ou 700 grammes d'eau distillée, et une quantité d'azotate de potasse cristallisé et *pur*, dont le poids sera *double* de celui de la matière sur laquelle on opère. On chauffe graduellement jusqu'à 80 ou 90° c., en ayant soin d'agiter de temps en temps ; lorsque la masse est épaissie, on la remue souvent et en tous sens avec une cuillère en bois, afin de mêler intimement l'azotate de potasse avec la matière organique ; et depuis ce moment, jusqu'à ce que la dessiccation soit complète, on ne cesse d'agiter le mélange. Alors on soumet celui-ci à la déflagration ; à cet effet, on chauffe au *rouge obscur* un creuset de Hesse *neuf*, et on y ajoute par pincées le mélange organosalin jusqu'à épuisement de la matière ; si, dès la première pincée toutefois, le produit de la déflagration, au lieu d'être blanc, grisâtre, jaunâtre ou verdâtre, était charbonneux, *ce qui n'est pas probable si l'on a opéré comme il vient d'être dit*, ce serait une preuve que la proportion d'azotate de potasse n'aurait pas été assez forte pour incinérer toute la matière animale ; il faudrait alors y remédier en ajoutant au mélange une proportion de sel comburant capable de produire un résidu salin tel que je l'ai prescrit. Lorsque toute la masse a subi la déflagration et qu'elle est fondue dans le creuset, on la coule promptement dans une capsule de porcelaine, sèche et bien propre, que l'on a préalablement chauffée au rouge, afin d'éviter qu'elle ne soit cassée par le contact du liquide très chaud qu'elle est destinée à recevoir ; il est même convenable, pour ne pas s'exposer à perdre de la matière dans le cas où cette capsule serait cassée, de placer celle-ci dans une autre capsule également chauffée. Au même moment on verse un peu d'eau distillée dans le creuset pour dissoudre la petite quantité de matière qui pourrait être restée adhérente à ses parois ; il faudra même quelquefois, pour détacher la totalité de cette matière, chauffer le creuset avec l'eau qu'il renferme, et même ajouter un peu d'acide sulfurique pur : on versera cette dissolution dans la capsule qui contient le produit de l'incinération. On décompose ensuite la masse saline par de l'acide sulfurique *concentré* et pur, que l'on emploie par petites parties et *jusqu'à ce qu'il n'y ait plus d'effervescence ;* alors on fait bouillir pendant un quart d'heure, une demi-heure ou une heure, suivant la proportion de matière sur laquelle on agit, afin de chasser la totalité des acides azoteux et azotique. Il résulte d'un grand nombre d'expériences qu'en agissant sur 100 grammes de foie et 200 grammes d'azotate de potasse, la proportion d'acide sulfurique *concentré* la plus convenable pour saturer la potasse est de 86 grammes. Pour faciliter le dégagement des dernières portions de ces acides azoteux et azotique, on ajoute avec précaution, lorsque la masse est épaissie, 40 ou 50 grammes d'eau distillée, et on fait bouillir pendant huit à dix minutes. Il est indispensable de chasser entièrement ces acides, pour ne point enrayer d'une part le dégagement du gaz hydrogène, et éviter de l'autre des explosions, lorsque la liqueur sera introduite dans l'appareil ; pour cela, il faut faire bouillir jusqu'à ce qu'il ne se dégage plus d'odeur *nitrique ou nitreuse.* Alors on dissout dans l'eau distillée le produit de l'évaporation saline ; on ne tarde pas à obtenir des cristaux de sulfate de potasse ; on met le tout sur un filtre, et on lave ce sulfate à l'aide d'un peu d'eau distillée. La liqueur filtrée contient de l'acide arsénique, si la matière sur laquelle on opère était arsenicale ; il suffit d'introduire cette liqueur dans un appareil de Marsh préalablement essayé et ne donnant point d'arsenic, pour obtenir presqu'à l'instant même des taches *arsenicales, brunes, brillantes,* privées de toute matière organique et de soufre, et parfaitement pures.

Si par hasard la liqueur qui doit être introduite dans l'appareil de Marsh était trop acide, ce qui n'arrivera pas lorsqu'on aura employé les matériaux dans les proportions indiquées plus haut, et que l'on aura fait bouillir le sulfate de potasse jusqu'à ce qu'il ne se dégage que peu de vapeurs d'acide sulfurique, il faudrait saturer par la potasse à l'alcool solide la majeure partie de l'acide sulfurique en excès, et laisser déposer le sulfate de potasse formé, avant d'introduire la liqueur dans l'appareil.

Si, au lieu d'agir sur une matière solide, on a affaire à un liquide suspect sur lequel l'alcool et le gaz sulfhydrique auraient été sans action (voy. p. 399), on mêlerait ce liquide avec de l'azotate de potasse solide et pur, on évaporerait le mélange jusqu'à siccité, puis on procéderait comme il vient d'être dit à l'occasion des matières solides.

Modification proposée par M. Chevallier.—Dans le but d'éviter l'emploi d'une grande quantité d'azotate de potasse, et de rendre plus intime le mélange de ce sel avec la matière organique, M. Chevallier a proposé de dissoudre à chaud la matière solide dans de la potasse à l'alcool dissoute dans l'eau, de saturer l'alcali par l'acide azotique pur, de laisser déposer une certaine quantité de matière animale, de filtrer, d'évaporer la liqueur jusqu'à siccité, et d'incinérer le produit dans un creuset de Hesse, comme j'ai conseillé de le faire (Rapport sur l'affaire *Chamblas*, par MM. Chevallier, Ollivier d'Angers et Orfila, avril 1841). MM. Fordos et Gélis, qui ont adopté et décrit le procédé ainsi modifié dans le numéro de décembre 1841 du *Journal de Pharmacie*, s'expriment ainsi : « On dissout à chaud, dans une capsule de porcelaine, la matière animale dans la potasse caustique *pure*. Pour les muscles, le foie, les poumons, et les matières animales de consistance analogue, la quantité de potasse à employer varie entre 10 et 15 pour cent. Il en faut moins pour le sang, et en général il en faut d'autant plus que la substance animale contient une plus grande quantité de matières solides. Lorsque la masse est dissoute, on sature l'alcali à froid par l'acide azotique étendu d'eau et pur. Cette addition d'acide détermine la séparation d'une forte proportion de matière animale. On filtre. Le sel arsenical passe dans les liqueurs. On évapore le liquide à une douce chaleur, et on obtient ainsi un résidu d'un blanc jaunâtre, qui se détache facilement de la capsule, et qu'on incinère en le projetant par de très petites portions dans un creuset de Hesse, un peu grand, *modérément chauffé*, et qui n'a jamais servi ; l'incinération se fait tranquillement et sans projection hors du creuset. Il ne reste plus qu'à faire bouillir le résidu salin avec l'acide sulfurique pour chasser les dernières traces d'acide azotique. Dans le cas où l'on aurait à traiter des matières animales difficilement solubles dans la potasse caustique, ce qui déterminerait l'emploi d'une forte proportion de ce réactif, il y aurait avantage à saturer l'alcali par un mélange d'acide azotique et d'acide chlorhydrique. La quantité d'azotate de potasse produite serait moindre, et le chlorure de potassium formé faciliterait l'incinération en empêchant la déflagration. »

J'ai voulu savoir jusqu'à quel point cette modification était avantageuse, et après avoir comparé le procédé de ces chimistes à celui que je pratique, je ne balance pas à dire qu'*il est urgent de renoncer à la modification qu'ils ont proposée.*

EXPÉRIENCE Iʳᵉ. — J'ai empoisonné un chien avec 15 centigrammes d'acide arsénieux dissous dans 150 grammes d'eau ; j'ai lié l'œsophage. Immédiatement après la mort, j'ai séparé le foie ; j'ai traité 100 grammes de cet organe par 200 grammes d'azotate de potasse d'après ma méthode, et 100 autres grammes d'après le procédé de M. Chevallier; pour cela, j'ai fait dissoudre les 100 grammes de foie dans 18 grammes de potasse à l'alcool, j'ai versé dans la dissolution 27 grammes d'acide azotique, tant pour saturer l'alcali que pour précipiter la portion de la matière organique qu'il est possible de séparer par ce moyen, et j'ai vu, après avoir évaporé la liqueur jusqu'à siccité et avoir incinéré le produit dans un creuset, qu'en traitant ce produit, qui était d'un blanc jaunâtre, par 13 grammes d'acide sulfurique pur, il ne se dégageait point de gaz bioxyde d'azote, ou qu'il s'en dégageait à peine; et que la liqueur, mise dans un appareil de Marsh, *ne donnait qu'un petit nombre de taches arsénicales peu intenses et pour la plupart jaunâtres.* D'un autre côté, je me suis assuré que le poids de la matière organique, précipitée par l'acide azotique, ne s'élevait, quand elle était encore humide, qu'à 25 grammes, ce qui prouve que cet acide n'avait précipité que le quart de la matière du foie. Au contraire, les 100 grammes de foie, traités par 200 grammes d'azotate de potasse, incinérés comme je l'ai dit à la page 402, et décomposés par 86 grammes d'acide sulfurique concentré et pur, ont fourni une grande quantité de taches arsenicales, *larges, brunes et brillantes.*

EXPÉRIENCE IIe. — J'ai dissous dans 28 grammes de potasse à l'alcool et de l'eau distillée 140 grammes du *foie* d'un chien empoisonné comme le précédent; j'ai versé dans la liqueur 32 grammes d'acide azotique, et j'ai filtré pour séparer la matière organique qui s'était précipitée, et dont le poids ne s'élevait qu'à 21 grammes, après avoir été desséchée à 100°. La liqueur filtrée a été partagée en deux parties égales : l'une d'elles, évaporée jusqu'à siccité, incinérée et traitée par 9 grammes d'acide sulfurique, comme il vient d'être dit, *donnait à peine quelques taches jaunâtres et brillantes;* l'autre moitié de la liqueur a été mélangée avec 115 grammes d'azotate de potasse cristallisé et pur, et on l'a fait évaporer jusqu'à siccité pour l'incinérer. Le produit salin, décomposé par 60 grammes d'acide sulfurique concentré et pur, a fourni *une quantité innombrable de taches arsenicales, larges, brunes et brillantes.*

EXPÉRIENCE IIIe. — J'ai empoisonné un chien avec 15 centigrammes d'acide arsénieux dissous dans 100 grammes d'eau; à peine l'animal était-il mort que je l'ai ouvert. Le foie pesait 240 grammes; j'en ai pris 80 grammes, c'est-à-dire le tiers, que j'ai trituré avec 160 grammes d'azotate de potasse solide, et traité, comme je l'ai dit à la page 402, par 69 grammes d'acide sulfurique concentré : j'ai obtenu *un nombre considérable de taches arsenicales, larges, brunes et brillantes.* Les deux autres tiers du foie, du poids de 160 grammes, ont été dissous à chaud dans 32 grammes de potasse à l'alcool et de l'eau distillée; le *solutum,* saturé par 44 grammes d'acide azotique concentré préalablement étendu d'eau, a laissé précipiter 42 grammes d'une matière brunâtre et molle. La liqueur filtrée a été partagée en deux parties égales A et B. La portion A, évaporée jusqu'à siccité et incinérée dans un creuset de Hesse, a laissé des cendres, qui ont été convenablement décomposées par l'acide sulfurique concentré ; ces cendres, ainsi décomposées, traitées par l'eau distillée, ont fourni un liquide incolore que j'ai séparé du sulfate de potasse qui s'était formé. Ce liquide, introduit dans un appareil de Marsh, n'a donné que *quatre petites taches jaunes*, composées de sulfure d'arsenic. J'ai alors ajouté au liquide B 131 grammes d'azotate de potasse cristallisé et pur, et j'ai fait évaporer le mélange jusqu'à siccité ; le produit, incinéré et traité par l'acide sulfurique, *n'a fourni que trois petites taches jaunes et brillantes*. J'ai voulu savoir si la matière animale qui avait été précipitée par l'acide azotique, et qui n'avait pas été lavée (42 grammes), contenait de l'arsenic ; pour cela je l'ai chauffée dans une capsule de porcelaine avec 84 grammes d'azotate de potasse pur et cristallisé et de l'eau distillée. Lorsque la masse a été desséchée, je l'ai incinérée dans un creuset de Hesse ; la cendre, décomposée par l'acide sulfurique concentré, a fourni une liqueur, de laquelle j'ai extrait un assez grand nombre de taches arsenicales *brunes et brillantes ;* toutefois la proportion d'arsenic obtenu avec cette matière était un peu moins forte que celle que j'avais retirée du tiers du foie mêlé directement avec l'azotate de potasse.

Il résulte de ces faits que le procédé modifié par M. Chevallier est de beaucoup inférieur à celui que j'ai conseillé de suivre. Évidemment l'azotate de potasse ne se trouve pas en quantité suffisante pour brûler rapidement toute la matière organique, lorsqu'on opère par cette méthode ; en sorte qu'une portion de l'acide arsenical est réduite par le charbon de cette matière et transformée en arsenic métallique qui se volatilise. D'ailleurs, il n'y a pas un grand avantage à précipiter la liqueur par l'acide azotique, puisque dans aucun cas cet acide ne sépare guère *que le quart* de la matière organique contenue dans la dissolution alcaline. J'ajouterai, contre le procédé que je combats, qu'il y a des inconvénients, dans des recherches médico-légales relatives à l'arsenic, à multiplier le nombre des agens que l'on emploie, et qu'ici l'on fait usage de potasse et d'acide azotique, tandis que dans mon procédé je n'ai recours qu'à l'azotate de potasse.

Décomposition par l'acide sulfurique. — J'ai fait voir, en 1839, que l'acide azotique chauffé avec des matières organiques finit par les charbonner, et que si ces matières renfermaient de l'arsenic, de l'antimoine, du cuivre, etc., on retrouve ces métaux dans le charbon à la fin de l'expérience, soit à l'état d'oxyde, soit à l'état d'acide, et cela d'autant plus facilement que la matière organique a été plus complétement détruite. Il était aisé de prévoir que l'acide sulfurique jouirait de cette même propriété, puisqu'on sait depuis un temps immémorial qu'il charbonne les matières organiques. M. Barsse proposa, à la Société de Pharmacie de Paris, le 4 novembre 1840, d'employer cet acide plutôt que l'acide azotique, parce qu'il était un peu plus sensible. Deux mois après seulement, MM. Flandin et Danger annoncèrent à l'Institut qu'il était préférable d'avoir recours à l'acide sulfurique. Voici comment s'est exprimée, à l'égard de ce procédé, la commission de l'Académie royale de médecine : « Quant au procédé » de carbonisation par l'acide sulfurique, nous le regardons comme » *bon ;* toutefois il ne doit point être préféré au procédé par incinéra- » tion au moyen du nitrate de potasse, tel que nous l'avons décrit » d'après M. Orfila : sous le rapport de la *netteté*, de la *sensibilité* et » de l'*aspect métallique du poison*, ce dernier procédé est supérieur » à l'autre. » L'Institut, au contraire, avait donné la préférence au procédé de MM. Flandin et Danger. Il suffira de lire le Mémoire publié par MM. Fordos et Gélis, postérieurement aux débats qu'a soulevés cette question, pour être convaincu que la commission de l'Académie de médecine avait raison contre l'Institut en préférant l'incinération par l'azotate de potasse à la carbonisation par l'acide sulfurique ; il résulte même des expériences de ces chimistes que l'on s'exposerait à commettre des erreurs graves en opérant comme proposent de le faire MM. Flandin et Danger. (*Journal de Pharmacie*, décembre 1841.) Voici des faits qui ne laissent aucun doute à cet égard. Dans la carbo- nisation par l'acide sulfurique, on obtient un charbon que l'on traite par l'eau régale ; ce charbon, quoi qu'on fasse, retient *obstinément de l'acide sulfureux*, et il faut une chaleur assez forte pour le séparer complétement. Quand on le traite par l'eau, on dissout l'acide sulfu- reux, en sorte que la liqueur que l'on introduit dans l'appareil de Marsh renferme de cet acide : or, il suffit d'une trace d'acide sulfu- reux dans cet appareil pour qu'il soit décomposé par le gaz hydrogène et pour qu'il se forme du gaz acide sulfhydrique. La présence de ce dernier gaz au milieu d'un liquide arsenical offre le double inconvé- nient de fournir de l'arsenic *mélangé de soufre*, et ce qui est encore plus grave, *de s'opposer à la manifestation de ce métal* lorsque la pré- paration arsenicale n'existe qu'en petite proportion ; en effet, l'acide sulfhydrique transforme le composé arsenical en *sulfure d'arsenic jaune indécomposable* dans l'appareil de Marsh ; ainsi il peut arriver, en suivant le procédé de MM. Flandin et Danger, que l'on *ne retire pas d'arsenic* en mettant dans l'appareil de Marsh un liquide *qui ce- pendant en contenait*. Or, comme la méthode d'incinération que j'ai proposée (voyez page 402) ne présente aucun de ces inconvénients, qu'elle fournit facilement de l'arsenic métallique parfaitement pur et autant qu'il est possible d'en obtenir, il n'y a pas à balancer : le procédé de MM. Flandin et Danger doit être proscrit. Telle est la conclusion adoptée par MM. Fordos et Gélis, qui recommandent aussi de recourir à l'incinération par l'azotate de potasse. Il devient dès lors inutile de décrire en détail le procédé de MM. Flandin et Danger.

Décomposition par les azotates de potasse et de chaux. — Est-il nécessaire de mentionner ici la méthode prônée par M. Devergie, et qui consiste à dissoudre la matière animale suspecte dans la potasse, à ajouter de l'azotate de chaux et de la chaux, et à incinérer le mélange, pour décomposer ensuite la cendre par l'*acide chlorhydrique ?* Dans ce procédé d'incinération, qui n'est qu'une imitation de celui que j'avais fait connaître, l'emploi de l'acide chlorhydrique peut donner lieu à des erreurs telles, qu'il ne viendra dans l'esprit de personne d'y avoir recours, après avoir lu les observations que j'ai consignées dans le numéro d'avril 1842 des *Annales d'Hygiène et de Médecine légale*.

Voici ces observations :

1° Dupasquier a prouvé que l'on trouve dans le commerce des acides chlorhydriques contenant de l'arsenic ; que ces mêmes acides, purifiés par le procédé généralement employé dans les laboratoires, donnent un acide chlorhydrique *également arsénifère* ; que la quantité d'arsenic contenu dans ces acides est *très notable* : 1 kilogramme d'acide purifié par la distillation a fourni une proportion de sulfure jaune d'arsenic qui représentait près de 1 *gramme* d'acide arsénieux ; que l'arsenic se trouve dans l'acide chlorhydrique à l'état de chlorure, ce qui explique sa volatilisation si facile, et sa présence dans le même acide *purifié par distillation* ; que l'emploi d'un acide chlorhydrique arsénifère peut offrir de graves inconvénients dans les *recherches chimiques*, à moins qu'il n'ait été purifié. (*Journal de pharmacie*, décembre 1841.)

M. Devergie dira sans doute qu'il a prévu la difficulté, et qu'on peut lire à la page 454 du tome III° de sa *Médecine légale* : « qu'il » s'est assuré que, lorsqu'on dissolvait de l'acide arsénieux dans de » l'acide chlorhydrique dans la proportion de 5 centigrammes sur » 500 grammes d'acide, on obtenait *tout* l'acide arsénieux dans les » *premières* portions distillées, en sorte qu'il suffisait d'une seule » distillation, en ayant soin de rejeter les *premiers* produits pour ob- » tenir l'acide pur. » Malheureusement pour le système que défend M. Devergie, le fait qu'il annonce n'est pas exact. J'ai dissous 1 centigramme d'acide arsénieux dans 100 grammes d'acide chlorhydrique du commerce, non arsenical, et j'ai distillé à une douce chaleur ; les 15 premiers grammes de liquide recueillis dans le récipient donnaient, avec l'acide sulfhydrique dissous dans l'eau, un précipité abondant de sulfure jaune d'arsenic ; les 15 grammes qui étaient passés en second lieu précipitaient encore *notablement* ; les 15 grammes obtenus en troisième lieu jaunissaient immédiatement par le réactif, et laissaient déposer, au bout de quelques heures, un peu de sulfure jaune. Enfin, les 15 grammes recueillis après les derniers dont je viens de parler ne jaunissaient plus, même lorsqu'on les faisait traverser par un courant de gaz sulfhydrique. Mais en introduisant dans un appareil de Marsh les *quarante grammes* qui restaient dans la cornue, on obtenait des *taches arsenicales* faciles à caractériser. Dans une autre expérience faite avec 100 grammes du même acide chlorhydrique et 10 centigrammes d'acide arsénieux, le produit, distillé et fractionné, traité par l'acide sulfhydrique, a *constamment* fourni de l'acide arsénieux ; à la vérité, les 10 derniers grammes jaunissaient à peine par le réactif. Il résulte de ces faits que M. Devergie s'est trompé, et qu'il y aurait des inconvénients graves à considérer, comme n'étant pas arsenical, de l'acide chlorhydrique distillé d'après le procédé qu'il a conseillé.

Rien n'est aisé, au contraire, comme d'obtenir de l'acide sulfurique *exempt d'arsenic*, en purifiant l'acide arsenical du commerce par le procédé suivant : Faire passer un courant de gaz acide sulfhydrique à travers l'acide sulfurique concentré ; quand la liqueur ne précipitera plus par ce gaz, la filtrer à travers de l'amiante et faire bouillir la liqueur filtrée pendant quelques minutes pour chasser et l'excès d'acide sulfhydrique et la minime proportion de préparation arsenicale qu'il *pourrait, à la rigueur, avoir retenue ;* l'acide sulfurique n'entrant en ébullition qu'à la température de 326°, on conçoit qu'il ne conserve pas à cette température l'atome du composé arsenical volatil dont je parle : aussi ne donne-t-il aucune tache dans l'appareil de Marsh, après avoir été ainsi purifié.

2° On sait par les expériences de MM. Girardin et Héring (voy. *Journal de Pharmacie*, mars 1836 et 1839) que l'acide chlorhydrique du commerce contient presque toujours de l'acide sulfureux, et quelquefois des quantités considérables ; on sait aussi que le même acide *distillé* renferme tout autant d'acide sulfureux qu'avant d'avoir été soumis à la distillation. (FORDOS et GÉLIS, *Journal de Pharmacie*, décembre 1841.) Il arrivera donc, en mettant des masses énormes d'acide chlorhydrique *distillé* dans l'appareil de Marsh, d'après la méthode de M. Devergie, que l'on pourra introduire dans cet appareil des quantités considérables d'acide sulfureux. Or, cet acide sera promptement décomposé par l'hydrogène naissant, et il y aura production de gaz acide sulfhydrique, comme on peut s'en assurer en faisant arriver le gaz dans un *solutum* d'acétate de plomb ; ce gaz précipitera à l'état de sulfure jaune la *petite portion* d'acide arsénieux qui pourrait se trouver dans la matière suspecte, et comme le sulfure d'arsenic n'est point décomposé dans l'appareil de Marsh, il arrivera qu'on n'obtiendra ni taches arsenicales ni un anneau arsenical, quoique la matière suspecte *contînt de l'acide arsénieux ou de l'acide arsénique*. (FORDOS et GÉLIS, Mém. cité.) Et alors même que l'on recueillerait des taches, celles-ci seront souvent *jaunes* opaques ou brillantes et formées de soufre ou d'arsenic, suivant les proportions d'acide arsénieux contenu dans l'appareil. Avec *deux gouttes* d'une dissolution concentrée d'acide arsénieux, je n'ai jamais pu obtenir que des taches de *sulfure jaune* d'arsenic quand je mettais de l'acide sulfureux dans l'appareil, et j'en recueillais beaucoup moins que lorsque je n'ajoutais point de cet acide. Il suffirait d'un pareil fait pour proscrire à jamais le procédé que je combats.

On répondra sans doute qu'en admettant qu'il soit aussi difficile que je le dis de débarrasser l'acide chlorhydrique de la préparation arsenicale volatile ou de l'acide sulfureux qu'il peut renfermer, on en sera quitte pour essayer d'avance l'acide dont on veut faire usage et pour ne pas employer celui qui serait impur. J'avoue que cet expédient lève toutes les difficultés, si l'on est assez bien placé pour pouvoir choisir parmi plusieurs échantillons d'acide chlorhydrique; mais le plus ordinairement les experts ne se trouveront pas dans des conditions aussi favorables; éloignés des grandes villes, ils se verront forcés d'agir avec les acides qu'ils auront à leur disposition, et si ces acides sont imprégnés d'un composé arsenical ou d'acide sulfureux, ils s'exposeront à commettre des erreurs graves. D'ailleurs, n'y aurait-il pas témérité à persister dans l'emploi d'un acide qui n'offre aucun avantage réel sur l'acide sulfurique, lorsqu'on sait, à ne pas en douter, qu'il est souvent altéré et toujours si difficile à purifier?

3° Quand on alimente un appareil de Marsh par l'acide chlorhydrique, on est souvent obligé d'ajouter de cet acide, parce que son action sur le zinc s'épuise vite : c'est encore un inconvénient qui se rattache à la méthode prônée par M. Devergie.

4° MM. Fau et Bergès, experts habiles de Foix, furent chargés, en 1840, d'une expertise médico-légale. Ils conclurent à l'existence de l'arsenic dans les matières suspectes, après avoir fait usage d'acide chlorhydrique; bientôt après, soupçonnant que l'acide par eux employé pouvait être arsenical, ils s'assurèrent par des expériences réitérées que, en effet, certains échantillons d'acide chlorhydrique, provenant de la même fabrique où l'on avait pris l'acide dont ils s'étaient servis, contenaient de l'arsenic. Ils n'hésitèrent pas un instant à déclarer au procureur du roi qu'ils ne pouvaient plus affirmer, comme ils l'avaient fait auparavant, que l'arsenic recueilli par eux provînt d'un empoisonnement, et ils demandèrent à faire de nouvelles recherches. Le cadavre fut exhumé et soumis aux procédés que j'ai fait connaître, et l'on ne tarda pas à obtenir de l'arsenic métallique. Convaincu de l'existence de l'empoisonnement, le jury prononça la culpabilité de l'accusé. Si M. Devergie répond que MM. Fau et Bergès auraient dû, avant d'entreprendre leurs expériences, constater la pureté de l'acide chlorhydrique qu'ils voulaient employer, je répéterai ce que j'ai dit. Quelle nécessité y a-t-il, lorsque le procédé que vous conseillez n'est pas plus sensible que certains autres, d'avoir recours à un agent qui est souvent arsénifère et dont l'emploi peut être suivi d'inconvénients d'une autre nature que je vais signaler ?

5° En août 1841, MM. Devergie, Ollivier d'Angers et moi, nous fûmes chargés de rechercher s'il existait de l'arsenic dans certaines matières suspectes. Un tiers de ces matières fut traité par l'azotate de potasse, un autre tiers par l'acide sulfurique concentré, et le dernier tiers par le procédé de M. Devergie que je combats. On n'obtint aucune tache arsenicale ni de traces d'anneau métallique avec les liquides fournis par l'azotate de potasse et par l'acide sulfurique concentré. On recueillit au contraire un assez bon nombre de *taches brunes, brillantes et d'apparence arsenicale*, avec le tiers de la matière traitée par le procédé de M. Devergie. Le lendemain, mon confrère me disait : *Les taches se sont envolées*; et en effet, il n'y avait plus sur l'assiette, à la place qu'avaient occupée ces prétendues taches arsenicales, qu'une substance *blanche opaque*. Je dis aussitôt à M. Devergie : *C'est tout simple : votre appareil de Marsh est alimenté par l'acide chlorhydrique; la liqueur que vous introduisez dans cet appareil est riche en acide chlorhydrique, il se forme beaucoup de chlorure de zinc que l'hydrogène entraîne avec lui malgré la présence de l'amiante dans le tube; ce chlorure est ensuite décomposé par l'hydrogène, et vos taches n'étaient autre chose que du zinc métallique; depuis hier ce métal s'est oxydé, et nous trouvons aujourd'hui de l'oxyde de zinc opaque; les taches ne se sont pas envolées.* Ce fait n'a pas besoin de commentaire; il signale une nouvelle cause d'erreur ou du moins de perturbation qui ne vient pas à l'appui des prétentions de M. Devergie.

Procédé de M. Pettenkofer. — M. Pettenkofer a proposé de faire bouillir pendant une ou deux heures 350 grammes de chair, d'un viscère, etc., avec 8 grammes de potasse caustique pure et de l'eau distillée; lorsque la majeure partie de la matière organique est dissoute, il sépare le liquide du résidu en passant à travers un linge, et quand le liquide est froid, il ajoute de l'acide chlorhydrique jusqu'à ce qu'il ne se forme plus de précipité; alors il filtre à travers un papier non collé, et fait évaporer la liqueur pour la concentrer un peu ;

dans cet état, il la précipite par un excès de tannin, afin d'enlever la majeure partie de la matière organique, et il filtre de nouveau ; cette liqueur, concentrée jusqu'à ce qu'elle soit réduite à un très petit volume (150 grammes par exemple), est introduite dans un appareil de Marsh ; on obtient bientôt de l'arsenic métallique, et le mélange ne mousse pas ou mousse à peine. Pour reconnaître que c'est bien de l'arsenic qui s'est condensé dans le tube, M. Pettenkofer chauffe la portion de ce tube où se trouve l'anneau métallique, en même temps qu'il fait arriver un courant de gaz acide sulfhydrique ; il se forme de suite du sulfure jaune d'arsenic. (*Sidjere und einfadje methode das Arsenik*, broch. in-18, année 1842, ou *Répertoire de pharmacie* de Buchner, t. XVIᵉ, p. 289.)

J'ai voulu savoir quels pourraient être les avantages de ce procédé.

EXPÉRIENCE Iʳᵉ. — J'ai administré 15 centigrammes d'acide arsénieux dissous dans 120 grammes d'eau à un chien, et j'ai lié l'œsophage. Le foie, séparé immédiatement après la mort, pesait 220 grammes et a été traité par de l'eau distillée bouillante et 5 grammes 5 décigrammes de potasse à l'alcool. Après vingt-cinq minutes d'ébullition, j'ai passé la liqueur à travers un linge, et j'ai pu m'apercevoir qu'il restait sur ce linge 112 grammes de matière solide, A. La liqueur, de couleur noirâtre, a été précipitée par un excès d'acide chlorhydrique pur ; le dépôt était d'une couleur grise foncée. J'ai filtré de nouveau : le liquide, d'une couleur bistre clair, et par conséquent beaucoup moins coloré que le précédent, a été décomposé par un excès de tannin dissous dans l'eau, ce qui m'a fourni un dépôt gris clair peu abondant et une liqueur jaune que j'ai filtrée et qui a été évaporée à une douce chaleur jusqu'à ce qu'elle fût réduite à 150 grammes. Alors je l'ai introduite dans un appareil de Marsh préalablement essayé, que j'ai fait fonctionner à l'aide de l'acide *sulfurique pur* ; j'ai recueilli aussitôt cinq belles taches arsenicales brunes et brillantes, et la liqueur n'a point moussé. Immédiatement après, j'ai obtenu de *nombreuses* taches *jaunes, larges et brillantes*, en tout semblables à celles qui sont formées de sulfure d'arsenic. J'ai voulu savoir si par hasard le soufre qui altérait ces nombreuses taches ne proviendrait pas de l'acide sulfureux que pourrait contenir, soit l'acide chlorhydrique, soit l'acide sulfurique que j'avais employé. J'ai fait passer à travers un *solutum* d'acétate de plomb le gaz hydrogène dégagé par l'action de cet acide chlorhydrique sur du zinc, et il ne s'est point déposé *la moindre trace de sulfure de plomb*. D'un autre côté, j'ai essayé l'acide sulfurique en le faisant agir sur du zinc dans un appareil de Marsh dans lequel j'avais introduit préalablement une goutte d'acide arsénieux dissous ; les taches arsenicales obtenues étaient *brunes* et brillantes sans la moindre apparence de teinte jaune. Voyant que la coloration jaune des taches recueillies dans l'expérience faite avec le foie ne dépendait pas des acides dont je m'étais servi, j'ai versé dans ce dernier appareil de Marsh, qui fournissait de belles taches brunes, plusieurs grammes du même *solutum* de tannin, avec lequel j'avais précipité la matière organique, et l'arsenic a continué à se dégager avec sa belle couleur brune.

La matière solide A, après avoir été parfaitement lavée, a été intimement mélangée avec le double de son poids d'azotate de potasse et incinérée dans un creuset de Hesse qui n'avait jamais servi : la cendre traitée par l'acide sulfurique a fourni un liquide que j'ai introduit dans un appareil de Marsh préalablement essayé, et qui a donné un nombre considérable de larges et belles taches arsenicales *brunes* et *brillantes*.

EXPÉRIENCE IIe. — J'ai fait bouillir pendant *deux heures*, dans une capsule de porcelaine, avec de l'eau distillée et 5 grammes de potasse à l'alcool, le *foie* d'un chien qui venait de succomber après avoir pris 15 centigrammes d'acide arsénieux dissous dans 100 grammes d'eau : ce viscère pesait 197 grammes ; la liqueur, noirâtre et épaisse, a été passée à travers un linge ; la matière solide restant sur le linge, et que je désignerai par A, après avoir été *parfaitement* lavée sur un filtre, pesait 34 grammes lorsqu'elle était encore humide ; d'où il suit que l'eau alcaline avait dissous 163 grammes du viscère soumis à l'expérience. Cette liqueur alcaline, très animalisée, n'a filtré qu'avec beaucoup de difficulté ; dès qu'elle a été refroidie, je l'ai saturée par de l'acide chlorhydrique pur, qui y a fait naître un précipité gris assez abondant, et j'ai ajouté un excès de cet acide (en tout 25 grammes). Le lendemain, j'ai filtré de nouveau la liqueur, qui conservait toujours sa couleur noire, et je l'ai précipitée par un *solutum* de tannin pur ; le mélange était tellement visqueux et épais, qu'il était impossible de le filtrer ; alors je l'ai fait chauffer dans une capsule de porcelaine avec un léger excès de dissolution de tannin ; il s'est aussitôt déposé au fond de la capsule un précipité assez abondant, B ; dès ce moment, la liqueur a filtré facilement : elle était de couleur jaune. Quant au dépôt B, il était comme glutineux, très adhérent à la capsule et semblable par sa couleur et son aspect à la matière résineuse verte de la bile. J'ai fait évaporer à une douce chaleur la dissolution filtrée, jusqu'à ce qu'elle fût réduite à 150 grammes environ ; puis je l'ai introduite dans un appareil de Marsh préalablement essayé, que j'ai fait fonctionner avec de l'acide *chlorhydrique* ne contenant ni de l'acide sulfureux ni de l'acide arsénieux. Il s'est aussitôt précipité une énorme proportion de matière animale d'un blanc jaunâtre qui a enveloppé le zinc, et l'a empêché d'agir sur la liqueur, en sorte qu'il se dégageait à peine du gaz hydrogène ; d'un autre côté, il s'est formé une quantité de mousse telle, qu'il a fallu de suite vider le flacon ; alors j'ai séparé la liqueur du zinc et de la mousse, et après l'avoir filtrée, je l'ai précipitée par un léger excès d'acide chlorhydrique pur ; j'ai dû employer à cet effet *cent soixante grammes de cet acide*. Dès que le dépôt a été ramassé, j'ai filtré de nouveau la liqueur, et je l'ai introduite dans un appareil de Marsh ; je n'ai pas tardé à obtenir des taches arsenicales larges et *brunes ;* immédiatement après, j'ai recueilli de nombreuses taches, *brunes* au centre et *jaunes* à la circonférence; enfin huit ou dix minutes après, les taches que je condensais sur la porcelaine étaient presque entièrement *jaunes* et brillantes; celles qui se produisaient en dernier lieu étaient complétement *jaunes*.

La matière A restée sur le linge et le dépôt glutineux B, incinérés avec l'azotate de potasse, après avoir été parfaitement lavés et traités séparément d'après ma méthode, n'ont fourni dans deux appareils de Marsh que quatre ou cinq petites taches jaunes insignifiantes.

Il résulte des faits qui précèdent, 1° qu'en traitant un organe empoisonné par la proportion de potasse indiquée par M. Pettenkofer on ne dissout pas, ni à beaucoup près, tout l'arsenic qu'il renferme si l'on ne fait bouillir la liqueur que pendant vingt-cinq minutes, tandis qu'au contraire on enlève la totalité de l'arsenic à l'organe si on prolonge l'ébullition pendant deux heures; dans ce dernier cas, la matière organique indissoute est au moins trois fois moindre que dans l'autre cas si l'on agit sur un foie;

2° Qu'il est facile de séparer de la dissolution, à l'aide de l'acide chlorhydrique et du tannin, la majeure partie de la matière organique qu'elle renferme, quand l'organe n'a bouilli que pendant vingt-cinq minutes, et qu'alors la liqueur ne mousse pas ou mousse à peine dans l'appareil de Marsh; mais qu'il faut des doses *énormes* d'acide chlorhydrique et de tannin pour atteindre le même but si l'ébullition a été continuée pendant deux heures, et que si l'on n'a pas employé une suffisante quantité de ces agents, la liqueur mousse à un tel point qu'elle s'échappe promptement de l'appareil de Marsh;

3° Que dans l'un et l'autre cas on obtient une proportion *considérable* de taches arsenicales qui en premier lieu sont brunes, tandis que celles que l'on recueille peu après sont *jaunes* et *brillantes* comme celles qui sont formées de sulfure d'arsenic, sans que l'on puisse attribuer cet effet à l'impureté des acides chlorhydrique ou sulfurique, ni au tannin, qui ont été employés. L'inconvénient que je signale dépend, je n'en doute pas, de la réaction qui s'est opérée entre l'acide chlorhydrique, le tannin et la matière organique pendant l'évaporation de la liqueur;

4° Que ce seul motif devrait suffire pour ne pas donner la préférence au procédé de M. Pettenkofer sur celui que j'ai adopté, puisque dans celui-ci on recueille au moins autant d'arsenic, et que les taches, au lieu d'être jaunes, sont brunes et brillantes;

5° Qu'alors même que le procédé du chimiste allemand fournirait de l'arsenic brun et brillant, il ne devrait pas être adopté, parce qu'il ne saurait être mis à exécution d'une manière avantageuse sans employer des quantités *considérables* d'acide chlorhydrique, et qu'il y a des inconvénients réels à faire usage de cet acide, comme je l'ai démontré en combattant le procédé de M. Devergie (voy. p. 408).

Méthodes de Rose, Roloff et Fischer. — Je me bornerai à dire deux mots des méthodes proposées par ces chimistes, dans le dessein de détruire la matière organique, mais qui n'atteignaient pas ce but. *Rose*, par exemple, conseillait de dissoudre la matière suspecte dans la potasse à l'aide de la chaleur, de détruire la substance organique au moyen de l'acide azotique, de saturer l'excès d'acide par le carbonate de potasse, et de précipiter par l'eau de chaux bouillante ; le dépôt, composé d'arséniate de chaux, mêlé d'un peu d'arsénite, était desséché et calciné avec de l'acide borique vitrifié pour en séparer l'arsenic métallique. Il est aisé de voir que, par ce procédé fort compliqué, on ne parvenait jamais à détruire la totalité de la matière organique. *Roloff* traitait d'abord la matière suspecte par l'acide azotique, puis par la potasse ; il précipitait ensuite la dissolution par l'acide sulfhydrique, et il calcinait le précipité de sulfure d'arsenic pour en retirer l'arsenic métallique. Le procédé de *Fischer* différait à peine de celui de *Rose* : seulement, au lieu de calciner tout l'arséniate de chaux, cet auteur voulait que l'on en soumît une portion à l'action de la pile voltaïque pour en séparer l'arsenic métallique.

Moyen indiqué par M. Gianelli. — M. le docteur Gianelli, de Lucques, mettant à profit les résultats de mes expériences sur l'absorption de l'arsenic, et son transport dans le sang, dans les divers organes et dans l'urine, a imaginé de faire avaler à des moineaux et à des oiseaux de nid (*passeri di nido*), tantôt des grumeaux de sang, tantôt des fragments de poumons, ou de l'urine de lapins, de chiens ou de chevaux empoisonnés par des préparations arsenicales, antimoniales, cuivreuses, mercurielles, opiacées, strychnées, etc., et il a tiré de ses essais les conséquences suivantes. (*Processi verbali di alcuni sperimenti istituiti sopra varii animali coll' acido arsenioso*, 1841.)

1° Le sang, les poumons et l'urine des animaux empoisonnés par l'acide arsénieux tuent les moineaux auxquels on les fait avaler.

2° Le sang est vénéneux pour ces animaux, soit qu'il ait été tiré de la veine pendant la vie des lapins ou des chiens, soit qu'il ait été recueilli après la mort et même après une inhumation de plusieurs jours, que les lapins et les chiens aient vécu plus ou moins de temps, que l'acide arsénieux leur eût été administré solide ou dissous dans l'eau à forte ou à petite dose, et quelles que fussent les conditions qui peuvent faciliter son absorption.

3° Toutefois, si la dose d'acide arsénieux est faible, ou que les chiens et les lapins se trouvent dans des conditions peu favorables à l'absorption, la mort des moineaux n'arrive que lentement, et peut même n'avoir pas lieu quelquefois.

4° Le cerveau et la moelle épinière des animaux empoisonnés par l'acide arsénieux ne sont pas vénéneux pour les moineaux.

5° Le sang des animaux empoisonnés avec d'autres substances vénéneuses que l'acide arsénieux, avec celles dont se servent les criminels, n'exerce aucune action délétère sur les moineaux.

6° Le sang des chiens et des lapins n'est pas vénéneux pour les moineaux, quand l'acide arsénieux a été introduit dans l'estomac de ces chiens et de ces lapins après leur mort.

M. Gianelli conclut de tous ces faits que l'on peut, en faisant avaler à des moineaux du sang d'une personne que l'on soupçonne être morte empoisonnée par l'acide arsénieux, acquérir *presque la certitude* de l'empoisonnement avant de recourir aux essais chimiques, qu'il considère avec raison comme le seul moyen de mettre l'existence de l'empoisonnement hors de doute. Il pense aussi que l'on peut, à l'aide du moyen qu'il propose, décider si l'acide arsénieux que l'on retire du canal digestif a été introduit avant ou après la mort.

Voici les faits sur lesquels l'auteur se fonde pour établir les conclusions que je viens de faire connaître.

EXPÉRIENCE Iʳᵉ. — *Acide arsénieux dissous dans l'eau.* — Un lapin, empoisonné avec 60 centigrammes d'acide arsénieux, fut saigné vingt et une minutes après l'empoisonnement. Quelques grumeaux de sang administrés à un moineau déterminèrent la mort de celui-ci au bout de trois heures.

Le sang d'un lapin non empoisonné fut pris impunément par un moineau de même force que le précédent.

EXPÉRIENCE IIᵉ. — Soixante-dix centigrammes du même poison furent pris par un lapin, que l'on saigna cinq minutes après. Quelques grumeaux de sang donnés à deux moineaux déterminèrent l'empoisonnement : l'un de ces animaux mourut au bout de trois heures quarante-neuf minutes ; *l'autre se rétablit.* Quelques gouttes d'urine du même lapin tuèrent un oiseau au bout de dix heures et demie.

Les moineaux auxquels on fit avaler du sang et de l'urine de lapins non empoisonnés ne furent pas incommodés.

EXPÉRIENCE IIIᵉ. — On administra à un lapin 1 gramme d'acide arsénieux, et on le saigna trois minutes après. Trois moineaux qui avalèrent du sang de cet animal périrent, *tandis que trois autres se rétablirent*, après avoir éprouvé quelques symptômes d'empoisonnement. Une chouette fut également tuée par ce sang. Il en fut de même de deux moineaux qui avaient avalé de l'urine du même lapin. Le cerveau et la moelle épinière de cet animal n'occasionnèrent aucun accident chez une civette.

EXPÉRIENCE IV°. — Un lapin mourut une minute après avoir pris 60 centigrammes d'acide arsénieux dissous dans 30 grammes d'eau. Du sang de cet animal fut donné à quatre moineaux; trois périrent, et le quatrième *n'éprouva aucun accident*.

EXPÉRIENCE V°. — Un autre lapin prit 5 centigrammes d'acide arsénieux dissous dans 8 grammes d'eau distillée, et mourut au bout d'une heure et demie. Le sang de cet animal donné à huit moineaux ne produisit *aucun effet sur trois* d'entre eux; les cinq autres périrent, l'un au bout de dix-neuf heures, un autre après vingt-huit heures, deux au bout de trente et une heures; enfin le dernier après deux jours.

EXPÉRIENCE VI°. — Un chien fut empoisonné avec 1 gramme 30 centigrammes d'acide arsénieux dissous dans 60 grammes d'eau. Quatre moineaux, auxquels on donna du sang de cet animal, périrent en trois, quatre ou cinq heures; il en fut de même d'une chouette et d'un geai. Une autre chouette succomba pour avoir avalé du poumon du même animal. Par contre, deux moineaux furent empoisonnés, *mais non tués* par le sang du même chien.

EXPÉRIENCE VII°. — On administra à un chien 4 grammes d'acide arsénieux dissous dans 60 grammes d'eau; l'animal mourut vingt et une minutes après. On donna à huit moineaux du sang extrait de la veine pendant la vie; six d'entre eux moururent; les deux autres *n'éprouvèrent aucun accident*. Cinq autres moineaux prirent du sang contenu dans le cœur. Trois d'entre eux succombèrent; *les deux autres ne furent point incommodés*. Deux *poussins* qui avaient avalé un mélange de ces deux sangs moururent.

EXPÉRIENCE VIII°. — *Acide arsénieux solide*. — Un lapin mourut en trois minutes pour avoir pris 2 grammes 60 centigrammes d'acide arsénieux en poudre. Du sang de cet animal donné à quatre moineaux les tua promptement.

EXPÉRIENCE IX°. — Un chien mourut quatre heures et un quart après avoir pris 4 grammes d'acide arsénieux en poudre. Le sang extrait du cœur et des gros vaisseaux de cet animal tue six moineaux, tandis qu'*il ne produit aucun accident chez deux autres*. Deux poussins périssent pour avoir pris de ce liquide.

EXPÉRIENCE X°. — Un cheval, empoisonné avec 12 grammes d'acide arsénieux donné sous forme de bol, meurt au bout de huit heures. Cinq moineaux périssent après avoir avalé du sang de cet animal. *Deux autres ne sont pas incommodés*, et sur six *poussins* qui en prennent, *un seul meurt*.

EXPÉRIENCE XI°. — Un autre cheval, empoisonné de même, succombe au bout de trente et une heures. Trois moineaux meurent pour avoir pris du sang de cet animal; *trois autres n'éprouvent aucun accident*. Sur deux *poussins* qui en prirent, *un seul* mourut.

EXPÉRIENCE XII°. — Un lapin succomba en quatre minutes pour avoir pris 1 gramme 30 centigrammes d'acide arsénieux pulvérisé. Il fut enterré dans une boîte de sapin. Douze jours après, on exhuma cette boîte, et on administra du sang de ce lapin à deux moineaux qui moururent.

Du sang de lapin enterré pendant dix jours et donné à cinq moineaux ne développa aucun accident.

EXPÉRIENCE XIII°. — On tua un lapin, et immédiatement après on introduisit dans son estomac 60 centigrammes d'acide arsénieux dissous dans 30 grammes d'eau. Sept heures et demie après, on fit avaler du sang de cet animal à sept moineaux qui n'en furent pas incommodés.

EXPÉRIENCE XIV°. — *Sublimé corrosif.* — Un lapin fut empoisonné avec 50 centigrammes de ce corps dissous dans l'eau. L'animal mourut après dix minutes. Trois moineaux et une *chouette* qui prirent du sang de ce lapin n'éprouvèrent aucun accident.

EXPÉRIENCE XV°. — Un chien fut tué en sept minutes pour avoir pris 2 grammes de sublimé dissous dans l'eau. On donna à dix moineaux et à un *poussin*, sans effet sensible, du sang tiré de la veine pendant la vie ou retiré du cœur après la mort.

EXPÉRIENCE XVI°. — *Vert-de-gris.* — Un lapin mourut sept minutes après avoir avalé 60 centigrammes de vert-de-gris suspendu dans l'eau. Trois moineaux et une chouette prirent impunément du sang de cet animal.

EXPÉRIENCE XVII°. — *Tartre stibié.* — Trente centigrammes de ce sel dissous dans l'eau et administrés à un lapin déterminèrent la mort au bout de trois quarts d'heure. Du sang de cet animal donné à cinq moineaux et à une *chouette* ne produisit aucun effet sensible.

EXPÉRIENCE XVIII°. — Un petit chien prit, à onze heures cinquante-cinq minutes du matin, 2 grammes 60 centigrammes de ce sel dissous, et mourut dans la nuit. On l'avait saigné. Du sang de cette saignée donné à trois moineaux et à deux *poussins* ne produisit aucun effet. Quatre moineaux et deux autres *poussins* prirent impunément aussi du sang extrait du cœur après la mort.

EXPÉRIENCE XIX°. — *Sous-acétate de plomb.* — Un lapin mourut onze minutes après avoir avalé 30 gouttes d'extrait de saturne. Le sang de cet animal, donné à quatre moineaux et à une chouette, n'occasionna aucun accident.

EXPÉRIENCE XX°. — *Azotate d'argent.* — On fit prendre à un lapin 30 centigrammes de ce sel dissous dans l'eau ; l'animal succomba au bout de vingt-cinq minutes. Quatre moineaux et une *chouette* n'éprouvèrent aucune incommodité pour avoir pris de son sang.

EXPÉRIENCE XXI°. — *Chlorure d'or.* — On donna à un lapin 5 grammes 30 centigrammes de ce sel dissous. Après la mort, on administra du sang de l'animal à quatre moineaux qui n'en furent point incommodés.

EXPÉRIENCE XXII°. — *Sulfate de zinc.* — Un lapin mourut trois heures trente-sept minutes après avoir pris 4 grammes de ce sel dissous dans l'eau. Le sang de cet animal donné à quatre moineaux ne produisit aucun effet.

EXPÉRIENCE XXIII°. — *Sous-azotate de bismuth.* — Six grammes 60 centigrammes de ce sel occasionnèrent la mort d'un lapin au bout de quatre jours. Le sang de cet animal administré à six moineaux ne les incommoda point.

EXPÉRIENCE XXIVᵉ. — *Cantharides.* — On saigna un chien empoisonné sept heures auparavant avec des cantharides. Le sang de l'animal donné à neuf moineaux et à un *poussin* fut sans effet.

EXPÉRIENCE XXVᵉ. — *Acétate de morphine.* — On fit prendre en deux fois à un lapin 50 centigrammes d'acétate de morphine ; l'animal mourut vingt-huit minutes après. Du sang administré à quatre moineaux ne produisit aucun effet sur trois d'entre eux ; le quatrième *fut trouvé mort le lendemain.*

EXPÉRIENCE XXVIᵉ. — Cinquante centigrammes du même sel, administrés en une seule fois à un lapin, déterminèrent la mort au bout de quarante minutes. Neuf moineaux avalèrent impunément du sang de cet animal.

EXPÉRIENCE XXVIIᵉ. — Un chien, empoisonné par trois doses successives de ce sel dissous dans l'eau, fut saigné au troisième jour de la maladie. Le sang de ce chien, donné à huit moineaux et à un *poussin*, ne produisit aucun effet.

EXPÉRIENCE XXVIIIᵉ. — *Strychnine.* — Un lapin mourut une heure huit minutes après avoir pris 10 centigrammes de strychnine suspendue dans l'eau. Quatre moineaux ne furent aucunement affectés par le sang de cet animal.

Alcool. — EXPÉRIENCE XXIXᵉ. — On fit avaler à deux moineaux du sang d'un lapin tué par l'alcool ; ces animaux ne furent point incommodés.

Eau de laurier-cerise. — EXPÉRIENCE XXXᵉ. — Un lapin fut saigné quatre minutes après avoir été empoisonné par cette eau distillée ; trois moineaux auxquels on fit avaler du sang de cet animal n'en ressentirent aucun effet.

Tels sont les faits mis en avant par le docteur Gianelli. Voyons, avant d'exposer les résultats de mes expériences, s'ils sont de nature à motiver les conclusions que l'auteur a adoptées.

Deux points fondamentaux constituent la base de ce système : on admet d'une part que le sang et certains organes des animaux empoisonnés par l'acide arsénieux contiennent une assez grande quantité de ce poison pour tuer les petits oiseaux, même quand ils sont administrés à faible dose, tandis que les mêmes parties prises chez les animaux empoisonnés par les autres substances vénéneuses ne renferment pas de ces substances, ou du moins n'en renferment pas assez pour faire périr les moineaux aux mêmes doses. Or, il est aisé de prouver que ces deux assertions, énoncées d'une manière aussi absolue, sont erronées.

Examinons d'abord la première. Sans aucun doute le sang et quelques viscères d'un animal empoisonné, pris *à une certaine époque* de l'intoxication, peuvent contenir assez d'acide arsénieux pour faire périr des animaux aussi faibles ; cela aura surtout lieu lorsque les chiens, les lapins, etc., auront été soumis à l'action de fortes doses d'acide arsénieux et que l'absorption aura été abondante. Mais aussi combien de fois n'arrivera-t-il pas que le sang et les organes des animaux empoisonnés par l'acide arsénieux ne renfermeront que des atomes de ce poison incapables de tuer même les petits oiseaux, ou qu'ils n'en contiendront pas du tout? Ici cela tiendra à ce que la dose avec laquelle l'animal a été empoisonné était minime ; là, à ce que le sang a été recueilli avant d'avoir reçu tout le poison qu'il doit charrier ; dans un autre cas, cela dépendra de ce que le sang se sera déjà dépouillé d'une grande partie de l'acide arsénieux qu'il avait absorbé et qu'il a laissé dans les organes. Quand on a cherché plusieurs fois l'acide arsénieux dans le sang des animaux empoisonnés, on est convaincu qu'on est loin de le trouver à toutes les époques de l'empoisonnement.

Il y a mieux, les expériences de M. Gianelli réfutent à elles seules le système qu'il veut faire prévaloir, en nous montrant des lapins, des chiens et des chevaux empoisonnés par des doses énormes d'acide arsénieux, dont le sang n'a pas occasionné le moindre accident quand il a été pris par des moineaux. *Cinq* de ces animaux ne sont pas morts en avalant du sang de lapins qui étaient sous l'influence de 60, de 70 centigrammes et même de 1 gramme de ce poison dissous dans l'eau, doses vraiment énormes ; l'un d'eux n'éprouva même aucun accident (expériences 2ᵉ, 3ᵉ et 4ᵉ) ; nous voyons dans l'expérience 5ᵉ trois moineaux n'être pas incommodés par du sang qui pourtant a tué cinq de ces animaux. *Six* de ces oiseaux avalent *impunément* du sang de chiens empoisonnés par des doses d'acide arsénieux dissous, douze fois au moins aussi fortes que celles qui sont nécessaires pour les tuer (expériences 6ᵉ et 7ᵉ). Deux moineaux ne ressentent aucun mauvais effet du sang d'un chien qui avait avalé *quatre grammes* d'acide arsénieux en poudre. Enfin, le sang de deux chevaux empoisonnés par l'acide arsénieux solide n'a altéré aucunement la santé de *onze* petits animaux auxquels on en avait fait prendre (expér. 10ᵉ et 11ᵉ). Évidemment les 27 oiseaux dont je viens de parler, et qui n'ont pas été affectés par le sang des lapins, des chiens et des chevaux empoisonnés, ne sont pas dans des conditions propres à faire prévaloir le système de l'auteur. Voyez combien on serait loin de la vérité, si l'on admettait avec M. Gianelli que l'on peut, à l'aide du moyen qu'il propose, acquérir *presque la certitude* de l'empoisonnement avant de recourir aux essais chimiques ! Il y a d'ailleurs dans les faits rapportés par le médecin de Lucques quelque chose de plus singulier encore et d'inexplicable : constamment, lorsque des oiseaux n'ont pas été incommodés en avalant du sang qui provenait des animaux qui avaient pris de l'arsenic, d'autres oiseaux de la même espèce, en apparence moins forts, ont été tués par le même sang donné à pareille dose. Quelle importance attacher dès lors à des essais aussi insignifiants? M. Gianelli n'a pas même cherché quelle pouvait être la cause de cette bizarrerie. J'admets bien avec lui que les chiens et les lapins peuvent se trouver quelquefois dans des conditions peu favorables à l'absorption, et je conçois qu'alors le sang de ces animaux, *très légèrement empoisonnés*, ne tue pas les oiseaux; c'est ce que'j'ai dit plus haut. Mais il s'agit ici de lapins, de chiens et de chevaux véritablement empoisonnés et dont le sang tue plusieurs petits animaux, tandis qu'il n'est aucunement nuisible pour d'autres.

Si j'aborde maintenant le second point fondamental du système de M. Gianelli, il ne me sera pas difficile de prouver qu'il ne repose pas sur une base plus solide. Nous savons que le sublimé corrosif, le vert-de-gris, le tartre stibié, les sels de plomb, d'argent, d'or, de zinc et de bismuth, l'acétate de morphine, la strychnine, etc., sont absorbés et qu'ils se mêlent au sang; on sait aussi qu'il faut des doses excessivement minimes de plusieurs de ces poisons pour tuer des moineaux, et pourtant l'auteur du système cherche à établir que le sang des animaux empoisonnés par ces divers poisons ne fera jamais périr les petits oiseaux auxquels on en donnerait quelques grumeaux. Je serais d'accord avec lui s'il disait que *quelques uns* de ces poisons, doués d'une activité *moindre* que les autres, pourront se trouver en assez faible proportion dans le petit nombre des grumeaux de sang que l'on fait avaler aux moineaux pour ne pas les faire périr; mais je ne saurais adopter le principe d'une manière absolue; et si l'on m'oppose les expériences nombreuses dans lesquelles le médecin de Lucques a toujours constaté l'innocuité du sang provenant d'animaux empoisonnés par ces substances vénéneuses, je répondrai d'abord qu'un moineau a été tué pour avoir avalé du sang d'un lapin empoisonné par l'acétate de morphine (expérience 25e); qu'il est probable que l'on n'a pas donné autant de grumeaux sanguins aux oiseaux, dans ce cas, que lorsqu'on agissait avec le sang arsenical, et surtout que l'on n'a pas saisi, pour faire les essais, le moment où la substance toxique se trouvait en quantité notable dans le sang. Quand on sait combien il est difficile de démontrer dans ce fluide la présence des préparations mercurielles, cuivreuses et autres; que la difficulté est portée à ce point, que dans mes expériences je n'ai jamais pu y déceler la présence du mercure, alors que je la constatais aisément dans le foie, dans la rate, dans l'urine, etc., on est forcé d'admettre que si l'on ne découvre pas ces poisons dans le sang, c'est qu'ils n'y restent pas long-temps, et que je les ai toujours cherchés quand ils n'y étaient plus. Mais évidemment ils s'y sont trouvés à une certaine époque de l'empoisonnement, puisque c'est lui qui les a portés dans les viscères où on les découvre, et l'on voudrait nous persuader qu'à cette époque le sang ne serait pas doué de qualités assez malfaisantes pour tuer de petits animaux dont il est si aisé de détruire la vie?

Quoique ces considérations suffisent et au-delà pour faire apprécier à sa juste valeur le système du docteur Gianelli, j'ai été curieux de voir par moi-même et de répéter quelques unes des expériences consignées dans le mémoire de ce médecin. Voici ce que j'ai observé :

Plusieurs *moineaux*, auxquels j'avais fait prendre dans l'espace de deux ou trois heures de 25 à 30 gouttes de sang d'un chien récemment tué avec 15 centigrammes d'acide arsénieux dissous dans 100 grammes d'eau, *n'ont éprouvé aucun accident* pendant trente ou quarante heures, et mangeaient avec avidité la pâtée qu'on leur donnait; puis tout-à-coup plusieurs d'entre eux sont morts, tandis que les autres ont *continué à se bien porter*.

Quatre *oiseaux de nid* soumis à la même expérience ont également succombé trente-six ou quarante heures après avoir avalé du sang et sans avoir paru affectés pendant tout ce temps par l'ingestion du liquide empoisonné. Il en a été de même de plusieurs autres oiseaux de nid, à peu près de même force, *qui n'avaient pourtant pas pris du sang empoisonné*, mais qui n'avaient pas été mieux nourris que les quatre qui avaient péri. Il y a mieux : deux de ces oiseaux sont morts quatre heures avant un de ceux auxquels on avait donné du sang arsenical.

Parmi les moineaux auxquels j'ai fait avaler des parcelles du poumon du chien empoisonné, il en est qui sont morts au bout de vingt-quatre à trente-six heures, après avoir paru se bien porter pendant tout ce temps; d'autres n'ont pas été incommodés.

Enfin j'ai fait prendre à quatre oiseaux de nid du sang provenant d'un chien que j'avais empoisonné la veille avec 8 grammes de *noix vomique*; deux de ces animaux *étaient morts* au bout de dix-huit heures, et *les deux autres* au bout de trente-deux heures; pourtant il y avait dans les cages qui renfermaient ces oiseaux de la pâtée et de l'eau.

Il résulte de ce qui précède que le système du docteur Gianelli ne repose sur aucune base solide, et qu'il serait dangereux de l'appliquer aux recherches médico-légales relatives à l'arsenic, dans un moment surtout où les procédés propres à faire découvrir des quantités infiniment petites de ce toxique ont atteint un si haut degré de perfection.

Acide arsénieux en poudre fine appliqué à la surface du canal digestif. — On examinera attentivement à l'œil nu ou avec une loupe toute la surface interne du canal digestif, afin de ramasser les petits grains d'acide arsénieux que l'on pourrait apercevoir; si l'on découvre quelques uns de ces grains on. les traitera comme il a été dit à la page 376, afin de s'assurer qu'ils sont formés par l'acide arsénieux. Mais il faut savoir que dans certaines circonstances la membrane muqueuse de l'estomac et des intestins est tapissée d'une multitude de points brillants, composés de graisse et d'albumine; ces sortes de grains, mis sur les charbons ardents, décrépitent en se desséchant, et font entendre un bruit que l'on qualifierait mal à propos de *détonation*, comme je l'ai entendu dire; ils s'enflamment comme les corps gras, s'ils contiennent une proportion notable de graisse, et répandent une odeur de suif et de matière animale brûlée. Ces globules *graisseux* et *albumineux* peuvent se trouver sur des cadavres d'individus qui n'ont pas été empoisonnés, et l'on ne saurait trop apporter d'attention à les distinguer de l'acide arsénieux. Le meilleur moyen d'éviter l'erreur consiste à traiter par l'eau toutes les parties granuleuses, et à mettre la dissolution en contact avec l'acide sulfhydrique ou à l'introduire dans un appareil de Marsh.

Supposons que l'expert n'ait pas aperçu la moindre trace de substance granuleuse à la surface interne du canal digestif, ce n'est pas une raison pour que quelques atomes d'acide arsénieux finement pulvérisé ne se trouvent dans ce canal, incorporés en quelque sorte avec la membrane muqueuse. Il faudra donc faire bouillir, dans une capsule de porcelaine très propre, pendant un quart d'heure environ, le canal digestif, coupé par petits morceaux, avec de l'eau distillée et quelques centigrammes de potasse à l'alcool, afin de dissoudre toutes les portions d'acide arsénieux pulvérulent qu'il aurait été impossible de séparer mécaniquement. Le *solutum* sera filtré, coagulé par l'alcool et soumis à l'action de l'acide sulfhydrique gazeux, comme il a été dit à la page 398. Si l'on n'obtient point de sulfure d'arsenic, on opérera sur les lambeaux du canal digestif préalablement soumis à l'ébullition pendant un quart d'heure (voy. page 426).

Acide arsénieux dans un cas où le sesqui-oxyde de fer aurait été administré comme contre-poison. — Si l'individu sur lequel on opère avait pris du colcothar ou du sesqui-oxyde de fer hydraté, il faudrait apporter quelques modifications au procédé que je conseille de suivre; en effet, j'ai démontré : 1° qu'il existe dans le commerce certains échantillons de ces oxydes qui contiennent une petite proportion d'arsenic; 2° qu'en faisant bouillir ces oxydes pendant quatre heures avec de l'eau distillée, on ne dissout pas un atome de la préparation arsenicale qu'ils renferment; 3° qu'il en est de même si l'on en fait bouillir 120 ou 150 grammes avec de l'eau distillée et 2 grammes de potasse à l'alcool; 4° qu'en faisant bouillir, au contraire, pendant une heure quelques grammes de ces mêmes échantillons avec de l'acide sulfurique concentré ou étendu de son poids d'eau, et en plaçant les liqueurs dans un appareil de Marsh, on obtient des taches arsenicales; 5° qu'il en est de même si l'on introduit directement quelques grammes de ces oxydes dans un appareil de Marsh en activité; 6° que certains sulfates de fer préparés avec de la tournure de fer parfaitement décapée, de l'eau et de l'acide sulfurique, donnent, par la calcination, des colcothars dont on retire de l'arsenic à l'aide de l'appareil de Marsh, surtout si on a préalablement fait bouillir ceux-ci avec de l'acide sulfurique; 7° que les chiens peuvent avaler 120 à 150 grammes de colcothar arsenical sans être sensiblement incommodés, et que si on les tue vingt-quatre ou soixante heures après l'ingestion de l'oxyde, on ne découvre aucune trace d'arsenic en carbonisant *ensemble* par l'acide azotique le foie, la rate, les reins, le cœur et les poumons de ces animaux; *mais que les liquides contenus dans le canal digestif,* filtrés, *fournissent* quelquefois des traces d'arsenic à l'aide de l'appareil de Marsh. (*Bulletin de l'Académie royale de médecine,* année 1840.)

On conçoit d'après ce qui précède que si l'on avait obtenu de l'arsenic en analysant les matières contenues dans le canal digestif d'un individu qui aurait pris du colcothar ou du sesqui-oxyde de fer hydraté, il ne suffirait pas de découvrir l'arsenic, et qu'il faudrait encore prouver que cet arsenic ne provient pas du contre-poison ferrugineux.

Pour cela, *si l'on opère sur la matière des vomissements,* on la filtre, et on la traite par l'alcool et par l'acide sulfhydrique comme il a été dit à la page 398. S'il se précipite du sulfure jaune d'*arsenic,* il est évident que ce métal provient d'un composé arsenical vénéneux, attendu que la proportion d'arsenic que pourrait renfermer *la petite quantité* d'oxyde de fer dissous dans la liqueur *filtrée,* est trop minime pour être décelée à l'aide de l'acide sulfhydrique.

Si l'on n'a pas à sa disposition les matières des vomissements, et alors même que l'on aurait pu opérer sur elles, on recueillera attentivement toutes les matières contenues dans le canal digestif; on lavera celui-ci à plusieurs reprises avec de l'eau distillée *froide,* et après avoir réuni les eaux de lavage aux autres matières, on mettra le tout sur un filtre; on lavera encore de la même manière la matière solide restant sur le filtre. Si le liquide filtré, après avoir été coagulé par l'alcool et filtré de nouveau, donne par l'acide sulfhydrique un précipité de sulfure jaune d'arsenic, on peut être certain que l'arsenic ne provient pas de l'oxyde de fer. S'il ne précipite pas par cet agent, et que l'on en retire un peu d'arsenic à l'aide de l'appareil de

Marsh, on n'affirmera pas que cet arsenic n'a pas été fourni par l'oxyde ferrugineux, attendu que cette petite proportion d'arsenic pourrait *à la rigueur* provenir de quelques parcelles d'oxyde de fer que les sucs acides de l'estomac auraient attaqué. Afin de s'éclairer davantage, on agira sur les matières restées sur le filtre.

Pour cela, on fera bouillir ces matières pendant vingt ou vingt-cinq minutes avec de l'eau distillée, et on agira sur la dissolution comme il a été dit à la page 398. *B.* Si l'on retire de l'arsenic, il est évident qu'il ne provient pas de l'oxyde de fer administré comme contre-poison, car l'eau distillée bouillante ne dissout pas le sel arsenical que pourrait contenir l'oxyde de fer.

Si l'eau bouillante n'a point dissous d'arsenic, est-ce à dire pour cela qu'il n'y a pas eu ingestion d'acide arsénieux? Non certes, car indépendamment de ce que cet acide aurait pu être entièrement rejeté par les vomissements ou par les selles, il est aisé de prévoir qu'il aurait également pu se combiner avec l'oxyde de fer hydraté et donner naissance à de l'arsénite de fer insoluble dans l'eau. Il importe donc de traiter à froid la masse que l'on aurait préalablement fait bouillir avec de l'eau, par 15 ou 20 grammes de potasse à l'alcool dissoute dans l'eau. Cet alcali n'enlève pas un atome de l'arsenic naturellement contenu dans le sesqui-oxyde de fer, tandis qu'il se combine avec l'acide arsénieux qui aurait été neutralisé par cet oxyde, *pour peu que cet acide se trouve en quantité notable dans l'arsénite de fer.* L'arsénite de potasse dissous dans l'eau sera facile à reconnaître, à l'aide de l'appareil de Marsh, ou bien à l'aide du gaz acide sulfhydrique, après saturation de l'excès d'alcali.

Ces moyens suffiront dans la plupart des cas pour décider non seulement s'il existe de l'arsenic dans les matières du canal digestif, mais encore si le métal obtenu a été fourni par l'oxyde de fer ou par de l'acide arsénieux ingéré. Toutefois, comme il se pourrait que l'on n'eût pas séparé tout l'arsenic contenu dans ces matières, on les traitera par l'azotate de potasse ainsi qu'il a été dit à la page 401, pour extraire la totalité de l'arsenic.

Dans tous les cas, l'expert *devra*, avant de conclure, examiner attentivement une portion du *même* oxyde de fer qui aura été administré au malade, afin de s'assurer *s'il est ou non arsenical.* Il suffira pour cela d'en faire bouillir 10, 20, 30 ou 40 grammes avec de l'acide sulfurique et d'introduire la liqueur sulfurique dans l'appareil de Marsh.

Au reste, j'ai fait sentir ailleurs la nécessité de ne plus faire usage de sesqui-oxyde de fer hydraté arsenical, et tout porte à croire que dorénavant les pharmaciens ne débiteront ce médicament qu'après l'avoir privé de l'arsenic qu'il pourrait contenir (voy. p. 367).

Acide arsénieux transformé en sulfure dans le canal digestif par l'acide sulfhydrique qui peut se développer dans ce canal ou qui aurait été introduit dans l'estomac. — Si l'estomac ne contient que des matières alimentaires liquides, on les ramassera et on laissera déposer toutes les parties jaunes insolubles dans l'eau ; on les fera sécher sur un filtre et on déterminera par les moyens indiqués à la page 378 si elles sont formées par du sulfure d'arsenic.

Si l'on trouve dans l'estomac des matières solides mêlées avec quelques particules jaunes, ressemblant au sulfure d'arsenic, on traitera ces matières à froid par l'eau ammoniacale, composée d'une partie d'ammoniaque et de cinquante parties d'eau. Après avoir agité ce mélange pendant dix ou douze minutes environ, on filtrera la liqueur, dont on précipitera ensuite à l'aide de l'acide azotique le sulfure d'arsenic que l'ammoniaque avait dissous, et qu'il sera aisé de reconnaître (voyez p. 378). Le liquide précipité par l'acide azotique, ainsi que les matières restées sur le filtre, seront à leur tour examinés pour savoir s'ils ne retiennent pas encore de l'acide arsénieux qui n'aurait pas été transformé en sulfure ; il suffira pour cela de suivre la marche tracée aux pages 396 et 401.

Acide arsénieux absorbé et se trouvant dans le sang, dans le résidu de l'ébullition du canal digestif, dans le foie, la rate, les reins, les poumons, etc. — Il est inutile de faire bouillir ces matières avec de l'eau distillée pour avoir un *solutum* que l'on chercherait ensuite à précipiter par l'acide sulfhydrique ; en effet, alors même que l'on prolongerait l'ébullition pendant plusieurs heures, l'eau ne dissoudrait pas la totalité du poison arsenical, en sorte qu'il faudrait encore traiter par le nitre le résidu que l'on aurait fait bouillir. D'un autre côté, le *décoctum* pourrait ne renfermer qu'une infiniment petite quantité d'arsenic que l'acide sulfhydrique ne décèlerait qu'avec peine, même après l'avoir coagulé par l'alcool. Il vaut donc mieux traiter de suite le sang ou ces organes par le nitre, comme il a été dit à la page 401 et suivantes.

L'arsenic obtenu dans ces cas ne provient évidemment pas de l'oxyde ferrugineux qu'on aurait pu administrer au malade comme contre-poison, et que je supposerai pour un moment être arsenical ; en effet, il résulte des expériences multipliées que j'ai tentées que l'on ne découvre pas un atome d'arsenic dans le foie, la rate et les reins, des animaux, même lorsqu'on leur a fait avaler 150 grammes d'un oxyde ferrugineux arsenical *anhydre*, et qu'on les tue au bout de vingt-quatre, quarante-huit ou soixante heures.

Acide arsénieux dans un cas d'exhumation juridique. — 1° Le 8 mai 1826, on a introduit dans un bocal à large ouverture, qu'on a exposé à l'air, un litre et demi d'eau tenant en dissolution 12 grammes d'acide arsénieux et plusieurs portions de muscles, de cerveau et d'un canal intestinal. Le 2 août de la même année, près de cinq mois après, le mélange n'*exhalait aucune odeur désagréable ;* la liqueur filtrée, traitée par l'acide sulfhydrique, par le sulfate de cuivre ammoniacal et par l'eau de chaux, se comportait comme une dissolution aqueuse et pure d'acide arsénieux.

2° Trente centigrammes d'acide arsénieux dissous dans 1 litre 1/2 d'eau furent placés, le 18 juillet 1826, dans un bocal à large ouverture, exposé à l'air, dans lequel on avait introduit environ le tiers d'un canal intestinal d'un adulte. Le 12 août suivant, le mélange *exhalait à peine* une odeur désagréable ; la liqueur filtrée ne *jaunis-sait* ni ne précipitait par l'acide sulfhydrique ; le sulfate de cuivre ammoniacal ne lui faisait éprouver aucun changement ; en l'évaporant jusqu'à siccité, il se coagulait beaucoup de matière animale que l'on enlevait à mesure ; le produit de l'évaporation, traité par l'eau dis-tillée bouillante pendant trois ou quatre minutes, contenait de l'acide arsénieux, puisque la liqueur *jaunissait* par l'acide sulfhydrique, et que, par l'addition d'une goutte d'acide chlorhydrique, elle fournis-sait un précipité de sulfure jaune d'arsenic soluble dans l'ammoniaque. La couleur et le précipité jaune développés par l'acide sulfhydrique étaient beaucoup moins sensibles, lorsqu'au lieu d'agir comme il vient d'être dit, on versait ce réactif dans la liqueur chauffée simplement jusqu'à l'ébullition et filtrée, pour coaguler la matière animale. Le 5 mai 1827, c'est-à-dire neuf mois et demi après le commencement de l'expérience, le mélange exhalait une odeur assez fétide ; la liqueur filtrait difficilement, parce qu'elle tenait déjà une grande quantité de matière animale en dissolution ; elle ramenait *rapidement* au bleu la couleur du papier de tournesol rougi par un acide ; l'acide sulfhydri-que et le sulfate de cuivre ammoniacal ne lui faisaient subir *aucune altération,* tandis qu'ils y démontraient la présence de l'acide arsé-nieux, lorsque après l'avoir évaporée jusqu'à siccité pour coaguler et séparer la matière organique, on traitait le produit de l'évaporation par l'eau distillée bouillante.

3° La même expérience, répétée le 27 février 1827, a fourni des résultats semblables lorsqu'on a examiné la liqueur le 27 avril suivant.

4° Le 8 novembre 1826, on renferma dans une portion d'un gros intestin d'adulte du blanc d'œuf, de la viande, du pain, et 1 gramme 10 centigrammes d'acide arsénieux solide ; l'intestin fut placé dans une petite boîte de sapin qui, après avoir été parfaitement close, fut enterrée à la profondeur de 70 centimètres. Le 14 août 1827, c'est-à-dire neuf mois six jours après, on exhuma cette boîte et on agita dans l'eau distillée tiède les matières contenues dans l'intestin; au bout de quelques minutes on filtra, et l'on put se convaincre, en y versant de l'acide sulfhydrique, que la liqueur renfermait beaucoup d'acide arsénieux.

5° Après avoir saupoudré deux tranches épaisses de maigre de veau avec de l'acide arsénieux, Dubuc (de Rouen) les déposa dans une forte boîte en bois de chêne et les enterra dans un sol assez perméable à l'eau. Au bout de six ans, il fit l'exhumation de ce petit cercueil, et y trouva une sorte de terreau qui se délitait sous les doigts et qui contenait encore tellement d'arsenic, que 1 gramme 3 décigrammes jetés sur des charbons ardents empoisonnèrent de leur odeur alliacée un laboratoire d'une assez grande dimension. (*Journal de chimie médicale*, t. II, pag. 278.)

6° Dans le courant d'août 1841, M. Saucon, pharmacien de Saintes, m'apporta deux petites boîtes qu'il avait enterrées en 1836, à 50 centimètres, et qui avaient par conséquent été inhumées pendant cinq ans. Dans l'une de ces boîtes on avait mis des chairs et 1 gramme 30 centigrammes d'acide arsénieux; on avait placé dans l'autre des viscères d'animaux et 1 gramme 30 centigrammes d'*arséniate d'ammoniaque*. Indépendamment des pluies qui avaient dû si souvent mouiller le terrain, celui-ci avait été inondé à tel point, que M. Saucon ne pouvait pas croire que l'on trouvât encore des traces des préparations arsenicales. Il n'en fut pas ainsi, car nous retirâmes des débris de l'une et de l'autre de ces boîtes une proportion notable d'arsenic métallique.

7° Déjà plusieurs fois les experts ont constaté long-temps après l'inhumation, soit dans le canal digestif, soit dans le foie, la rate, le cœur, etc., la présence de l'acide arsénieux qui avait été introduit dans l'estomac, quoique la putréfaction eût parcouru toutes ses périodes et qu'il y eût eu production d'une grande quantité d'ammoniaque. Je me bornerai à citer les cadavres de Mercier, à Dijon; de Cumon, à Périgueux; de Lafarge, à Tulle.

Il résulte de ces faits : *A*, qu'il est possible de retirer de l'arsenic métallique, même plusieurs années après l'inhumation, de cadavres appartenant à des individus morts empoisonnés par l'acide arsénieux, par un arsénite ou par un arséniate; *B*, que si l'acide arsénieux a été pris à l'état solide, il ne sera pas quelquefois impossible, même long-temps après l'inhumation, d'apercevoir çà et là des grains qui, étant détachés avec la pointe d'un canif, présenteront tous les caractères de ce poison; *C*, que dans la plupart des cas il n'en sera pourtant pas ainsi, et qu'il faudra recourir à l'*incinération* des matières par l'azotate de potasse (voy. pag. 401), parce qu'il ne suffirait pas de traiter ces matières par l'eau bouillante pour mettre hors de doute l'existence d'une préparation arsenicale trop intimement mélangée ou combinée avec le gras de cadavres ou avec les tissus putréfiés. Presque toujours en effet les décoctions aqueuses des organes ou des débris pourris, alors même que le composé arsenical a été en partie dissous, laissent après l'évaporation à siccité des produits noirâtres, gras, dans lesquels les réactifs ne décèleraient aucune trace d'une préparation arsenicale, qu'il serait impossible de mettre dans un appareil de Marsh sans développer des quantités de mousse effroyables, et qui ne peuvent même pas être convenablement carbonisés par les acides forts.

Peut-il arriver que le cadavre d'un individu empoisonné par l'acide arsénieux abandonne le composé arsenical qu'il renfermait au moment de la mort, de manière à ne plus en retenir après une inhumation prolongée ? Voici ce que nous avons dit à cet égard dans le tome II du *Traité des exhumations juridiques*, pag. 284 : « Il n'est » pas douteux que l'acide arsénieux ne se transforme à la longue, et à » mesure qu'il se produit de l'ammoniaque, en arsénite d'ammoniaque » *beaucoup plus soluble* que l'acide arsénieux, en sorte qu'il pourrait » se faire qu'au bout de quelques années on ne parvînt pas à démon- » trer la présence de l'acide arsénieux là où il aurait été facile de la » constater quelques mois après l'inhumation, parce que cet acide, » auparavant solide et granuleux, une fois transformé en arsénite » d'ammoniaque, serait devenu soluble et aurait filtré dans la terre, » à travers les parois de la bière, ou se serait écoulé par les trous que » présente souvent la face inférieure de cette boîte lorsque la putré- » faction a fait de grands progrès. »

Cette citation résume exactement la solution du problème qui m'occupe ; il me paraît toutefois indispensable de la commenter et de préciser les diverses espèces qui peuvent se présenter. En disant qu'il *pourrait* se faire qu'au bout de *quelques années* on ne parvînt pas à trouver de l'arsenic dans un cadavre, lorsqu'il aurait été facile d'en constater la présence quelques mois après l'inhumation, je n'ai entendu parler que d'une préparation arsenicale solide *qui aurait été introduite dans l'estomac ou dans le rectum* dans le dessein de donner la mort. Il est dès lors évident que j'ai singulièrement restreint les cas où l'expert sera appelé à décider des questions de ce genre ; en effet, le poison restera dans le canal digestif, où il était au moment de la mort, tant que ce canal conservera son intégrité et sa mollesse ; et alors même que par les progrès de la putréfaction l'estomac et les intestins se seront desséchés, en occupant un très petit volume, ils continueront à présenter une cavité dans laquelle on retrouvera encore, sinon la totalité, du moins une partie du poison. J'irai plus loin, et j'admettrai que la décomposition putride ait été portée au point de réduire les tissus de l'estomac et des intestins, ainsi que ceux des autres viscères abdominaux, en une matière grise brunâtre ou d'un vert foncé sale, comme graisseuse et semblable au cambouis; même alors il serait encore possible de découvrir une certaine quantité d'acide arsénieux qui aurait échappé à l'action de l'ammoniaque, ou qui, s'étant combiné avec cet alcali, aurait formé un arsénite susceptible d'être retenu par les tissus et par la matière grasse dont j'ai parlé.

On voit donc, par cette première espèce, combien seront rares les cas où le poison arsenical soluble aura été *complétement* dissous par les pluies et entraîné dans la terre.

En sera-t-il de même pour la portion d'acide arsénieux qui, ayant été absorbée, se trouve *en très petite proportion* dans chacun de nos organes? Ici, à défaut de faits, nous pouvons nous aider du raisonnement. Plus la quantité du poison arsenical est faible par rapport à la masse de l'organe qui le contient, plus il y a de chances pour qu'il reste dans cet organe, d'abord parce que les produits de la putréfaction pourront le retenir en formant avec lui des composés nouveaux peu solubles ou insolubles dans l'eau, et ensuite parce que les acides arsénieux et arsénique étant susceptibles de s'unir à la chaux, agiront peut-être à la longue sur une portion de celle qui existe dans nos organes, et se transformeront en arsénite ou en arséniate insolubles. Toujours est-il que l'on admettra sans peine que l'ammoniaque produite pendant la putréfaction, et qui pourrait rendre l'acide arsénieux assez soluble pour être facilement entraîné par les pluies, se combinera avec les acides gras qui se développent, dans ces circonstances, pour former du gras des cadavres, et qu'elle ne se portera pas de préférence sur ce poison, à moins que ce ne soit pour l'envelopper et le retenir à l'état insoluble. Je pense donc que, même pour la portion d'acide arsénieux absorbé, il doit être excessivement rare que les pluies l'entraînent en totalité. Mais admettons que l'on soit disposé à adopter une opinion contraire avant que l'expérience ait prononcé, du moins devra-t-on s'accorder sur ce point que l'on pourra retrouver ce poison *toutes les fois que les membres et les viscères auront conservé leur intégrité,* ou bien lorsque, après avoir été détruits en partie, il restera encore *des portions* de ces membres et de ces viscères *formant un tout reconnaissable.*

Supposons actuellement que, par les progrès de la putréfaction, les diverses parties du cadavre soient déjà dans un état de putrilage qui les rende méconnaissables, sans que toutefois le corps soit réduit encore en un détritus pulvérulent, et voyons ce que deviendrait l'acide arsénieux qui aurait abandonné les tissus pour se mêler à la terre. Tout porte à croire, d'après les expériences que j'ai tentées à ce sujet, que cet acide et l'arsénite d'ammoniaque formé conserveraient long-temps leur solubilité dans un terrain *qui ne contiendrait pas du sulfate de chaux*, et ne se transformeraient par conséquent pas en arsénite de chaux insoluble; ils resteraient sans aucun doute mélangés à la terre qui avoisine le cadavre tant qu'ils n'auraient pas été entraînés un peu plus loin par l'action des pluies, action qui n'est pas à beaucoup près aussi efficace qu'on pourrait le croire au premier abord; d'où il suit que l'on serait grandement autorisé à penser, si l'on découvrait dans un terrain de cimetière un composé arsenical *soluble dans l'eau froide*, que ce composé provient d'un des cadavres du voisinage, à moins qu'il ne fût prouvé que cette partie du terrain avait été préalablement arrosée avec une dissolution d'acide arsénieux ou de toute autre préparation arsenicale, ou bien que l'on avait jeté à sa surface une poudre arsenicale soluble.

Admettons au contraire le cas où un cadavre contenant de l'arsenic aura été réduit par les progrès de la putréfaction en un *détritus* qui s'est mélangé à la terre de manière à ce qu'il ne soit plus possible d'en reconnaître les débris à l'œil nu; n'est-il pas probable qu'alors encore ce mélange céderait à *l'eau froide*, ou du moins à *l'eau bouillante*, le composé arsenical qu'il pourrait renfermer? Or, comme les terrains des cimetières ne se comportent jamais ainsi quand on les traite par l'eau, l'expert n'hésiterait pas, en pareil cas, à tirer de la présence de l'arsenic les mêmes inductions que celles dont il vient d'être fait mention à l'occasion des terrains dans lesquels il existerait un composé arsenical *soluble dans l'eau froide*.

Peut-il arriver que l'arsenic que l'on retire d'un cadavre inhumé depuis long-temps dans un cimetière dont le terrain serait arsenical, provienne de ce terrain plutôt que d'un empoisonnement? Je résoudrai cette question en répondant aux objections qui peuvent être faites au nouveau système médico-légal que j'ai introduit dans la science (voy. objection 3e, p. 439).

Acide arsénieux introduit dans le canal digestif après la mort. —EXPÉRIENCE Ire. — Un petit chien robuste a été pendu à dix heures du matin. Cinq minutes après, on introduisit dans le rectum 4 grammes d'acide arsénieux sous forme de poudre et de fragments. On l'a ouvert le lendemain à midi. Il y avait une altération cadavérique marquée dans les quatre travers de doigt qui sont immédiatement au-dessus de l'anus, c'est-à-dire sur toutes les parties où le poison avait été appliqué; la membrane muqueuse était d'un rouge assez vif; la portion correspondante à l'endroit où la tunique séreuse se replie pour se porter sur la vessie, offrait une tache d'un rouge noirâtre, large comme une pièce de 1 franc, formée par du sang veineux extravasé ; toutes les autres parties lésées étaient recouvertes d'acide arsénieux ; les autres tuniques paraissaient dans l'état naturel, et il était impossible de découvrir la moindre altération dans les portions d'intestin placées immédiatement au-dessus de celle sur laquelle la substance vénéneuse avait été appliquée, en sorte qu'il *y avait une ligne de démarcation excessivement tranchée.*

EXPÉRIENCE IIᵉ. — A neuf heures du matin, on introduisit dans le rectum d'un chien bien portant 2 grammes 60 centigrammes d'acide arsénieux, sous forme de poudre et de fragments ; six minutes après, l'animal eut une selle solide peu abondante, dans laquelle se trouvaient presque tous les fragments du poison. Deux jours après, on recommença l'expérience, avec cette différence que l'acide arsénieux était parfaitement pulvérisé. L'animal perdit l'appétit, tomba dans l'abattement, et mourut dix jours après la première expérience. Le pourtour de l'anus était excorié, les téguments détachés, en sorte qu'il y avait une plaie assez étendue. La membrane muqueuse du rectum offrait dans les deux travers de doigt placés immédiatement au-dessus de l'anus, une couleur grise verdâtre intérieurement. La surface correspondante à la tunique musculeuse était rouge. Au-dessus de cette portion, cette membrane était d'un rouge vif dans l'étendue de 16 ou 18 centimètres, et la rougeur diminuait à mesure qu'on approchait des intestins grêles, en sorte qu'il n'y avait pas, comme dans l'expérience précédente, *une ligne de démarcation tranchée.* Les tuniques musculeuse et séreuse du rectum offraient une couleur rouge dans les parties voisines de l'anus.

EXPÉRIENCE IIIᵉ. — Un chien de moyenne taille a été pendu à midi ; le lendemain, à une heure de l'après-midi, on a introduit dans le rectum 4 grammes d'acide arsénieux réduit en poudre fine, et on en a fait l'ouverture le jour suivant, vingt-cinq heures après l'introduction de la substance vénéneuse. La membrane muqueuse correspondante aux deux travers de doigt placés au-dessus de l'anus offrait deux taches rouges, comme des pièces de 1 franc, sur lesquelles était placé l'acide arsénieux. Les autres tuniques étaient dans l'état naturel ; le reste du canal digestif ne présentait aucune altération, en sorte qu'il y avait une ligne de *démarcation excessivement tranchée* entre les parties affectées et celles sur lesquelles le poison n'avait pas été appliqué.

EXPÉRIENCE IVᵉ. — Cette expérience, répétée trois fois sur des cadavres humains, a offert des résultats analogues.

Conclusions. —Voyez p. 42.

Objections faites au nouveau système de recherches médico-légales.

En proposant ce système je devais prévoir qu'il était assez important pour exciter la jalousie et l'envie de toutes les médiocrités qui cherchent à se faire un nom, au risque de se rendre ridicules. Les objections en apparence sérieuses qui pouvaient être faites à ce système ont été *présentées* par moi, avant de laisser à qui que ce fût le temps de les formuler ; il me sera facile de démontrer, en les parcourant, que j'ai répondu à toutes de manière à satisfaire les esprits qui jugent sans prévention. Quant à celles que je n'avais pas prévues, on verra par ce que j'en dis à la page 444, si ce n'est pas leur faire beaucoup d'honneur que de les enregistrer dans cet ouvrage.

OBJECTIONS FAITES PAR MOI EN 1839. — PREMIÈRE OBJECTION.

Les agents que l'on emploie soit pour détruire la matière organique, soit pour faire marcher l'appareil, peuvent contenir de l'arsenic, en sorte que l'on s'expose à commettre des erreurs funestes en établissant que l'arsenic obtenu provient des organes, et non des agents dont on s'est servi.

Les agents mis en usage dans les divers procédés dont j'ai parlé jusqu'à présent sont les acides *sulfurique*, *azotique* et *chlorhydrique*, l'*alcool*, la *potasse à l'alcool*, l'*eau*, le *zinc* et l'*azotate de potasse* (nitre). On emploie aussi des creusets de Hesse, des capsules de porcelaine, des flacons et des tubes de verre et des bouchons. Examinons successivement ces différents corps.

Acide sulfurique. —Le soufre qui sert à la préparation de l'acide sulfurique étant quelquefois arsénifère, il n'est pas étonnant que *certains* acides du commerce renferment une préparation arsenicale. D'après Vogel, l'acide sulfurique fumant d'Allemagne ne contient pas d'arsenic, tandis que l'acide sulfurique concentré provenant des chambres à plomb peut en renfermer. Tout en admettant que cela soit en général vrai, on aurait cependant tort de considérer comme non arsenical l'acide sulfurique par cela seul qu'il est fumant et dit *d'Allemagne*. On pourrait encore se tromper si l'on croyait que l'acide sulfurique ne contient pas d'arsenic, parce qu'il a été distillé, quoiqu'il soit vrai de dire que *dans la plupart des cas* l'acide ainsi purifié ne renferme pas un atome de ce métal. L'expert devra toujours essayer celui dont il fera usage, et voici comment il procédera. S'il n'a besoin que d'une petite quantité d'acide pour alimenter l'appareil de Marsh, il introduira de l'eau et du zinc dans un de ces appareils et une quantité d'acide un peu plus forte que celle qu'il croit devoir employer pour faire l'expertise ; si l'hydrogène qui se dégagera pendant l'action de l'acide sur le zinc, ne laisse déposer aucune tache arsenicale sur la soucoupe de porcelaine même au bout de quinze ou vingt minutes, l'acide pourra servir sans crainte d'induire en erreur. S'il est nécessaire de faire usage d'une quantité d'acide beaucoup plus considérable (de 500 à 1000 grammes), ainsi que cela a lieu lorsqu'on a traité des matières organiques par une assez forte proportion de nitre, comme il pourrait arriver que la petite quantité d'arsenic contenue dans 20 ou 25 grammes d'acide n'eût pas été décelée par l'appareil de Marsh, tandis que cet appareil pourrait permettre de découvrir le métal dans 1000 grammes, il faudra que l'essai porte sur cette dernière proportion d'acide. Pour cela, on introduit dans une capsule de porcelaine très propre 500 à 1000 grammes d'eau distillée, et l'on y verse peu à peu l'acide à essayer ; la liqueur s'échauffe considérablement ; puis on ajoute par fragments et successivement de la potasse à l'alcool bien pure jusqu'à ce que l'acide soit à peu près saturé ; il se forme du sulfate de potasse qui se dépose à l'état de poudre cristalline, tandis que la préparation arsenicale qui pourrait exister dans l'acide sulfurique reste dans la liqueur surnageant les cristaux. Si par hasard tout était pris en masse, il faudrait ajouter une certaine quantité d'eau distillée que l'on agiterait avec le sulfate de potasse pour dissoudre le composé arsenical. La liqueur *filtrée*, introduite dans un appareil de Marsh, ne fournirait point de taches arsenicales, si l'acide sulfurique et la potasse étaient exempts d'arsenic ; si elle était trop abondante pour pouvoir être contenue dans cet appareil, on la concentrerait par l'évaporation et on la filtrerait de nouveau, avant de l'introduire dans le flacon. Dans le cas où l'on aurait recueilli des taches arsenicales, il faudrait chercher à déterminer si c'est l'acide ou la potasse qui seraient arsenicaux : pour cela on recommencerait l'expérience en substituant à l'acide sulfurique employé pour saturer la potasse, de l'acide chlorhydrique aussi pur que possible, et si l'on n'obtenait pas des taches arsenicales en agissant sur la liqueur qui surnagerait le chlorure de potassium, on pourrait affirmer que l'arsenic condensé en premier lieu provenait de l'acide sulfurique.

L'Institut en reconnaissant dans son rapport, comme je l'avais toujours dit, qu'il est facile de se procurer de l'acide sulfurique non arsenical, a réduit à sa juste valeur l'assertion contraire de M. Devergie que j'avais constamment combattue (voy. Comptes-rendus de la séance du 14 juin 1841). Il est évident que si à la suite de l'essai que je conseille de faire il était établi que l'acide sulfurique contient de l'arsenic, il faudrait abandonner cet acide et en prendre un autre qui serait pur. On pourrait toutefois le purifier à l'aide de l'acide sulfhydrique, de la filtration à travers l'amiante et de la chaleur (voy. page 409). Dans tous les cas il ne faudrait jamais employer l'acide ainsi purifié avant de l'avoir essayé comme je viens de le dire.

Acide azotique. — Je ne sache pas que l'on ait signalé la présence d'un acide arsenical dans l'acide azotique qui a été distillé sur de l'a-zotate d'argent ; toutefois, comme il n'est pas impossible que cet acide contienne de l'acide arsénieux ou de l'acide arsénique, il im-porte de donner les moyens d'y constater la présence d'une prépa-ration arsenicale. On saturera 500 grammes de cet acide par la po-tasse à l'alcool non arsenicale, et l'on obtiendra de l'azotate de potasse que l'on essaiera par les moyens qui seront bientôt indiqués. (Voyez page 436.)

Acide chlorhydrique. — Pour s'assurer si cet acide est arsenical on en saturera 500 grammes par la potasse *pure* ; on séparera le chlo-rure de potassium qui pourrait se déposer à l'état de poudre cristal-line, et on versera la liqueur surnageante dans un appareil de Marsh. Si l'on obtient de l'arsenic sous forme de taches, on purifiera l'acide chlorhydrique en l'étendant de son poids d'eau, en y faisant passer un excès de gaz acide sulfhydrique lavé, et en filtrant la liqueur pour la séparer du sulfure jaune d'arsenic qui se sera déposé. C'est avec quel-ques gouttes de cet acide purifié que l'on acidule les liqueurs sus-pectes qui doivent être traitées par l'acide sulfhydrique : or il résulte des expériences de M. Dupasquier qu'il serait dangereux de faire usage de certains acides chlorhydriques arsenicaux des laboratoires, avant de les avoir débarrassés de l'arsenic qu'ils renferment, parce qu'ils en contiennent assez pour pouvoir induire en erreur, même quand on ne les emploie qu'en petite proportion. Dans aucun cas l'acide chlor-hydrique ne devra être purifié par la distillation, comme le conseille M. Devergie, parce qu'il est bien difficile, pour ne pas dire impossi-ble, de le priver par ce moyen de tout l'arsenic qu'il renferme, alors même que l'on a pris les plus grandes précautions. (Voyez ma lettre insérée dans les *Annales d'Hygiène*, n° d'avril 1842.)

Alcool. — Ce réactif pourrait *à la rigueur* être arsenical, car il peut dissoudre une certaine proportion d'acide arsénique et même d'acide arsénieux. Il suffira d'introduire 150 à 200 grammes de cet alcool dans un appareil de Marsh pour savoir s'il contient ou non de l'arsenic.

Potasse à l'alcool. — En traitant cet alcali par de l'acide sulfurique pur, *non arsenical*, comme je l'ai dit en parlant de l'essai de l'acide sulfurique (voy. page 433), on saura bientôt s'il est ou non arsenical. Je n'ai jamais trouvé de la potasse à l'alcool qui contînt de l'arsenic.

Eau distillée. — Elle n'est jamais arsenicale. On s'assurera toute-fois qu'elle ne renferme pas d'arsenic en agissant sur 1 litre de ce li-quide dans un appareil de Marsh.

Zinc. — On a souvent dit que le zinc était toujours ou presque toujours arsenical, et l'on a conclu qu'il ne fallait jamais se servir de l'appareil de Marsh, puisque c'est le zinc que l'on emploie pour faire marcher cet appareil. J'avais établi que rien n'était plus facile que de trouver dans le commerce du zinc qui ne donnât aucune trace d'arsenic dans cet appareil; *l'Académie des sciences a reconnu le même fait.* (Voy. les Comptes-rendus de la séance du 14 juin 1841.) Au reste, l'expert devra, avant de commencer l'expérience sur les matières suspectes, introduire dans un appareil de Marsh de l'eau, de l'acide sulfurique et une quantité de zinc égale à celle qu'il devra employer pour l'expertise; l'acide sulfurique agira sur ce métal jusqu'à ce qu'il n'en reste plus dans le flacon; si après cet essai on n'a pas recueilli de taches arsenicales, c'est que le zinc ne fournit point d'arsenic et peut servir; il faudrait au contraire le rejeter et en prendre d'autre, s'il donnait des taches *arsenicales.* Voici une expérience faite en grand dont j'ai rendu témoin la commission de l'Académie royale de médecine. J'ai introduit 2 kilogrammes de zinc en grenailles dans un grand flacon à deux tubulures, de l'énorme capacité de 11 à 12 litres; j'ai monté l'appareil et l'ai fait fonctionner pendant deux jours : on avait eu soin de faire passer le gaz dans deux tubes communiquant l'un avec l'autre par des tubes en caoutchouc, et remplis, le premier de fragments de verre mouillés d'une dissolution aqueuse d'acétate de plomb; le second, de fragments de même nature mouillés d'une dissolution de sulfate d'argent. L'expérience avait pour but de s'assurer si cette grande masse de zinc abandonnerait quelques parcelles d'arsenic. Le premier tube rempli de dissolution plombique a noirci dans sa partie supérieure, et cette action était évidemment due à un peu de gaz sulfhydrique dégagé par suite de la présence d'un peu de sulfure dans le zinc : mais tous les fragments de verre mouillés par la dissolution argentique avaient fortement bruni; on pouvait donc craindre qu'une quantité notable d'hydrogène arsénié se fût développée et eût réagi sur la dissolution de sulfate d'argent. L'expérience ne tarda pas à prouver qu'il n'en était rien : *il n'y avait pas un atome d'arsenic* au milieu des fragments mouillés par le sulfate d'argent, et la couleur noire était due à l'argent métallique qui avait été réduit par suite de l'action désoxygénante de l'hydrogène.

Azotate de potasse (nitre). On a beaucoup parlé aussi de *nitres arsenicaux;* j'avoue que je n'en ai jamais trouvé; il est d'ailleurs si facile de s'assurer s'ils contiennent ou non de l'arsenic, que cela ne complique aucunement la question. Voici comment on devra procéder : on traitera dans une capsule de porcelaine très propre un kilogramme de l'azotate de potasse que l'on essaie, par 600 grammes d'acide sulfurique pur et concentré; on chauffera pendant une heure et demie environ, en agitant de temps à autre, jusqu'à ce qu'il ne se dégage

plus de vapeurs orangées d'acide azoteux ni de vapeurs blanches
d'acide azotique, reconnaissables à leur odeur. Alors on retirera la
capsule du feu, et quand la matière sera à peu près refroidie et solide,
on la fera bouillir pendant dix minutes avec 100 ou 150 grammes
d'eau ; on filtrera pour laisser sur le filtre le sulfate de potasse formé,
et l'on introduira la liqueur dans un appareil de Marsh ; si l'on n'obtient pas de taches arsenicales, on pourra hardiment conclure que le
nitre n'est pas arsenical. Il importe de chasser par l'action combinée
de l'acide sulfurique et de la chaleur la totalité des acides azoteux et
azotique, autrement on s'exposerait à avoir des explosions en mettant
la liqueur dans l'appareil, et l'on arrêterait le dégagement du gaz
hydrogène, parce que celui-ci, au fur et à mesure qu'il se produirait,
se combinerait avec l'oxygène des acides azoteux et azotique pour
former de l'eau.

*Creusets de Hesse, capsules de porcelaine, flacons et tubes de
verre, verres à expérience, bouchons.* — Ces divers vases, pas plus
que les tubes et les bouchons, ne donnent jamais d'arsenic ; il faut
seulement savoir qu'ils doivent être parfaitement lavés avec une eau
alcaline, puis écurés avec du sable et lavés de nouveau à grande
eau, si l'on veut être certain qu'ils ne retiennent plus quelques atomes
de la préparation arsenicale que l'on y aurait préalablement introduite. (Voy. mon *Mémoire sur les réactifs,* lu à l'Académie de
médecine le 16 juillet 1839.)

DEUXIÈME OBJECTION.

*Il existe d'après M. Couerbe de l'arsenic dans le corps de
l'homme : or, qui oserait affirmer que la minime portion de ce métal
que l'on obtient dans certaines expertises, provient d'un empoisonnement, plutôt que de celui qui est contenu dans les os et dans les
chairs ?*

M. Couerbe a dit le premier que le corps de l'homme en putréfaction renfermait de l'arsenic. *J'ai prouvé* en 1839 qu'*il n'y en avait
pas* dans les viscères ; mais j'ai annoncé en avoir retiré des os. Quelque
temps après, M. Couerbe a été plus loin, car il *a affirmé*, sans le prouver, que ce métal se trouvait *dans les os* à l'état d'*arséniate de chaux,*
et qu'il s'en *produisait* à mesure que les *chairs se pourrissaient.* M. Devergie, après avoir confirmé par des expériences qui lui étaient propres, que les os fournissaient *une proportion notable d'arsenic* susceptible d'être isolé par des moyens chimiques, ajoutait que les muscles
n'en donnaient qu'une *proportion* extrêmement faible et si petite, que
l'on ne saurait en démontrer l'existence par des preuves à l'abri de

toute objection. (*Médecine légale*, 2ᵉ édition, t. III, pag. 449.) Le
3 novembre 1840, je déposai un paquet cacheté à l'Académie royale
de médecine, dans lequel j'établissais que je ne *pouvais plus extraire d'arsenic des os*. Ce paquet fut décacheté dans la séance du
13 juin 1841. Ce n'est qu'à *la fin de décembre* 1840 que MM. Flandin
et Danger annoncèrent le même fait. Il n'y a donc plus lieu d'exploiter
cette objection, ce qui est d'une haute importance pour les applications du système médico-légal que j'ai proposé; en effet, à chaque affaire judiciaire, la défense ne manquait pas de faire jouer à cet arsenic, dit *normal*, un grand rôle; c'est lui, disait-elle, que vous avez
extrait du cadavre sur lequel vous avez agi, et non l'arsenic qui aurait été ingéré comme poison. On avait beau répondre que les *viscères
n'en renferment pas un atome,* et que l'arsenic retiré par moi et par
d'autres experts *avait été extrait de ces viscères*, on n'en persistait
pas moins à soutenir avec obstination qu'il en était ainsi. Quoi qu'il
en soit, il sera toujours difficile, pour ne pas dire impossible, d'expliquer comment en 1839 l'on a obtenu de *l'arsenic bien caractérisé*,
en calcinant les os jusqu'au gris blanchâtre et en les traitant par l'a-
cide sulfurique concentré, tandis qu'aujourd'hui on n'en retire pas un
atome en suivant le même procédé, alors même que l'on multiplie
les expériences outre mesure, et qu'on les fait à l'air libre ou en vaisseaux clos, de manière à ne perdre aucun produit. Dira-t-on que les
réactifs dont je me servais alors contenaient de l'arsenic? Non certes,
car en agissant avec des *proportions égales* des *mêmes réactifs* et des
os *calcinés au blanc* ou avec du carbonate de chaux, on ne recueillait
aucune sorte de tache. (Voyez mon Mémoire sur l'arsenic normal dans
le tome VIIIᵉ des *Mémoires de l'Académie de médecine*.) A qui pourra-
t-on faire croire, comme le prétendent MM. Flandin et Danger, que
j'ai pris pour des taches arsenicales les pseudo-taches que *j'avais
signalées avant eux,* et sur lesquelles ils ont tant insisté depuis?
Cela ne supporte pas le plus léger examen, car j'affirme de nouveau que les taches obtenues par moi *offraient tous les caractères
chimiques de l'arsenic*; d'ailleurs pourquoi, s'il en était ainsi, ne pro-
duirait-on pas aujourd'hui comme alors ces pseudo-taches, en traitant
par l'acide sulfurique de la même manière les os calcinés, *au gris
blanchâtre* ? Voyez ce qui s'est passé à la séance de l'Institut du 19 juillet 1841. MM. Flandin et Danger demandent par une lettre que la
commission s'explique sur ce point : « *Les pseudo-taches que nous
avons obtenues ont été prises pour de l'arsenic, que MM. Couerbe et
Orfila ont nommé arsenic normal.* » La réponse de M. Dumas a été
aussi catégorique que possible; la voici :

« La commission n'a pas pu *comparer* les taches obtenues par

» MM. Danger et Flandin à celles de l'arsenic normal, par la raison
» qu'aucun des membres de la commission n'a vu des taches d'arsenic
» normal.

» La commission ne pouvait donc pas se prononcer sur la *différence*
» ou l'identité entre les taches obtenues par MM. Danger et Flandin
» et celles que d'autres chimistes ont désignées par taches d'arsenic
» normal. »

On voit donc que l'Institut a fait justice de la singulière prétention de MM. Flandin et Danger. Évidemment ces messieurs n'avaient jamais pu obtenir des pseudo-taches en traitant devant la commission de l'Institut les os calcinés au gris par l'acide sulfurique, autrement on aurait pu comparer ; évidemment cette commission n'en avait pas recueilli non plus dans les expériences qu'elle avait tentées pour son compte ; moi-même, en opérant devant cette commission dans mon laboratoire, je n'avais pas pu en montrer une seule ; c'est qu'en effet *il ne se forme point de pseudo-taches en traitant les os par l'acide sulfurique*, comme je le faisais en 1839, *lorsque je retirais de ces os des taches arsenicales*. Que MM. Flandin et Danger couvrent une ou plusieurs assiettes avec des pseudo-taches obtenues avec des os calcinés au gris et de l'acide sulfurique, ce sera le seul moyen de prouver qu'ils ont raison et que ces taches ne sont autre chose que celles dont ils ont tant parlé. Ils ne l'ont pas fait, ils ne le feront pas, et personne n'a pu le faire, parce que l'assertion énoncée est complétement fausse.

Il faut avouer qu'il y a dans ce qui concerne l'histoire de l'arsenic dit *normal* un mystère des plus impénétrables. Pourquoi en a-t-on obtenu facilement en 1839, et pourquoi en agissant de la même manière et par un procédé fort simple n'en retire-t-on pas un atome aujourd'hui ?

TROISIÈME OBJECTION.

Certains terrains de cimetières fournissent de l'arsenic, en sorte que le métal retiré des cadavres enterrés dans ces cimetières peut provenir des terrains et non de ces cadavres.

J'ai démontré dans mon mémoire lu à l'Académie le 29 août 1839 :

1° Qu'il est *possible* de retirer une *petite* quantité d'arsenic de telle portion de terre d'un cimetière, tandis qu'on n'en trouve pas dans telle autre portion du même cimetière ; et que dès lors, dans un cas d'exhumation juridique, l'expert devra analyser la terre qui entoure le cadavre ou le cercueil, toutes les fois que le corps n'aura pas été

enfermé dans une bière, ou que celle-ci ne sera ni entière ni parfaitement close.

2° Que cette petite quantité d'arsenic se trouve dans *certaines* portions de terre à l'état d'arsénite ou d'arséniate *insoluble*, non seulement dans l'eau froide, mais même dans l'eau bouillante, et qu'il
faut pour la retirer traiter les terres qui en contiennent par l'acide
sulfurique bouillant pendant plusieurs heures, et encore après avoir
fait agir pendant deux ou trois jours à froid, sur les terrains, cet acide
étendu d'eau. D'où j'ai conclu, avec raison, que si le cadavre, *encore
entier* après avoir été parfaitement nettoyé et lavé à l'eau froide, fournissait de l'arsenic, et que le terrain *ne renfermât pas un composé
arsenical soluble dans l'eau bouillante,* on affirmerait que ce métal
ne provient pas de la terre, parce qu'*il est impossible d'admettre* que,
dans aucun cas, celle-ci *ait pu céder* une partie de la préparation
arsenicale *insoluble* qu'elle pourrait contenir. J'ai dit qu'il en serait
de même dans les cas où le corps, préalablement ouvert, ou déjà en
partie détruit par la putréfaction, *formerait cependant encore un tout
distinct.*

3° Qu'il est difficile d'admettre qu'un terrain contenant un composé arsenical *soluble dans l'eau* puisse céder de l'arsenic à un cadavre *entier* ou *ouvert*, de manière à faire croire à un empoisonnement, parce qu'en arrosant avec 2 ou 300 grammes d'une dissolution
d'acide arsénieux ou d'arsénite d'ammoniaque un terrain contenant
beaucoup de carbonate de chaux, ces poisons restent sans éprouver
d'altération à peu près dans la zone de terre où ils avaient été placés,
et qu'alors même que ce terrain a été mouillé par la pluie, les dissolutions arsenicales ne traversent la terre que *lentement*, et se propa-
gent à droite et à gauche, en sorte qu'on n'en trouve pas à une petite
distance *au-dessous* du point où elles avaient été primitivement déposées. On sait d'ailleurs, par les expériences que j'ai tentées, que
les dissolutions arsenicales ne pénètrent pas facilement *dans l'intérieur* des organes qu'elles entourent de toutes parts, alors même
qu'elles existent dans le terrain en assez forte proportion, et qu'il
suffit de laver soigneusement la surface de ces organes avec de l'eau
pour emporter la faible portion d'arsenic qui pourrait s'y trouver.
Mais j'irai plus loin, et j'admettrai que cette pénétration intime ait eu
lieu ; qu'arriverait-il alors ? De deux choses l'une : ou bien que toutes
les parties du cadavre fourniraient la même proportion d'arsenic,
c'est-à-dire une quantité qui serait en rapport avec leur poids ; ou
bien que tel organe qui se serait trouvé en contact avec la portion
du terrain arsenical devrait en contenir, tandis qu'il n'y en aurait
pas dans ceux que la terre arsenicale n'aurait point touchés. Or c'est

ce qui n'a jamais lieu dans un cas d'empoisonnement avec absorption ; toutes les parties du corps renferment de l'arsenic dans une proportion fort inégale, et nullement en rapport avec la masse, car il y en a d'autant plus que l'organe était plus vasculaire.

En cherchant à attaquer les résultats de mes expériences sur ce point, M. Devergie a commis une erreur grave. J'avais dit qu'après avoir mis un foie à la profondeur de 1 mètre dans la terre d'un jardin, dont le fond avait été préalablement arrosé avec 40 centigrammes d'acide arsénieux dissous dans 96 grammes d'eau, je n'avais pas retiré de l'arsenic de ce foie, quoiqu'il fût resté neuf jours enterré, et qu'à plusieurs reprises j'eusse versé d'assez fortes proportions de dissolution arsenicale à la surface de la terre avec laquelle j'avais comblé le trou, et même sur la portion de terre qui recouvrait immédiatement le viscère. « Mais, réplique M. Devergie, j'ai vu tout le con-» traire en plaçant un foie dans un seau étroit qui contenait *sept ki-*» *logrammes* de terre que j'avais arrosée pendant *sept jours* avec » *deux litres* d'eau tenant 60 centigrammes d'acide arsénieux en dis-» solution. » Quelle parité y a-t-il entre ce mode d'expérimentation et celui que j'ai suivi ? Dans mon expérience, j'avais eu grand soin de me placer dans les *conditions du problème*, c'est-à-dire que, loin d'agir sur 7 kilogrammes de terre, j'avais enterré le foie *dans un jardin*, tout comme un cadavre serait enterré dans un cimetière, et la dissolution arsenicale que j'employais devait nécessairement s'étendre à droite, à gauche, en haut, en bas ; en tous sens en un mot, en sorte que la portion de terre qui recouvrait le foie ne devait en avoir gardé que très peu. Dans l'expérience de M. Devergie, au contraire, on s'est placé dans des *conditions qui n'existeront jamais*, c'est-à-dire que l'on a mis une *forte proportion* de dissolution arsenicale dans une *petite quantité de terre*, et que, pour mieux saturer celle-ci, on l'a arrosée à *sept reprises* différentes. Quel argument peut-on tirer d'un pareil fait pour infirmer l'assertion que j'ai émise plus haut, savoir, qu'un *terrain à peine humecté d'une dissolution arsenicale ne livrera pas facilement aux organes qu'il touchera* la petite proportion d'arsenic qu'il pourrait tenir en dissolution ?

4° Que si le cadavre est réduit en *terreau* et mélangé à la terre, et qu'en traitant celle-ci par l'eau *froide* on obtienne une dissolution arsenicale, il faudra rechercher si la terre prise à 3 ou 4 mètres de distance se comporte de même. En cas de négative, on pourra facilement *soupçonner* que l'arsenic retiré du terreau provient du cadavre et non de la terre, à moins qu'il ne soit ultérieurement prouvé que la partie du cimetière où se trouve le corps avait été arrosée à une époque quelconque avec une dissolution arsenicale, ou bien qu'une poudre arsenicale soluble avait été déposée à sa surface. Si, *contre toute attente*, la terre éloignée de quelques mètres du lieu de l'inhumation cédait aussi un composé arsenical à l'eau *froide*, il faudrait bien se garder de faire *soupçonner* que l'arsenic a été fourni par le cadavre.

5° Que si le terreau ne donnait point d'arsenic avec l'eau froide ni même avec ce liquide bouillant, et que l'on en retirât après l'avoir fait réagir pendant quelque temps sur l'acide sulfurique *pur*, d'abord à froid, puis à la température de l'ébullition, on serait porté à croire qu'il n'y a pas eu empoisonnement par une préparation arsenicale soluble, *si le terrain ne contenait pas de sulfate de chaux*, parce qu'*en général* les composés arsenicaux solubles qui auraient pu *abandonner* le cadavre pour se mêler *à ces sortes de terrains*, conservent pendant long-temps la faculté de se dissoudre dans l'eau froide. Toutefois, comme il n'est pas démontré que les composés arsenicaux solubles qui auraient pu être entraînés hors du corps ne puissent à la longue se transformer dans le sein de la terre en sels insolubles dans l'eau, surtout lorsque cette terre contient du sulfate de chaux, l'expert devra, dans un cas aussi épineux, analyser quelques autres parties du terrain du même cimetière, et s'il résultait de ses recherches qu'elles ne contiennent point d'arsenic, ou qu'elles en renferment beaucoup moins que le terreau, il lui serait peut-être permis d'élever de *très légères conjectures* sur la possibilité d'un empoisonnement. (Voy. pour plus de détails mon Mémoire dans le t. VIII° des *Mémoires de l'Académie royale de médecine*.)

QUATRIÈME OBJECTION.

La préparation arsenicale peut avoir été introduite dans le canal digestif d'un individu qui n'a pas succombé à un empoisonnement, et avoir été portée au loin dans quelques uns de nos viscères par l'effet de l'imbibition cadavérique.

J'ai traité tout ce qui se rattache à ce sujet dans les généralités sur l'empoisonnement. (Voy. p. 41.)

CINQUIÈME OBJECTION.

L'individu que l'on soupçonne être mort empoisonné, et des viscères duquel on retire de l'arsenic, pouvait avoir été soumis pendant la vie à l'usage d'une médication arsenicale, en sorte que l'arsenic recueilli par l'analyse ne proviendrait pas d'un empoi- sonnement.

On sait que les composés d'arsenic sont employés en médecine, et qu'ils agissent alors à la fois sur les tissus qu'ils touchent et par suite de leur absorption. Il ne serait donc pas impossible que l'expert chargé de faire une recherche médico-légale découvrît ce poison dans les viscères d'un individu qui aurait pu succomber à une autre maladie que l'empoisonnement par l'acide arsénieux.

Il faudrait, dans les cas de ce genre, s'enquérir minutieusement de tout ce qui a précédé la mort : à quelle dose, pendant combien de temps et à quelle époque l'individu a-t-il pris de l'arsenic comme médicament; la maladie à laquelle il a succombé est-elle survenue tout-à-coup et lorsqu'il jouissait en apparence d'une bonne santé; par quels symptômes a-t-elle été caractérisée, quelle a été sa marche et sa durée? On ne devrait pas négliger non plus d'explorer attentivement le canal digestif, et surtout l'estomac, que l'on pourrait trouver enflammé, ecchymosé, ramolli ou durci et comme tanné, même perforé.

Nul doute que la mort ne dût être attribuée à un empoisonnement récent et aigu, quand même l'individu aurait fait usage de petites doses d'un composé arsenical *médicamenteux quelques semaines auparavant*, s'il avait éprouvé les symptômes que détermine une assez forte dose d'arsenic, si l'invasion de la maladie avait été brusque et sa marche rapide, que l'on eût pu constater après la mort des lésions cadavériques analogues à celles que développent les préparations arsenicales, et que la quantité de poison trouvé par l'analyse fût assez notable.

Je ne balancerais pas encore à affirmer qu'il y a eu empoisonnement récent et aigu alors qu'un composé arsenical aurait été pris, *comme médicament, quelques semaines auparavant*, si l'on obtenait une proportion notable d'arsenic en traitant les divers organes comme je l'ai dit, quand même pendant la maladie, que je suppose de courte durée, on n'aurait observé que quelques uns des symptômes occasionnés par l'arsenic, et qu'il aurait été impossible de constater après la mort les lésions de tissu que produit le plus ordinairement l'acide arsénieux : on sait en effet que certains malades ont péri par ce poison sans avoir éprouvé ni douleurs ni évacuations, et sans que le canal digestif fût le siége d'une altération manifeste.

Il n'en serait pas de même si, dans cette dernière espèce, la quantité d'arsenic fournie par l'analyse n'était pas considérable; je me bornerais alors à établir des *présomptions d'empoisonnement.*

Si le composé arsenical *médicamenteux* avait été administré *peu de jours avant la mort,* que la maladie eût été de courte durée, qu'elle eût présenté les caractères d'un empoisonnement par l'arsenic, que l'estomac et les intestins fussent profondément altérés, et la quantité d'arsenic obtenue considérable, j'affirmerais encore qu'il y a eu empoisonnement.

Je serais au contraire très réservé dans mes conclusions, si, dans cette dernière espèce, le canal digestif était sain et la proportion d'arsenic recueillie par l'analyse excessivement minime; je me bornerais alors à faire naître quelques doutes dans l'esprit des jurés.

Ma circonspection serait encore plus grande si, dans le cas dont je viens de parler, la maladie avait duré plusieurs jours et qu'elle n'eût offert qu'un petit nombre des symptômes que l'on remarque le plus souvent dans le genre d'empoisonnement qui m'occupe.

Enfin j'avouerais l'insuffisance de l'art pour résoudre le problème, si la maladie datait déjà de plusieurs semaines, que pendant toute sa durée le malade, *soumis à l'usage d'une médication arsenicale,* eût éprouvé quelques uns des symptômes de l'empoisonnement, qu'après la mort on n'eût découvert aucune lésion appréciable du canal digestif, et que l'on n'eût pu retirer des organes que des atomes d'arsenic. On conçoit en effet que l'empoisonnement lent qui serait le résultat de petites doses d'une préparation arsenicale souvent réitérée et long-temps continuée, se confonde nécessairement avec les effets que produirait la médication arsenicale à laquelle un individu aurait été soumis pendant plusieurs semaines.

SIXIÈME OBJECTION.

L'arsenic retiré du canal digestif et des autres viscères d'un individu dont on examine le cadavre provient, non pas d'une préparation arsenicale qui aurait été prise comme poison, mais bien du colcothar ou du sesqui-oxyde de fer hydraté qui lui aurait été administré comme contre-poison pendant la vie.

La réponse à cette objection se trouve consignée à la page 423.

OBJECTIONS QUE JE N'AVAIS POINT PRÉVUES.

J'ai déjà dit que ces objections n'ont aucune portée, et il suffira presque de les faire connaître pour qu'elles se trouvent réfutées.

1° *Suivant M. Couerbe, il se développe de l'arsenic dans les tissus mous qui se pourrissent.* (*Revue scientifique,* numéro d'octobre 1840.) Ce fait est complétement faux; et il y a lieu de déplorer que M. Couerbe l'ait publié peu de temps après le jugement de Tulle, et au moment où la Cour de cassation n'avait pas encore statué sur le pourvoi de madame Lafarge. *Ceci n'a pas besoin de commentaire.*

2° « *Le papier peint en tout ou en partie, avec l'arsénite de cuivre, les débris de boiseries peintes en vert, rebuts que l'on jette au fumier, que la terre dévore et s'assimile, et dont les infiltrations pluviales sont dans le cas de porter ces sels à des profondeurs plus ou moins considérables, et dans les entrailles du cadavre le plus hermétiquement enseveli dans un cercueil en bois; une seule parcelle du fumier des villes jeté sur la surface de la terre peut fournir aux eaux pluviales de quoi empoisonner après coup d'arsenic tout un cadavre.* » Cette objection appartient à M. Raspail, et personne, je crois, ne cherchera à en revendiquer la priorité, car elle est absurde. Je ne m'arrêterai pas à montrer ce qu'il y a de *ridiculement* exagéré à prétendre qu'une seule *parcelle* de fumier arsenical peut empoisonner tout un cadavre. En examinant l'objection dans ce qu'elle pourrait présenter de spécieux, je ferai remarquer que les papiers verts, les boiseries peintes en vert que M. Raspail suppose pouvoir fournir de l'arsenic au sol, contiennent cet arsenic à l'état insoluble, même dans l'eau bouillante. Il y a plus : si, par suite d'une décomposition de la préparation arsenicale, l'arsenic pouvait être dissous par l'eau pluviale, il serait immédiatement arrêté dans le sol par les combinaisons insolubles qu'il y contracterait. C'est ainsi que lorsqu'on répand de l'acide arsénieux à la surface de la terre, en ensemençant avec du blé mélangé d'arsenic, il suffit de peu de jours pour qu'il soit devenu insoluble dans l'eau, et il faut alors avoir recours presque toujours à l'acide sulfurique bouillant pour le rendre soluble. Qui ne sait en outre combien les eaux pluviales éprouvent de difficulté à pénétrer à la profondeur de quelques centimètres dans les terrains les plus perméables? à plus forte raison lorsqu'il faudra qu'elles s'infiltrent assez profondément pour arriver jusqu'à 1 mètre 1/2 ou 2 mètres au-dessous de la surface du sol. Il faudrait, comme l'a dit quelque part M. Raspail, un foret à l'aide duquel on pût faire pénétrer dans le cercueil la préparation arsenicale ! ! !

3° *La proportion d'arsenic obtenue soit des matières contenues dans le canal digestif, soit des organes qui en ont absorbé, est trop minime pour qu'on puisse conclure à un empoisonnement.* — La question de *quantité* ne peut être soulevée que par des personnes complétement étrangères à l'étude de la toxicologie; en effet, s'il s'agit des matières trouvées dans le canal digestif, la presque totalité ou même la totalité de l'arsenic ingéré a pu être expulsée par les vomissements et par les selles, en sorte que l'expert n'en découvrira plus du tout ou n'en décèlera que des atomes, *quoique l'individu soit mort empoisonné.* S'il s'agit de l'arsenic *absorbé*, on sait à n'en pas douter que dès la première époque de l'empoisonnement la portion absorbée et portée dans les viscères est incessamment *expulsée par l'urine*, et peut-être aussi par d'autres émonctoires, en sorte que telle personne *empoisonnée* dont les viscères auraient fourni une quantité notable d'arsenic, douze, vingt, trente ou soixante heures après l'empoisonnement, si elle ne succombe qu'au douzième ou au vingtième jour, n'en donnera plus un atome si on analyse ces mêmes viscères avec soin. J'ai rendu l'Académie de médecine témoin de quelques expériences qui ne laissent aucun doute à cet égard. Après avoir empoisonné plusieurs chiens en appliquant sur le tissu cellulaire de la cuisse 10 centigrammes d'acide arsénieux en poudre fine, j'ai laissé périr les uns, tandis que j'ai guéri les autres; chez les premiers, dont la mort était arrivée vingt, trente ou quarante heures après l'empoisonnement, les viscères contenaient des quantités notables d'arsenic; ceux qui avaient été guéris à l'aide des diurétiques étaient tués dix ou douze jours après l'empoisonnement, *et il était impossible de retirer de leurs viscères la moindre trace d'arsenic*, en suivant exactement les mêmes procédés qui en avaient fourni chez ceux qui avaient succombé. Quelle grave erreur n'aurait-on pas commise si l'on avait conclu que les chiens guéris n'avaient pas été empoisonnés ! ! J'ajouterai, pour résumer mon opinion à cet égard, que puisque l'on ne retire pas d'arsenic du corps de l'homme à moins qu'il n'y en ait eu d'ingéré, si l'on en extrait, n'importe en quelle proportion, du cadavre d'un individu qui aura éprouvé des symptômes d'empoisonnement et chez lequel on aura constaté quelques unes des lésions de tissu que l'on observe le plus ordinairement dans l'intoxication arsenicale, *l'empoisonnement est certain*. (Voyez, pour plus de détails, l'article EMPOISONNEMENT EN GÉNÉRAL, au tome II.)

4° *Les taches arsenicales ne sont pas formées par de l'arsenic revivifié, et il faut nécessairement obtenir un anneau arsenical pour conclure qu'il existe de l'arsenic.*—Cette objection, présentée par M. Gerdy, prouve bien que cet académicien disait la vérité en proclamant qu'il est complétement étranger à la science dont il parlait. Qu'est-ce donc qu'une tache arsenicale, sinon de l'*arsenic revivifié?* On transforme à volonté un anneau arsenical en taches arsenicales, et réciproquement des taches arsenicales en un anneau arsenical; la tache et l'anneau offrent les mêmes caractères chimiques; c'est donc sans raison que l'on a contesté l'identité. Mais, a-t-on dit, la commission de l'Institut a *proscrit le système des taches.* Cette assertion est complétement fausse. Dans son rapport, la commission a presque toujours formé *sa conviction* sur la présence de l'arsenic *d'après la seule existence des taches*, et son rapport serait *frappé de nullité* si une tache arsenicale était autre chose que de l'arsenic revivifié.

5° Quant à aller rechercher, à l'aide de moyens *très délicats, d'un emploi difficile*, la présence de matières absorbées dans les tissus pour en déduire des conclusions qui s'appliqueraient à la médecine légale, ce genre d'investigation, où les hommes les plus habiles peuvent aisément s'abuser, *offre le plus grave inconvénient* et peut entraîner des erreurs funestes dans les décisions de la justice. (Magendie, Comptes-rendus des séances de l'Institut, 14 juin 1841, pag. 1110.)

Je n'ai pas besoin de réfuter cette objection, parce que M. Magendie a lui-même *rétracté son dire* à la séance du 12 juillet suivant, lorsqu'il fut interpellé par M. Regnault sur le sens qu'il avait voulu donner à son assertion. Le savant rapporteur sentait bien que cette phrase ne tendait à rien moins qu'à annuler le travail consciencieux de la commission. M. Magendie répondit dans cette séance : « Je me » hâte de le déclarer, si la phrase qu'on vient de rappeler pouvait » *laisser entrevoir* quelque opposition aux conclusions si sages du » rapporteur de la commission, cette phrase n'*aurait point rendu* » *exactement ma pensée.* » L'assertion de M. Magendie était pourtant assez précise pour qu'on ne pût pas l'interpréter de deux manières. Quoi qu'il en soit, après avoir essuyé cet échec, mon collègue ajouta quelques mots qui ne sont pas plus vrais que les premiers. « Aux chimistes habiles seuls, dit-il, appartient d'éclairer la justice » dans les circonstances, heureusement *bien rares,* où il est nécessaire » de rechercher un poison jusque dans la *profondeur de nos orga-* » *nes.* » M. Magendie se trompe de la manière la plus étrange en disant qu'il est *bien rare* que l'on soit obligé de rechercher un poison jusque dans la *profondeur de nos organes.* Les experts habituellement chargés de ces sortes d'opérations savent tout le contraire, et réduiront à sa juste valeur une assertion aussi dénuée de fondement.

DES ARSÉNITES.

Les arsénites de potasse, de soude et d'ammoniaque sont solubles dans l'eau et agissent à la manière des poisons violents ; celui de potasse mérite d'autant plus de fixer notre attention, qu'il fait partie de la décoction de Fowler, employée dans certains cas de fièvres intermittentes.

Arsénite de potasse. — Il est ordinairement à l'état liquide ; lorsqu'on le dessèche et qu'on le met sur les charbons ardents, il se décompose, répand une fumée d'une odeur alliacée, et laisse pour résidu de la potasse plus ou moins carbonatée. Les sulfures solubles en précipitent du sulfure d'arsenic (voy. pag. 378); l'acide sulfhydrique n'en précipite du sulfure jaune d'arsenic qu'autant qu'on ajoute une ou deux gouttes d'un autre acide : toutefois il peut le jaunir s'il est concentré et employé en quantité suffisante. L'acide chlorhydrique y fait naître un précipité blanc d'acide arsénieux, et il se forme du chlorure de potassium soluble : ce précipité se dissout facilement dans un excès d'eau; d'où l'on doit conclure qu'il faut, pour l'obtenir, que la dissolution soit concentrée.

Le chlorure de platine précipite cette dissolution en jaune serin, tandis que l'acide arsénieux n'éprouve aucun changement de la part de cette dissolution métallique.

Pour obtenir l'arsenic métallique des arsénites, il suffit d'en introduire une faible proportion dans l'appareil de Marsh modifié (voy. pag. 382), ou de les évaporer jusqu'à siccité et de mêler le résidu avec du charbon pour calciner le mélange dans un petit tube de verre; l'arsenic métallique séparé par le charbon se sublime et vient se condenser sur les parois du tube.

Teinture minérale de Fowler. — Cette teinture est composée d'acide arsénieux combiné avec de la potasse, d'eau distillée et d'une petite quantité d'esprit de lavande composé, ou d'alcool de mélisse. Elle est liquide, d'un blanc légèrement laiteux et d'une odeur aromatique; elle verdit le sirop de violette; l'acide sulfhydrique et les sulfures agissent sur elle comme sur l'arsénite de potasse. L'acide chlorhydrique ne la trouble point ou la trouble à peine, ce qui dépend de la grande quantité d'eau qu'elle renferme. Son action sur l'économie animale est la même que celle de l'acide arsénieux.

OBSERVATION. — Le 3 mai 1823, le docteur Gendrin fut appelé à onze heures du matin pour donner des soins à un homme âgé de trente-deux ans, d'une forte complexion, qu'il trouva couché à moitié habillé sur le bord d'un lit, au bas duquel était répandue une matière liquide blanchâtre, écumeuse. Le malade était sans connaissance; les lèvres étaient tirées en dehors, entr'ouvertes et couvertes d'écume; les dents serrées, les yeux fixes, rouges et ouverts, les membres roides et tendus, le ventre dur et très rétracté, la respiration saccadée, très bruyante, le pouls dur et irrégulier. Une voisine, entrée depuis quelques instants aux cris d'un enfant, qui ayant vu le malade se débattre s'était effrayé, avait trouvé ce dernier sur le pavé, couché dans la matière qui y était répandue et qu'il avait vomie. On voyait dans l'appartement des meubles brisés, la porte enfoncée, et sur l'angle d'un secrétaire ouvert un verre au fond duquel était une matière demi-fluide, blanchâtre et semblable à celle qui avait été vomie par le malade, et répandant comme elle une forte odeur de camphre. A côté de ce verre était une lettre dans laquelle le malade annonçait les motifs qui le portaient à se détruire. L'encre de cette lettre encore fraîche, le verre encore couvert sur les parois de la mousse, évidemment fournie par la solution dont il restait une partie au fond, suffirent pour démontrer qu'il ne pouvait y avoir long-temps que le malade avait avalé le poison : on sut en effet que ce n'était que trois quarts d'heure auparavant. Le serrement des mâchoires était tel qu'il fut impossible de faire avaler aucun liquide ; mais on parvint à déterminer le vomissement à l'aide de frictions sur l'épigastre ; le malade fit alors quelques efforts et écarta ses mâchoires. On introduisit dans l'estomac un verre de solution albumineuse qui occasionna bientôt après un vomissement violent ; le malade reprit sa connaissance et vomit de nouveau une petite quantité de liquide blanchâtre, mousseux, d'une odeur camphrée, mêlé de flocons jaunes, verdâtres et sanguinolents ; il avoua s'être empoisonné avec 52 grammes environ de *savon arsenical de Bécœur*, qui lui servait à des préparations d'histoire naturelle (1). Cependant les membres continuaient à être roides ; le malade parvint difficilement à s'asseoir sur son lit, à cause de la roideur des muscles du dos. On administra beaucoup d'eau albumineuse et de la décoction de graine de lin. Il y eut dans le courant de la journée plus de quarante vomissements ; ce ne fut que vers le soir que les membres reprirent leur souplesse naturelle, et que les yeux perdirent complétement la fixité qu'ils devaient à la contraction permanente de leurs muscles : à cette époque aussi survinrent plusieurs selles liquides avec ténesme. Des lavements émollients furent alors administrés, ainsi qu'une potion opiacée avec le sirop diacode, et on fit reporter le malade dans son domicile. Des fomentations émollientes furent placées sur le ventre et sur tout l'épigastre, où le malade disait sentir une chaleur brûlante et une douleur déchirante horrible. La pression augmentait considérablement cette douleur. La langue était sèche, mais pâle ; le malade se plaignait de courbature et de céphalalgie ; le pouls était plein, mais souple et sans beaucoup de fréquence (90 pulsations). La nuit fut fort agitée ; le malade but abondamment de l'eau de gomme.

Le lendemain le pouls était dur et plein, la face colorée, la langue rouge ; le malade se plaignait de douleurs lancinantes profondes à l'estomac et de douleurs vives dans l'œsophage quand il buvait. La peau était chaude et sèche, la tête un peu lourde ; la soif était assez modérée ; la respiration était grande et facile ; le cœur battait avec force. On fit une saignée au bras de 500 grammes, et on continua les fomentations, les lavements et les mêmes boissons. Le soir le pouls était souple, mais fréquent, la peau chaude ; le malade, plus calme, se plaignait toujours de douleur à l'épigastre, qui cependant était devenu presque indolent à la pression. Le sang sorti de la veine il y avait sept heures offrait un caillot

_____

(1) Ce savon se prépare avec 160 grammes de camphre, 1 kilogramme d'acide arsénieux, 1 kilogramme de savon blanc, 375 grammes de carbonate de potasse, et 125 grammes de chaux en poudre. (DUPONT, *Traité de Taxidermie*, p. 29.)

dense et sans couenne. Pendant la nuit, il survint par intervalle, mais fréquemment, des secousses de hoquet et des envies de vomir.

Le jour suivant, à six heures du matin, épistaxis abondante fournissant environ 192 grammes de sang ; presque immédiatement après, le col et la poitrine commencèrent à se couvrir d'une éruption prurigineuse, exactement semblable à des piqûres d'orties, mais très confluente et peut-être moins rouge. A midi, le ventre était souple et indolent, la tête pesante, la face colorée ; le pouls, assez plein, donnait 79 pulsations par minute ; le pharynx était rouge et le malade se plaignit de mal de gorge. De temps en temps il survenait quelques secousses de toux qui déterminèrent l'expulsion d'un peu de mucus strié de sang. Le malade est sujet à des crachements de sang depuis un coup d'épée qu'il a reçu dans le côté droit de la poitrine, il y a cinq ans. Le thorax n'était le siége d'aucune autre affection que d'un peu de catarrhe à peine sensible dans la partie supérieure du poumon gauche. L'éruption s'étendit pendant le jour au cuir chevelu, à la partie postérieure du cou et aux épaules. Elle commença à diminuer dans la nuit.

Le lendemain, l'éruption avait complétement disparu ; le pouls était souple et sans fréquence, l'abdomen indolent à la pression ; le malade prit sans inconvénient du bouillon de poulet et un bain. Le jour suivant, on permit du bouillon ordinaire, et la convalescence fut rapide et sans accident. (*Journal général de Médecine, de Chirurgie et de Pharmacie,* juillet 1828.

DE L'ARSÉNITE DE BI-OXYDE DE CUIVRE (Vert de Schéele).

L'arsénite de cuivre est sous forme d'une poudre verte, dont les nuances varient suivant la manière dont il a été préparé. Il est insoluble dans l'eau, et se décompose en répandant une odeur alliacée, lorsqu'on le met sur des charbons ardents. Introduit dans l'appareil de Marsh, il fournit aussitôt de l'arsenic métallique. Si on le fait bouillir avec une dissolution de potasse, on le transforme en *arséniate* de potasse soluble et en protoxyde de cuivre ; d'où il suit que le bi-oxyde de cuivre a cédé de l'oxygène à l'acide arsénieux ; si on filtre, le protoxyde de cuivre restera sur le filtre, et pourra être reconnu en le dissolvant dans l'acide sulfurique qui le transformera en sulfate de bi-oxyde de cuivre, dont le métal pourra être précipité au moyen d'une lame de fer ou de zinc. Quant à la liqueur filtrée, on s'assurera qu'elle renferme un arséniate à l'aide des caractères indiqués à la page 452.

S'il s'agissait d'établir, comme cela a déjà eu lieu plusieurs fois, que les *bonbons* ont été colorés par de l'arsénite de bi-oxyde de cuivre, on tiendrait un de ces bonbons entre les doigts au milieu de l'eau distillée, et à l'aide d'un pinceau très fin on détacherait les parties

colorées qui ne sont qu'à la surface ; l'arsénite de cuivre se précipiterait. On agirait de même sur plusieurs bonbons, afin de se procurer
une plus grande quantité d'arsénite ; alors on reconnaîtrait celui-ci
comme il vient d'être dit.

DE L'ACIDE ARSÉNIQUE.

`L'acide arsénique solide est blanc, incristallisable, doué d'une saveur
aigre, métallique et caustique ; son poids spécifique est de 3,391.
Exposé à l'action du calorique dans des vaisseaux fermés, il ne
se volatilise point ; il fond et se vitrifie. Mis sur les charbons ardents, il se boursoufle, perd toute son humidité et devient opaque ; si dans cet état on continue à le chauffer, il donne des
vapeurs blanches qui exhalent une odeur alliacée : ces phénomènes
sont dus à la décomposition de cet acide par le charbon, et à sa transformation en acide arsénieux : aussi disparaît-il en entier. Mêlé avec
du charbon et de la potasse et chauffé dans un tube de verre ou dans
une cornue, il fournit de l'arsenic métallique. Introduit dans un appareil de Marsh, il se comporte comme l'acide arsénieux et donne de
l'arsenic. Il se dissout très bien dans l'eau ; il est même déliquescent :
ainsi dissous, il rougit fortement la teinture de tournesol ; il est incolore et doué d'une saveur aigre, caustique.

Avec la potasse, la soude et l'ammoniaque, il forme des sels solubles. Il précipite au contraire les eaux de chaux et de baryte en blanc ;
ces arséniates insolubles se dissolvent facilement dans un excès d'acide
arsénique. L'acide sulfhydrique, versé dans une dissolution d'acide
arsénique concentré, y fait naître un précipité blanc-jaunâtre de
soufre et de sulfure d'arsenic ; il ne trouble point au contraire l'acide
arsénique étendu d'eau, à moins qu'on ne le chauffe ou qu'on n'a-
joute une goutte ou deux d'acide sulfureux, car alors il ne tarde
pas à le jaunir et le mélange se trouble ; au bout de quelques minutes
d'ébullition, on voit du sulfure d'arsenic d'un très beau jaune se déposer : ce résultat a même lieu lorsqu'on emploie une dissolution
d'acide arsénique excessivement faible, et on l'obtient encore plus
promptement en mêlant l'acide arsénique étendu d'eau avec de l'acide
sulfureux, et en chassant l'excès de ce dernier par l'ébullition, avant
d'y faire passer le courant de gaz acide sulfhydrique ; en effet, l'acide
sulfureux ramène l'acide arsénique à l'état d'acide arsénieux. L'azotate d'argent est précipité par l'acide arsénique sous forme pulvérulente ; l'arséniate d'argent couleur de brique se ramasse sur-le-champ,
et ressemble à du kermès très foncé.

L'acide arsénique doit être considéré comme un poison plus violent encore que l'acide arsénieux. Il est absorbé et agit comme l'acide arsénieux. Le sesqui-oxyde de fer hydraté se combine avec lui, et peut être utilement employé pour combattre l'empoisonnement qu'il a déterminé, quoique l'arséniate de fer produit conserve encore une action toxique. (Voy., pour l'explication de ce fait, la page 365.)

DES ARSÉNIATES.

Les arséniates de potasse, de soude et d'ammoniaque sont vénéneux. On les reconnaîtra facilement, 1° par la décomposition que les charbons ardents leur feront éprouver, et par l'odeur alliacée qui accompagnera cette décomposition; 2° parce qu'ils ne se troubleront point par l'addition de l'acide chlorhydrique, tandis que les arsénites seront précipités; 3° par l'azotate d'argent, qui en précipitera de l'arséniate d'argent couleur de brique; 4° par la facilité avec laquelle on pourra en séparer l'arsenic métallique lorsqu'on les calcinera avec du charbon, ou bien lorsqu'on les introduira dans un appareil de Marsh; 5° par la propriété qu'ils ont de se décomposer et de laisser précipiter du sulfure jaune d'arsenic lorsqu'on les fait bouillir avec un peu d'acide sulfurique et une goutte ou deux d'acide sulfureux, et qu'on les traite après par de l'acide sulfhydrique.

M. Bouley jeune a administré de l'arséniate de potasse à sept chevaux qui ont tous succombé. L'autopsie a montré des traces d'une vive inflammation dans l'estomac, les intestins et la vessie, et des ecchymoses dans le ventricule gauche du cœur. Les matières contenues dans le canal digestif d'un de ces chevaux, mort dans la nuit qui suivit l'empoisonnement, *ne présentèrent aucune trace d'arséniate*, ce qui tient probablement à l'abondante diarrhée qui avait eu lieu. Sur un autre cheval, l'on trouva une déchirure du diaphragme près de ses attaches au sternum. (Séance de l'Académie de médecine, du 20 octobre 1834.)

DES SULFURES D'ARSENIC JAUNE ET ROUGE.

Le *sulfure jaune d'arsenic artificiel*, obtenu en chauffant du soufre et de l'acide arsénieux, est un poison énergique d'après les expériences de Renault.

1° On fit prendre à un petit chien 20 centigrammes de ce sulfure sec et solide, et on empêcha le vomissement. L'animal fut violemment purgé, fit beaucoup d'efforts pour vomir, se plaignit, et mourut cinq heures après. La membrane muqueuse de l'estomac était rouge dans toute son étendue ; la fin de l'iléum était plus enflammée que le duodénum.

2° On donna à un chien plus gros que le précédent 15 centigrammes du même sulfure : des vomissements, des selles, des gémissements, et une grande agitation précédèrent la mort, qui arriva neuf heures après. A l'ouverture, on trouva toute la membrane muqueuse de l'estomac enflammée. Les intestins grêles, mais surtout le duodénum, présentaient, d'espace en espace, des taches rouges.

3° Appliqué sur la cuisse aux doses de 4 grammes, de 1 gramme ou de 40 centigrammes, il détermine, en quinze ou dix-huit heures, la mort d'animaux à peu près de la même grandeur. Les deux dernières doses ne produisent qu'une légère phlogose de l'estomac, une rougeur livide des plis du rectum, et un engorgement sensible des poumons. Quand la quantité appliquée s'élève à 4 grammes, on remarque plusieurs taches noires très étendues dans les parois de l'estomac ; le rectum offre une grande quantité de rides noires dirigées dans tous les sens ; la membrane interne du cœur présente de petites ecchymoses qui ne s'étendent pas dans le tissu charnu (Smith).

Ce sulfure étant composé, d'après M. Guibourt, de 94 parties d'acide arsénieux et de 6 parties de sulfure d'arsenic, ses propriétés vénéneuses doivent être surtout attribuées à l'acide arsénieux qu'il renferme.

On le reconnaîtra aux caractères suivants : il est solide, jaune, assez pesant ; si on le fait bouillir avec de l'eau, le *solutum* renferme une quantité considérable d'acide arsénieux dont il sera facile de constater la présence (vóy. pag. 378) ; épuisé par l'eau bouillante, il laisse du sulfure jaune d'arsenic, offrant, à peu de chose près, les propriétés de celui que l'on obtient avec la dissolution d'acide arsénieux et le gaz acide sulfhydrique (*ibid.*).

Sulfure d'arsenic artificiel dans un cas d'exhumation juridique. — Lorsque après avoir mêlé quelques décigrammes d'orpiment artificiel avec des matières alimentaires, on enferme le tout dans un estomac que l'on enterre dans une petite boîte, on voit au bout de six, huit ou dix mois d'inhumation que le sulfure jaune est reconnaissable à sa couleur, et qu'on peut le retrouver aussi facilement que si l'examen des matières eût été fait le lendemain de la mort. Si, au lieu d'agir ainsi, on avait mis le sulfure finement pulvérisé dans un vase exposé à l'air contenant de l'eau et des matières animales, on trouverait aussi plusieurs mois après du sulfure jaune d'arsenic au fond du vase ; mais, dans ce cas, une portion du sulfure *pourrait* avoir été dissoute par l'ammoniaque qui se produit pendant la putréfaction ; en sorte que s'il en était ainsi, il faudrait, pour obtenir toute la quantité de sulfure, filtrer la liqueur et la traiter par l'acide chlorhydrique, afin de précipiter le poison.

OBSERVATION. — M. Lepelletier de la Sarthe fut chargé par le procureur du roi près le tribunal de première instance de la ville du Mans de procéder à l'exhumation de deux cadavres, dont l'un était inhumé depuis trois mois et l'autre depuis neuf. L'exhumation eut lieu le 30 juin 1829.

Position du cimetière, nature du sol. — Le cimetière de Savigné-l'Évêque est placé au nord du village et disposé en plan légèrement incliné vers le sud, dans une élévation moyenne relativement aux terrains circonvoisins; il est bien aéré, ne retient l'eau dans aucune partie; la superficie en est sèche et sablonneuse; il est du reste bien distribué : les cadavres y sont tous isolés dans des fosses particulières et placés dans un ordre rigoureux établi sur les registres de l'état civil.

Le sol est un sable rougeâtre, siliceux, légèrement argileux, très perméable à l'eau, toujours sec. Un roc assez épais se trouve à 2 mètres environ au-dessous de la couche végétale, et l'inhumation a lieu à 1 mètre et demi dans les deux fosses qui contiennent les sujets dont nous devons faire l'examen.

Afin de procéder avec ordre, nous commencerons par le cadavre inhumé depuis trois mois.

1° *Nécropsie de la fille Fortier, âgée de quarante ans, morte sous l'influence présumée d'un empoisonnement, inhumée depuis trois mois révolus.*

Après avoir constaté jusqu'à l'évidence, au moyen des registres de l'état civil, l'identité de la fosse appartenant à la fille Fortier, nous faisons procéder à l'exhumation.

Nous remarquons dans toute l'épaisseur de la terre qui enveloppe le cadavre une homogénéité parfaite, les caractères que nous venons d'indiquer, et l'absence de toute humidité autour de ce même cadavre. Il est extrait avec les précautions convenables et nous présente les circonstances suivantes :

1° *Enveloppe étrangère.* — Inhumation sans cercueil, dans un suaire en toile forte, détruit seulement en quelques parties, assez résistant dans plusieurs autres.

2° *Enveloppe cutanée.* — Elle n'offre de putrilage dans aucun point, et ne se trouve complétement détruite qu'à la face, à la poitrine et dans plusieurs parties des membres. Sur tout l'abdomen elle est intacte, ramollie dans sa superficie, encore dense et résistante dans sa partie celluleuse.

3° *Tissu cellulaire et muscles.* — Toutes les parties de ces deux systèmes qui se trouvent à découvert sont en putréfaction complète; celles qui restent, protégées par la peau, n'ont que très légèrement souffert dans leurs caractères naturels; à l'abdomen surtout, la section des muscles est encore vermeille dans toute la surface correspondante au péritoine.

. Cette membrane séreuse est intacte, aussi résistante que dans l'état normal, de telle sorte que la cavité abdominale n'a pas éprouvé le plus léger contact de l'air extérieur. Nous dirons bientôt l'influence que nous attribuons à cette disposition dans la conservation des viscères de cette même cavité.

4° *Organes intérieurs*. — Toutes les cavités de la face offrent une putréfaction complète, et les traits du sujet sont tellement altérés, qu'il deviendrait impossible d'en constater l'identité par leur simple aspect.

La cavité pectorale est ouverte dans plusieurs points par la putréfaction; les poumons sont en putrilage, spécialement à leur sommet; de cette partie surtout émane l'odeur infecte qui se répand au loin.

Les cavités articulaires des épaules, des genoux et des pieds sont également à nu sous la même influence.

La cavité abdominale, qui doit surtout fixer notre attention, nous offre les caractères suivants :

État général des intestins. — Le péritoine, comme nous l'avons dit, conserve toute son intégrité, sa transparence et l'aspect luisant naturel à sa face libre.

Les viscères abdominaux, et notamment le tube digestif dans toute sa longueur, se trouvent si bien conservés, qu'il eût été possible de les faire servir aux études anatomiques : rapports mutuels, couleur spéciale, résistance, continuité, volume, etc., tout se rencontre dans un état analogue à celui des cadavres inhumés seulement depuis quelques jours, au milieu des circonstances les plus favorables.

Le tube digestif nous offre depuis l'œsophage inclusivement jusqu'au rectum, dans plusieurs points, des plaques d'un rouge vif, très apparentes à l'extérieur, et, par leur nature et leur caractère, ne laissant aucun doute sur l'existence, pendant les derniers instants de la vie, d'une inflammation aiguë, persistante; il s'agit dès lors d'en rechercher la cause, et de recueillir séparément tous les fluides contenus dans les diverses portions de ce conduit.

OEsophage. — Il offre dans toute son étendue, à l'intérieur, une couleur rouge foncée, et contient à peu près deux cuillerées d'un fluide assez analogue aux lavures du sang veineux; nous y trouvons une assez grande quantité d'une substance jaune citron, cassante, inodore, insoluble, sous forme de parcelles écailleuses. Ces premiers caractères nous font présumer que cette substance est du sulfure jaune d'arsenic; en effet, en déposant une certaine quantité de cette matière sur des charbons ardents, il s'élève aussitôt une vapeur blanche qui répand l'odeur d'ail et d'acide sulfureux.

La matière de l'œsophage est renfermée dans un flacon cacheté par M. le juge d'instruction, comme tous les autres produits du tube digestif.

Estomac. — Lié au-dessus du cardia, au-dessous du pylore, enlevé, lavé avec soin, ensuite ouvert sur un vase convenable, il contient un fluide jaunâtre, où nous trouvons en grande abondance des parcelles aplaties de la matière jaune, dont nous avons parlé à l'occasion de l'œsophage. Nous prenons une assez grande proportion de ces parcelles avec la pointe d'un scalpel ; nous les renfermons dans un papier, et nous gardons le fluide dans une bouteille en verre : ce dernier est dans la proportion de 128 grammes à peu près.

La membrane muqueuse gastrique, sans aucune putréfaction, est d'un rouge sombre dans plusieurs points, et spécialement dans ceux où se trouve adhérer la matière jaune. Des portions de fausse membrane se détachent dans plusieurs parties ; là surtout la matière jaune semble comme identifiée avec la substance des parois gastriques, et forme des taches épaisses qui s'aperçoivent aussi bien à la surface externe qu'à l'interne. Il existe évidemment injection des vaisseaux capillaires, par une grande proportion de la matière jaune, à l'état de division extrême. Est-ce un phénomène d'absorption vitale ou d'injection après la mort par la force de capillarité des vaisseaux ouverts à la surface muqueuse ? L'une et l'autre de ces opinions peuvent être admises ; la seconde nous paraît plus vraisemblable : toutefois ce fait est très remarquable et digne de fixer l'attention des toxicologistes. Le même caractère de cette pénétration de la substance jaune se trouve dans plusieurs points de l'intestin grêle, et même du mésentère.

Nous acquérons la preuve que cette coloration n'est pas le résultat d'une absorption de matière animale, telle que le jaune d'œuf, la bile, etc. ; en effet, touchées par l'acide azotique, ces taches n'éprouvent aucun changement dans leur coloration ; brûlées sur des charbons ardents, elles répandent l'odeur d'ail et d'acide sulfureux.

Intestins. — Le duodénum, l'intestin grêle et le cœcum nous offrent intérieurement et extérieurement les mêmes caractères de phlegmasie et de corrosion superficielle. Nous y retrouvons encore un fluide rougeâtre et la matière jaune en grande proportion. Ces produits sont également scellés dans un flacon de verre.

Enfin, dans toute l'étendue des cavités digestives, nous trouvons toujours ces caractères essentiels réunis :

1° Rougeur extérieure plus ou moins vive par intervalles ;

2° Dans les mêmes points, taches muqueuses d'un rouge sombre ;

3° Fausses membranes, débris de corrosion ;

4° Présence de la matière jaune indiquée.

De ces faits bien constatés nous tirons les inductions suivantes :

1° Le cadavre soumis à notre examen est évidemment celui de la fille Fortier.

2° Cette fille a succombé aux influences d'une phlegmasie sur-aiguë de l'estomac et des intestins.

3° Cette inflammation reconnaît pour cause l'action directe de la matière jaune indiquée.

4° Cette matière, qui nous paraît être du sulfure jaune d'arsenic (orpiment), est parvenue dans le tube digestif à la dose de 11 à 15 grammes à peu près, quantité plus que suffisante pour déterminer la mort ; cette matière est arrivée dans l'estomac, partie à l'état pulvérulent, comme le démontre l'absorption qui s'en est effectuée dans ce viscère et dans l'intestin grêle, partie à l'état de fragments aplatis, comme le prouvent ceux que nous avons recueillis en assez grande quantité.

Pour déterminer plus évidemment encore la véritable nature de cette matière jaune, nous demandons à la soumettre aux réactifs chimiques appropriés, et nous nous faisons assister dans cette opération par MM. Pouplin et Marigni, pharmaciens au Mans.

L'*analyse* a en effet démontré que la matière dont il s'agit était du sulfure jaune d'arsenic.

2° *Nécropsie de Fortier père, âgé de soixante et quelques années, mort sous l'influence présumée d'un empoisonnement, inhumé depuis neuf mois révolus.*

Arrivé avec les magistrats indiqués, le 2 juillet 1829, au cimetière de Savigné-l'Évêque, l'identité de la fosse ayant été positivement constatée, l'exhumation faite, nous avons recueilli les observations suivantes :

1° *Enveloppe étrangère.* — Le sujet se trouve inhumé sans cercueil, dans un suaire en grande partie détruit par le temps.

2° *Enveloppe cutanée.* — Ce cadavre répand au loin l'odeur la plus infecte ; la putréfaction est très avancée dans toutes les parties extérieures, et notamment à la tête, dont les os sont à nu, à la poitrine, dont les cavités sont ouvertes, aux membres, où s'observent des lambeaux informes ; à l'abdomen la peau n'est putréfiée que dans la moitié de son épaisseur.

3° *Tissu cellulaire et muscles.* — Ils sont en putrilage dans tous les points découverts par la destruction de l'enveloppe cutanée ; mais on trouve encore les muscles rouges et le tissu cellulaire assez bien conservé dans toutes les parties où le derme n'a pas éprouvé cette altération.

4° *Organes intérieurs.* — Les poumons sont putréfiés et donnent en grande partie l'odeur insupportable que répand le cadavre.

Les viscères abdominaux, qui doivent spécialement fixer notre attention, nous offrent les dispositions suivantes :

L'incision cruciale des parois de l'abdomen présente le derme encore très résistant, la couche musculeuse d'un rouge sombre, mais sans putréfaction. Le foie paraît assez bien conservé ; le tube digestif spécialement se trouve dans un état d'intégrité parfaite.

Le péritoine qui leur forme une enveloppe commune est intact, sans aucune ouverture, et conserve l'aspect luisant naturel à sa surface libre.

Ce fait nous conduira bientôt à l'explication naturelle de la conservation remarquable des viscères abdominaux sur ces deux sujets.

Nous trouvons toute la longueur du canal intestinal, et notamment toutes ses portions gastrique, duodénale, intestinale grêle, parsemées de taches rouges sans aucune putréfaction, et caractérisant encore d'une manière assez positive la phlegmasie dont ces organes ont été le siége.

Nous devons rechercher la cause de cette inflammation, examiner successivement les diverses cavités digestives, et recueillir isolément les fluides qui s'y trouvent contenus.

Estomac. — Nous en faisons la ligature au-dessus du cardia et au-dessous du pylore ; il est soigneusement lavé, ensuite ouvert sur un vase convenable ; il contient un demi-verre à peu près d'un fluide épais, assez analogue, par l'aspect et la couleur, à la dissolution imparfaite d'ocre jaune ; ses parois, dans toute leur épaisseur et dans une étendue de 12 centimètres sur 13, offrent une tache jaune citron apparente à l'extérieur et à l'intérieur. L'organe semble imprégné dans ce point d'une matière colorante qu'il est essentiel de connaître, et qui nous offre du reste les mêmes caractères que nous avions observés quelques jours auparavant dans celles que présentaient l'estomac et le mésentère de la fille Fortier. Il est donc raisonnable de présumer que ces taches sont le résultat de l'absorption, soit vitale, soit purement capillaire d'une matière identique à celle que nous avions analysée, d'autant mieux qu'en la soumettant à l'action de l'acide azotique elle n'éprouve aucun changement de couleur, et que placée sur des charbons ardents elle répand une vapeur blanche, l'odeur d'ail et d'acide sulfureux.

Nous enlevons cette portion d'estomac avec précaution ; nous l'étendons entre plusieurs feuilles de papier brouillard ; elle est scellée par M. le juge d'instruction, de même que le fluide recueilli dans ce viscère, dont l'intérieur nous offre plusieurs taches rouges et des débris de fausses membranes.

Intestins. — Le duodénum et l'intestin grêle contiennent également une certaine quantité d'un fluide jaunâtre absolument semblable pour l'aspect à celui que nous avons recueilli dans l'estomac : il est également scellé.

La membrane muqueuse de ces cavités offre par intervalles absolument les mêmes altérations.

De ces faits bien constatés nous déduisons les conséquences suivantes :

1° Le cadavre soumis à notre examen est celui de Fortier père, vieillard âgé de soixante et quelques années.

2° Ce vieillard a succombé aux influences d'une phlégmasie sur-aiguë de l'estomac et des intestins.

3° Cette phlegmasie reconnaît pour cause l'action directe de la matière jaune, en partie combinée aux parois gastriques, en partie à l'état de suspension au milieu des fluides retrouvés dans l'estomac et l'intestin grêle.

4° Enfin cette matière nous paraît être du sulfure jaune d'arsenic (orpiment) parvenu dans le tube digestif en quantité plus que suffisante pour occasionner la mort ; administré en poudre fine, il ne laisse dès lors apercevoir aucune de ces parcelles assez larges que nous avions retrouvées dans les cavités digestives de la fille Fortier.

L'analyse de cette matière a démontré qu'elle était réellement du sulfure jaune d'arsenic.

Les faits contenus dans ces deux observations ont paru d'une évidence telle, que le conseil de l'accusé n'a pas même cherché à les infirmer; la condamnation du prévenu, nommé Auguste Janvier, a été prononcée à l'unanimité.

Sulfure jaune d'arsenic artificiel, obtenu avec la dissolution d'acide arsénieux et avec le gaz acide sulfhydrique. — Il est solide, jaune, pulvérulent ou en masse, et très soluble dans l'ammoniaque; la dissolution est incolore si le sulfure est pur. Lorsqu'on le chauffe avec un alcali et du charbon, ou qu'on l'introduit dans un appareil de Marsh, après l'avoir traité par le nitre, il fournit de l'arsenic métallique. (Voy. page 378.)

M. de Courdemanche a fait connaître le premier une propriété remarquable de ce sulfure: lorsqu'après l'avoir *bien lavé* pour le priver de l'acide arsénieux qu'il pourrait retenir, on le fait bouillir avec de l'eau distillée, on le décompose, et l'eau est également décomposée, en sorte que l'on obtient de l'acide sulfhydrique gazeux et de l'acide arsénieux qui reste en dissolution. Si on agit avec de l'eau distillée, à la température de 10 à 12°, le même phénomène a lieu, mais il est à peine sensible; et il faut, pour le rendre manifeste, un contact de cinq à six jours. Si le sulfure jaune pur est ajouté à du vin, à du bouillon gras, à du bouillon aux herbes, à du cidre, à du café, à une décoction de racines, il s'y décompose plus facilement que dans l'eau, soit à froid, soit à chaud. (*Journal de Chimie Médicale*, tome III.)

Ce *sulfure jaune d'arsenic artificiel* est *vénéneux* lors même qu'il a été parfaitement lavé et qu'il ne contient pas un atome d'acide arsénieux, comme le prouvent les faits suivants:

EXPÉRIENCE 1re. — On a appliqué sur le tissu cellulaire de la partie interne de la cuisse de plusieurs chiens robustes et de moyenne taille 3 grammes de ce sulfure pur; les animaux ont éprouvé les accidents que déterminent ordinairement les préparations arsenicales, et sont morts au bout de quarante, quarante-huit ou soixante heures. *A l'ouverture des cadavres*, on a observé les phénomènes suivants: la cuisse sur laquelle avait été appliqué le sulfure était très rouge; l'inflammation s'étendait même assez loin sur les parois abdominales; l'estomac offrait une ou plusieurs taches violettes; ou plusieurs petits ulcères brunâtres, résultat de la destruction de la membrane muqueuse; les intestins grêles, le rectum, le foie et les poumons étaient sains. Le cœur était quelquefois le siège d'une altération très remarquable; l'intérieur des ventricules présentait plusieurs taches d'un rouge foncé; ces taches, assez étendues, occupaient principalement les colonnes charnues, et pénétraient au moins de 3 millimètres dans le tissu du cœur. Les oreillettes, l'aorte et l'artère pulmonaire étaient dans l'état naturel.

EXPÉRIENCE IIe. — On a remarqué des phénomènes analogues lorsqu'on a introduit 4 grammes du même sulfure dans l'estomac et qu'on a lié l'œsophage pour empêcher le vomissement. *A l'ouverture des cadavres,* le canal digestif, le foie, les poumons et le cœur offraient les mêmes altérations que dans les expériences précédentes.

Il est probable que ce sulfure ne doit ses propriétés vénéneuses qu'à l'acide arsénieux qui se développe pendant son séjour dans l'estomac, d'après les expériences de M. Courdemanche.

L'*orpiment natif* (*sulfure jaune d'arsenic*) présenta à Renault des phénomènes différents de ceux dont je viens de parler; en effet, il le fit prendre jusqu'à la dose de 8 grammes à des chiens de différente taille, qui n'en éprouvèrent aucune incommodité. Hoffmann avait déjà obtenu des résultats analogues, comme on peut le voir par le passage suivant : « *Jam verò auripigmentum omni drastica, purgante et emetica virtute caret, neque animantia necat, frequenti experimento instituto in canibus, felibus, quibus in insigni dosi ad drachmam unam et ultra sine ulla subsequente noxa id obtulimus..... Arsenicum vero, sive album, sive flavum et rubrum summum est venenum et omnis generis animantia in paulo majori dosi assumptum brevi necat. Ut adeo ex jam dictis clare appareat, auripigmentum cum arsenico citrino neutiquam esse confundendum, quod tamen a plurimis medicis, imo collegiis factum esse acta et responsa publica loquuntur* (1). »

M. Smith, frappé de la différence des résultats obtenus par Renault sur les deux sulfures jaunes naturel et artificiel, appliqua sur la cuisse de plusieurs chiens l'*orpiment natif* de la mine de Tojova, en Hongrie, et il conclut de ses expériences que ce sulfure a des qualités délétères à la dose de 4 à 8 grammes, et qu'il détermine la mort au bout de deux jours environ.

A l'ouverture des cadavres, on trouve l'estomac enflammé; sa membrane muqueuse, recouverte d'un enduit filant, laisse suinter une multitude de gouttelettes sanguines; les intestins grêles offrent quelques rides rouges; les ventricules du cœur présentent dans leur intérieur une petite meurtrissure qui s'étend peu dans le tissu charnu. Les poumons sont un peu rouges.

EXPÉRIENCE. — A onze heures j'introduisis dans l'estomac d'un chien de moyenne taille, très robuste, 4 grammes de sulfure jaune d'arsenic *naturel*, parfaitement dépouillé de sa gangue : l'œsophage fut lié pour empêcher le vomissement. L'animal mourut au bout de cinquante heures,

_____

(1) *Friderici Hoffmanni Opera omnia*, tom. I, 1761, pars. II, cap. II, *de Venenis*, p. 197. Genevæ.

et n'éprouva d'autres symptômes que de l'abattement et des déjections alvines. *Ouverture du cadavre.* — L'estomac contenait une assez grande quantité d'un fluide noirâtre, épais et filant ; la membrane interne offrait çà et là des plaques rouges évidemment enflammées ; les intestins grêles étaient sains ; l'intérieur du rectum présentait une multitude de rides d'un rouge foncé ; les poumons étaient affaissés, crépitants et plus légers que l'eau ; les paquets graisseux contenus dans le cœur étaient rouges : du reste, cet organe n'offrait aucune altération sensible. Cette expérience répétée fournit les mêmes résultats.

Ce sulfure est donc vénéneux : à la vérité, son action est beaucoup moins intense que celle de l'acide arsénieux.

On le reconnaîtra aux caractères suivants : il est solide, luisant, d'une jaune citrin tirant un peu sur le verdâtre ; son tissu est composé de lames translucides, brillantes, quelquefois d'un poli très vif ; en le traitant par l'eau distillée bouillante, on voit que celle-ci renferme une petite quantité d'acide arsénieux ; il est décomposé par la potasse et le charbon, ou par le nitre comme le précédent (voy. page 378).

Le *sulfure rouge d'arsenic natif*, d'après les expériences de Renault, peut être administré à l'intérieur sans qu'il en résulte aucune incommodité. Ce médecin dit en avoir donné jusqu'à 8 grammes à des chiens qui n'ont paru éprouver aucune souffrance, tandis que les animaux auxquels on a fait prendre quelques centigrammes du même sulfure *artificiel* ont succombé au bout d'un temps variable. Une femme mourut dans l'espace de quelques heures, après avoir éprouvé des tranchées violentes, pour avoir mangé des choux auxquels on avait mêlé une certaine quantité de cette substance (1).

L'expérience suivante a été tentée dans le dessein de constater l'action du sulfure rouge d'arsenic *natif*.

EXPÉRIENCE. — 2 grammes 40 centigrammes de réalgar natif de la mine de Kapnicke en Transylvanie furent appliqués sur la cuisse d'un chien de 24 centimètres de haut : l'animal mourut au bout de six jours. La membrane interne de l'estomac était recouverte d'un enduit assez tenace de bile jaune ; au-dessous, elle était blafarde et livide ; on voyait dans le reste du canal intestinal un fluide roussâtre très fétide ; les intestins grêles offraient des ulcérations miliaires à fond noir ; l'intérieur du rectum présentait une multitude de rides noirâtres ; les autres organes étaient sains (Smith).

Le *réalgar natif* agit donc comme poison lorsqu'il est appliqué sur le tissu cellulaire.

(1) *Ephemerid. Nat. Curios.*, vol. v, obs. cii, p. 353. Le sulfure *artificiel* préparé en chauffant du soufre et de l'acide arsénieux est beaucoup plus vénéneux que le sulfure rouge, parce qu'il contient beaucoup d'acide arsénieux libre, comme je l'ai déjà dit à la page 453.

Caractères. — Il est solide, rouge, avec une teinte d'orange lorsqu'il est en masse, orangé quand il a été réduit en poudre; il éclate aisément par la pression de l'ongle; il fournit à l'eau distillée bouillante grammes 0,15 sur 10 grammes; il se comporte avec la potasse et le charbon ou avec le nitre comme les deux sulfures précédents. (Voy. page 378.)

Je rappellerai que *les sulfures d'arsenic privés d'acide arsénieux ne fournissent point d'arsenic dans l'appareil de Marsh;* s'ils contiennent de l'acide arsénieux, ils donnent une plus ou moins grande proportion de ce métal; ceux qui n'en renferment que des atomes cessent bientôt de fournir des taches arsenicales. Il n'en est pas de même, si, avant d'introduire les sulfures d'arsenic *privés d'acide arsénieux* dans l'appareil de Marsh, on les a transformés en acides sulfurique et arsénique en les faisant bouillir pendant quelques minutes avec de l'acide azotique; dans ce cas, l'arsenic métallique ne tarde pas à paraître.

DE L'IODURE D'ARSENIC.

L'iodure d'arsenic est solide, d'un beau rouge de laque, très fusible; traité par l'eau bouillante, il fournit une dissolution incolore qui donne du sulfure jaune d'arsenic par l'acide sulfhydrique, et qui colore l'amidon en bleu violacé, pourvu que l'on ajoute 2 ou 3 gouttes de chlore. Chauffé avec de l'acide azotique concentré jusqu'à l'ébullition, il se décompose, et donne des vapeurs d'iode d'un beau violet et de gaz acide azoteux jaune rougeâtre; le résidu est blanc, et composé d'acide arsénique et d'acide iodique; si on le fait bouillir pendant quelques instants avec de l'acide sulfureux, et qu'on évapore jusqu'à siccité, le produit blanc restant fournit avec l'azotate d'argent dissous un précipité rouge brique d'arséniate d'argent. L'iodure d'arsenic, mis dans l'appareil de Marsh, donne à l'instant même de belles et larges taches arsenicales.

Il agit comme un poison très violent; il enflamme les tissus sur lesquels on l'applique; il ramollit et gélatinise en quelque sorte la membrane muqueuse gastrique en développant même quelquefois des ulcérations. Il est absorbé, et exerce une influence délétère sur les centres nerveux et sur le cœur, soit qu'on l'introduise dans le canal digestif, soit qu'on l'applique sur les surfaces séreuses ou muqueuses, soit qu'on le mette sur des plaies ou sur des ulcères. Il détruit aussi l'irritabilité de l'estomac. (Antony Todd Thomson, *Journal de chim. médic.*, année 1839, p. 385.)

DE L'OXYDE NOIR D'ARSENIC (composé d'ARSENIC et d'ACIDE ARSÉNIEUX de quelques chimistes).

Cet oxyde est d'un gris noirâtre, quelquefois noir ; il est terne, sans éclat, peu dur et très friable. Mis sur les charbons ardents, il répand une vapeur blanche d'une odeur alliacée ; introduit dans un appareil de Marsh, il fournit de l'arsenic métallique. L'acide azotique agit sur lui à peu près comme sur l'arsenic métallique. (Voy. p. 303.) Son action vénéneuse est mise hors de doute par les expériences suivantes.

Renault fit prendre à un petit chien 30 centigrammes d'oxyde noir d'arsenic porphyrisé et mêlé avec de la graisse de porc : l'animal fut pris de vomissements quatre heures après avoir avalé le mélange. On s'opposa à ce que le poison fût expulsé de l'estomac ; mais pendant deux heures le canal alimentaire fut presque continuellement en mouvement, et les déjections alvines très abondantes. L'animal ne tarda pas à mourir. Toute la poudre noire fut trouvée dans l'estomac. La membrane muqueuse de ce viscère, tapissée d'une couche de mucus épaissi, était de couleur de lie de vin rouge. L'inflammation ne dépassait pas les deux orifices, de manière qu'à 4 millimètres de là les parties étaient dans l'état naturel.

On donna à un autre chien plus gros que le précédent 20 centigrammes d'oxyde noir d'arsenic, qui furent vomis une demi-heure après ; on les lui fit avaler de nouveau, et la majeure partie fut encore expulsée de l'estomac au bout du même intervalle de temps ; il fut impossible de la lui faire garder. Dans les derniers vomissements, il rendit des mucosités sanguinolentes, et il mourut dix heures après l'empoisonnement. L'estomac était rempli d'un liquide sanguinolent d'un rouge vermeil ; la membrane muqueuse n'offrait aucune trace d'érosion : seulement elle était livide dans quelques endroits, et rouge dans le reste de son étendue. Les intestins ne paraissaient pas avoir éprouvé la moindre atteinte de la part du poison.

DE LA POUDRE AUX MOUCHES.

La poudre aux mouches diffère très peu de l'oxyde noir d'arsenic ; elle n'est autre chose que de l'arsenic métallique un peu oxydé, qui se présente sous forme de pains composés de lames irrégulièrement arrangées ; on la reconnaît aux caractères qui viennent d'être indiqués à l'occasion de l'oxyde noir.

Voici des faits qui prouvent que cette poudre agit comme un poison violent. 1° Renault fit prendre à un chien de médiocre grandeur

25 centigrammes de cette matière, et il eut soin de faire refluer dans l'estomac tout ce qui en était expulsé par le vomissement. L'animal fit des efforts inutiles pendant cinq ou six heures, sans donner d'autres signes de douleur; il tomba peu à peu dans un abattement qui devint de plus en plus profond, et mourut au bout de dix-huit heures. La membrane muqueuse de l'estomac était rouge et enflammée dans toute son étendue, mais d'une manière inégale, et plus à sa grande courbure que sur les autres points; la partie du canal intestinal la plus voisine du pylore participait également à cette inflammation.

2° Un marchand de vin de Rouen, en déjeunant avec cinq de ses amis, but avec eux une pinte de vin; avant la fin du déjeuner ils éprouvèrent tous des accidents. Un des six mourut le lendemain; les cinq autres furent rappelés à la vie, mais leur convalescence fut longue. M. Mézaize, pharmacien à Rouen, trouva, par l'analyse chimique, que la bouteille dans laquelle le vin était contenu renfermait une substance noire, qui n'était autre chose que de la poudre aux mouches (1).

Quatre personnes de la même famille mangèrent, dans un repas, des poires sèches que l'on avait fait bouillir avec 24 grammes de poudre aux mouches. Le père, âgé de cinquante ans, mourut au bout de treize heures; la fille aînée, âgée de dix ans, au bout de neuf heures; une autre petite fille, âgée de six ans, ne mourut qu'au bout de dix-huit heures; enfin la plus jeune d'entre elles, âgée de deux ans et demi, et qui n'avait mangé que ce qu'elle avait raclé au fond de la marmite, ne succomba que le sixième jour. Toutes ces personnes eurent des tranchées, des vomissements, des sueurs froides. A l'ouverture du père, on trouva l'estomac enflammé; son intérieur présentait des taches rouges et des bosselures formées par du sang infiltré. L'estomac de la fille aînée était également enflammé, et il contenait du sang liquide tout pur. Celui de la fille de six ans était moins enflammé; mais vers le pylore, ses parois étaient épaissies par du sang infiltré. Enfin, chez la fille de deux ans et demi, il présentait à son fond une tache enflammée de la grandeur d'une fève (2).

DES VAPEURS ARSENICALES.

L'acide arsénieux, réduit à l'état de vapeur et inspiré, occasionne des accidents graves, suivis quelquefois de la mort. Takénius fut atteint d'une toux considérable, d'une grande difficulté de respirer, de vives coliques, de pissements de sang, de convulsions, etc., pour avoir été

(1) *Rapport sur les travaux de la Société d'Emulation de Rouen*, frimaire an 7.
(2) *Acta Physico-medica Acad. Cæsar. Natur. Curios.*, ann. 1740, obs. CII.

exposé pendant quelque temps aux vapeurs qui sortaient d'un appareil dans lequel on sublimait de l'arsenic. L'usage du lait et des huileux dissipa ces accidents ; mais il lui resta pendant long-temps une toux sèche et une espèce de fièvre hectique. L'emploi des boissons adoucissantes et des choux pour aliment fit cesser ces symptômes (1).

-« Inspirées en grande quantité, dit Mahon, les vapeurs arsenicales rendent la bouche et la gorge sèches, arides et enflammées ; elles produisent d'abord l'éternument, puis la suffocation, l'asthme, une toux sèche, des anxiétés, des vomissements. des vertiges, des douleurs de tête et des membres, des tremblements ; et quand elles ne donnent pas la mort, elles conduisent à la phthisie pulmonaire (2). »

DU CAUSTIQUE ARSENICAL DU FRÈRE COSME, ET DE LA POUDRE DE ROUSSELOT.

Le premier de ces caustiques, celui du frère Cosme, est composé de 2,6 gr. d'*acide arsénieux*, de 8 grammes de cinnabre, de 40 centigrammes de cendres de vieilles semelles, et de 60 centigrammes de sang-dragon. La poudre de Rousselot est formée de 2 grammes d'*acide arsénieux*, de 32 grammes de cinnabre, et de 16 grammes de sang-dragon. La poudre modifiée par M. Dubois est préparée avec deux parties d'acide arsénieux, trente-deux parties de cinnabre et seize parties de sang-dragon. Ces divers composés ont été souvent employés comme caustiques dans les affections cancéreuses. On reconnaîtra le dernier d'entre eux, 1° à sa couleur rouge ; 2° en le faisant bouillir pendant dix ou douze minutes dans cinq parties d'eau distillée qui dissout l'acide arsénieux (voyez p. 378 pour les propriétés de cette dissolution) ; 3° en traitant par l'alcool bouillant la portion du caustique épuisée par l'eau : l'alcool dissout le sang-dragon et se colore en rouge foncé : aussi cette dissolution précipite-t-elle en orangé par l'eau ; 4° en desséchant le cinnabre, qui n'a été dissous ni par l'eau ni par l'alcool, et qui par conséquent reste sous forme d'une poudre d'un beau rouge : cette poudre, chauffée avec du fer dans un tube de verre, se décompose et fournit du mercure métallique et du sulfure de fer. (Voyez *Sulfure de mercure.*)

(1) HIPPOCRATES, *Chymicus*, cap. XXIV.
(2) MAHON, *Médecine légale*, tom. II, p. 329, ann. 1807.

Action du caustique arsénical sur l'économie animale.

Expérience Iʳᵉ. — 5 grammes 60 centigrammes de poudre arsenicale contenant 1 gramme 1 décigramme d'acide arsénieux, furent appliqués sur la cuisse d'un chien de 38 centimètres de haut : l'animal mourut vingt-deux heures après l'application. *Ouverture du cadavre.* La membrane muqueuse de l'estomac offrait des plaques rouges, sans ulcération ni épanchement sanguin ; l'iléum présentait des ulcérations miliaires à fond blanc ; il y avait dans toute cette partie du canal alimentaire une assez grande quantité de bile jaune ; le rectum offrait des rides rouges et livides ; le tissu du cœur était plus rouge qu'à l'ordinaire ; le ventricule gauche de cet organe présentait de larges taches vermeilles, quelques unes se prolongeant d'une ligne dans le tissu charnu, d'autres occupant la base des colonnes charnues les plus grosses. Les poumons étaient sains.

Expérience IIᵉ. — 12 grammes 60 centigrammes de poudre arsenicale ne contenant que 60 centigrammes d'acide arsénieux furent appliqués sur la cuisse d'un petit chien de 27 centimètres de haut : l'animal ne mourut que cinq jours après. *Ouverture du cadavre.* L'estomac renfermait une assez grande quantité de mucosités jaunes, mêlées de stries noirâtres, qui ne paraissaient être autre chose que du sang caillé exhalé par des ulcérations arrondies, nombreuses, dont le fond était couvert de stries noirâtres, et qui se trouvaient principalement vers le pylore. Le duodénum était pâle ; on voyait à la partie supérieure du rectum deux plaques rouges et larges. Les intestins grêles n'offraient aucune altération ; le cœur était très flasque ; les deux ventricules renfermaient du sang noir. On voyait sous la membrane interne des taches blanches, filamenteuses, s'étendant un peu dans le tissu charnu, et dont on ne pouvait pas concevoir la formation.

Expérience IIIᵉ. — On appliqua sur la cuisse d'un chien de 22 centimètres de haut 4 grammes d'une poudre caustique préparée avec 60 centigrammes d'acide arsénieux, 1 gramme 1 décigramme de cinnabre et 2 grammes 40 centigrammes de sang-dragon : l'animal mourut au bout de quatre jours. *Ouverture du cadavre.* Les plis formés par la membrane muqueuse de l'estomac étaient jaunes à leur sommet et entourés d'une auréole blanchâtre ; il y avait en outre plusieurs ulcérations arrondies, comprenant toute l'épaisseur de la membrane muqueuse, et dont le fond était couvert de sang caillé ; le duodénum renfermait de la bile jaune ; les intestins grêles contenaient un fluide roussâtre et fétide ; le rectum offrait une multitude de rides noires ; le cœur et les poumons étaient sains (Smith).

Observation 1ʳᵉ (1). — J'avais amputé le sein à une fille de dix-huit ans douée à l'excès du tempérament lymphatique, et chez laquelle un

_____

(1) *Nouveaux Éléments de Médecine opératoire*, par J.-Phil. Roux, tom. I, p. 84, 1ʳᵉ édit.

squirrhe assez considérable de cet organe n'avait cependant point encore altéré la fraîcheur de la jeunesse. La plaie avait marché rapidement vers la guérison, et la cicatrice était achevée depuis plusieurs jours, lorsqu'une ulcération, accompagnée de légères douleurs lancinantes, se manifesta spontanément au centre. La crainte de causer un trop grand effroi à cette jeune fille me fit renoncer à l'intention que j'avais eue d'abord d'employer le cautère actuel; je me décidai pour l'application de la pâte arsenicale, et cette application fut faite sur une surface ayant 3 à 4 centimètres au plus de diamètre. Dès le lendemain, la malade se plaint de violentes coliques; elle éprouve quelques vomissements, et sa physionomie s'altère. Deux jours après, elle périt au milieu des convulsions et des plus vives angoisses. Le cadavre, à l'extérieur duquel étaient disséminées de larges ecchymoses, se putréfia promptement. *A l'ouverture*, nous trouvâmes la surface interne de l'estomac et d'une grande partie du conduit intestinal phlogosée et parsemée de taches noires. Je suis convaincu que cette fille est morte empoisonnée par l'arsenic. »

2° Antoine Laporte, jardinier, âgé de cinquante-cinq ans, reçut, il y a plusieurs années, quelques grains de poudre au-dessous de l'œil droit; la petite plaie qui en résulta fut négligée : comme elle ne guérissait pas, le malade s'adressa à un médecin qui, pour réprimer les bourgeons celluleux et vasculaires développés outre mesure, y appliqua la poudre de *Godernaux* (composée de mercure doux et de sublimé corrosif); mais la surface, qu'on pouvait alors regarder comme ulcérée, au lieu de se cicatriser, s'agrandit par l'irritation du caustique. Laporte se détermina à entrer, au mois de février 1810, à l'hospice Beaujon, où on lui fit plusieurs applications de la pâte arsenicale des frères Cosme; le mal fit de nouveaux progrès, on l'envoya à l'infirmerie de Bicêtre, le 20 novembre 1810. Il était dans l'état suivant : à la place de l'œil et des paupières, dont on ne voyait presque pas de traces, était une tumeur rougeâtre, divisée en lobules, laissant suinter une sanie ichoreuse et fétide, et faisant éprouver au malade des picotements plus ou moins rapprochés. Cette tumeur, évidemment cancéreuse, fut encore attaquée par le caustique arsenical, dont on fit quatre applications; mais ce cancer, effarouché par ce topique, envahit successivement toutes les parties environnantes : la joue, le nez, la lèvre supérieure, le front, l'angle de l'œil du côté gauche, le commencement de la tempe, furent attaqués. La destruction complète du nez avait mis les fosses nasales tellement à découvert, qu'on pouvait apercevoir le commencement du pharynx; la voûte palatine, percée à sa partie moyenne, établissait entre le nez et la bouche une communication extrêmement désagréable pour le malade et pour ceux qui l'approchaient. En même temps que le mal faisait des progrès locaux, la maigreur, la faiblesse, et un dévoiement qui ne cessait que pour revenir bientôt, faisaient prévoir la fin prochaine de cet individu. Sa peau était rugueuse, d'un gris sale; l'épiderme se soulevait par écailles furfuracées, surtout aux bras et aux mains; des douleurs lancinantes, intolérables, empêchaient le malade de prendre aucun repos : depuis quelque temps, il avait un tremblement général. Laporte mourut enfin, le 12 janvier 1812, dans de fortes convulsions (1).

Il résulte des faits qui précèdent, 1° que l'application extèrne des poudres dans lesquelles l'acide arsénieux entre à assez forte dose pour cautériser, peut être suivie des plus grands dangers ; 2° que les symptômes d'empoisonnement déterminé par ces poudres ne diffèrent point de ceux que produit l'acide arsénieux ; 3° qu'il est important, dans le cas où l'on croit nécessaire d'employer ce caustique, de le préparer avec la plus petite quantité possible d'acide arsénieux.

Questions médico-légales concernant les préparations arsenicales.

Parmi les questions qui m'ont été adressées par les magistrats, dans les cas nombreux où j'ai été appelé à donner mon avis, il en est plusieurs, concernant l'acide arsénieux, qu'il me semble utile de faire connaître.

Dans le département de l'Aube, en 1824. Affaire de la veuve Laurent. — D. Est-il possible de trouver dans le canal digestif d'un individu qui ne serait pas mort empoisonné par l'acide arsénieux, des grains ayant l'apparence de ce poison ? R. Dans certaines circonstances, la membrane muqueuse de l'estomac et des intestins est tapissée d'une multitude de points brillants, composés de graisse et d'albumine : ces sortes de grains, mis sur les charbons ardents, décrépitent en se desséchant, et font entendre un bruit que l'on qualifierait mal à propos de *détonation;* ils s'enflamment comme les corps gras, s'ils contiennent une proportion notable de graisse, et répandent une odeur de suif et de matière animale brûlée. Ces globules *graisseux* et *albumineux* peuvent se trouver dans des cadavres d'individus qui n'ont pas été empoisonnés, et l'on ne saurait trop apporter d'attention à les distinguer de l'acide arsénieux. Le meilleur moyen d'éviter l'erreur consiste à traiter par l'eau toutes les parties granuleuses, et à mettre la dissolution en contact avec les réactifs propres à démontrer l'existence de l'acide arsénieux.

D. Peut-on conclure de ce qu'une poule est morte après avoir mangé de l'orge avec lequel on avait préparé une tisane, que l'orge était empoisonnée ? R. L'acide arsénieux, qui, suivant l'acte d'accusation, n'a été mis dans la tisane qu'après que celle-ci a été faite, a dû rester dissous dans l'eau, et l'orge ne devait pas en contenir : toute-

(1) *Dissertation sur l'usage et l'abus des caustiques*, par E. Smith, p. 65. *Paris*, 1815.

fois, s'il y avait à la surface de ce fruit un peu d'acide arsénieux qui n'aurait pas été dissous par l'eau, la poule pouvait périr empoisonnée. Voici les faits sur lesquels était fondée cette réponse : 1° lorsqu'on fait bouillir dans l'eau des grains d'orge perlé ou mondé avec de l'acide arsénieux pulvérisé, celui-ci se dissout et rend le liquide vénéneux ; d'une autre part, les grains d'orge se gonflent en absorbant une partie de la dissolution arsenicale : aussi voit-on, après avoir bien lavé et desséché ces grains à la température ordinaire de l'atmosphère, qu'ils renferment de l'acide arsénieux, et les poules qui en mangent périssent. 2° Si, au lieu d'agir ainsi, on prépare la tisane d'orge comme à l'ordinaire, et qu'on y ajoute quelques grains d'acide arsénieux pulvérisé lorsqu'elle est encore tiède, le liquide dissout instantanément une assez grande quantité d'acide pour produire des accidents ; mais les grains d'orge, déjà complétement gonflés par l'eau, n'absorbent aucune trace de poison dans les quinze ou dix-huit premières minutes, comme on peut s'en assurer en les analysant, pourvu que l'on ait pris la précaution de séparer soigneusement la poussière arsenicale qui peut adhérer à leur surface. 3° A plus forte raison ne trouvera-t-on pas d'acide arsénieux dans l'orge si l'on introduit ce poison dans la tisane encore tiède, et que l'on décante immédiatement après le liquide.

D. Parmi les treize sangsues qui furent appliquées à la région épigastrique du malade, deux moururent immédiatement après ; les autres furent trouvées mortes le lendemain dans le bocal où elles avaient été placées : est-il permis de tirer quelque induction d'une pareille observation ? R. La mort des treize sangsues qui furent appliquées pendant la maladie de Laurent ne saurait être regardée comme une preuve d'empoisonnement. Voici les faits à l'appui de cette réponse : 1° On applique tous les jours des sangsues sur l'abdomen des individus qui ont avalé des poisons irritants, sans que ces animaux périssent dans une proportion plus forte que lorsqu'ils sont employés dans d'autres maladies. 2° Il n'est pas rare d'observer la mort de ces animaux peu de temps après leur application, dans des affections où l'on ne saurait soupçonner l'empoisonnement : ils périssent alors d'indigestion. 3° J'ai appliqué à plusieurs reprises des sangsues à des chiens gravement empoisonnés tantôt par le sublimé corrosif, tantôt par l'acide arsénieux ; les sangsues ne sont tombées qu'une demi-heure ou une heure après, et étaient encore vivantes au bout de trois jours, quoique plusieurs d'entre elles se fussent nourries du sang qu'elles avaient sucé, puisqu'on ne les avait pas fait dégorger. Il ne sera pas inutile de faire remarquer combien il faut pourtant peu d'acide arsénieux pour tuer ces animaux ; ils périssent dans l'espace de douze heures lorsqu'on les plonge dans une dissolution composée de 10 centigrammes d'acide arsénieux et de 1 kilogramme d'eau. 4° On a plusieurs fois appliqué des sangsues à des individus atteints de syphilis, qui étaient depuis quarante à cinquante jours sous l'influence d'un traitement mercuriel (25 milligrammes par jour): quatre jours après les sangsues étaient vivantes et ne semblaient pas malades. (Voy. mon Mémoire, dans les *Archives générales de médecine*, t. VII.)

Département de la Marne. Affaire de la fille Brodet, en 1831. — D. Est-il possible, lorsque l'acide arsénieux a été avalé en poudre, sur un morceau de bœuf, que l'on ne découvre plus de cette poudre dans le canal digestif de l'individu qui a succombé, mais bien de l'acide arsénieux dissous? R. *Le plus ordinairement*, lorsque l'acide arsénieux a été pris en poudre, on en trouve une plus ou moins grande quantité sous cet état dans l'estomac ou dans les intestins, quand même il y aurait eu des vomissements réitérés pendant plusieurs heures; il est aisé de concevoir, en effet, que les parties arsenicales, nichées entre les replis de la membrane muqueuse, à laquelle elles adhèrent en quelque sorte, ne soient pas facilement expulsées par les vomissements. Mais il n'est pas impossible qu'on découvre dans le canal digestif, après la mort, une certaine quantité d'acide arsénieux *dissous*, tandis qu'il *n'y en aura pas* à l'état solide, état sous lequel je suppose qu'il aura été avalé. Admettons par exemple, pour éclairer cette question, que le poids de l'acide arsénieux pulvérisé répandu sur le morceau de bœuf soit de 1 gramme; que dans les dix premières heures de l'empoisonnement il y en ait 75 centigrammes de vomis; que les vomissements cessent alors tout-à-coup, et que l'individu vive encore pendant quatre ou cinq heures et boive plusieurs verres de tisane, d'eau sucrée, etc. : n'est-il pas évident que les 25 centigrammes d'acide arsénieux solide restants pourront être dissous dans les liquides que l'estomac contient? Objectera-t-on que le poison dont je parle, étant peu soluble dans l'eau froide, ne pourra pas être complétement dissous? Je répondrai que la dissolution devra être favorisée par les sucs propres à l'estomac, par la température et par la vie dont jouit cet organe. — Il importait d'éclaircir ce fait au procès, l'accusation portant que la fille Brodet avait empoisonné la femme Crevot avec du bœuf *saupoudré d'acide arsénieux solide*, tandis qu'il n'avait pas été possible de découvrir dans l'estomac de Crevot de ce poison solide, et qu'on n'en avait trouvé qu'en dissolution. Or, notez que la malade avait cessé de vomir plusieurs heures avant sa mort.

Département de la Seine. Année 1831. — Peut-il arriver que de l'acide arsénieux, avalé sous cet état, ne se retrouve plus dans le canal digestif, et qu'à sa place on découvre du sulfure jaune d'arsenic? Oui, M. le président : si ce poison a été pris *en poudre impalpable*, et qu'il se soit développé du gaz acide sulfhydrique dans le canal digestif du malade, l'acide arsénieux aura pu être transformé en sulfure jaune, car il commence à passer à cet état au bout de quelques heures, même lorsqu'il est en contact avec du gaz acide sulfhydrique *sec* à la température de 3° ou 4° + 0° : à plus forte raison doit-il jaunir assez vite et se transformer en sulfure si le gaz est humide et que la température soit de 20° à 25°. Si l'acide arsénieux, au lieu d'être en poudre impalpable, avait été avalé en fragments, le changement en sulfure serait beaucoup plus difficile ; en effet, trois jours de contact entre le gaz sec et des fragments d'acide arsénieux ont été insuffisants pour développer la couleur jaune. Avec du gaz acide sulfhydrique légèrement humide, l'acide arsénieux en fragments n'a commencé à jaunir qu'au bout de trente-six à quarante heures, et encore la température était-elle de 30 à 35° : au bout de vingt jours ces fragments n'étaient que très faiblement colorés en jaune *à la surface.*

Ibidem. — Est-il possible que de l'acide arsénieux solide, que l'on aurait pu découvrir dans le canal digestif vingt-quatre heures après la mort, soit dissous et entraîné par les produits de la putréfaction, de manière à ce qu'on n'en retrouve plus à l'état solide au bout d'un certain temps? Oui, monsieur, parce que le carbonate d'ammoniaque provenant de la putréfaction de la matière animale, après s'être dissous dans l'eau, pourra se combiner avec l'acide arsénieux pour former de l'*arsénite d'ammoniaque soluble.* L'expérience prouve qu'à la température de 5 à 6° + 0°, il suffit de vingt-quatre à trente-six heures pour que plusieurs *petits fragments* d'acide arsénieux soient dissous par du gaz ammoniac et quelques gouttes d'eau ; mais alors on peut découvrir l'acide arsénieux dans la dissolution, en opérant comme je l'ai dit en parlant des *arsénites.* (Voy. p. 448.)

Peut-il se faire que l'on découvre de l'acide arsénieux dans le canal digestif d'un individu qui n'en a point avalé, mais qui a pris du sulfure jaune d'arsenic *pur?* Oui, M. le président. Les expériences de M. Courdemanche, que j'ai répétées et trouvées exactes (voy. p. 459), établissent que ce sulfure peut se transformer en acide arsénieux en très peu de temps, sinon en totalité, du moins en partie, lorsqu'il est soumis à l'action d'un certain nombre de liquides alimentaires, à la température du corps de l'homme. Il y a mieux : il peut arriver alors que l'empoisonnement, qui n'eût pas été très intense si le sulfure fût resté indécomposé, devienne plus grave à mesure qu'il se formera de l'acide arsénieux, parce que ce poison est plus actif que le sulfure pur.

Département de la Corrèze, année 1840. Affaire Lafarge. — Peut-il arriver qu'un individu soit mort empoisonné par une préparation arsenicale et qu'on ne découvre plus la moindre trace d'arsenic soit dans le canal digestif, soit dans les organes où la préparation arsenicale avait été portée par la voie de l'absorption? Oui, M. le président. Le composé arsenical peut avoir été *entièrement* expulsé du canal digestif par les vomissements et par les selles, si les évacuations ont été abondantes, si le malade a pris une quantité considérable de liquides, surtout lorsque le poison a été administré dissous dans un véhicule. Si la préparation arsenicale avait été donnée en poudre très fine et qu'elle fût insoluble ou peu soluble, comme l'acide arsénieux, il faudrait, pour qu'elle fût expulsée en entier, que les vomissements et les selles eussent été excessivement abondants et souvent réitérés. Quant à la portion absorbée et portée dans tous nos tissus, il est avéré qu'au bout d'un certain nombre de jours, qu'il me serait impossible de préciser, il n'en reste plus la moindre trace dans ces tissus ; l'expérience prouve qu'avec le temps le sang ainsi que tous nos organes se débarrassent par les voies urinaires, et peut-être aussi par d'autres voies excrémentitielles, du poison arsenical qui était arrivé jusqu'à eux. Voici une preuve incontestable de ce fait : que l'on empoisonne deux chiens, en appliquant sur la partie interne de la cuisse de chacun d'eux 10 centigrammes d'acide arsénieux en poudre fine ; que l'on abandonne l'un de ces animaux à lui-même, et qu'après la mort, qui aura lieu trente ou quarante heures après l'empoisonnement, on analyse ses viscères ; *on en retirera de l'arsenic ;* que l'autre chien soit au contraire soumis à l'action de médicaments diurétiques puissants : s'il urine abondamment, il sera guéri au bout de quelques jours, et son urine renfermera à chaque instant des doses appréciables d'arsenic. Si dix ou douze jours après le commencement de l'expérience, quand cet animal est parfaitement guéri de l'empoisonnement, on le pend, et qu'on analyse ses organes, *on n'y découvre plus la moindre trace d'arsenic.* D'où il suit qu'un expert commettrait une erreur grave si, n'ayant pas retiré de l'arsenic des organes d'un individu soupçonné mort empoisonné et qui aurait vécu plusieurs jours, il concluait qu'il n'y a pas eu empoisonnement. Il ne pourrait sans doute pas affirmer que l'homme est mort empoisonné, mais encore une fois il devrait bien se garder d'établir le contraire. Il faudrait dans ce cas tirer parti des symptômes, des lésions de tissu et du commémoratif pour arriver à une conclusion qui pourrait rendre l'empoisonnement plus ou moins probable.

Des Poisons Antimoniaux.

DE L'ANTIMOINE MÉTALLIQUE.

L'antimoine est regardé par quelques auteurs comme un poison violent. Plenck dit que, lorsqu'il est pris inconsidérément, il occasionne le vomissement, des déjections alvines très abondantes, des tranchées intolérables, l'anxiété, l'agitation, des hémorrhagies, des convulsions, l'inflammation de l'estomac et des intestins, l'érosion, la gangrène et la mort (ouvrage cité page 267). Il est probable que, si l'on a quelquefois observé des effets aussi délétères, cela tenait à ce que l'antimoine renfermait de l'arsenic, ou bien à ce qu'il se serait oxydé et transformé en sel soluble dans le canal digestif, car habituellement l'antimoine pur peut être pris à assez forte dose sans agir autrement qu'un éméto-cathartique.

Si l'antimoine est sous forme de taches ou d'anneau, on le reconnaîtra aux caractères indiqués aux pages 389 et 486. S'il est en masses, il sera en lames d'un blanc bleuâtre, brillantes et fragiles; sa poudre, d'un gris bleuâtre, traitée par l'acide azotique concentré, fournira de l'acide antimonieux solide, qui, étant dissous dans l'acide chlorhydrique, précipitera en blanc par l'eau et en jaune orangé par l'acide sulfhydrique; l'acide antimonieux, mis dans un appareil de Marsh, donnera presque aussitôt des taches antimoniales ou un anneau métallique.

DU TARTRATE DE POTASSE ET D'ANTIMOINE
(TARTRE ÉMÉTIQUE).

Action sur l'économie animale.

Expériences faites par M. Magendie. — EXPÉRIENCE 1re. — Lorsqu'on injecte dans les veines d'un chien adulte et de taille moyenne 30 à 40 centigrammes d'émétique dissous dans 100 grammes d'eau, l'animal vomit et a des déjections alvines; la respiration devient difficile, le pouls est fréquent et intermittent; enfin une grande inquiétude et de légers tremblements précèdent la mort, qui arrive dans la première heure qui suit l'absorption ou l'injection de l'émétique. A l'ouverture du corps, on trouve le poumon profondément altéré, d'une couleur orangée ou violacée, nullement crépitant, gorgé de sang et d'un tissu serré; il est comme hépatisé dans certains points, et fort analogue au parenchyme de la rate dans d'autres endroits. La membrane muqueuse du canal digestif, depuis le cardia jusqu'à l'extrémité du rectum, est rouge et fortement injectée : elle a éprouvé évidemment un premier degré d'inflammation.

- Si la dose injectée est de 60 à 90 centigrammes, la mort arrive ordinairement une demi-heure après, et alors le poumon seul offre des indices de l'action du poison.

Lorsqu'on n'introduit que 20 centigrammes de tartre émétique dans les vaisseaux sanguins, ces accidents sont moins intenses et tardent plus à se développer. Les animaux ne périssent quelquefois qu'au bout de vingt-quatre heures, et à leur ouverture on trouve l'altération pulmonaire dont je viens de parler, et de plus une inflammation considérable de toute la membrane muqueuse du canal digestif, principalement de celle qui revêt l'estomac, le premier des intestins grêles et le rectum.

EXPÉRIENCE II°. — Si au lieu d'agir ainsi on introduit dans l'estomac des chiens 20, 30 ou 40 centigrammes d'émétique dissous dans l'eau et qu'on lie l'œsophage, les animaux meurent au bout de deux ou trois heures, après avoir présenté des symptômes analogues aux précédents, et l'on découvre après la mort les mêmes altérations cadavériques. Si, au contraire, on laisse aux animaux la faculté de vomir, même lorsqu'ils ont pris 4 grammes de ce sel, ils n'en éprouvent pour la plupart du temps aucun mauvais effet. Quand la dose a été portée à 16 grammes, on a vu des chiens périr au bout de quelques heures ou de quelques jours, quoiqu'ils eussent vomi; tandis que chez d'autres, cette forte dose n'occasionnait d'autre accident que des vomissements.

EXPÉRIENCE III°. — Si on met l'émétique en contact avec les différentes surfaces absorbantes, telles que les anses d'intestin, le tissu cellulaire et le tissu propre des organes, on observe que les vomissements et les déjections alvines ont lieu, que la mort arrive au bout d'un temps variable, et que les cadavres offrent les lésions dont j'ai déjà parlé.

EXPÉRIENCE 4°. — 60 centigrammes d'émétique injectés dans la veine jugulaire de plusieurs chiens auxquels on coupe l'une des huitièmes paires, ne causent la mort qu'au bout de deux heures, tandis que les animaux auxquels on n'a pas fait cette section meurent une demi-heure après l'injection.

EXPÉRIENCE v°. — La même dose injectée dans la veine jugulaire de plusieurs chiens auxquels on coupe les deux nerfs pneumo-gastriques, n'occasionne la mort qu'au bout de quatre heures.

EXPÉRIENCE vi°. — Si on prend trois chiens à peu près du même âge et du même poids, et qu'on injecte dans les veines de chacun 60 centigrammes d'émétique, on remarque que le premier qui meurt est celui auquel on n'a pas fait la section des nerfs de la huitième paire; le deuxième est celui auquel on a coupé un des nerfs pneumo-gastriques; enfin celui auquel on a coupé les deux meurt le dernier : en sorte qu'on peut prolonger la vie d'un animal empoisonné par une très forte dose d'émétique, en lui coupant les nerfs de la huitième paire.

Expériences faites par moi en 1840. — EXPÉRIENCE VII°. — Que l'on introduise dans l'estomac des chiens 30, 40 ou 60 centigrammes de tartre stibié dissous dans 100 ou 150 grammes d'eau distillée, qu'on lie aussitôt l'œsophage pour empêcher le vomissement, les animaux succomberont après quelques heures. Si, après avoir attentivement séparé le foie, sans léser le canal digestif, on le coupe en petits fragments et qu'on le fasse bouillir pendant six heures dans une capsule de porcelaine avec de l'eau distillée, on obtiendra un liquide d'un jaune rougeâtre que l'on filtrera et qui sera évaporé jusqu'à siccité ; le produit, traité par trois fois son poids d'acide azotique concentré et pur, laissera un charbon léger, sec, à peine acide, qui, étant chauffé pendant une demi-heure avec un mélange de huit parties d'acide chlorhydrique et une partie d'acide azotique, donne un *solutum*, dont on retirera bon nombre de taches antimoniales, à l'aide de l'appareil de Marsh. Le foie, *épuisé par l'eau bouillante*, desséché et décomposé par quatre parties environ d'acide azotique concentré et pur, fournira un charbon volumineux, léger et à peine acide, que l'on fera bouillir pendant une demi-heure avec le mélange d'acide chlorhydrique et d'acide azotique déjà indiqué ; le liquide obtenu, mis dans l'appareil de Marsh, déposera à l'instant même sur une assiette de porcelaine de nombreuses et larges taches antimoniales.

La rate, les poumons et le cœur, desséchés et carbonisés séparément à l'aide de l'acide azotique, laissent des charbons dont on extrait à peine de l'antimoine, tandis que le foie et surtout les reins donnent des charbons fortement antimoniaux.

Le canal digestif, vidé des matières qu'il contient, lavé à grande eau pendant plusieurs jours et jusqu'à ce que les eaux de lavage ne se colorent plus par l'acide sulfhydrique, s'il est desséché et carbonisé par l'acide azotique pur et concentré, donne un charbon légèrement acide, qui, étant traité pendant un quart d'heure avec l'acide chlorhydrique bouillant, fournit une liqueur dont on extrait bon nombre de taches antimoniales à l'aide de l'appareil de Marsh.

EXPÉRIENCE VIIIᵉ. — J'ai appliqué sur le tissu cellulaire de la partie interne de la cuisse d'un chien de moyenne taille 30 centigrammes de tartre stibié en poudre fine. L'animal est mort au bout de douze heures. Un autre chien soumis à la même expérience a été tué, quatre heures après l'empoisonnement, en lui ouvrant l'aorte ventrale. 180 grammes de sang retiré de cette artère, desséché et carbonisé par l'acide azotique concentré et pur, ont fourni un charbon qui, après avoir bouilli pendant une demi-heure avec de l'acide chlorhydrique, mélangé de quelques gouttes d'acide azotique, a donné un liquide ne contenant pas *la plus légère trace d'antimoine*. Il en a été de même du sang extrait de la *veine cave*. Le foie desséché et carbonisé par l'acide azotique a fourni *une assez grande quantité* de taches antimoniales ; mais c'est surtout de l'urine que l'on a retiré une proportion considérable de gaz hydrogène antimonié, qui, étant brûlé, a laissé déposer sur des assiettes de porcelaine *de nombreuses et larges taches d'antimoine métallique*.

EXPÉRIENCE IXᵉ. — Dix centigrammes d'émétique en poudre fine placés, comme il a déjà été dit, sur la cuisse d'un chien jeune et faible, ont occasionné la mort au bout de dix-sept heures. Le foie carbonisé n'a fourni qu'un petit nombre de taches jaunes et des *traces* d'antimoine;

l'urine, dont on avait empêché l'excrétion en liant la verge, décomposée par l'acide azotique et mise dans l'appareil, a au contraire donné de nombreuses et larges taches antimoniales.

EXPÉRIENCE Xᵉ. — Dix centigrammes d'émétique finement pulvérisé, appliqués sur la cuisse d'un chien un peu plus fort que le précédent, n'ont déterminé la mort qu'au bout de trente-six heures. Le foie, après avoir été desséché et carbonisé par l'acide azotique concentré, a été traité à chaud par l'acide chlorhydrique mêlé de quelques gouttes d'acide azotique; la liqueur introduite dans l'appareil n'a pas fourni la moindre trace d'antimoine, tandis que l'urine retirée de la vessie, soumise aux mêmes opérations, a donné une prodigieuse quantité de larges et belles taches antimoniales.

EXPÉRIENCE XIᵉ. — On a appliqué 30 centigrammes de tartre stibié finement pulvérisé sur le tissu cellulaire sous-cutané de la partie interne de la cuisse d'un chien de moyenne taille; une heure après l'animal a été pendu; aussitôt on a desséché et carbonisé six onces environ de sang, dans lequel il a été impossible de découvrir le moindre vestige d'antimoine, tandis que le foie, traité de la même manière, en a donné une proportion notable. La vessie était vide.

EXPÉRIENCE XIIᵉ. — 1° J'ai présenté à l'Académie de Médecine, dans sa séance du 7 avril 1840, de l'antimoine métallique extrait de 120 grammes d'urine provenant d'un malade atteint de pneumonite, et auquel M. le professeur Duméril avait fait prendre 120 centigrammes de tartrate de potasse antimonié en vingt-quatre heures. Le malade avait eu plusieurs selles, et l'urine soumise à mon examen était la seule qu'il eût excrétée sans être mélangée de matières fécales. 2° M. Bouvier, mon collègue à l'Académie, m'a remis depuis 130 grammes d'urine d'une femme âgée de quatre-vingts ans, rendue douze heures après l'ingestion d'une potion stibiée, contenant 60 centigrammes d'émétique, et qui avait été administrée en vingt-quatre heures sans qu'elle eût déterminé ni selles ni vomissements. Cette urine évaporée, carbonisée et soumise ensuite au traitement indiqué à l'expérience première, a fourni autant d'antimoine métallique que la précédente. 3° M. le docteur Husson, membre de l'Académie royale de médecine, m'a fait parvenir, dans cinq bouteilles distinctes, cinq litres environ d'urine expulsée par cinq malades confiés à ses soins, dont quatre étaient atteints de pneumonite et qui avaient pris depuis 60 jusqu'à 130 centigrammes d'émétique dans les vingt-quatre heures. L'urine rendue par les quatre individus qui avaient pris 80 ou 130 centigrammes de sel m'a donné de l'antimoine métallique, tandis que je n'en ai pas obtenu en agissant sur celle qui avait été expulsée par le malade qui n'en avait avalé que 60 centigrammes; quatre de ces malades avaient eu des évacuations alvines. 4° L'urine fournie par un malade, que mon collègue, M. Bérard jeune, traitait par l'émétique à haute dose, ne m'a pas donné la moindre trace d'antimoine; mais cette urine avait été rendue trois jours après l'ingestion de la dernière dose de tartre stibié. 5° M. Martin Solon a trouvé de l'antimoine dans l'urine d'un individu qui n'avait pris que

25 centigrammes de tartre stibié, et qui n'avait eu ni vomissements ni selles. 6° J'ai retiré de l'antimoine du foie, de la rate et des reins de la femme Klein, âgée de quatre-vingt-deux ans, décédée à la Salpêtrière et à qui M. Bouvier avait administré 5 décigrammes d'émétique. La mort était survenue quinze heures après l'ingestion du sel, qui avait déterminé quelques selles, sans faire vomir.

OBSERVATION 1re. — Lebreton père fut appelé pour donner des soins à la fille d'un épicier droguiste qui venait d'avaler 24 grammes d'émétique ; il lui administra un grand verre d'huile ; elle vomit presque aussitôt, et rejeta probablement tout le sel qu'elle avait pris. Les vomissements s'arrêtèrent peu de temps après, et cette fille fut complétement guérie.

On lit dans Morgagni et dans les actes des curieux de la nature plusieurs observations à l'appui de l'innocuité de l'émétique dans certains cas.

OBSERVATION 2e. — Claude-Genaut des Villards, âgé de trente ans, d'un tempérament hypochondriaque, sujet depuis plusieurs années à des attaques réitérées de rhumatisme arthritique, vint me consulter dans les premiers jours de mai 1808, pour des douleurs et des crampes qu'il ressentait dans l'estomac, accompagnées d'inappétence, quelquefois de vomissements ou d'une diarrhée séreuse qui alternait après une constipation opiniâtre. Comme le teint n'était pas plombé, qu'on ne découvrait aucun engorgement sensible, que le malade n'avait commencé à se plaindre de maux d'estomac qu'après la disparition du rhumatisme, et que même il avait éprouvé un soulagement sensible, une ou deux fois, par le retour de légères douleurs aux articulations, je jugeai que cette dyspepsie était produite par le principe rhumatique fixé à l'estomac ; en conséquence je prescrivis l'usage des sangsues à l'anus, des bains tièdes, des vésicatoires volants sur la région de l'estomac et sur les parties occupées autrefois par le rhumatisme, et je lui fis prendre des boissons légèrement diaphorétiques, et des poudres faites avec le kermès et l'extrait d'aconit napel ; on couvrit le corps du malade de flanelle. Ces moyens, associés à un régime doux, à l'abstinence des exercices violents, au retour de la belle saison, produisirent une amélioration sensible dans son état. Le 5 juin 1809, je fus demandé pour donner, conjointement avec M. Bailly, des soins audit Genaut, qui, depuis quelques jours, se plaignant de maux d'estomac, avait pris une très grande dose de tartre stibié, par le conseil d'un empirique : des vomissements énormes suivirent de près l'administration du remède ; les douleurs d'estomac devinrent plus aiguës, et au bout de quelques heures le malade se plaignit de difficulté d'avaler ; la déglutition fut bientôt impossible : l'œsophage était si hermétiquement fermé que le malade ne pouvait avaler la plus légère goutte de liquide. M. Bailly saigna le malade, appliqua des fomentations émollientes sur le ventre, et successivement un vésicatoire sur l'estomac. La difficulté d'avaler ne céda point à ces remèdes ; le spasme s'étendit même à tous les muscles du cou, au point d'entraver la circulation : le malade avait le visage rouge, les yeux injectés, et dès qu'il voulait lever la tête,

il éprouvait des vertiges qui l'obligeaient de la replacer sur le chevet. Cet
état durait depuis trente-six heures lorsque j'arrivai auprès du malade. Je
fis de suite appliquer les sangsues au cou pour dissiper la congestion locale. Cette saignée procura l'effet qu'on en attendait : les vertiges cessèrent, le visage fut moins rouge, et on put placer le malade dans un bain
tiède qui amena un peu de relâchement. Cet homme, qui, loin d'a-
voir de l'horreur pour les liquides, semblait les désirer ardemment, ne
put avaler une cuillerée de décoction de quinquina, que j'avais fait préparer dans la prévision d'un empoisonnement par le tartre stibié. Il fut plus
heureux en mettant dans sa bouche une cuillerée à café d'une marmelade
faite avec le sirop d'althæa, la manne, la gomme arabique et l'huile d'a-
mandes douces : elle parvint dans l'estomac. Des lavements d'asa-fœtida,
les frictions avec l'opium sur la région de l'estomac et de l'œsophage, des
vésicatoires volants dissipèrent au bout de vingt-quatre heures ce spasme
de l'œsophage, qui cependant reparaissait encore de temps en temps les
jours suivants (1).

J'ai déjà vu plusieurs cas d'empoisonnement produit par des doses
très fortes de tartre stibié, depuis que l'exercice de notre art est devenu le partage des empiriques de tout sexe, et qu'on a négligé de faire
exécuter les lois qui défendaient, en Savoie, aux épiciers-droguistes de
vendre des médicaments. J'ai vu entre autres, il y a peu d'années, une
femme qui avait pris au moins 1 gramme 10 centigrammes de tartre stibié : outre les douleurs atroces, les vomissements répétés à chaque instant, elle éprouvait un serrement spasmodique des mâchoires, des convulsions, etc. L'infusion très forte de quinquina et l'opium dissipèrent le
vomissement. Elle a conservé depuis un état d'irritabilité de l'estomac
qui n'a jamais cessé entièrement, et qui n'a pu être modéré que par
l'usage habituel du lait et des mucilagineux. (*Obser. du doct. Carron
d'Annecy.* Voy. *Journ. général de médecine*, janvier 1811.)

OBSERVATION 3°. — Un juif avait acheté 32 grammes de tartre stibié au
lieu de 32 grammes de crème de tartre soluble ; il mit une partie de cette
substance dans de la tisane de chicorée sauvage, et il en prit un verre le
matin à jeun. J'estimai qu'il y avait environ 1 gramme de tartrate antimonié de potasse dans ce verre de tisane. Peu d'instants après l'avoir avalé, des
douleurs dans la région de l'estomac se firent sentir ; elles allèrent en augmentant, et amenèrent même des syncopes ; puis il survint des vomissements
excessifs de matières bilieuses. Quand j'arrivai, les vomissements se suc-

(1) J'ai eu occasion d'observer un cas analogue. Un enfant de dix ans auquel j'avais prescrit 5 centigrammes d'émétique dans le dessein d'exciter
des vomissements, fut pris, une demi-heure après, d'une grande difficulté
d'avaler et d'une vive douleur à la gorge. Lorsque j'arrivai auprès de lui,
ces symptômes duraient depuis deux heures, et le malade n'avait eu aucun vomissement : il ne se plaignait d'aucune douleur. L'application de dix
sangsues sur les parties latérales du cou calma les accidents dans très peu de
temps ; mais on ne parvint à faire vomir le malade qu'en lui administrant
1 gramme 20 centigr. d'ipécacuanha.

cédaient avec une rapidité effrayante. Le malade commençait à se plaindre de coliques abdominales ; elles devinrent bientôt violentes ; des déjections alvines avaient lieu sans cesse ; les matières qui sortaient par le bas étaient aqueuses et très abondantes ; le pouls était petit et concentré, la figure pâle ; il y avait prostration des forces ; des crampes très douloureuses dans les jambes se répétaient à chaque minute : c'était le symptôme dont le malade se plaignait le plus. Je lui ordonnai une décoction de guimauve pour boisson, et des lavements émollients. J'avais commencé par lui faire prendre quelques tasses de décoction de quinquina, et deux lavements faits avec cette même substance ; de temps à autre on lui donnait une potion opiacée : ce dernier médicament parut lui être très utile. L'irritation que cette grande dose de tartre stibié alluma sur la surface alimentaire produisit un ensemble de symptômes que je comparai à un *choléra-morbus.* Cet état de maladie ne dura que cinq ou six heures ; à cette époque les accidents se calmèrent. Le soir, le malade ne se plaignit plus que d'une grande faiblesse. Les jours suivants, il était tourmenté par des digestions pénibles : ces accidents secondaires cédèrent facilement à l'emploi d'une légère infusion de camomille romaine et de feuilles d'oranger, et de 50 à 60 centigrammes de thériaque pris avant chaque repas. (*Observation du docteur Barbier d'Amiens.*)

Observation 4°. — M. N***, âgé de quarante-trois ans, résolu de se détruire, fut demander de l'arsenic chez divers pharmaciens qui le lui refusèrent : sans changer de résolution, il se détermina à s'empoisonner avec l'émétique. Quand il en eut rassemblé environ 1 gramme 1/2, pris dans diverses boutiques, il entra dans un café, demanda un verre d'eau sucrée, et fit dissoudre cette quantité d'émétique dans le tiers du liquide qu'il avala. Il sortit aussitôt du café ; mais à peine avait-il fait vingt pas qu'il sentit une chaleur brûlante à la région épigastrique, accompagnée de mouvements convulsifs et de perte de connaissance : on le transporta dans cet état à l'Hôtel-Dieu, dix minutes environ après l'accident. Revenu un peu à lui-même, il fit écarter les assistants, et avoua à la religieuse de la salle et à moi qu'il s'était empoisonné avec l'émétique. Nous lui fîmes donner aussitôt trois pots d'une forte décoction de quinquina qu'il but dans l'espace d'une heure et demie environ. Il est à remarquer qu'au moment de son arrivée, la peau était froide et gluante à la tête et aux extrémités, la respiration un peu courte, le pouls petit et concentré, la région épigastrique un peu gonflée et douloureuse ; il y avait un hoquet assez fréquent, mais point de vomissement. La plupart de ces symptômes diminuèrent d'intensité dès les premiers verres de décoction de quinquina qu'il but ; deux heures après, il fut à la selle copieusement ; il y fut cinq fois dans l'espace de trois heures ; il sua ensuite considérablement, et changea deux ou trois fois de chemise. Il continua la nuit une faible décoction de quinquina unie aux mucilagineux : néanmoins, le lendemain il y eut plusieurs vomissements dans la matinée ; il succéda une gastrite qui dura plusieurs jours. Un mois après, il éprouvait encore de loin en loin des picotements dans la région épigastrique. Ce fait offre deux choses remarquables : 1° l'absence du vomissement après avoir pris une si grande quantité d'émétique ; 2° l'espèce de dévoiement qui se manifesta après l'action de la décoction de quinquina : cet effet ressemble beaucoup à celui que produit le *bolus ad quartanas*, qui, comme on sait, est un mélange d'émétique et de quinquina. Cette combinaison se serait-elle faite dans l'estomac ? Tout porte à le croire. (*Observation du docteur Serres.*) .

OBSERVATION 5°. — La femme d'un pharmacien, âgée de vingt-trois ans, d'une faible santé et d'une très grande susceptibilité nerveuse, avale par mégarde et d'un seul trait un verre d'une dissolution dans laquelle il y avait environ 3 grammes 1/2 de tartrate de potasse et d'antimoine. Le docteur Sauveton, appelé dix minutes après, la trouva couverte d'une sueur froide ; elle pensait que les secours de l'art ne la tireraient pas de l'état affreux où elle était, à cause de la grande quantité d'émétique qu'elle avait prise. Redoutant chez cette dame des accidents graves qu'auraient produits des efforts de vomissement longs et opiniâtres, on eut recours à l'alcool de quinquina jaune mêlé avec de l'eau froide : en quelques heures la malade en prit cinq à six verrées, qui pouvaient contenir à peu près 64 grammes de cette teinture. On observa quelques nausées et des coliques bien supportables ; mais il y eut pendant près d'un mois des douleurs épigastriques qui cédèrent cependant à des boissons adoucissantes et au régime. (*Journal général de médecine*, mai 1825.)

OBSERVATION 6°. — Un homme de cinquante ans environ, d'une constitution forte, éprouve des chagrins domestiques, et conçoit le projet de s'empoisonner ; il se procure 2 grammes 4 décigrammes d'émétique, et les prend un samedi matin dans une petite quantité de véhicule. Il ne tarda pas à avoir des vomissements, des selles fréquentes (super-purgation) et des convulsions. Il entra à l'Hôtel-Dieu le dimanche au soir. Le lundi matin, il se plaignit de douleurs violentes à l'épigastre, qui était tendu ; il avait peine à remuer la langue ; il se trouvait dans un tel état qu'on l'aurait pris pour un homme ivre de vin ; il parlait seul ; son pouls était imperceptible. Dans la journée, le ventre se météorisa, l'épigastre se tuméfia considérablement, et devint plus douloureux ; dans l'après-midi il se manifesta du délire. Le mardi, tous les accidents augmentèrent ; le soir, délire furieux ; les convulsions s'y joignirent, et il mourut dans la nuit.

Ouverture du cadavre. — Les membres sont très roides et demi-fléchis ; un liquide visqueux et blanc s'est écoulé par la bouche quand on a remué le cadavre. La tête était penchée du côté gauche. Vers la partie antérieure de l'hémisphère du cerveau, du même côté, ossification de la dure-mère dans une étendue circulaire d'environ 3 centimètres de diamètre ; opacité, épaisseur augmentée de l'arachnoïde qui double la face supérieure des deux hémisphères ; rougeur uniforme, inflammation récente de la portion de cette membrane qui revêt les lobes antérieurs du cerveau, plus apparente du côté droit ; anfractuosités remplies d'un liquide séreux teint en rouge, et amassé en plus grande quantité à la base du crâne; substance cérébrale plus molle ; ventricule gauche renfermant quatre ou cinq cuillerées d'un liquide séreux, transparent et incolore : le droit contenait moins du même liquide (1). La poitrine était saine. Le péritoine offrait généralement une teinte briquetée. L'estomac et les intestins étaient distendus par des gaz ; la membrane muqueuse de l'estomac, à l'état moral dans le grand cul-de-sac, était rouge, tuméfiée et recouverte d'un enduit visqueux, facile à enlever dans tout.le reste de son étendue ; celle du duodénum était dans le même état. Les autres intestins n'ont offert aucune altération ; ils ne contenaient pas la moindre quantité de matières fécales. (*Observation du docteur Récamier.*)

OBSERVATION 7°. — Un homme de quarante ans prit 15 centigrammes de tartre stibié, dissous dans 125 grammes d'eau ; il ne vomit point, quoiqu'il eût bu de l'eau tiède en abondance. Au bout de quelques heures, il éprouva du malaise, des nausées, de la chaleur à l'épigastre, de l'agitation, des vertiges, des syncopes, etc. Un peu après, il perdit le sentiment, et tomba dans un état de stupeur, interrompu de temps en temps par des convulsions ; dyspnée, bâillement, face livide, pouls lent et plein. L'émétique avait été pris vers sept heures du matin ; ce fut à trois heures du soir que se déclara la perte de sentiment. Le lendemain à deux heures du matin, le docteur *Sacli*, qui voyait le malade pour la première fois, jugea qu'il était trop tard pour chercher à retirer le poison de l'estomac, et même pour tenter de le neutraliser ; il fit pratiquer deux saignées, l'une de 1 kilogramme, l'autre de 750 grammes ; on appliqua des sangsues aux tempes, derrière les oreilles et à l'épigastre ; on fit prendre des bains frais généraux, des lavements émollients, de l'huile de ricin par la bouche et des boissons délayantes et laxatives. A midi, il y avait un mieux sensible, bien que la perte de connaissance persévérât. Le deuxième jour, il ne restait qu'une légère douleur à l'épigastre, un peu de pesanteur de tête, de faiblesse dans les membres et d'embarras de la parole. (*Gazette médicale*, 18 décembre 1841.)

OBSERVATION 8°. — Hoffmann rapporte qu'une femme éprouva les accidents les plus fâcheux peu de temps après avoir pris du tartre émétique, et qu'elle mourut. A l'ouverture du cadavre on trouva une partie de l'estomac sphacélée ; la rate, le diaphragme, le poumon et les parties qui avoisinaient la portion de l'estomac affectée étaient pourris (2).

OBSERVATION 9°. — Panseron, âgé de cinquante-sept ans, eut le 24 février 1813, une attaque d'apoplexie à laquelle il succomba le 1er mars. On lui administra, pendant les cinq jours qu'il fut malade, environ 2 grammes 4 décigrammes d'émétique qui n'occasionnèrent ni nausées ni vomissements ; il eut seulement quelques selles. A l'ouverture du cadavre on trouva le cerveau injecté et contenant beaucoup de sérosité ; la

_____

(1) Cette affection de l'arachnoïde, qui est évidemment ici la cause principale de la mort, peut-elle être attribuée à l'action de l'émétique ?

(2) *Friderici Hoffmanni opera omnia*, t. I, pars II, cap. v, pag. 219, G*e*nev*œ*, .761.

couche optique droite présentait à sa partie inférieure un corps oblong ,
de la grosseur d'une olive, formé par une pulpe verdâtre claire, et paraissant en suppuration à sa superficie : ce corps se détacha facilement
en entier de la substance cérébrale. Il est évident que la mort avait été
produite par ces lésions; mais le canal digestif offrait des altérations qui
dépendaient manifestement de l'action exercée par l'émétique. L'estomac
était très rouge, enflammé, rempli de bile et de mucosités; l'inflammation paraissait bornée à la membrane muqueuse de ce viscère, sur laquelle on apercevait des taches irrégulières, d'un rouge cerise sur un
fond rose violacé, et qui ne présentait aucune ulcération. Il y avait aussi,
à la fin de la deuxième et de la troisième courbures du duodénum, des
taches semblables. Les intestins grêles, d'une couleur rose, ne paraissaient pas très enflammés; ils contenaient des mucosités et de la bile.
Vers la fin du jéjunum on remarquait un bouton blanc, de la grosseur
d'un pois, rempli d'un pus blanchâtre, et situé entre les membranes séreuse et musculeuse de cet intestin. Le cœcum offrait trois taches d'un
rouge foncé; il y en avait aussi plusieurs dans le colon, mais elles étaient
d'un rouge moins vif; le rectum était sain. On voyait dans les poumons
des taches noirâtres, irrégulières, qui s'étendaient plus ou moins profondément dans le parenchyme de ces organes. (JULES CLOQUET.)

Symptômes de l'empoisonnement par le tartrate de potasse et d'antimoine.

Les symptômes généraux de cet empoisonnement peuvent être réduits aux suivants : goût métallique austère, nausées, vomissements
abondants, hoquet fréquent, cardialgie, chaleur brûlante à la région
épigastrique, douleurs d'estomac, coliques abdominales, météorisme,
selles copieuses, syncopes, pouls petit, concentré et accéléré, peau
froide, quelquefois chaleur intense; respiration difficile, vertiges,
perte de connaissance, mouvements convulsifs, crampes très douloureuses dans les jambes, prostration des forces, mort. Quelquefois à
ces symptômes se joint une grande difficulté d'avaler; la déglutition
peut être suspendue pendant quelque temps; les vomissements et les
déjections alvines n'ont pas toujours lieu, ce qui augmente en général
l'intensité des autres symptômes.

Lésions de tissu produites par le tartre émétique.

Ces lésions consistent principalement dans l'altération des poumons et du canal digestif; on trouve chez les animaux qui ont succombé à l'action de ce poison les poumons profondément altérés,
d'une couleur orangée ou violacée, nullement crépitants, gorgés de
sang et d'un tissu serré; ils sont comme hépatisés dans certains points
et semblables au parenchyme de la rate dans d'autres. Chez l'homme

on a constaté l'existence de tâches noirâtres, irrégulières, s'étendant plus ou moins dans le parenchyme de ces organes avec hépatisation du tissu. Quant au canal digestif, on a vu sa membrane muqueuse, depuis le cardia jusqu'à l'extrémité du rectum, rouge et fortement injectée ; quelquefois l'inflammation de cette membrane était beaucoup plus intense, et l'on apercevait des tâches ecchyinosées irrégulières, d'un rouge cerise, sur un fond rose violacé ; dans certaines circonstances, au dire de Hoffmann, l'estomac était gangrené.

Conclusions. — 1° Le tartre stibié introduit dans l'estomac de l'homme ou des animaux est absorbé et porté dans tous les organes de l'économie animale ; il peut déterminer *la mort au bout de quelques heures*, s'il n'est pas promptement et complétement vomi. On ne saurait donc repousser avec assez d'énergie l'assertion, par trop naïve, du professeur Giacomini de Padoue, qui a prétendu que la mort des chiens empoisonnés par M. Magendie avec l'émétique devait être attribuée, non à l'action nuisible de ce sel, mais à la ligature de l'œsophage, pratiquée dans le dessein d'empêcher le vomissement. (Voy. pages 26 et 371.)

Si, au contraire, le poison est vomi peu de temps après son ingestion, comme cela a lieu fréquemment ; les animaux ne tardent pas à se rétablir.

Il peut encore arriver que dans *certaines affections pathologiques*, l'émétique administré à l'homme à des doses assez fortes ne soit point vomi ou ne le soit que partiellement, et qu'il n'occasionne aucun des symptômes de l'empoisonnement. Rasori a signalé le premier cette singulière faculté qu'ont alors les organes de *tolérer* d'assez fortes doses de tartre stibié.

2° Appliqué sur le tissu cellulaire sous-cutané des chiens vivants ou sur la peau de l'homme dépouillée de son épiderme, il est également absorbé. Il suffit de 10 centigrammes, ainsi employés, pour tuer au bout de trente ou quarante heures les chiens de petite taille.

3° La mort est beaucoup plus prompte si le sel est injecté dans les veines.

4° Les symptômes occasionnés par le tartre stibié sont à peu de chose près les mêmes, quelle que soit la voie par laquelle il a été introduit dans l'économie animale.

5° Rien n'est aisé comme de démontrer la présence de l'antimoine dans les viscères de l'homme et des animaux qui ont avalé de l'émétique, toutes les fois que la mort a été la suite de l'ingestion de ce sel. Parmi les viscères de l'économie animale, les organes sécréteurs et notamment le foie et les reins en contiennent beaucoup plus que les autres, ce qui tient à plusieurs causes que je ferai connaître à la p. 496.

6° Peu de temps après l'empoisonnement, l'urine renferme des quantités notables d'antimoine, et si à l'aide de moyens appropriés, et surtout de diurétiques actifs, on parvient à guérir les animaux, on voit à chaque instant l'urine charrier une proportion plus ou moins considérable d'une préparation antimoniale soluble. Si l'on tue les animaux, quand la guérison est complète, on peut s'assurer que les viscères ne retiennent plus un atome du composé antimonial qu'il était si facile de déceler au commencement de l'empoisonnement.

7° L'émétique paraît porter son action irritante particulièrement sur le tissu pulmonaire et sur la membrane muqueuse qui revêt le canal digestif depuis le cardia jusqu'à l'extrémité inférieure du rectum.

8° On peut prolonger la vie des animaux empoisonnés par une très forte dose d'émétique, en leur coupant un des nerfs pneumo-gastriques, et mieux encore en les coupant tous les deux.

Traitement de l'empoisonnement par le tartrate de potasse et d'antimoine.

Dans cette espèce d'empoisonnement, l'homme de l'art doit surtout faire attention aux effets produits par l'émétique sur l'individu qui l'a avalé. Si ce sel a occasionné des vomissements abondants peu de temps après avoir été pris, si le malade ne se plaint pas de vives douleurs, s'il n'a aucun mouvement convulsif, des liquides mucilagineux pris à la dose de 30 ou 40 grammes à la fois suffiront pour rétablir la santé. Si l'individu empoisonné n'a eu aucun vomissement, même après avoir avalé 30 ou 40 grains de ce sel, il faut avoir sur-le-champ recours à la titillation de la luette et au chatouillement du gosier. Si, malgré l'emploi de ces moyens, on ne parvient pas à faire vomir dans un très court espace de temps, on doit administrer sans délai une forte décoction de noix de galle ou de quinquina à la temtérature de 30 à 40° : ce dernier médicament, proposé par Berthollet, a été souvent avantageux; j'ai rapporté deux cas d'empoisonnement dans lesquels il a été suivi d'un succès complet. (Observations III° et IV°, p. 478 et 479.) Luchtmans a fait prendre le tartrate antimonié de potasse à très forte dose sans le moindre inconvénient, lorsqu'il le combinait avec une quantité de décoction de quinquina suffisante pour le décomposer entièrement; il a remarqué que cette décomposition était plus complète dans le cas où on se servait de quinquina jaune, le précipité obtenu avec le quinquina rouge contenant beaucoup moins d'antimoine que celui que fournit le quinquina jaune (1). Mais est-il préférable, comme l'a annoncé M. Gen-

(1) *Disputatio chemico-medica inauguralis de combinatione corticis Peruviani cum tartaro emetico.* Trajecti ad Rhenum, 1800, par Luchtmans.

drin, de substituer le quinquina en poudre à sa décoction aqueuse ?
(*Journal général de Médecine*, mai 1825.) « Le quinquina avec lequel on a préparé une décoction, dit ce médecin, décompose encore
l'émétique : 16 grammes de cette poudre qui avait servi, soit à faire
la teinture, soit à préparer une décoction, ont pu décomposer jusqu'à
50 centigrammes d'émétique dans l'estomac de trois chiens auxquels
nous l'avons administrée. » J'ai été curieux d'éclaircir ce fait par de
nouvelles expériences, et j'ai reconnu que la poudre de quinquina
épuisée par l'eau à l'aide de plusieurs décoctions, ne décomposait plus
l'émétique, en sorte que son action décomposante réside, non pas
dans les parties insolubles dans l'eau, mais bien dans celles qui s'y
dissolvent, et dès lors il doit être plus avantageux de faire usage de la
décoction aqueuse, parce qu'elle agit plus énergiquement et plus
promptement que la poudre : toutefois je crois utile de faire prendre
une certaine quantité de cette poudre délayée dans de l'eau, en attendant que l'on ait pu se procurer de la décoction.

Le thé, les décoctions des bois, des racines et des écorces astringentes, peuvent être employés à défaut de noix de galle ou de quinquina. On doit rejeter les terres, les alcalis, les sulfures alcalins et
l'acide sulfhydrique, médicaments qui, dans ce cas, sont inefficaces
et qui peuvent augmenter l'irritation produite par le poison.

Dès que le médecin pourra supposer que la majeure partie de l'é-
métique contenu dans le canal digestif, qu'elle ait été neutralisée ou
non, aura été expulsée par les vomissements et par les selles, il devra
recourir à l'emploi de liquides doux et diurétiques donnés en abondance, afin d'éliminer par l'urine la portion du poison qui aurait été
absorbée et portée dans nos tissus (voy. la formule à la page 369).
Ces liquides, s'ils étaient pris dans la première période de l'empoisonnement, auraient l'inconvénient grave de favoriser l'absorption de
l'émétique en le délayant davantage, s'il avait été donné en dissolution, ou en le dissolvant s'il avait été pris à l'état solide. On peut s'assurer, comme je l'ai fait, de l'efficacité de la médication diurétique
en empoisonnant comparativement des chiens à peu près de même
force, à l'aide de 10 à 12 centigrammes d'émétique pulvérisé, appliqué sur le tissu cellulaire sous-cutané de la partie interne de la
cuisse ; ceux des animaux que l'on abandonne à eux-mêmes périssent
au bout de trente ou de quarante heures ; on guérit au contraire tous
ceux que l'on parvient à faire uriner abondamment. (Voy. mon Mémoire inséré dans le numéro de septembre 1841 des *Archives générales de médecine*.)

On devra également prescrire des tisanes mucilagineuses, des lavements émollients, et des fomentations adoucissantes sur le bas-

ventre. Les sangsues et même la saignée générale devront être employées dans les cas où il y aurait constriction au pharynx, ou lorsqu'il
s'est développé une inflammation de l'œsophage, des poumons, de
l'estomac ou des intestins. L'opium devrait être mis en usage, si les
vomissements étaient excessifs, surtout chez les individus d'un tempérament nerveux.

Pendant la convalescence, il importe de recourir à des aliments légers et surtout au lait, dont l'usage devra être prolongé, afin de ne
pas surexciter le canal digestif, beaucoup trop disposé, dans ces
sortes de cas, à devenir le siége d'une nouvelle irritation.

Recherches médico-légales.

Émétique solide. — Le tartrate de potasse antimonié est composé
d'acide tartrique, de protoxyde de potassium et de protoxyde d'antimoine. Il est solide, blanc, en poudre ou cristallisé en tétraèdres réguliers, ou en pyramides triangulaires, ou en octaèdres allongés,
d'une saveur styptique et nauséabonde. Il est efflorescent. Introduit dans
un appareil de Marsh modifié, alors même que la dose est excessivement minime, il fournit du gaz hydrogène antimonié qui, étant enflammé, dépose sur une capsule de porcelaine froide des taches antimoniales dont j'ai donné les caractères à la page 389. Si, au lieu
de recueillir l'antimoine sous forme de taches, on veut avoir un anneau métallique, on chauffera le tube à la partie C, à l'aide d'une
lampe à alcool B (voy. la figure à la page 382), sans avoir préalablement introduit de l'amiante dans le tube; le gaz hydrogène antimonié
se décompose avec une telle facilité par l'action de la chaleur, que
l'on ne tardera pas à obtenir un *anneau métallique* brillant et bleuâtre
d'antimoine, tandis que le gaz hydrogène se dégagera par l'extrémité *x* du tube; on chercherait en vain à condenser des taches antimoniales sur la capsule E, en même temps qu'il se forme un anneau,
tant la décomposition du gaz est facile et complète, pour peu que la
température ait été suffisamment élevée à la partie C. On distinguera
sans peine l'anneau antimonial de l'anneau arsenical aux caractères suivants : 1° il se condense précisément à l'endroit même où l'on chauffe
le tube, tandis que l'anneau arsenical se trouve à une petite distance
de la portion chauffée ; 2° celui-ci peut être promptement déplacé et
porté dans les diverses parties du tube ; suivant que la chaleur de la
lampe est concentrée sur tel ou tel autre point ; l'anneau antimonial,
au contraire, ne subit aucun déplacement ; quand on le chauffe pendant quelques minutes, s'il y a de l'air dans le tube, il s'oxyde peu
à peu, et blanchit partout où il a été oxydé, en sorte qu'il semble

diminuer d'étendue, et alors il est en partie composé d'une zone métallique bleuâtre et d'une zone d'oxyde blanc ; 3° il suffit d'introduire quelques gouttes d'eau régale dans le tube pour dissoudre à la fois et instantanément l'antimoine et l'oxyde ; 4° le *solutum*, évaporé jusqu'à siccité, laisse de l'acide antimonieux jaune, très soluble dans une petite quantité d'acide chlorhydrique pur ; 5° cette dissolution fournit sur-le-champ avec du gaz acide sulfhydrique un précipité jaune orangé de sulfure d'antimoine, bien différent du sulfure d'arsenic, et avec l'eau distillée un précipité blanc, pourvu que la liqueur ne soit pas trop acide.

Le tartre stibié se dissout aisément dans 14 parties d'eau froide.

Émétique en dissolution concentrée. — Cette dissolution est incolore, transparente, d'une saveur styptique ; elle rougit faiblement le tournesol, et précipite en blanc par un excès d'eau de chaux ; le tartrate de chaux et de protoxyde d'antimoine précipité se dissout dans l'acide azotique ; l'acide sulfurique concentré précipite également en blanc cette dissolution ; l'acide sulfhydrique en précipite du protosulfure d'antimoine hydraté jaune orangé, qui devient rouge brun foncé par l'addition d'une nouvelle quantité d'acide sulfhydrique ; ce précipité, loin de se dissoudre instantanément dans l'ammoniaque avec décoloration de la liqueur, comme le fait le sulfure d'arsenic, se dissout à peine dans cet alcali, *sans que la liqueur perde sa couleur jaune orangée.* Enfin la dissolution concentrée d'émétique, mise dans l'appareil de Marsh, à la dose de quelques gouttes, fournit presque instantanément des taches ou un anneau d'antimoine métallique (voy. pages 389 et 486), ce qui dispense l'expert de réduire à l'état métallique l'antimoine contenu dans le sulfure jaune orangé dont je viens de donner les caractères.

Dissolution très affaiblie d'émétique. — Si la liqueur est assez étendue pour que le papier de tournesol, l'eau de chaux et l'acide sulfurique ne déterminent aucune des réactions qui viennent d'être indiquées, on la traitera par l'acide sulfhydrique, qui la colorera en jaune orangé, et la troublera légèrement, surtout si l'on ajoute quelques gouttes d'acide chlorhydrique ; l'ammoniaque pourra faire disparaître ce léger trouble avec décoloration de la liqueur, *exactement comme cela aurait lieu avec une dissolution très étendue d'acide arsénieux* ; mais du jour au lendemain, le précipité jaune, occasionné par l'acide sulfhydrique avant l'addition de l'ammoniaque, se sera déposé sous forme de flocons *jaunes orangés* qu'on ne pourra méconnaître pour du sulfure d'antimoine. Il suffira en effet de traiter ceux-ci pendant trois ou quatre minutes par une faible proportion d'acide azotique chaud, dans une petite capsule de porcelaine, de délayer le produit dans l'eau bouillante et de l'introduire dans un appareil de Marsh, pour obtenir des taches antimoniales. J'ajouterai que la dissolution très affaiblie d'émétique, mise elle-même dans cet appareil, fournira également de ces taches. Enfin si, après avoir fait ces divers essais, il reste encore de la liqueur, on la concentrera par l'évaporation jusqu'au sixième de son volume et même davantage, si cela est nécessaire, pour obtenir avec le tournesol, l'eau de chaux et l'acide sulfurique, les réactions que j'ai dit appartenir à la dissolution d'émétique concentrée.

Émétique mélangé à des liquides alimentaires ou médicamenteux, ou à la matière des vomissements ou à celle que l'on trouve dans le canal digestif. — Le vin, la bière, le thé, l'albumine, la gélatine, le lait et le bouillon, peuvent tenir en dissolution une certaine quantité d'émétique; il en est de même de certaines infusions ou décoctions végétales et des liquides des vomissements. Les décoctions extractives de beaucoup de bois, d'écorces, de racines, etc., décomposent au contraire le tartre stibié, de manière à rendre insoluble une portion de l'oxyde d'antimoine qui fait partie de ce sel ; de là, la nécessité d'examiner successivement les parties liquides et solides de ces mélanges. Il serait, dans la plupart des cas, inutile de chercher à constater dans les matières suspectes la présence du tartre stibié, car en admettant que l'on parvînt à déceler l'acide tartrique, ce qui est loin d'être facile, il faudrait ensuite prouver que cet acide faisait réellement partie de l'émétique et non pas de tartrates qui peuvent exister naturellement dans quelques uns de ces liquides, ou de ceux que l'on aurait pu ajouter, tels que les tartrates de potasse, de soude, etc. L'expert doit s'attacher surtout *à démontrer qu'il existe dans les matières dont il s'agit un sel d'antimoine soluble*, ou un composé d'antimoine insoluble ; l'on ne saurait exiger davantage, et cela suffit.

Si le liquide est transparent et nullement visqueux, on y fera passer un courant de gaz acide sulfhydrique, afin d'obtenir un précipité jaune orangé de sulfure d'antimoine, qui se déposera au bout d'un temps plus ou moins long. Ce précipité, lavé, desséché et traité par l'acide azotique, sera mis dans un appareil de Marsh, afin d'en extraire l'antimoine sous forme de taches ou d'anneau.

Si le liquide, transparent ou non, est épais, visqueux et difficile à filtrer (lait, albumine, gélatine, bouillon, matière des vomissements, etc.), on le fera bouillir pendant une heure environ pour coaguler une certaine quantité de matière organique. On le laissera refroidir, et on le mélangera avec son volume au moins d'alcool concentré, marquant 40 degrés à l'aréomètre; l'alcool coagulera une nouvelle quantité de matière organique, et *retiendra de l'émétique en dissolution* (1); on filtrera, et on gardera la matière coagulée par le feu et par l'alcool. Le liquide alcoolique sera soumis à un courant de gaz acide sulfhydrique, qui précipitera instantanément ou au bout de quelques heures du sulfure d'antimoine jaune orangé, dont on devra retirer le métal comme il a été dit à la page 487.

Quant à la matière coagulée par le feu et par l'alcool, aussi bien que pour celles qui auraient pu se trouver au fond des liquides dont je parle, avant de les soumettre à aucune opération on les carbonisera par un mélange d'acide azotique et de chlorate de potasse (2). Pour cela, on introduira dans une capsule de porcelaine, que l'on placera sur le feu, un poids d'acide concentré marquant 41 degrés à l'aréomètre, égal à celui de la matière coagulée sur laquelle on opère, et qui devra être aussi desséchée que possible; on mêlera avec cet acide *un quinzième* de chlorate de potasse et l'on ajoutera peu à peu et à des intervalles d'une minute environ, quelques fragments de la matière coagulée; il se dégagera aussitôt des vapeurs blanches, puis du gaz bi-oxyde d'azote; la liqueur entrera en ébullition et les divers fragments ne tarderont pas à se dissoudre. En agissant ainsi, il est rare qu'il se forme assez de mousse pour entraver l'opération; tandis qu'il s'en produit souvent une énorme quantité quand on a mis *à la fois* toute la matière dans la capsule; dans ce cas, pour empêcher celle-ci de déborder et de se répandre au-dehors, on retire le vase du feu et on agite la matière jusqu'à ce que la mousse soit à peu près affaissée; alors on continue à chauffer. Dès que la liqueur, qui d'abord était d'un jaune clair, puis orangée, aura acquis une couleur rouge foncée et se sera épaissie, on peut s'attendre à la voir se carboniser sur une partie de la circonférence; mais on aurait tort de retirer la capsule du feu, par cela seul que la matière est noire dans quelques uns de ses points, par exemple, dans ceux qui ont été desséchés les premiers; il ne faut enlever le vase du feu qu'au moment peu éloigné où la carbonisation sera accompagnée du dégagement d'une fumée épaisse, quelquefois tellement intense que l'observateur aurait de la

---

(1) Lorsqu'on verse de l'alcool à 40 degrés dans un *solutum* fait avec 4 grammes d'eau et 5 centigrammes d'émétique, tout le sel reste dans la liqueur, en sorte qu'on n'obtient point de précipité.

(2) J'ai fait connaître le premier le procédé de carbonisation par l'acide azotique (voy. le tome VIII° des *Mémoires de l'Académie de médecine*, année 1840). Le 13 juin 1842, M. Millon, à l'occasion d'un travail sur cet acide lu à l'Institut, a annoncé que les matières organiques étaient plus promptement et plus complétement carbonisées, quand l'acide azotique était mélangé d'une petite quantité de chlorate de potasse. Ce fait est parfaitement exact comme le prouvent les expériences que je viens de tenter sur des foies d'animaux empoisonnés par le tartre stibié.

peine à apercevoir le charbon qui se produit presque instantanément au milieu de la capsule, quoiqu'il offre pourtant un volume assez considérable. Après avoir laissé refroidir le vase, on enlève le charbon, on le pulvérise dans un mortier de verre ou de porcelaine très propre et on le fait bouillir pendant vingt ou vingt-cinq minutes avec de l'acide chlorhydrique pur, étendu de son poids d'eau; on filtre et l'on introduit la liqueur dans un appareil de Marsh; il ne tarde pas à se dégager du gaz hydrogène antimonié qui fournit de l'antimoine métallique sous forme d'anneau ou de taches (voyez p. 486).

En procédant comme il vient d'être dit, si la chaleur du fourneau n'est ni trop intense ni trop faible, la carbonisation a presque toujours lieu avec flamme et peu de fumée, et le charbon obtenu, *sec* et *friable*, fournit avec l'acide chlorhydrique un *solutum* transparent et jaunâtre qui *ne mousse point* dans l'appareil. Si, au contraire, la température était trop basse, il s'exhalerait une énorme quantité de fumée, il n'y aurait point de flamme, et le charbon serait gras; alors le *solutum* chlorhydrique de ce charbon offrirait une couleur noirâtre et *mousserait considérablement*, dans l'appareil de Marsh, ce qu'il importe d'éviter.

Emétique se trouvant à la surface du canal digestif. — Après avoir enlevé les matières contenues dans ce canal, on fera bouillir celui-ci pendant un quart d'heure environ avec de l'eau distillée, afin de dissoudre le tartre stibié qui pourrait exister à sa surface, à l'état solide ou liquide; le *solutum* filtré sera traité comme il vient d'être dit à l'occasion de l'émétique mêlé à des liquides alimentaires, etc. (Voyez page 488.)

Emétique absorbé et contenu dans le résidu de l'ébullition du canal digestif, dans le foie, la rate et les reins. — Après avoir desséché ces viscères on les carbonise par l'acide azotique concentré, marquant 41 degrés à l'aréomètre, et le chlorate de potasse comme il a été dit à la page 489.

On peut encore recourir avantageusement à l'azotate de potasse et traiter ces organes comme je l'ai prescrit en parlant de l'acide arsénieux (voy. p. 402). La masse obtenue après la décomposition *complète* de l'azotate et de l'azotite de potasse, sera traitée par 60 à 80 grammes d'eau distillée, qui dissoudra facilement et complétement le sulfate acide d'antimoine formé et une portion de sulfate de potasse; ce *solutum*, mis dans un appareil de Marsh, fournira aussitôt de l'antimoine métallique. La portion indissoute devrait également être introduite dans cet appareil, si, contre toute attente, le liquide n'avait point donné assez d'antimoine métallique pour caractériser celui-ci.

Si, par suite d'une inhumation prolongée, les viscères avaient déjà passé au gras, il serait préférable de les décomposer par l'azotate de potasse que d'employer le mélange d'acide azotique et de chlorate de potasse dont j'ai parlé, et si par hasard on avait employé ce dernier procédé et que le charbon obtenu, au lieu d'être sec et friable, fût mou et comme bitumineux, il faudrait le mélanger avec l'azotate de potasse et l'incinérer (voyez p. 489).

Emétique contenu dans l'urine. — On évapore le liquide presque jusqu'à siccité et on carbonise le produit par le tiers de son poids environ d'acide azotique concentré; on fait bouillir pendant quinze ou vingt minutes la cendre charbonneuse qui reste avec de l'acide chlorhydrique étendu de son poids d'eau. Le *solutum* filtré et mis dans un appareil de Marsh donne aussitôt de l'antimoine.

On voit que dans aucun des cas précités je n'ai eu recours à l'emploi de l'acide tartrique conseillé tour à tour par MM. Turner et Devergie, dans le but de dissoudre le tartre stibié que des matières organiques auraient rendu insoluble; c'est qu'il n'y a aucun avantage à compliquer ainsi les opérations. Qu'importe, en définitive, que la préparation antimoniale se trouve dans les parties solubles ou insolubles? Il faudra toujours finir par en séparer l'antimoine métallique, et quand on aura celui-ci on pourra le transformer facilement en sulfure d'antimoine : or, le procédé de carbonisation par l'acide azotique que je propose pour atteindre ce but, en agissant sur les matières solides, est tellement simple qu'il devient inutile de recourir à un autre; il n'est pas d'ailleurs exact de dire, comme l'a établi M. Devergie, que la réduction de l'antimoine dans l'appareil de Marsh, ne permette d'établir aucune évaluation quantitative; rien n'est aisé comme de peser l'anneau antimonial condensé dans le tube C *x* (voyez page 382), ou le sulfure d'antimoine provenant de l'action du gaz acide sulfhydrique sur cet antimoine préalablement dissous dans l'eau régale.

Je ne terminerai pas sans faire connaître les principales conclusions du Mémoire que j'ai lu sur ce sujet à l'Académie royale de médecine, le 10 mars 1840. On voit, disais-je, 1° qu'il est indispensable de recourir à l'extraction de l'antimoine, de la portion d'émétique qui aura été absorbée, lorsqu'on n'a pas trouvé le poison dans le canal digestif ou sur les autres parties sur lesquelles il avait été immédiatement appliqué, ou dans la matière des vomissements; car en se bornant à rechercher le tartre stibié dans l'estomac et les intestins, on court d'autant plus le risque de ne pas le découvrir; qu'il est très facilement vomi, tandis que l'on pourra obtenir le métal d'une partie au moins de la portion qui aura été absorbée.

2° Qu'un rapport médico-légal devra être déclaré incomplet et insuffisant, par le seul fait *que, dans le cas indiqué,* on aura omis de rechercher le tartre stibié, dans les tissus où il peut se trouver, après avoir été absorbé et notamment dans le foie.

3° Que si l'émétique est décomposé par le sang et par les organes dans lesquels il se rend, cette décomposition n'est pas complète, puisqu'en traitant ces organes par l'eau bouillante, on obtient un liquide très sensiblement antimonial; à la vérité, il ne serait pas impossible que l'acide tartrique seul fût décomposé et que le tartre stibié fût réduit à de l'hypo-antimonite de potasse soluble dans l'eau bouillante.

4° Que l'on-peut déceler ce poison en traitant convenablement un des viscères de l'économie animale préalablement desséché, surtout lorsque ce viscère est un organe de sécrétion ; mais qu'il est préférable d'agir à la fois sur plusieurs d'entre eux, afin de se procurer une plus grande quantité d'antimoine métallique et de le reconnaître plus facilement.

5° Qu'il pourrait cependant arriver dans une expertise médico-légale, que l'on ne retirât aucune trace de ce métal en analysant les viscères seuls ou réunis, parce que l'émétique ne séjourne que pendant un certain temps dans ces viscères, et que déjà il aurait pu les abandonner pour se mêler aux liquides des sécrétions ; alors on pourrait obtenir une proportion notable d'antimoine en agissant convenablement sur ces liquides et en particulier sur l'urine.

6° Que s'il est vrai que l'acide arsénieux se comporte à cet égard comme l'émétique, c'est-à-dire qu'il s'échappe d'abord du sang, puis des viscères pour se mêler aux liquides sécrétés, cet effet n'a pourtant pas lieu, ni à beaucoup près, aussi rapidement que pour le tartre stibié et que dès lors cela explique pourquoi on retrouve souvent dans le sang et surtout dans les viscères, une portion de l'arsenic absorbé, lors même que l'urine en contient déjà, et *plusieurs jours après* l'introduction du poison dans l'économie animale.

7° Que l'extraction de l'antimoine métallique des viscères ou de l'urine des cadavres d'individus qui n'avaient pas été soumis à l'usage médicamenteux d'une préparation stibiée, prouve d'une manière incontestable qu'il y a eu empoisonnement, à moins que cette préparation ne soit arrivée dans les organes par suite d'une imbibition cadavérique, puisque ni les viscères, ni l'urine de ces individus traités de la même manière, ne fournissent aucune trace d'antimoine.

Emétique dans un cas d'exhumation juridique.—Le 29 mars 1826, on mit dans un bocal à large ouverture qu'on laissa exposé à l'air, 12 grammes de tartre stibié dissous dans deux litres d'eau, le quart d'un foie humain et une portion d'un canal intestinal. Le 9 avril suivant, le mélange était déjà pourri ; la liqueur filtrée se comportait avec de l'acide sulfhydrique, l'acide sulfurique, l'eau de chaux et la noix de galle, comme une dissolution d'émétique. Le 28 avril, l'acide sulfhydrique et les sulfures ne précipitaient plus la liqueur, preuve qu'elle ne contenait plus d'émétique, ou bien si elle en renfermait, que la matière animale qui avait été dissoute empêchait ces réactifs d'en démontrer la présence; l'acide sulfurique et la noix de galle y faisaient naître un précipité blanc grisâtre, produit évidemment par l'action de ces réactifs sur la matière animale tenue en dissolution.

En filtrant cette liqueur et en l'évaporant jusqu'à siccité à une douce chaleur, on obtenait un produit qui, étant agité pendant quelques minutes avec de l'eau distillée tiède, fournissait une dissolution qui contenait de l'émétique, puisqu'on pouvait précipiter du sulfure d'antimoine par l'acide sulfhydrique. Le 6 juin de la même année la liqueur ne renfermait plus d'émétique, car l'acide sulfhydrique n'agissait plus sur elle, lors même qu'on l'avait fait évaporer et qu'on avait traité le produit par l'eau; mais alors les matières solides, desséchées et calcinées pendant un temps suffisant, fournissaient de l'antimoine métallique.

Le 18 juillet 1826, on a dissous dans 1 litre 1/2 d'eau 30 centigrammes de tartre stibié que l'on place dans un bocal où il y avait environ le tiers d'un canal intestinal. Le 2 août suivant, l'acide sulfhydrique et les sulfures ne troublaient point la liqueur. Les matières solides d'une odeur infecte, desséchées et calcinées pendant un temps suffisant, donnaient de l'antimoine métallique.

Il résulte des faits qui précèdent : 1° que le tartre stibié, mêlé avec des matières animales, se décompose au bout de quelques jours, de manière à ce que l'acide tartarique soit détruit et l'oxyde d'antimoine précipité; 2° qu'il est alors impossible de démontrer sa présence en traitant la liqueur par les réactifs que l'on met ordinairement en usage pour reconnaître les sels antimoniaux; mais que l'on peut retirer de l'antimoine métallique des matières solides, même au bout de plusieurs mois; 3° que l'altération dont il s'agit est plutôt le résultat de l'action de l'eau et de l'air sur le sel, que des matières animales; car l'expérience prouve qu'une dissolution de 12 grammes d'émétique dans 1 litre 1|2 d'eau distillée, exposée à l'air, éprouve la même décomposition, et qu'il n'est pas plus possible d'y démontrer la présence du sel antimonial au bout de trente à quarante jours en été, que dans une pareille dissolution à laquelle on aurait ajouté de l'albumine et de la gélatine.

Tel était l'état de la science relativement à l'empoisonnement par l'antimoine, lorsque, le 13 juin 1842, MM. Flandin et Danger ont lu à l'Académie des sciences un Mémoire dont voici les conclusions :

« 1° Il est facile de déceler l'antimoine uni en faibles proportions » aux matières animales ; nous sommes arrivés à le recueillir avec la » même précision que l'arsenic.

» 2° Le procédé qui nous a donné les meilleurs résultats est le sui- » vant : désorganiser les matières animales par l'acide sulfurique ; au » moment de la liquéfaction, ajouter de l'azotate de soude ; terminer » la carbonisation et reprendre le charbon desséché par l'eau aiguisée » d'acide tartrique. Le liquide est soumis aux investigations ultérieures » propres à caractériser l'antimoine.

» 3° Dans les cas d'empoisonnement par l'arsenic compliqué par la » présence de l'antimoine, l'appareil que nous avons proposé pour la » recherche de l'arsenic nous a paru simplifier et faciliter les opéra- » tions propres à séparer les deux corps.

» 4° Contrairement à l'arsenic, l'antimoine est facilement éliminé » par les urines. Dans le cas d'empoisonnement par les préparations » antimoniales, c'est dans le *foie* que l'on retrouve plus spécialement » l'antimoine. *On ne le retrouve* pas dans les poumons, non plus que » dans les systèmes nerveux, musculaire et osseux (1).

» 5° Le fait de la localisation des poisons est une donnée précieuse » pour résoudre certaines questions médico-légales, les questions » d'empoisonnements simulés, par exemple.

» 6° Ce fait nous paraît devoir ouvrir une voie nouvelle aux recher- » ches physiologiques et thérapeutiques. » (*Comptes-rendus des séances de l'Institut,* 13 juin 1842.)

A la lecture de ces conclusions je me suis demandé, d'une part, si c'était sérieusement que MM. Flandin et Danger présentaient à l'Académie des sciences, comme *faits nouveaux, des idées que j'avais publiées depuis deux ans ;* et, d'un autre côté, si la prétendue *loca- lisation* des poisons, au lieu d'être une *donnée précieuse,* ne serait pas plutôt un pas rétrograde dont il importait de faire promptement justice. On pourra voir ce que je pense sur ces deux points en lisant la note que j'ai adressée, le 6 juillet 1842, à la commission de l'Aca-

(1) Je ferai observer à cet égard que dans le corps de leur Mémoire, MM. Flandin et Danger disent, au contraire, avoir trouvé l'antimoine, par exception, il est vrai, dans ces mêmes tissus. J'avais déjà fait voir que les poumons en fournissent quelquefois une très petite proportion. Il importe d'autant plus de signaler cette contradiction qu'elle suffit à elle seule pour réduire à néant la cinquième conclusion, celle qui est relative à la localisation des poisons.

démie des sciences chargée de faire un rapport sur le Mémoire de MM. Flandin et Danger et dont voici la copie.

NOTE. J'avais déjà établi dans mon *Mémoire* sur le tartre stibié, lu à l'Académie royale de médecine, le 10 mars 1840 :

1° Qu'il est aisé de déceler l'antimoine uni en faibles proportions aux matières animales... (3ᵉ conclusion, pag. 146);

2° Qu'on trouve plus spécialement l'antimoine dans le *foie*, et que les poumons et le cœur en renferment à peine (voy. expérience 3ᵉ, pag. 141, et la conclusion 6ᵉ, pag. 147).

J'étais tellement convaincu que c'est particulièrement dans le foie que l'on trouve les poisons qui ont été absorbés, que dans mes travaux ultérieurs sur les sels de *plomb*, de *bismuth*, d'*étain*, d'*argent*, d'*or*, de *zinc* et de *mercure*, publiés dans les numéros de juin et de juillet 1842 du *Journal de chimie médicale*, il ne m'est jamais arrivé de les chercher dans les poumons, ni dans le cœur, ni dans les muscles ; constamment je me suis borné à l'examen du *foie*, de la rate et de l'urine, et parfois des *reins*.

3° Que s'il est vrai que l'acide arsénieux s'échappe du sang, puis des viscères, pour se mêler aux liquides sécrétés, cet effet n'a pourtant pas lieu, *ni à beaucoup près*, aussi rapidement que pour le tartre stibié (10ᵉ conclusion, pag. 147).

Et je disais à cet égard : « Quoi qu'il en soit, il est curieux, sans
» que cela puisse surprendre, de voir l'émétique et l'acide arsénieux,
» après avoir été abandonnés par le sang et déposés dans les divers
» tissus de l'économie animale, *rester beaucoup plus long-temps et*
» *en plus forte proportion dans les organes sécréteurs* que dans les
» autres ; avant qu'ils aient été complétement éliminés de ces viscères
» pour se mêler aux liquides sécrétés. Mais ce qui me paraît plus im-
» portant comme fait physiologique, ainsi que je le démontrerai plus
» tard, c'est la différence *notable* que présentent ces deux poisons, et
» que présenteront, je n'en doute pas, plusieurs autres, sous le rap-
» port du temps pendant lequel chacun est gardé par nos organes. »
(*Ibid.*, pag. 149.)

J'avais également prévu le cas où du tartre stibié aurait été admi- nistré à une personne empoisonnée par l'acide arsénieux, et où il fau- drait séparer l'antimoine de l'arsenic, sous forme de taches ou d'an- neau, d'un composé de ces deux métaux; et dès l'année 1840, j'avais indiqué dans mes écrits et dans mes cours les moyens de procéder à cette analyse. (*Almanach général de médecine*, année 1841, pag. 16 ; et Cours fait à la Faculté dans l'hiver de 1841 à 1842. Voy. aussi les pages 398 et 480 de cet ouvrage.)

Si MM. Flandin et Danger s'étaient bornés à rappeler ces données,

je me garderais bien de dérober quelques instants à la commission
pour l'occuper d'une question de priorité; mais il n'en est pas ainsi:
ces messieurs pensent pouvoir appliquer à la médecine légale le fait
qu'ils désignent sous le nom de *localisation des poisons*, et ils citent
notamment la question des empoisonnements simulés. Persuadé qu'il
serait dangereux d'adopter cette proposition, je demande à la commission la permission de lui adresser quelques réflexions qui ne seront
peut-être pas sans intérêt.

La *localisation des poisons*, telle que la conçoivent MM. Flandin
et Danger, apporte à la théorie de l'absorption, si bien établie par
les travaux de MM. Magendie, Fodera, etc., une modification notable; en effet, d'après ces physiologistes, l'absorption est un phénomène purement physique, et les poisons introduits dans l'estomac
sont portés par le mouvement circulatoire dans *tous les organes*, sans
qu'il y ait lieu d'admettre une action quelconque de la part de ces
organes sur les poisons, tandis que MM. Flandin et Danger supposent
que les substances vénéneuses agissent sur les éléments de ces mêmes
organes, à raison de la constitution de ceux-ci et de la vitalité des
sujets. Cette hypothèse a été évidemment imaginée pour expliquer ce
fait, savoir que l'on retire beaucoup plus d'antimoine du foie que des
autres tissus, dans lesquels on n'en trouve même pas du tout dans
beaucoup de circonstances; mais il est aisé de démontrer que ces
phénomènes peuvent s'expliquer autrement et sans porter atteinte à
la théorie généralement admise de l'absorption.

Le foie en effet reçoit le premier, à l'aide des vaisseaux qui forment
la veine porte, la presque totalité de la substance toxique; ce viscère,
d'ailleurs *très vasculaire*, est un organe de sécrétion, et dans lequel
le sang circule lentement; cela étant, on conçoit déjà pourquoi on
trouve une plus grande quantité de substance vénéneuse dans ce viscère que dans ceux que le sang traverse rapidement, tels que les poumons, et pourquoi elle y reste plus long-temps. J'ajouterai qu'en
général le sang ne tarde pas à se dépouiller, par la voie des reins, des
poisons qu'il avait charriés, et qu'il ne serait pas impossible qu'à
l'instar de ces derniers organes, le foie fût aussi un centre d'élimination. Toujours est-il que, d'après cette manière de voir, ce né serait
pas en vertu d'une action, en quelque sorte élective, de la part des
organes que se ferait le dépôt de la substance vénéneuse, mais bien
par suite de la constitution anatomique de ces organes, dont les uns à
la fois très vasculaires et d'élimination retiendraient plus long-temps
les poisons que d'autres qui seraient dans des conditions contraires.
Tel est le développement que je crois devoir donner aux idées déjà
émises par moi, lorsque j'ai tant insisté sur l'énorme proportion d'an-

timoine, d'arsénic, etc., que l'on décèle dans le *foie* et dans les *reins*, comparativement à celle que l'on découvre dans les autres viscères, dans le tissu musculaire, etc.

Quoi qu'il en soit de ces hypothèses, ce qu'il importe d'établir, c'est le danger qu'il y aurait à les appliquer à la solution de la question des empoisonnements *simulés*. En soulevant, le premier, cette question, je disais que les substances vénéneuses introduites dans le canal digestif après la mort se transportent à la longue, par l'effet d'une imbibition cadavérique, dans les organes éloignés du point où elles avaient été placées, et j'indiquais les moyens de distinguer si leur application avait eu lieu pendant la vie ou après la mort. (*Mémoire sur l'empoisonnement par les sels de cuivre*, p. 185.)

MM. Flandin et Danger partant de ce point que, lorsque l'empoisonnement a eu lieu, les poisons peuvent être décélés dans le *foie* et non dans les poumons, les muscles, etc., tandis que si les poisons ont été injectés dans le canal digestif après la mort, on les découvre dans *tous les organes* au bout d'un certain temps, croient sans doute possible de trancher la question, et de décider qu'il y a simulation toutes les fois que l'on découvrira la substance vénéneuse dans un organe où, suivant eux, elle ne se trouve pas quand le poison a été pris pendant la vie. Si telle est l'application qu'ils entendent faire, il est aisé de la combattre par le seul fait de la *possibilité*, qui résulte de leurs expériences mêmes, de constater *quelquefois et par exception* la présence d'un poison dans tels organes qui n'en renferment pas habituellement, si le poison a été donné pendant la vie. Ainsi admettons que dans une espèce les *poumons* renferment une petite quantité d'antimoine; dira-t-on que l'empoisonnement est simulé parce qu'on n'aurait pas retiré ce métal des poumons, s'il y avait réellement eu empoisonnement? On se tromperait étrangement dès qu'il résulte de mes expériences et de celles de MM. Flandin et Danger que dans certains cas d'intoxication par l'antimoine on a retiré de ces organes une quantité quelconque de ce métal.

L'expérience prouve d'ailleurs que les poisons, même dissous, n'arrivent dans beaucoup de nos tissus et notamment dans les poumons, par l'effet de l'imbibition, que *long-temps après la mort*, ce qui réduirait considérablement le nombre des applications possibles, en supposant qu'elles fussent fondées.

Je ne terminerai pas cette note sans appeler l'attention de la commission sur l'élimination plus ou moins facile de l'arsenic et de l'antimoine par l'urine. On se tromperait si l'on croyait que l'antimoine est toujours assez promptement expulsé par cette voie pour que l'urine n'en contienne plus quelques heures après l'intoxication, car j'ai encore pu constater au bout de six jours la présence de ce métal dans l'urine de quelques chiens que j'avais empoisonnés avec 10 centigrammes de tartre stibié appliqué sur la cuisse. (Expériences 141e et 142e du *Mémoire sur le traitement de l'empoisonnement*, page 71.)

On se tromperait également, si l'on pensait que dans l'empoisonnement par l'acide arsénieux l'urine tarde long-temps à charrier de l'arsenic, car l'expérience démontre que l'on y a quelquefois trouvé ce métal une heure après l'intoxication. Ce n'est donc pas en ayant égard *seulement* au moment où l'urine commence à fournir des traces d'arsenic ou d'antimoine que l'on pourra juger de la plus ou moins grande facilité d'élimination, mais bien en appréciant la quantité de métal expulsé avec l'urine dans un temps donné, ainsi que la durée de l'excrétion arsenicale ou antimoniale.

MM. Flandin et Danger attribuent surtout la différence dont je m'occupe à ce que, dans l'empoisonnement aigu déterminé par l'acide arsénieux, les animaux n'urinent pas. C'est une erreur grave insérée dans leur Mémoire sur l'arsenic, et contre laquelle je n'ai cessé de m'élever. Je joins ici les résultats de nombreuses recherches qui ne laisseront aucun doute à cet égard. (*Mémoire sur le traitement de l'empoisonnement.*) J'adresse également à la commission un résumé des investigations récentes et encore inédites, auxquelles s'est livré M. Delafond, professeur à l'école d'Alfort, pour éclairer cette question, et qui prouve, entre autres faits, qu'un cheval qui avait pris 30 grammes d'acide arsénieux, et qui vécut quarante-trois heures et demie, rendit 3 litres 45 centilitres d'urine arsenicale, quoiqu'on ne lui eût administré aucune boisson. Sans doute la sécrétion urinaire est ralentie et moins considérable dans les cas d'intoxication arsenicale; mais elle est loin d'être suspendue, comme l'ont dit MM. Flandin et Danger.

Paris, le 5 juillet 1842.

, ORFILA.

DES OXYDES D'ANTIMOINE.

Les oxydes d'antimoine obtenus en calcinant l'antimoine métallique, en chauffant ce métal avec l'acide azotique, etc., se revivifient facilement lorsqu'on les chauffe avec du charbon dans un creuset de terre; ils sont insolubles dans l'acide azotique; mis en contact avec l'acide chlorhydrique, ils se dissolvent et donnent un chlorure précipitable en blanc par l'eau, et en rouge plus ou moins foncé par l'acide sulfhydrique; mis dans un appareil de Marsh ils fournissent de l'antimoine métallique. Ces caractères suffisent pour distinguer ces oxydes de tous les corps avec lesquels ils pourraient être confondus. Leurs propriétés vénéneuses sont assez énergiques.

DU VERRE D'ANTIMOINE.

Le verre d'antimoine est formé de protoxyde d'antimoine, de protosulfure de ce métal et d'acide silicique; il contient ordinairement aussi du fer, du manganèse et de l'alumine. Il est transparent, et lorsqu'on l'introduit dans un appareil de Marsh il est désoxydé et fournit de l'antimoine métallique. Traité par l'acide chlorhydrique à la température de 50 à 60°, il se dissout en entier, à moins qu'il ne contienne une très grande quantité d'acide silicique : la dissolution, composée principalement de chlorure d'antimoine, précipite par l'eau un oxychlorure d'antimoine blanc, et par l'acide sulfhydrique du sulfure d'antimoine orangé ou rouge.

Le verre d'antimoine peut occasionner des accidents plus ou moins fâcheux. « *Cognita nobis sunt aliquot exempla*, dit Hoffmann, *ubi vitrum antimonii in substantia propinatum, præsertim, cum jam prima regio spasmis obnoxia fuit, non secus ac arsenicum intra aliquot horas mortem intulit, præcedentibus omnibus signis ac symptomatibus quæ propinatum venenum indicant et sequuntur* (1). » Cet auteur célèbre rapporte l'observation d'un individu atteint de fièvre intermittente, à qui on fit prendre du verre d'antimoine quelques instants avant l'accès : des vomissements abondants, des déjections alvines fréquentes, des convulsions, un tremblement général et une grande anxiété, tels furent les symptômes qui se manifestèrent et qui cessèrent pendant le stade de la chaleur. Le lendemain, tourmenté par un nouvel accès, le malade succomba aux accidents développés par le poison. A l'ouverture du cadavre on trouva l'estomac enflammé et sphacélé (2).

DU KERMÈS MINÉRAL ET DU SOUFRE DORÉ D'ANTIMOINE.

Le kermès, connu aussi sous les noms d'*oxyde d'antimoine hydro-sulfuré brun*, d'*oxy-sulfure d'antimoine hydraté*, est un mélange de protoxyde et de sulfure d'antimoine. Sa couleur rouge brune est d'autant plus foncée, toutes choses égales d'ailleurs, qu'i a été mieux préservé du contact de la lumière. Lorsqu'on l'introduit dans un appareil de Marsh, même en proportion excessivement minime, il se décompose et donne de l'antimoine métallique. Il est inso-

(1) *Friderici Hoffmanni Opera omnia*, tom. 1, 1761, pars. 11, cap. 11, *de Venenis*, p. 197. *Genevæ*.
(2) *Idem*, pars 11, cap. v, p. 213.

luble dans l'eau. Si on le fait bouillir avec une assez grande quantité
de dissolution de potasse caustique, il se décompose sur-le-champ,
perd sa couleur, et se transforme en protoxyde blanc d'antimoine insoluble, et en un liquide qui n'est autre chose que du polysulfure de
potassium, tenant un peu d'oxyde d'antimoine en dissolution : on
peut s'assurer que ce liquide renferme du protoxyde d'antimoine en
le mêlant avec quelques gouttes d'acide azotique; sur-le-champ cet
acide s'unit à la potasse, et on voit paraître un précipité d'un jaune
plus ou moins rougeâtre, composé de sulfure d'antimoine.

Le soufre doré d'antimoine, composé comme le kermès, si ce n'est
qu'il contient plus de soufre, offre une couleur *jaune rougeâtre*, et se
comporte comme lui avec les agents précités.

Ces deux médicaments, surtout le dernier, sont nuisibles lorsqu'ils
sont administrés inconsidérément. On a vu le soufre doré produire
des vomissements abondants, des selles copieuses et l'inflammation
d'une portion du canal digestif.

DU PROTO-CHLORURE D'ANTIMOINE (Beurre d'Antimoine).

Il est sous forme d'une masse épaisse graisseuse, incolore, qui jaunit
à l'air, demi-transparente et d'une causticité extrême; il attire l'humidité de l'air, et donne un liquide dense, oléagineux, très caustique
aussi, qui n'a rien laissé précipiter. Mis dans l'eau, il est décomposé et
transformé en oxychlorure d'antimoine blanc insoluble; une portion
de ce précipité reste dissous dans l'acide chlorhydrique qui s'est
formé par suite de la décomposition de l'eau; le liquide surnageant
l'oxychlorure précipité, fournit avec l'acide sulfhydrique du sulfure
d'antimoine orangé. Enfin, il suffit d'introduire dans un appareil de
Marsh une petite quantité de protochlorure d'antimoine (beurre),
pour obtenir au bout de quelques instants de l'antimoine métallique
sous forme de taches ou d'anneau.

Le beurre d'antimoine agit sur l'économie animale à la manière des
caustiques les plus puissants.

DE L'OXYCHLORURE D'ANTIMOINE.

Il est blanc, insoluble dans l'eau, et soluble dans l'acide chlorhydrique; l'acide sulfhydrique donne avec lui, qu'il soit dissous ou solide,
du sulfure d'antimoine orangé; il fournit bientôt de l'antimoine
sous forme de taches ou d'anneau, quand on l'introduit dans un appareil de Marsh.

Olaüs Borrichius rapporte qu'un marchand de Copenhague, qui
souffrait depuis long-temps des douleurs de goutte et d'une grande

faiblesse dans les genoux, se mit entre les mains d'un chirurgien de vaisseau, qui lui persuada qu'il ne guérirait jamais de ses infirmités sans la salivation. Il prit donc, de l'avis de ce chirurgien, quelques doses un peu fortes de mercure de vie (oxychlorure d'antimoine) qui le purgèrent violemment par haut et par bas, et qui lui causèrent ensuite une salivation si considérable, qu'il tomba enfin dans un état d'é puisement et de faiblesse qu'on ne saurait imaginer. Appelé vers la fin de juillet, il le trouva froid comme de la glace, quoiqu'il y eût un grand feu dans sa chambre; son pouls était imperceptible; il respirait avec une extrême difficulté; il jouissait cependant de toutes ses facultés intellectuelles. Il mourut dans la nuit (1).

DU VIN ANTIMONIÉ.

Le vin antimonié porte aussi le nom de *vin émétique :* sa composition varie suivant la manière dont il a été préparé : ordinairement on l'obtient en faisant digérer pendant dix à douze jours 130 grammes de verre d'antimoine, dans 1 kilogramme de vin de Malaga ou de tout autre vin blanc. Les acides tartrique, malique et acétique contenus dans le vin dissolvent une certaine quantité d'oxyde d'antimoine, auquel ce médicament doit ses principales propriétés.

Ce vin antimonié est d'une couleur jaune, d'autant plus foncée qu'il est plus concentré, au point qu'il paraît rouge lorsqu'il est dans un grand état de concentration; sa saveur est douceâtre et légèrement styptique. Il est transparent : cependant, lorsqu'il n'a pas été filtré, il est trouble, et il jouit alors de propriétés médicales beaucoup plus énergiques. Il rougit fortement la teinture de tournesol. Si on le met dans une cornue de verre à laquelle on adapte un ballon, et qu'on chauffe graduellement cette cornue, on obtient dans le récipient de l'alcool, et il reste un liquide épais, composé des différents principes fixes du vin et des sels antimoniaux. Ce liquide, mis dans un appareil de Marsh aussi bien que le vin antimonié lui-même, donne de l'antimoine métallique. Le vin antimonié ne précipite point par l'eau. Si l'on fait passer du gaz acide sulfhydrique dans une grande quantité de vin émétique, on obtient un précipité rouge foncé (sulfure d'antimoine). L'acide sulfurique le précipite sur-le-champ; le dépôt est d'une couleur jaune foncée, tirant légèrement sur le gris. L'infusion alcoolique de noix de galle se comporte avec cette liqueur comme avec la dissolution de tartre émétique; elle la précipite en blanc sale.

Ces caractères suffisent pour distinguer le vin antimonié de toutes

(1) *Acta medica philosophica Hafniensia*, ann. 1677, vol. v, obs. LII, p. 144.

les autres préparations médicinales. Il arrive quelquefois que le vin émétique soumis à l'analyse se comporte un peu différemment avec les réactifs dont je viens de faire mention : cet effet dépend de la nature du vin qui entre dans sa composition, de la quantité d'oxyde d'antimoine qu'il tient en dissolution, et de la manière dont il a été préparé Dans ce cas, on doit avoir recours à deux des caractères que j'ai fait connaître, et qui sont toujours constants : 1° la possibilité d'obtenir de l'alcool par la distillation de ce médicament ; 2° la séparation de l'antimoine métallique du résidu de cette distillation, à l'aide de l'appareil de Marsh.

Si le vin émétique a été préparé en faisant dissoudre du tartrate de potasse antimonié dans du vin blanc, ses propriétés différeront un peu de celles dont je viens de parler ; mais il sera toujours aisé de le reconnaître, en ayant égard à tout ce qui précède et aux caractères du tartre stibié. (Voy. page 487.)

Le vin antimonié jouit des propriétés délétères les plus énergiques : aussi ne l'emploie-t-on en médecine que sous forme de lavement, depuis 8 jusqu'à 130 grammes. Je vais rapporter deux observations d'empoisonnement par ce liquide mêlé avec une certaine quantité de verre d'antimoine.

OBSERVATION 1ʳᵉ. — On lit dans Manget, qu'une femme laissa digérer pendant une heure, quelques décigrammes de verre d'antimoine dans du vin blanc, et qu'elle avala le lendemain matin le liquide et la portion de verre qui n'avait pas été dissoute : le poison ne produisit d'abord aucun accident ; mais il détermina ensuite des vomissements abondants et si violents, que, ne pouvant plus se soutenir, elle tomba par terre. Son mari la trouva dans cette situation, avec les membres froids et roides comme si elle était morte ; il employa différents moyens excitants pour la faire revenir, et enfin il parvint à lui rendre la respiration en jetant de l'eau froide sur sa figure. Quand elle eut recouvré l'usage de ses sens, elle ne cessa cependant pas de vomir et d'être agitée par des mouvements convulsifs, jusqu'à ce qu'une boisson abondante de bouillon eût surmonté l'action violente de ce poison ; mais elle resta long-temps faible. Lorsqu'elle commençait à reprendre des forces, elle fut atteinte d'une douleur très vive au pied droit ; le lendemain, là gangrène s'en empara : on en fit l'amputation à environ 6 centimètres du genou. Elle était presque guérie des suites de l'amputation, lorsqu'il se manifesta, dix-sept jours après l'empoisonnement, un catarrhe suffocant qui la fit périr peu après (1).

(1) MANGET, Biblioth. medic., tom. IV, lib. XVIII, p. 440. Genevæ, 1639.
Sans prétendre expliquer l'affection gangréneuse du pied droit, que l'on pourrait peut-être attribuer au froid glacial des extrémités, je crois que l'affection thoracique a pu être le résultat de l'irritation occasionnée sur les

A l'ouverture, on trouva que les poumons adhéraient fortement à la plèvre, principalement du côté droit; ils étaient tachetés; les bronches étaient remplies dans toute leur étendue d'un mucus écumeux. Les cavités de la poitrine contenaient beaucoup d'eau dans l'endroit où les poumons étaient libres. Le cœur renfermait des concrétions polypeuses. L'estomac était distendu. Le foie, d'une couleur jaune, un peu bigarrée, adhérait au diaphragme dans quelques endroits. La rate était plus volumineuse qu'à l'ordinaire.

OBSERVATION 2ᵉ. — Fabrice de Hilden dit qu'une femme qui se plaignait de douleurs à l'estomac, prit en deux fois, par ordre du médecin, une potion qui n'était autre chose que du vin dans lequel on avait mis du verre d'antimoine. La première dose occasionna des vomissements abondants et répétés, qui furent encore plus considérables lorsqu'elle avala la seconde portion. La malade devint sourde de l'oreille droite (1).

DES AUTRES PRÉPARATIONS ANTIMONIALES.

L'antimoine diaphorétique lavé et non lavé, la matière perlée de Kerkringius, le foie d'antimoine, le safran de mars ou *crocus metallorum*, etc., sont autant de préparations vénéneuses, contenant toutes une plus ou moins grande quantité d'un composé d'oxygène et d'antimoine uni à d'autres matières.

On peut extraire l'antimoine métallique de ces diverses préparations en les introduisant dans un appareil de Marsh. La présence de ce métal suffit seule pour prononcer dans un cas d'empoisonnement. Je ne m'étendrai pas davantage sur l'histoire de ces préparations dont la plupart sont bannies aujourd'hui de la matière médicale, et qui sont rarement, pour ne pas dire jamais, l'objet des recherches médico-légales.

DES VAPEURS ANTIMONIALES.

Les individus exposés à l'action des vapeurs antimoniales éprouvent une grande difficulté de respirer, un serrement à la poitrine accompagné d'une toux plus ou moins sèche, et qui n'est souvent que le prélude d'une hémoptysie; ils sont sujets à des coliques et au dévoiement. Fourcroy parle de cinquante personnes chez lesquelles tous ces symptômes se développèrent dix ou douze heures après avoir respiré les vapeurs du sulfure d'antimoine qu'on avait fait détoner avec

poumons par la préparation antimoniale : du moins cette opinion me paraît extrêmement probable d'après les faits nombreux rapportés par M. Magendie, dans son premier Mémoire sur l'émétique.

(1) *Fabricii Hildani*, ouvrage cité, cent. v, obs. xii, p. 233. *Lugduni*, 1641.

du nitre. M. Lohmerer a vu quatre individus qui étaient fréquemment exposés à des émanations antimoniales dans un établissement où l'on préparait en grand du tartre stibié, du beurre et du verre antimonié, où l'on fondait de la poudre d'Algaroth, et où il se dégageait surtout des vapeurs d'acide antimonieux, d'acide antimonique et de chlorure d'antimoine. Il a observé les symptômes suivants : douleurs de tête, difficulté de respirer, point de côté et douleur pongitive dans le dos, râle muqueux et sifflement dans la poitrine, expectoration difficile de quelques grumeaux tenaces, insomnie, sueurs abondantes et abattement général, anorexie, diarrhée, dysurie avec écoulement de mucosités causant un sentiment de brûlure dans l'urètre, flaccidité de la verge, dégoût du coït, et même impuissance complète, pustules sur différentes parties du corps, mais principalement sur les cuisses et sur le scrotum, douleurs dans les testicules, atrophie de ces organes ainsi que du pénis. (*Journal de Chimie médicale*, année 1840, page 629.)

Il n'est pas douteux que l'action prolongée de ces vapeurs ne puisse amener la mort ; mais il n'est pas encore démontré que les accidents dont il vient d'être fait mention, ne soient dus, en partie du moins, aux vapeurs *arsenicales* que fournissent la plupart des antimoines du commerce, lorsqu'ils sont chauffés ou traités par quelques agents énergiques.

M. Lohmerer conseille les antiphlogistiques, le lait, et plus tard l'opium, le tannin, et surtout le quinquina à l'intérieur et en lotion.

DE L'ÉMÉTINE.

Les nombreux rapports qui existent entre les symptômes et les lésions de tissu développés par le tartre stibié et l'émétine, m'engagent à placer ici l'histoire de cette substance alcaline découverte par M. Pelletier dans le *cephælis ipecacuanha*, dans le *psycothria emetica*, et dans le *viola emetica*:

L'émétine pure est composée d'oxygène, d'hydrogène, de carbone et d'azote. Elle est pulvérulente, d'un blanc quelquefois jaunâtre, légèrement amère et très peu soluble dans l'eau, quoiqu'elle se dissolve plus facilement que la morphine et la strychnine. Elle est très fusible et se liquéfie vers le 50ᵉ degré du thermomètre centigrade. Mise sur les charbons ardents, elle se tuméfie, se décompose et laisse un charbon très léger et spongieux. Exposée à l'air, elle s'y colore légèrement sans éprouver d'autre altération. Elle se dissout très bien dans l'alcool, et la dissolution ramène *au bleu le papier de tournesol rougi par un acide.* Elle est peu soluble dans l'éther. Tous les acides minéraux la dissolvent, et forment des sels dont la noix de galle précipite des flocons abondants d'un blanc sale.

La substance décrite sous le nom d'*émétine*, en 1817, par MM. Pelletier et Magendie, est composée d'émétine, d'un acide et d'une matière colorante. Administrée à la dose de 5, 10 ou 15 centigrammes, elle détermine des vomissements plus ou moins violents. Introduite dans l'estomac des **chiens** depuis 30 jusqu'à 50 centigrammes, elle commence par occasionner des vomissements qui se prolongent plus ou moins, et auxquels succède un état d'assoupissement; **au** bout de douze ou quinze heures, les animaux succombent, et l'on découvre, comme avec l'émétique, une violente inflammation du tissu propre du poumon et de la membrane muqueuse du canal digestif, depuis le cardia jusqu'à l'anus. On observe des effets pareils lorsque l'émétine dissoute dans une petite **quantité** d'eau est injectée dans la veine jugulaire, dans la plèvre, dans l'anus ou dans le tissu des muscles. M. Magendie pense que l'*émétine pure* est trois fois plus active que celle dont je parle.

Le meilleur moyen de s'opposer aux effets vénéneux de ces substances consiste à faire prendre une légère décoction de noix de galle, qui a la propriété de la décomposer. (*Recherches chimiques et physiologiques sur l'ipécacuanha*, par MM. Magendie et Pelletier, *Journal de Pharmacie*, n° 4, 1817.)

La violette (*viola odorata* de L.) renferme dans toutes ses parties, et notamment dans la racine, d'après un travail de M. Boullay, un principe alcalin comparable par ses propriétés à l'émétine, dont il diffère seulement par une moindre solubilité et une plus grande âcreté, et qui a reçu le nom de *violine* ou d'*émétine indigène*. Introduite dans l'estomac ou appliquée sur le tissu cellulaire sous-cutané des chiens à la dose de 30 à 50 centigrammes, la violine occasionne la mort dans l'espace de vingt-quatre à quarante-huit heures.

Des Préparations Mercurielles.

DU SUBLIMÉ CORROSIF.

Action sur l'économie animale.

Expérience Iʳᵉ. — Brodie a injecté dans l'estomac d'un lapin, au moyen d'une sonde de gomme élastique, 30 centigrammes de sublimé corrosif dissous dans 24 grammes d'eau distillée : trois minutes après l'injection, l'animal, sans avoir éprouvé la moindre souffrance, est devenu insensible ; il a eu quelques mouvements convulsifs, et il est mort quatre minutes et demie après que l'injection a été faite. On a remarqué après la mort un tremblement des muscles volontaires, qui a duré pendant quelque temps. A l'ouverture du thorax, on a trouvé le cœur sans aucune action, et le sang contenu dans le côté gauche de ce viscère d'une couleur écarlate. L'estomac, très distendu, renfermait dans sa portion cardiaque la nourriture de l'animal délayée dans le fluide injecté ; la portion pylorique contenait quelques matières dures et solides ; il y avait au centre de ce viscère une forte contraction musculaire qui avait empêché le passage du liquide vénéneux de la portion cardiaque à la portion pylorique. La membrane muqueuse de cette dernière partie était dans son état naturel ; mais celle qui appartient à la portion cardiaque était d'une couleur grise brunâtre, et se déchirait facilement ; sa texture était complétement détruite dans quelques endroits, au point de ressembler a une pulpe.

Expérience IIᵉ. — On a injecté dans l'estomac d'un gros chat 1 gramme 30 centigrammes de sublimé corrosif dissous dans 24 grammes d'eau distillée : cinq minutes après, l'animal a eu deux vomissements ; il a été inquiet, souffrant, immobile ; ses pupilles étaient dilatées. Vingt-cinq minutes après le moment de l'injection du poison, il a éprouvé des mouvements convulsifs des muscles volontaires, et il est mort. A l'ouverture du thorax, faite immédiatement après la mort, on a observé que le cœur ne se contractait que très faiblement. L'estomac était parfaitement vide ; la membrane muqueuse offrait dans toute son étendue une couleur grise brune ; elle avait perdu sa texture, et, comme dans l'expérience précédente, elle se déchirait, et se séparait avec la plus grande facilité de la membrane musculaire ; celle qui fait partie du premier quart du duodénum offrait une pareille altération, mais moins prononcée.

Expérience IIIᵉ. — L'injection d'une égale quantité de sublimé corrosif a été faite dans l'estomac d'un lapin et d'un chat morts : l'altération de la membrane muqueuse a été la même, à peu de chose près, que celle que je viens d'indiquer.

Expérience IVᵉ. — On introduisit dans l'estomac d'un lapin dont les nerfs de la huitième paire avaient été coupés, une dissolution de sublimé

corrosif : les effets du poison furent les mêmes que si les nerfs n'eussent
pas été coupés.

EXPÉRIENCE Vᵉ. — On coupa sur un lapin les nerfs de la huitième paire
au cou, et la moelle épinière au milieu du dos ; on injecta dans l'abdomen une dissolution de sublimé corrosif : l'action du cœur cessa dans le
même instant.

EXPÉRIENCE VIᵉ. — Une petite quantité de sublimé corrosif fut injectée
dans la partie postérieure de l'abdomen d'une grenouille : cinq minutes
après, le cœur ne se contractait plus, mais la sensibilité n'était pas diminuée : l'animal était encore un peu sensible au bout d'une heure. Les
effets du poison furent les mêmes que ceux qu'aurait produits l'excision
du cœur.

EXPÉRIENCE VIIᵉ. — On enleva la moitié postérieure de la moelle épinière de manière à empêcher la communication entre les nerfs des extrémités postérieures avec le reste du système nerveux ; alors on injecta une
dissolution de sublimé corrosif entre la peau et les muscles de la cuisse
et de la jambe. Le cœur cessa de battre sept minutes après l'injection du
sublimé.

EXPÉRIENCE VIIIᵉ. — On injecta dans l'abdomen d'un lapin qui était
sous l'influence du woorara (voy. tom. II), et dont la circulation était
soutenue par la respiration artificielle , une dissolution de sublimé corrosif. Le cœur cessa d'agir peu de temps après l'injection, comme si le
woorara n'eût pas été administré : cependant nous verrons que le propre
de ce poison est de détruire la sensibilité du système nerveux.

EXPÉRIENCE IXᵉ. — On recommença l'expérience , avec cette différence
que l'on coupa au cou la moelle épinière, et que l'on détruisit la substance du cerveau au moyen d'un instrument, avant de faire l'injection
du sublimé dans l'abdomen , lorsque l'animal était déjà sous l'influence
du woorara : le cœur cessa de se contracter comme à l'ordinaire (1).

EXPÉRIENCE Xᵉ. — Après avoir fait un certain nombre d'expériences,
M. Lavort s'exprime ainsi (2) : « En supposant qu'une partie de sublimé
ait passé dans les voies de la circulation, et en calculant l'effet qu'il doit
produire sur les liquides avec lesquels il se mêle, par l'action qu'il exerce
sur les solides qui lui sont soumis, on verra combien devrait être prompte
la mort qui suivrait une pareille inoculation : en effet, il est facile de démontrer par des observations journalières et par des expériences faites
sur les animaux vivants, que la plus petite partie d'un liquide âcre,
caustique, ou même légèrement acide, introduite dans les vaisseaux d'un
animal, détermine la mort avec une promptitude extrême ; mais il faut
bien noter que, dans ce cas, les accidents qui la précèdent et l'amènent
ne sont pas du tout ceux que produit le sublimé appliqué à l'extérieur.
Plusieurs animaux que l'on a soumis à ces expériences n'ont jamais sur-

---

(1) *Further experiments and observations on the action of poisons on the animal
system.*, by C. Brodie, *Philosophical Transactions*, 1812.

(2) *Dissertation inaugurale*, p. 19, 22 thermidor an X.

vécu plus de quelques minutes à l'injection du liquide. Chez quelques uns
la mort a été si prompte, que l'on n'a pu saisir aucun des symptômes qui
l'ont précédée. Presque tous ont passé de la vie à la mort d'une manière
si peu sensible, que l'on a eu beaucoup de peine à s'apercevoir de ce
changement d'état. Immédiatement après l'opération, l'animal tombait
dans un état de torpeur, les yeux se fermaient, la respiration devenait
rare, les mouvements du cœur imperceptibles, et il expirait sans avoir
donné le plus léger signe de douleur.

» Si l'on rapproche ce genre de mort de celui qui résulte de l'application à l'extérieur du sublimé corrosif; si l'on compare les accidents
qui, dans ces deux cas, la précèdent et l'amènent, on ne pourra qu'être
frappé du peu d'analogie qu'ils ont entre eux. Dans le premier, la sensibilité paraît éteinte ; l'animal meurt sans donner aucun signe de douleur.
Dans le second, la sensibilité est portée à son plus haut degré, et l'animal périt livré aux douleurs les plus atroces. D'un côté l'on voit des
spasmes, des convulsions, des sueurs froides, du délire, et cette longue
série d'accidents qui caractérisent la lésion du genre nerveux; le coma,
la torpeur, l'insensibilité, caractérisent le second état, et on peut dire
que, si dans l'un et l'autre le système nerveux est lésé, il l'est du moins
dans tous les deux d'une manière absolument opposée. »

EXPÉRIENCE XIᵉ. — M. Campbell, qui n'a fait qu'un très petit nombre
d'expériences sur cet empoisonnement, conclut que les chats qui ont été
l'objet de ses essais sont morts à la suite d'une vive corrosion déterminée
par le sublimé, qui, du reste, agit sur les intestins et sur les glandes
salivaires (1).

EXPÉRIENCE XIIᵉ. — Lorsqu'on applique sur le tissu cellulaire de la
partie interne de la cuisse d'un chien depuis 20 centigrammes jusqu'à
1 gramme de sublimé corrosif, même enveloppé dans un linge fin, la
tristesse, l'inappétence, quelquefois des vomissements, des déjections
souvent sanguinolentes, la faiblesse, la paralysie générale, sont les seuls
symptômes qui précèdent la mort, laquelle a constamment lieu sans
symptômes convulsifs. En ouvrant le cadavre, on remarque que l'estomac
offre tantôt une inflammation évidente de la membrane muqueuse, avec
exhalation sanguine à sa surface interne, tantôt des taches noires, tantôt
enfin des ulcérations. Le rectum est le siège de deux altérations bien distinctes : tantôt c'est un amincissement remarquable de ses parois, qui
ont contracté une lividité plus ou moins forte, par le contact d'un liquide
roux, noirâtre, très fétide qu'il contient souvent ; tantôt, et dans le plus
grand nombre des cas, cet intestin est contracté sur lui-même, et les plis
que forme alors la membrane muqueuse sont rouges ou noirâtres, soit
dans leur totalité, soit seulement dans un point de leur étendue, et c'est
le plus souvent à la partie supérieure. On observe également cette altération des gros intestins lorsque le poison a été appliqué sur le cou ou in-

(1) *Tentamen medicum inaugurale de venenis mineralibus*, par Campbell.
Edimbourg, 1813.

jecté dans les veines. Le duodénum a offert quelquefois auprès du pylore quelques taches noires semblables à celles qui existaient dans l'estomac. Les autres intestins grêles ont paru peu altérés. Dans une de ces expériences, le cœur présentait des taches noires dans son tissu charnu, immédiatement au-dessous de la membrane interne des ventricules. Les poumons sont souvent le siège d'une altération sensible ; quelquefois ils sont gorgés d'un sang noir qui ne les empêche pas cependant d'être crépitants ; le plus souvent ce sont des taches noires ou des infiltrations sanguines existant sur le bord antérieur de ces organes, et dont le centre fait quelquefois une saillie comme tuberculeuse au-dessous de la plèvre.

On a remarqué les mêmes lésions organiques lorsqu'on a injecté dans la veine jugulaire 5, 10 ou 12 centigrammes de sublimé corrosif dissous dans l'eau (Smith).

Expérience XIIIᵉ. — A onze heures du matin, j'appliquai sur le tissu cellulaire de la partie interne de la cuisse d'un chien robuste et de moyenne taille, 15 centigrammes de sublimé corrosif à l'état solide ; à six heures du soir, l'animal paraissait un peu abattu. Le lendemain, à onze heures, le pouls était très accéléré, la langue humide et de couleur naturelle ; du reste, il n'y avait aucun signe de paralysie ni de vertige. A cinq heures, la respiration était difficile ; l'animal était couché sur le côté sans pousser la moindre plainte : on le trouva mort le jour suivant.

Ouverture du cadavre. — Le membre opéré était infiltré et assez enflammé ; la partie sur laquelle le poison avait été appliqué était grisâtre. La membrane muqueuse de l'estomac, de couleur naturelle, offrait, près du pylore, six ou sept taches noires comme du charbon, produites par du sang veineux extravasé dans l'épaisseur de la membrane ; les intestins grêles ne présentaient aucune altération ; l'intérieur du rectum était un peu rouge. Les poumons, crépitants, d'une couleur brune, contenaient une assez grande quantité de sang, et nageaient sur l'eau. La valvule mitrale du ventricule gauche du cœur *était d'un rouge cerise dans toute son étendue;* du reste, cet organe paraissait dans l'état naturel.

Expérience XIVᵉ. — A onze heures du matin, j'appliquai sur le tissu cellulaire de la partie interne de la cuisse d'un chien très fort 30 centigrammes de sublimé corrosif solide. A une heure, l'animal vomit. Le lendemain, il eut une soif ardente ; du reste, il ne présentait aucun symptôme remarquable. Le jour suivant, il refusait les aliments, cherchait à avaler de l'eau qu'il ne tardait pas à vomir ; il eut de légers vertiges sans donner le moindre signe de convulsion ni de paralysie ; il ne poussait aucun cri plaintif, et mourut à quatre heures de l'après-midi.

Ouverture du cadavre. — Le membre opéré était très infiltré et fortement enflammé ; on ne découvrait plus un atome de sublimé corrosif ; la plaie était grisâtre. L'estomac contenait une assez grande quantité de mucus jaunâtre ; sa membrane muqueuse offrait çà et là quelques points d'un rouge-cerise ; elle était légèrement ulcérée près du pylore. Les intestins grêles paraissaient dans l'état naturel. Le rectum était très enflammé. La valvule tricuspide ou auriculaire droite du cœur était parsemée de *taches noires*, de la grosseur de la tête d'une épingle, formées par du sang extravasé, et qu'il suffisait de frotter légèrement pour convertir en ulcère ; du reste, le cœur n'était le siége d'aucune autre altération. Les poumons étaient crépitants, un peu infiltrés, et nageaient sur l'eau.

EXPÉRIENCE XVe. — A onze heures du matin, j'appliquai 30 centigrammes de sublimé corrosif solide sur le tissu cellulaire de la partie inférieure et latérale du cou d'un chien de moyenne taille ; l'animal mourut au bout de trente-six heures.

Ouverture du cadavre. — La plaie et les parties environnantes étaient dans le même état que dans l'expérience précédente. La membrane muqueuse de l'estomac était très enflammée ; la portion cardiaque était d'un rouge-cerise ; la partie qui avoisine le pylore offrait une couleur noirâtre, comme si elle eût été scarifiée ; les autres portions du canal digestif étaient un peu rouges. Il fut impossible de constater quel était l'état du cœur et des poumons.

EXPÉRIENCE XVIe. — Le 13 septembre à onze heures du matin, j'appliquai sur le tissu cellulaire du dos d'un chien petit et faible 30 centigrammes de sublimé corrosif solide. Le 15, l'animal n'éprouvait d'autre symptôme remarquable que de l'inappétence et une soif ardente ; il vomit l'eau peu de temps après en avoir avalé. Le 16, le 17 et le 18, même état, accélération marquée des battements du cœur : il mourut dans la nuit du 18 au 19.

Ouverture du cadavre. — Le canal digestif ne paraissait être le siége d'aucune altération. La membrane qui tapisse l'intérieur des deux ventricules du cœur *était rouge et enflammée* ; on voyait plusieurs taches de la même couleur sur quelques unes des colonnes charnues de cet organe ; les paquets graisseux contenus dans les ventricules et dans les oreillettes étaient enflammés. Les poumons étaient gorgés et tachetés de points noirs.

EXPÉRIENCE XVIIe. — Le docteur Gaspard injecta dans les veines d'une chienne de taille médiocre environ 7 centigrammes de sublimé corrosif dissous dans l'eau, et il survint une espèce de dyssenterie accompagnée de vomissements et d'excrétion gélatineuse, sanieuse, sanguinolente ; en outre, salivation considérable de temps en temps ; et ce qui est surtout remarquable, des symptômes d'inflammation pulmonaire, et la mort trois jours après. Le rectum était très enflammé, le foie noirâtre, la vésicule pleine de bile noire, épaisse et très visqueuse, les poumons parsemés d'une foule de petits abcès séparés les uns des autres par le tissu du poumon, à peu près sain.

EXPÉRIENCE XVIIIe. — 5 centigrammes du même poison injecté dans la veine jugulaire d'un grand chien ont bientôt causé la salivation, la dyspnée et les symptômes inflammatoires pulmonaires précédents. Les jours suivants, ces derniers ont été plus graves, avec vomissements, déjections liquides, fièvre, mouvements convulsifs. L'animal est mort le quatrième jour. Les poumons étaient parsemés de tumeurs noirâtres, grosses

comme des pois ou des noisettes, les unes enflammées, d'autres suppu-
rées, quelques unes gangrénées; le foie était noir et ramolli ; la vésicule
était pleine de bile noire, épaisse et visqueuse.

EXPÉRIENCE XIXᵉ. — On a introduit dans la veine jugulaire d'une
chienne 25 centigrammes de sublimé dissous dans 45 grammes d'eau
distillée : l'animal a témoigné de la douleur vers la fin de l'expérience;
il a éprouvé de la dyspnée et un grand malaise, et a évacué de l'urine ;
il a péri au bout de quelques secondes. Les poumons étaient déjà un peu
tachés, ecchymosés et gorgés de sang.

EXPÉRIENCE XXᵉ. — On a injecté 7 centigrammes 5 milligrammes de
sublimé dans la veine jugulaire d'un chien de moyenne taille, qui a éprouvé
de la dyspnée et de la douleur à la poitrine, des vomissements bilieux et
quelques convulsions ; il a poussé des cris perçants et il est mort au bout
de cinq minutes. Les poumons étaient un peu engorgés, parsemés d'une
foule de points livides et voisins de l'état d'inflammation.

EXPÉRIENCE XXIᵉ. — 4 centigrammes de sublimé dissous dans 16 grammes d'eau distillée ont été injectés dans la veine jugulaire d'une chienne.
Quinze minutes après, elle a été affectée de frissons, de malaise, de
déjections alvines, puis de vomissements, de dyspnée, de douleur à la
poitrine, de salivation, etc. ; enfin les symptômes péripneumoniques et
dyssentériques augmentèrent ; il y eut ténesme, selles muqueuses et sanguinolentes, et la mort survint cinq heures et demie après l'injection.
Les poumons étaient en grande partie enflammés, gorgés de sang, et se
précipitaient au fond de l'eau. La membrane muqueuse intestinale était
rouge, phlogosée, enduite de mucosités sales, sanguinolentes et sa-
nieuses. (*Journal de physiologie expérimentale*, tom. 1, 1821.)

EXPÉRIENCE XXIIᵉ. — Le 23 septembre, je fis avaler à un chien robuste,
de moyenne taille, 7 centigrammes 5 milligrammes de sublimé corrosif dissous dans 45 grammes d'eau. L'animal commença a vomir au bout de
quatre minutes ; le lendemain il refusa les aliments et parut un peu abattu ;
le 25, on lui administra 4 centigrammes de sublimé corrosif dissous dans
30 grammes d'eau : il vomit à plusieurs reprises au bout de quatre minutes et tomba dans l'abattement ; il refusa les aliments et mourut dans
la nuit du 30. *Ouverture du cadavre.* État de maigreur remarquable.
L'estomac et les intestins grêles contenaient une très grande quantité de
bile jaunâtre et filante ; du reste leurs tuniques ne paraissaient pas altérées. L'intérieur du rectum offrait plusieurs rides d'un rouge foncé. Le
cœur était flasque ; les paquets graisseux contenus dans les cavités de cet
organe *étaient d'un rouge foncé*. Les poumons semblaient plus compactes et plus ratatinés que dans l'état naturel. Le cerveau, le foie et les
reins n'étaient le siége d'aucune altération sensible.

EXPÉRIENCE XXIIIᵉ. — Il est aisé de s'assurer que le sublimé corrosif introduit dans l'estomac des chiens à la dose de 1 ou de plusieurs grammes
en dissolution dans l'eau distillée peut être retrouvé dans le foie. (*Recherches médico-légales*, page 564 et suivantes, expériences 4ᵉ et 5ᵉ.)

OBSERVATION 1re. — M. B., négociant de Liége, âgé de trente ans, d'un tempérament bilieux, d'une constitution robuste, et n'ayant jamais éprouvé aucune indisposition, vint à Paris terminer quelques affaires avec M. D., chez lequel il logeait. Le 6 août 1813, il fut pris, sans cause apparente, d'un dévoiement léger qui dura trois jours, et qui fut heureusement combattu par l'ipécacuanha. Le 13 du même mois il paraissait parfaitement rétabli. La température étant ce jour-là très élevée, et M. B. ayant soif, prit en rentrant chez lui, vers les trois heures de l'après-midi, une certaine quantité d'un liquide spiritueux et limpide renfermé dans un flacon sans étiquette (1). La saveur horrible de cette boisson causa à M. B. un tel dégoût et une crainte si grande du danger imminent dans lequel il pouvait se trouver, qu'il cessa tout-à-coup de boire, rejeta tout ce qui était contenu dans sa bouche, et brisa en plusieurs morceaux le flacon dans lequel il y avait encore un peu de liquide. Malheureusement M. B. en avait avalé une partie. Un resserrement à la gorge et des douleurs atroces dans la région épigastrique furent les premiers symptômes qui se manifestèrent. Je fus appelé sur-le-champ, et j'arrivai auprès de lui à quatre heures cinquante-minutes : on me dit qu'il avait vomi beaucoup de matières verdâtres, amères, nullement sanguinolentes, et qu'il avait eu trois selles. Voici quel était son état :

Décubitus sur le dos, face rouge, gonflée et animée; les yeux étaient étincelants et d'une grande mobilité, la pupille resserrée, la conjonctive légèrement injectée, les lèvres sèches, gercées et de couleur naturelle, la langue peu humectée et enduite d'une couche jaune; des douleurs atroces se faisaient sentir dans toute l'étendue du canal digestif, principalement au pharynx; l'abdomen était tuméfié, douloureux, surtout par la pression. Les vomissements avaient cessé depuis quelques instants, mais les déjections alvines continuaient; elles étaient peu abondantes et d'un caractère entièrement bilieux; le pouls, régulier, petit et serré, donnait 112 pulsations par minute; la chaleur de la peau était intense et mordicante, surtout au front, la respiration gênée, l'urine rare, rendue avec difficulté et rouge. Intégrité parfaite des sens externes, réponses tardives et pénibles, tendance à l'assoupissement; de temps en temps mouvements convulsifs des muscles de la face, des bras et des jambes; crampes continuelles dans tous les membres. (*Trois litres d'eau albumineuse froide donnée par verres à peu de distance l'un de l'autre; vingt sangsues à la région épigastrique, qui furent posées à cinq heures précises; deux lavements émollients frais.*)

A cinq heures et demie, mieux-être marqué; le malade avait pris toute la quantité de boisson qu'on lui avait prescrite; il avait beaucoup vomi et il avait eu quatre selles. (*Deux litres de décoction de graine de lin donnée par verres, diète, impossibilité de faire des fomentations*

____

(1) Je me suis assuré que ce liquide contenait du sublimé corrosif dissous dans l'alcool, reste d'une composition que M. D., son ami, avait employée quelques jours auparavant pour se traiter d'une maladie vénérienne. M. B. ne connaissait pas la nature de ce corps.

à cause de la sensibilité de l'abdomen.) A six heures, nouveaux vomisse-ments, cessation des crampes et des évacuations, pouls ne donnant que 100 pulsations et offrant le même caractère; persévérance des autres symptômes, désir de s'entretenir de tout ce qui lui était arrivé. A neuf heures, sommeil très imparfait. A minuit, sentiment de cuisson vers l'extrémité inférieure du rectum, selles abondantes et sanguinolentes, douleurs vives dans l'S iliaque du colon, pouls toujours petit et serré, 115 pulsations. (*Dix sangsues sur le trajet de la portion descendante du colon, trois litres d'eau saturée de gomme, deux lavements émollients avec addition de 2 grammes de laudanum.*) Nouveaux vomisse-ments, quatre selles beaucoup moins sanguinolentes, cessation pres-que subite de la douleur, mieux-être bien marqué, envie de dormir. Le 14, à huit heures du matin (deuxième jour de la maladie), abdomen peu tuméfié et moins douloureux, langue humectée, nulle envie de vomir ni d'aller à la selle, anus légèrement douloureux, pouls un peu développé et ne donnant que 96 pulsations, peau moins chaude, face moins rouge, membres un peu roides, nul mouvement convulsif, inté-grité parfaite des sens et des facultés intellectuelles. (*Potion antispas-modique faite avec 60 grammes d'eau distillée de fleurs d'oranger, 60 grammes d'eau de menthe, trente gouttes de liqueur minérale ano-dine, et 45 grammes de sirop d'écorce d'orange. Quatre litres de décoc-tion de graine de lin, à prendre dans la journée, trois lavements émollients et narcotiques à deux heures d'intervalle.*) Nouveaux vomisse-ments, nouvelles évacuations alvines non sanguinolentes; ce qui soulage beaucoup le malade. Le soir, exacerbation, 106 pulsations par minute, chaleur plus forte à la peau, sans augmentation des douleurs. (*Eau de gomme, julep huileux, lavement émollient et narcotique.*) Le 15, au matin (troisième jour de la maladie), le malade se sent beaucoup mieux; il a dormi une partie de la nuit; il ne désespère plus; il se plaît à parler du danger dans lequel il s'est trouvé; il demande à manger; la langue est humide, les douleurs diminuées, la faiblesse grande; le pouls est pres-que dans l'état naturel. (*Eau d'orge, deux bouillons, potion antispas-modique, fomentations émollientes.*) Le soir, même état. Le 16, au matin (quatrième jour de la maladie), le malade a assez bien dormi, et il ne se plaint que de douleurs légères et non continues dans la région épigastrique: l'appétit est bon. (*Eau d'orge, bouillon.*) Le 17 et le 18, même état. Le 19, les douleurs étant presque dissipées, on lui a permis de prendre deux potages. Le 21 et le 22, il est entré en convalescence. Le 30, il était très bien portant, et il est parti pour son pays.

Pour peu qu'on fasse attention au début de cette maladie, on verra combien il était aisé de la confondre dans les premiers instants avec le choléra-morbus; en effet, le tempérament de l'individu, l'affection bi-lieuse dont il avait été atteint quelques jours auparavant, les vomisse-ments bilieux et les selles non sanguinolentes, les convulsions et les crampes dans les membres lorsque la température de l'air était très éle-vée, tout cela pouvait faire croire à l'existence de cette maladie: cependant le commémoratif, l'analyse chimique des liquides vomis et l'aveu du malade, prouvent jusqu'à l'évidence qu'il y a eu empoisonnement. La maladie dont M. B. a été atteint est une véritable phlegmasie de la membrane muqueuse intestinale et du péritoine, compliquée d'une affection bilieuse, dont le développement tient à la présence du corrosif, et surtout à la disposition dans laquelle se trouvait M. B.

Il est de la plus haute importance que le médecin ne perde jamais de vue l'analogie qu'il y a entre les symptômes produits par certains poisons et ceux qui constituent plusieurs maladies spontanées. L'ignorance de cette partie de la médecine entraînerait l'homme de l'art dans des erreurs très graves.

OBSERVATION. 2e (1) — « Un homme assez robuste, d'un tempérament sanguin, âgé de quarante ans environ, prit, vers les dix heures du soir, on ignore pour quelle raison, un reste de sublimé corrosif qu'il avait chez lui pour faire crever les rats. La dose n'était pas petite. Il avait dissous ce poison dans de la bière. Dès l'instant qu'il l'eut avalé, la bouche, l'œsophage et l'estomac se ressentirent de son effet caustique. L'inflammation de la bouche, une chaleur âcre et brûlante à la région de l'estomac, des douleurs déchirantes succédèrent bientôt à la première impression du sublimé corrosif, et se communiquèrent promptement à tout le canal intestinal, avec des douleurs aussi cruelles que celles de l'estomac. Bientôt le visage se gonfla beaucoup et devint d'un rouge cramoisi. Les yeux étaient étincelants, la respiration des plus gênées. Il y avait des anxiétés précordiales, des inquiétudes et des jactations continuelles. Le pouls fut fébrile et petit. On donna d'abord 30 centigrammes d'émétique dans un verre d'eau : s'il n'en résulta que peu de vomissements, les douleurs en augmentèrent beaucoup. Dans cette perplexité, on fit avaler au malade 4 grammes de thériaque, qui n'apporta aucun calme. Le poison faisait des progrès rapides, et on ne tarda plus à demander M. Dumonceau, qui, vu les circonstances, se pressa de prescrire 4 grammes de sel d'absinthe dans un verre d'eau, pour décomposer les deux sels métalliques, spécialement le sublimé corrosif. Il y joignit des incrassants et des involvants. Je fus appelé en consultation, et ne pus qu'applaudir aux remèdes que M. Dumonceau, mon confrère, venait d'administrer, et nous jugeâmes à propos de les continuer. Les douleurs atroces reprenaient cependant par intervalles avec vigueur, et semblaient annoncer une corrosion de la membrane interne de l'estomac et des entrailles. Elle eut effectivement lieu. Le malade rendit des selles sanguinolentes; il trouva néanmoins, dans l'usage du sel d'absinthe, dissous à la dose de 8 grammes dans 6 grammes de décoction incrassante de Fuller (après en avoir pris 4 grammes en deux fois à peu d'instants d'intervalle), il trouva, dis-je, un soulagement bien marqué. Quoique les douleurs revinssent encore de temps en temps avec violence, elles se calmèrent cependant peu à peu, de sorte que le lendemain au matin le calme avait succédé à l'orage.

-. (1) DUMONCEAU et PLANCHON, *Journal de Médecine*, tom. XLIX, p. 36.

Tous les symptômes effrayants étaient dissipés; mais il restait une sensation douloureuse de tout le canal alimentaire, et un sentiment général de faiblesse du corps, qui avait été si rudement secoué. »

OBSERVATION 3ᵉ. — Un enfant de deux ans et demi étant entré secrètement dans la boutique d'un orfèvre, y avala 40 centigrammes environ de sublimé corrosif. Il ne tarda pas à éprouver de violentes tranchées, le ventre se gonfla, il se déclara une salivation fort abondante. Le médecin Sigismonde Konig administra un sirop émétique dans lequel il fit entrer du suc de coing, ce qui détermina des vomissements très abondants; il fit boire ensuite au malade une grande quantité de lait de chèvre mêlé à une décoction mucilagineuse de psyllion. Le gonflement du ventre disparut, les tranchées se dissipèrent, et cet enfant dormit dans la nuit qui suivit immédiatement cet accident. Soixante-quatorze jours après, le malade étant menacé de phthisie, le même médecin crut devoir le mettre de nouveau à l'usage du lait de chèvre coupé avec une décoction de fleurs de mauve et de semences de coing. Il dit qu'il était en assez bon état lorsqu'il a communiqué son observation (1).

OBSERVATION 4ᵉ. — Le 25 février 1825, à neuf heures du matin, M. Thenard faisait à l'École polytechnique une leçon sur les azotates et en particulier sur l'azotate de mercure; il avait à côté de lui et dans deux verres semblables de l'eau sucrée et une dissolution concentrée de sublimé corrosif: il avale par mégarde une gorgée de ce dernier liquide, et éprouve aussitôt une saveur horrible; il demande de l'eau *albumineuse,* et en attendant prend à plusieurs reprises de l'eau tiède; on se procure des blancs d'œufs, on les délaie dans de l'eau et on les administre *cinq minutes* après l'empoisonnement. Jusqu'alors il n'y avait point eu de vomissement, quoique le gosier et la luette eussent été titillés. Peu de temps après que l'eau albumineuse a été avalée, les vomissements ont lieu, et la matière rendue présente les caractères du sublimé corrosif combiné avec l'albumine : en effet, le liquide est blanc, floconneux et semblable à l'eau albumineuse dans laquelle on a versé du bichlorure de mercure dissous. Dupuytren arrive lorsque déjà il y a eu quatre à cinq vomissements et que l'eau albumineuse a été prise plusieurs fois. M. Thenard se sent tellement soulagé, qu'il annonce à Dupuytren *qu'il est guéri.* On fait prendre de l'huile de ricin et quelques lavements purgatifs. A neuf heures et demie du soir, M. Thenard, qui avait vomi jusqu'alors vingt à vingt-cinq fois, se trouvait à merveille; il n'y a jamais eu de douleur à l'épigastre ni dans le canal intestinal. Une selle très abondante avait eu lieu dix minutes après l'empoisonnement et bien avant l'administration des purgatifs. (*Journal de chimie médicale,* mars 1825.)

OBSERVATION 5ᵉ. — Un cuisinier condamné à mort pour avoir volé deux plats d'argent à son maître, convint avec Charles IX qu'il prendrait un

(1) *Jacobi Mangeti Biblioth. med.*, tom. IV, pars II, p. 455, *hist.* 3 *ex. communicatione excell. D. D. Sigismundi Konig., Physici bernensis.* Genevæ, 1739.

certain poison, et immédiatement après du bézahar, antidote beaucoup vanté au roi, et dont le monarque désirait connaître l'efficacité. Le malheureux devait être mis en liberté s'il échappait à l'action du poison. Voici comment Ambroise Paré rend compte de cet événement extraordinaire : « Et tost après un apothicaire servant luy donna certain poison en potion, et subit de la dite pierre de bezahar. Ayant ces deux bonnes drogues en l'estomach, il se print à vomïr, et bientost aller à la selle auecques grandes épreintes, disant qu'il auoit le feu au corps, demandant de l'eau à boire, ce qui ne luy fut refusé. Vne heure après, estant adverty que le dit cuisinier auoit prins cette bonne drogue, ie priay le seigneur de la Trousse me vouloir permettre l'aller uoir, ce qu'il m'accorda, accompagné de trois de ses archers, et trouuay le pauure cuisinier à qvatre pieds, cheminant comme une beste, la langue hors de la bouche, les yeux et toute la face flamboyante, desirant toujours vomir, auec grandes sueurs froides, et iettoit le sang par les oreilles, nez, bouche, par le siége et par la verge. Ie luy feis boire enuiron demy-sextier d'huile, pensant luy aider et sauuer la vie ; mais elle ne luy seruit de rien, parce qu'elle fut baillée trop tard, et mourut misérablement, criant qu'il luy eust mieux vallu estre mort à la potence. Il vescut sept heures ou environ ; et estant décédé, ie feis ouuerture de son corps en la présence du dit seigneur de la Trousse et quatre de ses archers, où ie trouuai le fond de son estomac noir, aride et sec, comme si un cautère y eust passé, qui me donna cognoissance qu'il auoit avallé du sublimé, et par les accidens qu'il auoit eus pendant sa uie (1). »

OBSERVATION 6e. — Une fille de petite stature, d'une constitution robuste, avala à onze heures du soir, le 23 janvier 1818, après avoir soupé avec du pain, du fromage et du jambon, 4 grammes de sublimé corrosif dissous dans de la bière ; quelques minutes après, les gémissements qu'elle jetait appelèrent auprès d'elle les personnes de la maison où elle servait, et on la trouva à genoux, se plaignant d'un sentiment de brûlure qui partait du creux de l'estomac et s'étendait à la gorge et à la bouche : cette douleur fut bientôt suivie de vomissements ; elle rendit son souper, mêlé de mucus visqueux. On lui donna 2 grammes de sulfate de zinc et des blancs d'œufs battus dans de l'eau tiède et dans de l'eau de gruau. On répéta le vomitif une heure après. Après qu'elle eut bu le blanc d'œuf, la matière du vomissement *devint floconneuse*, semblable à du *lait caillé*. A trois heures du matin les vomissements étaient bilieux et mêlés de sang ; il y eut trois selles brunâtres extrêmement fétides ; le pouls était petit, serré et battait 100 fois par minute ; la douleur était diminuée ; il y avait de l'assoupissement dont la malade était retirée par le retour de la douleur ; la face exprimait l'anxiété. A neuf heures du matin on prescrivit un julep huileux et laxatif, des fomentations émollientes sur l'épigastre, eau de gruau, blancs d'œufs : la malade

(1) OEuvres de Paré, onzième édition, liv. XXI, des Venins, chap. XLIV, p. 507.

paraissait mieux. Le soir la douleur d'estomac était moins vive, mais la gorge était très douloureuse et très enflammée. (*Gargarisme émollient, lavement toutes les deux heures.*) Le 23, à trois heures du soir, point de selles ; la malade n'a point uriné depuis hier matin ; point de tension ni de sensibilité à l'abdomen. On sonde la malade avec difficulté, à cause de l'inflammation et du gonflement de l'urètre et de la vessie ; quelques gouttes d'urine s'échappent. (*Laxatifs salins diurétiques, lavements.*) Le 24, évacuations alvines ; la sonde ne fait point couler l'urine ; estomac moins douloureux ; inflammation de la gorge, sentiment de constriction, gencives douloureuses, dents légèrement vacillantes, légère augmentation de la salive. (*Boissons mucilagineuses.*) Le 25, la malade est assise auprès du feu ; elle se trouve mieux ; mais il est évident qu'elle s'affaiblit et décline ; selles fréquentes, très fétides ; dents très lâches, ptyalisme abondant, haleine extrêmement fétide ; peu de douleur à la pression de l'abdomen. Le cathéter, introduit dans la vessie, ne fait point couler l'urine, et on l'en retire d'une couleur bleue foncée qui ne disparaît qu'à force de frotter cet instrument avec de la craie. Dès ce moment la malade s'épuisa de plus en plus, et elle expira sans douleur quatre-vingt-dix heures après l'ingestion du poison. L'ouverture du cadavre ayant été faite trois jours après la mort, *on ne put, reconnaître les désordres qui existaient.* Fétidité extrême ; abdomen ballonné, d'une couleur très foncée ; bouche remplie de mucosités visqueuses ; la face est restée dans des contorsions hideuses. (Observation d'Adjutor dans le *Journal de Fothergill,* mars 1819.)

Ce fait est loin de pouvoir être présenté comme un modèle de traitement, et si nous l'avons transcrit, c'est pour avoir l'occasion de faire ressortir les vices de la méthode curative employée et pour combattre certaines réflexions de M. Adjutor. On a de la peine à concevoir qu'on n'ait pratiqué aucune saignée, et qu'on ait fait usage d'émétiques irritants et de laxatifs salins lorsqu'il était certain que la malade était en proie à une gastro-entérite, à une angine, etc. Il est également difficile d'expliquer l'impossibilité où l'on a été de reconnaître les désordres cadavériques trois jours après la mort, *pendant le mois de janvier,* c'est-à-dire à une époque où les cadavres tardent beaucoup à se décomposer.

OBSERVATION 7°. — Je fus appelé le vendredi 6 mai 1825, à huit heures du soir, par M. M*** pour donner des soins à sa femme, qui venait d'être affectée tout-à-coup d'une maladie aiguë. N'ayant pu m'y transporter qu'à onze heures, je la trouvai dans l'état suivant : elle était étendue dans son lit, les membres abandonnés à eux-mêmes, la peau froide, couverte de sueur, la face pâle, décolorée, les yeux ternes, abattus, entourés d'une auréole bleuâtre, exprimant la souffrance et l'horreur de la position où se trouve une personne qui sent qu'elle n'existe plus que pour mourir ;

les lèvres et la langue étaient blanchâtres, contractées, la soif vive ; la déglutition était tellement difficile et douloureuse que les moindres gorgées de liquide, par l'irritation qu'elles déterminaient, amenaient des contractions de l'œsophage et de l'estomac, suivies de vomissements de matières blanchâtres, muqueuses, filantes, et de matières bilieuses vertes lorsque les efforts de vomissement étaient prolongés. La pression du cou était suivie de douleur ; un sentiment de chaleur et de cuisson existait dans tout le trajet de l'œsophage ; la peau de l'abdomen était froide dans tous les points ; la région épigastrique seule dénotait de la douleur à la moindre pression. La malade y accusait la chaleur la plus vive et des douleurs insupportables. Des évacuations alvines avaient eu lieu, et des envies d'aller à la selle se répétaient fréquemment ; elles étaient tellement pressantes que la malade demandait avec précipitation qu'on la fît descendre de son lit pour l'asseoir sur le vase de nuit ; elle a toujours eu le même courage jusqu'à ses derniers moments : quant au pouls, il était faible, filiforme, à peine sensible ; la respiration s'exécutait d'une manière très lente.

Sur le plancher de la chambre et le long du lit de la malade étaient des matières muqueuses blanches qui paraissaient provenir de vomissements nombreux. Dans d'autres points du plancher existaient des matières analogues, mais plus blanches et plus grumeleuses ; leur aspect était tel qu'on pouvait y soupçonner la présence du lait. Sous une table, et dans un coin de la chambre, on voyait un endroit humide parsemé d'une poussière blanche qui n'avait pas été dissoute dans le liquide, et qui, d'après l'aveu de la malade, était le reste d'une substance vénéneuse qu'elle avait avalée. Cette poudre avait la saveur et l'aspect du sublimé corrosif. Chacune de ces matières fut recueillie isolément à l'aide de linges très propres.

M. M*** m'apprit que depuis la perte d'un héritage sur lequel il comptait, sa femme était restée triste et rêveuse ; qu'étant en outre affectée d'une amaurose complète de l'œil droit, et voyant que la vue de l'œil gauche diminuait sensiblement, elle avait manifesté à plusieurs reprises son dégoût pour la vie ; ce qui avait engagé M. M*** à garder constamment sur lui la clef d'une armoire où il déposait son argent, et où étaient renfermés trois paquets de sublimé corrosif de 14 grammes chacun, reste d'un traitement antisyphilitique par les bains mercuriels que je lui avais fait subir ; que le vendredi 6 mai, à six heures du soir, étant occupé à travailler au rez-de-chaussée, il avait entendu beaucoup de bruit dans sa chambre, et que s'y étant transporté, il avait trouvé sa femme étendue sur le carreau, vomissant fréquemment et exprimant des souffrances horribles ; que, soupçonnant qu'elle s'était empoisonnée, il en avait acquis la certitude en vérifiant le nombre des paquets de sublimé qui lui restaient ; qu'il s'était empressé d'envoyer chercher du lait, et lui en avait fait prendre un litre environ. (Prescription : *eau albumineuse, quarante sangsues à l'épigastre, quinze le long des parties latérales du cou, un large cataplasme sur le ventre.*)

A huit heures du matin, la malade me parla plus facilement qu'à ma première visite ; le pouls était plus développé, il y avait plus de chaleur à la peau ; la douleur de l'abdomen s'était étendue à la région ombilicale ; la respiration était un peu plus accélérée. (*Vingt-cinq sangsues sur l'abdomen, lavement opiacé, fomentation, eau gommée.*) A midi, abattement plus grand, froid des extrémités ; pouls petit, faible et rare ; parole difficile ; la malade peut à peine me dire qu'elle sent la moitié inférieure de son corps morte ; la sensibilité était en effet éteinte dans toute l'étendue des membres inférieurs ; on pressait fortement la peau sans que la malade en reçût aucune impression ; les mouvements volontaires s'exécutaient encore. J'appris que peu de temps avant mon arrivée, la malade avait eu une syncope dans laquelle on avait cru qu'elle allait expirer. A cinq heures de l'après-midi, elle cessa de vivre. La garde qui lui donnait des soins m'assura qu'elle avait conservé sa connaissance jusqu'à ses derniers moments, et qu'elle avait expiré dans une syncope. Je n'ai jamais remarqué de trace de délire dans tous les instants où je l'ai vue.

Autopsie cadavérique faite dix-sept heures après la mort. — Cadavre très gras, très fort ; roideur cadavérique très prononcée ; chaleur éteinte à l'extérieur ; membres supérieurs dans la demi-flexion ; membres inférieurs dans l'extension ; aucune trace d'ecchymose à la peau, ni dans le tissu cellulaire, ni dans les muscles. Vaisseaux de la dure-mère remplis de sang ; arachnoïde injectée, principalement du côté gauche ; 125 grammes environ de sérosité sanguinolente dans les ventricules du cerveau et le rachis ; substance cérébrale légèrement injectée, plus consistante que dans l'état naturel. Langue épaisse, contractée ; ses papilles et ses cryptes muqueux très développés ; ces derniers avaient presque le volume d'un petit pois ; cavité du larynx grisâtre et injectée ; face inférieure de l'épiglotte offrant une plaque d'apparence gangréneuse. Trachée-artère rosée ; bronches et toutes leurs divisions présentant une teinte violacée. Poumons crépitants, leur tissu rougeâtre ; cœur plus volumineux que de coutume ; cavités droite et gauche dilatées ; parois épaissies ; surface interne sans aucune trace de rougeur. Pharynx rougeâtre, ses piliers fortement injectés en arrière ; une ecchymose à la partie postérieure de la luette. OEsophage presque dans son état naturel, excepté dans son tiers inférieur, où commence une injection qui se prononce de plus en plus à mesure que l'on approche de l'estomac. Ce dernier organe est enfoncé sous les côtes, contracté sur lui-même, épaissi ; sa surface externe est d'un rouge brique ; on voit au-dessous de sa tunique séreuse une foule de petites ecchymoses qui lui donnent un aspect marbré ; les veines qui le parcourent sont distendues par de l'air ; sa surface interne est d'un rouge noirâtre dans toute son étendue, et principalement sur les plis qu'elle forme par sa contraction ; la membrane muqueuse se laisse déchirer très facilement ; le liquide qui est renfermé dans cet organe est verdâtre ; on trouve entre les plicatures de la tunique muqueuse un assez grand nombre de petits grains blancs, analogues pour l'aspect à du sublimé ou à du calomélas. Le duodénum offre des traces d'inflammation, mais beaucoup moins prononcées; il est rempli par de la bile très verte. L'épiploon gastro-hépatique et gastro-colique présentent des ecchymoses multipliées le long des deux courbures de l'estomac; les autres intestins n'offrent rien de remarquable, si ce n'est le rectum, qui présente quelques traces d'injection. Le foie, la rate et les reins sont dans l'état sain. L'ovaire droit offre une ecchymose dans le point par lequel il correspondait au péritoine; cette ecchymose était de la largeur d'un pouce. L'analyse chimique, faite par Barruel, de la poudre ramassée dans le coin de la chambre de la malade, et de celle qui était contenue dans les paquets dont il a été parlé plus haut, prouva que cette substance était du sublimé corrosif. Ni les matières vomies, ni le liquide contenu dans l'estomac ne renfermaient aucune trace de bichlorure de mercure : cependant on en retirait du mercure métallique par divers procédés, ce qui prouve *que le sublimé corrosif avalé* (12 grammes au moins) *s'était entièrement combiné* avec le lait, l'albumine, etc. (Extrait d'un rapport fait à M. le procureur du roi, le 9 mai 1825, par M. Devergie.)

OBSERVATION 8ᵉ. — Une jeune femme succomba à la gangrène du pharynx, six jours après avoir mis dans sa bouche 8 grammes de sublimé solide qu'elle n'eut pas le courage d'avaler. (JOHNSTONE, *Essay of mineral poisons*, page 52.)

OBSERVATION 9ᵉ. — Un homme de quarante-sept ans but par erreur une demi-cuillerée de sublimé dissous dans un petit verre d'eau-de-vie. En l'avalant, il éprouva une sensation très pénible de brûlure dans la gorge, et fut pris immédiatement de roideur de la mâchoire, de vomissements, de vives douleurs dans le ventre, suivies de selles sanglantes et accompagnées de crampes. Le même soir, il survint de la salivation et de l'inflammation de la bouche : de temps à autre les douleurs abdominales devenaient extrêmes.

Le malade ne fit rien pendant neuf jours; au bout de ce temps il entra à l'hôpital. Il se plaignait plutôt de faiblesse que de vives douleurs, si ce n'est dans la bouche. Les gencives étaient gonflées et saignantes. La salivation était considérable, l'haleine d'une fétidité mercurielle. Pas de douleurs dans le ventre; il est indolore à la pression. Pas de symptômes du côté des voies urinaires. Pouls à 96, un peu faible; la figure annonce l'abattement.

Malgré un traitement actif, les forces du malade continuèrent à décliner. Il rendit plusieurs fois par la bouche des quantités considérables de sang, mais sans aucun effort de vomissement qui pût faire penser qu'il dût provenir de l'estomac. Le malade mourut le quatorzième jour.

Autopsie. — La membrane muqueuse buccale est enflammée et ulcérée dans quelques points. Il existe une petite ulcération sur l'une des amygdales. Le pharynx et l'œsophage offrent quelques plaques irrégulières, d'une couleur brune, et mamelonnées. L'estomac contenait 190 grammes de sang coagulé; à sa face postérieure, et immédiatement au-dessous de l'orifice cardiaque, la membrane muqueuse gastrique était ramollie, verdâtre, et formait une escarre dont l'extrémité était flottante. Dans le reste de son étendue; la tunique muqueuse de l'estomac était d'une teinte rouge uniforme. Le duodénum paraissait sain ; la membrane muqueuse de l'intestin grêle était uniformément rouge. A partir du cæcum, on voyait des plaques ecchymotiques, qui formaient des tumeurs d'apparence hémorrhoïdale, et qui devenaient plus nombreuses à mesure qu'on se rapprochait de l'anus.

Il existait beaucoup de sérosité dans les ventricules du cerveau et dans le tissu cellulaire sous-arachnoïdien.

Rien dans la poitrine.

L'appareil génito-urinaire était parfaitement sain. (A. WOOD, *Edinburgh medical and surgical Journal*, vol. LI, page 114.)

OBSERVATION 10°. — Le 27 février, un homme de cinquante ans but 2 grammes de sublimé corrosif dissous dans un demi-litre d'eau. Immédiatement après il fut pris d'efforts de vomissements, d'un sentiment très pénible de constriction à la gorge, avec une sensation de brûlure et difficulté d'avaler. On lui administra de l'huile et 1 gramme de sulfate de zinc. Deux heures après l'accident, les vomissements continuaient, et faisaient rejeter au malade des mucosités mêlées de sang. Une selle composée de matières semblables avait eu lieu. Pouls 120, faible; langue blanche et humide; hoquet très pénible. Vers le soir, les efforts de vomissement et la gêne de la déglutition diminuèrent.

Le lendemain, évacuations abondantes de matières bilieuses par la bouche et par le rectum; pouls faible, au-dessus de 100 ; soif dévorante; hoquet. Depuis le moment de l'empoisonnement, le malade n'a pas uriné. Pas de sensibilité du ventre, si ce n'est à l'épigastre où la pression est un peu douloureuse.

Les mêmes symptômes continuent les jours suivants jusqu'au 4 mars, où l'on remarque de plus une très grande fétidité de l'haleine. Mais la membrane muqueuse buccale n'est nullement enflammée, et il n'y a pas de salivation. Il y a de l'engourdissement des bras et surtout des jambes.

Le malade mourut le 5. L'autopsie ne put pas être faite. (A. BLACKLOCK, *Edinburgh medical and surgical Journal*, vol. XXXVI, page 92.)

OBSERVATION 11°. — Un jeune homme de quinze ans, immédiatement après avoir bu une liqueur qu'il ne connaissait pas, fut pris de vomissements et d'efforts pénibles, au milieu desquels il rendait des mucosités visqueuses mêlées de sang. Il avait une soif très vive, un goût désagréable dans la bouche, et un sentiment de brûlure et de constriction à la gorge. Les tentatives de déglutition sont suivies de contractions spasmodiques de l'œsophage et des muscles profonds du cou. La sensation de brûlure s'étend le long de l'œsophage jusqu'à l'estomac et à l'intestin. Le ventre est contracté et très douloureux à la pression. La langue, les gencives et la membrane muqueuse buccale sont ridées, et semblent avoir été touchées par une substance corrosive. Pouls faible, rapide et irrégulier. Figure pâle et contractée. La peau est couverte d'une sueur visqueuse.

Les symptômes et les circonstances concomitantes firent penser au docteur Reid que l'empoisonnement était dû à une solution concentrée de sublimé corrosif. Il administra quelques décigrammes d'oxyde de zinc dans du lait, puis du blanc d'œuf dès qu'il put s'en procurer.

Le 7 mai, il y avait eu des vomissements continuels de matières bilieuses contenant des caillots de sang, et des selles de même nature. On observait les symptômes d'une inflammation très intense du canal digestif. Les traits étaient abattus et livides ; la peau couverte d'une sueur froide. Pouls fréquent et à peine perceptible. Le soir, il survint de l'assoupissement. Cet état de collapsus dura jusqu'au 9 dans la soirée qu'il survint de l'éréthisme mercuriel. La salivation était modérée. Le malade parut tomber dans un état typhoïde, et succomba le 12 mai, cinq jours et dix heures après l'empoisonnement. Pendant tout ce temps, le malade n'urina pas. L'examen du liquide dont le malade avait bu une petite portion (un peu moins d'un verre à liqueur) montra que c'était une solution alcoolique concentrée de bi-chlorure de mercure. Le sel mercuriel y entrait pour 1/8e.

A l'autopsie on trouva une vive inflammation avec ulcération de la bouche, de l'œsophage et de l'estomac. La membrane muqueuse intestinale était généralement ramollie, et présentait des ecchymoses nombreuses. La vessie était très contractée. Les autres organes étaient sains. (*London medico-chirurgical Review* , avril 1840, p. 645.)

OBSERVATION 12e. — Le 15 janvier, à six heures du soir, un jeune médecin avala 6. grammes de sublimé corrosif dissous dans de l'eau. A peine l'acte consommé, il s'en repentit, et but aussitôt du lait et de l'huile. Vingt minutes après, il présentait les symptômes suivants : peau décolorée, froide, couverte de sueur ; yeux rouges, brillants ; lèvres livides et gonflées ; langue blanche ; goût âcre et métallique ; douleur brûlante dans le pharynx, l'œsophage et à l'épigastre ; soif intense ; nausées et efforts pénibles de vomissements au milieu desquels le malade rend des masses de mucus blanchâtre et gluant ; selles nombreuses et accompagnées de beaucoup de ténesme ; urine rendue sans effort ; pouls petit, concentré, fréquent ; respiration profonde ; voix dure et rauque. On prescrivit au malade de boire de l'eau albumineuse qui détermina des vomissements très fréquents de mucus d'abord, puis de matières sanguinolentes. Il y eut du sommeil pendant la nuit. Le lendemain 16, les douleurs persistant au pharynx et à l'épigastre, on fit une application de douze sangsues au cou et de vingt sur le ventre. Les douleurs diminuèrent, les vomissements devinrent plus rares, et l'état du malade s'améliora jusqu'au 20. Ce jour, après avoir pris quelques cuillerées à café de vin vieux, il y eut exacerbation de tous les symptômes, et en outre du hoquet. Le 24, ce dernier symptôme continue ; il y a des vomissements et des évacuations alvines de sang liquide et coagulé.

La mort eut lieu dans la nuit du 27 au 28 janvier, douze jours après l'empoisonnement.

Autopsie trente-six heures après la mort. — L'apparence extérieure du cadavre n'indique rien d'anormal. La membrane muqueuse des lèvres et de la bouche offrait çà et là de petites excoriations. Le pharynx et l'œsophage étaient vivement enflammés, et présentaient des traces de l'action corrosive du poison. A la partie inférieure de l'œsophage existait un abcès. L'estomac était généralement d'une couleur violacée qui, dans son grand cul-de-sac et le long de la grande courbure, devenait noirâtre. La membrane muqueuse gastrique était emphysémateuse, escarrifiée dans quelques points, ulcérée dans d'autres. Près du pylore, existait une escarre qui comprenait toute l'épaisseur des parois. Le duodénum était vivement enflammé ; l'intestin grêle violacé et très injecté. Dans le gros intestin existaient des points gangréneux. La vessie était vide et contractée. Tous les autres organes étaient sains. (WESTRUMB, *Rust's magazin fur die gesammte Heilkunde*, vol. XLII, p. 448.)

OBSERVATION 13ᵉ. — Un homme de vingt-huit ans, fort et bien portant, avala 16 grammes de sublimé. (On ne put savoir si le poison était en poudre, ou en solution, si c'était un empoisonnement volontaire ou accidentel.) Aussitôt il essaya de rejeter le poison, et appela du secours. Vingt minutes après l'événement, le médecin vit le malade. La bouche était déjà très tuméfiée, et laissait écouler un liquide filant, semblable à du blanc d'œuf. Il y avait des efforts de vomissement et des vomissements de mucus glaireux. La respiration était gênée, les extrémités froides, le pouls petit et fréquent avec des intermittences. Le malade ne se plaignait que de la bouche ; il n'avait de douleur ni à l'estomac, ni ailleurs. Pendant l'administration du blanc d'œuf les accidents augmentèrent. La respiration devint de plus en plus anxieuse ; il y eut perte de la parole qui n'était plus qu'un bruit rauque. La dyspnée devint si menaçante, et s'accompagna de phénomènes d'asphyxie si effrayants, que le médecin pratiqua la trachéotomie. Cette opération rendit la respiration plus facile, et le gonflement de la bouche allant toujours en augmentant, et ayant pris un volume énorme, on fit sur ces parties des incisions profondes. Une saignée fut pratiquée ; des sangsues furent appliquées, mais tout cela sans succès. La nuit fut très agitée, il survint une diarrhée très abondante et avec évacuation de matières sanglantes. De continuelles lotions de lait et d'eau amenèrent seules quelque adoucissement à la douleur de la bouche, qui était toujours ce dont le malade se plaignait le plus. Le visage et les extrémités étaient froids ; le pouls à peine sensible. Le deuxième jour, on fit encore une application de sangsues, mais sans plus de succès. La faiblesse alla en augmentant, ainsi que la dyspnée, et le malade succomba à quatre heures du matin, trente-huit heures environ après l'empoisonnement.

La membrane muqueuse de la bouche était transformée en une bouillie blanchâtre et diffluente ; elle manquait même complétement dans quelques points. La partie interne des joues, le pharynx et le larynx étaient bleuâtres, très gonflés et ramollis, et paraissaient revêtus d'une couche blanche. L'œsophage offrait le même aspect. La trachée, au contraire, semblait légèrement enflammée et remplie dans sa moitié supérieure d'une mousse sanguine. La membrane muqueuse de l'estomac était enflammée et même gangrenée dans quelques points. L'intestin grêle était remarquable par la rougeur de toutes ses membranes et par la présence d'une couche membraniforme d'un rouge foncé, due à une exsudation sanguine. Il n'existait point de perforation. (LOWENHARDT, *Medizinische Zeitung von Preussen*, 1839, numéro 7.)

OBSERVATION 14°.—Une femme de trente-deux ans, mère de deux enfants, était affectée d'une maladie syphilitique pour laquelle on la traitait par la méthode de Dzondi (30 centigrammes de sublimé pour 120 pilules et un gargarisme contenant 25 centigrammes de sublimé et 1 gramme de laudanum). Le médecin fut appelé en toute hâte près de la malade. Il la trouva pâle et les traits bouleversés. La face et les mains étaient froides, la langue blanche et sèche, le ventre distendu et douloureux, la soif intense. Il y avait des vomissements et des selles répétés; le pouls était fréquent et presque tremblant. La malade dit avoir pris dans un temps très court deux doses des médicaments indiqués (pilules et gargarismes), équivalant à 1 gramme 20 centigrammes de sublimé.

Le médecin prescrivit des sangsues, de l'albumine, etc., mais sans résultat. La malade succomba le lendemain au milieu d'inexprimables douleurs.

L'autopsie ne fut pas faite (LOWENHARDT, *Medizinische Zeitung von Preussen*, 1839, numéro 7.)

OBSERVATION 15°. — Un négociant de Nantes vint à Paris pour se faire traiter d'une tumeur à la partie moyenne et postérieure de la jambe gauche, du volume de deux poings, adhérente aux muscles, et dont le caractère était carcinomateux.

Un particulier promit la guérison de ce mal par l'application d'un caustique : le remède fut appliqué, il fit une escarre. Déjà le malade se disait soulagé; il sentait sa jambe plus légère, et croyait la remuer avec plus de facilité qu'auparavant. L'empirique emporta une partie de l'escarre au premier pansement, avec des chairs fongueuses qui s'étaient élevées en forme de champignons sur le pourtour de la partie cautérisée, et il saupoudra toute la surface découverte avec du sublimé corrosif. La végétation si prompte des chairs me fit mal augurer de l'état des choses, et mes idées, contraires à l'opinion des autres, ne furent malheureusement que trop justifiées dès le lendemain matin; car le domestique qui vint au lit de son maître, pour lui faire prendre un bouillon, le trouva mort (Pibrac.)

OBSERVATION 16°.—Une jeune demoiselle, âgée de huit ans, avait deux loupes, l'une à la nuque et l'autre à la partie supérieure de l'occipital. On en fit l'ouverture par l'application de l'esprit de nitre. Après l'évacuation de l'humeur qu'elles contenaient, et qui ressemblait à du suif, on se servit du sublimé corrosif pour consumer le fond du kyste. On en réitéra l'usage, et la jeune malade éprouva un sort plus cruel encore que le sujet de l'observation précédente : elle mourut le cinquième jour dans les mouvements convulsifs les plus terribles (Pibrac.)

Observation 17e. — Une femme forte et robuste, âgée de quarante-neuf ans, d'un bon tempérament, ayant un cancer ulcéré au sein, fut confiée à un empirique qui la mit à l'usage de sa poudre blanche, appliquée extérieurement : c'était du sublimé corrosif. La malade souffrit après l'application ; les douleurs augmentèrent considérablement, et au bout de quatre heures elles étaient intolérables. Il se manifesta à la fois une foule d'accidents : l'oppression, les nausées, le vomissement qui fut porté jusqu'au sang et les mouvements convulsifs les plus violents ; enfin elle souffrit dans toutes les parties de son corps une torture affreuse, dont elle ne fut délivrée que le lendemain matin par la mort la plus horrible (Pibrac) (1).

Observation 18e. — Le 22 mai 1815, sur les cinq heures du soir, je plongeai mes mains à plusieurs reprises dans une dissolution très concentrée de sublimé corrosif pour en retirer des pièces d'anatomie ; j'oubliai de laver mes mains et je me livrai à d'autres occupations. Je me couchai sur les onze heures, n'éprouvant aucune incommodité. Vers une heure du matin, je fus réveillé par des douleurs très vives que je ressentais à l'épigastre ; ces douleurs s'accrurent très rapidement et devinrent déchirantes. La flexion du tronc les soulageait un peu. Elles se faisaient sentir spécialement dans la région de l'estomac et semblaient de là s'étendre à tout le diaphragme ; le ventre était un peu déprimé et la pression douloureuse dans la région épigastrique. J'éprouvais un sentiment de constriction dans toute la poitrine. Ma respiration était costale, gênée, inégale ; mon pouls petit, concentré, irrégulier ; ma bouche sèche, et j'éprouvais une soif assez vive ; une sueur abondante me couvrait le front, les tempes, la poitrine et les mains, et je ressentais dans ces parties un froid très incommode. Il y avait à peu près une demi-heure que j'étais dans cet état, lorsque plusieurs éructations se déclarèrent. Des nausées survinrent ; mais je fis d'inutiles efforts pour vomir : alors seulement je soupçonnai le sublimé d'être la cause de tous ces accidents. Je portai mes doigts à ma bouche, et je m'aperçus à leur âcreté que j'avais oublié de me laver les mains, ce que je m'empressai de faire sur-le-champ ; je bus en grande abondance de l'eau sucrée, et je parvins à vomir sur les deux heures, c'est-à-dire une heure après mon réveil. Les vomissements furent d'abord très violents et se succédèrent avec beaucoup de rapidité. La matière des vomissements était glaireuse, épaisse, et avait une saveur métallique extrêmement âcre, qui me causait une constriction pénible à la gorge. La région épigastrique était très sensible au toucher, et la moindre pression m'occasionnait les plus vives douleurs. Les vomissements s'arrêtèrent vers les quatre heures et demie du matin. Je ressentis alors quelques coliques dans la région ombilicale, et j'eus trois selles très fluides et accompagnées de ténesme ; je m'endormis sur les cinq heures du matin et je me réveillai sur les huit heures avec la bouche sèche et la peau couverte de sueur ; mais je n'éprouvais plus le sentiment de froid

(1) *Mémoires de l'Académie de Chirurgie*, tom. IV, p. 154 et suivantes.

au front, à l'estomac et aux mains : les envies de vomir avaient disparu ;
mais la région épigastrique était restée très douloureuse. Je ne pris dans
la journée que six bouillons et trois crèmes de riz ; le lendemain, je pus
vaquer à mes occupations : cependant je conservai encore pendant
huit jours un sentiment de gêne dans la région épigastrique. (J. CLO-
QUET.)

OBSERVATION 19°. — Plenck parle d'une dame qui périt misérablement
pour avoir appliqué sur son corps un emplâtre où entrait du sublimé
corrosif. Les symptômes qui précédèrent la mort furent de grandes douleurs, des convulsions, l'enflure de la gorge et la salivation.

OBSERVATION 20°. — La tête d'une petite fille, qu'on avait graissée avec
une pommade dans laquelle il y avait du sublimé corrosif pour tuer les
poux, devint tellement enflée, qu'on craignait pour sa vie. Elle fut se-
courue par une lotion faite avec la lessive des cendres ; les cheveux lui
tombèrent, et elle guérit (1).

OBSERVATION 21°. — Un empirique appliqua du sublimé corrosif sur
une petite dureté qu'une dame avait à la cuisse ; le poison produisit une
escarre très épaisse, des douleurs violentes et une tumeur inflammatoire
du volume du poing, outre des angoisses, des faiblesses et des convulsions effrayantes. Ces symptômes furent suivis d'une salivation immo-
dérée. La complication de tous ces accidents emporta la malade en
quinze jours (2).

OBSERVATION 22°. — M***, tourmenté par des morpions, fit usage
pour s'en débarrasser d'une pommade faite avec du calomel et du cérat
ordinaire. Ce moyen lui réussit parfaitement bien ; mais au bout de
quelque temps, ses hôtes incommodes reparurent plus nombreux
qu'auparavant. Forcé lui fut de recourir de nouveau au moyen qui lui
avait déjà réussi ; mais au lieu de calomel, on lui remit par erreur du sublimé corrosif. Il mêla 25 centigrammes de ce sel réduit en poudre très
fine avec un peu de beurre salé, et fit avec ce mélange des frictions sur
toute la partie inférieure de l'abdomen, sur la verge, le gland excepté,
sur le scrotum et sur le périnée. Au bout de deux heures environ, il ressentit dans toutes ces parties de violentes douleurs ; la peau s'enflamma
très fortement, et il se forma dans plusieurs points de petites vésicules
remplies de sérosité ; des applications d'eau froide et de farine apai-
sèrent les douleurs, et le lendemain il ne restait plus qu'un sentiment
de fourmillement. L'épiderme de toutes les parties enflammées se détacha
en larges plaques, et il n'éprouva pas d'autre accident ; mais sept jours
après avoir fait les frictions, en frottant un anneau d'or qu'il portait à
l'un des doigts avec un doigt de l'autre main, il fut tout étonné de le
voir blanchir, et, en continuant le frottement, l'anneau devint bientôt

(1) PLENCK, *Toxicologia Mercurius sublimatus corrosivus*, p. 263. *Viennæ*,
1785.

(2) DEGNERI *Historia medica, de Dysenteria biliosa contagiosa*, p. 250, année
1738.

tout blanc comme s'il eût été argenté. Il fit part de ce fait à un médecin de ses amis qui répéta l'expérience avec trois pièces d'or, qui en peu de temps furent couvertes d'une couche de mercure. Le lendemain matin, la même chose eut lieu en frottant un petit lorgnon et plusieurs objets d'or sur la face interne du bras ; on examina la bouche avec beaucoup d'attention, et on ne put y découvrir la moindre trace de ptyalisme, de rougeur ou d'engorgement ; la santé était excellente ; M*** ne s'était pas exposé au froid, et son régime avait été des plus simples et des plus modérés. Des faits de ce genre sont assez nombreux. On a observé des phénomènes semblables chez des personnes qui avaient fait usage de mercure à l'intérieur et à l'extérieur ; mais ce qui paraît incompréhensible, c'est la petite quantité de sel mercuriel qu'il a fallu pour amener ce résultat. (*The London medical and physical journal*, mai 1831.)

OBSERVATION 23ᵉ. — Un ouvrier, âgé de vingt-quatre ans, fut pris, à la suite d'une affection vénérienne mal soignée, de douleurs à la gorge ; la déglutition devint gênée ; la voix rauque, faible, finit par s'éteindre tout-à-fait. Le voile du palais et la luette étaient ulcérés, et les amygdales gonflées. On lui fit respirer *des fumigations* de bi-chlorure de mercure à l'aide de l'appareil de M. Richard. Après les premières fumigations, il ressentit quelques picotements au larynx et un sentiment de sécheresse à la gorge. Il les continua néanmoins. Ce fut quarante-huit heures après la première fumigation que survinrent la dyspnée et tous les accidents qui signalèrent l'existence de l'œdème de la glotte. (Voy. *Archives générales de médecine*, tome 27, page 545.)

Symptômes de l'empoisonnement par le sublimé corrosif.

Les symptômes produits par une forte dose de sublimé corrosif peuvent être réduits aux suivants : saveur âcre, styptique, métallique, insupportable ; sentiment de resserrement et de chaleur brûlante à la gorge qui ne tarde pas à être le siége d'une inflammation vive qui peut être suivie de la mort, alors même que le sublimé n'est pas arrivé jusqu'à l'estomac (voy. obs. 8ᵉ, p. 520) ; anxiété, douleurs *déchirantes* dans la bouche, le pharynx, l'œsophage, et surtout dans l'estomac et les intestins ; nausées, vomissements de matières filantes diversement colorées, mais souvent mêlées de stries de sang ou d'une assez grande quantité de ce fluide ; diarrhée, quelquefois dysenterie : ces évacuations par haut et par bas sont en général plus fréquentes que dans les autres empoisonnements par les préparations métalliques. A cette première période en succède une autre pendant laquelle les mêmes symptômes persistent ; tandis que les malades sont plongés dans un grand abattement ; les battements du cœur sont profonds et lents, et tendent de plus en plus à s'affaiblir ; le pouls est petit, filiforme, serré et fréquent ; la respiration est singulièrement ralentie, la peau est froide

et couverte de sueur, et les membres dans un grand état de relâchement. Bientôt après l'abattement devient extrême ; il survient des syncopes, une insensibilité générale, qui commence presque toujours par
les pieds, et qui est telle que l'on peut pincer la peau des membres sans
que les malades s'en aperçoivent ; quelquefois il se manifeste des convulsions ; le corps continue à être couvert d'une sueur glaciale, et la
mort ne tarde pas à arriver. Dans la plupart des cas, la sécrétion urinaire est diminuée et quelquefois même supprimée pendant plusieurs
jours et jusqu'au moment de la mort. Il est des cas cependant, suivant la dose de sublimé ingéré et l'état de dilution dans lequel il a été
pris, où les malades urinent, surtout lorsqu'on leur administre d'a-
bondantes boissons aqueuses. On a vu également une érection douloureuse du pénis. En général, les facultés intellectuelles conservent
leur intégrité jusqu'au dernier moment.

L'usage imprudent et continué d'une petite dose de sublimé corrosif
pris à l'intérieur ou appliqué à l'extérieur (2 ou 3 centigrammes, par
exemple) produit des coliques, des vomissements ; les glandes salivaires s'enflamment et deviennent très douloureuses ; la salive, sécrétée
en plus grande quantité, est âcre, corrosive et d'une odeur infecte ;
la langue et les gencives se tuméfient et offrent des ulcères rongeants
très douloureux ; les dents commencent à noircir, à vaciller ; elles
tombent, et leur chute est souvent suivie de celle des os palatins ou
maxillaires ; l'haleine est fétide ; la face et toute la tête deviennent
enflées, ce qui rend la déglutition et la respiration difficiles ; la voix
s'éteint ou devient semblable à un mugissement. La cardialgie, la
dyspepsie, la diarrhée, la dysenterie, diverses inflammations, la
dyspnée, l'hémoptysie, la toux, une bronchite chronique, la phthisie
pulmonaire, des douleurs très violentes dans les muscles, dans les
tendons ou dans les articulations, des tremblements des membres, la
paralysie, le tétanos, la fièvre lente, le marasme et la mort, peuvent
être la suite du mauvais emploi de ce corps. Je suis loin de prétendre
que ces symptômes se manifestent tous chez un même individu, car
on peut n'en observer qu'un certain nombre à des époques différentes
de l'empoisonnement.

Lésions de tissu produites par le sublimé corrosif.

Le sublimé corrosif détermine une inflammation plus ou moins
intense des parties qu'il a touchées ; lorsqu'il a été introduit dans
l'estomac, on découvre une rougeur plus ou moins foncée de la luette,
des piliers du voile du palais, de l'épiglotte ; les cartilages du larynx,
la trachée, et jusqu'aux dernières ramifications des bronches, sont

injectés ou enflammés ; ordinairement l'œsophage est blanchâtre, quelquefois cependant il est profondément altéré par quelques particules de sublimé solide qui l'ont touché pendant un certain temps ; l'estomac plus ou moins contracté est fortement enflammé dans son intérieur, d'un rouge brique, avec des ecchymoses çà et là, notamment sur les replis de la membrane muqueuse et avec des érosions plus ou moins multipliées ; tous les vaisseaux sont fortement injectés et paraissent noirs. Il arrive quelquefois que, dans cet empoisonnement, les tissus sur lesquels le sublimé corrosif a été appliqué sont d'une couleur grise blanchâtre, *même du vivant de l'individu* ; en général, les intestins sont peu altérés, si ce n'est le rectum, qui est ordinairement enflammé. On voit des ecchymoses nombreuses, noirâtres, dans les épiploons. Le cœur peut également être le siège d'une lésion remarquable ; ses cavités offrent une ou plusieurs taches rougeâtres ou noirâtres (voy. expérience 16e, p. 510). Le cerveau a quelquefois été trouvé gorgé de sang.

Les diverses altérations de tissu qui résultent de l'action des poisons sont-elles assez bien connues, ou présentent-elles des caractères assez tranchés pour qu'on puisse reconnaître à leur inspection la substance vénéneuse qui les a produites ?

Sallin, dans son Mémoire sur la recherche des traces d'empoisonnement sur le corps de Lamotte fils, soixante-sept jours après avoir été déposé dans la terre, se prononce pour l'affirmative, et dit que cet individu a été empoisonné par le sublimé corrosif. Il compare les lésions qu'auraient dû produire l'arsenic, les renoncules, la mandragore, l'opium, la belladone, la ciguë, les acides minéraux, etc., avec celles qu'offre le cadavre qui fait le sujet de ses investigations ; et ne pouvant attribuer ces lésions à aucun des poisons énumérés, il arrive ainsi, par voie d'exclusion, à conclure que c'est le sublimé corrosif qui a été employé. « Ce sel, dit-il, ne produit jamais la perforation » du tube digestif, et il ne porte jamais son action sur la bouche ni sur » l'œsophage ; il détruit, brûle et détache la membrane muqueuse de » l'estomac sans altérer la musculaire ; il étend ses traces jusqu'auprès » du cœcum, et il n'existe aucune éruption à la peau (1). »

(1) Nous n'avons observé à l'extérieur du cadavre de Lamotte, dit Sallin, ni plaies, ni fractures, ni contusions, seulement un commencement de putréfaction de l'épiderme, du corps papillaire et muqueux de la face, du cou, et du haut de la poitrine et des épaules. Après avoir fait l'ouverture, nous avons trouvé l'estomac excessivement distendu ; à l'extérieur, ses membranes enflammées légèrement et par place, mais décidément vers le pylore et le duodénum ; les intestins grêles très distendus, les gros intestins dans leur état naturel.

» Après avoir enlevé l'estomac, nous avons trouvé la rate gorgée de sang, et

L'assertion de Sallin n'est pas admissible. Des expériences faites sur les animaux et une foule d'observations d'empoisonnement recueillies avec soin prouvent d'une manière incontestable : 1° que l'inflammation générale du canal digestif peut être produite par tous les poisons irritants ; 2° qu'il existe un bon nombre de substances vénéneuses de cette classe qui ne déterminent jamais la perforation de ce canal ; 3° que la membrane muqueuse de l'estomac peut être détachée par plusieurs de ces poisons ; 4° que le sublimé corrosif n'est pas le seul poison corrosif qui n'excite aucune éruption à la peau ; 5° enfin que les plaques gangréneuses des téguments peuvent également appartenir à tous les poisons qui agissent avec une très grande activité.

Conclusions. — 1° Le bichlorure de mercure est un des poisons irritants les plus énergiques du règne inorganique.

2° Il détermine la mort en très peu de temps, soit qu'on l'injecte dans les veines, soit qu'on l'introduise dans l'estomac, ou qu'on l'applique sur le tissu cellulaire du cou ou de la partie interne de la cuisse. Il est moins actif lorsqu'on le met en contact avec le tissu cellulaire du dos.

3° D'après le docteur Gaspard, il paraît agir spécialement sur les poumons, lorsqu'il est injecté dans les veines, tout en exerçant également une action sur les glandes salivaires et sur la membrane mu-

près du double de son volume ordinaire ; le foie aussi très volumineux, gorgé de sang, son parenchyme ayant sa couleur et sa consistance naturelles ; les membranes seulement qui recouvrent la partie convexe et la portion du diaphragme qui les revêt, gangrenées et sans adhérence ; les poumons gorgés de sang, la base du lobe inférieur du poumon droit enflammée, adhérente et gangrenée par parties ; le cœur flétri, ridé et vide de sang ; l'œsophage légèrement phlogosé à la face interne de sa partie inférieure.

»L'estomac ouvert nous y avons trouvé quelques cuillerées d'une matière brune-rougeâtre, de la consistance d'une bouillie très claire ; sa membrane veloutée noire par ondes, brûlée, détruite et dissoute, s'enlevant avec le doigt comme une mucosité qui aurait été appliquée sur sa membrane nerveuse, qui, à raison de sa blancheur, nous parut saine pour la plus grande partie ; les membranes du petit cul-de-sac étaient fort enflammées et tachetées de gangrène, et le pylore rétréci.

»Nous ouvrîmes le duodénum et environ deux pieds du jéjunum ; nous remarquâmes leur membrane veloutée moins dissoute et détruite que celle de l'estomac, et enduite de cette même substance brune-rougeâtre contenue dans le ventricule, mais plus gluante et tenace. De distance en distance nous fîmes des sections aux intestins *jéjunum* et *iléum* ; nous y avons observé les mêmes phénomènes, mais avec moins d'intensité, et ce, en raison de leur éloignement de l'estomac. Le gros intestin, depuis le *cæcum*, était plein et enduit de matières fécales, glaireuses et jaunâtres. Le mésentère, les reins, la capsule de Glisson, ont été trouvés à peu près dans leur état naturel. » (*Recueil périodique de la Société de Médecine*, tom. VII, p. 33 et suiv.; ou *ancien Journal de Médecine*, tom. LIII, p. 15.

queuse des intestins. (*Journal de Physiologie expérimentale*, t. 1ᵉʳ, 1821.) M. Smith avait pensé, au contraire, qu'il déterminait la mort èn agissant sur le cœur sans qu'il y eût aucune lésion primitive du système nerveux et du cerveau. (*Dissertation sur l'action et l'usage des caustiques*. Paris, 1815.)

4° Appliqué sur le tissu cellulaire sous-cutané ou introduit dans le canal digestif, il est absorbé, transporté dans le torrent de la circulation, et il exerce son action délétère sur le cœur et sur le canal digestif(1). La lésion du premier de ces organes paraît prouvée par l'inflammation dont il est souvent le siége et par le trouble de la circulation pendant la vie. (Voyez les expériences rapportées aux pages 507 et 509.) L'action de ce poison sur le canal digestif, et en particulier sur la portion de la membrane muqueuse voisine du pylore et sur le rectum, est mise hors de doute par l'inflammation qu'il y détermine (2).

(1) Je ne partage en aucune manière l'opinion de Deborne, qui pense que l'application extérieure du sublimé corrosif n'est pas aussi dangereuse qu'on l'a annoncé. Il dit même que les observations consignées dans le Mémoire de Pibrac, et que j'ai citées, ne prouvent rien contre l'innocuité de ce corps; que les faits rapportés par cet auteur sont relatifs à des tumeurs cancéreuses qui ne doivent être excitées par aucune substance stimulante ou caustique; que ce n'est point le remède qu'il faut inculper en ce cas, mais celui qui l'a appliqué aussi témérairement. (*Exposition raisonnée des différentes méthodes d'administrer le mercure*, pár Deborne, p. 126, année 1775.) Je répondrai à ces remarques : 1° que la demoiselle qui fait le sujet de l'observation 16ᶜ (p. 524) n'était affectée d'aucune tumeur cancéreuse; elle n'avait que deux loupes, l'une à la nuque, l'autre à la partie supérieure de l'occiput; 2° que les chiens auxquels on fait une plaie un peu large, que l'on saupoudre avec du sublimé corrosif, meurent, après avoir éprouvé tous les symptômes de l'empoisonnement par le sublimé, notamment l'insensibilité générale dont j'ai parlé.

(2) *Absorption du sublimé corrosif*. Personne, que je sache, n'avait encore démontré que le sublimé corrosif fût *absorbé*. Christison n'a pas trouvé de mercure dans le sang ni dans les solides de deux lapins qu'il avait empoisonnés avec du sublimé corrosif. *Zeller* disait en avoir retiré du sang et de la bile; mais *Klaproth* et *Bergmann* cherchèrent en vain du mercure dans une portion du même sang et de la même bile qui leur avait été envoyée par *Zeller*. *Buchner* prétendait avoir trouvé du mercure dans la salive, dans l'urine et dans la bile d'animaux qu'il avait tués avec du sublimé. *Schubart* disait en avoir extrait du sang; mais *Rhades, Meissner* et *Schwergger* ont repris ensemble les recherches de ces auteurs, et ne sont pas parvenus à déceler la moindre trace de ce métal. *Rhodius Breger, Valvasor, Guidot, Vercelloni, Burghard, Didier, Haschhlter*, etc., prétendaient avoir extrait du mercure de l'urine des syphilitiques. *Fallope* affirme que chez des malades atteints de salivation, le mercure vient se fixer à la surface de l'or que l'on place dans leur bouche; d'un autre côté, M. *Colson* assure qu'ayant laissé en contact du sang provenant de trois individus dont deux avaient pris du sublimé corrosif à l'intérieur, et dont l'autre avait fait usage de frictions mercurielles, avec des lames de cuivre, ces lames s'étaient recouvertes de plaques blanches qu'*il dit* être

M. Brodie a conclu de ses expériences, 1° que le sublimé, dissous et introduit dans l'estomac, corrode la portion de membrane sur la-

formées par du mercure. Mais ces assertions ne s'accordent aucunement avec les faits observés depuis par M. Devergie. « Une femme de vingt-six ans, dit ce médecin, entre le 23 mars 1826 à l'hôpital des Vénériens ; le 9 août suivant on la saigne. Deux cent six pilules d'onguent mercuriel, contenant chacune 5 centigrammes de mercure métallique, avaient été prises depuis l'entrée de la malade. Le sang est reçu sur une tige de laiton de 6 millimètres de diamètre ; la même tige reste vingt-quatre heures dans le sang, et après ce temps écoulé, je ne trouve pas d'apparence mercurielle.

» Le même jour, la nommée R., agée de vingt et un ans, ayant pris soixante-dix pilules analogues aux précédentes, fut saignée pour des symptômes de congestion sanguine au cerveau. L'expérience, répétée comme dans le cas précédent, donne les mêmes résultats.

» Une pièce d'or décapée est laissée pendant vingt-quatre heures dans le sang de ces deux malades : elle ne change pas de couleur.

» Une pièce d'or plongée pendant vingt-quatre heures dans le sang d'un troisième malade qui avait pris cent dix pilules d'onguent mercuriel, ne nous a fourni aucune trace de mercure. De pareils essais ont été plusieurs fois répétés depuis, et toujours sans succès.

» Un malade étant affecté d'une salivation mercurielle abondante avec tuméfaction des gencives et des joues, je lui fais garder dans la bouche une pièce de vingt francs depuis sept heures du matin jusqu'à sept heures du soir ; les infirmiers surveillent le malade. A cette époque la pièce de monnaie fut placée jusqu'au lendemain matin dans la salive rendue pendant la journée : elle n'avait pas changé de couleur. Ainsi se trouve détruit le reproche adressé à Cullerier oncle, alors qu'il niait la coloration en blanc de l'or par la salive des syphilitiques.

» Le sang que nous avons exploré par le cuivre (après l'avoir traité par le chlore), dans les exemples que nous venons de rappeler, ne contenait pas un atome de mercure ; il en était de même de la salive et de dix litres d'urine du matin recueillie dans une salle d'hommes en traitement par les frictions mercurielles.» (*Méd. légale*, t. III, p. 387.)

On verra ce que je dirai du travail de M. Cantu, à la page 572.

Quelle foi ajouterons-nous à tant d'assertions vaguement énoncées par *Galius, Fallope, Fernel, Pétronius,* qui disent avoir trouvé le mercure dans les os ; par *Zwinger, Schenkius, Bonnet,* etc., qui prétendent avoir vu ce métal dans l'arachnoïde et dans les ventricules du cerveau ; par *Fontanus, Rhodius, Moulin, Honorius, Vieussens, Mead,* etc., qui assurent en avoir trouvé tantôt dans les capsules synoviales, tantôt dans la cavité des plèvres, dans les humeurs de l'œil ou dans le tissu cellulaire du périnée ? Le professeur Pickel de Wurtzbourg, au rapport de M. Haindorff, aurait retiré du mercure métallique en distillant le cerveau d'un individu qui avait pris pendant long-temps une préparation mercurielle. M. Duméril, après avoir ouvert ou fait ouvrir sous ses yeux environ deux mille cadavres, a observé huit ou dix fois des globules mercuriels dans diverses parties du corps. Ces divers faits ne pourraient servir à établir l'absorption des préparations mercurielles, qu'autant qu'il serait bien démontré 1° que les cadavres qui ont été l'objet des observations n'auraient pas été injectés avec du mercure, dans le but d'étudier ou de préparer les vaisseaux lymphatiques ; 2° que lors de leur inhumation ils n'ont pas été

quelle il séjourne ; 2° que le cerveau et le cœur sont affectés consécu-
tivement, ce qui explique les convulsions, l'insensibilité, l'état du
pouls, et la cessation subite des mouvements du dernier de ces vis-

soumis à l'action de quelque préparation mercurielle employée dans le dessein de les conserver : or des documents précis manquent à cet égard, en sorte
que sans nier que ces faits soient de nature à fournir la preuve de l'absorption des composés mercuriels, je pense qu'il y a lieu de se tenir sur ses gardes, et de ne pas accepter légèrement toutes les conséquences que l'on a voulu
tirer de la présence du mercure dans les diverses parties mentionnées.

Suivant moi, les exemples d'exhalation du mercure par la peau, dans certains cas où des individus faisaient usage de préparations mercurielles ou bien
tenaient une partie de leur corps plongée dans un bain de mercure, ne prouvent pas davantage, *d'une manière irrévocable*, l'absorption des composés mercuriels, parce qu'il s'en faut de beaucoup qu'ils soient tous authentiques; que
plusieurs d'entre eux sont évidemment fabuleux; que ceux qui ont été décrits
par des observateurs éclairés et dignes de foi n'ont pas pu être constamment
reproduits, et enfin parce que de nos jours on est à peu près certain de ne
pouvoir pas les constater quand on répète les expériences. Citons quelques
uns des exemples mis en avant : 1° *Walter Pope* parle d'un homme qui
depuis plus de six mois n'avait pas travaillé aux mines de mercure, et qui
blanchissait à l'instant même une pièce de cuivre lorsqu'il la frottait entre
les doigts. Cet homme, dont le corps aurait été imprégné de mercure, n'é-
prouvait pourtant, ce qui est inconcevable, qu'une paralysie incomplète, un
affaiblissement dans les mouvements, une sorte d'atonie du système nerveux.

2° M. *Colson* rapporte (Voyez *Archives générales de médecine*, septembre
1826) que M. Duméril ayant plongé une des mains de trois individus *pendant
quelques instants* dans un bain de mercure, vit blanchir, *chez l'un d'eux seulement*, la boîte d'une montre en or qui était tenue dans l'autre main. L'amalgame se forma si rapidement, dit M. Colson, qu'il n'est guère possible de
concevoir que le mercure ait d'abord été absorbé et ensuite exhalé par la
peau.

3° *Schelarius* raconte, ce qui est vraiment incroyable, qu'un ducat placé
dans la bouche d'un homme qui avait le gros orteil dans le mercure, ne tardait pas à blanchir. (*Ephemerid. Nat. Curios.*, an. 1684 ; dec. 2, obs. 159).

4° On lit dans les *Maladies des Artisans*, de Ramazzini, ouvrage traduit par
Fourcroy, pag. 42, un fait rapporté par ce dernier dans lequel il s'agit d'un doreur sur métaux dont les jambes et les cuisses étaient le siège de phlyctènes
qui s'ouvrirent et donnèrent beaucoup de sérosité que l'on recueillit dans des
vases au fond desquels il existait une infinité de globules mercuriels. On
n'indique pas quelle était la proportion de sérosité recueillie, ni quel était le
volume et le nombre des phlyctènes ; cette omission est d'autant plus fâcheuse
qu'on ne conçoit pas facilement la possibilité de se procurer par ce moyen une
quantité un tant soit peu notable de sérosité.

5° On a souvent annoncé que les bijoux en or de certaines personnes qui
subissaient un traitement mercuriel étaient blanchis. Or, ce fait est en opposition avec ce que l'on voit tous les jours, alors même que l'on examine
dans les grands hôpitaux des centaines de femmes dont les bijoux conservent leur couleur jaune, pendant l'action prolongée de la médication mercurielle à laquelle elles sont soumises.

cères ; 3° que les poumons ne sont aucunement intéressés, puisque le sang du côté gauche du cœur conserve sa couleur écarlate ; 4° que l'action sur le cœur a lieu sans l'intermède du système nerveux.

Le physiologiste anglais n'hésiste pas à considérer les lésions du cerveau et du cœur comme la cause immédiate de la mort, puisque l'inflammation de l'estomac ne peut pas la produire d'une manière aussi subite ; il lui paraît impossible, mais à tort, d'après l'état dans lequel se trouve la membrane muqueuse gastrique, d'admettre que le poison soit absorbé et porté dans le torrent de la circulation.

Traitement de l'empoisonnement par le sublimé corrosif.

Existe-t-il un contre-poison du sublimé corrosif?

Navier, dans son ouvrage sur les contre-poisons (1), se prononce pour l'affirmative, et il indique plusieurs substances qu'il regarde comme les contre-poisons de ce corps : par exemple, les alcalis salins et terreux, les sulfures de potassium et de calcium, les teintures martiales alcalines, et les eaux de Spa. J'ai entrepris une série d'expériences dans le dessein de constater l'utilité de tous ces réactifs considérés comme contre-poisons, et j'ai obtenu des résultats qui détruisent l'assertion de Navier. Cette différence tient à la manière dont chacun de nous a envisagé cet objet. Le médecin de Châlons tire ses conclusions de faits purement chimiques ; les miennes découlent d'une multitude d'expériences faites sur les animaux vivants.

Alcalis salins et terreux. — EXPÉRIENCE 1re. — Vingt centigrammes de sublimé corrosif dissous dans 30 grammes d'eau distillée ont été précipités par un excès de potasse carbonatée du commerce.

L'oxyde jaune déposé a été parfaitement lavé et débarrassé du chlorure de potassium ; on l'a administré dans une petite quantité d'eau à un chien de moyenne taille. Deux minutes après, vomissements de matière épaisse, jaunâtre, dans laquelle on apercevait une portion de l'oxyde ; nul air de souffrance. Dix minutes après, abattement extrême, immobilité ; nouveaux vomissements d'une matière blanche, écumeuse, mêlée de salive concrète et rendue avec effort ; continuation de ces vomissements pendant une heure, insensibilité générale. Dix-huit heures après, mort précédée d'un tremblement des muscles volontaires.

L'estomac ne contenait qu'une partie de l'oxyde administré, et une très petite quantité de liquide. La membrane muqueuse était enflammée dans toute son étendue, sans présenter des points gangréneux ; les intestins et les autres organes étaient sains.

_____

(1) *Contre-poisons de l'arsenic, du sublimé corrosif, etc.,* tom. 1, p. 188, ann. 1777.

EXPÉRIENCE II*. — On a donné à un autre chien une égale quantité de sublimé mêlé avec de la potasse, et les résultats ont été les mêmes.

EXPÉRIENCE III*. — La soude et la chaux se sont comportées comme le sel de tartre. Il faut donc conclure que les alcalis ne sauraient être des contre-poisons du sublimé, puisque l'oxyde jaune de mercure, à très petite dose, agit comme poison, lors même que les animaux en ont vomi une partie.

Navier, lui-même, ne semblait pas attacher beaucoup d'importance à ces réactifs, car il dit en parlant de l'oxyde de mercure : « Or, ce » précipité n'est pas entièrement exempt de corrosion. Ainsi le moyen » de corriger l'action vénéneuse du sublimé par les alcalis salins étant » insuffisant, il est prudent d'en employer de plus efficaces, s'il est » possible (1). »

Sulfures alcalins. — Le sublimé corrosif, dit Navier, sera entièrement décomposé par ces sulfures, et transformé en sulfure noir de mercure insoluble.

EXPÉRIENCE IV*. — On a donné un gramme 20 centigrammes de sulfure de mercure noir, sec et réduit en poudre fine, à un chien de taille moyenne : il est mort vingt heures après, sans avoir éprouvé d'autres symptômes que des douleurs vives dans l'abdomen et des mouvements convulsifs. Ces symptômes ne se sont manifestés que seize heures après avoir pris le poison. L'estomac contenait quelques aliments et un peu de sulfure de mercure ; la membrane muqueuse qui fait partie de ce viscère était généralement enflammée.

EXPÉRIENCE V*. — Soixante-quinze centigrammes de sublimé corrosif ont été décomposés par du foie de soufre. Le sulfure noir résultant a été parfaitement lavé et administré dans 30 grammes d'eau à un petit chien. Cinq minutes après, agitation, grandes souffrances, mouvements convulsifs. Au bout d'une heure, l'animal n'avait point vomi ; il était calme et n'avait plus de mouvements convulsifs ; il est mort deux heures après l'ingestion du poison. Estomac presque vide ; membrane interne tapissée de sulfure noir, fortement enflammée et d'une couleur brunâtre ; mucosités dans les bronches. Cette expérience a été répétée avec 20 centigrammes de sublimé dissous et 2 grammes de sulfure de potassium : les résultats ont été les mêmes.

EXPÉRIENCE VI*. — Quinze centigrammes de sublimé dissous dans 30 grammes d'eau ont été donnés à un petit chien. Immédiatement après on lui a fait prendre 1 gramme 60 centigrammes de sulfure de potassium dissous dans trois verres d'eau : l'animal n'a pas tardé à éprouver les plus vives souffrances ; il a vomi des matières épaisses, d'une couleur noirâtre. Il est mort dix heures après. L'intérieur de l'estomac était fortement enflammé ; la portion de la membrane muqueuse voisine du cardia

(1) Ouvrage cité, t. 1er, p. 192.

et du pylore était gangrenée, l'œsophage peu enflammé, les intestins sains.

Ces expériences ont été faites sur d'autres chiens, en substituant du sulfure de calcium au sulfure de potassium, et les résultats ont été les mêmes. Donc ces réactifs ne peuvent pas être des contre-poisons du sublimé.

Teinture martiale alcaline (1). — EXPÉRIENCE VII°. — J'en ai donné 8 grammes étendus dans 90 grammes d'eau à un chien qui venait de prendre 20 centigrammes de sublimé corrosif dissous. L'animal est mort six heures après.

Il résulte de ces expériences que les réactifs conseillés par Navier ne sont d'aucune utilité dans le cas d'empoisonnement par le sublimé corrosif liquide. Ils doivent être nécessairement plus inutiles encore si ce poison a été pris à l'état solide, car la force de cohésion oppose un grand obstacle à l'action chimique qui doit avoir lieu entre le poison et le contre-poison.

Acide sulfhydrique. — EXPÉRIENCE VIII°. — L'acide sulfhydrique gazeux ou liquide décompose le sublimé corrosif à la manière des sulfures : aussi tous les animaux auxquels je l'ai administré ont péri au bout d'un temps plus ou moins long. On doit donc le rejeter, quoique recommandé par des savants distingués.

Sucre. — Marcelin Duval rapporte qu'après avoir donné à un chien un morceau de lard qui recélait 1 gramme 30 centigrammes de sublimé corrosif, cet animal éprouva des accidents qu'il parvint à apaiser en lui administrant une grande quantité d'eau sucrée (2). J'ai voulu déterminer si cet effet était dû au sucre ou bien au véhicule avec lequel il était uni.

EXPÉRIENCE IX°. — Cinquante centigrammes de sublimé dissous dans 60 grammes d'eau distillée ont été donnés à un chien de moyenne taille. On lui a fait manger sur-le-champ 90 grammes de sucre blanc pulvérisé ; deux minutes après il a vomi une très grande quantité de matières alimentaires ; il a éprouvé des douleurs très vives ; il s'est beaucoup agité, et il a expiré au bout de deux heures. L'estomac était enflammé.

EXPÉRIENCE X°. — On a donné à un lapin 30 grammes de sucre pulvérisé ; immédiatement après on lui a fait prendre 10 centigrammes de sublimé dissous dans 30 grammes d'eau ; on lui a de nouveau donné 30 grammes de sucre : il est mort au bout de quatorze minutes. Ces faits prouvent évidemment que le sucre n'agit pas comme contre-poison du sublimé, et que les bons effets qu'on obtient de l'eau sucrée dépendent

---

(1) Cette teinture se prépare avec du borax, de l'eau, de la crème de tartre et du sulfate de fer. NAVIER, p. 106.

(2) Ouvrage cité, p. 38.

de l'énorme quantité de liquide qu'elle contient. C'est ce qui sera mis hors de doute par l'expérience suivante.

EXPÉRIENCE XIe. — On a fait boire à un chien environ 250 grammes d'eau; deux minutes après on lui a administré 50 centigrammes de sublimé dissous dans 180 grammes de ce même liquide. L'animal a beaucoup vomi. On a continué à lui donner de l'eau lors même qu'il ne vomissait plus : au bout de vingt-quatre heures il était parfaitement rétabli.

Quinquina. — M. Chansarel a annoncé qu'il avait fait prendre 50 centigrammes de sublimé corrosif à un chien, et que l'animal avait été guéri par une infusion de quinquina calissaya. L'auteur a conclu de ce fait que le quinquina était le contre-poison du sublimé (1).

EXPÉRIENCE XIIe. — L'œsophage d'un chien de moyenne taille a été détaché des parties environnantes et percé d'une petite ouverture par laquelle on a injecté dans son estomac 60 centigrammes de sublimé corrosif dissous dans 60 grammes d'eau. Une minute après on a introduit dans ce viscère 210 grammes d'une infusion chargée de quinquina calissaya, et on a lié l'œsophage au-dessous de l'ouverture pour empêcher le vomissement. L'animal n'a pas tardé à faire de grands efforts pour vomir; il s'est couché, et il est resté dans une immobilité complète; une heure après il a eu une selle presque liquide, et il est mort au bout de cinq heures.

L'inflammation de la membrane muqueuse de l'estomac était des plus intenses vers la portion cardiaque et dans tout le fond de ce viscère; elle était d'un rouge noir, extrêmement durcie et fortement adhérente au plan musculaire; celle qui revêt la portion pylorique était très rouge, mais beaucoup moins enflammée.

Il y avait dans ce viscère une portion du liquide injecté et une très grande quantité de mucosités gluantes.

EXPÉRIENCE XIIIe. — La même dose de sublimé a été injectée par le même procédé dans l'estomac d'un autre chien très fort; immédiatement après on lui a administré 240 grammes d'infusion très chargée de quinquina gris. L'animal est mort au bout de cinq heures, et on a trouvé, à peu de chose près, les mêmes altérations que celles dont je viens de parler.

Ces expériences prouvent que l'infusion de quinquina n'est d'aucune utilité comme contre-poison du sublimé.

Mercure. — On trouve dans une ancienne épigramme d'Ausonius qu'une femme donna à son mari du mercure métallique dans le dessein d'accroître l'énergie d'un certain poison qu'elle venait de lui faire

_____

(1) CHANSAREL, *Observations sur diverses substances vénéneuses*, p. 47. Bordeaux, 1807.

avaler. Loin de produire cet effet, le mercure rétablit entièrement la santé de l'individu empoisonné.

Le célèbre Goethe demande au professeur Doebereiner d'Iéna quel était le poison qui avait été pris. Ce savant pense que c'était le sublimé corrosif, puisque, de tous les poisons connus, c'est le seul dont l'action puisse être affaiblie par le mercure.

Il m'a semblé utile de tenter quelques expériences pour éclaircir ce fait.

Expérience XIVᵉ. — Quatre grammes de mercure métallique ont été donnés à un lapin ; immédiatement après on lui a fait prendre 15 centigrammes de sublimé dissous dans 60 grammes d'eau : il a éprouvé un tremblement général, et il est mort treize minutes après.

Expérience XVᵉ. — On a fait avaler 50 centigrammes de sublimé liquide à un chien très fort ; une minute après on lui a administré 4 grammes de mercure métallique et on l'a muselé. Il a beaucoup souffert, et il est mort au bout d'un quart d'heure. L'estomac n'offrait aucune trace d'inflammation ; il contenait environ 60 grammes de liquide, très peu de matière solide, et du mercure métallique terni par une légère couche de protochlorure de mercure. Le liquide contenait une partie du sublimé non décomposé.

On voit par cette expérience, 1° qu'une portion de sublimé corrosif a été décomposée par le mercure métallique qui l'a transformé en protochlorure ; 2° qu'une autre portion n'a pas été décomposée et a exercé son action vénéneuse ; 3° qu'il est impossible que la totalité du poison puisse être décomposée, parce que le métal très lourd occupe le fond de l'estomac et ne se trouve pas en contact avec le liquide, et parce qu'il cesse d'exercer son action dès qu'il est enveloppé par la première couche de protochlorure ; 4° enfin que le mercure ne doit pas être considéré comme le contre-poison du sublimé.

Limaille de fer et poudre d'or. — On lit dans le n° de mars 1842, du *Journal de Pharmacie*, que le docteur Buckler, à la suite d'expériences sur les animaux, a proposé comme contre-poison du sublimé corrosif, la *limaille de fer* et la *poudre d'or*, qui revivifient le mercure à l'état métallique et le précipitent à l'état d'amalgame. Pour que la réaction se fasse bien, les deux métaux doivent être enveloppés par un liquide ; pour cela, il faut que ceux-ci soient assez divisés pour rester pendant quelque temps en suspension dans les fluides de l'estomac. On peut se procurer facilement de l'or en poudre fine, mais il est plus difficile d'avoir de la poudre de fer impalpable. Le docteur Buckler propose de réduire de l'acier en limaille au moyen d'une lime très fine, et pour obvier à ce qui lui manque de finesse, il conseille de le tenir en suspension avec un peu de mucilage. Mais celui-ci épaissit les liquides, ce qui est déjà un inconvénient, et en outre, si le fer ne reste pas mêlé à l'or, il agit pour former du calomel qui se réduit plus difficilement que le sublimé. Le docteur Buckler fait mélanger l'or et le fer à parties égales. Il conseille d'administrer 2 grammes 20 centigrammes de chacun de ces métaux; si le malade les rejette, il en faut de suite administrer une autre dose pareille. M. Barry conseille de faire le mélange des deux métaux d'avance (en le conservant dans un peu d'eau de chaux pour préserver le fer de l'oxydation); on l'acidule légèrement et on l'administre. Suivant lui les particules de fer doivent être dans un état de division tel qu'elles puissent rester en suspension pendant une ou deux minutes dans le liquide.

M. John Barry rapporte que, pour constater la valeur du procédé, il fit dissoudre 50 centigrammes de sublimé corrosif dans 200 grammes d'eau tiède. Après avoir ajouté six gouttes d'acide sulfurique dilué à la mixture d'or et de fer, il le mélangea au poison et jeta le tout sur un filtre. Les premières gouttes qui passèrent, et cela une minute après que le mélange avait été fait, ne contenaient plus du tout de mercure.

EXPÉRIENCE XVIᵉ. — Les essais que j'ai tentés sont loin de justifier l'assertion du docteur Buckler. Les chiens auxquels j'ai administré d'abord 4 grammes du mélange d'or et d'acier réduit en poudre impalpable et suspendus dans 60 grammes d'eau légèrement acidulée, et qui ont pris immédiatement après 50 centigrammes de sublimé corrosif dissous dans 30 grammes d'eau distillée, sont *tous morts* au bout de quinze, dix-huit ou vingt heures, après avoir fait de violents efforts pour vomir et avoir horriblement souffert. L'œsophage de tous ces animaux avait été lié. A l'ouverture des cadavres on trouvait çà et là sur la membrane muqueuse de l'estomac et des intestins des particules d'*or* et de fer séparées les unes des autres; l'*inflammation* du premier de ces viscères était des plus graves; non seulement il était d'un rouge cerise dans toute son étendue, mais on voyait encore à l'intérieur de nombreuses ecchymoses et une extravasation sanguine abondante.

Ces faits suffisent et au-delà pour qu'on n'accorde aucune confiance au contre-poison proposé par le docteur Buckler.

EXPÉRIENCE XVIIᵉ. — *Bouillon.* — Le bouillon ne décompose pas le sublimé corrosif avec assez d'énergie pour qu'on puisse le considérer comme contre-poison : cependant les chiens auxquels j'ai donné 50 à 60 centigrammes de sublimé, et qui ont pris 150 à 180 grammes de bouillon, ont vécu plus long-temps que ceux qui avalaient le poison seul.

Albumine. — La facilité avec laquelle l'albumine se combine avec le sublimé corrosif, la nature du précipité qui résulte de cette décom-position (page 562), précipité qui me paraissait devoir être peu nuisible, enfin, le désir de trouver un contre-poison parmi les substances d'un emploi fréquent et à la portée de tout le monde, sont autant de considérations qui m'ont porté à examiner si le blanc d'œuf ne serait pas l'antidote de ce corps.

EXPÉRIENCE XVIII°. — Trois grammes 3 décigrammes du précipité obtenu au moyen de l'albumine dans une dissolution de sublimé corrosif ont été donnés en poudre à un chien de taille moyenne : il n'a éprouvé aucune souffrance. La même quantité de ce précipité parfaitement lavé et en gelée a été donnée à un lapin : il n'en est résulté aucune incommodité apparente. Une autre chien faible, et qui avait déjà avalé quelques jours auparavant une petite dose de sublimé, a pris 3 grammes 3 décigrammes de ce même précipité à l'état de gelée ; il a vomi deux fois des matières blanchâtres sans éprouver la moindre souffrance, et il a été parfaitement rétabli.

EXPÉRIENCE XIX°. — Cinq grammes de ce précipité en gelée, parfaitement lavé, ont été écrasés dans une dissolution d'albumine (6 blancs d'œuf délayés dans 500 grammes d'eau) ; au bout de trente-six heures, et après avoir agité plusieurs fois, on s'est assuré par les réactifs que le précipité était en partie dissous dans l'albumine ; l'autre portion était suspendue dans le liquide. On a introduit le mélange dans l'estomac d'un chien robuste et de moyenne taille qui n'avait rien avalé depuis vingt-quatre heures, et on a lié l'œsophage. Au bout de dix minutes, l'animal a fait des efforts pour vomir ; il a éprouvé des douleurs abdominales, et n'a pas tardé à rendre par l'anus des matières fécales mêlées d'une partie du mélange employé : ces symptômes se sont renouvelés plusieurs fois dans les quatre heures qui ont suivi l'empoisonnement, et ils n'ont cessé que pour faire place à un abattement, léger d'abord, qui a duré pendant vingt-huit heures, c'est-à-dire jusqu'au moment de la mort.

Ouverture du cadavre. — L'estomac, très contracté sur lui-même, contenait 30 grammes environ d'un liquide brunâtre, résultant sans doute de celui qui y avait été ingéré, et qui se trouvait coloré par la bile : ce même liquide, mêlé à des mucosités de la même couleur, remplissait une partie des intestins grêles. La membrane muqueuse de l'estomac présentait çà et là, dans le grand cul-de-sal, des taches ponctuées d'un violet assez foncé, qui étaient rapprochées dans quelques endroits ; on voyait la même altération dans le gros intestin. Les poumons étaient sains et crépitants. La membrane interne qui revêt les colonnes charnues du ventricule gauche du cœur était soulevée dans une grande étendue par de petits amas de sang qui formaient au-dessous d'elle des ecchymoses d'un rouge violet ; en incisant les parois de cet organe dans les points correspondants, on voyait que les épanchements sanguins avaient également lieu entre les fibres charnues les plus superficielles. Il est évident que dans cette expérience le mélange n'a agi comme poison que par la portion qui était dissoute dans l'albumine, car nous venons de voir (expérience 18ᵉ p. 540) que la partie qui n'était que suspendue n'exerce aucune action : toujours est-il que les effets de la portion active ont été beaucoup moins intenses que ceux d'une même dose de sublimé corrosif, puisque celle-ci aurait tué l'animal dans l'espace d'une ou de deux heures, et qu'elle aurait produit des désordres beaucoup plus graves dans le canal digestif.

Je dirai à cette occasion que l'on a singulièrement exagéré les inconvénients qui peuvent résulter de la dissolution du précipité *albuminoso-mercuriel* dans l'albumine; il semblerait à entendre certaines personnes que ce précipité se dissout dans l'albumine, aussi facilement que le sucre dans l'eau. Il n'en est rien : que l'on agite pendant quelque temps une *petite proportion* de ce précipité dans *beaucoup d'albumine* et l'on s'assurera qu'il faut une *grande quantité* de cette matière animale pour dissoudre *une petite proportion* de précipité.

EXPÉRIENCE XXᵉ. — On a délayé six blancs d'œufs dans 120 grammes d'eau; le liquide résultant a été filtré et mêlé avec 60 centigrammes de sublimé corrosif dissous dans 60 grammes d'eau : aussitôt l'action du sublimé sur le blanc d'œuf a eu lieu, et l'on s'est assuré que tout le poison avait été combiné avec l'albumine contenue dans les six blancs d'œuf. On a injecté le mélange dans l'estomac d'un chien de moyenne taille, et on a empêché le vomissement au moyen de la ligature de l'œsophage; l'animal a fait de grands efforts pour vomir, et il a paru incommodé; une heure après, il a eu une selle presque liquide. Au bout de vingt-quatre heures, il était abattu, triste; il avait une soif ardente, et le pouls donnait 120 pulsations par minute. On lui a détaché la ligature de l'œsophage, qui était beaucoup trop serrée; il a bu une très grande quantité d'eau. Le lendemain, il était à peu près dans le même état, et il est mort trois jours après l'injection.

L'estomac et le canal intestinal étaient parfaitement sains; ils ne présentaient aucune trace d'inflammation; l'œsophage était fortement enflammé, presque gangrené dans l'étendue de 2 centimètres, près de l'endroit où la ligature avait été faite; il était presque coupé là où le fil avait été appliqué.

EXPÉRIENCE XXIᵉ. — On a détaché et percé d'un trou l'œsophage d'un petit chien très faible; on a introduit dans son estomac 30 centigrammes de sublimé corrosif dissous dans 45 grammes d'eau distillée; immédiatement après, on lui a fait prendre 8 blancs d'œufs délayés dans un litre d'eau : il est mort au commencement du quatrième jour sans avoir poussé le moindre cri plaintif. Quelques heures avant d'expirer, il était abattu, se tenait couché sur le ventre, et paraissait souffrir un peu. L'estomac n'offrait aucune trace d'inflammation; la membrane interne présentait seulement quelques plaques roses, couleur naturelle à la membrane muqueuse de l'estomac de ces animaux, et que l'on remarque

chez ceux qui n'ont pas avalé de substance vénéneuse. Les intestins n'é-
taient le siége d'aucune altération. La plaie de l'œsophage était fétide,
noire et comme gangrenée.

EXPÉRIENCE XXII°. — On a introduit dans l'estomac d'un petit chien, à
l'aide d'une sonde de gomme élastique, 60 centigrammes de sublimé corrosif dissous dans 30 grammes d'eau ; au bout de huit minutes, il avait
eu trois vomissements de matières épaisses, violacées et peu abondantes.
On lui a injecté 8 blancs d'œufs délayés dans 60 grammes d'eau ; il en a
vomi une partie sur-le-champ ; quelques instants après, il a vomi de nouveau, et les matières rejetées étaient blanches, troubles, et ressemblaient
entièrement au précipité d'albumine et de sublimé corrosif. Cinq jours
après, l'animal, qui avait peu souffert, était très bien portant.

EXPÉRIENCE XXIII°. — A onze heures dix minutes, on fit avaler à un
petit chien très faible 45 centigrammes de sublimé corrosif dissous dans
60 grammes d'eau distillée : l'animal souffrit beaucoup, et tomba dans
un abattement tel, que tous les élèves qui étaient présents à cette opération crurent qu'il était mort. Un quart d'heure après, revenu à lui-même,
il vomit pour la première fois des matières blanchâtres peu abondantes.
On lui administra sur-le-champ de l'eau dans laquelle on avait délayé de
l'albumine : il la vomit au bout de cinq minutes. A onze heures quarante minutes, on lui fit prendre de nouveau de l'eau albumineuse qui
ne fut point rejetée ; on en donna encore quatorze minutes après, et il
ne la rendit point. On peut évaluer la quantité de boisson qu'il avala à
436 grammes d'eau contenant l'albumine de 7 à 8 blancs d'œufs. Le soir,
il paraissait fatigué et un peu abattu. Le lendemain, il mangea avec appétit, et il se portait à merveille vingt jours après l'expérience.

Plusieurs tentatives que j'ai faites sur d'autres animaux placés dans
les mêmes circonstances que celui dont je viens de parler, n'ont pas
été aussi heureuses ; il arrive souvent qu'ils meurent quand on leur
donne l'albumine plusieurs minutes après leur avoir fait avaler le sublimé : presque toujours cela tient à l'impossibilité dans laquelle on
est de la leur faire prendre aussitôt qu'ils commencent à ressentir les
douleurs du caustique ; et lors même qu'on est parvenu, à l'aide de
sondes, à en introduire dans leur estomac une certaine quantité, ils
s'efforcent à la rejeter avant qu'elle ait eu le temps de se combiner
avec le poison. Mais, je le répète, on ne saurait tirer de conclusion
rigoureuse ni en faveur ni contre les réactifs chimiques proposés
comme contre-poisons, qu'autant que l'œsophage des animaux a été
lié : aussi regarderai-je les expériences 22° et 23° comme étant de
peu de valeur.

EXPÉRIENCE XXIV°. — Soixante centigrammes de sublimé dissous dans
60 grammes d'eau ont été donnés à un chien de taille moyenne ; immédiatement après, on lui a injecté 3 blancs d'œufs délayés dans 90 gram-

mes d'eau, et on lui a lié l'œsophage pour empêcher le vomissement. L'animal a fait de grands efforts pour vomir ; douze heures après, il est mort avec tous les signes de l'empoisonnement par le sublimé. La membrane muqueuse de son estomac était fortement enflammée, surtout vers la portion cardiaque ; elle était noirâtre et très dure ; celle qui revêt le duodénum et le pylore était injectée d'une manière extrêmement sensible.

EXPÉRIENCE XXVe. — Soixante centigrammes de sublimé corrosif dissous dans l'eau ont été mêlés avec 2 blancs d'œufs délayés dans 120 grammes d'eau ; on a donné le mélange à un chien très fort qu'on a muselé ; des souffrances horribles, des vomissements de matières blanches, épaisses, des selles abondantes et une agitation extrême ont précédé la mort qui est survenue deux heures après.

A l'ouverture on a trouvé l'estomac contenant très peu de matières liquides, fortement enflammé dans son intérieur et sans aucune trace de gangrène ; la membrane muqueuse intestinale était parfaitement saine.

EXPÉRIENCE XXVIe. — Deux lapins, auxquels on a donné 10 centigrammes de sublimé corrosif dissous dans 30 grammes d'eau et mêlés avec un blanc d'œuf délayé, sont morts quatre minutes après avoir pris le breuvage.

Il résulte de ces expériences et de beaucoup d'autres analogues, 1° que le précipité d'albumine et de sublimé corrosif peut être pris sans danger à forte dose ; 2° qu'il est vénéneux lorsqu'il est dissous dans l'albumine, mais qu'il l'est beaucoup moins que le sublimé corrosif ; 3° que lorsqu'on administre du sublimé corrosif mêlé avec une quantité de blanc d'œuf plus considérable que celle qu'il faudrait pour obtenir le précipité, les animaux périssent, si on a empêché le vomissement, ce qui dépend de la dissolution du précipité d'albumine et de sublimé dans l'excès d'albumine : toutefois, l'action de ce mélange est beaucoup moins énergique que celle du sublimé, puisque les animaux tardent beaucoup plus à périr, et qu'après la mort on trouve à peine ou on ne découvre point des traces d'inflammation dans le canal digestif (voy. expér. 20e, p. 541) ; 4° que les chiens qui ont avalé 60 ou 75 centigrammes de sublimé, et auxquels on a laissé la faculté de vomir, périssent rarement lorsqu'on leur fait prendre *abondamment* du blanc d'œuf délayé dans l'eau, ce qui dépend de la propriété qu'a l'albumine de se combiner avec le sublimé qu'elle trouve dans l'estomac, et de favoriser le vomissement : en effet, le poison est rejeté à mesure qu'il se combine, et l'on a par conséquent peu à redouter l'action de la portion du précipité qui pourrait être dissous par l'excès d'albumine ; 5° que tous les animaux qui ne prennent pas une assez grande quantité de blanc d'œuf meurent au bout de tro s ou quatre heures, lors même qu'ils n'ont avalé que 60 centigrammes de sublimé, ce qui est d'accord avec ce que j'ai établi ailleurs, savoir que le sublimé corrosif, mêlé avec une quantité moyenne d'albumine, donne un liquide dans lequel il y a encore du sublimé, et qui doit par conséquent agir comme poison; 6° enfin, que de toutes les substances proposées jusqu'à ce jour comme antidote du sublimé corrosif, l'albumine, employée en quantité convenable, est la plus utile, quoiqu'elle ne neutralise pas complétement les propriétés vénéneuses de ce poison, parce qu'elle peut être prise impunément, qu'elle forme avec le poison un corps nullement délétère lorsqu'il n'est pas dissous, enfin parce qu'elle est à la portée de tout le monde, et que son application peut être faite immédiatement après l'ingestion du poison.

Jaunes d'œufs (voy. page 561). — J'ai mêlé 30 grammes de sublimé corrosif dissous dans 220 grammes d'eau distillée avec 12 jaunes d'œufs; après avoir bien agité le mélange, j'ai laissé reposer le précipité; la liqueur a été décantée trois jours après, et le précipité a été lavé pendant huit jours, jusqu'à ce que l'eau de lavage ne se colorât plus par un courant de gaz acide sulfhydrique; le précipité mis sur un filtre et presque sec pesait 45 grammes; je présume qu'en le desséchant davantage, il aurait pu perdre encore 5 grammes. J'admettrai donc qu'il ne pesait en réalité que 40 grammes; tout porte à croire qu'il existe dans ce précipité sec une proportion de composé mercuriel plus forte que celle qui se trouve dans le précipité *albuminoso-mercuriel*, et que dès lors les 40 grammes devaient contenir au moins 2 grammes d'une préparation mercurielle quelconque, puisque M. Lassaigne a trouvé 5 ou 6 pour 100 de sublimé corrosif dans le précipité *albuminoso-mercuriel sec.* J'ai administré à un chien de moyenne taille, assez robuste et à jeun, les 40 grammes du précipité jaune mal desséché dont je parle, et j'ai lié l'œsophage sans le percer. L'animal a eu plusieurs selles dans les six premières heures qui ont suivi l'empoisonnement, et il a rendu quelques fragments du précipité qu'il avait avalé; il a fait des efforts pour vomir, et il a paru souffrir. Huit heures après l'empoisonnement, j'ai délié l'œsophage; peu de temps après, l'animal a vomi des matières muqueuses blanches et des fragments du précipité jaune; il a encore eu une selle de même nature. Le lendemain, il était abattu et sous l'influence évidente d'un toxique mercuriel; il refusait les aliments et les boissons. Il est mort trente-huit heures après l'empoisonnement. A l'ouverture de cadavre, le canal digestif ne présentait pas de traces sensibles d'inflammation.

Ce fait, insuffisant sans doute pour motiver une conclusion rigoureuse, est cependant de nature à engager les médecins à administrer des jaunes d'œufs délayés dans de l'eau, en même temps que l'on donne l'albumine; il n'y a aucun inconvénient à agir ainsi, et il n'est pas impossible qu'on retire quelques avantages de son emploi.

Gluten. — Guidé par les expériences que j'avais faites sur l'albumine, M. Taddei a proposé de remplacer cette substance par le *gluten*. (Voyez *Recherches chimiques et médicales sur un nouvel antidote contre le sublimé corrosif*, par J. Taddei. Paris, 1822.) On fait une pâte liquide en triturant dans un mortier cinq ou six parties de gluten frais avec dix parties de dissolution de savon de potasse (savon mou), et à défaut de celui-ci, de savon dur; quand on n'aperçoit plus de gluten, on expose l'émulsion à la chaleur de l'étuve sur des assiettes : dès qu'elle est sèche, on la détache, on la réduit en poudre et on l'enferme dans des carafes de verre. Lorsqu'on veut s'en servir, on la jette dans une tasse contenant de l'eau à la température ordinaire; on la remue avec une cuiller et on en fait avaler.

Voici les faits qui, d'après M. Taddei, établissent la supériorité du gluten sur l'albumine : 1° il en faut beaucoup moins pour décomposer la même quantité de sublimé corrosif; 2° l'albumine exige un certain temps pour être délayée dans l'eau, et dans le traitement d'un empoisonnement il faut agir promptement; 3° le blanc d'œuf ne peut exercer qu'une action faible sur le bi-oxyde de mercure, sur les sous-sulfates, et le sous-azotate de mercure, produits insolubles, tandis que le gluten pulvérisé, agissant à la fois physiquement et chimiquement, enveloppe ces poisons, se combine avec eux, et les dénature; 4° la plus petite quantité de dissolution de sublimé est précipitée en flocons par l'émulsion glutineuse; tandis qu'avec l'albumine, on n'obtient qu'un liquide laiteux qui ne précipite qu'au bout de quelques heures, et même alors l'albumine retient une partie du précipité en dissolution.

Je suis loin de vouloir contester le mérite de l'émulsion glutineuse proposée par M. Taddei; je reconnais qu'elle doit être d'une grande utilité dans l'empoisonnement par le sublimé corrosif : toutefois, je pense que l'albumine lui sera souvent préférée, parce qu'elle est à la portée de tout le monde, et que son emploi facile est suivi de succès toutes les fois qu'on l'administre à temps.

Charbon. — M. Bertrand, médecin au Pont-de-Château, a publié en 1813 des expériences qui l'ont porté à croire que le charbon de bois pourrait arrêter l'action délétère du sublimé corrosif.

Voici comment l'auteur s'exprime lui-même.

EXPÉRIENCE XXVII°. — Le 2 février 1811, à dix heures du matin, je donnai à un chien âgé de six mois, qui avait l'estomac vide, 30 centigrammes de sublimé corrosif et 40 de poudre de charbon de bois mêlés ensemble dans une portion de boyau de volaille lié à ses deux extrémités. Cet animal n'en fut nullement incommodé. Le soir, il mangea la soupe avec appétit ainsi que les jours suivants.

EXPÉRIENCE XXVIII°.— Le 24 du même mois, à dix heures dix minutes du matin, le même chien prit encore 30 centigrammes de sublimé dans du beurre. Un quart d'heure après, il éprouva des efforts très violents qui amenèrent bientôt des vomissements glaireux répétés et de plus en plus sanguinolents. Il était dans un état d'agitation vraiment douloureux, tenait sa tête toujours baissée, l'appuyait même quelquefois sur le sol comme pour la soutenir, et avait un resserrement tétanique des mâchoires. A une heure moins vingt minutes, je lui fis avaler de l'eau de charbon tiède et miellée, en la dirigeant avec l'une et l'autre commissure des lèvres dont je formais une espèce d'entonnoir. Les efforts de vomissements et les vomissements sanguinolents devinrent un peu moins violents et moins répétés. A une heure quarante minutes, je donnai une autre prise de decoctum de poudre de charbon qui, cette fois, fut rendu plus épais, parce que l'animal, dont les mâchoires n'étaient plus serrées, pouvait l'avaler plus facilement dans cet état, et dès lors les vomissements cessèrent entièrement. A deux heures et demie, le chien paraissait encore triste, mais tranquille; il refusa de manger de la viande, et empêcha les autres chiens de s'en approcher par des attaques vigoureuses. A cinq heures, il eut quelques épreintes, et commença à prendre un peu de nourriture. Dès le lendemain, toutes les fonctions s'exécutaient comme dans l'état naturel.

EXPÉRIENCE XXIX°. — Le 6 février 1813, à huit heures du matin, je pris à jeun 20 centigrammes de sublimé corrosif dans une tasse d'un fort decoctum de poudre de charbon de bois, sucré et aromatisé avec l'eau de fleurs d'oranger. A huit heures vingt minutes, je ressentis une petite douleur comme oppressive à la région précordiale, avec un peu de chaleur à l'estomac; j'éprouvai pendant une heure une très légère sensation de soif que je ne cherchai point à satisfaire. A dix heures, ne ressentant pas la moindre douleur, je déjeunai avec appétit, et je n'en fus nullement incommodé (1).

Je me suis empressé de répéter les expériences que M. Bertrand a faites sur les chiens, en les multipliant et en les variant autant que je l'ai jugé nécessaire, et j'ai obtenu des résultats qui me permettent d'affirmer *que ni le charbon ni l'eau de charbon ne sont des contrepoisons du sublimé corrosif.*

Avant d'exposer les faits au moyen desquels je combats l'assertion de M. Bertrand, il est utile de rappeler, 1° que j'ai établi d'après une multitude d'expériences, que les recherches faites sur les contre-poisons ne sauraient avoir de valeur qu'autant qu'on a lié l'œsophage aux animaux auxquels on a fait avaler le poison ; 2° qu'on ne doit considérer

_____

(1) *Journal général de Médecine*, décembre 1813; et *Annales de Clinique de Montpellier*, novembre de la même année.

comme contre-poisons des substances irritantes que les matières qui
agissent assez efficacement sur elles pour les empêcher d'enflammer ou
de détruire les tissus avec lesquels on les met en contact. (Voy. p. 18.)
Or, le charbon donné à forte dose ne s'oppose en aucune manière aux
effets corrosifs du sublimé lorsqu'on empêche le vomissement; il en
est de même dans presque tous les cas où l'œsophage n'a point été
lié.

EXPÉRIENCE XXXe. — On a détaché et percé d'un trou l'œsophage d'un
petit chien; on a introduit dans son estomac, à l'aide d'un cornet de papier, 20 centigrammes de sublimé corrosif parfaitement trituré et mêlé
dans un mortier d'agate avec 6 grammes de charbon que l'on avait passé
au tamis; on a lié l'œsophage au-dessous de l'ouverture afin d'empêcher
le vomissement. Le lendemain, l'animal n'avait point eu de déjections
alvines; il avait fait quelques efforts pour vomir; il était abattu, et poussait des cris plaintifs de temps en temps. L'abattement augmenta de plus
en plus, et il mourut à la fin du troisième jour de l'opération. La membrane muqueuse de l'estomac était peu rouge; mais elle offrait, auprès
du pylore, six petits ulcères de forme circulaire et à bords noirs : la tunique musculeuse correspondant aux endroits ulcérés était rouge.

EXPÉRIENCE XXXIe. — Un animal de même taille, dont l'œsophage était
lié, et auquel on avait fait prendre le composé provenant de l'action de
11 grammes de sublimé corrosif sur de l'albumine, vécut cinq jours et
demi, et le canal digestif n'offrit aucune altération après la mort.

EXPÉRIENCE XXXIIe. — A dix heures et demie, on a détaché et percé
d'un trou l'œsophage d'un petit chien; on a introduit dans son estomac
30 grammes de charbon passé au tamis et enveloppé dans deux cornets
de papier. Immédiatement après, on a fait arriver dans le même viscère
40 centigrammes de sublimé corrosif dissous dans 90 grammes d'eau et
mêlés avec 4 grammes de charbon tamisé : on a lié l'œsophage. Quelques
instants après, l'animal s'est considérablement agité; il a éprouvé des
souffrances cruelles; il a poussé des cris excessivement plaintifs; il s'est
roulé par terre, et il a expiré à deux heures et demie. L'estomac contenait environ 125 grammes d'un liquide au fond duquel il y avait une très
grande quantité de charbon; la membrane muqueuse de ce viscère, d'un
rouge vermeil dans toute son étendue, était évidemment enflammée. En
analysant le liquide, on s'assura qu'il renfermait encore du sublimé.
Cette expérience prouve évidemment que le charbon, à une très forte
dose, ne décompose point ce poison dans l'estomac.

EXPÉRIENCE XXXIIIe. — A midi trente-cinq minutes, on a détaché et
percé d'un trou l'œsophage d'un chien de moyenne taille; on a introduit
dans son estomac 30 centigrammes de sublimé corrosif dissous dans
45 grammes d'eau distillée; immédiatement après, on a fait arriver dans
ce même viscère un litre d'eau que l'on avait fait bouillir pendant une
demi-heure sur 60 grammes de charbon, que l'on avait filtrée, et dans
laquelle on avait suspendu 6 grammes de la même substance : on a lié

l'œsophage. Six minutes après, l'animal s'est couché sur le ventre, a commencé à se plaindre, et a fait, à plusieurs reprises, des efforts infructueux de vomissement. A une heure quatorze minutes, il souffrait horriblement, offrait un tremblement général, et continuait à avoir les plus grandes envies de vomir. Vingt minutes après, il a eu une selle composée de matières liquides mêlées d'une petite quantité d'excréments solides ; il faisait des hurlements affreux, et s'efforçait de nouveau à vomir. A six heures du soir il était très abattu. Il est mort dans la nuit. L'œsophage ne présentait aucune altération ; la membrane muqueuse de l'estomac couleur de lie de vin, offrait plusieurs taches noires ayant l'apparence d'escarres, et qui étaient formées par du sang noir décomposé et épanché entre cette tunique et la membrane musculeuse. A l'extérieur, ce viscère était d'un rouge clair. Les intestins étaient un peu enflammés.

EXPÉRIENCE XXXIVᵉ. — A une heure vingt-cinq minutes, on a fait avaler à un petit chien robuste 25 centigrammes de sublimé corrosif parfaitement mêlé avec 2 grammes 20 centigrammes de charbon finement pulvérisé. Cinq minutes après, l'animal a vomi une petite quantité de matières épaisses, d'un bleu noirâtre : ces vomissements se sont renouvelés quatre fois dans l'espace des vingt premières minutes qui ont suivi immédiatement l'ingestion du poison. A deux heures, il paraissait souffrir, et respirait avec difficulté ; il a eu de nouveau un vomissement bilieux après avoir fait les plus violents efforts. A sept heures du soir, il était couché sur le ventre et dans un grand état d'insensibilité. On a voulu le faire tenir sur ses pattes ; mais les extrémités postérieures étaient tellement faibles, qu'elles ont fléchi tout-à-coup, et il est tombé de suite sur le côté. Il a expiré dans la nuit. La portion de la membrane muqueuse qui avoisine le cardia offrait deux cercles de la grandeur d'un écu de 3 francs, noirs, durs, comme tannés, que le scalpel détachait avec peine ; dans le reste de son étendue, elle était d'un rouge vif : les intestins paraissaient être dans l'état naturel.

EXPÉRIENCE XXXVᵉ. — A une heure trente-cinq minutes, on a donné à un chien très fort 60 centigrammes de sublimé corrosif trituré avec 5 grammes 5 décigrammes de charbon ; au bout de six minutes l'animal a vomi sans efforts des matières alimentaires noircies par le charbon ; ces vomissements s'étaient renouvelés quatre fois à une heure quarante-six minutes ; il était couché sur le ventre et paraissait souffrir un peu. Le lendemain matin il a refusé les aliments et les boissons ; il poussait des cris plaintifs et il a vomi du sang. A dater de ce moment il est tombé dans un abattement remarquable, et il est mort le jour suivant à huit heures du soir, cinquante-cinq heures après l'empoisonnement. La membrane muqueuse de l'estomac était d'un rouge excessivement foncé dans toute son étendue ; elle offrait çà et là des taches noires formées par du sang veineux extravasé sur la tunique musculaire. L'intérieur des intestins grêles était d'un rouge écarlate.

EXPÉRIENCE XXXVIᵉ. — A une heure vingt et une minutes, on a fait avaler à un chien très fort, quoique de moyenne taille, 50 centigrammes de sublimé corrosif dissous dans 60 grammes d'eau distillée ; cinq minutes après, il a vomi des matières molles, peu abondantes. A une heure trente et une minutes on lui a administré de l'eau contenant beaucoup de charbon en suspension, qu'il n'a point tardé à vomir. A une heure quarante minutes, on lui a fait prendre une nouvelle dose d'eau et de charbon finement pulvérisé : trois minutes après, il a eu des vomissements abondants. Enfin, à une heure cinquante minutes, on l'a forcé de nouveau à avaler du charbon suspendu dans de l'eau, qu'il a rejeté au bout de deux minutes. Il n'avait cessé de souffrir depuis le moment de l'ingestion du poison ; il avait poussé des cris plaintifs et s'était roulé plusieurs fois par terre. On peut évaluer la quantité de charbon ingéré à 15 grammes, et l'eau dans laquelle il était suspendu à 360 grammes. A sept heures du soir il a vomi du sang, et il éprouvait des souffrances cruelles. Le lendemain matin il a refusé les aliments et les boissons, et il est mort à six heures du soir. L'estomac était racorni ; l'inflammation de la membrane muqueuse était portée au dernier degré ; cette tunique était noire et excessivement dure. Les intestins, rouges dans leur intérieur, étaient évidemment enflammés.

EXPÉRIENCE XXXVIIe. —A une heure vingt-cinq minutes, on a fait prendre à un chien de moyenne taille 30 centigrammes de sublimé corrosif dissous dans 60 grammes d'eau et mêlé avec 4 grammes de charbon : au bout de deux minutes il a vomi une grande quantité de matières noires ; il s'est roulé par terre dans un état de grande agitation, et il a vomi des matières blanches, écumeuses, peu abondantes. A une heure quarante minutes on lui a fait avaler 4 grammes de charbon suspendu dans 16 grammes d'eau, et il ne l'a point rendu ; on lui en a donné autant dix minutes après sans qu'il l'ait vomi. A sept heures du soir il poussait des cris plaintifs et il était couché sur le ventre. Le lendemain il a mangé un peu de pain et il continuait à se plaindre. Le troisième jour il était assez agile ; il a mangé et il s'est échappé. Ce chien a-t-il péri? Je crois que non, d'après l'état dans lequel il se trouvait le jour de sa fuite. Mais peut-on conclure que, dans cette expérience, le charbon ait empêché les effets meurtriers du sublimé corrosif? Non certes : n'est-il pas probable que l'animal a dû son rétablissement à l'expulsion prompte du poison, qui s'était d'ailleurs en partie combiné avec les matières alimentaires qui étaient contenues en assez grande quantité dans l'estomac ?

Je vais maintenant indiquer la marche que le médecin doit suivre dans le traitement de l'empoisonnement par le sublimé corrosif.

Dès les premières apparences des symptômes qui le caractérisent, on fera prendre au malade quelques verres de blanc et de jaune d'œufs, délayés dans l'eau ou d'émulsion glutineuse (voy. expér. 20e et suiv.) (1):

_____

(1) On évitera de donner un grand excès d'albumine qui, si elle n'était pas vomie, pourrait dissoudre une petite partie du précipité à mesure qu'il se forme ; on sait que ce précipité, ainsi dissous, est vénéneux. (Voy. expér. 19e, p. 540.)

à défaut de ces substances on donnera de la décoction de graine de lin,
de racine de guimauve, de feuilles de mauve, ou de l'eau de riz, de l'eau
sucrée, des bouillons gélatineux, et même de l'eau commune à la
température de 25 à 30° : par ce moyen l'action du sublimé se trouvera affaiblie, et l'estomac rempli de liquide. La plénitude de ce viscère déterminera le vomissement, et par conséquent l'expulsion d'une
certaine quantité du poison. On continuera à faire boire abondamment tant que le vomissement aura lieu, et jusqu'à ce que les accidents soient considérablement diminués. Si l'individu est tellement
organisé qu'il ne puisse pas vomir, on aura recours au moyen proposé
par Boerhaave. (Voyez page 16.)

L'observation suivante prouve combien il est avantageux, dans
l'empoisonnement qui m'occupe, de gorger les malades de liquides.

Il y a environ cinquante ans que le pharmacien chargé de préparer la
dissolution de sublimé corrosif dont on fait usage à l'hospice des Vénériens, par mégarde employa une plus grande quantité de sublimé qu'il
n'en fallait pour obtenir la boisson convenable. Deux cents malades soumis
au traitement antivénérien prirent une portion de ce liquide et furent
empoisonnés. Des douleurs déchirantes à l'estomac et dans tout l'abdomen, des vomissements copieux et un resserrement à la gorge furent les
symptômes qui annoncèrent les premières atteintes du poison. Cullerier,
chirurgien en chef de cet hospice, instruit de cet événement, eut sur-
le-champ recours aux boissons mucilagineuses ; il ordonna du lait, de la
décoction de graine de lin et de l'eau tiède ; il fit prendre à chaque malade environ 7 à 8 litres de liquide dans l'espace de six à sept heures, et
au bout de ce temps les accidents étaient presque dissipés : dix ou douze
malades seulement ressentirent des douleurs à l'estomac pendant douze
ou quinze jours, mais aucun ne mourut. La douleur était d'autant plus
vive que l'estomac était plus vide, et elle était presque nulle immédiatement après l'ingestion du liquide. Cullerier ignore quelle dose de sublimé
corrosif fut donnée à ces malades ; mais il pense que le minimum fut de
10 à 15 centigrammes (1).

_____

(1) L'observation suivante de Sydenham a pour objet un empoisonnement
de sublimé guéri par l'eau.

« *Duobus abhinc mensibus quidam in vicinia me rogabat ut servum inviserem,*
» *qui haud modicam mercurii sublimati corrosivi quantitatem deglutiverat. Hora*
» *ferè elapsa erat, à quâ venenum hauserat, cùm ad eum accederem, jamque os et*
» *labia valdè intumescebant. Vehementer ægrotabat, ardente ventriculi dolore,*
» *caloreque tantùm non confectus. Ego tres aquæ tepidæ congios (environ*
» *9 litres de Paris) repetitis haustibus summâ quâ potui celeritate et diligentiâ*
» *ebibendos imperavi, atque ut toties nova ingereretur copia, quoties ventriculus*
» *jam ingestam per vomitum ejecerat : volui etiam ut eluerentur intestina aquâ*
» *tepidâ sine ullo additamento copiosè per sedem injectâ, ubi primùm ventris*
» *tormina admonerent venenum jam per inferiora exitum quærere. Paruit miser,*

Les boissons abondantes albumineuses et mucilagineuses doivent être préférées aux divers émétiques pour provoquer ou favoriser le vomissement, lorsqu'on a été empoisonné par le sublimé corrosif ; en effet, ces boissons jouissent du triple avantage de pouvoir être administrées avec promptitude, d'expulser le poison après s'être combiné avec lui et de modérer l'irritation qu'il aurait déjà produite (1).

En employant ces boissons il faut surtout se rappeler que leur efficacité dépend principalement de leur quantité, et que, par conséquent, il faut les administrer lors même que le malade ne se sent aucune envie de boire.

Les huiles et les substances grasses ne sont en général d'aucune utilité, et doivent être abandonnées, parce qu'elles peuvent s'opposer à l'action des vrais dissolvants.

Le traitement de cet empoisonnement devra être plus actif si les organes du bas-ventre sont phlogosés. Ainsi il n'est pas rare de voir une gastrite, une entérite et même une péritonite, se développer à la suite de cet accident : ce cas, en général fâcheux, exige de la part du médecin une très grande attention. Si l'inflammation n'est qu'à sa première période, il faut avoir recours aux saignées générales et locales, à l'application, par exemple, de 10, 12, 15, 20 sangsues sur les régions douloureuses. Si l'individu est fort et vigoureux, il ne faut pas craindre de faire une ou deux saignées au bras, afin de prévenir, autant que possible, les inflammations violentes produites par ce poison. L'emploi des lavements émollients et narcotiques offre dans ce cas des avantages incontestables : on peut les préparer avec la dé-

---

» jam vitæ avidus, et plures etiam aquæ libras quàm præscripserim, absorpsit. » Amici, qui ægro utpote in casu insolito, assiderent, ab eo didicerunt, quas pri- » mùm evomuit aquas gustu perquàm acres fuisse, sale scilicet venenato plenius » esaturatas ; singulis autem vicibus rejectas aliquam semper acredinis partem » amittere, donec tandem nihil prorsus saperent. Quæ mox urgebant tormina, » solâ aquâ injectâ ad modum enematis leniebantur. Hoc tamen nullo rerum ap- » paratu, benedicente numine, intrà paucas horas convaluit æger, nisi quod labia » non statim detumescerent, ore etiam à veneni particulis, quæ aquam quam evo- » muerat penitiùs infecerant, adhuc exulcerato. Quæ symptomata diætà è lacte » solo ad quatriduum adhibitâ mox evanuere. Aquam oleo (quòd hic unà cum » opere ignari solent perdere) atque aliis omnibus liquoribus ideò prætuli, quòd » cùm eâ magis esuriret, exindè magis idonea mihi videretur devorandis salinis » hujus veneni particulis, quam alius quilibet liquor, qui vel crassior esset, vel » particulis alieni corporis jamdiù prægnantior. » (SYDENHAM, Opera medica, epits. 1, p. 200.)

(1) Vomitoria tamen non sint fortiora ac maligna, sed leniora, et cùm pericu- lum sit in morâ, nec semper operosa medicamenta componere liceat, quæ ad manum sunt vomitoria exhibere donec alia parentur, necessarium est ex aquâ tepidâ. (SENNERT, Opera, t. III, cap. VII, p. 616, Lugd., 1670.)

coction de racine de guimauve, de graine de lin, et avec du laudanum.

Il est essentiel de ne pas négliger de faire des fomentations émollientes sur toutes les régions de l'abdomen : on ne doit s'en abstenir que dans le cas où la douleur rend insupportable le poids de ces médicaments. Les demi-bains tièdes et même les bains entiers doivent être mis en usage ; le malade peut y rester plusieurs heures, pourvu que la température de l'eau soit toujours à peu près la même. Enfin il faut prescrire une diète absolue et des boissons adoucissantes.

Si l'inflammation est déjà parvenue à un certain degré, ou si elle a parcouru ses périodes, il faut renoncer aux saignées, car on aurait à craindre la gangrène : le traitement, dans cette circonstance, doit être le même que celui des gastro-entérites.

Lorsque les accidents seront dissipés, que le malade entrera en convalescence, on le nourrira d'aliments amilacés et de boissons adoucissantes, tels que le lait, les crèmes de riz, de gruau d'avoine, d'orge, la fécule de pommes de terre, les gelées, les panades légères et les bouillons préparés avec des viandes de jeunes animaux.

Si le poison a été pris par un individu déjà malade, il est évident qu'il faudra, dans le traitement, avoir égard à la complication et varier les moyens suivant la nature de l'affection préexistante.

Recherches médico-légales.

Sublimé corrosif solide (bichlorure de mercure). — S'il a été obtenu par sublimation et que l'opération ait été conduite lentement, il est sous forme de prismes tétraédriques réguliers, comprimés et déliés. Si la sublimation n'a pas été ménagée, il est en masses blanches, compactes, demi-transparentes sur leurs bords, hémisphériques et concaves ; la paroi externe de ces masses est polie et luisante ; l'interne est inégale, hérissée de petits cristaux brillants, tellement comprimés, qu'on ne peut en distinguer les faces. Lorsque le sublimé corrosif a été cristallisé en faisant évaporer l'eau dans laquelle il avait été d'abord dissous, il offre des faisceaux aiguillés très distincts qui, suivant Fourcroy, sont des parallélipipèdes obliques ; les auteurs les ont comparés à des barbes de plumes et à des lames de couteaux et de poignards. Quelquefois aussi il cristallise en cubes ou en prismes hexaèdres très réguliers, ou en prismes quadrangulaires, à pans alternativement étroits et larges, terminés par des sommets cunéiformes, et présentant deux plans inclinés. Il a une saveur extrêmement âcre et caustique ; il occasionne une sensation de stypticité métallique très forte, très désagréable, et un resserrement à la gorge, qui per-

sistent quelque temps ; son poids spécifique est très considérable :
Muschembroeck le faisait monter jusqu'à 8,000 ; mais, par de nouvelles recherches, on s'est assuré qu'il est de 5,1398 (t).

Si on fait fondre ensemble dans un petit tube de verre de la potasse à l'alcool et du sublimé corrosif, mélangés auparavant dans un
mortier de verre, on obtient presque aussitôt du mercure métallique
volatilisé en globules adhérents aux parois internes du tube ; il se dégage du gaz oxygène et il reste au fond du tube du chlorure de potassium.

Le sublimé corrosif se dissout dans environ onze fois son poids
d'eau froide. D'après plusieurs expériences faites par Henry,
100 grammes d'eau distillée à la température ordinaire (de 12 à 16°)
peuvent dissoudre 8 grammes 7/10 de sublimé corrosif. L'eau
bouillante en dissout beaucoup plus, puisque deux parties suffisent
pour en tenir une en dissolution : ce *solutum* ainsi chargé cristallise
par refroidissement, et fournit des cristaux qu'on a comparés à tort
à des pointes d'épées ou de poignards. (Voyez page 552.) Si le sublimé corrosif contient du protochlorure de mercure, la dissolution
n'est jamais complète, puisque ce corps est insoluble dans l'eau. La
dissolution de bichlorure est transparente, incolore, inodore, d'une
saveur styptique, métallique, désagréable ; elle rougit le papier et
l'infusum de tournesol, et verdit le sirop de violettes.

Dissolution aqueuse concentrée.— Cette dissolution, distillée dans
une cornue à laquelle on adapte une allonge et un récipient, donne un
liquide qui vient se condenser, et dans lequel on peut démontrer la
présence d'une portion du sublimé corrosif volatilisé avec l'eau. Ce
fait m'a porté à recommander de ne jamais procéder à l'évaporation
d'une dissolution de sublimé corrosif à l'air libre. M. Devergie, en
niant qu'il en fût ainsi, a commis une erreur grave, comme le prouvent les expériences suivantes : 1° Qu'à l'aide d'un entonnoir qui
plonge jusqu'au fond d'une cornue de verre tubulée on introduise
dans ce vase 60 grammes de dissolution *concentrée* de sublimé corrosif ; qu'on adapte un récipient ; que l'on chauffe la cornue au bain-
marie et de manière à ce que la température ne dépasse pas 80° centigrades ; que l'on suspende l'opération lorsque la moitié du liquide
environ aura passé dans le récipient, l'on pourra s'assurer que le produit de la distillation contient une quantité *notable* de sublimé. 2° Que
l'on substitue à la dissolution concentrée une dissolution faite avec
5 centigrammes de sublimé corrosif et 60 grammes d'eau, et que l'on
opère de même : le premier tiers du liquide distillé renfermera à peine

du sublimé ou n'en renfermera pas du tout ; tandis que le *second tiers en contiendra sensiblement*, comme on pourra s'en assurer, soit par l'acide sulfhydrique, soit à l'aide d'une lame de cuivre.

La potasse caustique à l'alcool, versée en petite quantité dans une dissolution saturée de sublimé, en précipite du sous-chlorure de mercure d'un jaune rougeâtre. Si, au contraire, on emploie un excès de potasse, le précipité qui se forme est du bi-oxyde de mercure, d'un beau jaune : cet oxyde, lavé et mis sur un filtre jusqu'à ce qu'il soit sec, prend une couleur verte à sa surface, tandis qu'il est jaune dans l'intérieur. Si on le chauffe dans un tube de verre, il se dessèche de plus en plus et devient rouge ; en élevant graduellement la température, il se décompose en oxygène et en mercure métallique qui se volatilise et adhère aux parois du tube. Si cet oxyde est pur, il ne doit y avoir aucun résidu.

L'eau de chaux en petite quantité précipite la dissolution du sublimé corrosif en jaune un peu foncé ; si on augmente la quantité d'alcali, le précipité devient rouge et il est formé de bi-oxyde de mercure retenant un peu de sous-chlorure ; enfin, par l'addition d'une nouvelle quantité d'eau de chaux, il se transforme en bi-oxyde d'un très beau jaune. Chauffé, il donne de l'oxygène et du mercure métallique.

L'ammoniaque précipite le sublimé corrosif en blanc ; le précipité est un sel double insoluble ; il ne devient pas ardoisé comme l'avaient annoncé la plupart des auteurs de médecine légale, et il conserve même sa belle couleur blanche lorsqu'il a été lavé et desséché à la température ordinaire ; chauffé, il jaunit, et passe ensuite au rouge, en donnant du gaz ammoniac, du gaz azote, du protochlorure de mercure (mercure doux) et du mercure métallique.

L'acide sulfhydrique et les sulfures précipitent en noir la dissolution de sublimé corrosif ; cependant, si on mettait très peu d'acide ou de sulfure, on obtiendrait un précipité mêlé de gris et de blanc, qui ne deviendrait noir que par l'addition d'une plus grande quantité du réactif. Ce précipité noir, composé de soufre et de mercure, peut, suivant les circonstances, offrir une couleur plus ou moins rougeâtre, et il pourrait même être très rouge, ce qui dépend des proportions différentes dans lesquelles le soufre et le mercure sont susceptibles de s'unir. Tous ces sulfures, desséchés et chauffés dans un petit tube avec de la limaille de fer, donnent, dans un espace de temps très court, du mercure qui se volatilise et adhère aux parois du verre, et du sulfure de fer qui reste au fond.

L'azotate d'argent est précipité par la dissolution du sublimé corrosif, et le précipité est formé de chlorure d'argent blanc, caillebotté, très lourd, insoluble dans l'eau et dans l'acide azotique même bouillant, soluble dans l'ammoniaque, et noircissant à l'air.

Le cyanure jaune de potassium et de fer donne un précipité blanc qui tourne au jaune au bout de quelque temps et passe ensuite au bleu de Prusse clair : tous ces changements de couleur sont opérés pour l'ordinaire dans l'espace de trente-six heures et dépendent du chlorure de fer contenu dans le sublimé.

Si on met du mercure métallique dans la dissolution de sublimé, sur-le-champ le mercure se ternit et la liqueur se trouble ; au bout de cinq ou six minutes on voit un précipité grisâtre placé au-dessus de la portion de mercure métallique non-attaquée : ce précipité, lavé, desséché et débarrassé de l'excès du métal, n'est que du protochlorure de mercure et la dissolution ne contient plus de sublimé.

Si on plonge une lame de cuivre parfaitement décapée dans la dissolution concentrée de sublimé corrosif, et qu'on la laisse pendant une heure ou deux, on remarque qu'il se dépose au fond du vase une poudre d'un blanc légèrement grisâtre ; la lame de cuivre se recouvre d'un enduit terne qu'on peut facilement enlever avec le doigt, et qui est formé par la même substance ; enfin, la liqueur, auparavant incolore, devient verte. Cette poudre blanchâtre, qu'on a dit être du mercure très divisé, est un mélange de protochlorure de mercure (mercure doux), d'un amalgame de mercure de cuivre, et d'un peu de mercure.

Si on prend la lame de cuivre qui a servi à décomposer la dissolution du sublimé corrosif, et dont on a détaché avec le doigt l'enduit terne, on remarque que la couleur de cette lame est presque noire : cependant, par le frottement fait avec un morceau de papier, elle devient blanche, brillante, argentine, phénomène qui dépend de la couche de mercure métallique dont elle est revêtue : si, dans cet état, on l'expose à l'action de la chaleur, le mercure se volatilise, et on la voit prendre la couleur propre au cuivre.

Si, au lieu d'agir ainsi, on porte une goutte de sublimé corrosif dissous sur une lame de cuivre parfaitement décapée, on produit une tache brune qui, par le frottement fait avec l'extrémité du doigt ou un morceau de papier, devient blanche, brillante, argentine. Enfin si, au lieu de frotter cette tache brune, on la laisse sécher sans agitation, on la voit devenir d'un très beau vert, couleur qui est due au chlorure de cuivre qui s'est formé.

Dissolution aqueuse de sublimé corrosif très étendue d'eau. — On recouvre en spirale d'une petite feuille d'étain roulée, une lame d'or ou de cuivre de manière toutefois à ce que l'or ou le cuivre ne soient pas entièrement cachés par l'étain ; ces lames doivent être flexibles et

parfaitement polies; on ajoute une ou deux gouttes d'acide chlorhydrique, et on voit au bout de quelques minutes, d'une demi-heure,
ou quelquefois seulement de plusieurs heures, le mercure du sublimé
se porter sur l'or ou sur le cuivre et les blanchir; il suffit ensuite d'enlever la lame d'étain, d'essuyer l'or ou le cuivre entre deux feuilles de
papier joseph, de rouler ceux-ci et de les chauffer dans un tube fermé
dont on effile l'autre extrémité à la lampe, pour obtenir le mercure et
faire reprendre leur couleur aux portions de l'or ou du cuivre qui
avaient été blanchies. Mais il importe de savoir que ce petit appareil,
imaginé par James Smithson, ne peut servir à déceler des atomes d'une
préparation mercurielle, *qu'autant qu'on retire du mercure métallique* en chauffant la lame d'or ou de cuivre, et qu'il ne suffit pas, comme
l'avait dit Smithson, de voir ces lames blanchir, puis reprendre leur
couleur par l'action du feu. En effet, ce petit appareil blanchit lorsqu'on le plonge dans des liqueurs *non mercurielles*, légèrement acides, ou qui contiennent seulement une petite quantité de sel commun;
c'est alors l'étain qui s'applique sur les lames d'or ou de cuivre et les
blanchit, tandis que dans l'autre cas c'était le mercure. Ainsi blanchies
par l'étain, les lames d'or ou de cuivre reprennent leur couleur par le
feu, parce que l'étain qui était à la surface pénètre dans l'intérieur des
lames; *mais elles ne fournissent point de mercure* lorsqu'on les chauffe
dans le petit tube dont j'ai parlé. (Voy. mon Mém. dans le *Journal de
Chimie méd.*, t. v^e.) A l'aide de ce petit appareil on peut recueillir des
globules mercuriels d'une lame d'or ou de cuivre blanchie par une liqueur contenant à peine du sublimé. Toutefois, pour réussir dans ces
sortes de cas, il faut après avoir chauffé le fond du tube où se trouve la
lame d'or ou de cuivre, et lorsque le mercure sera entièrement volatilisé, appliquer le feu plus loin dans une autre partie du tube, là où la
vapeur mercurielle s'était condensée, afin de faire passer celle-ci dans
la partie la plus capillaire du tube. On conçoit, en effet, qu'il doit être
plus aisé d'apercevoir un très petit nombre de petits globules mercuriels dans un tube excessivement étroit que dans un tube large. On peut
avant de chauffer la la lame d'or la mettre en contact avec de l'acide
chlorhydrique pur et concentré. Si cette lame est blanchie par l'étain,
ce métal sera promptement dissous par l'acide chlorhydrique et l'or
reprendra la couleur jaune, tandis que le mercure ne sera pas attaqué
et restera blanc sur la lame d'or; quelquefois ce ne sera qu'au bout
d'une demi-heure ou d'une heure que l'étain aura été complétement
dissous. Cette expérience, dont M. Devergie propose le rejet à tort,
peut être facilement tentée, elle rend l'existence du mercure *probable* et elle n'empêche pas l'application de l'action de la chaleur sur la
lame, qui peut seule mettre la vérité dans tout son jour.

J'ai voulu savoir jusqu'à quel point cette petite pile pouvait être plus sensible qu'une lame de cuivre parfaitement décapée et qui ne serait pas surtout grasse; à cet effet j'ai dissous 1 centigramme de sublimé dans 400 grammes d'eau distillée et autant dans 800 grammes, c'est-à-dire dans 40,000 et dans 80,000 fois son poids d'eau; ces liqueurs ont été légèrement acidulées. En agissant comparativement j'ai vu que la lame de cuivre laissée pendant vingt-quatre heures dans la dissolution la moins étendue était assez fortement recouverte de mercure *dans toute son étendue*, et qu'elle reprenait sa couleur rouge dès qu'on la chauffait; après vingt-quatre heures de contact aussi, l'or de la petite pile placée entre les feuilles d'étain *seulement* était fortement blanchi par le mercure, qui par cela même qu'il s'était concentré sur une surface moindre que celle de la lame de cuivre, paraissait beaucoup plus évident. La liqueur contenant une partie de sublimé sur 80,000 parties d'eau, avait donné des résultats analogues, quoique moins saillants. D'où il suit que la lame de cuivre est d'une sensibilité excessive, et comme elle n'offre pas quelques uns des inconvénients de la petite pile, on doit la substituer à celle-ci pour déceler des atomes d'un sel mercuriel dissous dans des quantités énormes d'eau. Je dirai à cette occasion qu'en se déposant sur du cuivre, le mercure donne une tache grise qui a besoin d'être frottée pour devenir blanche, brillante, argentine; tandis que la tache serait blanche, comme l'a vu M. Mialhe, si le sel mercuriel était mélangé avec un chlorure soluble. La couleur grise dépend d'une certaine quantité d'oxyde ou de chlorure de cuivre qui altère la couche mercurielle; il suffit de mettre cette lame en contact avec une ou deux gouttes d'ammoniaque ou d'acide chlorhydrique pour donner au mercure sa couleur blanche. Je ferai encore observer, d'après M. Mialhe, que tous les sels neutres mercuriels tachent la lame de cuivre en gris.

Quelle que soit la sensibilité de la pile ou de la lame de cuivre, l'expérience démontre qu'elles agissent avec d'autant plus de succès que les dissolutions sont moins étendues; aussi y a-t-il avantage à concentrer ces dissolutions par la chaleur en *vases clos*, avant de les plonger dans les liquides supposés mercuriels.

En admettant, comme le prétend M. Devergie, que le protochlorure d'étain soit encore plus sensible que la petite pile pour déceler le sublimé dans une dissolution très étendue, il ne faudra jamais lui préférer ce réactif; que signifie, en effet, un léger précipité gris, qui peut se former dans mille autres circonstances, en présence du caractère si probant que fournissent la pile ou la lame de cuivre?

Si la dissolution de sublimé n'est pas *trop étendue*, on pourra, après avoir agi sur la liqueur avec la petite pile ou avec la lame de cuivre, *extraire* le bi-chlorure de mercure, et prouver que le métal obtenu ne provient pas d'un azotate, d'un sulfate de mercure, etc., mais bien du sublimé. On introduira la dissolution dans un flacon; on versera par-dessus 8 à 12 grammes d'éther sulfurique; on bouchera le flacon, et on agitera lentement pendant dix à douze minutes, de manière cependant à ce que l'éther soit en contact avec toutes les parties du liquide. L'éther enlèvera à l'eau *une portion*, quelquefois considérable, du sublimé, et le liquide se partagera en deux couches lorsqu'on cessera d'agiter; la couche supérieure sera formée par l'éther tenant le sublimé corrosif en dissolution. On versera le tout dans un entonnoir dont l'ouverture du bec sera fermée avec le doigt indicateur; après quelques instants, lorsqu'on apercevra dans le corps de l'entonnoir les deux couches dont j'ai parlé, on laissera écouler la couche inférieure ou aqueuse, ce qu'il sera facile d'obtenir en écartant du bec de l'entonnoir une partie du doigt indicateur qui en bouche l'ouverture. A peine cette couche se sera-t-elle écoulée que l'on fermera de nouveau l'ouverture pour empêcher la sortie de la couche éthérée; alors on recevra celle-ci dans une petite capsule ou dans tout autre vase qui présentera beaucoup de surface; l'éther se vaporisera et le *sublimé restera à l'état solide*; on le fera dissoudre dans une petite quantité d'eau distillée, et l'on obtiendra une dissolution aqueuse *concentrée* facile à reconnaître. Si l'agitation des deux liquides était vive et prolongée, et que l'éther employé ne fût pas en assez grande quantité, l'expérience serait manquée, parce que l'éther serait entièrement dissous par l'eau, et l'on n'obtiendrait point les deux couches dont j'ai parlé et sur lesquelles repose tout le succès de l'opération.

J'avais vu qu'à l'aide de ce procédé on pouvait facilement extraire du sublimé corrosif de 5 centigrammes de ce corps dissous dans 3456 parties d'eau distillée. M. Lassaigne a constaté depuis : 1° que 0,500 grammes de sublimé dissous dans 10 grammes d'eau, traité par un égal volume d'éther sulfurique, enlevait à l'eau les *sept dixièmes* de sublimé; 2° qu'une liqueur aux quatre millièmes de sublimé ne cédait à l'éther que les *trois* dixièmes de son poids de sublimé.

Que penser, après de pareils faits, de l'opinion de M. Devergie, qui veut que l'on rejette l'éther pour *reconnaître* les dissolutions de sublimé étendues d'eau, parce que ce moyen est trop peu sensible? Il ne me sera pas difficile de montrer que cette manière de voir est insoutenable. Il est de précepte en médecine légale qu'il faut autant que possible *découvrir* le corps du délit; or, rien n'est si simple que de retirer par l'éther une *partie* du sublimé *en nature* de certaines dissolutions aqueuses ou de quelques liquides alimentaires colorés.

M. Devergie dira-t-il qu'il n'est pas nécessaire d'extraire le sublimé pour affirmer que l'empoisonnement a eu lieu par ce corps, et qu'il suffit de prouver que la liqueur contient du chlore par l'azotate d'argent et du mercure par la lame de cuivre ? Ce serait méconnaître les principes les plus élémentaires de la science ; en effet, que l'on fasse dissoudre 5 centigrammes d'azotate de bi-oxyde de mercure et autant de chlorure de sodium dans 60 grammes d'eau distillée, l'azotate d'argent donnera un précipité de chlorure d'argent, et la lame de cuivre décèlera le mercure contenu dans l'azotate acide de bi-oxyde. Conclura-t-on qu'il y a du sublimé en dissolution ? Ce serait une erreur grave. On voit donc combien il pourra être utile de recourir à l'éther pour déterminer si une matière suspecte renferme du sublimé dans les cas nombreux où une préparation mercurielle aura été dissoute dans de l'eau *impure* ou dans des liquides colorés contenant des *chlorures solubles*. Je devais croire que ces réflexions si péremptoires, insérées dans le tome III° de ma *Médecine légale* (édition de 1836), seraient au moins discutées par M. Devergie en 1840, lorsqu'il a publié sa deuxième édition de *Médecine légale*. Il n'en est pas ainsi ; ce médecin ne réfute rien, et persiste dans son erreur.

En résumé, la petite pile et la lame de cuivre sont plus sensibles que l'éther pour établir qu'il existe du mercure dans une dissolution ; mais elles ne peuvent servir ni à faire connaître *dans quel état* se trouve le métal, ni à *extraire* le composé mercuriel. L'éther, au contraire, permet de *retirer le sublimé corrosif en nature* et d'en constater *tous* les caractères. Il devra donc être préféré à la petite pile ou à la lame de cuivre, toutes les fois que les dissolutions seront *étendues à un degré tel* qu'il puisse leur enlever une portion quelconque de sublimé.

Je n'ai pas besoin d'ajouter que si les liqueurs contiennent fort peu de bi-chlorure de mercure, on devra, avant de les traiter par l'éther, les rapprocher en les distillant en *vases clos* et au *bain-marie*, pour agir ensuite sur le liquide restant dans la cornue, et qui aura été réduit à la moitié ou au tiers de son volume ; on devra également opérer sur le liquide qui aura passé dans le récipient.

Dissolution alcoolique concentrée. — Elle se comporte avec les réactifs comme la dissolution aqueuse concentrée (voy. page 553) ; mais elle exhale une odeur d'alcool.

Dissolution alcoolique étendue. — Elle peut être tellement affaiblie que l'odeur de l'alcool soit inappréciable ; mais on constatera la présence d'un composé mercuriel au moyen de la lame de cuivre. Si elle n'est pas trop étendue, on emploiera l'éther, qui jouit également de la propriété d'enlever le sublimé à la dissolution alcoolique. La liqueur de

Van Swieten que l'on prépare le plus ordinairement aujourd'hui en dissolvant 5 centigrammes de sublimé dans 60 grammes d'eau, sera également reconnue comme je viens de le dire. Il en serait de même si elle avait été faite avec l'alcool; dans ce cas seulement, on aurait un caractère de plus, l'odeur alcoolique du liquide.

Dissolution éthérée.— Il suffit d'exposer cette liqueur à l'air pour que l'éther s'évapore; le sublimé reste à l'état solide.

Sublimé corrosif mélangé à des liquides alimentaires, à la matière des vomissements ou à celle que l'on trouve dans le canal digestif, ou bien combiné avec quelques uns de nos tissus.—Les eaux distillées de certaines plantes, les extraits, les huiles, les sirops, les *mellitum*, les gommes, etc., précipitent la dissolution du sublimé corrosif au bout d'un temps variable. Le thé en dépose instantanément des flocons d'un jaune grisâtre. L'eau très chargée de sucre ne commence à se troubler qu'au bout de quelques jours, et l'alcool après trois ou quatre mois; les précipités obtenus fournissent tous du mercure métallique quand, après les avoir desséchés, on les chauffe avec de la potasse. Si l'on dissout dans 200 grammes de vin rouge 60 centigrammes de sublimé, il n'y a aucun trouble; quand on ajoute au vin une plus grande quantité de sublimé, il se forme un dépôt violacé. Le lait n'est point précipité par une petite quantité de dissolution concentrée de sublimé; il se forme au contraire un *coagulum* blanc très lourd, soluble dans un excès de lait, si la proportion de sublimé est considérable. Le bouillon ordinaire filtré se trouble légèrement sans donner de précipité lorsqu'on y verse une petite quantité de sublimé corrosif dissous; si le sublimé est employé en plus forte proportion, il se dépose sur-le-champ des flocons blancs très lourds. Quand on mêle à froid deux dissolutions concentrées de gélatine et de sublimé, il se précipite une matière blanche, collante et comme gélatineuse, qui se dissout dès qu'on chauffe la liqueur. L'osmazome est précipité en jaune rougeâtre par le sublimé. Le sucre de lait et la matière résineuse de la bile ne sont point troublés. Le picromel fournit à la longue un précipité blanchâtre, collant et peu abondant. La fibrine et la chair musculaire donnent presque instantanément naissance à un précipité blanc, et la matière animale devient friable. La bile fournit en général un précipité jaune rougeâtre assez abondant.

Les divers précipités obtenus comme il vient d'être dit, donnent tous du mercure métallique, quand après les avoir desséchés on les chauffe tantôt seuls, tantôt avec de la potasse. Les liqueurs qui les surnagent retiennent le plus ordinairement des proportions variables de sublimé; mais les réactifs propres à déceler ce sel sont loin d'agir *tous* comme ils le feraient dans une dissolution aqueuse pure ; le plus souvent, au contraire, ils donnent lieu à des précipités de couleur tout-à-fait différente de celle que l'on obtient avec le sublimé sans mélange ; d'où il suit que l'on ne doit pas recourir à ce mode d'expérimentation, quand on veut déterminer s'il existe ou non du sublimé dans une de ces liqueurs végétales ou animales.

L'albumine. — Si on verse beaucoup de sublimé corrosif dans de l'albumine (blanc d'œuf filtré), il se forme un précipité blanc floconneux qui se ramasse sur-le-champ, et qui après avoir été bien lavé se dissout lentement et en petite quantité dans l'albumine. Si on n'emploie qu'une très petite quantité de sublimé, la liqueur se trouble, devient laiteuse et ne précipite qu'au bout de quelques heures ; si on filtre, on obtient le précipité blanc dont j'ai parlé et un liquide limpide composé d'albumine tenant en dissolution une portion de ce même précipité. Lorsqu'on emploie moins d'albumine que dans ce dernier cas, le liquide filtré en renferme en même temps qu'il contient une portion du précipité blanc et une *certaine quantité de sublimé corrosif.* L'existence simultanée de l'albumine et du bichlorure de mercure dans ce liquide, signalée d'abord par moi, a été vérifiée plusieurs années après par M. Lassaigne dans l'estomac d'un cheval empoisonné par le sublimé.

Le *jaune d'œuf* enlève mieux encore que l'albumine le sublimé corrosif à la dissolution aqueuse. Que l'on verse comparativement dans 70 grammes d'eau tenant 5 centigrammes de bichlorure de mercure en dissolution un blanc ou un jaune d'œuf ; que l'on agite pendant un quart d'heure avec une baguette ces deux liqueurs, qu'on les filtre, la liqueur contenant de l'albumine renfermera plus de sublimé libre que celle qui aura été mélangée avec le jaune d'œuf, comme on pourra s'en assurer par l'acide sulfhydrique ou par la lame de cuivre : je suis d'accord sur ce point avec M. Devergie.

Le *gluten* agit avec beaucoup d'énergie sur le sublimé. Suivant le professeur Taddei, une dissolution de ce sel mêlée avec quatre fois son poids de gluten ne renferme plus de mercure au bout de peu de temps.

Le sang, les membranes muqueuses et séreuses, les tissus musculaire et fibreux, le cerveau, le foie, la rate, etc., exercent une action analogue sur le sublimé, c'est-à-dire que les dissolutions de ce sel mises en contact avec ces matières organiques, abandonnent une portion plus ou moins considérable de bichlorure de mercure, et l'on peut retirer du mercure de ces matières animales en les traitant convenablement.

Que se passe-t-il dans ces diverses réactions ; le sublimé corrosif se combine-t-il avec les substances végétales et animales dont j'ai parlé, ou bien est-il ramené à l'état de protochlorure qui tantôt se précipite seul, tantôt se combine avec la matière organique avec laquelle il forme un composé insoluble? — Berthollet, Taddei, Boulay, etc., ont admis qu'il se déposait du protochlorure de mercure lorsque le sublimé dissous était mis en contact avec de la fibrine, du gluten et des extraits végétaux. J'ai cru pendant long-temps que le précipité que forme l'albumine avec ce sel était composé de protochlorure de mercure et de matière organique. Mon opinion, partagée par beaucoup de chimistes, a été combattue par d'autres qui n'avaient pourtant fait valoir aucune preuve concluante en faveur de leurs assertions. Tel était l'état de la science, lorsque M. Lassaigne, dans un travail riche de faits, établit que le précipité dont il s'agit est véritablement formé d'albumine et de sublimé corrosif, et qu'à l'état sec il contient environ 5 pour 100 de ce dernier corps. Quant aux composés que forme le sublimé avec les tissus animaux, M. Lassaigne ne s'en est pas occupé; en sorte que si l'on a admis qu'il en était de même de ces composés que du précipité albumineux mercuriel, c'est uniquement par analogie. Je ferai voir bientôt qu'il m'a été impossible en agissant sur l'estomac parfaitement lavé d'un animal empoisonné par le sublimé corrosif, d'en retirer du *bichlorure de mercure* par le procédé de M. Lassaigne, quoique ce viscère contînt un *composé mercuriel* dont il était aisé de démontrer la présence par l'une des méthodes que je décrirai par la suite. Ces divers faits seront mis hors de doute par les expériences suivantes :

EXPÉRIENCE 1re. — On délaie trois ou quatre blancs d'œufs dans 250 grammes d'eau; on filtre, et l'on ajoute à la liqueur filtrée 1 gramme de sublimé corrosif dissous dans de l'eau distillée; on lave le précipité pendant plusieurs jours, et jusqu'à ce que les eaux de lavage ne soient plus colorées par un courant de gaz acide sulfhydrique. On agite à froid pendant un quart d'heure le précipité, encore gélatineux et très humide, avec une dissolution aqueuse saturée de chlorure de sodium, que l'on ajoute par parties, et qui dissout le précipité. Cette dissolution ne serait pas complète si le précipité, au lieu d'être gélatineux, avait été laissé sur le filtre jusqu'à ce qu'il fût à peu près sec. Pendant la dissolution, la liqueur mousse en raison de l'albumine qu'elle renferme. On la filtre et on l'agite pendant huit à dix minutes, assez fortement, dans un tube de verre, avec son volume d'éther sulfurique; il se forme deux couches : la supérieure contient la majeure partie de l'éther, une certaine quantité de bichlorure de mercure, du chlorure de sodium, et d'abondants flocons d'albumine qui nagent dans toute son étendue. On sépare ces deux couches l'une de l'autre, à l'aide d'un entonnoir et du doigt; on filtre la couche supérieure, afin de la débarrasser des flocons albumineux, et l'on évapore à une douce chaleur la liqueur limpide et incolore filtrée. Le produit, fort peu abondant, contient du chlorure de sodium et du *sublimé corrosif*. On peut en effet reconnaître celui-ci, avec la potasse, l'acide sulfhydrique, la lame de cuivre, etc.

EXPÉRIENCE II°. — J'ai voulu savoir si en traitant de même l'estomac d'un animal qui était mort empoisonné par le sublimé corrosif j'obtiendrais du bichlorure de mercure. Ce viscère avait été lavé avec de l'eau distillée pendant plusieurs jours, et ne cédait plus rien à ce liquide. *Le chlorure de sodium n'a pas enlevé la moindre trace de sublimé;* pourtant l'estomac contenait un composé mercuriel, puisque j'ai pu en retirer du mercure. C'est M. Lassaigne lui-même qui a eu l'obligeance de faire l'opération.

EXPÉRIENCE III°. — J'ai empoisonné un chien avec 6 décigrammes de sublimé corrosif dissous dans 300 grammes d'eau distillée. L'œsophage et la verge ont été liés. Dix heures après l'animal n'étant pas mort, je l'ai tué et je l'ai ouvert à l'instant même. La vessie contenait 45 grammes d'*urine* un peu trouble ; je l'ai mêlée avec quelques gouttes d'acide chlorhydrique, et je l'ai fait évaporer jusqu'à ce que le liquide fût réduit au tiers de son volume, puis je l'ai fait traverser par un courant de chlore gazeux, bien lavé : il s'est formé des flocons blanchâtres, assez abondants. J'ai filtré et fait évaporer le liquide à une douce chaleur. A mesure que l'évaporation avait lieu, ce liquide se colorait en brun ; au moment où il était déjà d'un brun très foncé, je l'ai fait traverser de nouveau par un courant de chlore, ce qui a déterminé la formation de nouveaux flocons blanchâtres. J'ai filtré de nouveau et fait évaporer la dissolution jusqu'à siccité, à une douce chaleur : le produit a été délayé dans de l'eau *aiguisée* d'acide chlorhydrique et mis en contact avec une petite pile d'or et d'étain. Au bout de quarante-huit heures, la lame d'or était couverte çà et là d'un enduit blanc et terne ; je l'ai lavée avec de l'eau distillée, et il a suffi de la laisser pendant quelques minutes dans de l'acide chlorhydrique concentré pour faire disparaître cet enduit, *qui n'était par conséquent pas formé par du mercure.*

Le *foie* et la *rate*, séparés immédiatement après la mort et coupés par petits morceaux, ont été dissous à une douce chaleur dans l'acide chlorhydrique concentré. Au bout de vingt minutes la dissolution était à peu près opérée, et la liqueur offrait une couleur *bistre foncé*. Dès qu'elle a été refroidie, je l'ai fait traverser pendant deux heures par un courant de chlore gazeux bien lavé : la matière s'est troublée et est devenue d'un vert noirâtre. Le lendemain, il s'était déposé un précipité assez abondant de même couleur. J'ai ajouté de l'eau distillée, et j'ai filtré : la liqueur, parfaitement transparente, était d'un brun rougeâtre ; j'y ai fait passer un second courant de chlore gazeux pendant une heure et demie ; alors il s'est déposé des flocons blancs très abondants. La liqueur, excessivement trouble, a été filtrée de nouveau ; elle était d'un jaune foncé. On l'a concentrée à l'aide d'une douce chaleur ; mais bientôt après, voyant qu'elle se colorait en rouge, puis en brun, j'ai pensé qu'il était nécessaire de la

traiter de nouveau par le chlore gazeux. Dès qu'elle a été réduite au quart
de son volume, je l'ai soumise pendant une heure et demie à l'action de
ce gaz, qui a encore déterminé la formation d'un assez grand nombre
de flocons d'un blanc jaunâtre ; j'ai filtré et obtenu un liquide d'un jaune
assez clair, que j'ai rapproché par l'évaporation à une douce chaleur ;
mais il n'a pas tardé à se colorer en rouge brun, ce qui m'a déterminé
à la soumettre pour la *quatrième fois*, et pendant une heure et demie, à
l'action du chlore gazeux, qui l'a encore troublée ; j'ai filtré et concentré le
liquide, à l'aide d'un douce chaleur, jusqu'à ce qu'il fût réduit à 12 gram-
més environ : il était alors d'un *brun noirâtre* et légèrement acide. Je
l'ai étendu d'eau et je l'ai mis en contact avec une petite pile d'or et
d'étain. Trois jours après, j'ai retiré ce petit appareil, et après l'avoir
bien lavé et essuyé, j'ai vu que, surtout dans les intervalles qui sépa-
raient les portions d'étain, il était taché en *gris bleuâtre*. J'ai chauffé le
tout dans un tube de verre effilé, et disposé de manière à ce que le mercure qui pourrait se volatiliser vînt blanchir une lame d'or que j'avais
préalablement introduite dans l'appareil. L'or de la pile a repris sa couleur jaune, *mais je n'ai obtenu aucune trace de globules mercuriels,
et la lame d'or n'a pas été blanchie.*

EXPÉRIENCE IVᵉ. — J'ai introduit dans l'estomac d'un chien à jeun
2 grammes de sublimé corrosif dissous dans 210 grammes d'eau distillée.
L'œsophage et la verge ont été liés. L'animal est mort au bout de dix
heures, et a été aussitôt ouvert. *La vessie était vide.* L'*estomac* contenait
des aliments solides et liquides, de couleur grisâtre ; j'en ai acidulé une
partie par l'acide chlorhydrique, et j'y ai plongé une lame de cuivre parfaitement décapée. Au bout de quelques minutes, ce métal était recouvert
d'une couche de mercure métallique, qui apparaissait blanc et brillant
dès que l'on frottait la lame avec du papier joseph, après l'avoir lavée
avec de l'eau et l'avoir bien essuyée. L'autre portion du mélange alimentaire, grisâtre et un peu épais, a été filtrée : le liquide *ne se colorait ni
ne se troublait* par la potasse ni par l'acide sulfhydrique. L'*estomac* de
cet animal, lavé pendant plusieurs jours avec de l'eau distillée froide, et
jusqu'à ce que les eaux de lavage ne fussent aucunement affectées par le
gaz sulfhydrique, a été coupé en petits morceaux et traité *à une douce
chaleur* dans une capsule de porcelaine par un mélange de trois parties
d'acide chlorhydrique et d'une partie d'acide azotique concentrés. Quelques minutes après, le viscère était dissous ; il s'était formé de la mousse
blanche et il se dégageait du gaz bi-oxyde d'azote. Au bout d'une heure et
demie il ne restait guère que 120 grammes d'un liquide jaunâtre, au
milieu duquel nageaient des flocons blanchâtres, semblables à ceux qui,
dans la première expérience, avaient été produits par le chlore. Dès que
cette liqueur a été refroidie, on l'a fait traverser pendant deux heures
par un courant de chlore gazeux bien lavé ; celui-ci a à peine précipité
quelques nouveaux flocons. On a laissé réagir le chlore excédant jusqu'au
lendemain, et on a filtré : la liqueur était *limpide*, et d'un *jaune* excessivement *clair;* on l'a évaporée au bain-marie, presque jusqu'à siccité,

et on y a ajouté 40 grammes d'eau distillée ; le mélange était jaune, un peu trouble, et très légèrement acide. On en a mis une faible portion en contact avec une lame de cuivre, qui n'a pas tardé à être ternie *par du mercure métallique*, que l'on a obtenu sous *forme de globules*, en chauffant la lame de cuivre dans un tube effilé à la lampe. L'autre portion, filtrée, a été évaporée de nouveau au bain-marie, pour la concentrer jusqu'à réduction au tiers de son volume. Dans cet état, et après avoir été refroidie, elle a été agitée avec de l'éther sulfurique froid. Dès que les deux couches ont été formées, on a évaporé la couche éthérée, en exposant la capsule au soleil ; mais il a été impossible d'obtenir un résidu solide, par suite de la présence dans le liquide d'une grande quantité de *matière grasse* que l'éther avait dissoute. On a versé dans le liquide graisseux ainsi évaporé une quantité suffisante de dissolution de potasse à l'alcool pour saturer l'excès d'acide et saponifier la matière grasse, et on l'a laissé agir pendant quatre jours ; au bout de ce temps, il s'était déposé un peu de graisse jaune : on a filtré, et l'on a obtenu un liquide jaune et limpide, que l'on a fait évaporer à une douce chaleur ; quand ce liquide a été réduit au sixième de son volume, il était jaune, huileux et presque transparent ; la potasse et l'ammoniaque le précipitaient en *brun café* ; l'acide sulfhydrique liquide ne le colorait pas, et en précipitait à la longue une très petite quantité de matière jaune, tirant sur le rouge, qu'il était impossible de considérer comme étant du sulfure de mercure ; cependant une lame de cuivre y décelait promptement la présence d'un composé mercuriel. Quelle pouvait être la nature de ce composé ?

Le *foie*, séparé immédiatement après la mort et coupé en petits morceaux, a été traité à une douce chaleur, dans une capsule de porcelaine, par un mélange de trois parties d'acide chlorhydrique et d'une partie d'acide azotique concentrés ; il s'est formé de la mousse et il s'est dégagé du gaz bi-oxyde d'azote. Le viscère a été promptement dissous, et au bout d'une heure et demie il ne restait qu'une liqueur *jaunâtre*, troublée par des flocons blancs. Alors on a fait passer un courant de chlore gazeux, parfaitement lavé, à travers cette matière refroidie, ce qui a déterminé la formation de nouveaux flocons blancs, peu abondants et comme graisseux. Au bout de deux heures on a cessé de faire passer du chlore, et on a laissé réagir jusqu'au lendemain l'excès de celui qui se trouvait dans la dissolution ; on a filtré : la liqueur était parfaitement limpide et d'un jaune doré ; on l'a évaporée presque jusqu'à siccité au *bain-marie* ; dans cet état elle conservait sa couleur jaune, quoique la nuance fût plus foncée ; on l'a étendue d'eau, et on y a plongé plusieurs lames de cuivre après l'avoir légèrement acidulée. Au bout de douze heures ce métal était couvert d'une couche grisâtre qui paraissait mercurielle ; on a lavé ces lames dans de l'eau ammoniacale pour les débarrasser du sel cuivreux et d'une *matière grasse* dont elles étaient enduites ; on les a essuyées après les avoir lavées avec de l'eau, puis on les a frottées avec du papier joseph. Elles ont paru blanchir et sont devenues plus brillantes ; alors on les a chauffées dans un tube effilé à la lampe, et l'on a obtenu de l'huile empyreumatique, du carbonate d'ammoniaque et *plusieurs petits globules de mercure* que l'on a rassemblés sur une feuille de papier. La liqueur au milieu de laquelle ces lames avaient séjourné pendant douze heures a été agitée pendant quelques minutes avec de l'éther sulfurique, et elle s'est comportée comme celle qui provenait de l'estomac; après avoir été saturée par la potasse à l'alcool, elle est devenue d'un rouge brun, tandis qu'auparavant elle était d'un jaune foncé, et elle s'est troublée. Quatre jours après il ne s'était encore rien déposé; on voyait seulement au milieu de la liqueur un précipité hydrophane qui n'avait aucune tendance à gagner le fond; on a dû renoncer à rechercher s'il existait dans ce mélange un sel de protoxyde ou de bi-oxyde de mercure.

EXPÉRIENCE V°. — J'ai introduit dans l'estomac d'un chien 4 grammes de sublimé corrosif dissous dans 150 grammes d'eau; l'œsophage et la verge ont été liés. L'animal est mort au bout de huit heures, et a été ouvert aussitôt. La vessie contenait à peine 2 grammes d'*urine* que j'ai acidulée avec de l'acide chlorhydrique; une lame de cuivre laissée pendant deux jours dans cette liqueur s'est à peine ternie, en sorte qu'il me serait impossible de dire si elle contenait ou non un composé mercuriel.

Le *foie*, séparé immédiatement après la mort, a été coupé en petits morceaux et introduit dans un matras avec le sixième de son poids d'acid esulfurique concentré et pur; à ce ballon était adapté un tube qui venait se rendre dans une éprouvette contenant de l'eau distillée. On a chauffé graduellement le matras jusqu'à ce que le liquide entrât en ébullition, et on l'a maintenu à cette température; vers la fin de l'opération, il s'est dégagé des vapeurs abondantes d'acide sulfureux, et il n'est resté dans le ballon qu'un charbon sec et friable; l'eau de l'éprouvette s'étant échauffée pendant l'expérience par suite de l'arrivée des gaz résultant de la décomposition de l'acide sulfurique et de la matière organique, a été changée à plusieurs reprises. On a versé dans le ballon les divers liquides recueillis dans les éprouvettes; on a saturé l'excès d'acide par de la potasse à l'alcool, et on a chauffé le tout pendant une heure à la température de 80°, avec un mélange de parties égales d'acide azotique et d'acide chlorhydrique; on a filtré et fait évaporer la liqueur jusqu'à siccité à une douce chaleur afin de chasser l'excès d'acide; le produit a été dissous dans l'eau distillée, et la liqueur jaunâtre et limpide, après avoir été acidulée, a été laissée pendant plusieurs heures avec une lame de cuivre parfaitement décapée *qui n'a pas été affectée.* Tout portait à croire que l'eau régale employée n'avait pas dissous le composé mercuriel que pouvait contenir le charbon, soit parce qu'elle avait été par trop affaiblie par les liquides recueillis dans les éprouvettes, soit parce qu'elle n'avait pas été suffisamment chauffée. Pour lever toute incertitude à cet égard, j'ai fait bouillir le charbon avec de l'eau régale pendant vingt minutes, puis j'ai continué à chauffer jusqu'à ce que la majeure partie de l'acide fût évaporée, et que le charbon fût à peine humide; alors j'ai traité le charbon par l'eau distillée bouillante, et j'ai filtré; une portion de la liqueur filtrée *n'a pas tardé à ternir plusieurs lames de cuivre bien décapé.* Dès que l'ammoniaque ou l'acide chlorhydrique ont touché les couches ternies, ces couches sont devenues blanches : il a suffi de chauffer ces lames blanchies dans un tube de verre effilé pour obtenir *une quantité très notable de globules mercuriels.* L'autre portion de la liqueur, jaunâtre et parfaitement limpide, a été agitée avec de l'éther sulfurique, qui à l'instant même a déterminé la formation de deux couches ; la couche supérieure, éthérée, séparée à l'aide d'un entonnoir et évaporée à une douce chaleur, a laissé un résidu d'un blanc jaunâtre qui était du *bichlorure de mercure ;* en effet, il précipitait en jaune par la potasse, en rouge par l'iodure de potassium, en noir par l'acide sulfhydrique et en blanc par l'azotate d'argent.

L'*estomac* de cet animal était recouvert intérieurement d'une couche grise, comme cela a souvent lieu dans les empoisonnements par le sublimé. Je l'ai lavé jusqu'à ce que les eaux de lavage ne se colorassent plus par le gaz acide sulfhydrique, puis je l'ai carbonisé dans une cornue par le sixième de son poids d'acide sulfurique, comme je l'ai dit en parlant du foie. J'avais eu la précaution d'adapter à la cornue un ballon qui communiquait avec une éprouvette contenant de l'eau distillée ; ces deux vases plongeaient dans de l'eau très froide.

Examen du charbon. — Je l'ai fait bouillir avec de l'eau régale, et je l'ai traité comme je l'avais fait en expérimentant sur le charbon donné par le foie ; la quantité de mercure recueilli sur les lames de cuivre a été des plus considérables, quoique je n'eusse employé que la dixième partie de la dissolution ; on voyait même çà et là sur les lames une matière blanche opaque qui se comportait avec les réactifs comme le *sublimé* corrosif ; les neuf autres dixièmes de la dissolution, agités avec de l'éther, ont fourni beaucoup de *bichlorure de mercure.*

Examen des liquides distillés dans le ballon et dans l'éprouvette. — Je les ai réunis et je les ai chauffés pendant un quart d'heure environ avec de l'eau régale, afin de transformer l'acide sulfureux en acide sulfurique et de détruire la majeure partie de la matière organique, puis j'ai fait passer un courant de chlore gazeux bien lavé à travers la liqueur ; il s'est à peine déposé quelques parcelles de matière jaune comme graisseuse ; j'ai filtré et fait évaporer la liqueur au bain-marie ; quand le liquide a été réduit à peu près au sixième de son volume, je me suis aperçu qu'il cristallisait par le refroidissement ; et, en effet, le lendemain il y avait au fond de la capsule 1 gramme 2 centigrammes de *sublimé corrosif cristallisé* facile à reconnaître par l'iodure de potassium, l'ammoniaque, la potasse, l'acide sulfhydrique, etc.; l'eau-mère tenait encore en dissolution une certaine quantité de bichlorure de mercure.

EXPÉRIENCE VIe. — J'ai introduit dans l'estomac d'un chien à jeun 4 grammes de sublimé corrosif dissous dans 120 grammes d'eau, et j'ai lié l'œsophage et la verge. Deux heures après, j'ai tué l'animal, et je lui ai ouvert aussitôt l'*aorte ;* j'ai obtenu par ce moyen 230 grammes de sang, que j'ai soumis à l'action de 39 grammes d'acide sulfurique concentré et pur, dans une cornue à laquelle j'avais adapté un récipient vide qui plongeait dans de l'eau froide, et d'où partait un tube qui venait se rendre dans une éprouvette contenant de l'eau distillée, et qui était entourée elle-même d'eau fraîche; la cornue ayant été graduellement chauffée, l'opération a été conduite comme je l'ai dit à l'expérience 5° à l'occasion du traitement de l'estomac (voy. page 567), et je n'ai obtenu aucune trace de mercure. La vessie contenait 8 grammes d'*urine;* j'ai fait passer un courant de chlore gazeux à travers ce liquide; j'ai filtré, et j'ai rapproché la liqueur au bain-marie, tant pour la concentrer que pour chasser l'excès de chlore : la lame de cuivre n'a pas éprouvé le moindre changement dans ce liquide.

EXPÉRIENCE VII°. — J'ai répété la même expérience en ouvrant l'aorte vingt minutes après l'empoisonnement; le sang examiné, comme le précédent, n'a fourni aucune trace de mercure.

EXPÉRIENCE VIII°. — Cinq minutes après avoir empoisonné un chien avec 8 grammes de sublimé corrosif dissous dans 180 grammes d'eau, je l'ai saigné, et j'ai traité 288 grammes de sang par l'acide sulfurique, comme il a été dit à l'expérience 6°. Une heure après, j'ai encore extrait de la veine jugulaire 90 grammes de sang, et j'ai tué l'animal; ces deux quantités de sang soumises séparément à l'action de l'acide sulfurique concentré, comme il a été dit à l'expérience 6°, m'ont donné en dernier résultat deux liquides que j'ai laissés pendant long-temps en contact avec plusieurs lames de cuivre; celles-ci ont été légèrement ternies, comme si elles eussent été plongées dans un liquide contenant à peine un sel mercuriel; en les frottant elles acquéraient une couleur blanche argentine; toutefois lorsque je les ai soumises à l'action du feu dans deux tubes de verre effilés, j'ai obtenu une vapeur blanche excessivement légère, au milieu de laquelle il m'a été impossible d'apercevoir des globules mercuriels *bien caractérisés.* Le *foie* de cet animal carbonisé aussi par l'acide sulfurique et traité par le même procédé que le sang *m'a donné*, au contraire, *un très grand nombre* de petits globules de *mercure.*

EXPÉRIENCE IX°. — J'ai introduit dans l'estomac d'un chien à jeun 5 centigrammes de sublimé corrosif dissous dans 200 grammes d'eau; l'œsophage et la verge ont été liés, et l'animal a été tué trente heures après l'empoisonnement. La vessie contenait 160 grammes d'*urine* que j'ai filtrée et soumise à l'action d'un courant de chlore gazeux; j'ai ensuite laissé réagir pendant vingt-quatre heures l'excès de chlore sur la matière organique; alors la liqueur a été filtrée de nouveau et évaporée au *bain-marie* presque jusqu'à siccité; je l'ai étendue d'eau distillée, et j'y ai plongé plusieurs petites lames de cuivre parfaitement décapées; le lendemain, toutes ces lames étaient *ternies* et comme recouvertes d'une *couche mercurielle* très mince; je les ai lavées dans l'eau distillée, et après les avoir essuyées entre deux feuilles de papier joseph, je les ai coupées en petites lanières pour les soumettre à l'action de la chaleur dans un tube de verre effilé à la lampe, et fermé par un bout. Bientôt après il s'est condensé dans la partie étroite du tube un *assez bon nombre de petits globules mercuriels parfaitement caractérisés.*

Urine des individus soumis à un traitement mercuriel. — J'ai été curieux de savoir si, comme l'a annoncé M. Cantu, cette urine contient un composé mercuriel. Voici comment avait procédé le chimiste de Turin. Après s'être assuré que la *portion liquide* de 30 kilogrammes d'urine provenant de malades soumis à l'usage de frictions mercurielles, ne fournissait pas à l'analyse le plus léger atome de mercure, il a cherché ce métal dans le dépôt qui s'était formé spontanément, et qui était ramassé au fond du liquide. Il a mélangé ce dépôt avec parties égales de carbonate de potasse et de charbon; il en a fait une pâte à l'aide d'une certaine quantité d'eau, et il l'a chauffée dans une cornue à laquelle il avait adapté un récipient contenant de l'eau; le col de la cornue plongeait dans ce dernier liquide. Après la décomposition de la matière par le feu, il a été aisé de voir que le liquide empyreumatique recueilli dans le récipient ne renfermait aucune trace d'un sel mercuriel; il n'en était pas de même, suivant l'auteur, d'un dépôt brun qui s'était condensé dans le ballon, et qui en occupait le fond; en effet, si l'on desséchait ce dépôt et qu'on le comprimât sur une carte, on voyait *un nombre infini de globules mercuriels.* Le col de la cornue en était également tapissé. (*Specimen medico-chemicum de mercurii præsentiâ in urinis syphiliticorum mercurialem curationem patientium.* Mémoires de l'Académie de Turin, t. xxixᵉ, année 1823.) Voici les expériences que j'ai tentées à ce sujet.

EXPÉRIENCE Xᵉ. — J'ai laissé déposer pendant huit jours du mois de mai 1842 16 kilogrammes d'urine provenant de malades soumis à l'action du *sublimé corrosif pris à l'intérieur* comme antisyphilitique; le dépôt grisâtre, lavé et desséché, du poids de 135 grammes, a été traité comme l'avait fait M. Cantu, dans une cornue que j'ai chauffée jusqu'au point de la fondre. Il m'a été impossible d'apercevoir aucun globule mercuriel dans le col de cette cornue ni dans le ballon; on voyait bien une multitude de petites bulles d'air et de globules huileux offrant l'aspect des globules mercuriels; mais par un examen attentif on pouvait se convaincre qu'il n'y avait là aucune trace de mercure. Le liquide empyreumatique contenu dans le ballon a donné au bout de deux jours un *léger* dépôt brun que j'ai séparé, desséché et écrasé sur une carte, et au milieu duquel *il m'a été impossible de déceler aucun globule mercuriel;* j'ai alors traité ce dépôt par l'acide azotique concentré, j'ai évaporé la liqueur presque jusqu'à siccité, puis je l'ai étendue d'eau; une lame de cuivre bien décapée, laissée dans cette dissolution pendant vingt-quatre heures, n'a point été ternie.

EXPÉRIENCE XIᵉ. — L'urine qui avait fourni le dépôt grisâtre sur lequel j'avais opéré (16 kilogrammes) a été filtrée et évaporée à une douce chaleur jusqu'à ce qu'elle fût réduite à 2 kilogrammes; dans cet état elle était d'un brun foncé; je l'ai décantée, et je l'ai fait traverser pendant plusieurs heures par un courant de chlore gazeux. Le liquide résultant de ce traitement, d'un jaune rougeâtre, contenait un grand excès de chlore; il a été abandonné à lui-même pendant vingt-quatre heures afin que là réaction de cet agent fût plus complète. Dans ce moment je l'ai filtré et évaporé au bain-marie presque jusqu'à siccité ; j'ai ajouté de l'eau distillée au résidu, et j'ai plongé plusieurs lames de cuivre parfaitement décapées dans la liqueur préalablement acidulée ; il ne s'est déposé aucune trace de mercure sur ces lames.

EXPÉRIENCE XII°. — J'ai traité par l'eau régale à une douce chaleur 135 grammes du dépôt grisâtre fourni par 16 kilogrammes de la même urine qui m'avait servi à faire les expériences précédentes, et qui avait également été abandonnée à elle-même pendant huit jours. Après trois quarts d'heure d'une légère ébullition, le dépôt était entièrement dissous, et la matière organique en grande partie décomposée ; j'ai fait traverser la liqueur par un courant de chlore gazeux parfaitement lavé, et j'ai obtenu des flocons blancs assez abondants ; le lendemain, après avoir laissé réagir l'excès de chlore pendant vingt-quatre heures, j'ai filtré. La liqueur, d'un jaune clair, a été évaporée au bain-marie presque jusqu'à consistance sirupeuse ; alors je l'ai étendue d'eau, et j'y ai plongé plusieurs lames de cuivre parfaitement décapées qui n'ont pas tardé à se recouvrir d'une couche grise *évidemment mercurielle ;* après avoir lavé ces lames dans de l'eau ammoniacale, je les ai séchées entre plusieurs feuilles de papier joseph ; puis je les ai coupées en petits fragments que j'ai chauffés jusqu'au rouge dans un petit tube de verre effilé à la lampe ; à l'instant même j'ai obtenu *une multitude de petits globules mercuriels* que j'ai réunis à l'aide de la pointe d'une épingle en plusieurs *globules assez volumineux.*

Conclusions. — Il résulte des expériences qui précèdent et de beaucoup d'autres analogues qu'il est inutile de décrire en détail :
1° que si les travaux de M. Lassaigne prouvent que le précipité fourni par l'albumine et le sublimé corrosif contient, après avoir été desséché, environ cinq pour cent de *bichlorure de mercure,* il n'en est pas moins vrai qu'il est impossible d'appliquer à la médecine légale le procédé que ce chimiste a fait connaître, lorsqu'il s'agira de déceler dans les tissus du canal digestif, dans nos viscères ou dans certaines substances alimentaires, la présence d'un composé mercuriel *insoluble dans l'eau,* soit que ce composé contienne du bichlorure de mercure à l'état de combinaison, soit que le mercure s'y trouve à l'état de protochlorure. En effet, le chlorure de sodium proposé par ce chimiste distingué n'enlève pas ce composé mercuriel aux *masses charnues,* dans lesquelles il existe ordinairement en très petite proportion. (Voy. expérience 2°, p. 563.)

2° Que le procédé de M. Devergie, qui consiste à dissoudre l'organe ou toute autre matière solide dans de l'acide chlorhydrique concentré, puis à faire traverser la dissolution par un courant de chlore gazeux, doit également être abandonné, parce qu'il est *quelquefois* insuffisant pour *déceler* le mercure qui existe dans une matière suspecte, et qu'alors même que l'on parvient à le découvrir on n'en obtient pas, ni à beaucoup près, autant que l'on peut en extraire par d'autres moyens. Le chlore gazeux, en effet, ne détruit pas assez complétement la matière organique, même quand on en a fait passer plusieurs courants pendant plusieurs heures, ce qui est long et fastidieux ; quoi qu'on fasse, il reste toujours une matière grasse jaunâtre qui est, en partie du moins, le résultat de l'action de cet agent sur les substances organiques. Cette matière huileuse est *tellement abondante* dans le traitement du foie et de quelques autres viscères, que les liquides en dernier ressort sont obtenus fortement colorés par elle en rouge ou en brun rougeâtre, et qu'elle s'oppose à la précipitation du mercure, soit sur une lame de cuivre ou sur la petite pile d'or, soit à l'aide des réactifs ; il arrive même dans les cas dont je parle que le cuivre ou la pile se recouvrent d'une couche terne, d'un gris bleuâtre, que l'on serait tenté d'abord de prendre pour du mercure, et qui pourtant n'en contient pas un atome. (Voy. expérience 3ᵉ, p. 563.)

3°. Qu'il est au contraire facile d'extraire du mercure métallique des matières suspectes, quelles qu'elles soient, en les traitant d'abord par l'eau régale à une douce chaleur pendant une ou deux heures, et en faisant passer *un seul* courant de chlore à travers la dissolution obtenue, qui est ordinairement jaunâtre et déjà troublée par des flocons d'un blanc tirant sur le jaune ; il ne s'agit, après avoir laissé pendant plusieurs heures cette liqueur en contact avec l'excès de chlore que le courant y avait amené, que de la filtrer et de l'évaporer au bain-marie jusqu'à siccité pour chasser la majeure partie de l'acide, puis de l'étendre d'eau distillée. Une lame de cuivre plongée dans cette liqueur se recouvre bientôt de mercure métallique, que l'on peut recueillir *sous forme de globules* en chauffant la lame dans un tube effilé à la lampe. Je dirai toutefois qu'il ne *m'a jamais été possible*, en suivant ce procédé, d'extraire de cette liqueur mercurielle, à l'aide de l'éther, ni du sublimé corrosif ni un autre sel mercuriel susceptible d'être caractérisé, ce qui tient à la présence de cette matière grasse jaune dont j'ai parlé, et qui, pour être beaucoup moins abondante que dans le cas où l'on a traité d'après la méthode de M. Devergie, ne se trouve pas moins encore en assez grande quantité pour s'opposer à la séparation du sublimé corrosif par l'éther.

4° Qu'il est beaucoup plus avantageux, pour établir l'existence du sublimé dans une matière suspecte, de carboniser celle-ci en vases clos à l'aide de l'acide sulfurique concentré ; le charbon et surtout les liquides volatilisés fourniront du *mercure* et du *sublimé corrosif* en *proportion notable*, dès qu'ils seront soumis aux opérations que je vais décrire en parlant du procédé qui doit être préféré. (Voy. expé-, rience 5°, p. 566.)

5° Que tout en admettant que le sublimé corrosif est facilement transformé par plusieurs matières alimentaires ou par nos tissus en un composé insoluble, il n'en est pas moins nécessaire, dans toute expertise médico-légale relative à ce sujet, d'opérer d'abord sur les portions liquides filtrées, parce qu'il arrivera souvent qu'elles contiendront encore une certaine quantité de sublimé en dissolution facile à reconnaître à l'aide d'une lame de cuivre, mais surtout en carbonisant la liqueur évaporée jusqu'à siccité par l'acide sulfurique concentré (voy. la 5° expérience). Dans ces sortes de cas, on ne devra jamais mettre la liqueur filtrée en contact avec des réactifs, tels que la potasse, l'iodure de potassium, l'acide sulfhydrique, etc., parce que souvent ils ne la troublent pas, et que presque toujours ils fournissent des précipités tout autrement colorés que ceux que doit donner la dissolution de sublimé corrosif.

6° Que l'absorption du sublimé corrosif ne peut plus faire l'objet d'un doute, puisque j'ai retiré du mercure métallique du *foie* et de l'*urine* des chiens empoisonnés par ce sel, ainsi que de l'*urine* des malades atteints de syphilis, à qui l'on faisait prendre depuis quelques jours de petites doses de bichlorure de mercure en dissolution;

Que sans nier que M. Cantu ait obtenu, en 1823, du mercure métallique de l'urine des syphilitiques soumis à l'usage des frictions mercurielles, je ferai remarquer que *Rhades, Meissner, Schwergger* et M. Devergie, qui ont répété les expériences du chimiste de Turin, n'ont pas retiré un atome de ce métal, quoiqu'ils se fussent placés dans les mêmes conditions que lui ; que je n'ai pas été plus heureux que ces expérimentateurs en agissant exactement comme l'a conseillé M. Cantu, sur l'urine de malades qui avaient pris du sublimé à l'*intérieur ;* qu'à la vérité je n'ai opéré que sur le précipité fourni par 16 kilogrammes d'urine, tandis que ce chimiste a fait ses recherches sur le dépôt provenant de 30 kilogrammes de ce liquide. En tout cas, le procédé suivi par M. Cantu est loin d'être le plus propre à extraire les atomes de mercure métallique que renferme une matière organique, comme cela résulte des expériences 10° et 12° (voy. p. 569);

Que je suis convaincu qu'en employant l'une des deux méthodes auxquelles je donne la préférence, on découvrira aisément le mercure dans le *lait* des nourrices et dans la *salive* des individus soumis à un traitement mercuriel, et que si l'on a échoué jusqu'à ce jour, c'est que les expérimentateurs n'ont pas agi sur une assez forte proportion de ces liquides, et qu'ils n'ont pas suivi un procédé convenable.

7° Que l'absorption du sublimé corrosif étant un fait acquis à la science, il devient désormais indispensable, dans les expertises médico-légales relatives à l'empoisonnement par les préparations mercurielles, de soumettre aux opérations qui vont être décrites, le foie, la rate, les reins et l'urine, toutes les fois que l'on n'aura pas retiré du mercure ou du sublimé corrosif des matières expulsées par haut ou par bas, de celles qui ont été trouvées dans le canal digestif ou des tissus de ce canal.

8° Qu'il ne suffit pas pour *affirmer* qu'un individu est mort empoisonné par du sublimé corrosif, d'avoir obtenu du mercure métallique ou du bichlorure de mercure des matières précitées, parce que ce poison est journellement administré à des malades atteints de syphilis, que l'on emploie aussi d'autres composés mercuriels qui, d'après M. Mialhe, semblent se transformer en sublimé aussitôt qu'ils sont en contact avec des chlorures alcalins et avec l'air, et que dans tous ces cas l'expert pourrait constater, soit dans le canal digestif, soit dans le foie, soit dans l'urine, la présence du mercure métallique ou du sublimé, en proportion, à la vérité, excessivement minime.

9° Qu'il importe dès lors, avant de conclure, de s'enquérir attentivement de la position antérieure de l'individu, afin de savoir s'il n'aurait pas été soumis à une médication mercurielle à une époque plus ou moins éloignée; quel a été le mode d'invasion de la maladie, quels en ont été les symptômes, la marche, la durée, et quelles altérations cadavériques ont été constatées après la mort. Dans la plupart des cas d'empoisonnement par le sublimé corrosif, les accidents seront tellement graves et subits qu'il sera impossible d'expliquer la présence du mercure ou du sublimé corrosif décelé dans les matières suspectes autrement que par un empoisonnement; dans la plupart des cas aussi, la proportion de mercure ou du sublimé trouvée sera telle, qu'il sera facile de voir que le composé mercuriel n'a pas été administré comme médicament. En effet, le sublimé se combinant rapidement avec les tissus organiques, n'est pas aussi complétement vomi que d'autres poisons solubles, ce qui fait qu'on en trouve en général une quantité assez notable, soit dans les organes digestifs, soit dans la partie solide des matières alimentaires vomies, ou de celles qui existent dans l'estomac ou dans les intestins.

Procédé. — On fait bouillir pendant deux ou trois minutes, dans une capsule de porcelaine, les matières vomies et celles qui ont été trouvées dans le canal digestif, afin de coaguler et de séparer une portion de matière animale; on filtre, et après avoir acidulé la liqueur avec quelques gouttes d'acide chlorhydrique, on y plonge une ou plusieurs lames de cuivre parfaitement décapées. Si ces lames sont ternies au bout de quelques instants, d'une ou de plusieurs heures,

qu'elles soient grises ou blanches, on les laisse pendant quelques minutes dans une dissolution d'ammoniaque faible qui dissout l'oxyde
ou le chlorure de cuivre qui ont pu se former; on les lave avec de
l'eau distillée, on les essuie en les pressant entre deux feuilles de papier joseph, puis on les coupe en très petits morceaux et on les introduit dans un tube de verre effilé à la lampe. Que l'on obtienne ou
non du mercure métallique dans la partie la plus rétrécie du tube, on
évapore jusqu'à siccité au bain-marie la liqueur dans laquelle ont séjourné ces lames; le produit sec est alors pesé et introduit dans une
cornue de verre tubulée avec le sixième de son poids d'acide sulfurique concentré et pur; à cette cornue est adapté un récipient qui
plonge dans l'eau froide et qui communique, à l'aide d'un tube recourbé, avec une éprouvette à moitié remplie d'eau distillée, et qui
est également entourée d'eau fraîche. On élève successivement la température de la cornue, et bientôt la matière qu'elle contient noircit et
entre en ébullition; on pousse l'opération, à une chaleur modérée,
jusqu'à ce que cette matière soit réduite en un charbon à peu près sec,
et par conséquent jusqu'après le moment où il s'est dégagé des vapeurs abondantes d'acide sulfureux. On opère séparément sur le charbon et sur les liquides distillés. On fait bouillir le *charbon* avec 50 à
60 grammes d'eau régale, composée de deux parties d'acide chlorhydrique et d'une partie d'acide azotique concentrés; on cesse de chauffer lorsque la majeure partie de l'eau régale est évaporée et que le
charbon est à peine humide; alors on traite celui-ci par l'eau distillée
bouillante et on filtre; une petite partie de la liqueur filtrée, en général incolore ou jaunâtre, est mise en contact avec une ou plusieurs
lames de cuivre parfaitement décapées, qui ne tardent pas à se recouvrir d'une couche grise et blanchâtre si cette liqueur contient du mercure; on agit sur les lames comme il vient d'être dit plus haut afin
d'obtenir du mercure métallique. On agite le restant de la liqueur,
c'est-à-dire la majeure partie, avec de l'éther sulfurique pur, dans
un tube ou dans un petit flacon, et l'on ne tarde pas à voir deux couches se former; on sépare la couche supérieure éthérée à l'aide d'un
entonnoir et du doigt, et en faisant évaporer l'éther à la température
ordinaire ou à une très douce chaleur, il reste du sublimé corrosif
solide facile à reconnaître. *Les liquides distillés* contiennent ordinairement une quantité considérable de sublimé corrosif par rapport à
celle qui se trouvait dans la matière suspecte; ils renferment aussi
une matière organique, de l'acide sulfureux, etc. On les réunit et on
les fait bouillir pendant quinze ou vingt minutes avec de l'eau régale;
puis on fait traverser la dissolution par un courant de chlore gazeux
pendant une heure environ; on filtre la liqueur pour la séparer de

quelques flocons blancs graisseux et albumineux qui ont pu se former, et on la fait évaporer au bain-marie. Si la proportion du sublimé est un peu notable, il se forme vers la fin une pellicule qui annonce que le sel va cristalliser ; cela étant, on laisse refroidir lentement la matière, afin d'obtenir des cristaux dont il est aisé de reconnaître la nature, et l'on peut encore constater la présence du sublimé dans l'eau-mère. Si la quantité de sublimé est trop faible pour que la liqueur cristallise, on continue à la faire évaporer au bain-marie presque jusqu'à siccité, afin de chasser l'excès d'acide, et lorsque le produit est refroidi, on en prend environ le tiers, que l'on étend d'eau et que l'on met en contact avec une ou plusieurs lames de cuivre, et l'on agit sur les deux autres tiers par l'éther, comme je l'ai dit tout-à-l'heure à l'occasion du charbon.

Si toutes ces recherches ont été infructueuses, on opère sur la portion solide des matières vomies et de celles qui avaient été trouvées dans le canal digestif, et qui étaient restées sur le filtre (voy. page 573) ; on la carbonise par le sixième de son poids d'acide sulfurique concentré et pur en vases clos, en suivant la marche qui vient d'être tracée.

Admettons que l'on n'ait pas retiré du mercure ; on carbonise alors l'estomac et les intestins par un sixième d'acide sulfurique pur et concentré ; le plus souvent, on se borne à prendre certaines portions de ces viscères, celles qui offrent une couleur grisâtre ou qui sont très enflammées, et qui ont été évidemment plus attaquées que les autres. Il ne faudrait cependant pas renoncer à traiter les autres portions, si les premières ne fournissaient pas le métal que l'on cherche. Il est préférable d'opérer ainsi de suite avec les tissus du canal digestif, que de faire bouillir ce canal dans de l'eau distillée, pendant une heure ou deux, et de carboniser le *decoctum* évaporé jusqu'à siccité, parce que, en agissant de la sorte, on courrait risque de volatiliser une partie du sublimé que la matière pourrait contenir, et qu'il n'y a d'ailleurs aucun avantage à avoir une dissolution aqueuse, les réactifs ordinaires du sublimé n'étant d'aucun secours pour y déceler ce corps.

On agira de même sur le *sang*, le *foie*, la *rate* et les *reins*, si, malgré tant de recherches, on n'est pas parvenu à constater la présence d'un composé mercuriel. Pour peu que ces viscères contiennent du sublimé, on obtiendra du mercure en les carbonisant par l'acide sulfurique.

Quant à l'urine, il suffira de la filtrer et d'y faire passer un courant de chlore gazeux bien lavé ; on laissera réagir l'excès de chlore pendant vingt-quatre heures, puis on filtrera ; la dissolution limpide sera évaporée au bain-marie, presque jusqu'à siccité ; le produit, étendu d'eau et légèrement acidulé par l'acide chlorhydrique, sera mis en contact avec une ou plusieurs lames de cuivre.

Si l'urine, avant d'être filtrée, avait laissé déposer un sédiment quelconque, on ne devrait pas négliger de chercher le composé mercuriel dans ce dépôt, dans lequel il se trouve le plus ordinairement à l'état de sel insoluble. On traitera ce dépôt par l'eau régale bouillante, et le solutum sera soumis à l'action du chlore gazeux, comme il a été dit à la douzième expérience (voy. p. 570).

Sublimé corrosif dans un cas d'exhumation juridique. — 1° Le 8 mars 1825, on a mis dans un grand bocal à large ouverture contenant 2 litres d'eau, 12 grammes de sublimé corrosif dissous dans 60 grammes d'eau bouillante ; on a ajouté de la viande, de la matière cérébrale et des portions d'intestins. Le 19 mars, le mélange n'exhalait aucune odeur fétide ; les matières animales étaient dures et comme tannées ; la liqueur filtrée brunissait à peine par l'acide sulfhydrique ; la potasse et l'ammoniaque la rendaient tout au plus opaline ; mais la petite pile se recouvrait d'une couche de mercure métallique aussitôt qu'on la plongeait dans cette liqueur et qu'on ajoutait quelques gouttes d'acide chlorhydrique. La viande, la matière cérébrale et l'intestin, lavés et bien desséchés, fournissaient du mercure métallique lorsqu'on les calcinait avec de la potasse dans une cornue ou dans un petit tube de verre. Il en était de même le 18 juin 1827.

Dès le 18 avril 1825, on avait pris la moitié de la liqueur dont il s'agit, et dans laquelle il y avait déjà si peu de sublimé, et on l'avait mise en contact avec d'autres matières organiques (foie, rate, intestins). Le 28 du même mois, le mélange exhalait *une odeur des plus fétides*, et la liqueur ne se colorait plus par l'acide sulfhydrique ; la petite pile n'était pas blanchie non plus au bout d'une heure.

2° Le 18 juillet 1826, on mit dans un bocal à large ouverture un litre d'eau, une portion d'un canal intestinal et 30 grammes de sublimé corrosif. Le 2 août suivant, le mélange exhalait une *odeur très fétide ;* la liqueur ne se colorait pas avec l'acide sulfhydrique ni avec les sulfures ; la petite pile n'était blanchie qu'au bout de plusieurs heures. Les intestins, bien lavés, desséchés et calcinés avec de la potasse, fournissaient du mercure métallique.

3° Si l'on enterre dans une bière de sapin blanc, à la profondeur d'un mètre, des chiens morts empoisonnés par 2 ou 3 grammes de sublimé solide, sans que l'œsophage ait été lié, et qu'on les exhume quelque temps après, on verra qu'il n'existe point de *mercure* métallique dans le canal digestif ; mais dans un certain nombre de cas les tissus de ce canal, desséchés et calcinés avec de la potasse, donneront du mercure ; si, au contraire, les animaux avaient promptement et considérablement vomi avant de mourir, on pourrait bien ne pas découvrir dans ces tissus la moindre trace d'un composé mercuriel.

4° Si l'on enferme dans un gros intestin 1 ou 2 grammes de bichlorure de mercure dissous dans 16 ou 20 grammes d'eau et mêlé à de la viande hachée, à du pain émietté et à de l'eau albumineuse, et que l'on place cet intestin dans une boîte de sapin que l'on enterre à 6 ou 7 décimètres de profondeur, on remarquera trois ou quatre mois après que la matière renfermée dans l'intestin n'offre aucune trace de *mercure métallique*, quoiqu'au premier abord on soit disposé à prendre pour ce métal une foule de globules graisseux, brillants, qui font partie de la masse; pourtant on pourra démontrer dans le mélange la présence d'un composé mercuriel, en le desséchant et en le calcinant dans une cornue avec de la potasse; en effet, on en retirera du mercure métallique.

Il résulte de ces expériences, 1° qu'il suffit de quelques jours d'inhumation pour qu'il ne soit plus possible de constater la présence du sublimé corrosif dans la liqueur, autrement que par une lame de cuivre ou par la petite pile; 2° que cet effet est d'autant plus prompt qu'il y a une plus grande quantité de matière animale mélangée avec le sublimé; 3° que dans tous les cas on peut, en traitant par l'eau régale ou en carbonisant par l'acide sulfurique (voy. pag. 564 et 574) les matières animales qui ont été en contact avec le sublimé, en extraire du mercure métallique, même plusieurs années après l'inhumation : or, la présence de ce métal, si elle ne prouve pas qu'il y avait du bichlorure de mercure dans les matières enterrées, ne laisse aucun doute sur l'existence d'une préparation mercurielle dans ces matières.

Sublimé corrosif introduit dans le rectum après la mort. — EXPÉRIENCE Iʳᵉ. — Un gros chien caniche a été pendu à huit heures trois quarts du matin; cinq minutes après, on a introduit dans le rectum 4 grammes de sublimé corrosif sous forme de poudre et de petits fragments. On a fait l'ouverture du cadavre le lendemain, à deux heures de l'après-midi. Les gros intestins ne contenaient point de matières fécales; mais le rectum offrait une altération remarquable depuis l'anus jusqu'à quatre travers de doigt au-dessus; il était extérieurement d'une belle couleur blanche; la tunique séreuse était opaque, épaisse, dure, et semblable, jusqu'à un certain point, à une aponévrose; les vaisseaux du méso-rectum étaient légèrement injectés en rouge noirâtre; la membrane musculeuse était blanche comme de la neige. On voyait sur la tunique muqueuse correspondante à la portion lésée la majeure partie du sublimé corrosif employé; cette tunique était rugueuse, comme granuleuse, un peu durcie, et présentait plusieurs plis d'un *rose clair*, imitant, par leur disposition, des ramifications veineuses; ces plis étaient séparés par des portions d'une couleur blanche d'albâtre : en étendant sur la main cette membrane interne, on pouvait faire disparaître les rugosités et la rendre lisse. Immédiatement au-dessus de ces quatre travers de doigt, les intestins offraient leur couleur naturelle, et les membranes étaient minces et molles au toucher; en sorte qu'il y avait une ligne de démarcation parfaitement tranchée *entre les parties sur lesquelles le sublimé avait été appliqué et celles qui n'avaient pas été en contact avec lui.* On mit dans l'eau les portions d'intestin attaquées par le sublimé, et vingt jours après il ne s'était manifesté aucun signe de putréfaction. On les soumit à l'analyse chimique après les avoir épuisées par l'eau bouillante, et on en retira du mercure métallique.

EXPÉRIENCE IIᵉ. — A neuf heures du matin, on introduisit dans l'intestin rectum d'un chien bien portant 2 grammes 60 centigrammes de sublimé corrosif sous forme de poudre et de fragments. Au bout de trois minutes, l'animal se plaignit, et rejeta quelques matières fécales teintes de sang. Un quart d'heure après il poussa des cris aigus et parut agité. Le lendemain on recommença l'expérience, et on introduisit la même dose de poison : l'animal succomba au bout de dix heures. On en fit l'ouverture le jour suivant. Les intestins étaient enflammés dans l'étendue de *cinquante centimètres*, en commençant par l'anus : loin d'offrir la couleur blanche et l'épaisseur dont j'ai parlé, la membrane séreuse était rouge, très injectée et mince ; on ne retrouvait plus de sublimé corrosif dans l'intérieur des intestins (il avait été probablement rejeté par les selles); la membrane muqueuse paraissait d'un gris noirâtre dans les deux travers de doigt qui sont immédiatement au-dessus de l'anus; cependant, en la détachant et en la plaçant entre l'œil et la lumière, on voyait qu'elle était d'un rouge excessivement foncé. La portion qui était immédiatement placée au-dessus, et qui s'étendait jusqu'à la hauteur de 22 à 24 centimètres, était aussi d'un rouge très intense et se détachait facilement par le frottement ; la rougeur diminuait ensuite d'intensité et n'était plus sensible à la hauteur de 60 à 64 centimètres; mais cette diminution s'opérait d'une manière graduée, et n'offrait point, comme dans l'expérience précédente, *une ligne de démarcation tranchée entre les parties saines et les parties lésées.* La membrane musculeuse était d'un rouge vif dans toute l'étendue des portions affectées. Il est aisé de voir que, dans cette expérience, l'altération organique ne s'était point bornée là où le poison avait été appliqué, mais qu'elle s'était étendue beaucoup plus loin.

EXPÉRIENCE IIIᵉ. — Un gros chien caniche a été pendu à midi. Trois quarts d'heure après, on a introduit dans le rectum 96 grammes d'une dissolution concentrée de sublimé corrosif. On en a fait l'ouverture le lendemain à deux heures de l'après-midi. Presque tous les gros intestins avaient été en contact avec la dissolution ; leurs membranes étaient blanches et épaisses; la tunique muqueuse présentait plusieurs bandes en zigzag, d'une belle nuance rose, qui contrastait avec la couleur blanche des autres portions. Immédiatement au-dessus de la partie avec laquelle le poison avait été en contact, l'intestin était dans l'état naturel, en sorte qu'il y *avait une ligne de démarcation parfaitement tranchée*, phénomène qui n'existe *jamais* lorsque cette substance vénéneuse a été introduite pendant la vie.

EXPÉRIENCE IVᵉ. — Un petit chien a été pendu à midi. Une heure et demie après., on a introduit dans le rectum 4 grammes de sublimé corrosif réduit en poudre fine. L'ouverture du cadavre n'a été faite qu'au bout de quatre jours. L'altération cadavérique s'étendait seulement jusqu'à trois travers de doigt au-dessus de l'anus ; les membranes musculeuse et séreuse étaient d'un blanc d'albâtre, épaisses et durcies ; la tunique muqueuse offrait des franges roses, comme dans l'expérience 1ʳᵉ p. 577, qui étaient séparées par des portions recouvertes de sublimé corrosif et d'un composé mercuriel d'une couleur grisâtre. Il y avait encore ici *une ligne de démarcation excessivement tranchée* entre les portions sur lesquelles le sublimé avait été appliqué et celles qui n'avaient pas été en contact avec lui.

EXPÉRIENCE Vᵉ. — Un petit chien fut pendu à midi. Le lendemain, à onze heures, on introduisit dans le rectum 4 grammes de sublimé corrosif réduit en poudre fine, et on fit l'ouverture du cadavre le jour suivant, à midi, c'est-à-dire vingt-cinq heures après l'introduction de la substance vénéneuse. Il n'y avait d'altération sensible que dans les quatre travers de doigt au-dessus de l'anus ; les membranes musculeuse et séreuse étaient blanches comme de la neige, épaisses et dures ; il y avait au-dessus de la tunique interne une couche grisâtre mêlée de points blancs, et formée par du sublimé corrosif libre et combiné ; cette couche grisâtre était tellement adhérente à la membrane muqueuse, qu'il était impossible de détacher l'une sans l'autre : du reste cette membrane offrait la même couleur grise et ne présentait *aucune zone rose ni d'un rouge clair.*

EXPÉRIENCE VIᵉ. — La même expérience répétée trois fois sur des cadavres humains a fourni des résultats analogues. Nul doute que si l'injection eût été faite quelques minutes après la mort, et même une heure après, lorsque la vie n'était pas encore détruite dans les petits vaisseaux sanguins du rectum, nous n'eussions observé les zones rougeâtres qui, dans cette circonstance, se sont constamment manifestées sur les cadavres des chiens.

Conclusions. —Voyez p. 42.

DU SULFURE DE MERCURE (Cinnabre).

Le sulfure de mercure (cinnabre) est solide ; il paraît violet lorsqu'il est en fragments ; il est au contraire d'un beau rouge quand il est pulvérisé, et porte le nom de *vermillon ;* il peut être obtenu en aiguilles cristallines ; il n'éprouve aucune altération de la part de l'air ni du gaz oxygène à froid ; mais si on élève la température, le soufre se combine avec l'oxygène, et l'on obtient de l'acide sulfureux et du mercure. Le fer et plusieurs autres métaux enlèvent le soufre à ce sulfure à l'aide de la chaleur ; le mercure se volatilise, et il reste du sulfure de fer ou un autre sulfure métallique. Il est insoluble dans l'eau.

EXPÉRIENCE 1ʳᵉ. — Lorsqu'on applique de 2 à 4 grammes de vermillon sur la cuisse d'un chien, on détermine la mort de l'animal en deux, trois ou quatre jours, sans que la dose de sulfure paraisse influer sur sa promptitude. *A l'ouverture du cadavre*, on observe les phénomènes suivants : tantôt la membrane muqueuse de l'estomac est blafarde et même noirâtre ; tantôt les plis qu'elle forme sont jaunes et entourés d'une auréole blanchâtre ; tantôt enfin les portions qui avoisinent le pylore offrent des ulcérations plus ou moins nombreuses, dont le fond est tapissé de sang caillé, et qui sont semblables aux taches gangréneuses. Les intestins grêles ne présentent aucune altération. On observe quelquefois des rides noires dans le rectum. Les poumons, principalement le gauche, sont quelquefois engorgés par une grande quantité de sang noir. Le cerveau et le cœur n'offrent aucune altération : ce dernier conserve même des mouvements assez réguliers plus d'un quart d'heure après la mort.

EXPÉRIENCE IIᵉ. — A l'ouverture du cadavre d'un chien dans l'estomac duquel on avait introduit 8 grammes de vermillon, on trouva la même intégrité du cœur ; mais la plèvre et le poumon étaient évidemment enflammés, et il y avait un épanchement séro-purulent dans la poitrine. M. Smith, à qui j'ai emprunté ces détails, est porté à croire que ce poison agit principalement sur les poumons.

DU CYANURE DE MERCURE.

Le cyanure de mercure est sous forme de longs prismes quadrangulaires coupés obliquement ; il est inodore, plus pesant que l'eau et d'une saveur styptique. Chauffé dans un petit tube de verre, il se décompose et fournit entre autres produits du mercure métallique qui s'attache en grande partie aux parois du tube ; du *cyanogène* (voy. tome II) et un produit comme charbonneux. Il se dissout très bien dans l'eau froide ; la dissolution *n'est troublée* ni par la *potasse* ni par l'*ammoniaque ;* l'acide sulfhydrique et les sulfures la décomposent et donnent naissance à du sulfure de mercure noir insoluble ; l'azotate d'argent en précipite du cyanure d'argent blanc caillebotté soluble dans l'ammoniaque, insoluble dans l'eau et dans l'acide azotique froid ; cet acide bouillant le dissout et le décompose en acide cyanhydrique qui se volatilise, et en azotate d'argent. On en précipite du mercure par une lame de cuivre ou par la petite pile. Si le cyanure de mercure était mêlé à du vin, à du café ou à tout autre liquide coloré, on le séparerait au moyen de l'éther, comme je l'ai dit en parlant du sublimé corrosif. (Voy. pag. 558.)

Action du cyanure de mercure sur l'économie animale.

EXPÉRIENCE Iʳᵉ. — On a fait avaler à une chienne de petite taille 35 centigrammes de cyanure de mercure dissous dans l'eau distillée. Au bout de cinq minutes, l'animal a fait des efforts multipliés pour vomir ;

il est tombé sur le côté ; convulsions générales et affaissement qui se succèdent alternativement ; respiration accélérée d'abord, ainsi que les battements du cœur, et ensuite ralentissement extrême des mouvements du
thorax et de la circulation. Mort au bout de dix minutes.

. EXPÉRIENCE IIᵉ. — Cinquante centigrammes de cyanure introduits de
la même manière dans l'estomac d'un autre chien ont produit les mêmes
accidents au bout d'une minute, et sept minutes après l'animal a succombé.

EXPÉRIENCE IIIᵉ. — Quinze centigrammes environ ont été injectés dans
le tissu cellulaire de la cuisse. Au bout de trois minutes, des efforts de
vomissements se sont manifestés avec des secousses convulsives générales : ces symptômes d'excitation, interrompus de temps en temps par
un affaissement très grand, ont existé pendant trois quarts d'heure. Au
bout de ce temps l'animal est resté morne, abattu ; sa démarche était
chancelante, et les vomissements avaient cessé. Tous les accidents étaient
dissipés quatre heures après l'injection du poison.

. EXPÉRIENCE IVᵉ. — Vingt-cinq centigrammes ont été également injectés
dans le tissu cellulaire de la cuisse d'un autre chien ; les mêmes phénomènes ont eu lieu au bout de deux minutes, et l'animal est mort en
quinze minutes.

EXPÉRIENCE Vᵉ. — Soixante centigrammes, appliqués de la même manière sur la cuisse, ont tué un autre chien dans l'espace de neuf minutes,
avec tous les accidents déjà indiqués.

· EXPÉRIENCE VIᵉ. — Trois centigrammes environ furent injectés dans la
veine jugulaire d'un jeune chien : immédiatement après, l'animal tombe
sur le côté en poussant quelques cris ; de légères convulsions se manifestent et durent pendant quelques secondes seulement ; la respiration est
grande et fort lente ; le cœur ne bat que trente-deux fois par minute ; ce
ralentissement augmente, et l'animal périt, sans secousses convulsives,
au bout de cinq minutes.

Les altérations cadavériques n'ont pas offert en général de caractères
bien tranchés. Le système cérébro-spinal n'a présenté aucune espèce de
lésion appréciable ; il n'existait aucune injection des vaisseaux qui se distribuent dans la substance nerveuse et dans ses membranes d'enveloppe. Les poumons contenaient peu de sang ; ils étaient crépitants ; le
cœur était flasque, et ses cavités renfermaient une assez grande quantité de sang en partie fluide ; il était coagulé chez le chien tué par l'injection du poison dans la veine ; il fournit un caillot fibrineux, consistant,
très élastique dans toute l'étendue de la veine cave abdominale et
dans les iliaques ; en général, le sang était fluide dans les vaisseaux des
autres animaux.

· La membrane muqueuse de l'estomac a offert de grandes variétés dans
sa coloration ; dans deux cas elle était d'une rougeur foncée par plaques,
formée par le rapprochement d'une multitude de petites houppes vasculaires très visibles à l'œil nu ; mais chez les deux animaux l'estomac
contenait des aliments en partie digérés, et peut-être le travail de la di-

gestion était-il pour quelque chose dans cette coloration : cependant on a trouvé la même couleur avec les mêmes caractères, mais moins intenses, chez celui dans l'estomac duquel on avait ingéré 7 décigrammes de dissolution de cyanure, et il était à jeun depuis trente-six heures au moins. D'un autre côté, on a observé également cet aspect de la membrane muqueuse gastro-intestinale chez un chien tué par l'injection du cyanure dans le tissu cellulaire de la cuisse, et dont l'estomac était rempli en partie d'aliments dans un commencement de digestion, tandis que chez un autre tué de la même manière, et qui était à jeun depuis quarante heures, la membrane muqueuse de l'estomac et des intestins était blanchâtre; il y avait eu des vomissements répétés.

En résumé, de toutes ces différences d'aspect de la membrane muqueuse gastro-intestinale, on ne peut pas conclure d'une manière positive que la rougeur soit un caractère constant après la mort par cet empoisonnement, *quand le chien périt très promptement.* Chez tous ces animaux, l'estomac était fortement contracté sur lui-même, excepté chez le chien tué en cinq minutes par l'injection du poison dans la veine jugulaire. Enfin chez tous sans exception, le foie était rempli d'un sang fluide très abondant. (OLLIVIER d'Angers, *Journal de chimie médicale,* juin 1825.)

OBSERVATION. — M***, demeurant à Paris, d'une constitution athlétique, jouissait habituellement d'une bonne santé, était toujours morose, taciturne, quoiqu'il n'eût d'ailleurs aucun sujet de tristesse. Il préférait la solitude à toute espèce de distraction. M*** avait déjà plusieurs fois manifesté son dégoût pour la vie, lorsque, dans le courant du mois d'avril 1823, après avoir tenté inutilement de préparer de l'acide cyanhydrique, il avala d'un seul coup 13 décigrammes de cyanure de mercure. Immédiatement après, vomissements répétés de matières mêlées de sang, déjections alvines fréquentes et copieuses, douleurs atroces dans tout l'abdomen : le malade prend quelques boissons délayantes. *Quatre jours* après l'accident, M. Kapeler est appelé, et trouve le malade couché sur le côté droit, et appuyé sur le bras de ce côté : son visage est sérieux, sa figure animée, les yeux fixes, les conjonctives injectées. Après des instances réitérées le malade déclare enfin qu'il s'est empoisonné, ainsi que nous venons de le dire.

L'extérieur du corps ne présente rien de remarquable, à l'exception du scrotum, qui est d'une couleur bleue foncée, ainsi que le pénis, qui est dans une demi-érection; céphalalgie atroce; contractions du cœur fortes, développées et repoussant la main appliquée sur les parois de la poitrine; pouls médiocrement fréquent, presque lent, mais en même temps plein et dur, respiration libre, toux légère; la poitrine résonne parfaitement dans toute son étendue; les lèvres, la langue, la face interne des joues sont parsemées d'une multitude d'ulcérations recouvertes d'une pulpe d'un blanc grisâtre; la soif est très vive; les glandes salivaires sont gonflées, tuméfiées; une salive abondante découle sans cesse de la bouche; cette salive exhale l'odeur particulière à la salivation mercurielle; la déglutition est facile; il y a des nausées, des envies continuelles de vomir, et souvent des vomissements après l'ingestion des boissons dans l'estomac; le ventre est souple, nullement douloureux à la pression; le malade est tourmenté par de fréquentes envies d'aller à la garde-robe, qui sont précédées et accompagnées de ténesme; les selles sont rares; les matières expulsées sont mêlées de sang; l'urine ne coule point. (*Vingt sangsues à l'anus*, *eau de veau pour boisson*, *lavements à l'eau de son*, *gargarisme d'eau d'orge et de miel rosat.*) Le lendemain, cinquième jour, même état; application de trente sangsues sur l'abdomen, et cataplasme souvent renouvelé.

Le sixième jour, aucun des symptômes n'a diminué d'intensité; la bouche est dans le même état; les vomissements, les déjections alvines avec ténesme, la suppression d'urine persistent: le ventre est mou, souple, sans douleur à la pression; battements de cœur violents et brusques; le pouls a les mêmes caractères que précédemment. M. le docteur Bourgeoise se joint à M. Kapeler. (*Saignée du bras de six palettes*, *eau de veau alternée avec un mélange d'un litre d'eau battue avec deux blancs d'œufs*, *gargarisme émollient*, *demi-lavement de deux en deux heures*, *cataplasme sur l'abdomen*, *bain à 28° pour le lendemain matin.*) Nuit agitée, insomnie; le bain suspend momentanément les angoisses. (*Saignée de trois palettes.*)

Le septième jour, les contractions sont moins fortes, le pouls un peu plus faible, la salivation moins abondante, l'état de la bouche est le même, les symptômes persistent. Même prescription : trente sangsues sont appliquées sur l'abdomen. Dans le courant du jour, malgré la persistance des accidents, le malade est calme, répond aux questions qu'on lui adresse; il n'accuse aucune souffrance, si ce n'est celle que font naître les ulcérations de la bouche; les membres sont agités de légers mouvements convulsifs.

Le huitième jour, faiblesse générale, syncopes fréquentes, continuation des mouvements convulsifs dans les membres, assoupissement, réveil facile, pouls petit, lent, concentré, vomissements moins fréquents, ventre toujours indolent; la suppression d'urine continue; il en est de même de la demi-érection du pénis et de sa couleur violacée ainsi que de celle du scrotum. On applique des vésicatoires aux mollets et des sinapismes aux pieds. Dans le courant de la journée, Tartra, que se sont adjoint MM. Bourgeoise et Kapeler, reconnaissant comme eux l'existence d'une gastro-entérite intense, engage à continuer le traitement déjà employé, et l'on ajoute des boissons émollientes frappées à la glace, l'application de glace sur l'abdomen, un demi-lavement huileux d'heure en heure. Dans la soirée, pouls lent, assez serré, extrémités froides : les vomissements sont remplacés par un hoquet qui fatigue beaucoup le malade; l'urine ne coule point.

Le neuvième jour, même état, mêmes prescriptions; dans la matinée, prostration extrême, défaillances répétées, hoquet continuel; nulle émis-

..sion d'urine, nulles déjections. Peu de temps après être retiré du bain, à deux heures et demie, le malade meurt dans une syncope.

Ouverture du cadavre, vingt heures après la mort. — *Habitude extérieure.* — Constitution athlétique, taille de 1 mètre 65 centimètres; la couleur de la peau est d'un blanc mat; les membres supérieurs et inférieurs sont roides et contractés de telle sorte que le cadavre ne repose que sur le dos, et qu'on peut le faire tourner sur cette partie comme sur un pivot; les muscles sont rouges, très développés et recouverts d'une couche graisseuse assez épaisse.

Appareil de la respiration. — Le larynx, la trachée-artère et les bronches contiennent une mucosité blanchâtre et abondante dont une partie s'écoulait par les narines; les plèvres, qui sont saines, renferment quelques grammes d'une sérosité rosée; poumons d'un blanc légèrement rosé, sains et très crépitants; quand on les coupe, il s'en écoule une sérosité abondante.

_ *Appareil de la circulation.* — A l'incision de la peau des muscles et des vaisseaux, il s'écoule un peu de sang pâle et très liquide; la veine cave inférieure est remplie par un caillot très volumineux, élastique et très tenace; cœur chargé de graisse; son volume paraît un peu plus grand que dans l'état normal, sans que ses parois soient hypertrophiées; peu de sang dans les deux ventricules, caillot de fibrine dans l'oreillette droite.

Appareil de la digestion. — Mâchoires fortement serrées l'une contre l'autre; la cavité de la bouche exhale une odeur fétide *sui generis*. La face interne des joues et les gencives sont recouvertes d'ulcérations tapissées d'un enduit grisâtre; la langue, beaucoup plus volumineuse que dans l'état de santé, est ulcérée sur ses bords, et couverte d'une couche grisâtre très épaisse, sèche, âpre au toucher, et difficile à enlever. Le pharynx est sain; vers le milieu de la longueur de l'œsophage, il existe une tache rose marbrée de la largeur d'un écu de six francs, plus foncée inférieurement que supérieurement. La cavité du péritoine contient un peu de sérosité jaunâtre; épiploon très large et chargé de graisse. Estomac d'un volume médiocre, sans altération à l'extérieur; intestins distendus par des gaz. La membrane muqueuse gastro-intestinale offre dans l'estomac, vers le petit cul-de-sac et le pylore, une couleur rouge-brunâtre, et vers le cardia et dans le grand cul-de-sac, une rougeur très foncée, un boursouflement extraordinaire et de nombreuses ramifications vasculaires très prononcées; dans le duodénum et le jéjunum, elle est très boursouflée, d'un rouge très foncé, et même noirâtre dans certains endroits, comme gangréneux dans quelques autres, surtout près de la valvule iléo-cœcale; la rougeur offre les mêmes caractères dans le cœcum, pâlit dans le colon ascendant, redevient foncée dans le colon transverse, pâlit de nouveau dans le colon descendant pour augmenter ensuite d'intensité dans le rectum. Dans toute la longueur des intestins, la membrane muqueuse est boursouflée, et dans quelques endroits, surtout dans les intestins grêles, elle est granulée, comme chagrinée; dans tous les points où elle était ainsi soulevée, on observait une infiltration abondante de sérosité dans le tissu cellulaire sous-muqueux.

Le pancréas était très volumineux, très dur, sec; il se déchirait facilement, et criait sous le scalpel; le tissu du foie, qui était d'ailleurs très gros, n'offrait aucune altération; la vésicule biliaire, d'une capacité ordinaire, contenait un liquide vert-noirâtre, filant et poisseux; la rate était petite, sans aucune altération appréciable.

Appareil urinaire. — La capsule surrénale et le rein droit étaient d'un tiers plus volumineux que dans l'état ordinaire; le tissu du rein était pâle et décoloré; le rein gauche était un peu moins volumineux et un peu moins pâle et décoloré que celui du côté droit; la vessie urinaire, petite, était contractée sur elle-même, et contenait très peu d'urine blanche et laiteuse; le pénis était dans une demi-érection, et conservait, ainsi que le scrotum, la teinte noire violacée qu'on observait pendant la vie. Les cavités du crâne et du rachis ne furent pas ouvertes.

M. Caventou a analysé le sang et les matières fécales : la matière colorante avait une couleur sombre de cinnabre cristallisé qui n'est pas naturelle à celle du sang, ce qui donnait à ce chimiste distingué l'espérance de retrouver quelques parcelles de mercure; mais, malgré des essais et des recherches multipliés, il n'a pu déceler la plus légère trace de ce métal soit dans le sang, soit dans les excréments. (Observation communiquée par le docteur KAPELER.)

Il résulte, suivant M. Ollivier, des faits qui précèdent, 1° que le cyanure de mercure est absorbé, et que cette absorption est plus rapide sur le tissu cellulaire que sur les membranes muqueuses : Tiedemann et Gmelin ont trouvé ce poison dans le sang des animaux qui en avaient avalé (voy. pag. 7); 2° que son action immédiate sur la partie avec laquelle on le met en contact est à peu près nulle dans les premiers instants, de sorte qu'on ne peut le considérer comme essentiellement irritant : cependant il produit quelquefois des phénomènes évidemment inflammatoires, mais dont l'intensité n'est pas assez grande pour qu'on puisse leur attribuer les symptômes généraux qui se manifestent, et qui sont bientôt suivis de la mort : dans l'observation rapportée plus haut, l'estomac offrait des traces non équivoques d'une inflammation violente, et l'on sait que l'individu avait vécu plusieurs jours; 3° que les symptômes semblent démontrer, lorsque la mort a lieu très promptement, que ce poison agit spécialement sur le système nerveux cérébro-spinal, ainsi que l'annoncent les convulsions générales et le trouble très grand des fonctions circulatoires et respiratoires; en outre, tout porte à penser qu'il affaiblit directement la force contractile et l'irritabilité des muscles, car ils ont déjà cessé d'être irritables au moment où l'animal vient d'expirer : cet effet est d'ailleurs en rapport avec l'affaissement général qu'on observe après chaque convulsion ; les efforts de vomissement qui ont eu lieu constamment, même après l'injection du cyanure dans le tissu cellulaire, prouvent que l'estomac est influencé, soit directement, soit sympathiquement ; 4° que lorsque la mort est rapide, elle paraît résulter du ralentissement gradué, et enfin de la cessation complète des mouvements du cœur et de la respiration, qui sont si intimement liés les uns aux autres ; mais lorsque la vie se continue quelque temps après l'ingestion du poison dans l'estomac, il semble que la mort est la suite du développement d'une inflammation très intense de la membrane muqueuse gastro-intestinale.

Traitement de l'empoisonnement par le cyanure de mercure.

On se hâtera de faire vomir le malade en donnant de l'eau tiède, ou en titillant la luette et l'arrière-gorge, et si les accidents persistent, on aura recours aux moyens antiphlogistiques les plus énergiques. Il est inutile d'administrer au malade de l'eau albumineuse, parce qu'elle ne se combine pas avec le cyanure de mercure, comme cela a eu lieu pour le sublimé corrosif.

DU PRÉCIPITÉ ROUGE ET DU PRÉCIPITÉ *PER SE*
(Bi-oxyde de Mercure).

Leur couleur est rouge ; chauffés dans un tube de verre, ils se décomposent et fournissent du mercure métallique volatil, adhérent aux parois du tube, et du gaz oxygène qui se dégage. Ils sont insolubles dans l'eau ; frottés sur une lame de cuivre décapée, ils la rendent blanche, brillante, argentine. L'acide chlorhydrique les dissout très bien à froid et donne du bichlorure de mercure que la potasse précipite en jaune et l'ammoniaque en blanc. Triturés avec une dissolution de potasse à l'alcool, ils ne fournissent jamais de sulfate de potasse, ce qui les distingue du turbith minéral dont je parlerai bientôt.

Ces deux préparations doivent être considérées comme des poisons violents, surtout le précipité rouge, qui contient presque toujours un peu d'acide azotique.

Observation 1re. — Ploucquet rapporte qu'un homme qui était tourmenté d'un violent mal de tête avala par mégarde du précipité rouge renfermé dans une boîte ; il éprouva bientôt des coliques atroces, des vomissements considérables, un tremblement de tous les membres et des sueurs froides (1).

(1) Ploucquet, *Comment. Med. in processus criminales*, p. 165.

Observation 2ᵉ. — Mademoiselle Sophie C. prit une assez forte dose de
précipité rouge dans des confitures. Des douleurs d'estomac se firent
sentir avec violence; elle les dissimula autant qu'elle put; enfin les vomissements s'établirent, et elle rejeta une partie de ce qu'elle avait avalé.
Les douleurs s'étendirent dans tout le bas-ventre et donnèrent lieu à de
fortes coliques. Les personnes qui environnaient la malade soupçonnèrent
qu'elle avait pu s'empoisonner, et se hâtèrent de lui faire prendre une
grande quantité de lait chaud. Elle rejeta les premières gorgées et garda
les dernières tasses. Le bas-ventre devint de plus en plus douloureux, et
à mesure que les douleurs s'éloignaient de l'estomac, celles de ce dernier
organe diminuaient; bientôt des évacuations alvines très abondantes se
manifestèrent; les membres inférieurs devinrent le siège de crampes très
douloureuses; cet état dura au moins six heures. Ayant été appelé à cette
époque, je trouvai cette malheureuse avec la figure grippée, le ventre
dur, contracté, la peau froide, couverte de sueur, se plaignant d'éprouver dans l'abdomen des douleurs atroces. Je prescrivis 30 grammes de
sirop de scarabé dans une potion qu'elle devait prendre par cuillerées; un
quart de lavement toutes les demi-heures avec la décoction de son, dans
laquelle on ajouterait par chaque lavement cinq gouttes de laudanum.
Les douleurs se calmèrent insensiblement; les selles devinrent moins
fréquentes; une sueur abondante s'établit; la malade eut quelques heures
de sommeil, et le matin je la trouvai dans l'état le plus satisfaisant. Cependant il restait encore une sensibilité extrême du bas-ventre et une
disposition singulière à des contractions involontaires des membres analogues à des crampes. Je continuai les mêmes moyens, mais à des doses
moins fortes et moins fréquemment données; je leur associai des bains
entiers long-temps prolongés, et au bout de quelques jours la malade
put reprendre ses occupations. (Observation communiquée à M. Devergie
par M. X.)

Il paraît cependant, d'après le fait suivant, que cet oxyde mercuriel est beaucoup moins vénéneux lorsqu'il est appliqué à l'extérieur.

Expérience.—On appliqua sur la cuisse d'un chien de 40 centimètres
de haut 16 grammes de précipité rouge. L'animal n'éprouva d'autres symptômes qu'une faiblesse générale, et mourut au bout de quatre jours et demi.
A l'ouverture du cadavre, l'estomac était blafard et livide; le duodénum
était blanc; le rectum était le siège d'une altération remarquable; sa
membrane interne était mollasse, boursouflée, lobulée à sa surface et
semblable à un chou-fleur; son aspect était sale et livide, comme celui
des surfaces cancéreuses après la mort; la tunique musculeuse sous-
jacente était intacte et d'une couleur livide; les vaisseaux sanguins qui se
distribuent à la surface du cœur étaient injectés; au-dessous de la membrane interne des ventricules de cet organe, on apercevait des stries
rouges, comme des meurtrissures du tissu charnu. Les poumons étaient
un peu engorgés à leur base (Smith).

Précipité rouge dans un cas d'exhumation juridique. — Si on enferme dans une boîte de sapin un gros intestin dans lequel on a mis 2 grammes de cet oxyde mêlé à de la viande et à du pain hachés et réduits en bouillie épaisse par de l'eau albumineuse; si on enterre cette boîte à 6 ou 7 décimètres de profondeur, et qu'on procède à l'exhumation trois ou quatre mois après, on remarquera dans la matière que renferme l'intestin plusieurs points rouges formés par l'oxyde, mais on ne découvrira aucune trace de mercure métallique.

Si on fait avaler à un chien de moyenne taille, à jeun, 3 grammes de bi-oxyde de mercure, et qu'après la mort on l'enterre dans une bière de sapin à 6 ou 7 décimètres de profondeur, et qu'on ne procède à l'exhumation qu'au bout de trois ou quatre mois, on verra qu'il n'existe dans le canal digestif aucune trace de mercure métallique, tandis qu'on découvrira aisément çà et là des portions d'oxyde rouge de ce métal, à moins toutefois que celui-ci n'eût été entièrement expulsé par les vomissements ou par les selles.

DU PROTOXYDE DE MERCURE.

Il est formé de bi-oxyde de mercure et de mercure métallique très divisé; il est solide, noirâtre et insoluble dans l'eau. Chauffé dans un petit tube, il se réduit en oxygène et en mercure; comprimé entre deux feuilles de papier, il laisse apercevoir à la loupe des globules mercuriels; l'acide chlorhydrique le transforme en bichlorure soluble et en protochlorure insoluble.

DU PROTIODURE DE MERCURE.

Il est solide, jaune et insoluble dans l'eau; chauffé seul dans un petit tube de verre, il donne des vapeurs violettes d'iode; chauffé avec de la potasse, il fournit du mercure métallique, et il reste au fond du tube de l'iodure de potassium facile à reconnaître (voy. p. 73). Il agit sur l'économie animale comme le sublimé corrosif, mais avec beaucoup moins d'intensité.

DU BI-IODURE DE MERCURE.

Il est solide, rouge; chauffé, il jaunit et donne de l'iode; comme le précédent, il se transforme en mercure et en iodure de potassium s'il est chauffé avec de la potasse solide dans un petit tube de verre effilé à la lampe. Il exerce le même mode d'action que le précédent, mais il est plus énergique.

DU PROTOCHLORURE DE MERCURE (Calomélas).

Le protochlorure de mercure est solide, blanc, à moins qu'il n'ait été exposé au contact de la lumière, car alors il est jaune, et même violet; il est insipide et insoluble dans l'eau. Chauffé avec de la potasse dans un petit tube de verre effilé à la lampe, il fournit du mercure métallique, et laisse au fond du tube du chlorure de potassium soluble et facile à reconnaître à l'aide de l'azotate d'argent. A froid, la potasse et l'ammoniaque le changent en chlorure de potassium et en protoxyde gris noirâtre; l'acide sulfhydrique le transforme en acide chlorhydrique et en sulfure noir.

Le protochlorure de mercure est souvent administré à la dose de 50 à 60 centigrammes sans agir autrement que comme purgatif. Il est des cas pourtant où son ingestion dans l'estomac a été suivie de salivation, d'une superpurgation, de l'inflammation du canal digestif, de vomissements, de tremblements dans les membres, de convulsions et de la mort. Hoffmann cite deux cas dans lesquels 75 centigrammes de protochlorure de mercure occasionnèrent la mort de deux enfants de douze à quinze ans. (*De medicamentis insecuris et infidis*, in oper. omn. VI, 314.) Dans une autre circonstance, 16 grammes de ce corps donnèrent lieu à des vomissements, à un sentiment de brûlure dans la gorge, à une vingtaine de selles par jour suivies de prostration, de torpeur, d'insensibilité des organes des sens et de la mort. (*Ledelius Miscellanea curiosa*, 1692, Éphem. d'Allemagne.)

On sait d'un autre côté que ce médicament a été souvent administré dans plusieurs affections graves, telles que la fièvre jaune, le choléra asiatique, à la dose d'un gramme et plus sans donner lieu à des accidents, et qu'il a même agi avantageusement comme sédatif.

En résumant tout ce qui a été dit à cet égard, je pense que le protochlorure de mercure a quelquefois développé des symptômes d'empoisonnement parce qu'il n'avait pas été bien lavé et qu'il contenait du sublimé corrosif, et que dans certaines circonstances, lorsqu'il a séjourné long-temps dans le canal digestif, il a pu être nuisible, parce qu'il s'est peu à peu transformé en partie en bichlorure de mercure (voy. à la page 607 les expériences de M. Mialhe). Toutefois il me paraît certain qu'à la dose de quelques grammes le protochlorure de mercure le plus pur doit être rangé parmi les poisons, alors même qu'il ne reste pas assez de temps dans le canal digestif pour se changer en partie en bichlorure. L'emploi avantageux qui en a été fait à une dose même forte dans la fièvre jaune, le choléra, etc., ne modifie en rien mon opinion à cet égard, tous les praticiens sachant que l'homme, dans certains états pathologiques, supporte impunément des doses considérables de substances vénéneuses qui agiraient à la manière des poisons énergiques chez les mêmes individus bien portants.

DES AUTRES PRÉPARATIONS MERCURIELLES.

Azotate de protoxyde de mercure. — Il est solide, blanc, d'une saveur âcre, styptique; il se boursoufle lorsqu'on le met sur des charbons ardents, et se décompose en dégageant des vapeurs de gaz acide azoteux jaune orangé. L'eau le transforme en azotate très acide soluble et en sous-azotate. La dissolution précipite en noir par les alcalis, en orangé rougeâtre par l'acide chromique et par les chromates, en blanc par l'acide chlorhydrique, et en noir par l'acide sulfhydrique.

Sulfate acide de protoxyde de mercure. — Il est solide, blanc et légèrement soluble dans l'eau bouillante; la dissolution agit sur les réactifs comme la précédente; toutefois l'eau de baryte y fait naître un précipité *olive clair* composé de sulfate de baryte blanc et de protoxyde de mercure noir; si on dissout ce dernier dans quelques gouttes d'acide azotique pur, le sulfate de baryte paraît avec la couleur blanche qui lui est propre.

Azotate acide de bi-oxyde de mercure. — Il est en aiguilles blanches ou jaunâtres, d'une saveur âcre; il fournit, lorsqu'on le met sur des charbons ardents, du gaz acide azoteux jaune orangé. L'eau distillée le transforme en azotate acide soluble et en sous-azotate insoluble. La dissolution se comporte avec les alcalis et avec l'acide sulfhydrique comme le sublimé corrosif. (Voy. pag. 554.) Le *sous-azotate*, connu également sous le nom de *turbith nitreux*, est solide, pulvérulent, jaune ou jaune verdâtre; mis sur les charbons ardents, il se décompose en bi-oxyde rouge et en gaz acide azoteux jaune orangé; chauffé jusqu'au rouge dans un tube de verre, il fournit du mercure métallique. L'acide sulfhydrique le noircit.

OBSERVATION 1re. — Un garçon boucher, dans l'intention de se suicider, fit dissoudre sept parties de mercure dans huit parties d'acide azotique, y ajouta un peu de vert-de-gris, et à neuf heures et un quart du soir prit une cuillerée à thé de cette dissolution. Quelque temps auparavant il avait bu environ un litre de bière. Bientôt après il se plaignit d'être très mal à son aise et fut pris de vomissements. Les douleurs qu'il éprouvait devinrent si violentes, qu'il se roulait par terre, demandant à grands cris un couteau pour mettre fin à ses souffrances. Un médecin qui fut appelé sur ces entrefaites trouva le malade se plaignant de beaucoup de douleur dans la bouche et dans le pharynx, et tourmenté de hoquets violents et continuels. La face pâle exprimait l'anxiété ; les extrémités étaient froides, le pouls petit et quelquefois même imperceptible, et le ventre relâché. On vida aussitôt l'estomac à l'aide de la pompe stomacale , et on administra de la craie préparée. Lorsque le docteur Bigsley vit le malade pour la première fois, une heure environ après l'ingestion du poison , il était beaucoup plus calme, la face pâle, bouffie, les yeux hagards, les lèvres livides; le pouls donnait 120 pulsations par minute ; il était petit, mais régulier. Le malade accusait une sensation de brûlure depuis la bouche et le long de l'œsophage jusqu'à l'estomac et l'abdomen. Toutes ces parties étaient douloureuses au toucher, et la région épigastrique offrait une tension bien marquée. Les vomissements et les évacuations alvines continuaient et ne cessèrent qu'avec la vie; enfin la mort survint vers minuit, environ trois heures après l'accident, sans aucun nouveau symptôme et sans qu'il y eût le moindre trouble dans les fonctions intellectuelles.

Le cadavre fut examiné douze heures après la mort. La face était bouffie et bleuâtre, les lèvres livides et couvertes d'écume ; la chaleur du corps n'avait pas encore tout-à-fait disparu. Tout le canal alimentaire contenait de la craie en poudre. La partie postérieure de la langue était dure et rude, et présentait une petite vésication; il y en avait une autre sur l'épiglotte ; le larynx et la trachée étaient rouges et injectés; le pharynx était d'une couleur rose foncée, et offrait çà et là de petites taches d'un rouge pourpre et quelques croûtes dures, rudes, brunâtres et irrégulières, de la grandeur d'une fève. Ces taches brunes étaient évidemment des escarres imparfaites. Dans la partie inférieure, ces lignes d'irritation devenaient moins fréquentes; près de 8 centimètres de la partie moyenne de l'œsophage étaient sains ; mais au-dessous les mêmes lésions reparaissaient. L'estomac, à l'intérieur, ne présentait aucune trace de lésion ; ses parois étaient épaissies, surtout du côté du pylore. Il était presque vide et ne contenait que quelques décagrammes d'eau teinte de bile, et un peu de matière grumeuse d'une couleur brune. Toute la membrane muqueuse offrait une teinte rose foncée, et du côté de l'extrémité cardiaque on voyait quelques taches de plusieurs centimètres de diamètre, d'une couleur livide ou brune, et ayant tout-à-fait l'aspect d'escarres. Quelques unes de ces taches étaient dans le même état que celles du pharynx ; d'autres étaient ramollies et réduites en une sorte de pulpe brunâtre qui, lorsqu'on l'enlevait, laissait voir au-dessous d'elle la membrane lisse et d'un rouge vif. Ces escarres étaient principalement situées au sommet des rides de la membrane muqueuse. Il n'y avait pas d'abrusion de la membrane, excepté dans les points où l'on enlevait les escarres. Les mêmes altérations se retrouvaient dans le duodénum, seulement à un moindre degré. Le reste des intestins offrait à l'extérieur une teinte rouge terne qui provenait de la rougeur de leur membrane interne. La rougeur foncée et la lividité reparaissaient au commencement du cœcum, et de ce point diminuaient d'intensité en descendant vers le rectum, qui était tout-à-fait sain. Les autres organes abdominaux, ainsi que les viscères thoraciques, n'offraient absolument aucune lésion. La tête n'a pas été ouverte.

On sait que l'azotate de mercure, de même que tous les sels solubles de ce métal, est un poison corrosif très violent. L'observation que nous venons de rapporter, qui est, à notre connaissance du moins, le seul exemple d'empoisonnement par cette substance, ne laisse aucun doute sur sa manière d'agir. Les effets terribles d'une aussi faible dose (une cuillerée à thé) sont aussi très remarquables ; on a vu d'aussi grands ravages produits par une aussi petite quantité de sublimé corrosif. (BIGSLEY, *the Med. Gazette*, décembre 1831.)

OBSERVATION 2e. — James Maxwell, âgé de trente-cinq ans, avait été admis à l'hôpital pour un rétrécissement de l'urètre, et se trouvant complétement guéri, il se proposait de sortir le 30 mars 1835. Dans la soirée du 29, il pria un de ses voisins de lui faire des frictions sur la hanche et sur la cuisse du côté droit avec de l'huile camphrée. Ce voisin se trompa de bouteille et fit usage d'une solution d'azotate de mercure. Une vive douleur se fit sentir immédiatement, et une heure après il fut pris d'un violent frisson qui dura une demi-heure. A cette époque, il rendit avec facilité une grande quantité d'urine, présentant un aspect naturel. Pendant les cinq jours suivants, il n'urina pas une seule fois ; le cathéter fut introduit plusieurs fois et ne fit sortir rien autre chose que deux ou trois petites cuillerées d'un liquide muqueux sans odeur urineuse. Quelques gouttes d'urine vinrent dans la nuit du 5 avril, et la nuit suivante il en rendit une grande quantité. A partir de ce moment, cette évacuation reprit son cours normal. Le 5 avril il avait été saigné, et M. Child avait reconnu dans le serum du sang la présence de l'urée. L'escarre qui s'était formée était superficielle, mais très étendue ; elle laissa une plaie très douloureuse qui se cicatrisa très lentement. Le ptyalisme se manifesta le troisième jour et fut très abondant ; le rebord alvéolaire de la mâchoire inférieure se dénuda. Le malade but abondamment pendant la suppression de l'urine ; il conserva sa connaissance et resta calme sans aucune disposition au coma. Le pouls était plein et mou, donnant de 80 à 90 battements. Les forces revinrent très lentement ; cependant il put quitter l'hôpital le 26 avril, et alla à la campagne où il s'est rétabli promptement.

Ce fait est intéressant sous plus d'un rapport : 1° On y voit un sel de mercure appliqué extérieurement produire la suppression de l'urine, suppression qui a lieu également après l'ingestion dans l'estomac du sublimé à dose vénéneuse. 2° La suppression d'urine n'était point accompagnée de coma ; la guérison eut lieu après une suppression complète d'urine pendant cinq jours. (*The Edinburgh med. and surg. journal*, juillet 1835, pag. 26.).

Sulfate acide de bi-oxyde de mercure. — Il est solide, blanc, déliquescent, décomposable par l'eau distillée en sulfate très acide soluble, et en sous-sulfate (turbith minéral). La dissolution est âcre et précipite comme le sublimé corrosif par l'acide sulfhydrique et par les alcalis, excepté par la baryte, qui y fait naître un dépôt d'un jaune serin très clair, composé de sulfate de baryte et de bi-oxyde de mercure; l'acide chlorhydrique pur versé sur ce précipité dissout le bi-oxyde et laisse du sulfate de baryte blanc.

Sous-sulfate de bi-oxyde de mercure (turbith minéral). — Il est sous forme d'une poudre jaune dont la nuance varie beaucoup, suivant la manière dont il a été préparé. Chauffé dans un petit tube de verre, il se décompose et donne du merc re métallique qui se condense sur les parois du tube, du gaz oxygène et du gaz acide sulfureux qui se dégagent. Il est presque insoluble dans l'eau. Les sulfures solubles mis en contact avec ce sel le noircissent sur-le-champ, et le transforment en sulfure de mercure. Frotté sur une lame de cuivre décapée, il la rend blanche, brillante, argentine. L'acide azotique le dissout très bien à froid et donne une dissolution limpide et incolore qui précipite en noir par l'acide sulfhydrique, en jaune par la potasse caustique, et qui ne se trouble pas par l'acide chromique. Ces faits prouvent jusqu'à l'évidence que le turbith minéral bien préparé est un sel au maximum d'oxydation. Il arrive assez souvent que les turbiths du commerce ne se dissolvent qu'en partie dans l'acide azotique, et alors la portion non dissoute est d'une belle couleur blanche : dans ce cas, le turbith a été mal préparé; on doit le considérer comme un mélange de turbith jaune, soluble dans l'acide azotique, et de sulfate de protoxyde de mercure blanc, insoluble dans cet acide à la température ordinaire. Le turbith, agité avec une dissolution de potasse à l'alcool parfaitement pure, se change en bi-oxyde de mercure jaune insoluble et en sulfate de potasse qui reste dans la liqueur : aussi en filtrant on obtient un liquide qui donne un précipité blanc par le chlorure de baryum; ce précipité est du sulfate de baryte insoluble dans l'eau et dans l'acide azotique. Les turbiths mal préparés, dont j'ai parlé, donneraient les mêmes résultats, si ce n'est qu'ils fourniraient le produit noirâtre connu autrefois sous le nom d'*oxyde noir de mercure*, par l'affusion de la potasse : cet oxyde appartiendrait dans ce cas au sulfate de protoxyde de mercure qui serait décomposé par l'alcali.

Les divers azotates et sulfates de mercure exercent sur l'économie animale une action analogue à celle du sublimé corrosif.

DES VAPEURS MERCURIELLES ET DU MERCURE EXTRÊMEMENT DIVISÉ.

Le mercure réduit à l'état de vapeur doit être regardé comme un poison. Fernel, Swédiaur, Fourcroy, etc., rapportent des observa-

tions qui prouvent combien les ouvriers employés aux mines de mercure, les doreurs, les étameurs de glaces, les constructeurs de baro-
mètres, etc., sont sujets à des accidents graves. M. Mialhe explique
l'action délétère de ces vapeurs par la facilité avec laquelle elles absorbent l'oxygène, puis se transforment en sublimé corrosif à la faveur
des chlorures alcalins qu'elles trouvent dans l'économie animale.
(Voy. pag. 605.)

OBS. 1re. Un homme dorait depuis le matin jusqu'au soir dans une chambre assez vaste, mais basse, où il couchait, lui, sa femme et ses enfants.
Ayant pris assez peu de précautions contre les vapeurs mercurielles, il
lui vint d'abord des chancres à la bouche en très grande quantité; son
haleine, à cette époque, était fétide; il ne pouvait ni avaler ni parler
sans des douleurs effroyables. De pareils accidents, guéris par la cessation de son ouvrage et les remèdes appropriés, reparurent trois ou
quatre fois de suite, seuls et sans aucun autre symptôme; mais bientôt
à ce mal se joignit un tremblement universel très violent, qui attaqua
d'abord ses mains, puis tout son corps; il fut obligé de rester dans un
fauteuil sans pouvoir faire un pas. Son état était digne de pitié. Agité de
mouvements convulsifs perpétuels, il ne pouvait ni parler, ni porter ses
mains à sa bouche sans se frapper lui-même; on était obligé de le faire
manger, et il n'avalait que par une déglutition convulsive qui cent fois
manqua de le suffoquer. Dans cet état, il eut recours à un empirique
qui prescrivit plusieurs remèdes secrets, et qui fit frotter ses jambes
d'une pommade. L'effet qu'ils produisirent fut singulier : son tremblement cessa un peu, ses jambes et ses cuisses s'enflèrent prodigieusement; il y vint des cloches en grande partie; on les perça avec une
aiguille; elles rendirent en abondance une eau trouble, séreuse, qu'on
conserva dans des pots par ordre de l'empirique. Au bout d'un certain
temps il s'y fit un dépôt, dans lequel on apercevait manifestement des
globules de mercure. Au bout de cinq ou six mois d'un pareil traitement,
notre malade se sentit beaucoup mieux : son tremblement étant très diminué et n'existant presque plus, il se crut guéri, et se négligea. L'exercice le fortifia; mais il lui restait une sensibilité singulière : le bruit d'un
cheval ou d'une voiture quelconque le faisait tressaillir, au point qu'il
aurait été bien des fois dans le cas d'être écrasé s'il n'eût pris la précaution de marcher contre le mur et contre les boutiques. Ayant recommencé
son travail, malgré les précautions qu'il prit, son tremblement augmenta,
et se fixa dans les mains. Une remarque singulière, c'est qu'ayant l'habitude de s'enivrer, dans cet état il tenait son verre sans le renverser,
ce qui ne lui arrivait pas lorsqu'il n'avait pas bu; et il m'a dit avoir fait
cette observation sur plusieurs de ses confrères qui étaient dans le même
cas que lui. Le soin qu'il eut de ne travailler que très peu, d'écarter les
vapeurs de mercure par un courant d'air, l'exemptèrent des maux cruels
qu'il avait déjà soufferts; il n'éprouva plus que le tremblement des mains
et un bégaiement insupportable. Ce doreur a vécu trois ou quatre ans

après sans aucun autre accident, et il est mort d'une fracture au bras à trois endroits différents.

Sa femme eut à peu près les mêmes symptômes, mais beaucoup moins graves dans le commencement. Elle eut de particulier un ptyalisme continuel qui la dessécha, et la rendit comme un squelette. Dans la suite, cette malheureuse femme devint asthmatique; les accès de cette maladie, d'abord éloignés, se rapprochèrent de plus en plus; elle avait un râle continuel, ne crachait ni ne toussait sur la fin de cette maladie, qui fut la même pendant dix-huit ans; elle ne pouvait ni marcher, ni se pencher sans crainte d'être suffoquée. Fixée sur un fauteuil depuis plus d'un an, les symptômes de son asthme devenant de plus en plus graves, elle fut enfin délivrée de ses maux par une mort heureuse pour elle, et qui eut quelque chose d'affreux pour ceux qui en furent spectateurs (1).

Obs. 2e. Le Triomphe, vaisseau de 74, entra dans le port de Cadix au mois de février 1810. Un mois après, un vaisseau espagnol chargé de mercure vint échouer sous les batteries de la ville, alors au pouvoir des Français. Les chaloupes du Triomphe furent envoyées à son secours, et parvinrent à sauver environ 130 tonneaux de mercure qui furent transportés à bord du vaisseau, et placés dans la paneterie. Le mercure était, à ce qu'il paraît, contenu dans des vessies renfermées dans des barils, qui eux-mêmes étaient placés dans des caisses. Sous l'influence de la chaleur, alors très grande, et de l'humidité, les vessies se pourrirent rapidement, et laissèrent échapper le métal; il se répandit aussitôt dans tout le vaisseau, se mêlant au pain et aux autres provisions en plus ou moins grande quantité. Bientôt après un grand nombre d'hommes de l'équipage furent atteints d'un ptyalisme violent (2). Le chirurgien et le munitionnaire du vaisseau furent des premiers et des plus vivement atteints : en effet, le mercure coulait constamment dans leurs chambres situées sur le faux pont, et séparées de la paneterie par une simple cloison de bois. Dans l'espace de trois semaines, à dater du moment où le mercure avait été transporté à bord, deux cents hommes furent affectés de salivation, d'ulcérations de la bouche et de la langue, accompagnées, dans beaucoup de cas, de paralysies partielles et de dérangements d'intestins. On fit voile pour Gibraltar, on purifia le navire par des lavages, on envoya les malades à terre; les provisions, les objets d'équipement et même le lest furent portés à terre. Malgré toutes ces précautions et les lavages réitérés, tous les hommes qui furent occupés à rechanger le fond de cale, et ceux qui travaillaient dans la chambre de l'intendant, éprou-

(1) *Essai sur les maladies des artisans*, traduit du latin de Ramazzini, par Fourcroy, p. 43.

(2) Le mercure se volatilise, même à la température ordinaire, et ce qui prouve que dans l'observation dont il s'agit, l'atmosphère était réellement chargée de mercure, c'est qu'une montre d'or, des pièces de monnaie d'or et d'argent, renfermées dans un tiroir, et même toutes celles des ferrures du vaisseau qui étaient polies et brillantes, étaient en plusieurs endroits couvertes de mercure.

vèrent le ptyalisme, et pendant le retour de Gibraltar à Cadix, les malades se succédèrent rapidement jusqu'au 13 juin, époque où le vaisseau fit voile pour l'Angleterre. Pendant la traversée, les hommes de l'équipage étaient tenus constamment sur le pont; le navire était aéré jour et nuit par les ventilateurs; le pont inférieur restait ouvert autant que possible, et on ne laissait personne coucher dans le faux pont. Personne n'éprouva de symptômes dans le pont inférieur, et le nombre des malades diminua sensiblement.

Les moutons, les cochons, les chèvres, les volailles, les chats, les souris, un chien et même un serin qu'on avait à bord, succombèrent sous l'influence de la vapeur mercurielle.

Avant cet événement, l'équipage du vaisseau avait déjà beaucoup souffert. Un grand nombre d'hommes avaient été atteints d'ulcères malins, qui, à cette époque, se manifestèrent à la fois sur un grand nombre de bâtiments, tant en mer qu'en Angleterre. La plupart de ceux qui avaient eu de semblables ulcères, quoique complétement guéris depuis longtemps, en furent atteints de nouveau, sans s'être fait même la moindre écorchure à la peau, et en peu de temps ces plaies prirent un aspect gangréneux. Les vapeurs mercurielles furent encore très nuisibles à ceux qui avaient une disposition aux maladies de poitrine. Trois hommes qui n'avaient jamais été malades, ou qui étaient en bonne santé avant de respirer la vapeur mercurielle, moururent phthisiques en très peu de temps. Un quatrième, qui avait eu une pneumonie dont il avait été parfaitement guéri, et enfin un cinquième qui n'avait jamais eu de maladie de poitrine, furent laissés à Gibraltar dans un état de phthisie confirmée. Deux seulement moururent de ptyalisme, sur le grand nombre de ceux qui en avaient été atteints : ces deux hommes avaient d'abord perdu toutes leurs dents, et ensuite la gangrène s'était emparée des joues et de la langue. Une femme, retenue au lit par une fracture, perdit non seulement toutes ses dents, mais éprouva en outre des exfoliations assez considérables des os maxillaires supérieurs et inférieurs.

Le soufre administré à l'intérieur et appliqué à l'extérieur ne détermina aucune amélioration; les seuls moyens qui produisirent un soulagement marqué furent le transport hors du vaisseau, l'usage fréquent des sels neutres, à petites doses et les gargarismes détersifs. (*Archives générales de médecine*, t. IV, p. 282. *Observation de M. Burnett.*)

OBS. 3e. On lit dans la 5e livraison des *Annales générales des sciences physiques* qu'un orfèvre de Malines, occupé dans son atelier à la dorure au moyen de l'amalgame, a eu le malheur de respirer les vapeurs mercurielles, et est mort trois heures après dans les plus horribles souffrances.

OBS. 4e. Deux des enfants de la femme Guénérat, Joséphine âgée de dix ans et Louise âgée de sept ans, dépérissent, et sont affectées de tremblement dans les membres; leur intelligence s'altère, parce que pendant dix mois elles habitent au troisième étage un appartement dont deux fenêtres donnent sur une cour où est établi un fourneau que l'on emploie journellement à la distillation du mercure. Bientôt après, une lésion profonde de l'intelligence s'est manifestée, et son intensité est arrivée à un tel point, qu'il y a lieu de craindre que la jeune Louise reste dans une idiotie complète. MM. Ollivier d'Angers et Roger de l'Orne attribuent avec juste raison une perturbation aussi profonde dans les facultés intellectuelles à l'âge des deux enfants, qu'une organisation plus délicate que celle des adultes peut rendre plus accessibles à l'action des vapeurs mercurielles. (*Annales d'hygiène*, avril 1841.)

En examinant les effets qui se sont manifestés chez les individus exposés à l'action des vapeurs mercurielles, on peut les réduire aux suivants : tremblement et paralysie des différents membres, vertiges, perte de la mémoire et des autres facultés intellectuelles, salivation et ulcération des différentes parties de la bouche, coliques, asphyxie, asthme, hémoptysie, atrophie, apoplexie, mort.

Il est cependant bon de noter que le séjour dans une atmosphère qui renferme une petite proportion de vapeur mercurielle ne paraît point nuisible, du moins d'après ce que l'on voit dans les hôpitaux des vénériens, où les élèves ne contractent jamais la *maladie mercurielle*, quoiqu'ils soient journellement en contact avec des individus soumis à l'usage de frictions mercurielles. Cela dépendrait-il de ce que les salles de ces hôpitaux sont en général spacieuses ; surtout relativement à la petite quantité de vapeur mercurielle qui se forme, ou bien de ce que, par son union avec la graisse, le mercure serait retenu et ne se volatiliserait que plus difficilement ?

Le *mercure métallique doit-il être considéré comme un poison?*

Cette question me paraît avoir été fort mal envisagée jusqu'à présent. On trouve des auteurs qui affirment que le mercure est doué des qualités les plus malfaisantes ; d'autres, au contraire, assurent qu'il n'y a aucun danger à prendre une forte dose de ce métal.

1° Zwinger dit qu'un homme tourmenté depuis long-temps par des coliques épouvantables, prit, le troisième jour de sa maladie, 120 grammes de mercure cru qui n'occasionna d'abord aucun accident ; mais que le septième jour il se déclara un flux de salive très abondant, qui continua le lendemain sans gonflement de la langue ni des glandes de la bouche. Le neuvième jour, le malade rejeta le mercure par les selles et il fut presque guéri. Le métal expulsé était à l'état naturel, excepté quelques particules qui parurent corrodées (1).

2° Laborde rapporte l'observation d'un individu qui garda dans le corps, pendant quatorze jours, environ 210 grammes de mercure mé-

---

(1) *Éphémérides des Cur. de la Nat.*, déc. II, an 6 (1688), obs. ccxxx, par Théodore Zwinger.

tallique; et qui fut atteint d'une salivation abondante accompagnée d'ulcères à la bouche et de paralysie des extrémités (1):

3° Paul Jalon parle d'un homme qui se servit, pour faire passer une gale, d'une ceinture de drap rouge dans laquelle était renfermé du mercure : au bout de deux jours il fut attaqué de douleurs, d'aphthes et d'inflammation à la langue, au palais, au gosier, aux gencives, aux lèvres, dans toute la cavité de la bouche; il s'y fit un gonflement si considérable, et il y aborda une si grande quantité d'une humeur visqueuse, que les passages étant presque bouchés, le malade ne pouvait boire, manger, parler ni presque respirer; son visage était prodigieusement enflé et livide : en un mot il était menacé d'une suffocation prochaine. En lui ôtant la ceinture on trouva qu'elle renfermait du mercure avec de la graisse. La saignée et les lavements purgatifs suffirent pour calmer les accidents dans l'espace de huit jours (2).

4° M. le docteur Pinjon, médecin de Saint-Étienne, m'a transmis le 10 avril 1842 le fait suivant :

OBSERVATION. — La femme Nanta, âgée de quarante-deux ans, demeurant dans la commune d'Outre-furens (banlieue de Saint-Étienne), d'une forte constitution; fit, le 23 janvier dernier, un violent effort pour soulever son lit. Aussitôt après elle ressentit une douleur vive dans le bas-ventre ; elle s'en occupa peu d'abord ; mais cette douleur ayant augmenté et d'autres symptômes étant survenus, elle me fit appeler le 3 février, onze jours après l'accident. Je la trouvai dans un état d'anxiété vive. La douleur, d'abord limitée, s'était étendue à tout le ventre ; celui-ci était distendu, sonore à la percussion. L'estomac rejetait toutes les boissons ; aucun aliment n'avait été pris depuis plusieurs jours. La langue était humide et légèrement blanche, la soif nulle, les urines rares, la constipation opiniâtre ; les lavements ne pouvaient être reçus qu'en petite quantité et ne ramenaient aucune matière alvine. Le pouls était petit, serré et fréquent; la peau froide et visqueuse. Je pratiquai le cathétérisme et n'obtins que quelques gouttes d'urine épaisse, huileuse; la vessie était fortement refoulée vers le vagin. Mon doigt introduit dans le rectum sentit une tuméfaction considérable, pesante et douloureuse au toucher. Aucun symptôme ne permettant de croire à une hernie, je diagnostiquai un volvulus avec inflammation vive, et je prescrivis les antiphlogistiques et des laxatifs légers. Le lendemain l'état était le même; les boissons avaient été rejetées. J'informai les parents de l'issue probable de la maladie, et d'autres médecins furent successivement appelés. Leur diagnostic fut semblable à celui que j'avais porté ; le traitement conseillé par l'un d'eux seulement fut différent ; il employa le mercure métallique : 750 grammes furent ordonnés à prendre en trois fois, matin et soir ; 500

(1) LABORDE, Journal de Médecine, tom. L, p. 3.
(2) Éphémérides des Cur., obs. CVII, déc. II, an 6 (1687).

grammes seulement purent être ingérés en deux fois. Aucun autre moyen actif ne fut employé ; je remarque particulièrement que les bains sulfureux ni aucune autre préparation de cette nature ne furent prescrits ni mis en usage. Le 11 février, sept jours après ma dernière visite, on me pria de retourner auprès de cette femme. Les douleurs étaient alors si vives qu'elle voulait à tout prix que je lui ouvrisse le ventre pour extraire le mercure, qu'elle croyait être l'unique cause de ses souffrances ; elle le sentait peser fortement, me disait-elle. L'abdomen était tellement distendu, que je ne l'ai jamais vu chez aucun hydropique atteindre un développement aussi considérable. Elle ne prenait plus que quelques gouttes d'eau ; aucun vomissement n'avait eu lieu depuis qu'elle avait avalé du mercure ; la constipation s'était maintenue ; le pouls était presque imperceptible, la peau froide et pâle, l'anxiété excessive ; la face amaigrie et douloureusement contractée. La peau, surtout à la face, autour du nez et des yeux, avait acquis une couleur grise ; rappelant, à ne pas s'y méprendre, celle du mercure métallique ; je m'assurai attentivement de cette circonstance, et la notai avec soin. Les yeux étaient caves ; les membres supérieurs et la mâchoire inférieure affectés d'un tremblement léger, mais continuels. Les gencives, spécialement les inférieures, violacées et saignantes, tombaient en lambeaux ; les dents incisives inférieures avaient toutes disparu depuis deux jours ; une seule des supérieures restait encore, mais si chancelante, que le plus léger effort aurait suffi pour l'extraire. L'os maxillaire inférieur était à nu dans plusieurs points au niveau des alvéoles ; la bouche exhalait une odeur fétide. Il n'y avait pas et il n'y avait pas eu, m'a-t-on dit, de salivation manifestement plus abondante que dans l'état naturel. Peu de temps après mon arrivée, elle mourut presque subitement. L'intelligence et la parole se conservèrent intactes jusqu'au dernier moment. Il fut impossible de faire l'ouverture du cadavre.

Cette observation me semble renfermer deux faits intéressants sous le rapport de l'influence du mercure sur l'organisation. D'abord, rapprochée des cas où cet agent n'a déterminé aucun effet toxique après avoir été administré dans les mêmes circonstances et de la même manière, elle confirme complétement ce que vous avez établi : « Il nous semble que le mercure métallique agit comme poison toutes les fois qu'il séjourne assez long-temps dans le canal digestif pour éprouver un grand degré de division et pour être absorbé. » (*Toxicologie*, t. i, pag. 353, 1826.) En second lieu, elle prouve l'exactitude de ce que Harrold avait déjà signalé (*Archives de Meckel*, 3e cahier, pag. 532), savoir, la coloration de la peau dans certains cas d'administration du mercure.

5° Olaüs Borrichius dit qu'un homme attaqué d'une fièvre ardente et maligne mourut le même jour où on lui avait appliqué sur les poignets deux petits sachets de linge remplis de mercure cru (1).

_____

(1) *Acta medica et philosophica Hafniensia*, ann. 1677, 1678, 1679, vol. v, p. 141, obs. lii.

. 6° Le docteur Scret fit prendre à un chien 240 grammes de mercure mêlé avec 120 grammes de graisse : il ne survint aucun accident ; le chien se trouva même plus affamé que de coutume (1).

7° J'ai souvent répété cette expérience sur des chiens et des lapins, et j'ai obtenu les mêmes résultats.

8° Dehaen et plusieurs autres praticiens ont administré le mercure, sans le moindre inconvénient, dans les constipations longues, dans les volvulus, dans certaines hernies, pourvu que ces maladies n'aient pas été compliquées d'inflammation des intestins.

9° Les habitants de Londres et d'Édimbourg, au commencement du siècle dernier, prenaient impunément, tous les matins, 8 à 12 grammes de mercure coulant dans 120 ou 150 grammes d'huile, pour se préserver de la goutte et des calculs (2).

10° Sue rapporte dans les Mémoires de la Société médicale d'Émulation, qu'un individu avala pendant long-temps 1 kilogramme de mercure par jour, dans le dessein d'expulser par l'anus un écu qui s'était arrêté dans l'œsophage. Cette quantité considérable de métal ne faisait que passer, et le malade le rendait journellement en allant à la garde-robe (3).

De tous ces faits les quatre premiers prouvent que le mercure métallique est vénéneux ; les cinq derniers déposent en faveur de son innocuité. Quant au cinquième rapporté par Olaüs Borrichius, on sent aisément qu'il est beaucoup trop incomplet pour servir à éclairer cette discussion : une affection grave comme la fièvre maligne ne se serait-elle pas terminée par la mort lors même qu'on n'aurait fait aucune application extérieure ?

Le mercure métallique agit évidemment comme poison toutes les fois qu'il séjourne assez de temps dans le canal digestif pour éprouver un grand degré de division pour s'oxyder et pour se transformer en bichlorure de mercure (voyez p. 605). On sait que l'humidité et la graisse sont susceptibles d'atténuer prodigieusement les molécules de ce métal, au point qu'elles deviennent noires (4). Il n'est donc point douteux que dans les trois premières observations (voy. pages 597 et 598), le mercure retenu dans le canal digestif n'ait été divisé par les sucs de l'estomac ou par la graisse avec laquelle il avait été mêlé dans la ceinture mercurielle. Cette opinion acquiert un nouveau poids par les considérations suivantes.

1° Je viens de rapporter des cas d'empoisonnement par les vapeurs

----

(1) *Ephémérides des Cur. de la Nat.*, ann. 1670 ou 1678.
(2) Desbois de Rochefort, t. I, p. 213 ; *Matière médicale*, année 1688.
(3) *Mémoires de la Société médicale d'Emulation*, 4ᵉ année, p. 252.
(4) *Journal de Physique*, tom. LXX, Mémoire de Vogel.

mercurielles, qui ne sont autre chose que du mercure excessivement divisé par le calorique. 2° L'onguent mercuriel avec lequel on fait des frictions dans le traitement des maladies vénériennes produit souvent le gonflement des gencives, des douleurs dans l'intérieur de la gorge, des ulcères dans la bouche, la salivation, des vertiges, la fièvre, le tremblement des extrémités, et des douleurs violentes dans les articulations : or, cet onguent n'est autre chose, d'après les expériences de Vogel, que de la graisse mêlée avec du mercure métallique, dont la division a été portée assez loin pour que le mélange soit d'une couleur noirâtre (1). 3° Swédiaur rapporte qu'il a frotté un chien sur le dos, sans le raser, avec de l'onguent mercuriel gris, et seulement une fois par jour : en trois jours de temps sa bouche commença à être affectée, et quoique les frictions eussent été discontinuées dès ce moment, la salivation devint très forte ; il fut malade pendant quinze jours au moins, au point qu'on craignit pour sa vie ; la salivation continua tout ce temps avec une puanteur abominable qui infectait toute la maison (2). 4° Fabrice de Hilden raconte qu'une femme étant auprès de son mari que l'on frottait avec le même onguent dans une étuve, éprouva une telle salivation, pour avoir respiré cet air mercuriel, que son gosier se couvrit d'ulcères (3). 5° Un chirurgien, en frottant un malade avec de l'onguent mercuriel, fut pris, au rapport de Frambesarius, d'un vertige ténébreux continu (4).

On trouve dans le tome 1er du *Journal de Physiologie expérimentale*, année 1821, un Mémoire du docteur Gaspard, dans lequel, après avoir décrit un assez grand nombre d'expériences sur l'action du mercure métallique, l'auteur conclut avec moi que ce métal n'est absorbé que lorsqu'il a éprouvé un certain degré de division, et que s'il pénètre à l'intérieur par absorption cutanée et muqueuse, ce n'est que quand il a été divisé à l'infini, volatilisé et oxydé. M. Gaspard établit en outre, 1° que le mercure ne peut pas circuler *pendant la vie* à travers les vaisseaux capillaires, quels qu'ils soient, sans les enflammer ; 2° que lors même qu'il est en émanations imperceptibles, et à une basse température, il agit comme un poison très subtil sur les fœtus des animaux ovipares qu'il tue ; il empêche surtout le développement des œufs de poule, de grenouille, de crapaud, de colimaçon, de blatte et de mouche.

(1) *Annales de Chimie*, tom. LXIV, p. 220, Mém. de Vogel.
(2) *Traité complet des Maladies vénériennes*, tom. II, p. 365, 5e édit.
(3) *Fabricii Hildani Opera observationum et curationum medico-chirurgicarum*, cent. v, obs. XCVIII, p. 435. *Francofurti ad Mœnum*, 1646.
(4) L. II, cons. III, ETMULLER, tom. I, cap. VIII, *de Vertigine*.

Questions médico-légales concernant les préparations mercurielles.

A. *L'existence d'une certaine quantité de mercure métallique dans le canal digestif d'un individu qui a succombé après avoir éprouvé les symptômes d'un empoisonnement aigu, suffit-elle pour établir qu'il y a eu empoisonnement, lorsqu'il est avéré que le mercure n'a été ni avalé ni injecté dans le rectum à l'état métallique ?*

Telle est la question qui me fut adressée en 1829 par M. l'avocat-général de la Cour royale d'Orléans dans l'affaire concernant la femme Villoing. Cette femme, malade depuis cinq à six jours lorsque le docteur Caron de Gien fut appelé, se plaignait d'une oppression très forte à la région épigastrique; elle éprouvait de fréquentes envies de vomir qui de temps à autre étaient suivies de vomissements bilieux excessivement abondants. Le médecin regardait la maladie comme une affection bilieuse; son pronostic n'avait rien de fâcheux, lorsqu'au bout de quatre jours on vint lui annoncer que la femme Villoing était morte après avoir éprouvé des vomissements extrêmement fréquents et de copieuses déjections alvines.

L'estomac était le siège de deux perforations; on voyait adhérer à plusieurs points de sa membrane muqueuse *plusieurs globules mercuriels*; il y avait encore plus de ces globules dans le duodénum que dans l'estomac; quelques uns égalaient la grosseur d'un grain de *millet*. Le cœcum contenait du mercure en *gros globules*; il y en avait aussi dans le colon et dans le rectum. On pouvait évaluer à 8 grammes la quantité de mercure trouvée dans le canal digestif de cette femme.

Il résulte des expériences nombreuses que j'ai tentées soit en ouvrant des chiens empoisonnés par des préparations mercurielles quelques jours après la mort, ou après deux mois d'exposition des cadavres à l'air, ou au bout de trois ou quatre mois d'inhumation dans des bières de sapin, soit en mettant une préparation mercurielle dans une portion d'intestin que j'avais conservée dans un bocal exposé à l'air pendant plusieurs mois,

1° Que ni le sublimé corrosif ni le bi-oxyde de mercure ne se décomposent dans le canal digestif des chiens auxquels on les a fait avaler, de manière à *fournir du mercure métallique*; qu'on n'aperçoit nulle part des globules de ce métal, et qu'il est encore possible, au bout de plusieurs mois d'inhumation, de démontrer dans ce canal l'existence d'un composé mercuriel;

2° Que cependant la masse noire connue sous le nom de protoxyde de mercure étant retirée de l'estomac, desséchée et comprimée, laisse apercevoir du mercure adhérent à la membrane muqueuse; *non réuni en globules mobiles*, mais bien tel qu'on peut le voir dans cette masse, avant qu'elle ait été avalée.

3° Que le proto-azotate et le protosulfate de mercure, qui jouissent de la propriété d'être ramenés en totalité ou en partie à l'état métal= lique par l'albumine et par la gélatine, peuvent au contraire, dans cer= tains cas, être revivifiés, surtout au bout de quelques jours, par les tissus de l'estomac ou des intestins ou par les aliments qu'ils renfer= ment; mais alors le mercure métallique mis à nu, reste comme in= corporé avec la matière qui l'a séparé des sels, *et loin d'être réuni en globules mobiles*, ne peut souvent être aperçu qu'à l'aide d'une loupe et après avoir fait sécher les tissus;

4° Qu'il existe un très grand nombre de mélanges, de composés mercuriels et d'autres corps dans lesquels, à la suite de réactions chimiques, le mercure peut être réduit à l'état *métallique*; à froid ou à l'aide d'une légère chaleur, tantôt presque instantanément, tantôt seulement au bout de plusieurs heures, et même de quelques jours. Ainsi l'azotate et le sulfate de protoxyde de mercure, l'azotate et le sulfate de bi-oxyde mêlés avec l'huile essentielle de térébenthine, de l'arsenic, du fer, du cuivre, du phosphore ou du protosulfate de fer sont décomposés même à la température ordinaire et donnent du mercure métallique au bout de plusieurs heures ou de plusieurs jours. L'éther sulfurique, l'eau-de-vie, l'alcool à 40 degrés., le sucre et l'huile d'olive ne séparent point le mercure métallique des azotates de ce métal à la température ordinaire, tandis que l'alcool chauffé à 50° peut revivifier le métal de ces sels. Le bi-oxyde de mercure ne donne du mercure que lorsqu'il est mélangé avec le protosulfate de fer. Le sublimé fournit du mercure métallique quand il est en contact à froid avec le fer, le cuivre, le zinc, l'arsenic ou le phosphore; l'huile essentielle de térébenthine ne paraît pas l'altérer; l'albumine, la gélatine, l'eau-de-vie, l'éther et l'huile d'olive ne le réduisent pas à l'état métallique. J'ai administré 2 grammes de proto-azotate de mer= cure à un chien, et bientôt après je lui ai donné 4 grammes de proto-sulfate de fer : l'estomac et les intestins, après avoir été desséchés, laissaient apercevoir, à l'aide de la loupe, du mercure métallique en globules très divisés et adhérents. J'ai trouvé des globules de mercure visibles à la loupe et incorporés dans la membrane muqueuse de l'es= tomac d'un chien auquel j'avais fait prendre 1 gramme de sublimé dis= sous dans 30 grammes d'eau et mêlés à 12 grammes de cuivre pulvé= risé; après la dessiccation de la membrane muqueuse on voyait aussi de ces globules à sa surface. J'ai obtenu le même résultat après avoir donné à un chien 2 grammes d'azotate de mercure délayé dans l'eau distillée et mélangé avec 60 grammes d'huile essentielle de térében-thine;

5° Qu'il peut arriver en faisant avaler de pareils mélanges à des animaux vivants, et en les ouvrant après la mort, de ne pas trouver du mercure métallique dans l'estomac et dans les intestins, ce qui tient à ce que les animaux périssent trop vite pour que la décomposition de la préparation mercurielle en mercure métallique ait eu le temps de s'opérer, et si l'estomac contient des aliments, à ce que le contact entre le poison mercuriel et la substance qui doit le réduire à l'état métallique peut ne pas avoir été intime; d'ailleurs, par suite de l'irritation que détermine le poison, il y a une sécrétion plus abondante de liquides, et ce poison se trouvant plus affaibli, on conçoit que sa décomposition puisse ne pas avoir lieu. Ainsi, que l'on administre à des chiens un mélange de sublimé corrosif dissous et d'un métal susceptible de le revivifier, tel que le zinc, le cuivre, le fer, etc., ce métal, beaucoup plus pesant que la dissolution, pourra tomber au fond de l'estomac, se loger entre les replis de la membrane muqueuse, et agir à peine sur le *solutum* du sublimé, qui de son côté pourra déjà s'être combiné avec les aliments;

6° Qu'il existe toujours du mercure métallique globuleux dans une partie du canal digestif, lorsque les animaux ont avalé du *sucre mercuriel* et qu'on ne les a tués qu'au bout de quelques heures. Il est évident que le mercure gommeux, l'onguent mercuriel et toutes les autres préparations dans lesquelles ce métal n'est que divisé, doivent se comporter comme le sucre mercuriel;

7° Que l'existence d'une certaine quantité de mercure *métallique* dans les voies digestives d'un individu qui a succombé *après avoir éprouvé les symptômes d'un empoisonnement aigu*, me paraît suffisante pour rendre l'empoisonnement par un composé mercuriel très probable, lorsqu'il est avéré que le mercure n'a été ni avalé ni injecté dans le rectum à l'état métallique (sucre mercuriel, onguent gris, onguent napolitain, mercure gommeux, etc.);

8° Que cette probabilité sera encore plus grande lorsque, dans le cas dont je parle, on découvre dans les voies digestives, indépendamment du mercure métallique, un reste de la substance qui a décomposé et revivifié la préparation mercurielle, ou du moins le nouveau composé que cette substance a dû fournir. Il peut se faire, par exemple, que le poison mercuriel ait été avalé avec du cuivre ou du fer, et que l'on trouve, outre le mercure métallique, des restes de fer ou de cuivre, ou un sel de ces métaux formé aux dépens de l'acide ou du corps avec lequel le mercure était combiné dans le poison mercuriel.

Faisant application de ces données à l'affaire de la dame Villoing, je résumai ainsi ma consultation :

1° Il est impossible d'*affirmer* que cette femme soit morte empoisonnée, parce qu'on n'a découvert aucun poison dans les matières soumises à l'examen des experts ; 2° dans l'espèce, on ne saurait considérer comme des traces d'une substance vénéneuse le mercure *métallique* qui existait dans le canal digestif, parce que ce métal, en admettant qu'il agisse comme poison, ne détermine jamais les accidents ni les lésions de tissu observés chez la femme Villoing, et que d'ailleurs rien ne fait supposer, comme je crois l'avoir bien établi, que ce mercure provienne d'un composé mercuriel vénéneux qui aurait été revivifié dans les voies digestives ; 3° néanmoins les symptômes qui ont précédé la mort et les lésions de tissu dont le canal digestif était le siége, sont de nature à faire soupçonner que l'empoisonnement pourrait avoir eu lieu ; 4° il est à peu près certain que le mercure a été avalé en nature, soit qu'on l'ait administré dans une intention criminelle pour faire prendre le change, soit qu'il ait été employé, d'après des idées populaires, dans le dessein de faire cesser les douleurs dont la femme Villoing se plaignait depuis quelques jours. (Voyez mon Mémoire dans le *Journal de Chimie médicale*, t. VIe.)

B. Est-il possible de découvrir du sublimé corrosif dans l'estomac, dans le foie, la rate, les reins et l'urine d'un individu qui n'a jamais fait usage de ce composé mercuriel ? Un individu peut-il *périr empoisonné* par du sublimé corrosif, lorsqu'il n'en *a pas pris ?*

Ces deux questions doivent être résolues affirmativement d'après le beau travail de M. Mialhe. En effet, tous les composés mercuriels, autres que le sublimé, y compris le mercure, fournissent une plus ou moins grande quantité de bichlorure de mercure lorsqu'ils ont été en contact avec des chlorures alcalins, comme ceux de potassium, de sodium et de baryum ou avec du chlorhydrate d'ammoniaque, ou avec de l'acide chlorhydrique. Le chlorhydrate d'ammoniaque surtout possède au plus haut degré la propriété d'opérer la transformation dont je parle. Le contact de l'oxygène la favorise beaucoup : aussi les préparations mercurielles qui peuvent être changées en bichlorure, en l'absence de l'oxygène, sont plus rapidement et plus complétement transformées si ce corps agit sur elles ; il en est même qui ne subissent cette transformation que par l'action combinée d'un chlorure et de l'oxygène : tel est le mercure métallique. La quantité de composé mercuriel qui passe à l'état de sublimé dépend à la fois de la nature de ce composé et de la proportion de chlorure alcalin ; ainsi les sels solubles de bioxyde de mercure et les cyanures sont entièrement transformés,

tandis que toutes les autres préparations ne le sont que partiellement ;
pour celles-ci la transformation est d'autant plus considérable que l'on a
employé plus de chlorure. Les sels de protoxyde commencent par passer
à l'état de protochlorure de mercure, puis se changent en bichlorure ;
tandis que les sels de bi-oxyde se transforment de suite en sublimé.
Soixante centigrammes de *protochlorure* de mercure donnent, terme
moyen, 15 milligrammes de sublimé. Le *protoxyde*, le *protosulfate*,
le *proto-acétate*, le *prototartrate de mercure* et le *mercure de
Hahnemann* sont à peu près dans le même cas. Le *proto-azotate* en
donne moins que le calomel. Le *proto-iodure* exige le contact de
l'oxygène pour être transformé, et fournit à peine autant de sublimé
que le protochlorure. Avec le *mercure métallique* on n'obtient guère
de bichlorure qu'autant qu'il y a contact de l'oxygène, que la température est un peu élevée et que la dissolution du chlorure alcalin est
plus concentrée. Le *sulfure de mercure* donne encore moins de sublimé que le mercure métallique. Le *bi-oxyde* en produit à peu près
dix fois autant que le protochlorure ; le *bi-iodure* en fournit encore
plus et le *turbih nitreux* un peu moins. Ainsi que je l'ai déjà dit,
les sels de *bi-oxyde* solubles et le *cyanure* sont entièrement changés
en sublimé.

Ces divers résultats obtenus par l'expérimentation directe dans des
vases inertes, se reproduisent évidemment dans l'économie animale,
parce que là les composés mercuriels sont incessamment en contact
avec des chlorures alcalins et avec l'air ; on conçoit qu'alors l'oxygène
contenu dans l'oxyde de mercure d'un sel de protoxyde ou d'un sel de
bi-oxyde se porte sur le métal du chlorure pour l'oxyder, et que le
chlore de celui-ci se combine avec le mercure de l'oxyde décomposé.
Si la préparation mercurielle n'est pas à base d'oxyde, l'air fournit de
l'oxygène et les effets sont les mêmes. M. Mialhe a fait à ce sujet une
expérience curieuse. Douze heures après avoir pris 6 décigrammes de
protochlorure de mercure, son urine *contenait un composé de mercure soluble* qu'il dit être du sublimé ; il suffisait de filtrer ce liquide
et d'en mettre une goutte en contact avec une lame de cuivre parfaitement décapée, pour que celle-ci se recouvrît à l'instant même
d'une couche de *mercure métallique*.

Il est aisé maintenant de répondre à la double question posée plus
haut. 1º *On peut trouver du sublimé corrosif dans l'estomac, dans
le foie, la rate, les reins et dans l'urine d'un individu qui n'a jamais fait usage de ce composé mercuriel*, si cet individu a pris un
autre composé mercuriel, surtout un sel de bi-oxyde, du bi-iodure ou
du cyanure de mercure. 2º *Un individu qui n'a pas avalé du sublimé corrosif peut néanmoins être empoisonné et périr par suite*

de l'action de ce corps. Sans nier les propriétés toxiques du bi-oxyde, du bi-iodure de mercure, du turbith nitreux, du sulfate et de l'azotate de bi-oxyde de mercure, il est évident que si quelques unes de ces préparations ne déterminent pas une mort prompte, et qu'elles se transforment rapidement en sublimé corrosif, les effets funestes qui surviendront pourront bien être dus à ce sublimé plutôt qu'à la préparation mercurielle ingérée. Quant aux composés mercuriels qui ne se changent que lentement et incomplètement en bichlorure, ils occasionneront des symptômes d'intoxication, *si par une cause quelconque ils séjournent long-temps dans le canal digestif;* ces symptômes se développeront lentement et pourront avoir plus ou moins d'intensité; mais il est douteux qu'ils donnent jamais lieu à un empoisonnement aigu.

Comme conséquence de ces faits, M. Mialhe attribue les phénomènes pathologiques de la salivation mercurielle, lors de l'ingestion du calomel, à la transformation de ce corps en sublimé corrosif et en mercure métallique, sous l'influence du chlorure de sodium et du chlorhydrate d'ammoniaque, que l'on sait exister dans les liquides du canal digestif. Ce qui prouve qu'il en est réellement ainsi, c'est qu'il est d'observation clinique que, lorsque le protochlorure ne purge pas, mais qu'il est long-temps digéré par les voies digestives, on observe une excrétion anormale des glandes salivaires, et cela parce qu'une plus grande quantité de sublimé prend alors naissance. Le même phénomène arrive aussi lorsque l'on continue pendant long-temps l'usage du protochlorure de mercure, et par la même cause.

Comme il ne peut jamais se former qu'une quantité de sublimé correspondante à la quantité de chlorure alcalin que renferment nos viscères, les grands mangeurs de sel de cuisine, toutes choses étant égales d'ailleurs, doivent être plus sujets à saliver sous l'influence d'une médication calomélique.

Les propriétés antisyphilitiques du calomel lui sont probablement communiquées, en tout ou en partie, par le sublimé et le mercure auxquels sa décomposition chimique donne naissance. Il en est sans doute de même de ses vertus anthelmintiques; c'est en produisant l'empoisonnement des ascarides par les deux agents précités que le protochlorure de mercure nous débarrasse de ces vers.

Tout ce qui vient d'être dit sur l'action médicale du calomel peut être appliqué au proto-iodure de mercure, qui se transforme d'abord en protochlorure, puis en sublimé.

M. Mialhe fut amené à entreprendre ces belles recherches par le récit d'un fait consigné dans un Mémoire de Vogel, qui mérite d'être rapporté : « Un médecin ayant prescrit à un enfant douze paquets

» contenant chacun 25 centigrammes de chlorhydrate d'ammoniaque,
» autant de sucre et 7 centigrammes 5 milligrammes de protochlorure
» de mercure, et l'enfant étant mort, après avoir pris plusieurs de ces
» poudres, le pharmacien fut accusé d'avoir commis une erreur dans
» l'exécution de l'ordonnance; par bonheur pour lui, l'accusation ne
» fut que de courte durée, Peten Koffer n'ayant pas tardé à démon-
» trer qu'en présence du chlorhydrate d'ammoniaque et de l'eau, le
» protochlorure de mercure se change en partie en sublimé corrosif. »
(*Journal de Pharmacie*, février 1840 et Mémoire lu à l'Institut
en 1842.)

*C. Est-il possible que du sulfure de mercure trouvé dans le canal
digestif d'un individu n'ait pas été avalé sous cet état, et qu'il soit
le résultat de la décomposition éprouvée par un poison mercuriel ou
par un médicament à base de mercure ?* Telle est la question qui m'a
été posée dans une affaire d'empoisonnement jugée par la Cour d'assises du département de la Seine. J'ai répondu affirmativement, et j'ai
dit avoir vu un malade, atteint d'une gastro-céphalite, qui prenait
tous les jours 40 ou 50 centigrammes de protochlorure de mercure
en poudre impalpable, et qui rendait par les selles une quantité notable de sulfure de mercure noir; il se dégageait évidemment du gaz
sulfhydrique dans le canal intestinal, et ce gaz transformait le protochlorure en sulfure de mercure; cette décomposition était favorisée
à la fois par la température du canal digestif et par les sucs qui s'y
trouvaient, car à froid et à sec, elle n'arrive que lentement et d'une
manière incomplète, surtout lorsque le protochlorure est en fragments.
Le sublimé corrosif et les sels mercuriels solubles et vénéneux qui
existeraient dans les intestins, au moment où il se dégage du gaz
acide sulfhydrique, seraient encore plus rapidement décomposés et
transformés en sulfure noir que le protochlorure.

*D. Comment reconnaître que le mercure métallique recueilli à
la suite d'une expertise médico-légale, provient, non pas d'une
préparation mercurielle soluble qui aurait été administrée comme
poison, mais bien du protochlorure de mercure qui aurait été pris
comme médicament ?* Un individu malade depuis long-temps, et habituellement constipé, prend, dans le dessein de se purger, quelques
grains de calomélas (protochlorure de mercure); il meurt trois ou
quatre heures après; on soupçonne qu'il a été empoisonné. Le médecin est requis pour faire l'ouverture du corps; il trouve le canal
digestif enflammé; il fait l'analyse des liquides, qui ne lui apprend
rien sur la véritable cause de la mort; il examine les solides, comme
je l'ai conseillé, et il obtient à la fin de l'expérience du mercure
métallique; tout le porte à croire qu'il y a eu empoisonnement. Cette

opinion est pourtant erronée dans le cas dont je m'occupe ; car la rougeur du canal digestif tient à une phlegmasie chronique dont le malade était tourmenté depuis long-temps ; le mercure métallique provient de la petite dose de calomélas qu'il avait prise, et qui certes ne peut pas avoir occasionné l'empoisonnement.

Je crois pouvoir indiquer les moyens propres à éviter les méprises de ce genre. Il faut savoir, 1° que le calomélas que l'on a introduit dans le canal digestif peut bien se retrouver après la mort, mais qu'alors il est le plus ordinairement appliqué sur les tissus sous forme d'une poudre blanchâtre, que l'on peut enlever en ratissant les membranes, parce qu'il ne se combine pas avec elles ; 2° qu'il est insoluble dans l'eau, et que, lorsqu'on le met en contact avec de l'eau de chaux à la température ordinaire, il acquiert une couleur noire, l'oxyde de mercure étant mis à nu ; d'ailleurs, il conserve toutes ses propriétés physiques. Si par hasard il était intimement mêlé avec les substances alimentaires solides contenues dans le canal digestif, il suffirait de diviser celles-ci dans l'eau : alors le calomélas, d'un poids spécifique très considérable, gagnerait le fond du vase, tandis que les autres matières tarderaient beaucoup plus à se précipiter ; 3° que le composé qui résulte de la combinaison du sublimé corrosif avec les substances végétales ou animales, et dont l'existence suffit pour prononcer qu'il y a eu empoisonnement, n'est jamais appliqué sous forme de poudre sur les membranes du canal digestif ; qu'il ne présente jamais les propriétés physiques du calomélas, parce qu'il est intimement uni avec les tissus ; 4° enfin que, si on le met en contact avec de l'eau de chaux, on ne remarque aucun changement de couleur. Indépendamment de ces données, qui sont immédiatement fournies par l'expérience, le médecin peut apprendre que le malade avait pris du mercure doux, ce qui doit nécessairement contribuer à rectifier le jugement qu'il aurait pu porter d'abord.

Des Préparations Cuivreuses.

DU CUIVRE.

Quoique le cuivre métallique pur ne soit point vénéneux, je crois devoir en dire quelques mots, parce qu'il importe de le bien connaître avant de tracer l'histoire de l'empoisonnement par les sels et les oxydes cuivreux. *Thomas Bartholin*, *Amatus Lusitanus*, *Lamotte*, *Hévin*, etc., rapportent des observations d'individus qui ont avalé des pièces de cuivre sans avoir éprouvé la moindre incommodité : ces corps étrangers ont été rendus par le vomissement ou par les selles, au bout d'un temps variable. Antoine Dubois parlait d'un jeune enfant qui avait introduit dans son estomac une boucle de cuivre : il ne souffrait point ; seulement ses excréments étaient verdâtres et semblables, par la couleur, au baume tranquille : l'analyse prouva qu'il n'y avait aucun atome du métal dont on soupçonnait la présence ; la boucle, recouverte d'un léger oxyde brun, fut rendue cinq à six semaines après avoir été avalée (1).

Ces faits suffisent pour prouver l'innocuité du cuivre métallique en masses ; mais en est-il de même lorsqu'il est extrêmement divisé ? Il résulte des expériences faites par Drouard qu'il n'y a aucun danger à prendre ce métal pur, quel que soit l'état de division dans lequel il se trouve. Ce médecin en a donné jusqu'à 32 grammes, à l'état de poussière très fine, à une douzaine de chiens de différents âges et de diverses grosseurs, et aucun d'eux n'en a été incommodé : le lendemain les molécules métalliques ternies étaient expulsées avec leurs excréments.

Désirant ensuite connaître jusqu'à quel point l'huile et les corps gras, qui dissolvent si facilement l'oxyde de cuivre, agissaient sur ce métal dans l'estomac, Drouard fit les expériences suivantes :

EXPÉRIENCE Ire. — Seize grammes de limaille de cuivre, mêlée à l'instant même avec 250 grammes de graisse, furent données à un gros chien qui n'en ressentit aucun mauvais effet.

EXPÉRIENCE IIe. — La même dose de limaille fut administrée à un chien de forte taille ; on injecta dans son estomac 130 grammes d'huile, et on l'ouvrit cinq heures après ; le métal avait conservé son brillant métallique, et il était en partie dans son estomac, en partie dans le canal intestinal : la limaille de cuivre, l'huile et les sucs gastriques contenus

(1) *Expériences et Observations sur l'empoisonnement par l'oxyde de cuivre* (vert-de-gris) ; Dissertation soutenue à l'École de Médecine de Paris, en 1802, par Claude-René Drouard, p. 8.

dans l'estomac fûrent mis dans un vase ; toutes les portions métalliques
se précipitèrent au fond ; l'huile qui surnageait se colora en vert, et les
sucs gastriques, garantis du contact de l'air par l'huile, ne donnèrent,
au bout d'un mois, aucune marque de putréfaction, et n'avaient dissous
aucune partie de cuivre.

Drouard conclut de ces expériences que l'huile ne dissout point le
cuivre dans les organes digestifs. Il en est de même du vinaigre que
l'on fait agir dans l'estomac sur ce métal très pur.

Portal rapporte une observation qui ne semble pas, au premier
abord, s'accorder avec les expériences que je viens de citer.

OBSERVATION. — Des étudiants en médecine s'étaient imaginé de traiter
une hydropisie ascite avec de la limaille de cuivre incorporée dans de la mie
de pain. Ils en administrèrent d'abord 3 centigrammes qui ne firent point
d'effet sensible ; ils augmentèrent la dose par degrés, et allèrent jusqu'à
20 centigrammes par jour. Les urines devinrent très abondantes, l'enflure
était sensiblement diminuée, et tout annonçait une convalescence prochaine, lorsque le malade se plaignit de ténesme ; des vomissements
survinrent ; il éprouva des coliques atroces ; son pouls était petit, concentré, lorsque je fus appelé ; je lui fis boire beaucoup de lait ; je prescrivis la saignée, et le maintins plusieurs heures dans un bain à diverses
reprises. Les symptômes se calmèrent ; et par le moyen du lait d'ânesse,
qui fut pris pendant long-temps, le malade recouvra sa santé et son embonpoint (1).

Ce fait ne suffit pas pour détruire ce que j'ai établi relativement à
l'innocuité du cuivre métallique ; il est probable que la limaille
de cuivre, enveloppée dans de la mie de pain, avait été préparée
quelque temps avant son administration, et s'était oxydée.

On a soutenu pendant long-temps que le lait, chauffé ou laissé dans
des vases de cuivre non oxydés, dissolvait une portion de ce métal et
agissait comme poison. Eller, physicien de Berlin, a prouvé que cette
assertion n'était pas exacte. Il a fait successivement bouillir, dans un
chaudron bien décapé, du lait, du thé, du café, de la bière et de
l'eau de pluie ; au bout de deux heures d'ébullition, il lui a été impossible de découvrir dans ces liquides la moindre trace de cuivre.
Drouard a vu également que l'eau distillée, laissée pendant un mois
sur de la limaille de ce métal dans un bocal de verre, n'en dissolvait
pas un atome.

Les phénomènes varient si on substitue à l'eau pure celle qui contient une certaine quantité de chlorure de sodium. Eller a démontré

(1) *Observations sur les effets des vapeurs méphitiques chez l'homme*, par Portal, 6ᵉ édit., p. 437.

la présence d'une très petite quantité de cuivre dans de l'eau qui contenait 1/20 de son poids de ce sel, et qu'on avait fait bouillir dans un chaudron de cuivre jaune (1). La quantité de cuivre dissoute a été plus grande lorsqu'on a fait bouillir la dissolution saline dans un chaudron de cuivre rouge bien décapé; en effet, par l'évaporation de cette dissolution on a obtenu une poussière qui a donné 1 gramme 30 centigrammes d'acétate de cuivre quand on l'a fait dissoudre dans le vinaigre. Il est aisé de sentir combien ces résultats peuvent éclairer le médecin dans certains cas d'empoisonnement par des aliments assaisonnés, qu'on a fait chauffer dans du cuivre rouge.

Eller dit encore que si, au lieu de faire bouillir dans des chaudrons de cuivre une simple dissolution de chlorure de sodium, on la mêle auparavant avec du bœuf, du lard et du poisson, le liquide ne renferme pas un atome de cuivre, parce que ces substances jouissent de la propriété de s'emparer de l'oxyde de cuivre à mesure qu'il se produit, et de former avec lui un composé insoluble. Il est probable, ajoute-t-il, que plusieurs autres aliments annulent l'effet de la dissolution du sel commun, ce qui doit par conséquent rendre extrêmement rares les empoisonnements par les aliments cuits dans des vases de cuivre non oxydés. J'ai répété cette expérience en mettant dans l'eau 130 grammes de sel commun, et j'ai obtenu des résultats tout autres : le bouillon filtré *contenait du cuivre* facile à reconnaître par une lame de fer bien décapée; toutefois, le bœuf *parfaitement lavé* pendant plusieurs jours et jusqu'à ce que les eaux de lavage ne se troublassent plus par l'acide sulfhydrique, renfermait un composé cuivreux; car en le faisant bouillir avec de l'eau *aiguisée* d'acide acétique, j'obtenais une dissolution qui, étant filtrée, évaporée et carbonisée par l'acide azotique, me fournissait du cuivre. Évidemment cette assertion d'Eller n'est exacte qu'autant que l'on agit avec une petite quantité de sel commun et une forte proportion de substances alimentaires animales.

Les émanations de cuivre auxquelles sont continuellement exposés les limeurs, les fondeurs et les autres ouvriers qui manient habituellement ce métal, produisent une espèce de colique qui diffère surtout de la colique des peintres par le dévoiement qui l'accompagne et par un mouvement fébrile plus prononcé (voyez PLOMB). On a plusieurs fois traité cette maladie avec succès par la méthode dite *de la Charité*, comme pour la colique des peintres, quoiqu'elle paraisse, plus que celle-ci, consister en une inflammation du canal digestif.

(1) Dans cette expérience, le physicien de Berlin s'est servi de 2 kilog. 500 grammes d'eau et de 130 grammes de sel.

Le cuivre métallique est solide, rouge, brillant, malléable, et soluble à froid dans l'acide azotique concentré, et même dans celui qui a été étendu de son volume d'eau. Cette dissolution, qui fournit à l'instant de l'azotate de cuivre bleu-verdâtre, s'opère avec dégagement de vapeurs orangées d'acide azoteux. S'il s'agissait de reconnaître du cuivre métallique appliqué sur une lame de fer, par suite de la décomposition d'une minime proportion d'un sel cuivreux dissous, on laverait cette lame avec de l'eau distillée, et après l'avoir essuyée entre deux feuilles de papier joseph, on verserait sur la partie rouge une goutte d'ammoniaque liquide et on l'exposerait au soleil ; bientôt après la goutte serait colorée en *bleu* par du bi-oxyde de cuivre ; d'un autre côté, à l'aide d'un canif, on détacherait avec précaution le cuivre qui recouvrirait les deux faces de la lame, et on l'obtiendrait en limaille parfaitement reconnaissable, quoique mélangé de fer. Afin de lever toute incertitude à cet égard, on chaufferait cette limaille avec de l'acide azotique étendu de son poids d'eau qui la dissoudrait, et en évaporant la liqueur jusqu'à siccité, il resterait de l'azotate de cuivre et de l'azotate de fer : on séparerait ce dernier métal à l'aide de l'ammoniaque, de l'ébullition et du filtre : l'azotate de cuivre ammoniacal, filtré et évaporé jusqu'à siccité, se colorerait fortement en rouge brun par le cyanure jaune de potassium et de fer, etc.

DU PROTOXYDE DE CUIVRE.

Il est solide, rouge, pulvérulent, insoluble dans l'eau, soluble dans l'ammoniaque, avec laquelle il donne une dissolution incolore qui devient bleue par son exposition à l'air. Il est soluble dans l'acide chlorhydrique avec lequel il forme du protochlorure de cuivre.

Il résulte des expériences de M. Lefortier, que le protoxyde de cuivre introduit dans l'estomac détermine des vomissements, etc., parce qu'il ne tarde pas à se dissoudre, en partie du moins, dans les liquides acides contenus dans ce viscère. (*Annales d'Hygiène*, juillet 1840.)

DU BI-OXYDE DE CUIVRE.

Le bi-oxyde de cuivre anhydre, d'une couleur brune noirâtre, sera facilement reconnu, 1° à la facilité avec laquelle le charbon et les corps gras le désoxyderont à une température élevée ; 2° à sa solubilité, sans effervescence, dans l'acide sulfurique faible et à la température ordinaire ; 3° aux propriétés de la dissolution qui en résultera (voyez SULFATE DE CUIVRE) ; 4° au changement de couleur qu'il fera éprouver à l'ammoniaque : cet alcali le dissoudra sur-le-champ et deviendra d'une belle couleur bleue ; 5° enfin, à son insolubilité dans l'eau.

DU CARBONATE DE CUIVRE VERT (VERT-DE-GRIS NATUREL).

Il se forme spontanément à la surface des vases de cuivre rouge, de laiton, d'airain, des pièces de monnaie, etc. Traité par le charbon, par l'ammoniaque et par l'eau (1), il se comporte comme le bi-oxyde dont je viens de parler ; mais il en diffère par sa couleur verte, et parce qu'il se dissout avec effervescence dans l'acide sulfurique affaibli, ce qui dépend évidemment du dégagement du gaz acide carbonique qui entre dans sa composition.

Le bi-oxyde et le carbonate de cuivre sont vénéneux.

EXPÉRIENCES. — Drouard donna à un petit chien 4 pièces de cuivre oxydé : un quart d'heure après, l'animal vomit un peu de bile ; au bout de huit jours, il ne les avait pas encore rendues, et il n'avait éprouvé aucune nouvelle incommodité : on lui en donna deux autres, et on l'ouvrit trois heures après. Les six pièces furent trouvées dans l'estomac ; les deux dernières présentaient une surface extrêmement brillante ; les quatre autres étaient plus noires qu'au moment où l'animal les avait avalées. Drouard pense que les sucs gastriques dissolvent l'oxyde de cuivre, et avivent la surface des pièces ; mais que l'acide sulfhydrique qui se dégage dans l'estomac ou dans les intestins brunit de nouveau le cuivre, et le transforme en sulfure.

M. Lefortier s'est assuré, en administrant à des chiens du bœuf mélangé avec 7 décigrammes de bi-oxyde de cuivre, que cet oxyde était dissous par les acides qui font partie des sucs gastriques, et transformé en sel. Il a obtenu les mêmes résultats avec du carbonate de cuivre parfaitement pur. (*Annales d'hygiène*, juillet 1840.)

On sait que plusieurs personnes ont éprouvé des coliques et des vomissements pour avoir avalé des pièces de cuivre oxydé.

L'oxyde et le carbonate de cuivre, qui se trouvent assez souvent à la surface des bassines de ce métal, se dissolvent facilement à l'aide de la chaleur dans plusieurs substances acides, telles que certains aliments, le suc d'oseille, les confitures de pommes, de coings, de groseilles, de verjus, etc. Il suit de là que toutes les préparations de ce genre, faites dans des vases de cuivre ainsi altérés, contiennent

(1) On sait que l'eau qui séjourne dans des fontaines de cuivre reste sans altération, et ne donne à l'analyse chimique aucune trace de ce métal, lors même que la surface de la fontaine est enduite de bi-oxyde et de carbonate de cuivre. Ce fait dépend évidemment de l'insolubilité de ces deux substances.

une plus ou moins grande quantité de sels cuivreux qui peuvent occasionner des accidents graves. L'expérience suivante vient à l'appui de cette assertion.

EXPÉRIENCE. — Si on verse, dit Proust, 32 grammes de vinaigre distillé dans une casserole de cuivre non étamée, et qu'après avoir mouillé toute la surface intérieure du vaisseau avec ce même acide, on laisse reposer le liquide pendant quelques minutes avant de le décanter, on trouvera, lorsqu'on l'essalera avec des agents chimiques, qu'il tient en dissolution du cuivre, et que la quantité de ce métal sera d'autant plus grande que le séjour du vinaigre dans la casserole aura été plus long : dans cette expérience, on conçoit facilement que les différentes parties du cuivre qui ont été mouillées par le vinaigre ont dû être transformées bientôt en bi-oyxde, parce que l'oxygène de l'air atmosphérique s'est porté sur le métal (1).

Il arrive quelquefois que ces préparations acides, chauffées dans des vaisseaux de cuivre non oxydé, dissolvent une portion du métal : ce phénomène ne se manifeste que dans le cas où ces aliments se refroidissent et séjournent assez de temps dans ces sortes de vaisseaux pour que le cuivre passe à l'état d'oxyde aux dépens de l'oxygène de l'air. Proust s'est assuré qu'aucune de ces substances transvasées immédiatement après avoir été cuites dans des bassines de cuivre pur, ne contenait la moindre trace de ce métal.

Les corps gras, tels que les huiles fixes, les huiles essentielles, etc., dissolvent facilement l'oxyde et le carbonate de cuivre, et lorsqu'on les fait bouillir dans des vaisseaux de ce métal très pur, elles en facilitent l'oxydation, surtout si on les laisse refroidir pendant quelques minutes avant de les transvaser.

Eller a prouvé que le vin dissout le cuivre, et il a obtenu 1 gramme 15 centigrammes d'acétate de cuivre après avoir fait bouillir dans un vase de ce métal 2 kilogrammes 500 grammes de vin blanc de France : ce phénomène dépend de l'acide acétique contenu dans le vin, et de l'oxydation du métal par l'air : d'où il suit que les vaisseaux enduits d'oxyde et de carbonate de cuivre doivent donner une beaucoup plus grande quantité d'acétate, dont l'action vénéneuse est très énergique, et qu'il est par conséquent très imprudent de laisser les différents vins dans des réservoirs de cuivre ternis par de l'oxyde.

C'est encore à la formation de l'oxyde de cuivre et à l'acide acétique contenu dans le vin, le vinaigre, la bière et le cidre, que l'on doit attribuer la production de l'acétate qui a lieu dans les contours des

(1) *Annales de Chimie*, tom. LVII, supplément au *Traité de l'Étamage*, par Proust, p. 80.

robinets fixés aux tonneaux qui renferment ces liqueurs. Drouard fut tourmenté pendant trois jours de coliques et de diarrhée, pour avoir mangé un ragoût assaisonné avec du vin que l'on avait tiré d'un tonneau dont le robinet renfermait de l'acétate de cuivre que ce liquide avait dissous en partie.

Dupuytren a remarqué que le vinaigre contenu dans les petits tonneaux des marchands qui parcourent les rues renferme du cuivre, ce qui explique parfaitement un autre fait rapporté par ce professeur, et qui consiste en ce que plusieurs individus ont été atteints de vomissements et de coliques pour avoir mangé des salades que l'on avait assaisonnées avec cette sorte de vinaigre. La dissolution du cuivre dépend encore, dans ce cas, de l'oxydation des robinets dont les tonneaux sont garnis.

On ne sera pas étonné, après ce que je viens de dire, que des individus aient succombé pour avoir pris des potions composées des plus doux minoratifs, que l'on avait préparées et laissées pendant quelque temps dans des vases de cuivre. Les acides et les corps gras qui font souvent partie des drogues médicinales, doivent nécessairement favoriser l'oxydation et la dissolution de ce métal.

DE L'ACÉTATE DE CUIVRE ET DU VERT-DE-GRIS.

Action sur l'économie animale.

EXPÉRIENCE Iʳᵉ. — Drouard donna à un chien d'assez forte taille et à jeun 60 centigrammes de vert-de-gris seul : des selles mucoso-sanguinolentes mêlées de beaucoup de vers, un dégoût pour les aliments et pour les boissons, des efforts infructueux de vomissement, tels furent les premiers accidents occasionnés par le poison. L'animal ne pouvant se tenir sur ses pattes, se coucha sur le côté, et expira vingt-deux heures après l'empoisonnement. L'estomac contenait un liquide sanguinolent, de couleur noire; il était enflammé, particulièrement vers sa grande courbure, et il présentait une tache noirâtre qu'on aurait pu prendre pour une érosion. Les intestins grêles n'offraient aucune trace d'inflammation : ils étaient seulement remplis de bile verdâtre. Il y avait dans le rectum de petites ecchymoses semblables à celles de l'estomac.

EXPÉRIENCE IIᵉ. — Soixante-quinze centigrammes de vert-de-gris mêlé avec des aliments furent donnés à un chien : une demi-heure après, l'animal fit de vains efforts pour vomir; mais il évacua beaucoup le restant de la journée et pendant la nuit; ses excréments, noirâtres, étaient mêlés de vers. Il succomba vingt-huit heures après l'ingestion du poison, et la mort fut précédée d'une grande prostration des forces. L'estomac, moins enflammé que dans le cas précédent, offrait çà et là quelques ecchymoses; le duodénum présentait une légère inflammation; il y avait dans

l'iléum une large ecchymose. Le rectum était dans l'état naturel.
(DROUARD.)

EXPÉRIENCE IIIe. — On fit avaler à un chien fort et robuste 1 gramme
60 centigrammes de vert-de-gris. L'animal ne tarda pas à faire de grands
efforts pour vomir et à être agité par des mouvements convulsifs; trois
heures après il eut une hémorrhagie nasale; il évacua beaucoup de matières bilieuses, et il mourut cinq heures après l'empoisonnement. L'abdomen était distendu par une grande quantité de gaz fétides; il renfermait
de la sérosité sanguinolente. Les intestins étaient généralement enflammés; l'inflammation de la membrane muqueuse était moins considérable
que celle de la membrane péritonéale. L'estomac, sans érosion, offrait
dans son intérieur une teinte verdâtre; les poumons étaient gorgés de
sang; le cerveau ne présentait aucune trace d'inflammation ni d'épanchement. (DROUARD.)

EXPÉRIENCE IVe. — J'ai souvent administré du vert-de-gris et de l'acétate
de cuivre à des chiens de différente taille, et j'ai constamment remarqué
que lorsque la dose de verdet cristallisé (acétate de cuivre) introduite
dans l'estomac était plus forte que 60 à 75 centigrammes, les animaux
périssaient en moins de trois quarts d'heure; rarement ils pouvaient
résister pendant une heure à l'action violente du poison. Les symptômes
qui précédaient la mort étaient des vomissements abondants d'une matière bleuâtre évidemment colorée par une portion de l'acétate de cuivre,
de vains efforts pour vomir lorsque l'animal était parvenu à rendre tous
les aliments contenus dans l'estomac, des cris plaintifs, une gêne extrême
de la respiration, l'irrégularité et la fréquence du pouls, assez souvent une
insensibilité générale; l'animal se couchait et paraissait mort; presque
toujours il était agité par des mouvements convulsifs, et quelques instants
avant de succomber il offrait une roideur générale, des secousses tétani-
ques, et une grande quantité d'écume à la bouche.

A l'ouverture des cadavres, faite immédiatement après la mort, on remarquait que les muscles ne donnaient aucun signe de contractilité; la
membrane muqueuse de l'estomac, enduite d'une couche bleuâtre, contenait une portion de la matière ingérée; cette couche était dure, comme
racornie; lorsqu'on la raclait, on apercevait au-dessous la membrane
muqueuse d'une couleur rosée. La trachée-artère et les bronches étaient
remplies d'une écume blanche; les poumons étaient crépitants et présentaient quelques points rosés qui se détachaient sur un fond pâle. Le cœur
ne battait plus.

Dans toutes ces expériences il est aisé de démontrer la présence du
cuivre dans le *foie*, la *rate* et les *reins*, en faisant bouillir ces organes pendant cinq ou six heures dans de l'eau distillée, et en suivant
le procédé qui sera indiqué à la pag. 639.

EXPÉRIENCE V^e. — J'ai appliqué sur le tissu cellulaire sous-cutané de
la partie supérieure du cou d'un chien d'assez forte taille 8 grammes

d'acétate de cuivre cristallisé et finement pulvérisé ; on a réuni la plaie à l'aide de la suture. L'animal a succombé au bout de cinq jours, après avoir essayé de manger à plusieurs reprises.

Dans une autre expérience, la même dose de sel appliqué sur le tissu cellulaire de la cuisse d'un chien faible a déterminé la mort au bout de trente heures.

Cette expérience répétée sur un gros chien n'a pas été suivie de la mort. Au bout de quarante-huit heures, l'animal, qui était à jeun depuis trois jours, avait une soif ardente et a bu un litre d'eau sans vouloir prendre d'aliments solides. Le lendemain il a mangé avec appétit ; il ne paraissait pas trop affaibli, et la démarche eût été libre et régulière sans la blessure grave de la cuisse. On l'a pendu soixante-dix-huit heures après le commencement de l'expérience.

Le foie, la rate et les reins de ces animaux, traités par l'eau bouillante pendant cinq ou six heures, ont donné un *solutum* dans lequel il y avait du cuivre. Le tissu cellulaire sous-cutané et les muscles voisins des parties sur lesquelles le poison avait été appliqué étaient verts ; mais cette coloration s'étendait à peine dans la profondeur des muscles ; les parties touchées par le sel cuivreux étaient légèrement enflammées et se coloraient en brun marron quand on les mettait en contact avec du cyanure jaune de potassium et de fer.

EXPÉRIENCE VIᵉ. — On injecta 10 centigrammes de vert-de-gris dissous dans 32 grammes d'eau distillée, dans la veine jugulaire d'un chien de grande taille. Au moment de l'injection, l'animal fit des mouvements de mastication et de déglutition ; un demi-quart d'heure après, il vomit et il eut des évacuations alvines : l'affaissement survint ainsi que le râle, et il mourut au bout d'une demi-heure. La trachée-artère et les bronches étaient remplies de mucosités écumeuses ; les gros vaisseaux étaient gorgés d'un sang noir et fluide dont la coagulation fut très facile (1).

EXPÉRIENCE VIIᵉ. — La dissolution provenant du vert-de-gris traité par l'eau fut évaporée jusqu'à siccité, et 3 centigrammes de verdet résultant furent dissous dans 32 gram. d'eau distillée et injectés dans la veine jugulaire d'un chien assez fort. On observa, au moment de l'injection, les mêmes mouvements de mastication et de déglutition ; l'animal vomit un quart d'heure après et resta languissant jusqu'au troisième jour, que les extrémités parurent paralysées. Pendant ce temps il ne voulut boire que de l'eau. Il périt le quatrième jour. A l'ouverture du cadavre, le sang, les vaisseaux, l'appareil gastrique ne présentèrent rien de particulier.

EXPÉRIENCE VIIIᵉ. — L'injection dans la veine jugulaire de 5 centigrammes d'acétate de cuivre dissous dans 16 grammes d'eau, occasionne ordinairement la mort dans l'espace de dix à douze minutes ; l'animal fait sur-le-champ des mouvements de mastication et de déglutition qui

---

(1) Drouard ne dit pas dans quel état se trouvait la membrane muqueuse intestinale : il est probable, par cela même, qu'elle ne présentait aucune altération.

sont suivis de vomissements avec efforts douloureux ; il éprouve une grande difficulté à respirer ; il est agité par des mouvements convulsifs très violents ; il se couche tout-à-coup, devient insensible ; le râle se manifeste et il meurt. A l'ouverture du cadavre on ne trouve rien de remarquable dans l'appareil gastrique ; la contractilité des muscles paraît éteinte ; les poumons n'offrent aucune altération, et le cœur est sans action.

OBSERVATION Ire. — Le 4 septembre 1772, Navier fut appelé pour visiter, dans une même maison, neuf malades empoisonnés par le vert-de-gris.

Une jeune fille de dix-huit ans avait mangé du gâteau fait avec du beurre fondu, que l'on avait écumé avec une écumoire de cuivre, sur laquelle le corps gras s'était refroidi. Elle éprouvait de violents maux de tête et de grands vomissements. On lui fit boire abondamment, vingt-quatre heures après l'accident, de l'eau tenant en dissolution une petite quantité de substance salino-alcaline ; elle prit ensuite de l'eau de casse émétisée, et les principaux accidents cessèrent promptement. Cette fille fut promptement guérie par l'usage des nourritures laiteuses.

Le père, la mère, trois jeunes enfants et un garçon de dix-huit ans, avaient mangé du même gâteau, ainsi que de la soupe et de la viande provenant du pot au feu écumé avec la même écumoire, qui probablement n'avait pas été nettoyée. Des douleurs d'entrailles, des vomissements violents et fréquents, suivis d'un grand accablement, un pouls petit et serré et des maux de tête considérables, tels furent les symptômes qui se manifestèrent. On leur administra une légère décoction de graine de lin et de guimauve un peu alcaline et édulcorée avec du sirop diacode ; quelques heures après, on leur donna une eau de casse très légère, mais fortement aiguisée ; l'effet de ces médicaments fut de procurer d'abondantes évacuations par haut et par bas : au bout de sept à huit jours, la guérison fut achevée. Il en faut excepter la mère, qui, naturellement sujette à des vomissements, et douée d'un tempérament nerveux, fut plus fatiguée de l'action du poison, et tomba plusieurs fois en syncope : on parvint cependant à la rétablir, en insistant long-temps sur le régime laiteux.

Les deux autres individus avaient mangé une fricassée de pigeons préparée avec le bouillon fait dans le pot au feu dont nous avons parlé. L'un d'eux, âgé de trente à quarante ans, d'un tempérament fort, eut des vomissements considérables ; l'autre, âgé de vingt-quatre ans, fort et robuste, ne ressentit les atteintes du poison qu'au bout de plusieurs heures ; mais il fut tourmenté par des vomissements et des maux de tête violents ; bientôt après, il se déclara une fièvre intense, et il fut jeté dans un assoupissement léthargique occasionné par la violence des vomissements et par un état pléthorique. On lui fit deux saignées au bras et une au pied ; on lui administra des boissons adoucissantes légèrement alcalines et laxatives, et il fut rétabli dans l'espace de dix à douze jours.

Quant au premier de ces deux individus, il fut traité comme les malades dont nous avons parlé précédemment, et il fut guéri dans trois jours (1).

OBSERVATION 2e. — M. Morizot-Deslandes fut prié d'aller, le 9 juillet 1781, au secours des jacobins de la rue Saint-Jacques, que l'on disait empoisonnés. Les malades, au nombre de vingt-un, se plaignaient de douleurs violentes, de coliques; ils avaient de la fièvre. Chez tous, les premiers accidents avaient été un grand mal de tête accompagné de faiblesse excessive dans les jambes et dans tout le corps, des douleurs sourdes sur le devant des cuisses, et, chez quelques uns, des crampes dans les mollets. Ceux qui avaient été attaqués les premiers avaient éprouvé en outre une vive douleur dans l'estomac, accompagnée de l'anxiété précordiale qui lui est propre, et de tremblement dans les membres.

Chez quelques uns, les symptômes ne s'étaient déclarés que le lendemain. M. Morizot apprit que les malades avaient mangé, le vendredi et le samedi à dîner, de la raie cuite dans une chaudière de cuivre; que le cuisinier, après avoir retiré une partie de l'eau qui avait servi à faire cuire le poisson, avait versé dessus du vinaigre pour le raffermir, et que la raie avait séjourné ainsi quelque temps dans la chaudière hors du feu. M. Morizot vit deux indications à remplir : énerver le poison et le chasser hors du corps; il donna d'abord du lait coupé avec quatre parties d'eau, une eau gommeuse, des bouillons légers de viande, avec des lavements émollients : après quatre ou cinq jours, il prescrivit les minoratifs doux, tels que la casse et la manne dans le petit-lait, et ensuite le séné : tous les malades furent guéris en peu de temps.

Il ajoute qu'un étranger qui avait dîné au couvent, et auquel on avait donné l'émétique, fut très mal, et n'était pas encore rétabli au mois de septembre (2).

OBSERVATION 3e (3). — Le 3 juillet 1778, Jeanroi fut appelé pour voir le nommé By et sa femme, fruitiers, qui avaient mangé à dîner et à souper du veau qu'on avait conservé dans un vase de terre sur lequel on avait placé un couvercle de cuivre. Comme il y avait beaucoup de viande, elle fut refoulée par le couvercle, et elle s'imprégna de vert-de-gris. Le nommé Duval et sa femme, demeurant dans la même maison, en avaient aussi mangé à leur dîner le même jour. Le premier qui éprouva des accidents fut le nommé Duval; le jeudi, à deux heures du matin, il fut réveillé par des coliques d'estomac qui furent suivies de vomissements. Son épouse, quelques heures après, se plaignit de tiraillements et de coliques douloureuses : l'usage répété du lait et des lavements mucilagineux suffit pour leur guérison.

Le nommé By éprouva le même jour, sur les sept heures du matin, des douleurs vives à l'estomac, des nausées, des vomissements fréquents; il ressentait, à des époques peu éloignées, des coliques affreuses suivies de

(1) NAVIER, ouvrage cité, t. 1, p. 304 et suiv.
(2) DROUARD, ouvrage cité, p. 34.
(3) *Mémoires de la Société royale de médecine*, p. 215, année 1778.

crispation dans tous les membres et accompagnées de sueurs abondantes. La femme By éprouvait les mêmes accidents, à l'exception des coliques, qui n'étaient ni aussi violentes ni aussi répétées ; elle se plaignait beaucoup de la tête ; le pouls de l'un et de l'autre était petit, inégal et quelquefois convulsif. On leur avait donné, ainsi qu'aux deux premiers, des lavements mucilagineux et du lait. Jeanroi s'opposa à ce qu'on leur continuât le lait ; et comme leur langue était très chargée, et qu'on ne pouvait espérer de soulagement qu'en débarrassant l'estomac, il ordonna qu'on leur administrât de l'eau émétisée à la dose de 30 centigrammes sur 750 grammes d'eau. Le mari en prit 10 centigrammes, et la femme 15 : ce moyen procura des vomissements d'une bile verdâtre, avec des morceaux de lait caillé, et alors les malades éprouvèrent un soulagement marqué. La femme ne se plaignit plus que de légères douleurs à l'estomac, et le mari de coliques qui se sont soutenues pendant trois jours.

Après avoir, avec de l'émétique, rempli la première indication, Jeanroi fit donner au nommé By et à sa femme, pour boisson ordinaire, une forte décoction de racine de guimauve ; de plus ils prenaient, de demi-heure en demi-heure, deux cuillerées d'une potion faite avec 186 grammes d'huile d'amandes douces, 64 grammes de sirop de guimauve, et 32 grammes de sirop diacode ; et de deux heures en deux heures des lavements faits avec la graine de lin, auxquels on ajoutait de l'huile d'olive ; le soir un bol de thériaque, et chaque quatre heures un bouillon gras. A l'aide de ces différents moyens, les malades furent bientôt hors de danger.

OBSERVATION 4ᵉ. — N***, ouvrier bijoutier, âgé de quarante-quatre ans, plongé dans la misère la plus profonde, résolut de s'empoisonner, et avala, le 23 juin 1812 à minuit, environ 16 grammes de vert-de-gris délayé dans une petite quantité d'eau. Dans la journée du 22 et du 23, N*** avait pris pour toute nourriture une soupe à l'oseille. Un quart d'heure après avoir bu le poison, il eut des coliques atroces, des vomissements abondants et des déjections alvines copieuses : ces symptômes persistaient encore à cinq heures du matin, heure à laquelle il entra à l'Hôtel-Dieu. On lui administra de l'eau de gomme, du lait et des lavements émollients. Trois heures après son arrivée, il présenta l'état suivant : visage triste, abattu ; yeux profondément cernés, langue humide, bouche pâteuse, anorexie, crachotements, renvois de vert-de-gris, soif très intense, pouls petit, régulier, donnant 80 pulsations par minute. (*Même traitement.*) A deux heures et demie, nouveaux vomissements de matières verdâtres foncées. A quatre heures, il se manifesta un ictère. Pendant la nuit, coliques légères, continuation des vomissements, trois selles qui amenèrent un peu de soulagement et le sommeil. Le lendemain (deuxième jour de l'accident), jaunisse très intense, expression de calme, langue grisâtre, bouche pâteuse avec un goût de vert-de-gris ; cessation des vomissements et des rapports cuivreux ; abdomen rétracté, très peu sensible à la pression ; pouls régulier, développé ; chaleur de la peau naturelle, tête lourde, légère surdité. (*Eau de Vichy avec du petit-lait*, *deux lavements émollients.*) Le malade eut dans la journée quatre selles de matières grisâtres. Le 26 (troisième jour de l'accident), continuation des mêmes symptômes, malaise général, soif vive, urine trouble, d'un rouge foncé avec un sédiment jaunâtre. (*Même traitement.*) Le 27 (quatrième jour), diminution marquée de tous les symptômes, retour de l'appétit, faiblesse générale. (*Continuation des mêmes moyens, bouillon, vermicelle.*) Le 16 juillet, l'ictère était dissipé, et le malade était en pleine convalescence (1).

OBSERVATION 5e. — Drouard dit dans l'ouvrage déjà cité, p. 391 : Il y a environ dix années, lorsque je commençais à me livrer à l'étude de la médecine par celle de la pharmacie, je pris par ignorance à peu près 4 grammes d'un mélange de vert-de-gris, de miel et de vinaigre, improprement appelé *onguent égyptiac*. Je sortais de déjeuner assez copieusement. Un quart d'heure après j'eus des rapports cuivreux et un crachement continuel : ce qui fit reconnaître l'empoisonnement. On m'administra une potion huileuse et on me fit boire du lait : deux à trois heures après j'éprouvai un grand mal de tête, avec soif et des coliques assez violentes ; mon ventre se tuméfia si rapidement, que je fus obligé de relâcher la ceinture de ma culotte ; des évacuations copieuses se déclarèrent. Un médecin appelé conseilla des boissons mucilagineuses et des lavements émollients ; les selles continuèrent en petite quantité, avec ténesme et perte des forces : elles ne cessèrent que vers le huitième jour, où commença ma convalescence. Après cet accident, j'ai conservé pendant long-temps une telle aversion pour le cuivre, qu'il me suffisait pour avoir des nausées de sentir ce métal.

OBSERVATION 6e. — Ayant été requis pour aller voir M. Dubroc, ancien échevin de Bayonne, je le trouvai dans son lit, avec un vomissement continuel, des crampes aux extrémités, des mouvements convulsifs et des douleurs de ventre cruelles ; son épouse et ses deux servantes étaient également attaquées, si ce n'est que les accidents ne se montraient pas aussi compliqués dans ces dernières qu'ils l'étaient dans la personne de M. Dubroc.

Cela me fit juger que ce vomissement était occasionné par quelque chose d'extraordinaire : effectivement, après quelques questions, ils me répondirent qu'ils avaient mangé des œufs à l'oseille et au beurre, qui avaient été préparés dans un vaisseau de cuivre, que je vis, et qui était tapissé de vert-de-gris.

Ne doutant plus que ce devait être l'acide de l'oseille qui avait divisé une partie de cuivre, et que les accidents provenaient de ce métal qui irritait et corrodait les membranes de l'estomac, et me trouvant dénué dans ce moment critique de ressources, je me suis déterminé à donner à M. Dubroc un bon verre de vinaigre, et à madame, chez qui les accidents n'étaient pas si considérables, un demi-verre.

Un demi-heure après qu'ils eurent pris le vinaigre, les malades me

(1) Observation communiquée par le docteur Picquet de la Houssiette.

dirent qu'ils avaient senti dans leur estomac une espèce d'effervescence considérable ; le vomissement s'ensuivit peu de temps après, et les accidents se calmèrent. Je fis donner ensuite beaucoup d'huile et des décoctions émollientes en lavement. Une servante qui n'a pas bu de vinaigre a failli périr, malgré les eaux de poulet, les émollients, la thériaque, etc. (1).

OBSERVATION 7°. — Dupuytren rapporte qu'une famille entière a été empoisonnée pour avoir mangé des écrevisses qui avaient cuit et séjourné dans un chaudron de cuivre où l'on avait versé le vinaigre avec lequel, dans certains endroits, on les assaisonne. Trois personnes avancées en âge moururent des suites de cet empoisonnement ; les autres y survécurent (2).

OBSERVATION 8°. — Deux hommes ayant mangé d'un ragoût préparé dans des vaisseaux de cuivre qu'on avait négligé d'étamer, périrent empoisonnés, après avoir éprouvé pendant une heure environ des cardialgies violentes, auxquelles succédèrent des vomissements énormes et un ténesme continuel. Tous les remèdes qu'on leur administra furent inutiles. A l'ouverture des cadavres, on vit le canal alimentaire distendu par une grande quantité de gaz, rongé en divers endroits, et principalement dans les intestins grêles ; le pylore et le duodénum étaient atteints de gangrène ; l'intestin rectum était percé en deux points ; l'œsophage et le pharynx paraissaient être dans leur état naturel (3).

OBSERVATION 9°. — L'enfant d'un peintre ayant avalé une dissolution de vert-de-gris, en mourut. A l'ouverture de son corps, on trouva l'estomac enflammé et très épais dans sa substance, surtout vers le pylore, dont le contour était tellement gonflé que l'orifice en était presque oblitéré ; les intestins grêles étaient enflammés dans toute leur étendue et gangrénés en divers endroits, et même percés au point qu'une partie de la liqueur verdâtre qui était contenue dans le canal intestinal s'était épanchée dans la cavité du bas-ventre ; les gros intestins étaient distendus outre mesure dans quelques points, et très rétrécis dans d'autres ; mais le rectum était ulcéré dans toute sa surface interne, et percé en plusieurs endroits (4).

OBSERVATION. 10°. — M. L., ancien militaire, âgé de vingt-neuf ans, bien constitué, mais doué d'une imagination vive et irritable, était violemment épris d'une jeune personne. Des circonstances impérieuses s'opposant à leur union, M. L. devint mélancolique et prit la résolution de se suicider. Il avala une forte dose de poison, se coucha sur-le-champ et s'endormit ; des douleurs intolérables dans l'abdomen ne tardèrent pas à le réveiller. Il était couché sur le dos, la tête renversée en arrière ; il

---

(1) *Journal de Médecine, Chirurgie et Pharmacie*, tom. VI, observation de M. Fabas, p. 552.

(2) DROUARD, ouvrage cité, p. 74.

(3) *Observations sur les effets des vapeurs méphitiques chez l'homme*, par Portal, année 1787, p. 436.

(4) *Idem*, p. 439.

s'agitait prodigieusement ; il jetait par intervalles des cris aigus sans pouvoir parler, à cause de la contraction tétanique des mâchoires et du
spasme de la gorge ; le ventre était dur, peu gonflé et singulièrement
douloureux au toucher ; l'estomac de temps en temps faisait effort pour
se contracter ; le pouls était petit, concentré et cependant régulier ; mais
l'altération des traits du visage indiquait les angoisses du malade. Les
mâchoires ayant été écartées avec force, on introduisit dans l'estomac
une quantité considérable d'eau tiède et d'eau de guimauve ; on lui donna
aussi des lavements de même nature. M. L....., revenu totalement à lui
au bout de deux heures, avoua après quelques difficultés qu'il avait
avalé une tablette de couleur contenant une forte dose de vert-de-gris.
On continua le traitement pendant quelques heures ; il eut un plein
succès, et le malade se trouva rétabli en peu de jours. (*Gazette de santé*,
5 juillet 1820.)

Symptômes de l'empoisonnement par le vert-de-gris.

Les symptômes de l'empoisonnement par le vert-de-gris introduit
en substance dans l'estomac peuvent être réduits aux suivants :

Saveur âcre, styptique, cuivreuse, aridité et sécheresse de la langue, sentiment de strangulation à la gorge, rapports cuivreux, crachement continuel, nausées, vomissements abondants ou vains efforts
pour vomir ; tiraillements de l'estomac, qui est souvent très douloureux ;
coliques atroces, déjections alvines très fréquentes, quelquefois sanguinolentes et noirâtres, avec ténesme et débilité ; abdomen ballonné et
douloureux ; pouls petit, irrégulier, serré et fréquent ; syncope, chaleur naturelle, soif ardente, difficulté de respirer, anxiété précordiale, sueurs froides, urine rare ; céphalalgie violente, vertiges, abattement, faiblesse dans les membres, crampes, convulsions ; enfin la
mort.

Il est rare que tous ces symptômes se développent chez le même
individu ; en général, les vomissements et les coliques sont de tous les
plus constants. Il arrive quelquefois que la gangrène s'empare des intestins. Cet état, toujours fâcheux, s'annonce par la cessation presque
subite de la douleur, par la petitesse et la faiblesse excessive du pouls,
qui est imperceptible et misérable, par des hoquets plus ou moins
fréquents, et par des sueurs froides.

Lorsqu'on a mangé des aliments cuits dans des casseroles mal éta-
mées qui contiennent une certaine quantité d'oxyde, d'acétate ou
d'oxalate de cuivre, on éprouve, huit, dix, douze ou quinze heures
après le repas, une céphalalgie intense, de la faiblesse et des tremblements dans les membres, des crampes, des douleurs abdominales, des nausées, des vomissements, des évacuations alvines, des

sueurs abondantes, etc. Le pouls est petit, inégal et très fréquent. Ordinairement les malades se rétablissent, s'ils ont été convenablement secourus, parce que les aliments ne renferment qu'une petite quantité d'oxyde de cuivre ; il en serait autrement si la dose de préparation cuivreuse ingérée avait été trop forte. Dans tous les cas, les symptômes qui persistent le plus sont les douleurs à l'épigastre et les coliques.

Lésions de tissu produites par le vert-de-gris.

Le siége de ces lésions est principalement dans le canal digestif. Lorsque la mort arrive quelques heures après que l'on a pris le poison, on trouve la membrane muqueuse de l'estomac et des intestins enflammée : quelquefois l'inflammation se communique à toutes les tuniques de ces viscères, et il se forme des escarres qui se détachent promptement, et laissent des trous à travers lesquels les matières sortent et s'épanchent dans la cavité de l'abdomen.

Les observations 7ᵉ et 8ᵉ, rapportées par Portal, offrent des exemples des perforations dont je viens de parler. Laporte, chirurgien de Paris, a vu un homme tué en quelques heures par une boule de cire chargée de vert-de-gris qu'il avala par mégarde : son estomac offrit une escarre très considérable (1).

Conclusions. — Il résulte de ces faits :

1° Que l'acétate de cuivre et le vert-de-gris, introduits dans l'estomac ou appliqués sur le tissu cellulaire sous-cutané des chiens vivants, sont absorbés et portés dans tous les organes de l'économie animale ;

2° Qu'il en est probablement de même pour l'homme ;

3° Qu'il est possible, à l'aide de certains procédés chimiques, de retirer le cuivre métallique de la portion de ces sels cuivreux qui a été absorbée ;

5° Que l'acétate de cuivre exerce une action plus énergique que le vert-de-gris ;

5° Que la mort occasionnée par ces sels dépend en partie de l'inflammation qu'ils développent dans les tissus du canal digestif, mais qu'elle est surtout le résultat de leur absorption et de leur action sur le système nerveux, et peut-être aussi sur les organes de la circulation et de la respiration.

---

(1) *Encyclopédie méthodique, Médecine*, tom. v, première partie, p. 247.

Traitement de l'empoisonnement par le vert-de-gris.

Existe-t-il quelque contre-poison du vert-de-gris?

Sulfures. — Navier, dans son ouvrage sur les contre-poisons, préconise les polysulfures de potassium, de calcium et de fer, comme devant décomposer et transformer le vert-de-gris en sulfure de cuivre insoluble. Drouard a tenté des expériences dont les résultats infirment l'assertion de Navier.

« Trop irritants par eux-mêmes, ces sulfures ajoutent aux dangers que l'on veut combattre, et quoiqu'ils produisent en effet la décomposition qu'on en attendait, le précipité conserve encore assez de propriétés vénéneuses pour produire les accidents les plus fâcheux, et même la mort (1). »

EXPÉRIENCE 1re. — Drouard injecta dans l'estomac d'un chien assez fort, qui venait d'avaler 75 centigrammes de vert-de-gris, 120 grammes de dissolution de sulfure de potassium; au bout d'un quart d'heure, l'animal fit des efforts pour vomir, et rendit quelques mucosités brunâtres : il mourut trente heures après. La membrane muqueuse de l'estomac était violemment enflammée dans certains points, et presque gangrenée dans d'autres.

EXPÉRIENCE IIe. — La même dose de sulfure de potassium fut injectée dans l'estomac d'un chien auquel on avait fait prendre, peu d'instants auparavant, la même quantité de vert-de-gris mêlé avec des aliments; l'animal fit également des efforts pour vomir; il évacua une matière liquide, noire et mêlée de vert, et périt trente-quatre heures après l'ingestion du poison. À l'ouverture du cadavre on trouva l'estomac et le duodénum enflammés; les intestins grêles offraient des ecchymoses.

EXPÉRIENCE IIIe. — Soixante-quinze centigrammes de vert-de-gris furent traités par l'eau; le liquide résultant, mêlé avec une dissolution de sulfure de potassium, fut injecté dans l'estomac d'un chien assez fort. Mêmes efforts pour vomir, et mort dans le même espace de temps.

EXPÉRIENCE IVe. — Les autres sulfures alcalins fournirent des résultats analogues.

Alcalis. — Ils ne peuvent pas non plus être considérés comme des moyens capables de neutraliser l'action du vert-de-gris sur l'économie animale; ils jouissent, à la vérité, de la faculté de décomposer ce sel; mais l'oxyde de cuivre qui provient de cette décomposition est doué des propriétés délétères les plus énergiques. Tous les animaux auxquels j'ai fait prendre ces alcalis mêlés avec le vert-de-gris sont morts dans un espace de temps très court.

_____

(1) DROUARD, ouvrage cité, p. 50.

Infusion de noix de galle. — Cette infusion, conseillée par Chansarel dans l'empoisonnement par le vert-de-gris, n'offre aucun des avantages des antidotes.

Sucre. — On a cru pendant long-temps que le sucre était le contre-poison du vert-de-gris. Marcelin Duval, après avoir rapproché plusieurs faits, conclut « que le sucre et ses préparations sont spécifiques du vert-de-gris. » Je vais faire connaître les principaux faits qui l'ont porté à tirer cette conclusion.

1° Gallet, ex-pharmacien en chef des armées, fut empoisonné par le vert-de-gris ; il eut des vomissements, des coliques et d'autres symptômes fâcheux. L'eau sucrée et le sucre solide, pris en grande quantité, firent cesser les accidents. Le lendemain, il eut vingt-deux selles, et il fut complétement guéri.

2° Duval introduisit dans l'estomac d'un chien, à l'aide d'une sonde de gomme élastique, une dissolution de 16 grammes d'oxyde de cuivre dans l'acide acétique. Quelques minutes après, il fit une injection de 128 grammes d'eau saturée de sucre ; il la répéta à chaque demi-heure, et il employa ainsi 384 grammes de sirop commun : l'animal éprouva des frissons et quelques mouvements convulsifs. La dernière injection fut suivie d'un calme parfait ; il s'endormit, et ne donna depuis aucun signe d'incommodité.

3° D***, canonnier d'artillerie de marine, commit quelque faute qui le porta à préférer le suicide à la peine que lui réservaient les lois militaires. Le 5 ventôse an XII, à quatre heures après midi, il avala d'un seul trait 48 grammes d'oxyde de cuivre acéteux dans 128 grammes d'eau. Il ressentit, quelques instants après, une douleur vive et déchirante à l'épigastre. Il était très agité, et se refusait opiniâtrément à tout secours. Ses chefs le firent transporter à l'hospice principal. D*** délirait, eut des faiblesses et des convulsions ; les membres et le tronc se roidissaient, les mâchoires étaient serrées ; tout annonçait le danger le plus imminent. Duret lui fit prendre un verre d'eau sucrée : des vomissements succédèrent ; les matières rendues étaient saturées de vert-de-gris. On continua la même boisson sous forme sirupeuse, pour ne pas surcharger l'estomac. Une heure s'était à peine écoulée depuis l'emploi commencé de ce moyen, que la scène changea de face. Tous les spectateurs, qui désespéraient de ce jeune homme, virent les symptômes les plus alarmants s'éclipser peu à peu. Trois heures après, il ne se plaignait plus que d'une soif ardente, d'une certaine gêne dans la déglutition, et de quelques coliques ; le pouls était développé. Même boisson pendant la nuit. Le lendemain, symptômes d'une fièvre angioténique : le pouls fréquent, dur ; tension douloureuse de l'abdomen, constipation opiniâtre. Les prescriptions du jour furent la même boisson sucrée ; des lavements émollients. Le surlendemain, léger météorisme du ventre, céphalalgie, esquinancie pharyngienne, dureté du pouls, chaleur à la peau. Aux prescriptions de la veille, on ajouta une saignée. Le troisième jour, cessation des accidents. Il y eut une détente générale, sueurs, selles et urines copieuses. La convalescence fut courte et heureuse.

4° Le 21 frimaire an XII, on servit, à l'état-major de la goëlette *la Fine*, un potage au riz fait dans une casserole de cuivre mal étamée, et qu'on y avait laissé pendant quelques heures. Bientôt deux officiers se plaignirent de douleurs déchirantes au creux de l'estomac, de coliques intestinales, et eurent des vomissements violents, accidents qui s'évanouirent par l'usage du sucre et de l'eau sucrée. L'officier de santé et l'agent comptable éprouvèrent des coliques atroces. Ils burent du sirop, et ne tardèrent pas à ressentir un calme parfait.. Ils eurent une grande quantité de selles (1).

Il m'a semblé utile de tenter quelques expériences pour déterminer si les avantages obtenus avec l'eau sucrée dépendaient du sucre ou du liquide dans lequel il est dissous.

EXPÉRIENCE Ire. — J'ai donné à un gros chien 75 centigrammes de verdet pulvérisé et incorporé dans de la mie de pain ; deux minutes après,. je lui ai fait prendre 64 grammes de sucre blanc en poudre : au bout d'un quart d'heure, l'animal a poussé des cris plaintifs, qui ont cessé de suite, mais qui ont recommencé au bout de huit minutes. Quelques heures après, l'animal paraissait fort bien portant. Le lendemain., il était très gai et très agile, et s'est échappé sans qu'on ait pu le saisir.

EXPÉRIENCE IIe. — J'ai fait avaler à un autre chien assez robuste 60 centigrammes de verdet pulvérisé, et immédiatement après, je lui ai donné 64 grammes de cassonade : au bout de dix minutes, vomissements de mucosités vertes et blanches peu abondantes, cris plaintifs, nouveaux vomissements de matières vertes, mouvements convulsifs de tous les muscles, sauts brusques, selles verdâtres, grands efforts pour vomir, mais sans succès. Vingt-quatre heures après, l'animal était très bien portant, . et s'est échappé comme l'autre.

EXPÉRIENCE IIIe. — J'ai fait manger à un chien 64 grammes de foie dans lequel j'avais mis 1 gramme 25 centigrammes de vert-de-gris parfaitement pulvérisé ; immédiatement après, je lui ai fait prendre 192 grammes de cassonade en poudre : l'animal n'a donné, pendant les deux premières heures, aucun signe de douleur ; mais tout-à-coup il a été pris de vomissements de matières vertes, assez abondantes, rendues sans effort ; ces vomissements ont cessé au bout de dix minutes ; l'animal s'est couché, il a eu deux selles, et le lendemain matin, il était presque rétabli. Deux jours après, j'ai commencé à le nourrir avec du lait, et il a été parfaitement guéri dans l'espace de six jours.

EXPÉRIENCE IVe. — Un quatrième chien de taille moyenne, et déjà affaibli par une autre expérience, a pris 75 centigrammes de verdet : immédiatement après, je lui ai fait avaler 64 grammes de cassonade en poudre : vomissement de matières jaunâtres, cris plaintifs ; et au bout de

(1 MARCELIN DUVAL, ouvrage cité, p. 33.

vingt minutes, nouveaux vomissements de matières épaisses, couleur de verdet. Le lendemain, l'animal était en bonne santé.

EXPÉRIENCE V^e. — Soixante-quinze centigrammes de vert-de-gris furent traités par l'eau bouillante, et mêlés avec 192 grammes d'eau chargée de sucre : on introduisit le mélange dans l'estomac d'un chien, et on lia l'œsophage. L'animal éprouva tous les symptômes de l'empoisonnement, et périt au bout de neuf heures. Le canal digestif offrit une inflammation étendue, en tout semblable à celle qu'aurait produite le vert-de-gris s'il eût été administré seul. On fit l'analyse du liquide contenu dans l'estomac, et on s'assura que le sel de cuivre n'avait pas été décomposé; car il précipitait abondamment en noir par l'acide sulfhydrique, et en brun-marron par le cyanure jaune de potassium et de fer. Cette expérience fut répétée six fois, et offrit les mêmes résultats.

EXPÉRIENCE VIe. — On fit manger à un chien robuste 250 grammes de sucre brut (cassonade); immédiatement après, on introduisit dans l'estomac 75 centigrammes de verdet dissous dans 128 grammes d'eau fortement sucrée : l'œsophage fut lié. Une heure après, l'animal éprouvait déjà les symptômes de l'empoisonnement; on lui fit prendre 192 grammes de sucre dissous dans l'eau : les symptômes acquirent plus d'intensité, et la mort eut lieu deux heures après l'ingestion de la substance vénéneuse. L'estomac et le rectum étaient fortement enflammés; et le sel cuivreux n'avait pas été décomposé. Cette expérience fut répétée cinq fois, et fournit des résultats analogues.

EXPÉRIENCE VIIe. — Convaincu par les faits qui précèdent que le sucre pouvait être regardé comme l'antidote du vert-de-gris, on voulut savoir si son administration ne serait pas utile pour calmer l'irritation produite par ce sel : à cet effet, on fit prendre à plusieurs animaux depuis 40 jusqu'à 60 centigrammes de vert-de-gris, et on leur laissa la faculté de vomir : quelques uns d'entre eux furent négligés et périrent. On donna à d'autres une grande quantité de sucre et d'eau sucrée divisée en plusieurs doses souvent réitérées, et on en obtint de très bons effets.

Il résulte de ces expériences :

1° Que le sucre ne décompose pas, au moins complétement, le vert-de-gris qui a été introduit dans l'estomac, qu'il ne l'empêche pas d'agir comme toxique, et par conséquent qu'il n'est pas son contre-poison;

2° Qu'il est utile pour calmer l'irritation développée par ce poison, lorsque celui-ci a été préalablement expulsé par le vomissement;

3° Que les différents cas de guérison de cet empoisonnement qui ont fait donner au sucre le titre de *spécifique*, s'expliquent naturellement, en faisant attention que le vert-de-gris avait été vomi, ou qu'il avait été pris en très petite quantité.

Albumine. — Les avantages réels que l'albumine m'avait offerts pour s'opposer aux effets du sublimé corrosif, et la grande facilité avec laquelle cette substance animale se combine avec le vert-de-gris, même à la température ordinaire, m'engagèrent à tenter de nouvelles expériences, qui furent suivies du plus grand succès.

EXPÉRIENCE VIII°. — On détacha et perça d'un trou l'œsophage d'un chien robuste et de moyenne taille ; on introduisit dans l'estomac 2 grammes de vert-de-gris dissous dans 90 grammes d'eau bouillante et mêlés à 6 blancs d'œufs parfaitement délayés dans 240 grammes d'eau : l'œsophage fut lié. Au bout de cinq heures, l'animal eut plusieurs selles muqueuses, mêlées d'une matière d'un blanc verdâtre, que l'on reconnut être le précipité formé par l'albumine et par le sel métallique. Au bout de cinq heures, nouvelles selles. Cinq jours après l'opération, l'animal n'avait éprouvé aucun phénomène remarquable ; il était un peu abattu. L'abattement augmenta les deux jours suivants, et la mort eut lieu le septième jour. A l'ouverture du cadavre faite le lendemain, il fut impossible de découvrir la moindre trace d'altération dans le canal digestif. Cette expérience, répétée huit fois avec des doses de vert-de-gris qui variaient depuis 1 gramme et demi jusqu'à 2 grammes, fournit constamment les mêmes résultats. Il en fut de même lorsqu'on introduisit d'abord la dissolution métallique, et, une ou deux minutes après, celle d'albumine : dans ce cas, les animaux firent des efforts pour vomir. Il est évident que cette dose de vert-de-gris administrée seule aurait dû déterminer la mort au bout d'une ou deux heures, et que l'estomac se serait trouvé fortement enflammé : d'où l'on doit conclure que le vert-de-gris s'est combiné avec l'albumine, et que le blanc d'œuf est un de ses contre-poisons.

M. le docteur Postel n'adopte pas ces conclusions ; il commence par établir qu'il a été prouvé par M. Girardin, de Rouen, « que le » sucre décompose le verdet et le vert-de-gris, non seulement à la » température de l'ébullition, mais encore à la température de 30° » centigr. ; que cette décomposition est plus ou moins rapide, selon » la concentration des liquides, et que dans l'un ou l'autre cas les » sels sont réduits à l'état de protoxyde. » Il rapporte ensuite quelques expériences qu'il a tentées sur les animaux vivants, et qui lui font croire que le sucre exerce une action analogue dans l'estomac, puisque les animaux auxquels on l'administre résistent un laps de temps beaucoup plus considérable que dans les cas contraires, et que les altérations observées après la mort sont loin d'être en rapport avec celles que l'on trouve ordinairement après les empoisonnements causés par les préparations cuivreuses. En conséquence, il range le sucre parmi les antidotes du vert-de-gris et du verdet. (Thèse soutenue à la Faculté de Médecine de Paris, le 25 août 1832.)

Il est aisé de voir que le travail de M. Postel est insuffisant pour justifier une pareille conclusion. En effet, dans *une première série* d'expériences, trois chiens sont empoisonnés par 4 grammes de vert-de-gris, et on leur laisse la faculté de vomir ; ils vomissent une fois *peu de temps* après l'ingestion du poison ; on leur donne une grande quantité d'eau saturée de *cassonade*, et ils ont encore quelques vomissements et quelques selles. Deux de ces animaux se rétablirent, et le troisième *succomba*. L'estomac de ce dernier était fortement enflammé, et présentait quelques légères ulcérations. Il est à regretter que M. Postel n'ait pas porté son attention sur la nature du composé cuivreux qui pouvait rester dans le canal digestif de cet animal. Le vert-de-gris avait-il été décomposé et transformé *en protoxyde de cuivre ?* Le silence que garde l'auteur à cet égard tend à faire croire qu'il n'en est rien, car il aurait été frappé par la présence d'une poudre rougeâtre dans l'estomac ou dans les intestins.

Sur trois animaux empoisonnés de même et traités par l'eau albumineuse, deux périrent après avoir vomi, et l'autre fut guéri. L'estomac de ceux qui succombèrent était enflammé et ulcéré. M. Postel a conclu de là que le terme moyen de la mortalité pour les chiens auxquels on administre du sucre est *d'un tiers*, et de ceux auxquels on donne de l'albumine *de deux tiers*. Mais, indépendamment de ce que les essais n'ont pas été assez multipliés pour autoriser une pareille conclusion, comment ne s'est-on pas inquiété de savoir *combien de fois* chacun de ces chiens avait vomi, combien ils avaient eu de selles, et surtout à quelle époque ces évacuations avaient eu lieu? N'est-il pas évident que si les deux chiens traités par l'albumine ont eu des évacuations moins fréquentes et plus tardives que ceux qui avaient pris du sucre, les résultats signalés ne signifient plus rien ?

Dans une autre *série d'expériences*, après avoir empoisonné des chiens avec 1 gramme 60 centigrammes de verdet cristallisé dissous dans 60 grammes d'eau, M. Postel leur a donné de la cassonade délayée dans l'eau ou de l'albumine (blanc d'œuf); puis il a lié l'œsophage. Les animaux traités par le sucre ont eu *deux selles faiblement colorées en bleu*, et sont morts au bout de *trois heures*. L'œsophage présente les symptômes de l'*inflammation la plus violente* ; l'estomac, légèrement phlogosé, contient une assez grande quantité de liquide d'une teinte verte. Ici on ne dit pas encore que l'on ait trouvé du protoxyde de cuivre rouge dans le canal digestif. Les chiens traités par l'albumine ont quelques selles *moins colorées en bleu* que celles des animaux auxquels on avait administré du sucre ; ils ne meurent *qu'au bout de cinq heures*. L'œsophage, ainsi que le grand cul-de-sac de l'estomac, sont rouges et fortement enflammés. On voit évidemment que dans cette deuxième série d'expériences le sucre n'agit pas comme antidote, et qu'il a un désavantage marqué sur l'albumine. Or, pour quiconque s'est livré à des travaux de ce genre, il restera démontré que les résultats sur les propriétés neutralisantes des corps médicamenteux n'ont de valeur qu'autant que l'on empêche les animaux de vomir. (*Ibid.* , p. 14 et suivantes.)

J'ai cru devoir tenter de nouvelles recherches pour être à même de mieux juger les assertions émises par M. Postel, quoique je fusse convaincu d'avance que les résultats annoncés par lui n'avaient aucune portée.

EXPÉRIENCE IXe. — J'ai plusieurs fois administré à des chiens à jeun, à l'aide d'une sonde de gomme élastique, 50 ou 60 centigrammes d'acétate de cuivre dissous dans 80 grammes d'eau et mélangés avec 250 grammes d'eau sucrée *tellement chargée de sucre* qu'elle ressemblait à du sirop légèrement étendu d'eau ; immédiatement après j'ai lié l'œsophage sans le percer : les animaux ont fait des efforts pour vomir et ont eu quelquefois des selles, comme s'ils eussent pris de l'acétate de cuivre sans addition de sucre. Six ou sept heures après l'empoisonnement, j'ai délié l'œsophage ; afin de laisser aux chiens la faculté de vomir et de boire ; quelquefois il y a eu des vomissements, mais constamment les animaux sont morts douze, quinze ou seize heures après l'ingestion du sel cuivreux. En examinant aussi attentivement que possible l'intérieur du canal digestif, j'ai reconnu que l'*estomac*, ainsi que le *duodénum*, la fin de l'*iléum* et du *rectum étaient enflammés;* que la phlogose était intense dans l'estomac, et qu'il n'existait sur la surface du canal digestif, *aucune trace de protoxyde de cuivre* visible à l'œil nu ; j'ai voulu savoir si par hasard les mucosités qui tapissaient ce canal n'auraient pas été intimement mêlées avec ce protoxyde, qui y aurait été comme suspendu ; j'ai en conséquence lavé à plusieurs reprises, avec de l'eau distillée, l'intérieur de tout le tube digestif, et j'ai placé le liquide mucoso-sanguinolent et trouble dans un grand vase de verre ; le lendemain j'ai décanté et filtré le liquide, et après avoir bien lavé le dépôt, je me suis assuré qu'il ne contenait *aucune parcelle de protoxyde de cuivre.* La liqueur filtrée, de couleur rosée, évaporée jusqu'à siccité, a donné un produit que j'ai carbonisé par l'acide azotique pur et concentré ; le charbon traité par l'eau régale bouillante a fourni un liquide que j'ai chauffé presque jusqu'à ce qu'il fût desséché ; en versant de l'eau sur le produit et en filtrant, j'ai obtenu une liqueur contenant une proportion variable, mais en général faible, d'acétate de cuivre.

EXPÉRIENCE X^e. — Dans d'autres expériences, au lieu d'administrer 50 centigrammes d'acétate de cuivre, je n'en donnais que 40 dissous dans 80 grammes d'eau et mêlés avec 300 grammes d'eau saturée de sucre, tenant en outre beaucoup de sucre en suspension ; du reste les expériences étaient faites de la même manière. Les animaux succombaient tous au bout de quinze ou de dix-huit heures, avant que l'œsophage eût été délié. A l'ouverture des cadavres, je trouvais l'estomac *fortement enflammé*, et je n'apercevais aucune trace de protoxyde de cuivre, ni au milieu des matières alimentaires contenues dans le canal digestif, ni à la surface interne de celui-ci.

EXPÉRIENCE XIe. — En même temps que j'administrais à des chiens de l'acétate de cuivre mêlé à une énorme proportion de sucre, j'injectais dans l'estomac d'autres chiens, *en général plus faibles que les précédents,* 50 ou 75 centigrammes d'acétate de cuivre dissous dans 80 grammes d'eau ; puis immédiatement après j'introduisais dans l'estomac, toujours à l'aide de la sonde, quatre blancs d'œufs délayés dans 250 grammes d'eau ; aussitôt après l'œsophage était lié sans le percer. Les animaux ne faisaient pas, ni à beaucoup près, autant d'efforts pour vomir que ceux qui avaient pris du sucre, et ils avaient des selles moins nombreuses. Six, douze ou seize heures après l'empoisonnement, je déliais l'œsophage, et la mort ne survenait en général que *quatre, cinq ou six jours* après l'empoisonnement. Quelquefois même les animaux ne périssaient pas. L'*estomac était à peine enflammé*, et les intestins dans l'état naturel.

En présence de pareils faits et de ceux que j'avais déjà publiés dans les précédentes éditions, on est vraiment étonné que M. Postel ait pu avancer *que le sucre* est *le contre-poison des sels de cuivre*, et qu'il faut le préférer à l'albumine dans le traitement de l'empoisonnement par ces sels ! ! !

Cyanure jaune de potassium et de fer. — EXPÉRIENCE XIIe. — J'ai aussi fait des expériences avec ce sel, qui jouit de la propriété de décomposer sur-le-champ les préparations cuivreuses : les résultats ont été les mêmes qu'avec l'albumine ; mais comme ce cyanure n'est pas à la portée de tout le monde, et qu'il pourrait occasionner des vertiges étant administré à forte dose, je conseille de préférence le blanc d'œuf délayé dans l'eau.

Le premier soin du médecin appelé pour secourir les individus empoisonnés depuis peu de temps par le vert-de-gris ou par tout autre sel cuivreux soluble, est de chercher à neutraliser le poison par l'albumine dissoute dans l'eau, administrée à plusieurs reprises et en assez grande quantité ; par ce moyen, l'action délétère du poison se trouve énervée et l'estomac rempli de liquide, circonstance qui favorise beaucoup le vomissement (1). Si cependant on ne peut se procurer facilement de l'albumine, il faut gorger les malades d'eau tiède et même d'eau froide, ou bien de décoctions émollientes, de bouillon et de tous les liquides adoucissants ; il faut en même temps titiller la luette avec les doigts ou avec une plume. Si, malgré l'emploi de ces moyens, le vomissement n'a pas lieu, on peut avoir recours à l'eau émétisée, pourvu que les douleurs d'estomac ne soient pas très violentes ; car, dans ce cas, il serait imprudent d'introduire dans ce viscère des médicaments irritants. Jeanroy a employé le tartre stibié

---

(1) Tous les sels cuivreux solubles se combinent avec l'albumine.

avec succès chez les individus qui font le sujet de l'observation 3e, page 620.

La sonde de gomme élastique de Renault et Dupuytren devra être mise en usage dans le cas où le vomissement ne serait pas provoqué par l'emploi des substances que je viens d'indiquer. (Voy. la description de cet instrument, page 16.)

Le vinaigre, dit-on, a été quelquefois utile en favorisant le vomissement; l'observation 6e, p. 622, rapportée par M. Fabas, semble déposer en sa faveur; cependant, comme cet acide n'occasionne pas toujours le vomissement, et que, par son séjour dans l'estomac, il augmente l'action vénéneuse du vert-de-gris, je crois qu'il doit être rejeté dans le traitement qui m'occupe (1).

Si le poison a été avalé depuis long-temps, s'il est déjà dans le canal intestinal, si le malade a vomi beaucoup, et qu'il soit en proie à des coliques violentes, il faut s'abstenir de provoquer de nouveau le vomissement, qui serait inutile et même dangereux; les lavements émollients, les boissons adoucissantes, mucilagineuses et huileuses, doivent être mis en usage et continués jusqu'à ce que les principaux accidents soient calmés. L'eau laiteuse doit occuper le premier rang parmi les médicaments de cette espèce, malgré l'opinion de Drouard, qui prétend que l'on doit la rejeter, parce qu'elle se décompose promptement dans l'estomac, et qu'elle forme un coagulum solide et irritant. On conçoit difficilement que cette masse acquière assez de dureté pour agir comme irritant, et qu'elle ne puisse pas être dissoute par les sucs de l'estomac.

Les sangsues, la saignée, les bains, les demi-bains, les fomentations émollientes, etc., tels sont les moyens auxquels le praticien doit avoir recours dans le cas où l'inflammation des viscères abdominaux se serait développée. Les narcotiques et les antispasmodiques doivent être employés pour remédier aux différents symptômes nerveux, tels que le spasme et les convulsions.

Recherches médico-légales.

De l'acétate de cuivre neutre (cristaux de Vénus, verdet cristal-

---

(1) En effet, le vinaigre transforme le vert-de-gris en acétate de cuivre soluble dont l'action délétère est très énergique. Tous les animaux auxquels Drouard a fait prendre du vinaigre après leur avoir donné du vert-de-gris, sont morts dans un espace de temps très court, et à l'ouverture on a trouvé leur estomac contracté et enduit d'une couche visqueuse verdâtre; la membrane muqueuse était d'un rouge brun.

lisé).— L'acétate de cuivre cristallise en rhomboïdes d'un vert foncé, d'une saveur styptique ; il est efflorescent et soluble dans l'eau. Si, après l'avoir pulvérisé, on le traite par l'acide sulfurique concentré et quelques gouttes d'eau, il répand une forte odeur de vinaigre (acide acétique) et laisse du sulfate de cuivre ; si on le chauffe dans un petit tube de verre, il décrépite, se décompose et fournit, entre autres produits volatils, de l'acide acétique ; il reste du cuivre métallique au fond du tube.

Dissolution aqueuse concentrée. — Elle est bleue, et précipite en brun noirâtre par l'acide sulfhydrique (sulfure de cuivre), en bleu par la potasse et la soude (bi=oxyde hydraté), en vert par l'arsénite de potasse (arsénite de cuivre), et en rouge brun par le cyanure jaune de potassium et de fer (cyanure de cuivre et de fer) ; une lame de fer bien décapée plongée dans cette dissolution se recouvre à l'instant même d'une couche de cuivre, si l'on a ajouté préalablement quelques gouttes d'acide chlorhydrique. On en dégage de l'acide acétique, en la traitant par l'acide sulfurique concentré.

Dissolution très étendue incolore ou *presque incolore.* — L'ammoniaque la bleuit et forme de l'acétate ammoniaco-cuivreux ; le cyanure jaune de potassium et de fer la rougit ; la lame de fer en sépare du cuivre, si la liqueur a été légèrement acidulée. Désirant connaître jusqu'à quel point cette lame et le cyanure étaient sensibles pour déceler les plus minimes quantités de cette dissolution, j'ai préparé une liqueur avec 50 gram. d'eau et un *seizième* de goutte d'une dissolution concentrée d'acétate de cuivre ; cette liqueur a été partagée en deux parties égales A et B. La moitié A s'est à peine colorée en rose pâle par le cyanure de potassium et n'a donné aucun précipité, même au bout de vingt-quatre heures ; alors je l'ai évaporée jusqu'à siccité et j'ai obtenu un résidu à peine visible, dont la couleur grise claire tirant un peu au rose excessivement pâle, ne permettait pas même de soupçonner qu'il contînt du cyanure de cuivre et de fer. La portion B, réduite par l'évaporation à 1 gramme environ, a été acidulée par une goutte d'acide chlorhydrique ; on y a plongé une lame de fer parfaitement décapée, et au bout de vingt=quatre heures, il y avait du cuivre déposé sur cette lame. La lame de fer doit donc être préféréo au cyanure de potassium, d'abord parce qu'elle sépare le cuivre, tandis que le cyanure ne donne qu'une coloration rouge ou rosée que l'on pourrait confondre avec des nuances analogues fournies par d'autres réactions, et ensuite parce qu'elle est au moins aussi sensible que le cyanure ; et si M. Devergie dit que le fer s'arrête à une liqueur au 6000ᵉ quand le cyanure peut déceler un 80000ᵉ, c'est qu'il n'a pas bien opéré ; s'il eût concentré la dissolution cuivreuse, il aurait vu qu'au bout de quelques heures la lame de fer se recouvrait de cuivre, là où il n'en a pas aperçu.

Si l'on veut découvrir les plus légères traces de cuivre dissous, on suspendra, à l'aide d'un cheveu, la moitié d'une aiguille fine au milieu du liquide préalablement acidulé par l'acide chlorhydrique (6 gouttes d'acide pur pour 250 grammes de liquide) ; en abandonnant cet appareil sous une cloche pendant deux ou trois jours, l'aiguille se recouvre de cuivre. La sensibilité de cet agent est telle, que l'on décèle du cuivre dans du vin, du cidre, de la mélasse, etc., quoique ces matières ne soient pas nuisibles à la santé, et alors qu'aucun autre réactif ne peut démontrer la présence du métal. M. Boutigny s'est demandé à cette occasion quelle était la quantité de cuivre qu'il fallait trouver dans une analyse médico-légale pour déclarer qu'il y a eu empoisonnement. J'examinerai cette question en parlant du cuivre normal.

Il importe, lorsqu'on cherche à déceler des atomes d'un sel cuivreux, de ne plonger la lame de fer ou l'aiguille que dans des liqueurs peu acides, et il est préférable d'aciduler ces liqueurs avec l'acide chlorhydrique. L'expérience suivante ne laisse aucun doute à cet égard. J'ai versé six gouttes d'une dissolution concentrée d'acétate de cuivre dans 48 grammes d'eau ; le mélange, partagé en six parties égales, a été placé dans six verres ; chacun des liquides a été acidulé : le n° 1 par une goutte d'acide sulfurique, le n° 2 par quatre gouttes, le n° 3 par huit, le n° 4 par douze, le n° 5 par vingt gouttes du même acide, le n° 6 par soixante gouttes d'acide chlorhydrique. Six lames de fer parfaitement décapées, plongées dans les six liqueurs, n'ont pas tardé à se recouvrir de cuivre rouge. Partout où l'acide était en proportion sensible, il se dégageait du gaz hydrogène ; ce dégagement était assez rapide dans la liqueur n° 5. Au bout de trois ou quatre heures, on voyait au fond des liqueurs les plus acides du *cuivre en limaille,* et alors la lame de fer noircissait en se recouvrant d'oxyde noir de fer. Le lendemain, la lame plongée dans la liqueur n° 5 était *noire* et fortement corrodée ; dans les n°s 1, 2, 3 et 4, on apercevait encore çà et là quelques portions rougeâtres entourées d'oxyde noir de fer. La lame mise en contact avec l'acide chlorhydrique était la *seule* qui fût recouverte dans *presque toute son étendue* d'une couche de cuivre rouge, quoique déjà elle offrît çà et là quelques points noirs.

La dissolution très étendue d'acétate de cuivre ne dégage point d'acide acétique par l'acide sulfurique, et si l'on évapore la dissolution pour la concentrer, une partie de l'acide acétique se dégage ; en sorte qu'il est difficile de constater la présence de l'acide qui constitue ce sel, à moins que l'on n'opère sur le sous-acétate de cuivre qui se produit pendant l'évaporation.

Acétate de cuivre mêlé à des matières organiques. — (Voy. vert-de-gris artificiel.)

Vert-de-gris artificiel. — Il est composé d'acétate de cuivre neutre et de bi-oxyde de cuivre ; on peut donc le considérer comme un sous-acétate de cuivre. Il contient en outre, à l'état de *mélange,* du cuivre métallique, des rafles de raisin et d'autres corps étrangers.

Vert-de-gris solide. — Il est vert bleuâtre, composé d'une multitude de petits cristaux soyeux et argentins. Chauffé dans un petit tube de verre, il donne du cuivre métallique fixe et tous les produits que fournissent les matières végétales traitées par la chaleur. L'acide sulfurique concentré le décompose avec effervescence, et en dégage des vapeurs d'acide acétique reconnaissable à son odeur. L'eau bouillante ne le dissout qu'en partie. La dissolution renferme de l'acétate de bi-oxyde de cuivre, tandis que le résidu, d'un brun plus ou moins foncé, contient les autres principes du vert-de-gris.

Caractères de la dissolution concentrée et affaiblie. — Ils sont les mêmes que ceux de l'acétate de cuivre. (Voy. p. 635.)

Résidu insoluble dans l'eau. — L'acide sulfurique, moyennement étendu, dissout à froid le bi-oxyde de cuivre qu'il renferme, et donne du sulfate de cuivre. Si l'on verse de l'acide azotique sur la portion non dissoute par l'acide sulfurique, le cuivre métallique est attaqué, et l'on obtient de l'azotate de cuivre ; il ne reste alors que les rafles de raisin et les autres impuretés.

Dissolution aqueuse de vert-de-gris (acétate de bi-oxyde de cuivre neutre) *mêlée à des liquides alimentaires ou médicamenteux, à la matière des vomissements, ou bien faisant partie des matières trouvées dans le canal digestif.* — Le vin, la dissolution de gélatine et le bouillon ne sont pas ordinairement troublés par ce sel, tandis qu'il précipite l'albumine, le thé, et souvent la matière des vomissements. J'ai démontré que le précipité obtenu en coagulant par le feu une dissolution aqueuse d'albumine préalablement mélangée avec un décigramme d'acétate de cuivre, est légèrement soluble dans l'eau bouillante. (Voy. mon Mémoire sur l'empoisonnement par les sels cuivreux, p. 151.)

S'il s'agit de reconnaître un sel cuivreux dans du vin, on décolore celui-ci en l'agitant pendant deux ou trois minutes avec du charbon animal bien lavé, s'il n'y a point de dépôt ; on filtre, et l'on constate la présence du sel dans le liquide filtré, à l'aide des réactifs énoncés à la page 635. Si le vin offrait un dépôt, il faudrait le séparer de celui-ci par le filtre, avant de le décolorer.

Si le liquide, autre que le vin, est transparent et nullement visqueux, on le fera traverser par un courant de gaz acide sulfhydrique, afin d'obtenir un précipité brun de sulfure de cuivre, qui se déposera au bout d'un temps plus ou moins long, et l'on évitera de l'essayer par d'autres réactifs, ceux-ci pouvant fournir avec l'acétate de cuivre mélangé de matières organiques des précipités autrement colorés que ceux que donnerait le sel non mélangé. Après avoir lavé et desséché le sulfure de cuivre sur un petit filtre, on le fera bouillir avec deux fois son poids d'acide azotique concentré et *pur*; lorsque la matière sera réduite à siccité, qu'elle se soit carbonisée ou non, il restera du sulfate de bi-oxyde de cuivre, privé de toute matière organique; en traitant ce résidu par une petite quantité d'eau distillée bouillante, on dissoudra le sulfate de cuivre que l'on reconnaîtra facilement. (Voyez SUL-FATE DE CUIVRE.)

Si le liquide, transparent ou non, est épais, visqueux et difficile à filtrer, on le fera bouillir pendant une demi-heure, afin de coaguler une portion de matière animale, et lorsqu'il sera refroidi, on le mêlera avec deux fois son volume d'alcool concentré marquant 40 degrés à l'aréomètre; on laissera déposer et on filtrera.

Au lieu d'essayer la liqueur filtrée par les réactifs des sels de cuivre, on la fera traverser par un courant de gaz acide sulfhydrique. S'il se forme un dépôt brun au bout d'un certain temps, on le traitera par l'acide azotique concentré, comme il vient d'être dit, pour savoir s'il est composé de soufre et de cuivre.

En agissant ainsi, on ne court aucun risque de confondre le cuivre qui proviendrait d'un empoisonnement avec celui qui peut exister *naturellement* dans le vin et dans d'autres liquides qui n'ont pas séjourné dans des vases de cuivre et qui auraient été pris comme aliments, parce que la proportion de ce dernier dans ces liquides alimentaires est tellement faible que l'acide sulfhydrique ne peut pas le précipiter.

Il n'en serait pas de même si, pour démontrer la présence du cuivre dans la liqueur, il fallait recourir à l'aiguille dont j'ai parlé à la page 636. Dans ce cas, l'expert se conduirait comme je le dirai en parlant du cuivre normal (voy. p. 643). C'est à tort qu'à l'occasion de ce problème M. Devergie dit « qu'il y a lieu de se mettre à l'abri » de toute supposition relative au cuivre naturellement contenu *dans* » *le corps de l'homme.* » (*Méd. lég.*, t. III, p. 527.) Évidemment ce cuivre, que l'on ne parvient à extraire des tissus du canal digestif qu'à l'aide d'agents énergiques, ne peut se trouver dans la matière des vomissements ni dans celles que l'on recueille dans la cavité de ce canal.

Quant aux dépôts qui occupent le fond des liquides, et aux précipités obtenus par l'action de la chaleur et de l'alcool sur ces liquides, on les fera bouillir pendant une heure ou deux avec de l'eau distillée, et l'on examinera la liqueur comme je vais le dire en parlant du cuivre qui a été absorbé. On verra par les expériences que j'ai tentées combien on s'exposerait à des mécomptes si l'on agissait sur ces dépôts avec des acides énergiques, ou si on les incinérait après les avoir carbonisés.

Vert-de-gris se trouvant à la surface du canal digestif. — Après avoir étendu ce canal, on séparera attentivement, à l'aide d'un canif, toutes les particules verdâtres ou bleuâtres qui pourraient se trouver à sa surface, ainsi que le mucus qui serait mélangé avec le vert-de-gris; les tissus seront alors lavés pendant dix à douze minutes avec de l'eau distillée froide, afin de détacher ce qui pourrait rester de vert-de-gris sur l'estomac et sur les intestins. Cette eau de lavage sera réunie au premier liquide, et traitée comme il a été dit à la page 637.

Acétate de cuivre absorbé et contenu dans le canal digestif, dans le foie, la rate et les reins. — Les cadavres ne devant être ouverts au plus tôt que vingt-quatre heures après la mort, et l'expérience m'ayant démontré que ce temps suffit pour qu'une certaine quantité d'acétate de cuivre soit portée, par l'effet de l'imbibition cadavérique, jusqu'à la surface du foie, de la rate et des reins, on devra couper l'un de ces organes en petits fragments, et surtout le foie, et le laisser pendant une heure ou deux dans de l'eau distillée *froide*, qui dissoudra la totalité du sel cuivreux *imbibé* et une très petite proportion de celui qui aurait pu être absorbé pendant la vie. A plus forte raison les choses se passeraient-elles comme je l'indique, si l'autopsie cadavérique n'était faite que plusieurs jours après la mort. On filtrera la dissolution aqueuse obtenue, et on l'évaporera jusqu'à siccité dans une capsule de porcelaine; le produit desséché sera ensuite carbonisé par son poids d'acide azotique concentré et pur, mélangé d'un quinzième de chlorate de potasse cristallisé (voy. pour le procédé là p. 489.). On fera bouillir le charbon pendant un quart d'heure avec de l'acide azotique étendu de son volume d'eau; on filtrera; la liqueur incolore, jaunâtre ou jaune, contenant de l'azotate de cuivre, sera évaporée jusqu'à siccité pour chasser l'excès d'acide; le produit, traité par l'eau distillée bouillante, fournira un *solutum*, dont on précipitera le cuivre, soit à l'aide d'une lame de fer (voy. p. 636), soit par l'acide sulfhydrique gazeux (voy. p. 637).

Si, à la suite du traitement des viscères par l'eau *froide*, on n'avait pas obtenu du cuivre, on ferait bouillir ces viscères coupés en petits fragments avec de l'eau distillée pendant une ou deux heures, et l'on agirait sur le *décoctum* comme il vient d'être dit. Ce *décoctum* con-

tiendra du cuivre si les divers organes renfermaient encore une préparation cuivreuse provenant d'un empoisonnement. En effet, je me
suis assuré, par des expériences nombreuses, 1° que l'on obtient constamment ces résultats en opérant sur le foie des chiens morts empoisonnés par l'acétate ou le sulfate de cuivre, soit que l'on tente l'a-
nalyse immédiatement après la mort ou long-temps après ; 2° qu'on
ne retire pas, au contraire, un atome du cuivre dit *normal* en agissant,
comme il vient d'être dit, avec l'acide azotique et le chlorate de potasse,
sur une dissolution obtenue, soit à froid, soit en faisant bouillir pendant
une ou plusieurs heures, avec de l'eau distillée, le foie d'un homme
adulte, pourvu que l'on n'ait pas *incinéré* le charbon avant de le soumettre à l'action de l'acide azotique étendu d'eau ; en sorte qu'il est
possible d'affirmer que le métal obtenu n'est pas le cuivre dit *normal*.
Il n'en serait pas ainsi si le charbon eût été incinéré ; car alors même
que le foie n'aurait été soumis à l'action de l'eau bouillante que pendant
une ou deux heures, celle-ci aurait dissous une quantité notable de matière organique, dans laquelle se trouverait nécessairement le cuivre
qui fait partie essentielle de cette portion de matière. Tant que le
charbon fourni par cette matière n'est pas incinéré, l'acide azotique
affaibli avec lequel on agit sur lui n'attaque pas ce cuivre ; il en est
tout autrement dès que ce charbon est réduit en cendres.

Je ne prétends pas qu'il suffise d'une ou de deux heures d'ébullition
pour dissoudre la totalité de la préparation cuivreuse contenue dans
le foie d'un animal empoisonné, puisque, même au bout de six heures d'ébullition, ce viscère n'est pas complétement dépouillé de cette
préparation ; je veux seulement établir qu'en agissant comme je conseille de le faire, on dissout une assez grande quantité de ce composé
pour mettre son existence hors de doute.

Il est nécessaire d'employer, pour ces expériences, de l'acide azotique distillé sur de l'azotate d'argent, car l'acide du commerce contient souvent du fer et quelquefois du *cuivre*.

Il faut aussi filtrer les diverses liqueurs avec du papier ne contenant point de cuivre. On sait que le papier gris ordinaire a fourni à
M. Hiest Reynaert des quantités assez notables de ce métal, et que le
papier joseph lui en a aussi donné des traces, et qu'il a suffi de tremper
à chaud deux feuilles de papier gris ordinaire dans de l'acide sulfurique étendu pour que le liquide se comportât avec les divers réactifs
comme les sels de cuivre. Évidemment, si l'on eût filtré avec un pareil papier une assez grande masse d'un liquide suspect plus ou moins
acide, le liquide aurait pu dissoudre le cuivre du papier, et cela d'autant mieux qu'en général ces sortes de filtrations s'opèrent lentement
par suite de la présence de la matière organique, et que le liquide

aurait eu le temps d'agir sur le papier. Il importe donc d'essayer attentivement les papiers à filtre lorsqu'on cherche un composé cuivreux, et de les rejeter s'ils contiennent du cuivre, pour recourir au papier Berzélius, et à son défaut au *verre pilé* ou au *sable pur lavé*, car le fil et le coton pourraient aussi renfermer du cuivre. Il suffira, pour faire l'essai dont je parle, de filtrer à plusieurs reprises, à travers un même filtre, une liqueur aqueuse assez fortement acidulée par l'acide sulfurique, et beaucoup plus acide que la liqueur suspecte sur laquelle on doit agir; si la liqueur, après avoir passé plusieurs fois sur le filtre, ne donne aucune trace de cuivre par les réactifs les plus sensibles, on pourra sans inconvénient faire usage du papier.

Si les recherches dont je viens de parler étaient infructueuses pour déceler le cuivre, faudrait-il agir sur les viscères avec des agents plus énergiques que l'eau, comme les acides concentrés, par exemple, ou recourir à l'incinération? Non, certes, car l'expérience m'a démontré que le foie, la rate, les reins, le canal digestif, les poumons et le cœur d'un adulte, à l'*état normal*, réunis, épuisés par l'eau bouillante, desséchés et carbonisés par l'acide azotique, donnent une très petite quantité du *cuivre normal* qu'ils renferment. Quant à l'incinération, on sait qu'elle permet d'extraire la totalité de ce cuivre normal. Dans quel embarras l'expert ne se trouverait-il pas dès lors pour décider si le métal obtenu, que je supposerai *en proportion faible*, provient d'un empoisonnement ou bien s'il fait partie de celui qui existe naturellement dans nos viscères! Dira-t-on qu'il serait possible de trancher la question en ayant égard à la quantité de cuivre recueillie? Je ne saurais partager cette opinion. Tout en admettant avec M. Devergie que la proportion de cuivre normal contenu dans les intestins de l'homme et de la femme adultes ne dépasse pas en général 46 milligrammes, il m'est impossible d'adopter avec lui qu'il y ait une certaine importance médico-légale à tenir compte de cette proportion, pour décider à l'aide de l'incinération si le cuivre obtenu est ou non le cuivre normal, parce que, comme il le dit lui-même, les quantités de cuivre normal trouvées *dans le petit nombre d'expériences* qu'il a faites sont trop variables pour que l'on puisse considérer le chiffre indiqué comme exact, et surtout parce qu'il peut arriver tous les jours, qu'à la suite d'un empoisonnement par un sel cuivreux, il reste assez peu de ce sel dans les intestins pour qu'en réunissant le poids du cuivre qu'il fournirait à celui qui existe naturellement dans ces viscères, on n'obtînt que 40 à 50 milligrammes. On pourrait tout au plus avoir égard à la proportion de cuivre que donne l'incinération, quand cette proportion *dépasserait de beaucoup* celle que des expériences ultérieures et plus multipliées auront indiquée comme étant réellement le *maximum* du cuivre normal.

Acétate de cuivre dans un cas d'exhumation juridique. — Expérience. — Le 8 novembre 1826, on enterra à 1 mètre environ de profondeur une boîte mince de sapin contenant un estomac dans lequel
étaient enfermés 65 grammes de vert-de-gris, des morceaux de viande,
un blanc d'œuf et de la soupe maigre. L'exhumation de la boîte eut lieu
le 7 août 1827. Les matières contenues dans l'estomac étaient vertes ;
après les avoir coupées en petits fragments et les avoir fait bouillir dans
de l'eau distillée, on vit que la dissolution filtrée ne présentait avec les
réactifs aucun des caractères des sels de cuivre ; il en était de même de
la liqueur obtenue en faisant bouillir l'estomac dans l'eau. L'acide chlorhydrique faible ayant été mis en contact avec toutes les parties vertes,
celles-ci devinrent grisâtres et d'un aspect gras ; après avoir agité pendant
quelques minutes, on filtra : la dissolution chlorhydrique était d'un bleu
verdâtre et précipitait en brun marron par le cyanure jaune de potassium et de fer, en noir par l'acide sulfhydrique et en bleu par la potasse
et la soude ; l'ammoniaque bleuissait.

D'où il suit, 1° que par son séjour avec les matières animales dans la
terre, le vert-de-gris se décompose, et que le bi-oxyde de cuivre forme
avec le gras des cadavres une sorte de matière savonneuse insoluble
dans l'eau ; 2° que dans un cas d'empoisonnement de ce genre il serait
possible de démontrer la présence de ce bi-oxyde à l'aide de l'acide
chlorhydrique, affaibli, sauf ensuite à tenir compte, avant de se prononcer sur l'existence d'un empoisonnement, de toutes les difficultés
qui ont été signalées aux pages 638 et 643.

Acétate de cuivre introduit dans le canal digestif après la mort.
— Expérience Iʳᵉ. — Un petit chien a été pendu à midi ; immédiatement
après, on a introduit dans le rectum environ 4 grammes de vert-de-gris
pulvérisé, et on a fait l'ouverture du cadavre quarante-huit heures après.
Le canal intestinal offrait son aspect ordinaire, excepté dans les deux
derniers travers de doigt placés immédiatement au-dessus de l'anus ;
l'intérieur de cette portion du rectum contenait tout le poison employé ;
les tuniques qui le composent étaient un peu épaissies et d'une couleur
bleue verdâtre, en sorte que le vert-de-gris paraissait s'être intimement
combiné avec les membranes. *Il n'y avait aucune trace d'inflammation
ni d'ulcération.*

Expérience IIᵉ. — A neuf heures du matin, on a introduit dans le
rectum d'un carlin bien portant 2 grammes 60 centigrammes de vert-de-
gris pulvérisé ; deux jours après on lui en a remis 1 gramme 50 centigrammes. L'animal est tombé dans l'abattement et a expiré à la fin du
huitième jour. *Ouverture du cadavre.* L'estomac offrait, près du pylore,
deux taches noirâtres formées par du sang extravasé dans le chorion de
la membrane muqueuse ; la moitié inférieure du colon et le commencement du rectum présentaient plusieurs plaques rouges de la grandeur
de petits pois ; le reste du canal digestif était sain, excepté la fin du rec-

tum ; on voyait un peu au-dessus de l'anus deux ulcères larges comme des pièces de 50 centimes, à bords épais, relevés, séparés entre eux par une multitude d'autres petits ulcères. Les parties de cette portion d'intestin non ulcérées étaient chamarrées de taches d'un vert bleuâtre foncé, et d'autres d'une couleur rouge.

EXPÉRIENCE III°. — Un chien caniche a été pendu à midi ; une heure et.demie après, on a introduit dans le rectum 4 grammes de vert-de-gris pulvérisé ; on a fait l'ouverture du cadavre le lendemain à deux heures : il n'y avait que la partie inférieure du rectum où le vert-de-gris avait été appliqué dont les tuniques fussent teintes en bleu verdâtre par le poison : on ne découvrait pas là moindre trace de rougeur ; le reste était dans l'état naturel.

EXPÉRIENCE IVᵉ. — On a introduit du vert-de-gris dans le rectum de deux cadavres humains, vingt-quatre heures après la mort ; on en a fait l'ouverture trente-six heures après, et on a observé les mêmes phénomènes que dans l'expérience précédente.

Conclusions. — Voyez page 42.

Du cuivre naturellement contenu dans le corps de l'homme.

Vauquelin paraît être le premier chimiste qui ait trouvé le cuivre dans le sang incinéré ; mais comme il s'était servi d'un vase de ce métal pour faire l'expérience, il crut, à tort, que le cuivre provenait du vase et non du sang. En 1830, M. Sarzeau publia, dans le *Journal de Pharmacie,* tome XVIᵉ, un travail sur la présence du cuivre dans les végétaux et dans le *sang.* « Il est naturel de penser, disait-il, que *les matières animales* en contiennent ; il se trouve nécessairement dans les muscles, les os, dans toute l'organisation. » Toutefois, il est vrai de dire que bien avant M. Sarzeau, Gahn, Meissner et Vauquelin avaient déjà retiré du cuivre de certains végétaux. En 1832, M. Perretti annonça l'existence du cuivre dans les vins. Un an après, M. Boutigny retirait ce métal du blé et d'un grand nombre d'autres substances. En 1837, M. Bouchardat le trouvait dans les moules ; enfin MM. Hervy et Devergie en retirèrent quelques traces, en 1838, des cendres de plusieurs organes de l'économie animale, provenant d'hommes ou de femmes de divers âges, ayant péri soit de mort subite, soit de suspension ; ils constatèrent encore sa présence chez un enfant nouveau-né à terme.

On est en droit de se demander si, à raison de l'existence naturelle du cuivre dans les tissus de nos organes, et dans certains aliments, l'expert ne se trouvera pas *toujours* dans l'impossibilité de décider que le cuivre qu'il aura obtenu en analysant une matière suspecte provient d'un empoisonnement, et s'il n'y a pas lieu de déclarer qu'il faut renoncer à éclairer la justice dans toutes les espèces de ce genre; en d'autres termes, peut-on reconnaître que le cuivre recueilli à la suite d'une expertise n'est pas celui qui existe naturellement dans les organes de l'homme ou dans les aliments dont le malade avait fait usage, et qu'il a été au contraire fourni par une préparation cuivreuse ingérée comme poison ou comme médicament? Je puis répondre d'une manière précise par l'affirmative *pour ce qui concerne les organes*, en disant que *le cuivre qui existe dans le canal digestif ou dans tout autre viscère, par suite d'un empoisonnement par une préparation cuivreuse ou de médication par un composé du même genre, peut être obtenu par des procédés* à l'aide *desquels* on ne parvient jamais à extraire le cuivre naturellement contenu dans ces organes; *il ne s'agit donc que de suivre ces procédés pour être à même de conclure que le métal a été ingéré comme poison ou comme médicament.*

La preuve de cette assertion importante ressortira évidemment des détails qui vont suivre sur la nature des procédés qu'il faut mettre en usage pour retirer le cuivre normal de nos organes.

Extraction du cuivre normal contenu dans nos organes.—Après avoir desséché dans une capsule de porcelaine les tissus animaux, on continue à les chauffer jusqu'à ce qu'ils soient réduits en charbon; on calcine celui-ci dans un creuset de porcelaine à une température rouge cerise, et on lave le charbon à plusieurs reprises par l'eau distillée, afin d'avoir une incinération facile et complète. On reprend les cendres par l'eau d'abord, pour dissoudre les sels solubles, puis par l'acide chlorhydrique; on évapore la majeure partie de l'acide employé, puis on traite par l'eau. On fait passer dans la solution aqueuse, très légèrement acide, un courant de gaz acide sulfhydrique; il se forme un précipité brun noirâtre de sulfure de cuivre et de plomb. On laisse déposer le précipité; on le rassemble dans une petite capsule de porcelaine avec un peu d'eau; on y ajoute quelques gouttes d'acide chlorhydrique et une ou deux gouttes d'eau régale; le soufre se sépare. On filtre et l'on évapore presque jusqu'à siccité la liqueur dans laquelle se trouvent les chlorures de cuivre et de plomb, débarrassés de l'excès d'acide; dès que la masse est refroidie, on la traite par l'ammoniaque liquide qui dissout le chlorure de cuivre et laisse du protoxyde de plomb; on filtre le chlorure ammoniaco-cuivreux qui se trouve dans la liqueur, et le cuivre peut en être extrait en acidulant légèrement cette liqueur par l'acide chlorhydrique et en y plongeant une lame de fer parfaitement décapée.

On parvient encore à retirer *une petite partie* du cuivre naturellement contenu dans nos tissus, en carbonisant ensemble plusieurs de nos viscères par l'acide azotique, ou en incinérant le charbon qui

provient de l'action de l'acide azotique sur une forte décoction de nos
viscères évaporée jusqu'à siccité, et probablement aussi en les faisant
bouillir pendant long-temps dans l'eau régale sans les carboniser.

Dans aucun cas le cuivre dit *normal* ne peut être extrait des viscères
réunis, en traitant ceux-ci par l'eau bouillante pendant une ou deux
heures et en carbonisant le produit, pourvu que le charbon ne soit
pas incinéré.

*Or, dans un cas d'empoisonnement on obtient une partie du
cuivre ingéré en traitant simplement pendant une heure ou deux
par l'eau bouillante, quelques uns de ces viscères, et en ne poussant pas l'opération jusqu'à l'incinération du charbon.*

Il résulte des expériences de MM. Hervy et Devergie, expériences
trop peu nombreuses pour qu'on puisse en adopter les résultats sans
-réserve, 1° que la proportion du cuivre naturellement contenu dans les
tissus organiques de l'homme augmente avec l'âge, qu'elle est extrêmement faible chez l'enfant nouveau-né, qu'à trente ans elle est quatre
et cinq fois plus grande, etc. ; 2° que le cuivre est en proportion variable dans l'estomac et les intestins de l'homme et de la femme adultes ; que cette proportion ne dépasse pourtant pas 46 millièmes pour
les intestins ; que cependant ce chiffre ne repose pas sur un nombre
suffisant d'expériences pour qu'on puisse l'établir comme un terme
invariable ; 3° qu'une maladie prolongée pendant laquelle l'alimentation ne s'opère pas, paraît apporter une grande différence dans le
poids du métal obtenu ; 4° que cette différence vient à l'appui de la
supposition la plus naturelle à faire sur la source de ce métal dans
l'économie animale, à savoir, qu'il y est introduit par la viande et les
végétaux qui servent d'aliments. (Devergie, *Médecine légale*, t. IIIe,
page 537, 2e édition.)

Cuivre normal contenu dans certains aliments. — Voyons
maintenant s'il est possible de reconnaître que le cuivre retiré des
matières *des vomissements* et de celles que l'on trouve dans le
canal digestif de l'homme provient d'une préparation cuivreuse
naturellement contenue dans certains aliments, ou d'un composé
cuivreux qui aurait été introduit dans l'estomac ou dans les intestins
comme *poison* ou comme *médicament.* Je n'hésite pas à répondre
par l'affirmative, du moins pour un très grand nombre de cas ; il est
toutefois des écueils qu'il faut éviter, et que je ferai bientôt connaître.
Si, après avoir fait bouillir les matières dont il s'agit pendant une
heure avec de l'eau distillée, la liqueur filtrée est desséchée, et que
le produit, carbonisé par l'acide azotique distillé sur de l'azotate d'argent et le chlorate de potasse (voy. pag. 489), fournisse du cuivre,
et que d'ailleurs le commémoratif, les symptômes et les altérations de

tissu annoncent l'ingestion d'un poison irritant, on pourra *affirmer* qu'une préparation cuivreuse a été prise à une dose capable d'empoisonner, à moins qu'il ne soit prouvé que le sel cuivreux avait été injecté dans le canal digestif après la mort. Quoique les sels de cuivre ne se dissolvent qu'en petite quantité dans l'eau bouillante quand ils sont intimement combinés avec des matières organiques, la dissolution contient cependant assez de métal pour qu'une lame de fer puisse l'extraire.

On objectera sans doute que le vin, le cidre, la bière, le blé, etc., *alors même qu'ils n'ont pas séjourné dans des vases de cuivre, contiennent naturellement et dans certains cas* des atomes d'un composé cuivreux. (Perretti, Boutigny, etc.) A cela je répondrai que, même dans le cas où l'on parviendrait à démontrer la présence de *ce cuivre* par le moyen que j'indique, *ce qui n'est pas*, il serait aisé d'éviter l'écueil, parce que, dans aucun cas, les matières dont je parle ne renferment assez de cuivre pour donner lieu même aux plus légers accidents de l'empoisonnement. Je me garderai bien à cette occasion d'imiter mon confrère M. Devergie, lorsqu'il établit comme un précepte médico-légal « qu'il faudra, pour être en droit de déclarer qu'il » y a eu empoisonnement, pouvoir déceler la présence du poison par » les réactifs ordinaires des sels de cuivre (lame de fer, cyanure jaune » de potassium, etc.), et ne pas conclure lorsque, pour faire reconnaître l'existence du cuivre, il aura fallu recourir à ce moyen si sensible qui consiste à suspendre à l'aide d'un cheveu la moitié d'une » aiguille fine au milieu du liquide préalablement acidulé. » (Tom. III de sa *Médecine légale*, pag. 526, 2e édition.) Le principe que voudrait consacrer mon confrère ne sera admis par personne. Comment ! on aurait la prétention de faire croire que parce qu'une liqueur suspecte qui contient *un sel de cuivre* en dissolution n'en renferme pas assez pour que les réactifs ordinairement employés le décèlent, elle ne peut pas provenir d'une préparation cuivreuse qui aurait servi à un empoisonnement? M. Devergie ne conçoit donc pas que par suite de vomissements réitérés, de selles fréquentes et de l'absorption il puisse ne rester dans cette liqueur que des atomes de la préparation cuivreuse? Il aurait fallu dire : puisque le vin, le cidre, la bière, etc., contiennent *naturellement et dans certains cas* des atomes d'un composé cuivreux qui ne peuvent être décelés qu'à l'aide de la moitié d'une aiguille fine, toutes les fois que dans une expertise médico-légale l'homme de l'art ne découvrira du cuivre dans les matières suspectes *qu'à l'aide de ce moyen,* il devra se tenir en garde et ne pas *affirmer* que ce métal provient d'un empoisonnement ; il se bornera à dire que le cuivre dont il s'agit *peut* avoir été donné comme poison ; et il appellera à son aide, pour se prononcer sur l'existence d'un empoisonnement, le commémoratif, les symptômes éprouvés par le malade et les altérations cadavériques.

On objectera encore qu'un individu aurait pu par mégarde avaler du vin, du cidre, de la bière, du raisiné, etc., qui, *pour avoir séjourné pendant quelque temps dans des ustensiles de cuivre*, contiendraient une assez forte proportion d'un composé cuivreux pour se comporter avec les réactifs ordinaires des sels de cuivre comme le feraient les matières suspectes vomies, etc., traitées comme je l'ai indiqué. Je ne conteste pas la force de cette objection ; cependant il est des cas où l'on peut facilement lever la difficulté. On sait, en effet, que les aliments liquides et solides dont je parle *peuvent* renfermer assez de cuivre pour que celui-ci soit décelé par les réactifs ordinaires, et ne pas en contenir *assez* pour donner lieu à des accidents d'empoisonnement même légers ; toutes les fois donc que l'expert aura affaire à un cas de ce genre, l'absence des symptômes de l'empoisonnement, des altérations cadavériques, le mode d'invasion de la maladie, seront des guides suffisants pour lui permettre de porter un jugement certain. Il n'en serait pas de même si la proportion du composé cuivreux contenu dans les aliments était telle qu'elle pût être facilement décelée par les réactifs ordinaires, et qu'elle eût développé quelques uns ou la plupart des accidents de l'intoxication cuivreuse ; dans ce cas le problème serait insoluble ; car, en définitive, ces boissons accidentellement empoisonnées ne différeraient pas de celles qui auraient pu être empoisonnées par malveillance. Il ne resterait dans cette circonstance difficile qu'une ressource pour éclairer le magistrat : ce serait de se procurer une portion de la même boisson dont l'individu aurait fait usage, et d'examiner attentivement combien elle renferme de cuivre pour un poids donné.

Il y a encore un écueil à éviter dans ces sortes d'analyses. Lorsqu'on n'a pas trouvé de cuivre en traitant les matières alimentaires ou excrémentitielles par l'eau bouillante, on se gardera bien de soumettre ces matières à l'action des acides forts ou à l'incinération, dans l'espoir de découvrir le cuivre qui aurait pu empoisonner ; en effet, plusieurs substances alimentaires contiennent naturellement, comme je l'ai déjà dit, du cuivre que *l'eau dissout à peine,* et qui peut être décelé par l'action des acides forts et par l'incinération ; en sorte que l'on serait dans le plus grand embarras si l'on obtenait du cuivre, après l'emploi de ces moyens, pour décider si ce métal provient d'un sel cuivreux ingéré comme poison. Mieux vaudrait dans ce cas renoncer à la recherche du métal dans les matières vomies, excrémentitielles, etc., et soumettre à l'action de l'eau bouillante le canal digestif, le foie, la rate et les reins.

Je ne saurais donc m'élever avec assez de force contre l'opinion émise par M. Lefortier (*Ann. d'hygiène*, juillet 1840), qui, après avoir confirmé ce que j'avais établi depuis long-temps, savoir que les sels solubles de cuivre sont en partie transformés par les aliments et par nos tissus en composés très peu solubles, dit que l'*incinération doit toujours être employée pour rechercher les composés cuivreux* dans les cas de chimie légale. Les résultats que j'ai obtenus, ajoute-t-il à tort, prouvent combien ce procédé est préférable au traitement direct par l'acide azotique.

DU SULFATE DE BI-OXYDE DE CUIVRE.

Action sur l'économie animale.

EXPÉRIENCE. — A neuf heures du matin, j'appliquai 50 centigrammes de sulfate de cuivre sur une plaie faite au cou d'un chat très fort. A une heure, l'animal était dans un grand état de langueur; à trois heures, il ne pouvait plus se tenir sur ses pattes : il mourut le lendemain, à sept heures du matin. A l'ouverture du cadavre, on trouva les viscères de l'abdomen dans l'état naturel, excepté la portion cardiaque de l'estomac, qui offrait une tache inflammatoire; la vessie urinaire était distendue; le cerveau n'offrait aucune altération.

M. Campbell, auteur de cette expérience, conclut que le sulfate de cuivre agit en altérant la texture des parties sur lesquelles il est appliqué.

M. Smith, dans la dissertation inaugurale déjà citée, s'exprime ainsi en parlant de ce poison : « Appliqué à l'extérieur, à des doses beaucoup plus fortes que celles qu'on est dans le cas d'employer, le sulfate de cuivre borne son action à la partie qu'il cautérise. Il paraît que la force astringente et caustique dont il est doué s'oppose à son absorption. »

On voit, en rapprochant les travaux de ces deux physiologistes, qu'ils s'accordent à regarder le sulfate de cuivre comme un poison irritant, dont l'action se borne aux parties qu'il touche : j'ai à cet égard une opinion contraire appuyée sur les expériences suivantes.

EXPÉRIENCE Iʳᵉ. — A midi, j'appliquai 55 centigrammes de sulfate de cuivre sur une plaie faite au cou d'un petit chien faible. Deux jours après, l'animal, qui avait constamment refusé les aliments, était plongé dans un grand état d'abattement : il mourut dans la nuit du deuxième au troisième jour. *Ouverture du cadavre.* Le tissu cellulaire sous-cutané correspondant à la plaie était enflammé, légèrement infiltré et recouvert d'une couche verdâtre. La membrane muqueuse de l'estomac, surtout vers le cardia, était rougeâtre. L'intérieur du rectum, dans l'étendue de quatre travers de doigt, offrait une multitude de *rides d'un rouge noir;* le reste du canal digestif ne présentait aucune altération ; les poumons étaient injectés et tachetés de plaques rouges.

EXPÉRIENCE IIe. — Cinquante centigrammes de sulfate de cuivre furent appliqués, le 3 octobre, à midi, sur le tissu cellulaire de la partie inférieure du cou d'un chien robuste et de moyenne taille : l'animal mourut dans la nuit du 6 au 7, sans avoir éprouvé d'autres symptômes que de l'abattement, de l'inappétence et des déjections alvines. *Ouverture du cadavre.* La plaie offrait le même aspect que dans l'expérience précédente ; l'estomac contenait une assez grande quantité d'un fluide brunâtre, filant ; sa membrane muqueuse, de couleur naturelle, présentait au pylore une tache noire du volume de la tête d'une épingle ; l'intérieur du rectum était *d'un rouge noir,* sans la moindre trace d'ulcération ; le reste du canal digestif paraissait sain ; les poumons étaient gorgés de sang et comme marbrés par des plaques noirâtres ; le cœur renfermait du sang coagulé ; on voyait sur une des colonnes charnues du ventricule gauche une tache d'un rouge assez vif, peu étendue et peu profonde (1).

EXPÉRIENCE IIIe. — On applique sur le tissu cellulaire sous-cutané du col d'un chien robuste et de moyenne taille 4 grammes de sulfate de cuivre cristallisé et réduit en poudre fine ; on réunit les bords de la plaie à l'aide de quelques points de suture. L'animal meurt au bout de vingt-cinq heures et *n'est ouvert que le surlendemain.* La couche musculaire qui est immédiatement au-dessous de celle qui était en contact avec le sel est *bleue* comme si ce sel eût été appliqué sur elle.

Le *foie,* la *rate,* les *reins,* les *poumons* et le *cœur,* soumis ensemble à l'action de l'eau bouillante pendant six heures, ont fourni un *décoctum* d'où l'on a extrait *du cuivre* par le procédé de la carbonisation déjà décrit ; on en a également retiré de ces viscères épuisés par l'eau bouillante, desséchés et carbonisés de même.

L'*urine* contenue dans la vessie (environ 36 grammes) s'est comportée avec les agents précités de manière à ce qu'il me soit seulement permis d'élever *quelques probabilités* en faveur de l'existence dans ce liquide d'une proportion infiniment petite d'un sel cuivreux.

EXPÉRIENCE IVe. — On appliqua 1 gramme 60 centigrammes de sulfate de cuivre sur la partie interne de la cuisse d'un petit chien robuste. L'animal n'éprouva que de l'abattement et mourut quarante heures après l'application du poison. *Ouverture du cadavre.* Tous les organes paraissaient être dans l'état naturel, excepté l'estomac, dont la membrane interne était d'un rouge vif dans toute son étendue, et offrait çà et là des taches brunâtres ; il y avait en outre dans ce viscère une assez grande quantité d'un fluide jaunâtre, comme bilieux.

EXPÉRIENCE V^e. — On lie l'œsophage d'un petit chien robuste auquel l'on venait de faire prendre 60 centigrammes de sulfate de cuivre dissous

(1) J'ai remarqué la même altération du cœur sur un autre chien placé dans les mêmes circonstances que celui dont je parle.

dans 100 grammes d'eau. L'animal meurt au bout de douze heures, et *n'est ouvert que cinquante-trois heures après la mort.* La membrane muqueuse de l'estomac est fortement enflammée, et l'on n'aperçoit à l'extérieur de ce viscère ni sur les autres organes abdominaux aucune coloration verte qui puisse faire penser que le sulfate de cuivre a transsudé; du reste la majeure partie de la dissolution cuivreuse est encore dans l'estomac. On fait bouillir dans l'eau distillée pendant six heures le *foie,* la *rate,* les *poumons* et le *cœur,* et l'on soumet le *décoctum,* ainsi que les viscères qui ont subi cette ébullition, à la carbonisation par l'acide azotique et aux autres traitements si souvent indiqués, et l'on ne tarde *pas à en retirer du cuivre,* soit à l'aide d'une lame de fer, soit par le moyen du gaz acide sulfhydrique.

EXPÉRIENCE VI°. — On introduit dans l'estomac d'un petit chien 2 grammes 50 centigrammes de sulfate de cuivre dissous dans 100 grammes d'eau, et on lie l'œsophage. L'animal succombe au bout d'une heure cinq minutes, et est *ouvert à l'instant même.* On enlève immédiatement le *foie,* la *rate,* les *reins,* les *poumons* et le *cœur,* sans percer le canal digestif. Celui-ci n'offre aucune coloration bleue à l'extérieur ; la membrane muqueuse de l'estomac est d'un rouge vif.

Soumis à l'action de l'eau bouillante pendant six heures, les cinq viscères précités donnent un *décoctum* qui, étant filtré, desséché, carbonisé par l'acide azotique concentré, etc., fournit une proportion notable de cuivre.

Je dois conclure de ces faits que le sulfate de cuivre est absorbé, et qu'il porte son action d'abord sur la membrane muqueuse de l'estomac, puis sur celle du gros intestin, si l'animal résiste pendant quelques jours aux effets meurtriers du poison.

Recherches médico-légales.

Ce sel, connu aussi sous les noms de *vitriol bleu,* de *coupérose bleue* et de *vitriol de Chypre,* a une saveur âcre, métallique, styptique et presque caustique; il cristallise en rhomboïdes ou en prismes à quatre faces. Chauffé dans un creuset, il perd son eau de cristallisation, se boursoufle et blanchit, ce qui prouve que la couleur bleue qu'il offre ordinairement dépend de son union avec l'eau. Il se dissout très bien dans l'eau : sa dissolution est d'une couleur bleuâtre. La potasse, la soude et l'ammoniaque, l'acide sulfhydrique, les sulfures, le cyanure jaune de potassium et de fer, etc., se comportent avec elle comme avec l'acétate de cuivre; il n'en est pas de même de l'eau de baryte : cet alcali la précipite abondamment, et le précipité, d'une couleur blanche-bleuâtre, est formé de sulfate de baryte blanc et de bi-oxyde de cuivre bleu : en effet, lorsqu'on le traite par l'acide azotique pur, il disparaît en partie ; tout l'oxyde est dissous dans l'acide, qui se colore en bleu, et il reste du sulfate de baryte d'un très beau blanc. Le sulfate de cuivre n'est point décomposé par l'acide sulfurique.

Si le sulfate de cuivre faisait partie de la matière des vomissements, ou de celle que l'on aurait trouvée dans le canal digestif après la mort, il faudrait agir comme je l'ai dit à l'occasion de l'acétate de cuivre et du vert-de-gris; il en serait de même dans le cas où l'on chercherait à démontrer la présence de ce sel dans le *foie*, la *rate*, les *reins* ou le *canal digestif*, après qu'il aurait été absorbé.

Sulfate de cuivre dans le pain. — Dès l'année 1816, des boulangers belges ajoutèrent une certaine quantité de sulfate de cuivre à la farine, dans le but d'obtenir du pain d'une plus belle apparence. En 1829, les bourgmestres et les échevins de la ville de Bruges me firent l'honneur de me consulter pour savoir comment il fallait s'y prendre pour découvrir des atomes de sulfate de cuivre dans du pain. Les pharmaciens belges qui s'étaient occupés de ce problème n'étaient point parvenus à découvrir le sel cuivreux, parce qu'ils s'étaient bornés à calciner la masse jusqu'à la carbonisation. Je répondis qu'il était aisé de constater la présence de ce sel en poussant l'opération jusqu'à l'incinération. (*Archives générales de médecine*, tom. XIXᵉ.) Depuis, MM. Barruel, Chevallier, Gaultier de Claubry, et surtout M. Kuhlmann, s'occupèrent de ce sujet. Ce dernier nous a appris que les boulangers mettaient pour chaque pain, plein la tête d'une pipe de dissolution de sulfate de bi-oxyde de cuivre; dans quelques cas il a trouvé un petit cristal de ce sel dans un morceau de pain. En France les boulangers ont également altéré la farine par le sulfate de cuivre. M. Thiculen a vu en outre que dans certaines circonstances le pain pouvait contenir une certaine quantité de cuivre, sans qu'il y eût eu fraude : ainsi des accidents se sont manifestés chez plusieurs habitants de La Rochelle qui avaient fait usage de pain préparé avec du blé dont la mouture avait eu lieu avec des pièces de cuivre qui par suite de l'usure cédaient à la farine quelques parcelles de cuivre; ce métal s'oxydait pendant la fermentation de la pâte et donnait naissance à des taches vertes de forme étoilée, au centre desquelles on voyait le plus souvent une parcelle de cuivre métallique; il a suffi pour faire cesser ces accidents de remplacer la pièce de cuivre par une autre qui n'était pas usée. (*Journal de Pharmacie*, août 1838.)

Caractères du pain mélangé de sulfate de cuivre. — S'il ne contient que des atomes de ce sel, il offre sa couleur ordinaire, et ne se colore pas par le cyanure jaune de potassium, ni par l'ammoniaque; sa dissolution aqueuse faite dans l'eau distillée bouillante ne donne aucune des réactions des sels de cuivre. Il n'en est pas de même si la proportion de sulfate de cuivre est plus forte; alors le pain présente une teinte bleue, et le cyanure jaune de potassium et de fer le colore en brun marron si le pain n'est pas bis. Dans l'un et l'autre cas, il suffit d'*incinérer* le pain dans un creuset pour obtenir une cendre bleue, qui étant traitée par l'acide sulfurique faible donnera du sulfate de bi-oxyde de cuivre facile à reconnaître (voy. p. 650). Mais comme l'incinération dont il s'agit exige plusieurs heures, même lorsqu'on n'opère que sur 100 ou 150 grammes de matière, il est préférable de recourir au procédé suivant. On carbonise le pain par l'acide azotique concentré mélangé d'un quinzième de son poids de chlorate de potasse cristallisé (voy. p. 489), et l'on traite le charbon par l'acide azotique étendu de son volume d'eau; après dix ou douze minutes d'ébullition et lorsque la liqueur est déjà refroidie, on ajoute de l'eau, on filtre et on fait évaporer jusqu'à siccité; il est aisé de prouver à l'aide de l'acide sulfhydrique gazeux que le produit de l'évaporation est un sel cuivreux.

J'ai souvent carbonisé par le procédé que j'indique 1 ou 2 kilogrammes de pain ordinaire *non additionné* d'un composé cuivreux, et je n'ai jamais pu découvrir la moindre trace de cuivre en soumettant les charbons à l'action de l'acide azotique affaibli, en évaporant les dissolutions jusqu'à siccité et en traitant par l'acide sulfhydrique gazeux les produits de ces évaporations dissous dans l'eau.

Sulfate de cuivre dans un cas d'exhumation juridique. — Le 12 mars 1826, on a exposé à l'air, dans un bocal à large ouverture, des intestins plongés dans une dissolution de 12 grammes de sulfate de bioxyde de cuivre dans 2 litres d'eau. Le 18 juin suivant, le mélange exhalait une odeur des plus fétides; la liqueur filtrée était d'un vert bleuâtre sale, et précipitait en brun marron par le cyanure jaune de potassium et de fer, et en noir par les sulfures solubles; elle bleuissait par l'ammoniaque. Voulant savoir jusqu'à quel point la dissolution conservait tout le sulfate de cuivre qui y avait été mis, on en a étendu une portion de quinze fois son volume d'eau, et l'on s'est assuré qu'alors les réactifs ci-dessus mentionnés agissaient à peine sur elle, tandis qu'une partie de la même dissolution, qui avait été mise à part le 12 mars, *avant de la mêler avec les intestins*, précipitait instantanément par ces réactifs, même lorsqu'elle était étendue de 200 volumes d'eau. Il devenait alors indispensable de rechercher si les matières solides ne contiendraient pas l'oxyde de cuivre qui paraissait avoir été séparé de la dissolution. Ces matières, ayant été parfaitement lavées pour leur enlever tout le sulfate de cuivre avec lequel elles auraient pu être mêlées, furent desséchées et calcinées; le charbon résultant, indépendamment de ce qu'il offrait çà et là des points rougeâtres de cuivre métallique, étant traité par l'acide azotique à chaud, fournit de l'azotate de cuivre parfaitement reconnaissable.

Sulfate de cuivre très étendu d'eau. — Le 18 juillet 1826, on introduisit dans un bocal à large ouverture, contenant une portion d'un canal
intestinal, 30 centigrammes de sulfate de bi-oxyde de cuivre dissous dans
1 litre et demi d'eau. Le 2 août suivant, le mélange exhalait une odeur
très fétide ; la liqueur était *presque incolore*, et ne contenait plus de sel
cuivreux, puisqu'elle ne changeait pas même de couleur par l'addition
du cyanure jaune de potassium et de fer, de l'ammoniaque, ni de l'acide
sulfhydrique. Les intestins, lavés, desséchés et calcinés, fournissaient
un charbon qui, étant traité par l'acide azotique, donnait de l'azotate
de cuivre.

Ces expériences prouvent, 1° que, lorsqu'il est mélangé avec les matières animales, le sulfate de bi-oxyde de cuivre dissous se précipite de
manière à ce qu'il n'en reste plus dans la liqueur au bout d'un certain
temps ; 2° qu'à la vérité cette précipitation n'est pas tellement rapide
qu'on ne puisse pas trouver une portion de sel en dissolution, même
au bout de plusieurs mois, si l'on a agi sur quelques décigrammes de
sulfate de bi-oxyde ; 3° que dans tous les cas où il ne serait plus possible
de découvrir le sel cuivreux dans la liqueur, il faudrait dessécher les
matières solides et les carboniser pour avoir le cuivre métallique, tandis qu'une autre portion de charbon serait traitée par l'acide azotique
pour obtenir de l'azotate de cuivre.

DU SULFATE DE CUIVRE AMMONIACAL.

Le sulfate de cuivre ammoniacal est d'une belle couleur bleue. On
le distingue du sulfate de cuivre, 1° par l'odeur ammoniacale qu'il
exhale ; 2° par la propriété qu'il a de verdir le sirop de violette ;
3° par le précipité vert qu'il donne avec l'acide arsénieux dissous : ce
précipité, formé d'arsénite de cuivre, est très abondant et paraît sur-
le-champ, tandis que l'acide arsénieux, mis dans le sulfate de cuivre,
ne fournit de précipité distinct qu'au bout de vingt ou vingt-cinq
minutes. Il agit sur l'économie animale comme les autres sels cuivreux : seulement il est plus irritant et plus énergique à raison de
l'ammoniaque qu'il renferme.

DE L'AZOTATE DE BI-OXYDE DE CUIVRE.

L'azotate de cuivre est d'une belle couleur bleue ; sa saveur est âcre
et très caustique ; il cristallise en parallélipipèdes allongés, ou en prismes fins semblables à des aiguilles. Mis sur des charbons ardents, il
se dessèche et détone avec scintillation. Lorsqu'on le chauffe dans un
creuset, il se décompose, donne du gaz oxygène, des vapeurs ni-

treuses rouges (gaz acide azoteux) et de l'oxyde de cuivre brun. Si on le mêle avec du charbon, et qu'on le soumette à l'action du calorique, sa décomposition est plus complète, et il laisse pour résidu du cuivre métallique. Il se dissout très bien dans l'eau : cette dissolution, concentrée, traitée par l'acide sulfurique, fournit au bout de quelques instants des cristaux de sulfate de cuivre. L'acide sulfhydrique, le cyanure jaune de potassium et de fer, l'ammoniaque, l'arsénite de potasse, etc., se comportent avec cette dissolution comme avec celle d'acétate de cuivre.

DU BICHLORURE DE CUIVRE.

Le bichlorure de cuivre est d'une couleur verte lorsqu'il est à l'état solide. Chauffé dans un creuset de terre avec son volume de charbon et de la potasse à l'alcool, il se décompose et fournit du gaz acide carbonique et un produit fixe formé de chlorure de potassium et de cuivre métallique. Traité par l'eau distillée bouillante, il donne un liquide d'une couleur verte tirant sur le bleu : ce liquide fournit, par l'azotate d'argent, un précipité blanc de chlorure d'argent; l'acide sulfhydrique, l'arsénite de potasse, le cyanure jaune de potassium et de fer, l'ammoniaque et les autres réactifs, le troublent, comme je l'ai déjà dit (voy. pag. 635). L'acide sulfurique concentré le décompose avec effervescence, en dégage du gaz acide chlorhydrique sous forme de vapeurs blanches, épaisses, d'une odeur piquante, et le transforme en sulfate de cuivre.

DU CUIVRE AMMONIACAL.

Le cuivre ammoniacal est une combinaison de bi-oxyde de cuivre et d'ammoniaque. Il est d'une belle couleur bleue, d'autant plus foncée qu'il est plus concentré; son odeur est vive, pénétrante et ammoniacale.

On peut y démontrer la présence du cuivre par les réactifs dont j'ai déjà parlé, l'acide sulfhydrique, le cyanure jaune de potassium et de fer, etc. (Voy. pag. 635.) Il diffère du sulfate de cuivre et du sulfate de cuivre ammoniacal en ce qu'il ne contient point d'acide sulfurique, et par conséquent qu'il ne fournit point avec l'eau de baryte un précipité de sulfate de baryte insoluble dans l'acide azotique. L'azotate d'argent n'y occasionne jamais de précipité de chlorure d'argent insoluble dans l'acide azotique pur, ce qui le distingue du bichlorure de cuivre. Enfin, en l'évaporant jusqu'à siccité, on n'obtient point une masse qui fuse sur les charbons ardents et qui se décompose au feu à la manière des azotates; en sorte qu'il n'est permis de le confondre ni avec l'azotate de cuivre ni avec l'azotate de cuivre ammoniacal.

DU PHOSPHATE DE CUIVRE.

Le phosphate de cuivre est sous forme d'une poudre bleue insoluble dans l'eau froide et soluble dans les acides forts; cette dissolution se comporte avec les réactifs des sels solubles de cuivre comme ceux-ci. L'eau bouillante finit par le transformer en phosphate acide de cuivre soluble et en phosphate basique *vert* insoluble. Celui-ci, et à plus forte raison le phosphate bleu, introduit dans l'estomac des chiens, détermine des vomissements et d'autres accidents, parce qu'il est transformé en un sel soluble par les liquides acides contenus dans ce viscère. (LEFORTIER, *Ann. d'hygiène*, juillet 1840.)

DU VIN, DU VINAIGRE ET DES SAVONS CUIVREUX.

Si l'on se rappelle avec quelle facilité l'acide acétique dissout le bi-oxyde de cuivre, on ne sera pas étonné que les vins acides qui sé-journent dans des vases de cuivre incrustés de vert-de-gris tiennent en dissolution une certaine quantité de cette substance.

De tous les moyens propres à démontrer l'existence d'une prépara-tion cuivreuse dans les liqueurs de cette espèce, on doit donner la préférence à celui qui consiste à précipiter la dissolution par l'acide sulfhydrique, comme il a été dit à la page 637.

Quelque compliquée que soit la composition des *savons* et des *savonnules cuivreux*, on pourra toujours en obtenir le cuivre métal-lique. Les détails dans lesquels je viens d'entrer en faisant l'histoire des diverses préparations cuivreuses, me dispensent de m'appesantir davantage sur cet objet, d'ailleurs peu important.

Question médico-légale concernant les sels cuivreux.

MM. Barruel et Chevallier ont été requis pour déterminer si du bouillon gras dans lequel on avait trouvé un sel de cuivre avait été empoisonné lorsqu'il était encore dans une marmite en fonte où il avait été préparé, ou bien si le sel de cuivre avait été ajouté au bouil-lon après que celui-ci aurait été retiré de la marmite. Les experts ont adopté cette dernière opinion, se fondant sur ce que la marmite en fonte ne contenait aucune trace de cuivre à sa surface, tandis que la même marmite s'était recouverte d'une couche brillante de cuivre rouge lorsqu'on y avait laissé pendant huit heures 4 kilogrammes 500 grammes de bouillon gras refroidi, tenant 32 *grammes de sulfate de cuivre* en dissolution, et que le bouillon alors, au lieu de contenir du sulfate de cuivre, renfermait du sulfate de fer. (*Annales d'hygiène et de médecine légale,* janvier 1830.)

On ne conçoit pas qu'à l'occasion de cette réponse, si conforme aux vrais principes de la science, M. Devergie cherche à apporter des restrictions en établissant que si, au lieu de bouillon *gras*, il eût été question de bouillon *aux herbes* ou d'une *liqueur acide*, les choses se seraient passées autrement. Il est certain que dans ce dernier cas le cuivre eût été plus promptement précipité que dans l'espèce qui faisait l'objet de la consultation médico-légale si le sel cuivreux avait été ajouté à la liqueur pendant que celle-ci était encore dans la marmite, et les experts qui auraient vu le cuivre déposé sur le fer auraient répondu tout autrement qu'ils ne le firent.

Des Préparations de Plomb.

DU PLOMB.

Le plomb est un métal solide, bleu, mou, flexible, facile à rayer par l'ongle, malléable et ductile. L'acide azotique le dissout à l'aide d'une douce chaleur, avec dégagement de gaz bi-oxyde d'azote, et donne un azotate soluble qui précipite en jaune par l'iodure de potassium, en noir par l'acide sulfhydrique, et en blanc par les sulfates solubles. (Voy. ACÉTATE DE PLOMB.)

Le plomb n'est point vénéneux tant qu'il est *en masse ou en poudre grossière,* et qu'il ne se transforme pas dans le canal digestif en oxyde ou en sel. On lit dans le *Journal de médecine* de Leroux, tom. XXIII, pag. 318, qu'un chien en a pris impunément 120 grammes. Allié à l'étain pour étamer les ustensiles de cuisine, il n'est pas dangereux s'il est en très petite proportion et que l'étamage soit neuf; mais si la quantité de plomb est considérable, ou que l'étamage soit usé, alors même qu'il renferme peu de plomb, il peut donner lieu à la colique de plomb, etc., parce qu'une portion de ce métal est dissoute. Voici des expériences qui ne laissent aucun doute à cet égard. 1° J'ai exprimé le jus de deux citrons dans une casserole en cuivre que j'avais étamée avec parties égales de plomb et d'étain, et j'ai ajouté 800 grammes d'eau; après trois jours de contact à froid, j'ai filtré et fait évaporer la liqueur jusqu'à siccité : le produit carbonisé par l'acide azotique a laissé un charbon que j'ai maintenu pendant dix minutes à une chaleur rouge dans la capsule où il avait été fait; les cendres provenant de cette opération contenaient de l'oxyde d'étain et un peu d'oxyde de plomb; car traitées par l'acide azotique bouillant, elles m'ont fourni une dissolution contenant une petite proportion de plomb; en effet, la liqueur précipitait en jaune par l'iodure de potassium, en brun par l'acide sulfhydrique, et en blanc par le sulfate de potasse; le bi-oxyde d'étain blanc n'avait pas été dissous; mais je me suis assuré de son existence en le dissolvant dans l'acide chlorhydrique. 2° J'ai laissé pendant plusieurs jours 300 grammes d'eau et 100 grammes d'acide acétique dans une casserole étamée avec parties égales de plomb et d'étain; j'ai filtré et fait évaporer la liqueur jusqu'à siccité; le produit carbonisé par l'acide azotique a fourni un charbon que j'ai incinéré; la cendre, mise en contact avec l'acide azotique étendu et bouillant, m'a donné de l'azotate de plomb dans la liqueur, et il est resté du *bi-oxyde d'étain*.

Ces expériences ne s'accordent guère avec celles de Proust, dont il m'est impossible d'admettre les résultats. Voici ce qu'on lit à cet égard dans le tome LVII des *Annales de chimie*, pag. 84 :

« Les étamages chargés de plomb jusqu'à parties égales ne peuvent être dangereux, puisqu'il suffit au plomb d'être allié à l'étain pour qu'il ne puisse se dissoudre ni dans le jus de limon ni dans le vinaigre, les deux acides dont l'activité pourrait inspirer plus de méfiance. L'étain, plus oxydable que le plomb, se dissout exclusivement dans ces acides, et s'oppose à ce que le second soit attaqué. Le plomb ne pourrait s'approprier un atome d'oxygène sans que l'étain ne le lui enlevât à l'instant.

» Le plomb, lorsqu'il est allié d'étain à parties égales et au-delà, ne peut jamais prendre les devants sur le second, s'oxyder et se dissoudre avant lui. Ce même alliage pris intérieurement et à une dose bien plus forte que celle que pourrait avaler toute une famille, lors même que l'étamage ne durerait pas huit jours, n'est pas en état d'exposer, même légèrement, la santé : aussi n'y en a-t-il pas un seul exemple avéré. » (Proust.)

Si, au lieu de faire cuire des aliments acides dans des vases d'étain alliés au plomb, on se servait d'ustensiles préparés avec ce dernier métal seul, à plus forte raison y aurait-il oxydation et dissolution de quelques parties métalliques dont l'ingestion occasionnerait des accidents, comme je le dirai en faisant l'histoire de l'acétate et du carbonate de plomb.

Il serait encore dangereux d'avaler de l'eau qui aurait séjourné dans des vases de plomb, au contact de l'air, parce qu'alors le métal aurait passé à l'état d'oxyde hydraté légèrement soluble dans l'eau ou à l'état de carbonate, qui aurait fini aussi par se dissoudre en quantité sensible à la faveur de l'acide carbonique contenu dans l'air. Barruel et Mérat ont retiré 64 grammes de carbonate de plomb cristallisé de six voies d'eau laissées pendant deux mois dans une cuve pneumato-chimique doublée en plomb. (MÉRAT, *Traité de la colique métallique*, 2e édition, pag. 98.) Nous savons que des familles entières ont été fortement incommodées pour avoir bu de l'eau qui était restée en contact avec des réservoirs de plomb, ou qui avait traversé des tuyaux de ce métal non encore tapissés du carbonate de chaux que beaucoup d'eaux potables déposent à leur surface interne, et qui les préserve d'une oxydation ultérieure.

Le plomb métallique très divisé est au contraire vénéneux ; on connaît généralement les mauvais effets des *émanations saturnines*.

Action des divers composés de plomb sur l'économie animale.

Il suffit de jeter un coup d'œil sur les observations médicales recueillies jusqu'à ce jour pour se convaincre du danger auquel sont exposés les individus qui emploient le plomb ou ses composés. Les peintres et barbouilleurs, les plombiers, les potiers de terre, les faïenciers, les lapidaires, les imprimeurs, les vitriers, les ciseleurs, les joailliers, les cartiers, les essayeurs, les verriers, les passetalonniers, les cordonniers, les doreurs, les chimistes, les fabricants de couleurs, les chapeliers, les épiciers, les mineurs, etc., sont souvent attaqués de maladies graves pour avoir seulement manié des préparations saturnines ou pour avoir été placés dans l'atmosphère de leurs émanations.

Nous verrons d'un autre côté qu'il peut y avoir aussi beaucoup de danger à avaler certains composés de plomb ou à les appliquer à l'extérieur.

Symptômes produits par les divers composés de plomb.

§ Ier Des émanations saturnines.

Les émanations saturnines sont absorbées et portent une atteinte plus ou moins délétère à l'économie animale. Pour le système nerveux de la vie *intérieure*, dit M. Tanquerel des Planches dans son excellent ouvrage sur les maladies saturnines, on n'observe que l'exaltation de l'action nerveuse; pour le système nerveux de la vie de *relation*, au contraire, les phénomènes de sensibilité et de mobilité peuvent être tantôt exaltés, tantôt abolis. Quand c'est sur les viscères contenus dans l'abdomen que le plomb a porté son influence pernicieuse, la *colique* se montre avec toutes ses variétés. Si c'est l'appareil nerveux rachidien qui se trouve atteint, alors peuvent apparaître dans les organes de la vie de relation ces douleurs vives qui caractérisent l'*arthralgie*, ou cette perte soit du mouvement, soit du sentiment qui signalent la *paralysie* ou l'*anesthésie* saturnines. Si c'est l'encéphale qui est affecté, du délire, des convulsions ou du coma caractérisent l'*encéphalopathie* saturnine. Sur quatorze individus atteints de maladies saturnines, douze à peu près sont affectés de colique, huit d'arthralgie, deux de paralysie, et un d'encéphalopathie. La colique est souvent compliquée d'arthralgie, et quelquefois de paralysie, et même d'encéphalopathie. C'est une chose fort remarquable que sur cent individus soumis à l'action des mêmes émanations saturnines, les uns soient pris de colique, les autres d'arthralgie, ceux-ci de paralysie, ceux-là d'encéphalopathie saturnines, maladies distinctes et indépendantes les unes des autres. Avant la manifestation des affections dont je parle, l'absorption des préparations de plomb peut donner lieu à un certain nombre de phénomènes qui révèlent déjà leur action sur la plupart des solides et des liquides de l'organisme : on les appelle *prodromes* de la maladie, ou bien on les désigne sous le nom d'*intoxication saturnine primitive*.

Ces prodromes sont : 1° la coloration bleuâtre, d'un gris ardoisé, de la portion des gencives la plus voisine des dents ; celles-ci sont d'un brun très foncé à leur base, tandis que leur sommet est d'un brun plus clair tirant sur le jaune ou le vert ; ces nuances paraissent être dues à du sulfure de plomb ; 2° une saveur sucrée, styptique, astringente, ou à la fois fétide et styptique ; une haleine également fétide ; 3° l'ictère *saturnin* ; la peau est d'un jaune sale ou terreux, ou, si l'ictère est moins prononcé, d'un jaune pâle légèrement cendré ; la conjonctive, l'urine, les matières fécales offrent aussi une couleur jaune ; 4° l'amaigrissement saturnin, qui est général, mais surtout à la face, laquelle offre alors des rides sensibles.

Colique des peintres ou colique saturnine.—Le symptôme le plus important, celui qui caractérise la maladie, c'est la douleur. Elle siège le plus habituellement à l'ombilic, moins souvent à l'épigastre ou à l'hypogastre ; le plus ordinairement c'est une sensation violente de tortillement, qui, loin d'augmenter en général à la pression, diminue le plus souvent lorsqu'on comprime l'abdomen. La constipation est, après la douleur, le phénomène le plus habituel ; les selles manquent en général pendant plusieurs jours ; cependant il y a quelquefois du dévoiement. On observe fréquemment la rétraction ou la dépression du ventre ; quelquefois cependant il est plus gros, plus développé, plus saillant que de coutume, sans être ballonné ; dans un bon nombre de cas, il n'est ni volumineux ni déprimé. Les nausées apparaissent beaucoup plus souvent que les vomissements, qu'elles précèdent toujours; toutefois ceux-ci existent assez fréquemment. Les matières vomies sont d'un vert porracé, d'une consistance visqueuse, d'une odeur fétide, *sui generis*, d'une amertume extrême, *érugineuse*, que certains malades disent être analogue à celle du plomb, d'autres à celle du vert-de-gris, etc. Il y a le plus souvent des *éructations* de gaz d'une odeur et d'une saveur amères, fétides; dans des cas fort rares, cette saveur est comme sucrée. Quand la colique est très intense, il y a souvent du hoquet. Au début de la maladie, la surface de la langue est nette; mais, au bout de quelques jours, un enduit blanchâtre, peu épais et fort adhérent, se montre presque constamment. L'haleine a une odeur toute caractéristique. Ordinairement la salive est alcaline, comme dans l'état de santé. De plus, communément la soif est assez vive. Il est excessivement rare que l'appétit soit conservé; cependant quelques malades demandent à manger au milieu des plus atroces douleurs. Assez souvent l'envie d'uriner se fait sentir, et pourtant il n'y a point d'excrétion d'urine pendant le paroxysme, ou bien elle sort goutte à goutte; dans les cas où l'on observe un obstacle à l'excrétion de l'urine, et qu'elle est suivie de douleur, le liquide sécrété est plus rouge qu'à l'état normal. Les testicules, le cordon spermatique, la verge, l'utérus, le vagin et les reins peuvent être le siège de douleurs, de tiraillements, de dilacération ou de constriction. Il est rare que la respiration soit parfaitement tranquille pendant tout le cours d'une colique violente; le plus souvent elle s'accélère pendant la durée des douleurs du ventre; dans quelques cas elle est entrecoupée, suffocante; quelques malades éprouvent des palpitations, une petite toux nerveuse, fatigante, et même des symptômes analogues à ceux de l'angine de poitrine. Au moment des accès, la voix peut être comme étouffée. La jaunisse accompagne quelquefois la colique des peintres; dans ce cas le sang est altéré par le plomb, en sorte que cet ictère ne peut pas être confondu avec celui que M. Tanquerel a désigné sous le nom de *saturnin*. Le pouls est ralenti, ou tout au plus il offre son rhythme normal; il est excessivement dur; on l'a vu quelquefois irrégulier, rémittent pour ainsi dire. Le plus souvent la peau conserve sa chaleur normale. Les forces paraissent anéanties ou plutôt opprimées par la violence de la douleur. On observe très promptement une diminution de la nutrition générale lorsque la colique dure pendant quelque temps. Il existe une altération profonde des traits de la face, laquelle annonce la plus vive souffrance et la plus grande anxiété. Ordinairement l'intelligence n'est pas troublée : seulement le malade, maîtrisé par la douleur, ne peut faire un usage aussi étendu que dans l'état normal de ses facultés intellectuelles. Presque toujours, lorsque la colique est intense, il y a insomnie complète.

Arthralgie saturnine. — Les phénomènes qui caractérisent l'arthralgie saturnine sont, d'après M. Tanquerel des Planches, la douleur, la perversion de la contractilité et la lésion des fonctions correspondant aux organes affectés. La douleur forme à elle seule presque toute l'affection ; les membres, le tronc et la tête peuvent en être le siége ; le plus souvent ce sont les membres inférieurs qui sont affectés ; puis viennent les membres supérieurs, les lombes, les parois thoraciques, le dos et la tête ; presque toujours cette douleur est dilacérante, contusive, ou bien composée d'élancements excessivement douloureux qui se produisent brusques et rapides comme des secousses électriques ; elle ne subsiste point en général au même degré d'une manière continue ; ordinairement elle éprouve des exacerbations, surtout pendant la nuit ; elle est souvent diminuée par la pression lente et graduée, surtout au moment des paroxysmes. Elle s'accompagne encore de quelques symptômes locaux ; ainsi les muscles sont affectés de spasmes, de contractions ou crampes, de rigidité, d'une sorte d'état tétanique, ou bien ils sont agités de tremblement ou d'un frémissement plus ou moins intense ; ces muscles peuvent former des tumeurs inégales et très dures, et le membre se trouver déformé. Le mouvement communiqué ou spontané de la partie qui est le siége de l'arthralgie aggrave souvent la douleur. Assez souvent les malades fuient la chaleur de leur lit ; s'ils souffrent dans les pieds, ils descendent précipitamment pour les rafraîchir sur le parquet ; il en est au contraire qui évitent le froid. Le pouls conserve habituellement sa souplesse et sa régularité normale. Il n'y a point de trouble dans la sécrétion urinaire, ce qui établit une différence entre les douleurs siégeant dans les masses musculaires et celles qui occupent la région des reins dans le cas de colique saturnine. Si les parois thoraciques sont douloureuses, les mouvements respiratoires peuvent être gênés. Les malades dont la face est sillonnée par des névralgies saturnines font des grimaces involontaires, et leurs traits sont grippés. La sécrétion du mucus nasal se supprime. Si le mal se porte sur le cou, on observe un torticolis. Il y a insomnie si les douleurs sont violentes. Du reste, toutes les autres fonctions sont en bon état dans le cas d'arthralgie simple.

Paralysie saturnine. — Si les émanations saturnines ont porté leur action stupéfiante sur un muscle soumis à l'empire de la volonté, il y a perte du mouvement de la partie atteinte. La paralysie peut être partielle ou générale dans un membre. Le plus ordinairement la paralysie des membres supérieurs existe avec celle des membres inférieurs, de l'appareil vocal et du tronc. Excepté dans les cas de paralysie générale, ce sont toujours les muscles de la partie postérieure du membre qui sont uniquement privés de contractilité dans la paralysie des extrémités thoraciques, tandis que pour les extrémités abdominales ce sont les muscles de la partie antérieure du membre qui sont affectés. Les divers degrés de la paralysie saturnine consistent en un simple engourdissement, en un tremblement léger, ou en une perte complète du sentiment; la sensibilité peut persister dans les membres jusqu'à leur atrophie; quelquefois cependant elle est affaiblie ou abolie (*anesthésie saturnine*); mais le plus souvent elle est exaltée (*arthralgie saturnine*). L'amaurose et la surdité compliquent rarement la paralysie du mouvement. Le pouls est en général faible, mou, facile à déprimer et très lent. La nutrition devient languissante dans les parties paralysées. Si la paralysie est bornée à un ou deux muscles seulement, leur atrophie tranche singulièrement avec les muscles des parties voisines, qui, n'étant pas malades, ont conservé tout leur relief. A l'état extrême d'émaciation succèdent des infiltrations partielles ou générales des membres; sur lesquels on ne tarde pas à voir de larges escarres ou plaques gangréneuses. Assez rarement les sécrétions des membranes muqueuses deviennent plus considérables, et rendent les malades sujets aux écoulements muqueux et à de copieuses expectorations; toutefois les parties paralysées sont assez souvent baignées, le matin, par des sueurs extrêmement abondantes et visqueuses. Lorsque les fonctions cérébrales sont troublées, ou lorsque des douleurs ont lieu dans le voisinage de l'épine, ce sont des phénomènes morbides dépendants de l'encéphalopathie et de l'arthralgie saturnines.

Anesthésie saturnine. — Si le plomb porte son action stupéfiante sur le principe de la sensibilité des organes de la vie de relation, sans que pour cela ils cessent d'entrer en action d'après des déterminations volontaires, il y a *anesthésie saturnine*, qui peut être bornée à la peau ou s'étendre aux parties sous-jacentes; d'autres fois ce sont les organes des sens, comme la vue, qui perdent la faculté de transmettre les impressions qu'ils éprouvent de la part des agents extérieurs. L'anesthésie apparaît moins fréquemment que la paralysie. Sur vingt-trois cas d'anesthésie observés par M. Tanquerel, quatre fois la maladie occupait la profondeur des organes où elle siégeait; sept fois la perte de la sensibilité se trouvait bornée à la peau; enfin, douze fois l'œil avait perdu la faculté de percevoir les rayons visuels. Dans les onze cas d'anesthésie superficielle et profonde, trois fois il y eut paralysie du mouvement des muscles correspondants à l'anesthésie; quatre fois l'abolition de la sensibilité et de la mobilité occupait des points différents ; enfin, quatre fois la perte de la sensibilité existait seule. Une seule fois l'amaurose et l'anesthésie de la peau d'un membre coïncidaient chez le même individu.

Encéphalopathie saturnine. — Lorsque les composés de plomb ont porté leur action sur l'encéphale, il se manifeste des désordres fonctionnels, auxquels on donne le nom d'*encéphalopathie saturnine.* Il peut y avoir tour à tour exaltation, abolition ou perversion des fonctions confiées au cerveau. Ainsi on observe tantôt un délire variable par sa physionomie ; tantôt la maladie cérébrale se révèle par des mouvements brusques, désordonnés, c'est-à-dire des convulsions ; tantôt on voit un assoupissement, un affaissement général de toutes les facultés intellectuelles, sensoriales et locomotrices, enfin un coma qui peut aller jusqu'au carus le plus profond. Un de ces accidents cérébraux peut se montrer seul pendant toute la durée de la maladie. Dans d'autres cas, ils se succèdent les uns aux autres, se groupent de plusieurs manières, et par leurs transitions ou combinaisons variées représentent l'ensemble des divers troubles qui constituent l'encéphalopathie. M. Tanquerel, à qui j'ai emprunté tous ces détails, établit les divisions suivantes : 1° forme délirante ; 2° forme comateuse ; 3° forme convulsive ; 4° formes délirante, comateuse et convulsive réunies (1).

L'action délétère des émanations saturnines *sur les animaux* peut être prouvée par le fait suivant : les animaux qui habitent autour des chaudières dans lesquelles on fait évaporer des préparations de plomb deviennent mornes au bout de quelques jours, perdent l'appétit et rendent difficilement leurs excréments ; cet état empire en peu de temps ; leurs urines ne tardent pas à être sanguinolentes ; quelquefois ils vomissent du sang, et leurs excréments en sont teints ; leur agonie est marquée par un tournoiement continuel dans lequel ils expirent, ayant le ventre aplati latéralement, et étant tout efflanqués. Un de ces animaux, après avoir séjourné quelque temps dans des magasins de *minium*, mourut dans des convulsions horribles ; ses membres étaient fortement contractés ; les griffes sortaient d'entre les doigts ; il n'y avait de remarquable à l'intérieur qu'une contraction un peu marquée des intestins : tous les autres organes étaient sains.

§ II⸱ *Des préparations de plomb injectées dans les veines, introduites dans l'estomac ou appliquées à l'extérieur.*

EXPÉRIENCE Iʳᵉ. — On a injecté dans la veine jugulaire d'un petit chien faible 65 centigrammes d'acétate de plomb du commerce dissous dans

(1) *Traité des maladies de plomb,* 2 vol. Paris, 1839.

6 grammes d'eau distillée. A peine l'injection était-elle terminée, que l'animal a fait trois ou quatre inspirations profondes, et a succombé sans donner le moindre signe de douleur ni de convulsion. On l'a ouvert sur-le-champ. Le cœur battait avec force ; le sang contenu dans le ventricule gauche était fluide et d'un rouge vermeil ; celui qui remplissait le ventricule droit était également fluide ; les poumons, d'une belle couleur rose, étaient crépitants, et leur tissu ne paraissait point durci.

EXPÉRIENCE IIᵉ. — On a injecté dans la veine jugulaire d'un chien de moyenne taille et robuste 25 centigrammes d'acétate de plomb dissous dans 8 grammes d'eau distillée. Le lendemain, l'animal paraissait n'avoir rien éprouvé. Le troisième jour, il était abattu, refusait de prendre des aliments, et conservait encore la faculté de marcher. Le quatrième jour, ses mouvements étaient tortueux et difficiles ; ses extrémités postérieures, plus faibles que les antérieures, offraient de temps en temps quelques mouvements convulsifs très légers ; il était excessivement faible, et il est mort le cinquième jour à sept heures du matin. Les poumons étaient crépitants dans toute leur étendue, et ils ne paraissaient pas offrir la plus légère trace d'altération : l'estomac était sain.

EXPÉRIENCE IIIᵉ. — On a injecté dans la veine jugulaire d'un chien de moyenne taille 50 centigrammes d'acétate de plomb dissous dans 8 grammes d'eau distillée : l'animal a paru suffoqué ; sa respiration est devenue difficile, haletante et précipitée ; il s'est écoulé de sa bouche une assez grande quantité de sérosité roussâtre, et il a succombé trente-cinq minutes après l'injection, sans avoir donné le moindre signe de vertiges, ni de paralysie, ni de convulsions. A l'ouverture du cadavre, faite immédiatement après la mort, on a trouvé les poumons livides par plaques, leur tissu plus serré que dans l'état naturel et fort peu crépitant. Le cœur se contractait à peine ; il était vide : les autres organes n'offraient aucune altération.

EXPÉRIENCE IVᵉ. — Le docteur Gaspard a injecté dans la veine jugulaire d'une chienne de taille moyenne 10 centigrammes d'acétate de plomb dissous dans 32 grammes d'eau distillée, qui ont paru causer de la douleur et des plaintes momentanées. Pendant les trois premiers jours, l'animal a offert un état douteux de santé et de maladie, n'ayant ni conservé ni perdu entièrement son appétit, mais ayant un peu de malaise, de fièvre et surtout de soif. Dès le quatrième jour, maladie déclarée, fièvre réelle, pouls fréquent, appétit nul, soif très vive et souvent renouvelée, narines sèches, etc. Ces symptômes continuèrent ou même augmentèrent les jours suivants, avec la faiblesse et l'amaigrissement ; en outre, le sixième jour, urine rouge-noire semblable à du sang pourri ; plaintes fréquentes ; mort le septième jour. Il n'y eut pendant ces sept jours qu'une seule évacuation de matières fécales. A l'ouverture du corps, on vit que les poumons étaient légèrement enflammés ou ecchymosés dans quelques endroits, par plaques ou petites taches ; l'estomac était sain ; mais les intestins grêles étaient très affectés, surtout dans leur tissu musculeux, ecchymosés, engorgés, comme squirrheux, frappés d'une inflammation très particulière, et pour ainsi dire gangréneuse, offrant çà et là beaucoup de taches livides et de vessies pleines d'un sang très noir et liquide. Les membranes séreuse et muqueuse étaient à peu près saines; mais l'intérieur du canal intestinal était plein de matières sales et muqueuses. Les gros intestins, assez sains, contenaient des matières fécales pultacées, sanguinolentes et très fétides. Il y avait, au lieu d'urine, dans la vessie, non affectée d'ailleurs, un liquide épais, brun verdâtre, bourbeux, semblable à de l'urine dans laquelle on aurait délayé de la fiente de vache.

EXPÉRIENCE Vᵉ. — On a injecté dans la veine jugulaire d'une assez grosse chienne 5 centigrammes d'acétate de plomb dissous dans 48 grammes d'eau distillée, sans qu'elle ait témoigné beaucoup de douleur : seulement peu après elle a évacué de l'urine et des matières fécales. Dans le courant de la journée, elle a présenté le même état maladif douteux que l'autre animal; mais le lendemain, la maladie était réelle avec soif vive, refus des aliments, narines sèches, abattement, fièvre légère. Alors on a introduit de nouveau dans la veine 32 grammes d'eau distillée tenant en dissolution 5 centigrammes d'acétate de plomb : cette seconde injection a été suivie d'une nouvelle évacuation fécale; ensuite les autres symptômes ont continué aussi bien que les jours suivants, mais sans exacerbation subite et toujours d'une manière insidieuse. Il s'y est joint dès le troisième jour quelques cris de temps en temps. Le quatrième, excrétions alvines de matières pultacées, très fétides, mucoso-sanguines, noires comme dans une dysenterie scorbutique ou gangréneuse, avec ténesme fréquent; urine rare, mais naturelle; toujours quelques cris. Le cinquième jour, état encore pire; mêmes excrétions alvines très fréquentes, formées sur la fin uniquement de sang noirâtre pur; maigreur très grande; démarche vacillante, faiblesse du train de derrière, toux fréquente, quelques vomissements, quelques cris; enfin symptômes nerveux convulsifs et mort. Les poumons étaient parsemés de quelques taches livides, noirâtres, tenant de l'ecchymose, sans inflammation; les intestins grêles offraient un très grand nombre de semblables taches dans leurs tissus musculeux et muqueux, mais ils étaient sains d'ailleurs; les gros intestins étaient un peu épaissis, sans inflammation décidée, mais tout enduits à l'intérieur de sang noir, muqueux, comme pourri, semblable à celui qui était rendu pendant la vie. Les autres organes étaient sains.

EXPÉRIENCE VIᵉ. — On a injecté dans la veine jugulaire d'un autre chien de taille moyenne 48 grammes d'eau distillée saturée d'acétate de plomb. Aussitôt après, le chien perdit tout appétit, éprouva des vomissements violents et réitérés quatre fois en moins d'une heure. Bientôt après, évacuation de matières fécales, suivie de ténesme dysentérique, d'excrétion de sang par l'anus, d'épreintes, de propulsion du rectum, etc. L'animal offrit aussi de la dyspnée, une respiration plaintive, de la fièvre; sa poitrine et son ventre étaient douloureux à la pression; il devint très gravement malade, couché adynamiquement sur le côté.

Quatre heures après l'injection, il poussa tout-à-coup de grands cris de douleur à divers intervalles, rendit des selles liquides très fétides, fut pris de mouvements convulsifs des membres et du tronc, d'agitation extrême, de respiration singultueuse avec soubresauts, de vomissements, d'efforts convulsifs, suivis bientôt de la mort. Les poumons étaient engorgés, un peu enflammés, quoique flasques et s'affaissant, parsemés d'une multitude de plaques ou taches brunes-noirâtres, formées par du sang, et dépendant d'une phlegmasie particulière. La membrane muqueuse des intestins était d'un rouge lie de vin ; la vésicule biliaire, pleine de bile noire très épaisse, était enflammée et ecchymosée dans son cul-de-sac, avec épanchement de sang entre ses membranes. (*Journal de physiologie expérimentale*, année 1821.)

EXPÉRIENCE VIIe. — On a fait avaler à un petit chien 6 grammes d'acétate de plomb solide. Au bout de cinq minutes, l'animal a vomi sans effort une assez grande quantité de matières blanches mêlées d'aliments ; ces vomissements se sont renouvelés quatre fois dans l'espace de la première demi-heure qui a suivi l'ingestion du poison, et ce n'est qu'après avoir fait les efforts les plus violents qu'il est parvenu à rejeter, la dernière fois, quelques matières jaunes, filantes, comme bilieuses. Le lendemain, il a mangé, et il ne paraissait point malade. Le jugeant rétabli, dix jours après la première tentative d'empoisonnement, on lui a fait prendre, à jeun, 14 grammes du même sel réduit en poudre fine. Bientôt après, il a vomi des matières blanches, filantes et écumeuses, et il a eu deux selles jaunâtres dans lesquelles il a rendu des excréments solides. Pendant les cinquante premières minutes il n'a point cessé de faire les efforts les plus violents pour vomir ; et ce n'est qu'avec la plus grande difficulté qu'il a rejeté trois fois un peu d'écume blanche et muqueuse : alors il a eu une nouvelle selle, et il est tombé dans l'abattement. Six heures après l'empoisonnement, il paraissait triste, peu sensible aux impressions extérieures, et il se tenait couché sur le ventre. Il a succombé le lendemain à cinq heures du soir, vingt-huit heures après avoir pris le poison, sans avoir été agité de mouvements convulsifs ni poussé la plus légère plainte.

La membrane muqueuse de l'estomac était rouge par plaques, évidemment enflammée, et recouverte d'une petite quantité d'un liquide floconneux ; la tunique musculeuse sous-jacente offrait une couleur rouge claire. Les autres parties du canal digestif ne présentaient aucune altération remarquable ; le diamètre des gros intestins ne paraissait point rétréci ; les poumons étaient comme dans l'état naturel.

EXPÉRIENCE VIIIe. — A une heure, on a détaché et percé d'un trou l'œsophage d'un petit chien ; on a introduit dans son estomac 48 grammes d'acétate de plomb dissous dans 100 grammes d'eau distillée, et on a lié l'œsophage au-dessous de l'ouverture afin d'empêcher le vomissement. Au bout de six minutes, l'animal a commencé à faire les plus violents efforts pour vomir, et il les a renouvelés souvent pendant la première demi-heure qui a suivi le moment de l'opération. A une heure quarante

minutes, il a eu une selle liquide dans laquelle il y avait une petite
quantité d'excréments solides. A quatre heures, il était couché sur le
côté, et avait un tremblement convulsif des muscles de l'extrémité antérieure droite; de temps en temps, ses membres étaient agités de légers
mouvements; lorsqu'on le mettait sur ses pattes, et qu'on le traînait par
le moyen d'une corde, il faisait quelques pas avec beaucoup de difficulté;
bientôt après, ses extrémités postérieures fléchissaient; l'animal restait
quelques secondes comme s'il eût été ivre de vin, puis tombait tout-à-
coup sur la tête comme une masse inerte abandonnée à son propre poids;
il continuait à faire des efforts infructueux de vomissement. A six heures,
ces symptômes avaient acquis plus d'intensité; il était presque mourant.
Il a expiré à dix heures et demie du soir. A l'ouverture de l'abdomen, on
fut frappé par la belle couleur blanche de la portion du canal digestif
contenue dans cette cavité, qui offrait cependant çà et là quelques stries
rougeâtres. L'estomac renfermait une assez grande quantité de fluide :
en le laissant écouler, on remarquait, dans l'intérieur de ce viscère, une
couche en forme de membrane, d'une couleur grise claire, semblable
à celle de la cendre, qu'on pouvait aisément enlever en raclant légèrement avec un couteau : cette couche, de 2 millimètres environ d'épaisseur, avait un aspect grumeleux, et offrait la même saveur que l'acétate
de plomb; elle répandait une odeur tenant un peu de celle du vinaigre
des quatre voleurs. La membrane muqueuse présentait également dans
toute son épaisseur, et sur tous les points de l'estomac, une couleur grise
cendrée; les deux autres tuniques de ce viscère ne paraissaient pas sensiblement altérées; on observait également, sur toute la surface interne
des intestins, une couche grisâtre et grumeleuse, semblable à celle qui
tapissait l'intérieur de l'estomac. Le diamètre des gros intestins n'était
point rétréci. Les poumons, crépitants dans quelques points, offraient
des plaques d'un tissu rouge livide, plus compacte qu'il ne l'est dans
l'état naturel.

EXPÉRIENCE IXe. — On a fait avaler à un petit chien 32 grammes d'a-
cétate de plomb dissous dans 96 grammes d'eau distillée : il a vomi
sur-le-champ une très grande quantité de matières liquides dans lesquelles il y avait beaucoup d'acétate de plomb et quelques aliments : ces
vomissements se sont renouvelés six fois dans l'espace de quinze minutes.
Le lendemain, l'animal était tourmenté d'une soif ardente; il a bu une
grande quantité de liquide qu'il n'a point tardé à vomir; il ne paraissait
point malade. A deux heures, il a mangé un peu de viande, qu'il a également rejetée quelques minutes après; ses mouvements étaient parfaitement libres. Le troisième jour, il a refusé les aliments; il continuait à
être tourmenté d'une soif ardente, et il ne vomissait plus les boissons
qu'il prenait. Le sixième jour, il commençait à prendre de la nourriture.
Neuf jours après l'introduction du poison, l'animal, très agile, cherchait
à s'échapper en faisant des cris affreux; on l'a muselé d'une manière très
forte, et il a été étouffé. Les membranes de l'estomac et des intestins
étaient saines, et n'offraient en aucune manière l'aspect dont j'ai fait

mention en parlant des ouvertures des chiens qui font le sujet des expériences précédentes.

EXPÉRIENCE Xᵉ. — A onze heures on a fait avaler à un chien de moyenne taille, et à jeun, 48 grammes d'acétate de plomb solide et parfaitement pulvérisé : cinq minutes après, l'animal a fait des efforts pour vomir, et il a rendu, à trois reprises différentes, une assez grande quantité de matières blanchâtres : ces vomissements se sont renouvelés au bout d'une heure. A quatre heures, il était calme, et paraissait souffrir du bas-ventre. Le lendemain, à neuf heures du matin, il a bu une très grande quantité d'eau qu'il n'a point tardé à vomir, et il a refusé de prendre des aliments ; il avait le libre exercice de ses sens et de ses membres ; il n'était point agité de mouvements convulsifs. Il a expiré à six heures du soir, dans un très grand état d'abattement. L'ouverture du cadavre a été faite le lendemain à midi. En ouvrant l'estomac, on a vu que la membrane muqueuse était d'un rouge assez intenso dans toute son étendue ; près du cardia on remarquait plusieurs taches d'une couleur noire et larges comme des pois ; la portion qui avoisine le pylore offrait aussi quelques unes de ces taches, et était en outre parsemée d'une multitude de points d'un petit diamètre et d'un gris noirâtre ; la face de cette membrane qui est immédiatement appliquée sur la tunique musculeuse, cette dernière tunique et la membrane séreuse, étaient d'un rouge de feu : de sorte que l'estomac paraissait fort enflammé, même avant de l'ouvrir ; le canal intestinal ne présentait aucune altération ; les poumons étaient parfaitement sains.

EXPÉRIENCE XIᵉ. — J'ai administré à un chien 16 grammes d'acétate de plomb dissous dans 200 grammes d'eau. L'œsophage et la verge ont été liés. Huit heures après, l'animal a été tué et ouvert sur-le-champ. La vessie contenait 40 grammes d'*urine* que j'ai carbonisée par l'acide sulfurique ; le charbon, chauffé au rouge pendant une heure dans une capsule de porcelaine, a été traité par l'acide chlorhydrique bouillant ; le gaz acide sulfhydrique *n'a décelé aucune trace de plomb* dans la dissolution filtrée.

Le *foie* et la *rate*, séparés immédiatement après la mort, ont été coupés en petits morceaux et chauffés pendant une heure avec de l'eau aiguisée d'acide acétique ; la liqueur a été filtrée, et évaporée jusqu'à siccité ; le produit a été carbonisé par l'acide sulfurique ; j'ai fait bouillir ce charbon avec de l'eau régale ; j'ai filtré, et fait évaporer la dissolution ; le produit sec a été dissous dans l'eau, et j'ai fait traverser cette dissolution filtrée par un courant de gaz acide sulfhydrique ; il s'est déposé aussitôt du *sulfure de plomb* noir, dont j'ai constaté les caractères.

Le *foie* et la *rate* d'un chien à l'état *normal*, traités de la même manière, n'ont donné *aucune trace de plomb*.

L'*estomac*, après avoir été *parfaitement lavé*, a été carbonisé par l'acide sulfurique, et le charbon soumis aux diverses opérations qui viennent d'être décrites ; j'ai obtenu beaucoup de sulfure de plomb.

EXPÉRIENCE XIIᵉ. — J'ai fait prendre à un chien 30 grammes d'acétate de plomb dissous dans 180 grammes d'eau. L'œsophage et la verge ont été liés. L'animal a été ouvert immédiatement après la mort. La vessie contenait 55 grammes d'*urine* que j'ai évaporée à siccité et carbonisée par l'acide sulfurique ; le charbon a été chauffé avec de l'acide azotique ; j'ai filtré la dissolution, et je l'ai évaporée jusqu'à siccité. En dissolvant le produit dans l'eau et en faisant passer du gaz acide sulfhydrique à travers la liqueur, j'ai obtenu une faible proportion de *sulfure noir*, suffisante cependant pour qu'on pût le reconnaître en le dissolvant dans l'acide azotique, en évaporant à siccité la liqueur azotique filtrée et en touchant le produit salin avec l'iodure de potassium, l'acide sulfhydrique, etc.

Les *reins*, traités par l'eau bouillante, *aiguisée* d'acide acétique, puis carbonisés comme il a été dit à l'expérience 11ᵉ à l'occasion du *foie*, ont fourni une quantité très appréciable de *sulfure de plomb* noir.

Le *foie*, la *rate* et l'*estomac*, soumis aux opérations indiquées à l'expérience 11ᵉ, ont également donné du plomb qui ne pouvait provenir que de l'empoisonnement.

EXPÉRIENCE XIIIᵉ. — Lorsqu'on introduit dans l'estomac des chiens 20 à 30 grammes d'acétate de plomb dissous dans 180 ou 200 grammes d'eau, et qu'on lie l'œsophage et la verge, les animaux meurent au bout de quinze, vingt ou trente heures. Si on les ouvre immédiatement après la mort, et qu'on sépare le foie, la rate et les reins, on pourra s'assurer que ces organes contiennent du plomb qui provient de l'empoisonnement, et qui par conséquent n'est pas celui qui existe naturellement dans les tissus animaux. Voici comment j'ai procédé pour acquérir la preuve du fait que j'avance.

Le *foie* et la *rate*, après avoir été coupés en petits morceaux, ont été traités par l'eau bouillante pendant une heure dans une capsule de porcelaine. Le *décoctum* a été filtré, et évaporé jusqu'à siccité. Le produit a été carbonisé par l'acide azotique et le chlorate de potasse (voy. p. 489), et le charbon sec et finement pulvérisé a été traité à chaud par de l'acide azotique pur, étendu de son volume d'eau. La dissolution filtrée a été évaporée jusqu'à siccité, et le résidu a été dissous dans l'eau distillée ; en faisant passer un courant de gaz acide sulfhydrique à travers la liqueur filtrée, j'ai obtenu un précipité de *sulfure de plomb noir*, qui, après avoir été parfaitement lavé et chauffé avec de l'acide azotique faible, a fourni du soufre et de l'azotate de plomb. En effet, j'ai filtré cette liqueur, je l'ai rapprochée, et je me suis assuré qu'elle précipitait en noir par l'acide sulfhydrique, en jaune par l'iodure de potassium, et en blanc par le sulfate de soude. Le *foie* et la *rate*, qui avaient ainsi bouilli dans l'eau distillée, ont été chauffés à la température de l'ébullition avec un mélange de 30 parties d'eau et d'une partie d'acide acétique concentré. Le *solutum*, filtré et traversé par un courant de gaz acide sulfhydrique, n'a pas laissé déposer du sulfure de plomb ; la liqueur, évaporée jusqu'à siccité, a donné un produit que j'ai carbonisé par l'acide azotique et le chlorate de potasse ; le charbon, sec et friable, traité pendant quelques minutes à chaud avec de l'acide azotique étendu d'eau, a fourni un *solutum* qui a donné du sulfure de plomb noir par un courant de gaz sulfhydrique. D'où il suit que dans cette expérience l'eau bouillante n'avait pas suffi pour enlever au foie et à la rate *tout* le composé plombique qui avait été absorbé et gardé par ces viscères.

Les *reins*, soumis à l'action de l'eau distillée bouillante aiguisée d'acide acétique, ont donné un *décoctum* qui, étant soumis aux opérations précédemment indiquées, a également fourni du sulfure de plomb.

Urine. — En faisant évaporer jusqu'à siccité 50 à 60 grammes de l'urine trouvée dans la vessie des animaux ainsi empoisonnés, et en carbonisant le produit par l'acide azotique, il ne s'agit pour démontrer la présence du plomb dans ce liquide que de soumettre, comme je l'ai dit, le charbon obtenu à l'action successive des acides azotique et sulfhydrique.

Estomac. — Si, après avoir lavé ce viscère avec de l'eau distillée jusqu'à ce que les lavages ne se colorent plus par l'acide sulfhydrique, on le carbonise de la même manière, et que l'on procède comme je viens de l'indiquer, on obtient des quantités considérables de sulfure de plomb.

EXPÉRIENCE XIVᵉ. — Le foie, la rate, les reins, l'urine et l'estomac des chiens à l'état *normal* ne donnent aucune trace de plomb, lorsqu'on les traite comme il a été dit à l'expérience 13ᵉ (voy. p. 669).

OBSERVATION 1ʳᵉ. — James, dans le *Dictionnaire de médecine*, t. II, p. 837, dit, à l'article *Bellon* (1), qu'il a été obligé de traiter deux fois des malades atteints de la colique de plomb pour avoir pris du *sucre de saturne* (acétate de plomb) dans l'intention d'arrêter des flueurs blanches.

OBSERVATION 2ᵉ. — Tissot rapporte que l'acétate de plomb, administré dans la phthisie pulmonaire, a occasionné trois fois la colique métallique dont il s'agit ici.

OBSERVATION 3ᵉ. — Bourdelin, professeur de chimie au Jardin du Roi, avait reconnu que la majeure partie des coliques auxquelles étaient en proie les habitants du faubourg Saint-Germain étaient des coliques saturnines développées par du vin dans lequel on avait fait dissoudre de la litharge.

OBSERVATION 4ᵉ. — Vantroostwyk, dans son ouvrage sur l'électricité médicale, dit que les eaux qui contenaient du plomb en dissolution causaient la même maladie à Harlem. Une famille fut, au rapport de Van-Swiéten, attaquée de paralysie pour avoir pendant long-temps fait usage d'une eau contenue dans un grand vaisseau de plomb. Une autre famille éprouva la même maladie pour avoir bu de l'eau d'un puits chargée de sélénite, et qui avait attaqué le plomb dont était composé le vase qui servait à la puiser. Le père de cette famille était depuis long-temps attaqué de paralysie; la mère était morte des suites d'une longue et douloureuse colique accompagnée d'ictère; de vingt et un enfants, huit étaient morts en bas âge, et les autres étaient malades chaque fois qu'ils venaient ha-

(1) Nom sous lequel la colique de plomb est connue en Angleterre.

biter la maison paternelle. On a également des exemples d'accidents malheureux occasionnés par l'eau transmise par des aqueducs de plomb, ou par l'eau de pluie tombée sur des toits couverts de plomb et reçue ensuite dans des vases (1).

OBSERVATION 5°. — Bax, tambour du 46° bataillon, était passionné pour la boisson ; il trouva dans la chambre d'un de ses camarades une fiole remplie d'extrait de saturne (sous-acétate de plomb), et l'avala, trompé sans doute par la saveur douceâtre de cette substance ; il périt le 26 avril 1816, vers six heures et demie du soir. Dès le 23 du même mois, il était extrêmement pâle, et il avait commencé à se plaindre de constipation, d'anorexie, d'une grande lassitude des extrémités et d'un abattement général. Ces symptômes augmentèrent le 24 ; le 25 au matin, il se manifesta des coliques qui ne firent que redoubler avec un sentiment d'étranglement ; la rentrée du ventre se fit en dedans ; il y eut des nau· sées, des convulsions terribles avec une sueur froide visqueuse, aphonie, trismus. (Le 25, *fomentations chaudes avec la jusquiame et les fleurs de camomille ; boissons abondantes ;* mais le malade en avale à peine, à cause du resserrement des mâchoires.) *Ouverture du cadavre.* — Le corps était d'un jaune pâle, le ventre fort dur et dans un état de grande constriction. L'estomac était fortement phlogosé ; ses vaisseaux étaient dans un état de plénitude considérable ; la membrane muqueuse était macérée de place en place, surtout vers le pylore. Une partie de l'œsophage vers le cardia, le duodénum, les portions ascendantes et transverses du colon, le pancréas, une portion du mésentère, de l'intestin jéjunum, la face conoïde du foie et de la rate étaient également dans un état d'inflammation remarquable. La vésicule du fiel était considérablement remplie de bile. (Observation rapportée par le docteur Kerkhoffi. Voy. *Gazette de Santé* du 25 décembre 1820.)

OBSERVATION 6°. — M. Chomel a observé à la Charité une fille qui fut prise de colique de plomb très violente pour avoir avalé une cuillerée à bouche d'acétate de plomb. Dans un autre cas, un homme atteint d'une hémoptysie rebelle prit 1 gramme 20 centigrammes de ce sel pendant quelques semaines et fut atteint d'une colique de plomb fort intense. (*Dictionnaire de médecine* en 25 volumes, tom. VIII.)

OBSERVATION 7°. — Thuillier, âgé de vingt et un ans, éprouva la *colique*, l'*arthralgie* et la *paralysie saturnine* pour avoir pris de l'acétate de plomb. Voici les détails de ce fait intéressant rapporté par M. Tanquerel. Thuillier entra à l'hôpital de la Charité le 16 juin 1834, pour se faire traiter d'une hypertrophie du cœur. Après avoir exercé son état de peintre depuis l'âge de douze ans, il l'abandonna trois ans plus tard, à la suite d'une colique de plomb avec tremblement des membres qui dura trois mois. Il embrassa alors la carrière des armes ; ses goûts de voyage lui firent préférer la marine. A dix-neuf ans, obligé par sa mauvaise santé de quitter le service, il reprit son état de peintre. Quelque temps après,

(1) WALL, *in Medical treatise ;* PLENCK, *Toxicologia,* p. 250, ann. 1784.

il éprouva encore une attaque de colique de plomb qui cette fois fut assez légère. Enfin des chagrins violents, vinrent troubler tous les instants de la vie de Thuillier, qui déjà était naturellement porté à la tristesse et à la mélancolie ; et bientôt survinrent quelques palpitations qui, par leur augmentation progressive, le forcèrent d'entrer à l'hôpital.

Le 17 juin, l'examen du malade fit reconnaître l'état suivant : peu d'embonpoint, face pâle et légèrement jaunâtre ; l'expression de la figure annonce que Thuillier est sous le poids d'idées morales tristes.

La région précordiale est légèrement agitée par des battements sensibles à la vue et au toucher ; elle rend un son mat à la percussion dans une étendue de 8 centimètres verticalement et 9 centimètres transversalement. A l'aide de l'auscultation, on reconnaît que les battements du cœur sont forts, et que les bruits, qui s'entendent dans presque toute la partie antérieure de la poitrine, ont assez d'éclat et n'offrent aucune modification dans leur timbre. Tous ces phénomènes sont beaucoup plus marqués à gauche, et surtout entre les cinquième et septième côtes, vers la pointe du cœur. Le malade accuse assez souvent des palpitations, de la dyspnée, une espèce d'étouffement qui revient de temps en temps avec tant de force, qu'il est alors menacé de suffocation. Il affirme encore qu'il sent ces palpitations s'étendre le long du cou jusqu'au sommet de la tête, et que quelquefois il est tourmenté par des éblouissements et des vertiges, surtout quand il monte un escalier ou fait un exercice plus fatigant qu'à l'ordinaire. Le pouls et dur, large, plein et régulier ; on compte 65 pulsations par minute ; absence d'œdème et de toute autre espèce d'hydropisie.

L'auscultation et la percussion ne nous font découvrir aucune affection des poumons ; il n'y a ni toux ni crachats ; 22 inspirations par minute.

La langue, assez humide, se trouve blanchâtre dans son milieu et rosée sur les côtés ; les gencives, dans leur portion la plus voisine des dents, présentent une légère teinte gris bleu, comme ardoisée ; les dents sont brunâtres à leur base et jaunâtres à leur sommet ; l'appétit est bon ; le malade va généralement une fois par jour à la garde-robe, et toutes les sécrétions se font comme dans l'état de santé.

Les autres fonctions n'ont subi aucune altération.

M. Blache, médecin par intérim du service, prescrivit d'abord une saignée de trois palettes, qui modéra un peu les symptômes de l'hypertrophie du cœur, et surtout les palpitations. Quelques jours après, on appliqua à plusieurs reprises des sangsues dont le nombre variait de douze à quinze. Plus tard, deux nouvelles saignées générales furent pratiquées, et une douzaine de ventouses scarifiées furent posées sur la région précordiale ; enfin la digitale fut administrée.

Ce traitement n'amenant pas une amélioration assez marquée, M. Horteloup, qui venait de remplacer M. Blache dans le service, ordonna 15 centigrammes d'acétate de plomb en pilules, le 8 août 1834. Le médicament ne produisant pas d'effet sensible ; le médecin éleva la dose successivement, et avec toute la prudence possible, jusqu'à 1 gramme

30 centigrammes. Depuis le 18 août, cette dernière dose fut prescrite tous les jours jusqu'au 22 du même mois. Alors le malade commença à s'apercevoir qu'il n'était point allé à la garde-robe depuis deux jours; quelques vomissements et des coliques survinrent, en même temps que les membres inférieurs se trouvèrent atteints de douleurs contusives. On supprima de suite l'acétate de plomb; néanmoins, les jours suivants, tous ces symptômes augmentèrent d'intensité, et le malade se trouvait le 24 août dans la position que voici :

Rétraction assez marquée des parois abdominales; coliques exacerbantes dans tout le ventre, mais principalement vers l'ombilic, qui ne sont ni augmentées ni diminuées par la pression; au moment des exacerbations, le malade s'agite dans son lit, et les traits du visage expriment une assez vive souffrance. Constipation. Nausées accompagnées de rares vomissements de quelques cuillerées de matière verdâtre; langue humide, blanchâtre dans son milieu et rosée sur les côtés. Urine rare et fortement colorée. Douleurs contusives, rémittentes, uniquement dans les membres inférieurs, principalement à la plante des pieds et autour des genoux; quelques crampes dans les mollets. Teinte légèrement jaunâtre de la face. L'impulsion du cœur se trouve sensiblement plus faible, et les bruits, devenus moins éclatants, s'entendent dans un espace plus limité qu'au moment de l'entrée à l'hôpital. Le malade ne nous accuse plus ses palpitations, sa dyspnée ni ses étouffements; enfin il affirme qu'il est singulièrement soulagé du côté du cœur. Le pouls, assez faible, ne donne que 50 à 55 pulsations. Les autres organes, interrogés avec soin, ne nous offrent aucune modification appréciable.

Cette série de symptômes fait reconnaître facilement une colique saturnine qui avait été produite par l'acétate de plomb. On commence de suite le traitement de la Charité; six jours suffisent pour faire disparaître complétement l'affection saturnine.

A peine la colique fut-elle guérie, que les palpitations, la dyspnée revinrent peu à peu. M. Horteloup prescrivit alors une saignée générale qui produisit momentanément un amendement marqué des symptômes de l'hypertrophie du cœur. Vers le 8 septembre, les palpitations, la dyspnée et l'étouffement prirent, sans cause connue, un nouveau degré d'énergie; plusieurs ventouses scarifiées ne combattirent pas avec beaucoup de succès cette surexcitation. Alors on revint à l'administration de l'acétate de plomb, qui fut donné en pilules, d'abord à la dose de 20 centigrammes. On éleva successivement et par gradation la dose du médicament jusqu'à 1 gramme 30 centigr.; aucun accident ne survenant, on fit un dernier effort contre l'hypertrophie, en donnant 1 gramme 60 centigrammes d'acétate par jour pendant quelque temps (1). Le 26 septembre, quelques douleurs fugaces se firent sentir dans les membres inférieurs; quelques coliques survinrent également avec de la con-

_____

(1) On augmentait la dose du médicament, à cause de son peu d'effet physiologique et thérapeutique.

stipation, et le malade était dans l'état suivant, le 28 septembre 1834 (1).

Douleurs extrêmement fortes dans la région ombilicale, qui s'irradient dans le reste du ventre, et que la compression lente et graduée diminue un peu. Ces douleurs deviennent par instants tellement violentes, que le malade, presque furieux, pousse des cris aigus, s'agite et se roule dans son lit, se comprime le ventre avec les deux mains fermées, demande avec énergie qu'on le fasse aller promptement à la garde-robe, etc. Les parois abdominales ont éprouvé une rétraction sensible ; des vomissements de bile verdâtre, précédés de nausées, surviennent assez fréquemment ; quelques gaz s'échappent de temps en temps par la bouche ; l'haleine est fétide, *sui generis, saturnine ;* l'appétit a disparu, et la soif est modérée ; la langue humide, blanchâtre dans son milieu, se trouve rosée sur les côtés. La face, qui présente une teinte jaunâtre prononcée, exprime la souffrance et l'anxiété ; ces deux derniers caractères se dessinent avec force, au moment de l'arrivée de violentes coliques, par des contractions énergiques et comme convulsives de tous les traits du visage. Les membres inférieurs, et principalement les genoux et les cuisses, sont exclusivement affectés de douleurs vives et exacerbantes ; quelques crampes se font parfois sentir dans les mollets ; la plante des pieds est le siège de picotements et de fourmillements assez douloureux. Les membres supérieurs conservent leur sensibilité normale. Le pouls, assez faible, ne donne que 50 à 52 pulsations ; la peau a conservé sa chaleur naturelle ; les symptômes de l'hypertrophie du cœur ont perdu sensiblement de leur énergie : le malade n'y fait plus attention ; les urines, rares et rouges, sont facilement excrétées ; les autres fonctions de l'économie animale ne nous offrent aucun trouble.

On prescrivit 2 gouttes d'huile de croton tiglium, un lavement de séné et la tisane d'orge miellée. Le malade éprouva quelques vomissements, une demi-heure après l'ingestion de l'huile croton ; mais il n'y eut point de garde-robes.

Les accidents du côté du ventre persistant, et même acquérant encore plus d'énergie, on donna les jours suivants 4, 6, 8, et enfin 10 gouttes d'huile de croton. A cette dernière dose seulement, il y eut 4 garde-robes dans les vingt-quatre heures. Le médicament était pris en présence du pharmacien et des infirmiers ; nous l'avons vu nous-même prendre une fois ; ainsi l'erreur était impossible. Dans la salle voisine, qui fait partie du service de M. Rayer, 2 gouttes de croton données le même jour à un cérusier affecté de colique saturnine procurèrent 6 garde-robes. Notons encore que l'huile administrée à ces deux malades sortait du même flacon de la pharmacie. Du reste, le purgatif continué pendant trois jours à cette dose ne produisit pas d'accidents. 6 gouttes furent ensuite seulement prescrites.

La colique, sous l'influence de ce traitement, diminuait sensiblement, lorsque le malade se plaignit, le 10 octobre, à la visite, d'engourdissements et de picotements dans les épaules, et plus particulièrement vers

(1) On avait supprimé, depuis deux jours, l'acétate de plomb.

le muscle deltoïde ; un léger tremblement affectait toute l'étendue des membres supérieurs ; le mouvement d'élévation du bras de chaque côté était difficile et incomplet. Les symptômes de la colique, quoique beaucoup diminués, subsistaient encore. Alors, on eut recours à la limonade sulfurique, qui, continuée pendant trois jours, n'amena aucune amélioration. Le traitement de la Charité ne fit pas non plus disparaître la colique, et ne put empêcher la paralysie d'envahir la totalité des membres supérieurs. Le 18 octobre 1834, le malade présentait l'état suivant :

Malgré tous les efforts de sa volonté, Thuillier ne peut élever les bras, qui restent appliqués contre la poitrine. L'immobilité des fibres musculaires du deltoïde est remarquable lorsqu'il exécute quelques mouvements de l'épaule encore conservés. On n'aperçoit pas le plus léger frémissement dans tous les muscles des membres supérieurs, quelque effort que fasse le malade. Les articulations du coude, du poignet et des doigts sont dans une légère flexion ; l'avant-bras et la main conservent leur position intermédiaire à la pronation et à la supination. Enfin, les extrémités supérieures obéissent passivement et avec facilité à tous les mouvements qu'on leur communique. (1).

Les parties paralysées ont acquis dans le sens de la flexion une grande exaltation de sensibilité ; la douleur est dilacérante, continue, augmentée par la pression et le mouvement, plus forte la nuit que le jour. Les souffrances sont parfois tellement atroces, que le malade pousse des cris aigus, et qu'elles le réduisent alors au désespoir le plus cruel. Le tact est parfaitement conservé ; les poignets et les doigts sont affectés d'un sentiment de pesanteur très marqué. Enfin, ce malheureux accuse un froid glacial dans ses membres malades : aussi recommande-t-il avec instance qu'on les entretienne chauds.

On est surpris de la rapidité avec laquelle les parties paralysées maigrissent ; les téguments sont flasques, et le relief des muscles a déjà disparu.

La voix, qui a perdu beaucoup de son timbre, habituellement assez éclatant, est maintenant très faible ; l'articulation des mots se trouve gênée, quelquefois même incomplète.

Les membres inférieurs jouissent de toute l'intégrité de leurs mouvements ; des douleurs contusives se font sentir dans les genoux, surtout à leur partie interne, aux cuisses et à la plante des pieds. Ces douleurs, qui parfois s'exaspèrent, ne deviennent pas plus fortes par la pression et le mouvement, et ne sont point accompagnées de gonflement ni de rougeur de ces parties. Quelques crampes sillonnent de temps en temps les mollets.

Les parois abdominales sont toujours rétractées ; des coliques sourdes, assez souvent exacerbantes, se font sentir dans tout le ventre, et principalement vers la région ombilicale ; elles n'augmentent ni ne diminuent à la pression de la main. Cependant le malade, au moment d'une colique assez forte, se couche quelquefois sur le ventre pour en modérer l'acuité : il y a aussi de la constipation qu'on ne peut vaincre qu'imparfaitement ;

(1) La paralysie commença par envahir les muscles extenseurs, puis les fléchisseurs.

la langue est toujours dans le même état ; anorexie et parfois quelques nausées.

Çà et là, on aperçoit quelques grosses pustules d'ecthyma, sur toute la surface du corps ; la peau offre, en général, une teinte jaune, plus prononcée à la face, dont les traits sont fortement affaissés.

L'impulsion du cœur a repris de la force, et les palpitations reparaissent assez souvent ; la dyspnée est également revenue en partie. Le pouls faible et déprimé ne donne que 50 pulsations, et n'est point, par conséquent, en rapport avec l'énergie assez marquée des battements du cœur.

Conservation intacte de l'intelligence ; les autres fonctions de l'économie animale ne semblent point modifiées d'une manière notable.

Pour combattre toutes ces affections diverses, on emploie tour à tour, et simultanément, *le traitement de la Charité*, puis l'huile de croton tiglium, la limonade sulfurique, les bains sulfureux, la strychnine, la thériaque, l'opium à la dose de 8 décigrammes par jour, etc. Tout est inutile. La paralysie et l'exaltation de la sensibilité, ainsi que la colique, ne font aucun progrès vers la guérison jusqu'au 14 novembre, jour où le malade succombe, en proie aux douleurs les plus atroces, qui ne lui laissaient plus que fort rarement quelques moments de repos le jour et la nuit ; au point que, quelques instants avant sa mort, ce malheureux jeune homme, dans son désespoir, se disait heureux de pouvoir abandonner la vie, où il souffrait tant.

Nécropsie, pratiquée le 15 novembre 1834. — Peu de roideur cadavérique.

Crâne. — La dure-mère et l'arachnoïde n'offrent rien qui soit digne de remarque. La dernière de ces membranes se trouve lubrifiée par une assez grande quantité de sérosité, à peu près comme dans l'état normal. On observe quelques granulations sur la pie-mère de la convexité du lobe antérieur droit ; du reste, cette méninge ne nous laisse voir ni injection anormale, ni infiltration, etc., absolument rien. La masse encéphalique est assez ferme et d'un blanc grisâtre à l'extérieur ; coupée avec beaucoup de soin par tranches minces, elle ne nous présente aucune altération. Les ventricules latéraux contiennent environ une cuillerée de sérosité transparente.

Colonne vertébrale. — La cavité arachnoïdienne de la moelle renferme à peu près 2 cuillerées de sérosité transparente. Quelques veines de la pie-mère paraissent sensiblement dilatées. La moelle, examinée avec toute l'attention possible, ne nous offre pas la plus légère altération dans sa consistance, sa couleur et son volume ; les racines des nerfs vertébraux ont conservé toutes leurs qualités physiques normales.

Tous les nerfs des plexus brachial et sciatique, les pneumogastriques et hypoglosses, ainsi que les divisions principales du grand sympathique, sont disséqués avec le plus grand soin, sans qu'on puisse trouver la plus légère modification morbide de ces parties appréciable aux sens.

Les muscles du bras, de l'avant-bras, de la main et des doigts, sont pâles et grêles ; il y a un assez grand contraste entre ces muscles et ceux des autres régions du corps, par exemple des membres inférieurs ; il n'y a point de différence marquée entre les extenseurs et les fléchisseurs ; les muscles du larynx ne nous paraissent pas sensiblement atrophiés.

La membrane muqueuse de l'estomac présente une légère arborisation vers le grand cul-de-sac, sans ramollissement ni épaississement ; l'intestin grêle ne nous laisse voir rien de notable, si ce n'est çà et là quelques traînées d'injection ; le cœcum offre en quelques points une injection assez marquée sans autre altération.

Le colon ne nous semble pas manifestement rétréci ; la membrane muqueuse conserve ses caractères physiologiques ; on ne trouve rien de particulier dans le rectum et l'œsophage.

Le foie, d'un assez petit volume, est un peu pâle ; il contient peu de sang dans son intérieur.

Il y a une bonne cuillerée de sérosité citrine dans le péricarde ; on ne découvre aucune trace d'inflammation de sa membrane séreuse ; le cœur surpasse le volume du poing du sujet ; la cavité du ventricule gauche est évidemment dilatée ; ses parois, vers la base, ont environ 2 centimètres à 2 centimètres 2 millimètres d'épaisseur ; les valvules et les orifices n'ont subi aucune altération ; le ventricule droit et les deux oreillettes ne semblent pas sensiblement hypertrophiés. Les gros vaisseaux, et surtout les artères, en général vides de sang, n'ont éprouvé aucune modification dans leur texture.

Les poumons, crépitants dans leurs deux tiers supérieurs, sont un peu gorgés de sérosité et de sang noir à leur base.

La rate, les reins, la vessie et les uretères, ne nous offrent rien de notable.

Observation 8ᵉ. — Rebecca Adams, âgée de vingt et un ans, faible et délicate, avala pour 20 centimes d'acétate de plomb neutre. Aussitôt après elle fut saisie de vomissements, de douleurs à l'estomac et aux intestins ; elle sentit ses jambes s'engourdir, et crut mourir. Son épuisement était extrême ; le visage était pâle ; on voyait un cercle noir autour des yeux ; les lèvres étaient livides et crispées, la peau chaude et humide, le pouls faible et filiforme ; la malade avait le hoquet. On injecta, au moyen de la pompe gastrique, un litre environ d'*infus. rosæ* comp. (roses rouges, 16 grammes ; eau bouillante, 2 litres ; acide sulfurique étendu, 12 grammes ; sucre, 45 grammes), dans le but de décomposer le sel et de former un sulfate de plomb insoluble ; on tira tout le liquide contenu dans l'estomac ; on fit des fomentations chaudes aux jambes et aux pieds, et on administra plusieurs doses de camphre et d'éther. Ces moyens la firent passer de suite de la mort à la vie. Une heure après on lui fit prendre 32 grammes d'huile de ricin, qui opéra abondamment. Le lendemain matin, la malade avait une forte fièvre et une douleur intense au creux de l'estomac. (Mixture saline, sangsues, vésicatoire à la région du cœur.) La guérison ne tarda pas à survenir. (Boyrenson, voy. *Journal de chimie médicale*, année 1839, pag. 291.)

Observation 9ᵉ. — Une fort belle femme, qui était devenue très pâle par suite d'une leucorrhée dont elle était affectée depuis deux ans ; commença à se farder la face, le cou et les bras avec un fard rouge et un fard blanc dans la composition desquels entraient des préparations saturnines et de l'oxyde de bismuth. Au bout de six mois se manifestèrent des douleurs à l'estomac, de la dyspepsie, des coliques, des constipations et une légère roideur de toutes les articulations. Plus tard, des coliques et des céphalalgies fréquentes obligèrent la malade à garder le lit presque constamment. A ces maux se joignirent, pendant l'usage des bains de Spa, des contractions dans les membres. Peu de temps après une fièvre violente se déclara, accompagnée de délire et de convulsions. Ces nouveaux accidents ayant été combattus avec succès, on envoya la malade à Aix-la-Chapelle, où M. Krimer la vit dans l'état suivant : cheveux presque tous tombés ; face pâle, ridée ; œil droit frappé d'amaurose ; bouche tirée à droite ; partie droite de la langue paralysée ; tête dirigée obliquement vers le côté droit et continuellement vacillante ; seins presque effacés ; corps amaigri au dernier degré ; jambes tirées vers le bas-ventre, immobiles et douloureuses ; mains ankylosées et paralysées ; région ombilicale de l'abdomen rétractée jusqu'à la colonne vertébrale, tendue et très douloureuse. M. Krimer reconnut l'empoisonnement par le plomb, opinion dans laquelle le confirma encore l'examen du fard. Il prescrivit l'usage de la source de l'Empereur, et trois fois par jour huit gouttes de laudanum et des lavements résolutifs. Aucun changement ne s'étant fait voir au bout de trois mois, la malade entreprit un voyage à Naples pour y faire usage des bains de la Solfatara ; mais après avoir pris quelques bains, elle tomba en démence, devint complétement aveugle et paralytique, et mourut bientôt après. (KRIMER, *Archives génér. de méd.*, tom. XXIX, pag. 402.)

OBSERVATION 10e. — Une jeune demoiselle d'une santé florissante, mais un peu brune, se frotta la face et le cou avec du blanc de Krems assez long-temps pour qu'un drap noir passé sur ces parties ne fût plus blanchi. Une sœur cadette de cette demoiselle était à cette époque affectée d'une éruption pustuleuse contre laquelle elle employait une solution concentrée de sulfure de potassium. L'aînée portant aussi quelques petits boutons au front, voulut également les faire passer au moyen de la solution dont se servait sa sœur ; en conséquence, elle en fit usage un soir pour se laver, et en imprégna une compresse qu'elle laissa sur le front pendant la nuit. Mais quelle fut sa terreur lorsque le matin en se regardant dans la glace elle se vit noire comme une négresse à la face et au cou ! L'oxyde de plomb noirci par le sulfure de potassium ayant pénétré la peau trop profondément, ne put pas être enlevé par l'eau. On aurait pu y remédier par des lotions avec l'acide azotique ou chlorhydrique étendus ; mais la demoiselle était trop honteuse pour recevoir qui que ce soit ; elle se renferma chez elle pendant près de six semaines, au bout desquelles l'épiderme noirci se détacha. (*Ibid.*)

OBSERVATION 11e. — Une dame âgée de quarante-neuf ans était affectée depuis quatorze années, et sans qu'on en connût la cause, d'une maladie très compliquée qui avait commencé par des coliques; de la constipation, des éructations, une sensation douloureuse dans la région de l'estomac, de la lassitude, de la céphalalgie et de la tuméfaction du bas-ventre. Plus tard, se manifestèrent périodiquement des syncopes, des tremblements, de l'anxiété, de l'oppression, des vertiges et l'hémiopie; en même temps la malade resta constamment affectée de constipation et d'une sensation douloureuse dans la région des quatre premières vertèbres cervicales, sensation qui empêchait les mouvements de rotation du cou; et était accompagnée d'une espèce de crépitation; comme si ces parties ne fussent pas suffisamment humides. La peau était constamment sèche et comme du parchemin. La roideur du cou obligeait la malade de tenir la tête penchée d'un côté. Pendant le cours de la maladie; qui fut quelquefois varié par des céphalalgies et des vomissements; on observa aussi une dureté notable qui s'étendait du creux de l'estomac jusqu'à la région iliaque droite; et qui, vers sa partie supérieure, était très douloureuse. Après avoir passé dans cet état un grand nombre d'années, la malade; à la suite d'affections vives de l'âme, fut prise subitement d'accès de suffocation périodiques accompagnés de palpitations violentes; les forces diminuèrent; des ulcérations superficielles se manifestèrent dans la gorge, dans le conduit auditif externe et près des ongles de plusieurs doigts; et la mort arriva précédée de délire et de difficulté de respirer. — C'est seulement alors qu'on apprit que la malade s'était fardée pendant de longues années avec un onguent contenu dans de petits pots sur lesquels était écrit : *Gervais Chardin, à la Cloche d'argent, à Paris*; onguent qui fut trouvé contenir en grande proportion un sel de plomb. — A l'ouverture du cadavre, on trouva les vaisseaux sanguins du cerveau gorgés de sang; beaucoup de sérosité dans les ventricules, entre les circonvolutions, à la base du crâne, et dans une espèce de poche formée par les méninges en avant de l'hémisphère antérieur; les muscles de la poitrine très amaigris; plusieurs hydatides au sommet du poumon droit; de l'eau dans la cavité des plèvres; le péricarde et le cœur enflammés; d'un rouge vif; le cœur moins consistant, comme gangrené en quelques endroits, et en d'autres recouvert d'une exsudation blanchâtre. Le foie était fortement augmenté de volume, et s'étendait depuis la cavité pectorale à droite jusqu'à la quatrième vraie côte, à gauche jusqu'à la cinquième, et remplissait presque toute la cavité abdominale. Par suite d'une déviation de la colonne lombaire à droite et en avant, la partie inférieure du foie était poussée en avant, et par conséquent; la partie supérieure de cet organe comprimait l'estomac; qui ressemblait à un gros intestin et était fortement enflammé à l'extérieur. Le pancréas était plus dur qu'à l'ordinaire, les intestins grêles rétrécis et enflammés; les veines de l'abdomen gorgées de sang. Dans la cavité péritonéale on trouva 2 kilogrammes de sérosité; il y avait peu de sang dans le cadavre. L'ouverture du canal rachidien ne fut pas accordée. (HOHNBAUM, *Medicinisches Conversationsblatt*, 1831, n° 14.)

OBSERVATION 12ᵉ. — M. Verdelhan, ancien médecin de la Charité, a vu la femme d'un plombier être prise de fortes coliques et de douleurs à la matrice pour avoir fait usage d'une chaufferette allumée de charbon mêlé de scories de plomb.

OBSERVATION 13e. — M. Tanquerel a eu l'occasion d'observer un cas de colique et d'arthralgie saturnines chez une femme à qui on avait fait des injections d'eau de Goulard trois fois par jour, pendant quatre jours consécutifs, dans le but d'arrêter une hémorrhagie utérine; une demi-bouteille de solution d'acétate de plomb fut mise dans cet intervalle en contact avec le vagin. (Tom. I, pag. 63.)

OBSERVATION 14e. — Le même auteur a vu un homme chez lequel la colique et l'arthralgie saturnines se sont déclarées pour avoir fait usage de plusieurs collyres où entraient des préparations saturnines, dans le but de se guérir d'une double blépharophthalmie chronique. Dans le premier de ces collyres, 2 grammes d'acétate de plomb avaient été dissous dans 128 grammes de liquide; le médicament fut entièrement employé dans l'espace de cinq jours; un second collyre, composé de la même manière, fut encore dépensé en six jours; enfin, le douzième jour, des accidents toxiques se déclarèrent d'abord dans le ventre, puis du côté des membres inférieurs; on cessa dès lors l'emploi du collyre. La colique et l'arthralgie saturnines furent combattues avec succès à l'aide de l'huile de *croton tiglium* et de bains sulfureux; l'empoisonnement avait disparu le septième jour de l'emploi de cette médication. (*Ibid.*)

OBSERVATION 15e. — S'il n'est pas probable que les préparations saturnines appliquées sur la peau recouverte de son épiderme puissent développer une maladie saturnine, il est du moins certain qu'elle peut se manifester lorsque cette membrane se trouve accidentellement dépouillée de sa couche la plus extérieure. *Percival* a vu une colique de plomb occasionnée par l'application d'eau de Goulard sur un membre brûlé avec de l'eau bouillante; il entrait dans ce topique 32 grammes d'acétate de plomb et 64 grammes d'eau. Le même auteur a observé plusieurs autres cas de colique occasionnés par des topiques où entraient des préparations de plomb; mais dans tous ces cas, les médicaments étaient appliqués sur des exutoires. *Baker* relate un cas de colique de plomb qui est survenu après l'application d'un onguent, composé de calomélas et de préparations saturnines, sur la peau des cuisses, dépouillée de son épiderme à la suite d'une maladie qui avait tous les caractères d'un pemphigus. M. *Duchesne* raconte qu'un garçon brasseur, brûlé sur une grande surface par de l'eau bouillante, et pansé avec du cérat de Goulard, éprouva bientôt les symptômes de la colique des peintres. Le cérat simple, appliqué seul, fit cesser les accidents. M. *Taufflieb* de Barr a rapporté l'histoire d'une colique de plomb déterminée par l'usage de bandelettes de diachylon gommé, appliquées dans le but de combattre un vaste *ulcère* qui s'étendait à presque toute la jambe. Le malade avait consommé dans l'espace de onze semaines 14 mètres carrés de sparadrap avant d'avoir éprouvé les atteintes de la colique saturnine. Chaque mètre carré contenait exactement 19 grammes d'oxyde de plomb; de manière que la quantité totale d'oxyde employé avant l'invasion de la colique saturnine correspondait à 266 grammes ; mais la moitié seulement du sparadrap employé avait été réellement en contact avec la surface dénudée, l'autre moitié ayant dépassé les bords de l'ulcère. Après la guérison de cette première colique, le malade appliqua de nouveau le sparadrap pendant environ quinze jours. Au bout de ce temps, une seconde attaque de colique survint, mais cette fois elle fut accompagnée de paralysie saturnine. (*Ibid.*)

Lésions de tissu développées par les préparations saturnines.

A. *Émanations saturnines.* — Dans la *colique des peintres* on n'a pas encore pu découvrir une lésion organique constante qui puisse être regardée comme son caractère anatomique. Les exemples rapportés par Henkel, Zeller, Bordeu, Desbois de Rochefort, Broussais, Fodéré, Palais, etc., de plegmasies du tube digestif constatées chez des individus qui avaient succombé à la colique des peintres, sont loin de prouver que l'inflammation de l'estomac et des intestins soit la cause ou l'effet de cette maladie ; car en analysant les observations recueillies par ces auteurs on voit que les lésions anatomiques ont été assez imparfaitement décrites pour qu'il soit impossible de les considérer comme de véritables inflammations, ou bien que les sujets atteints de colique étaient en outre en proie à une inflammation gastro-intestinale qui compliquait la maladie. Si nous résumons *quarante-neuf* nécropsies de colique saturnine *non compliquée*, dit M. Tanquerel, nous voyons que dans vingt cas on n'a trouvé dans le tube digestif aucune altération, ou seulement quelques traces de congestion, telle qu'on en observe chez la plupart des sujets dont on fait l'autopsie, et chez lesquels pendant la vie on n'a constaté aucune lésion fonctionnelle des voies digestives. Dans cinq cas, il y avait des ramollissements partiels, sans autre altération dans les parties les plus déclives du canal digestif, tels qu'on les remarque chez une foule de sujets. Six fois le tube digestif a été trouvé épaissi, partiellement et dans toute son étendue : c'est encore une lésion anatomique que l'on voit fréquemment dans d'autres maladies. On a observé sept fois un développement considérable des glandes de Brunner, et trois fois celui des glandes de Peyer ; mais nous savons que cette lésion n'est pas caractéristique de la colique des peintres. *Seize* fois on a noté un *tassement* ou un retrait du paquet intestinal que l'on ne voit jamais, à ce degré au moins, à la suite d'autres affections ; ce caractère manquait dans les trente-trois autres cas. Dans quatre autopsies, la membrane muqueuse intestinale était tapissée par une couche de mucus épais, comme coagulé, qui rendait adhérentes les matières fécales du gros intestin. Enfin, une seule fois on a vu les ganglions du grand sympathique considérablement développés. Les reins et la vessie ont été toujours trouvés à l'état normal. Les phénomènes pathologiques de la colique de plomb ne sont donc pas le résultat d'altérations anatomiques appréciables à nos sens; et quand on constate la présence de quelques lésions matérielles, celles-ci ne sont que des effets des accidents éprouvés pendant la vie. — *Arthralgie saturnine.* Malgré les investigations les plus minutieuses, chez les individus qui avaient succombé pendant qu'ils étaient atteints de cette maladie, M. Tanquerel n'a trouvé aucune lésion appréciable dans les organes malades ni dans le centre nerveux rachidien. — *Paralysie saturnine.* Ici il y a encore absence complète d'altérations anatomiques, d'après M. Tanquerel, car on ne peut pas considérer comme telle la grande quantité de liquide que l'on a souvent trouvée dans les membranes de l'axe cérébro-spinal. Cette sérosité, épanchée pendant la vie, aurait donné lieu aux symptômes de compression du cerveau et de la moelle épinière : or, ces symptômes ne se sont présentés dans aucun cas; tout porte donc à croire que l'épanchement était un effet cadavérique déterminé au moment de la mort par le trouble violent et presque général des fonctions de l'économie animale. — *Encéphalopathie.* En résumant les soixante-douze cas de cette maladie où les cadavres ont été examinés, on voit que vingt et une fois on a trouvé un aplatissement, un tassement des circonvolutions cérébrales, avec augmentation ou diminution de cohésion de la pulpe cérébrale, augmentation ou diminution du volume de l'encéphale; que dans dix-neuf cas on a constaté une coloration jaune de la substance cérébrale; que dans les trente-deux autres cas l'autopsie n'a révélé aucun fait notable du système nerveux; on voyait seulement quelquefois une légère infiltration séreuse, une injection sanguine des méninges, une diminution de consistance surtout de la substance blanche cérébrale, sans changement de couleur, ou bien enfin une décoloration de la matière cérébrale. Il est aisé de voir que les altérations dont il s'agit sont produites par les symptômes de l'encéphalopathie et qu'elles sont insuffisantes pour rendre raison des phénomènes observés pendant la vie. (Tanquerel, ouvrage cité.)

B. *Préparations de plomb introduites dans l'estomac.* — L'acétate de plomb, introduit dans l'estomac à la dose de quelques grammes, détermine l'inflammation d'une ou de plusieurs parties de ce viscère : tantôt la membrane muqueuse est simplement phlogosée à sa face libre; tantôt l'inflammation s'étend jusqu'à la face au moyen de laquelle elle adhère à la tunique musculeuse : dans ce cas elle est souvent d'un rouge très foncé, et les autres membranes de l'estomac participent plus ou moins à l'inflammation. On remarque quelquefois, dans l'intérieur de cet organe, des points ou des taches noires, de volume et de grandeur variables, qui dépendent presque toujours de l'extravasation d'une certaine quantité de sang veineux, ou de l'injection des vaisseaux sanguins par le même fluide. Enfin, nous avons vu, dans l'estomac des animaux qui avaient pris une forte dose de dissolution d'acétate de plomb et qui n'avaient point vomi, un enduit membraneux assez épais, d'une couleur cendrée, se détachant facilement en grumeaux, dont l'origine paraissait due à la combinaison d'une partie de l'acétate de plomb avec les fluides muqueux, bilieux et autres contenus dans ce viscère. La membrane muqueuse sous-jacente à cet enduit était d'un gris foncé dans toute son épaisseur, et semblait avoir exercé la même action sur l'acétate de plomb. Le même phénomène avait lieu dans tout le trajet du canal intestinal. On conçoit aisément que les autres préparations de plomb produiront des altérations analogues lorsqu'elles seront avalées en assez grande quantité pour occasionner la mort.

Examen chimique des organes et des fluides de l'économie animale.

A. *Émanations saturnines. Colique des peintres.* —Wilson et Dubois se sont trompés en disant que l'on apercevait dans le canal intestinal des traces de poussière saturnine; il en est de même de Spangenberg, qui prétendait avoir observé des globules de matières fécales recouvertes de litharge. Mérat et Barruel n'ont point trouvé de plomb dans l'urine ni dans les excréments d'un individu qui avait succombé à cette maladie. Le sang extrait de la veine cave, du cœur droit et de la veine porte d'un homme mort à la suite de colique de plomb et d'encéphalopathie saturnine, n'a fourni aucune trace de plomb à M. Chevallier. Il en a été de même de l'urine et de la salive de plusieurs malades analysées par M. Guibourt. M. Devergie dit avoir retiré plus de plomb de plusieurs viscères d'individus morts de la colique des peintres, que des mêmes viscères pris chez des personnes qui avaient succombé à d'autres maladies. Avant d'admettre ce résultat, il faudrait que des expériences beaucoup plus nombreuses que celles qui ont été tentées jusqu'à ce jour, nous eussent fait connaître quelle est la plus forte proportion de plomb que l'on peut obtenir des divers organes de l'économie animale à l'*état normal;* jusque là je dirai que l'assertion de mon confrère peut être exacte; mais qu'elle n'est pas prouvée. Je ferai la même réserve pour ce qui concerne la quantité notable de plomb que M. Devergie dit avoir obtenue des muscles du mollet d'un individu qui avait succombé à une *arthralgie saturnine.*

Dans deux cas d'*encéphalopathie saturnine*, MM. Guibourt et Devergie sont parvenus à découvrir du plomb en quantité notable dans le cerveau, quoique les procédés suivis par ces deux expérimentateurs ne fussent pas les mêmes ; mais nous savons que le cerveau à l'*état normal* contient du plomb ; il ne faut donc pas considérer comme démontré un fait qui ne repose que sur un aussi petit nombre d'expériences.

B. *Préparations de plomb introduites dans l'estomac.* — Tiedemann et Gmelin, après avoir fait avaler de l'acétate de plomb à plusieurs chiens, ont retrouvé ce sel dans le sang des veines mésaraïques et spléniques.

M. Lassaigne annonça à l'Académie de médecine, dans la séance du 8 décembre 1840, que M. Ausset, chef des travaux chimiques de l'école d'Alfort, avait entrepris dans le laboratoire de cet établissement, sous ses yeux et d'après ses conseils, une suite d'expériences desquelles il résulte 1° que le sous-acétate de plomb liquide (extrait de saturne) administré à des chevaux à la dose de 1 à 2 kilogrammes, dans le but d'étudier l'action de ce sel plombique, a été reconnu en grande quantité dans le sang veineux et dans l'urine des animaux vivants ; 2° que les organes sécréteurs tels que le *foie* et les *reins*, en ont offert aussi une grande quantité à l'examen chimique qui en a été fait peu de temps après la mort de ces animaux. (*Bulletin de l'Académie*, année 1839 à 1840, p. 290.)

M. Villeneuve, huit jours auparavant, avait communiqué le fait suivant à la même compagnie :

OBSERVATION. — Une jeune fille âgée de vingt ans avala dans un moment de désespoir et à jeun, 30 à 40 grammes d'acétate de plomb ; bientôt défaillance, pâleur, syncope ; plus tard vomissements, anxiété précordiale, etc. L'emploi du sulfate de soude est suivi de déjections alvines ; les accidents diminuent par degrés ; la chaleur se rétablit, et la guérison ne tarde pas à avoir lieu.

L'urine rendue vingt-cinq heures après l'ingestion du poison m'ayant été remise par M. Villeneuve, je la carbonisai par l'acide azotique, après l'avoir évaporée à siccité : je traitai le charbon par les acides azotique et sulfhydrique, comme je l'ai dit à la page 669, et je pus facilement me convaincre que ce liquide contenait du plomb. (*Bulletin de l'Académie*, tom. VI, pag. 283.)

On a déjà vu par mes dernières recherches (Expériences 11°, 12° et 13°, page 669) que l'on retire aisément du plomb du foie, de la rate et de l'urine des animaux empoisonnés par un sel plombique, à l'aide de procédés qui ne fournissent pas le plomb *naturellement* contenu dans le corps de l'homme.

Conclusions. — Il résulte des faits qui précèdent :

1° Que les personnes qui manient habituellement des composés de plomb éprouvent presque toujours, au bout d'un temps variable, des affections graves, telles que la colique de plomb, l'arthralgie, la paralysie, l'anesthésie ou l'encéphalopathie *saturnines ;* quelquefois aussi plusieurs de ces maladies se trouvent réunies chez un même individu ;

2° Que les effets funestes de ces composés sont évidemment le résultat, non pas d'une inflammation de quelques uns de nos organes, mais bien de l'absorption de leurs émanations et de leur action sur le système nerveux et probablement sur le grand sympathique pour la colique, sur le système nerveux rachidien pour l'arthralgie, la paralysie et l'anesthésie, et sur le cerveau pour l'encéphalopathie ;

3° Que les sels solubles de plomb injectés dans les veines sont vénéneux, mais qu'ils sont beaucoup moins actifs que plusieurs autres poisons minéraux, et qu'ils paraissent exercer une action spéciale sur les intestins dont ils déterminent une inflammation lente ; peut-être agissent-ils aussi sur les poumons ;

4° Qu'ils sont absorbés quand on les introduit dans le canal digestif et qu'ils produisent des effets fort différents suivant qu'ils ont été pris à des doses faibles ou fortes. Dans le premier cas ils ne développent d'accidents que quelque temps après leur administration, et ces accidents sont ordinairement la colique des peintres, l'arthralgie, la paralysie, l'anesthésie ou l'encéphalopathie saturnine. Si, au contraire, la dose a été forte, ils donnent lieu presque immédiatement après leur ingestion à des symptômes analogues à ceux que déterminent les poisons irritants (voy. p. 46), et la mort peut survenir au bout de quelques heures, alors même qu'on laisse aux animaux la faculté de vomir. Les animaux qui avalent de l'acétate de plomb solide, à la dose de 40 à 50 grammes, et qui en rejettent une partie par le vomissement, succombent à la fois à l'inflammation des tissus du canal digestif et à une affection du système nerveux qu'il est impossible de qualifier. Si cette forte dose d'acétate de plomb était dissoute dans l'eau, et que le sel restât assez de temps dans l'estomac pour que l'absorption eût lieu, les effets meurtriers dépendraient plutôt de cette action sur le système nerveux que de l'inflammation qu'il développerait. Quand les sels de plomb n'ont pas été pris à assez forte dose pour tuer en peu de temps, et qu'elle a été cependant suffisante pour déterminer des accidents immédiats, ils se bornent, en général, à exciter des vomissements, à augmenter les déjections alvines, et à occasionner des douleurs dans un ou plusieurs points de l'abdomen ;

5° Qu'ils peuvent également être absorbés lorsqu'ils sont appliqués sur la peau dépouillée de son épiderme, sur les membranes muqueuses de l'œil, du vagin, etc., et qu'ils développent alors le plus communément la colique, l'arthralgie, la paralysie, l'anesthésie ou l'encéphalopathie saturnine.

Traitement de l'empoisonnement par les préparations de plomb.

A. *Emanations saturnines. Colique des peintres.* — On a proposé un très grand nombre de méthodes curatives que je vais successivement faire connaître : 1° *limonade sulfhydrique* : elle est sans valeur ; 2° *limonade sulfurique* : c'est encore un moyen illusoire ; 3° *alun* : il est sans efficacité dans le plus grand nombre de cas ; 4° *mercure et plomb* : il y a lieu de renoncer à ces médicaments ; 5° *noix vomique* : elle n'a point d'influence salutaire ou n'en a qu'une très légère sur le cours de la colique saturnine ; 6° *médication antiphlogistique* : quoiqu'elle ait été utile dans certains cas, elle n'offre pas assez d'avantages pour qu'on ne doive pas lui en préférer une autre ; toutefois, elle est excessivement utile lorsque la colique se trouve compliquée d'inflammation ; 7° *méthode calmante* : elle a une influence évidemment salutaire, plus marquée que toutes les médications dont j'ai parlé ; en effet, elle abrège assez souvent de quelques jours la maladie et rend les rechutes, la paralysie et l'encéphalopathie un peu moins fréquentes ; on administre l'opium ou le chlorhydrate de morphine. Le docteur Ranque combine la méthode narcotique avec la révulsive ; les médicaments calmants dont il fait usage sont la thériaque, le laurier-cerise et la belladone ; 8° *méthode révulsive* : elle est en général employée sans succès ; 9° *méthode purgative* : elle est préférable aux divers traitements qui précèdent ; elle limite la durée de l'affection et la fait disparaître rapidement, préserve des rechutes, et met, jusqu'à un certain point, à l'abri des autres maladies saturnines ; on ne peut cependant pas dire qu'elle n'échoue jamais. Voici en quoi consiste le traitement dit *de la Charité.*

Le jour de l'arrivée du malade, on lui administre le lavement purgatif des peintres, composé de 125 grammes de feuilles de séné que l'on fait bouillir dans 500 grammes d'eau, et que l'on mêle ensuite avec 16 grammes de sulfate de soude et 125 grammes de vin émétique.

Dans la journée, on donne la boisson suivante : eau de casse simple (1), 1 kilogr. ; sel d'Epsom, 32 grammes ; émétique, 15 cent. Quelquefois on ajoute, si la maladie est forte : sirop de nerprun,

_____

(1) L'eau de casse simple se prépare ainsi : casse en bâton concassée, 62 grammes ; eau, 1 kilogramme : faites bouillir pendant un quart d'heure et passez.

32 grammes, ou confection Hamech, 8 grammes. Le soir, on administre un lavement anodin fait avec 192 grammes d'huile de noix, et 372 grammes de vin rouge. On donne à l'intérieur 6 grammes de thériaque, dans laquelle on incorpore, suivant le besoin, 75 milligrammes d'opium.

Le deuxième jour, au matin, on ordonne en deux fois, à une heure de distance, 30 centigrammes d'émétique dissous dans 250 grammes d'eau. Quand le malade a vomi, on lui fait prendre, le reste du jour, la tisane sudorifique suivante : 32 grammes de gaïac, autant de squine et de salsepareille que l'on a fait bouillir pendant une heure dans 1,500 grammes d'eau commune, que l'on réduit d'un tiers et auxquels on a ajouté 32 grammes de sassafras et 16 grammes de réglisse que l'on a fait bouillir légèrement. Le soir, le lavement anodin et la thériaque avec l'opium, comme le premier jour.

Le troisième jour, on fait prendre en quatre fois, dans la matinée, la tisane sudorifique laxative, qui se compose de 1 kilogramme de tisane sudorifique simple et de 32 grammes de séné. Dans la journée, la tisane sudorifique simple ; le soir, le lavement purgatif des peintres ; deux heures après, le lavement anodin et la thériaque avec l'opium.

Le quatrième jour, on administre un purgatif composé de 32 grammes d'infusion de séné (1), de 16 grammes de sel de Glauber, de 3 grammes 90 centigrammes de jalap en poudre et de 16 grammes de sirop de nerprun. Le soir, on prescrit le lavement d'huile et de vin et la thériaque ; dans la journée, on fait prendre pour boisson la décoction de gaïac composée.

Le cinquième jour, la tisane sudorifique laxative ; le soir, à quatre heures, le lavement purgatif ; à six, le lavement anodin ; et à huit la thériaque avec l'opium.

Le sixième jour, on donne le purgatif des peintres, la tisane sudorifique simple, le lavement anodin, la thériaque avec l'opium, comme le quatrième jour.

Si, malgré l'emploi de ces moyens, les malades n'ont aucune évacuation, on a recours aux bols purgatifs des peintres, composés avec 40 grammes de diagrède, autant de résine de jalap, 1 gramme de gomme-gutte, 6 grammes de confection Hamech et une quantité suffisante de sirop de nerprun, pour faire du tout douze bols que l'on administre à deux heures d'intervalle chaque.

Huile de croton tiglium. — Cette huile, dit M. Tanquerel dans l'ouvrage remarquable déjà tant de fois cité, n'est point une médica-

_____

(1) Elle se fait avec 8 grammes de séné, et 250 grammes d'eau que l'on réduit d'un quart par l'ébullition.

tion spécifique de la colique saturnine. Si l'on parvenait à découvrir une substance vomi-purgative qui déterminerait également sous un petit volume une secousse aussi violente sur les organes abdominaux, on pourrait l'employer avec autant de succès; mais cette substance n'existant point encore, je conseille à tout médecin qui traitera la colique saturnine *de faire usage de ce puissant remède*, en se conformant aux préceptes qui vont suivre. Le meilleur mode d'administration, c'est de donner l'huile à la dose d'une goutte dans une cuillerée de tisane, à la première visite qu'on fait au malade. Si cette première prise ne produit pas de selles ni de vomissement, sept à huit minutes après il faut administrer une nouvelle goutte ou un lavement purgatif. Le lendemain et le surlendemain on devra prescrire encore l'huile de croton de la même manière. Le quatrième jour, lorsque le malade est débarrassé de tous les symptômes de la colique, on peut lui faire administrer un second lavement purgatif, qu'on continue jusqu'au septième ou au huitième jour. Dans les cas rares où la colique n'a pas entièrement cessé le quatrième jour, il faut encore donner une goutte de croton, qu'on peut même répéter les jours suivants, si par hasard toutes les traces de la maladie n'avaient pas disparu. Lorsque le malade vomit l'huile de croton un quart d'heure ou une demi-heure après son introduction dans l'estomac, il faut alors la mélanger avec 32 grammes d'huile de ricin ou l'administrer en lavement à une dose double de celle qui est donnée par la bouche. En même temps qu'on fait prendre l'huile de croton, il est bon que le malade fasse usage d'une grande quantité de tisane (orge miellée). (Tom. Ier, p. 401.)

Une diète sévère doit être observée pendant tout le cours du traitement de la colique des peintres; il faut attendre que la douleur ait complétement cessé pour commencer à donner des aliments.

·*Arthralgie saturnine*. — Les bains sulfureux constituent la médication la plus puissante contre cette affection; ils n'ont pas besoin d'être aidés de l'administration des purgatifs, si la maladie n'est pas compliquée de colique saturnine; toutefois, cette dernière médication ayant une grande influence sur l'arthralgie, peut être employée simultanément avec les bains sulfureux, dans les cas mêmes où les organes digestifs et urinaires ne sont pas atteints par les émanations saturnines.

Paralysie saturnine. — L'électricité, les bains sulfureux et les diverses préparations de noix vomique, sont les seuls remèdes dont les observateurs consciencieux aient obtenu de véritables succès contre cette affection. Le traitement suivi avec le plus d'avantage est celui qui consiste à employer tantôt l'électro-puncture concurremment avec les bains sulfureux, tantôt la strychnine; dans ce dernier cas, il faut commencer d'abord par soumettre le malade à l'usage de la strychnine administrée à l'intérieur, puis par la méthode endermique, et enfin terminer par les bains sulfureux, qu'on fera prendre journellement pendant l'administration de la strychnine à l'intérieur.

Encéphalopathie saturnine. — La méthode expectante, dont la diète et les boissons délayantes font la base, est celle qui doit être préférée. (Tanquerel.)

B. *Préparations de plomb introduites dans le canal digestif.*—Si elles ont été administrées à petite dose, et qu'elles aient développé une ou quelques unes des maladies dont je viens de m'occuper, on traitera celles-ci par les méthodes que j'ai conseillées. Si la dose de ces préparations est considérable et qu'il se soit développé un empoisonnement aigu, il faudra avant tout, si l'on est appelé à temps, recourir aux antidotes. Navier indiquait les *sulfures alcalins* comme contrepoisons des sels de plomb.

Sulfures.—EXPÉRIENCE Iᵉ. — On a détaché et percé d'un trou l'œsophage d'un petit chien ; on a introduit dans son estomac 8 grammes d'acétate de plomb dissous dans 32 grammes d'eau distillée et mêlé avec 10 grammes de foie de soufre dissous dans 64 grammes d'eau : on a lié l'œsophage au-dessous de l'ouverture afin d'empêcher le vomissement. L'animal n'a rien éprouvé de remarquable le premier jour. Le lendemain il était abattu, mais ne paraissait point souffrir. Le troisième jour l'abattement augmentait, et il est mort dans la nuit du quatrième jour. La membrane muqueuse de l'estomac était toute corrodée et en suppuration ; la tunique musculeuse était d'un rouge pâle dans certains endroits.

EXPÉRIENCE IIᵉ. — Après avoir détaché l'œsophage d'un chien, on y a pratiqué un trou à l'aide duquel on a fait arriver dans son estomac 40 grammes d'acétate de plomb dissous dans 96 grammes d'eau ; cinq minutes après, on a introduit dans ce même viscère 28 grammes de foie de soufre dissous dans 192 grammes d'eau, et on a lié l'œsophage au-dessous de l'ouverture. L'animal est mort au bout de trois heures, après avoir éprouvé des mouvements convulsifs très violents. A l'ouverture du cadavre, on a trouvé l'estomac rempli d'aliments et du liquide ingéré, dans lequel on voyait une très grande quantité de sulfure de plomb noirâtre ; ce viscère exhalait une odeur d'œufs pourris très fétide. La membrane muqueuse était noircie par une couche de sulfure de plomb très brillante ; mais elle ne paraissait point corrodée : il n'y avait rien de remarquable dans les intestins.

Ces faits prouvent, 1° que le foie de soufre décompose l'acétate de plomb dans l'estomac, et qu'il le transforme en sulfure de plomb insoluble ; 2° que, malgré cette décomposition, l'empoisonnement a lieu, puisque, dans un cas, l'animal a éprouvé des mouvements convulsifs et a succombé trois heures après avoir pris le poison, et que, dans l'autre, la désorganisation de l'estomac était très prononcée. Cela dépend évidemment de l'action délétère du foie de soufre. (Voyez t. 1er, p. 266.)

La facilité avec laquelle les sulfates de soude, de magnésie, etc., décomposent les sels de plomb, l'insolubilité du sulfate métallique résultant de cette décomposition, et la possibilité qu'il y a à faire prendre aux malades une assez grande quantité de ces sulfates sans qu'il en résulte des accidents graves : telles sont les considérations qui m'ont porté à essayer si les sulfates ne seraient pas des contre-poisons des préparations saturnines.

Sulfates. — EXPÉRIENCE Ire. — On a fait avaler à un chien faible et de moyenne taille 36 grammes de sulfate de plomb finement pulvérisé : l'animal n'a rien éprouvé, et le lendemain il a mangé comme à l'ordinaire.

EXPÉRIENCE IIe. — A dix heures, on a détaché et percé d'un trou l'œsophage d'un chien de moyenne taille ; on a introduit dans son estomac 40 grammes d'acétate de plomb dissous dans 96 grammes d'eau distillée ; huit minutes après, on a fait arriver dans le même viscère 48 grammes de sulfate de magnésie dissous dans 96 grammes d'eau, et on a lié l'œsophage au-dessous de l'ouverture, afin d'empêcher le vomissement : au bout de dix minutes, l'animal a fait de violents efforts pour vomir, et il a eu une selle liquide dans laquelle on voyait des grumeaux blancs, comme terreux, qui ont donné à l'analyse du sulfate de plomb ; il est tombé dans l'abattement, et il est mort le lendemain à quatre heures du matin, après avoir eu deux autres selles. L'estomac renfermait une grande quantité de sulfate de plomb ; la membrane muqueuse de ce viscère, d'un rouge clair dans presque toute son étendue, offrait dans la portion correspondant au pylore plusieurs taches d'un rouge pourpre ; les deux autres tuniques de l'estomac n'étaient que légèrement injectées.

EXPÉRIENCE IIIe. — Persuadé que, dans l'expérience précédente, la totalité du poison n'avait pas été neutralisée par le sulfate de magnésie, on l'a recommencée sur un animal de petite taille, que l'on a placé dans les mêmes circonstances, excepté qu'on lui a fait prendre seulement 10 grammes d'acétate de plomb dissous dans 48 grammes d'eau, et que six minutes après on lui a donné 16 grammes de sulfate de magnésie dans 32 grammes d'eau. L'animal n'a rien éprouvé de sensible : au bout de huit jours il était abattu, très maigre et peu vivant. Il a expiré le neuvième jour de l'opération. À l'ouverture du cadavre, on a trouvé l'estomac et les intestins dans l'état naturel (1).

Il résulte de ces faits, 1° que le sulfate de plomb peut être avalé impunément à haute dose ; 2° que le sulfate de magnésie décompose dans l'estomac l'acétate de plomb qui peut y être contenu, et qu'il le

---

(1) Dix grammes d'acétate de plomb sans addition de sulfate de magnésie font constamment périr les chiens dont on a lié l'œsophage, en deux ou trois jours, et les tissus se trouvent plus ou moins enflammés.

transforme en sulfate de plomb insoluble ; 3° que les effets irritants de ce poison sont empêchés par une suffisante quantité de sulfate de magnésie, et qu'ils ont lieu, au contraire, lorsque ce sel n'est pas assez abondant pour opérer la décomposition totale de la substance vénéneuse; 4° que le sulfate de magnésie est un véritable contre-poison de l'acétate de plomb.

Il n'est point douteux que les autres préparations saturnines solubles ne soient également décomposées et transformées en sulfate insoluble par l'addition du sulfate de magnésie ou de *tout autre sulfate soluble*.

On voit donc que, dans le cas d'ingestion d'un sel de plomb soluble, le premier devoir du médecin est de faire prendre au malade d'abondantes boissons d'eau contenant quelques grammes de sulfate de magnésie, de soude ou de potasse par litre.

Après avoir ainsi employé les sulfates, on combattrait l'inflammation des tissus du canal digestif suivant les cas, par les saignées générales et locales, les tisanes adoucissantes, les lavements, les cataplasmes émollients, les bains tièdes, mucilagineux, etc. Le malade serait tenu à la diète, et l'on prescrirait un régime doux pendant la convalescence.

Recherches médico-légales.

Acétate de plomb. — Les acétates de plomb *neutre* ou avec *excès d'oxyde*, à l'état solide, sont décomposés par les acides sulfurique ou azotique concentrés, avec dégagement d'acide acétique reconnaissable à son odeur. Chauffés dans un creuset avec du charbon, après avoir été desséchés, ils fournissent du plomb métallique. L'*acétate neutre* (sel ou sucre de saturne) cristallise en parallélipipèdes aplatis ou en aiguilles; il est blanc, d'une saveur sucrée, styptique et soluble dans l'eau distillée; chauffé sur une pelle rougie au feu, il se décompose en dégageant, entre autres produits, des vapeurs d'acide acétique et en laissant un mélange d'oxyde jaune et d'oxyde rouge de plomb.

Dissolution aqueuse concentrée. — L'acide sulfurique en dégage de l'acide acétique. Elle précipite en blanc par la potasse et la soude qui redissolvent l'oxyde précipité si elles sont employées en excès, par les carbonates et les sulfates solubles, et par l'acide sulfurique; l'acide carbonique ne la trouble point si elle est bien neutre; l'acide sulfhydrique y occasionne un précipité de sulfure de plomb noir; l'iodure de potassium et le chromate de potasse la précipitent en jaune serin (iodure ou chromate de plomb); le zinc en sépare le plomb, d'abord sous forme d'une couche noire, puis on aperçoit des lames très billantes. Les eaux de rivière, de fontaine et de puits la précipitent en blanc, à raison des sulfates et des carbonates solubles qu'elles renferment.

Dissolution aqueuse très étendue faite avec l'eau distillée. — Parmi les réactifs dont je viens de parler, le plus sensible est sans contredit l'acide sulfhydrique; on devra donc l'employer de préférence et laisser déposer le sulfure de plomb; celui-ci, après avoir été lavé, sera décomposé à une douce chaleur par 1 gramme environ d'acide azotique concentré que l'on étendra de 5 à 6 grammes d'eau; il se précipitera du soufre, et l'on obtiendra de l'azotate de plomb soluble, qui étant filtré et rapproché par l'évaporation se comportera avec les réactifs comme la dissolution concentrée d'acétate. Si la quantité d'acétate était trop faible pour pouvoir être promptement décelée par l'acide sulfhydrique, il faudrait évaporer la dissolution jusqu'à ce qu'elle fût réduite à 2 ou 3 grammes avant de recourir aux réactifs; ce serait même le seul moyen de prouver qu'elle renferme de l'acide acétique, en faisant alors usage de l'acide sulfurique ou de l'acide azotique concentrés.

Sous-acétate de plomb concentré (extrait de saturne). — Il est liquide, jaunâtre, d'une saveur sucrée styptique, et se comporte comme le précédent avec les agents qui peuvent le faire reconnaître, si ce n'est avec l'acide carbonique qui y fait naître un abondant précipité blanc de carbonate de plomb, tandis qu'il reste dans la liqueur de l'acétate neutre. Si la dissolution avait été *affaiblie par de l'eau distillée*, on agirait sur elle comme sur la dissolution étendue d'acétate neutre.

Acétates de plomb mélangés à des liquides alimentaires ou médicamenteux, à la matière des vomissements ou à celle que l'on trouve dans le canal digestif. Le vin rouge, l'albumine, le bouillon, le lait, la bile, etc., précipitent plus ou moins abondamment les acétates de plomb, surtout le sous-acétate; il est même rare de pouvoir déceler l'un de ces sels dans la portion liquide de ces mélanges, surtout au bout d'un certain temps, à moins que la dose d'acétate ajoutée n'ait été un peu notable; c'est presque toujours dans le dépôt qu'il faut chercher le composé plombique. La gélatine n'est point troublée par les acétates de plomb.

EXPÉRIENCE Iʳᵉ. — J'ai ajouté 4 grammes d'acétate de plomb dissous à un mélange de 400 grammes de lait, d'autant de bouillon, de café et de vin rouge; il s'est aussitôt formé un précipité; j'ai fait bouillir la matière dans une grande capsule pendant trois minutes; le *coagulum* obtenu, séparé du liquide, a été lavé jusqu'à ce que l'eau de lavage ne se colorât plus par un courant d'acide sulfhydrique gazeux, et il a été partagé en deux parties égales A et B. J'ai fait bouillir la portion A pendant une heure avec de l'*eau distillée;* le *décoctum* filtré, après avoir été évaporé à siccité, a été carbonisé par l'acide azotique, et le charbon a été soumis à l'action de l'acide acétique affaibli pendant vingt minutes ; la liqueur acétique filtrée, traversée par un courant de gaz acide sulfhydrique, a donné un précipité *peu abondant*, de couleur brune, lequel, après avoir été lavé, desséché et traité par l'acide azotique faible, a fourni du soufre et un peu d'*azotate de plomb*. La moitié B, traitée pendant une heure avec de l'eau *fortement aiguisée d'acide acétique*, a donné un *solutum* que j'ai filtré, et que l'acide. sulfhydrique liquide précipitait abondamment en noir (sulfure de plomb mélangé de matière organique) ; j'ai évaporé cette liqueur jusqu'à siccité, et j'ai carbonisé le produit par l'acide azotique ; j'ai fait bouillir le charbon pendant vingt minutes avec de l'acide acétique affaibli, et j'ai obtenu une dissolution qui, étant filtrée et traversée par un courant de gaz acide sulfhydrique, a laissé déposer une proportion considérable de *sulfure de plomb noir* que j'ai transformé en azotate de plomb et en soufre par l'acide azotique affaibli.

EXPÉRIENCE IIe. — J'ai agi de même sur 1600 grammes de lait, de bouillon, de café et de vin, *sans addition d'acétate de plomb*, et je n'ai obtenu *aucune trace de sulfure de plomb*, ni avec la dissolution aqueuse du coagulum qui s'était formé par l'ébullition, ni avec sa dissolution acétique.

EXPÉRIENCES IIIe, IVe v^e. (Voy. les expériences 11e, 12e et 13e, à la pag. 669.)

Procédé. — On devra toujours supposer qu'une partie du sel plombique peut se trouver dans la portion liquide. Après avoir fait bouillir le mélange pendant quelques minutes, pour coaguler, en partie du moins, la matière organique, on filtrera, et l'on fera passer un courant de gaz acide sulfhydrique à travers la liqueur filtrée ; s'il se dépose du sulfure de plomb noir, on le lavera, on le ramassera et on le chauffera dans une petite capsule de porcelaine avec de l'acide azotique faible, comme il a été dit en parlant de la dissolution aqueuse étendue d'acétate de plomb (voy. p. 692). Si le gaz acide sulfhydrique ne précipite point la liqueur, parce que la proportion de plomb que celle-ci contient est trop faible par rapport à la quantité de matière organique qu'elle renferme, on évaporera cette liqueur jusqu'à siccité, et on carbonisera le produit par l'acide azotique mêlé de 1|15 de chlorate de potasse (voy. pag. 489) ; on fera ensuite bouillir le charbon pendant vingt ou vingt-cinq minutes avec de l'eau régale étendue de son volume d'eau, afin de dissoudre l'oxyde de plomb qui pourrait s'y trouver, ainsi que la petite proportion de sulfate de plomb qui aurait pu se former par suite de la transformation de l'acide sulfhydrique en acide sulfurique ; le *solutum* filtré et évaporé jusqu'à siccité, laissera un sel de plomb qu'il sera facile de reconnaître.

Les matières solides coagulées par l'action de l'eau bouillante seront desséchées et carbonisées par l'acide azotique et le chlorate de potasse dans une capsule de porcelaine; il suffira ensuite de faire bouillir le charbon, pendant quinze ou vingt minutes, avec de l'acide acétique pur étendu de deux ou trois fois son poids d'eau pour obtenir de l'acétate de plomb que l'on filtrera et que l'on fera évaporer jusqu'à siccité.

Acétate de plomb se trouvant à la surface du canal digestif. — J'ai lu à l'Académie royale de médecine un mémoire qui avait pour objet de faire connaître la manière dont les sels solubles de plomb se comportent lorsqu'ils sont introduits dans l'estomac (voy. *Annales d'hygiène*, 1839). Il résulte de ce travail que l'acétate et l'azotate de plomb donnés aux chiens laissent dans l'estomac des *traînées de points blancs* ou d'une substance blanche plus ou moins adhérente à la surface interne de l'estomac, quoique des vomissements aient eu lieu et que *plusieurs jours* se soient écoulés depuis l'administration des composés plombiques; ces portions de substance blanche ne sont autre chose que de l'acétate de plomb décomposé ou combiné avec les tissus, et il est important de les recueillir pour agir directement sur elles. Voici au reste les conclusions que j'ai tirées de mes expériences :

1° Qu'il suffit de deux heures pour que l'acétate et l'azotate de plomb, donnés à petite dose, développent sur la membrane muqueuse de l'estomac des chiens vivants, et quelquefois même sur celle des intestins, une altération *particulière*, visible à l'œil nu, et qui consiste en une série de petits points d'un blanc mat, tantôt réunis dans le sens de la longueur et formant des espèces de traînées sur les plis de la membrane, tantôt disséminés sur toute la surface du tissu. Ces points, évidemment composés de matière organique et d'une préparation de plomb, adhèrent intimement à la membrane muqueuse dont on ne peut pas les séparer, même en grattant pendant longtemps avec un scalpel : ils fournissent instantanément et à froid, par l'acide sulfhydrique, du sulfure noir de plomb; ils sont insolubles dans l'eau distillée froide ou bouillante et décomposables à la température ordinaire par l'acide azotique faible, avec production d'azotate de plomb.

2° Que l'on remarque la même altération chez les chiens qui ont vécu quatre jours et qui n'avaient été sous l'influence des mêmes sels de plomb, aux mêmes doses, que pendant deux heures; que toutefois les points blancs, évidemment moins nombreux, ne sont plus visibles qu'à la loupe; d'où il suit que, s'ils ont été en partie décomposés ou absorbés par un acte vital, il n'a pas suffi de quatre jours pour les faire disparaître complétement; qu'en tout cas, l'acide sulfhydrique les noircit à l'instant même, et il ne faut pas plus d'une demi-heure d'ébullition avec de l'acide azotique à 30 degrés, étendu de son volume d'eau, pour former avec l'estomac et les intestins une quantité notable d'azotate de plomb.

3ᵈ Qu'en laissant vivre pendant dix-sept jours des chiens soumis à l'action de ces poisons, donnés aux mêmes doses, on ne découvre plus la moindre trace de *points blancs*, et que l'immersion du canal digestif dans un bain d'acide sulfhydrique ne développe plus de points noirs, même au bout de quatre heures; mais qu'alors encore, si l'on fait bouillir les tissus pendant une demi-heure avec de l'acide azotique à 30 degrés étendu de son volume d'eau, il se produit une assez grande quantité d'azotate de plomb pour qu'il soit permis de penser qu'on aurait pu retrouver une partie du plomb ingéré, même un mois après l'empoisonnement, en employant l'acide azotique.

4° Qu'il est dès lors incontestable que le composé blanc de plomb et de matière organique qui s'était d'abord formé disparaît au bout d'un certain temps, probablement après avoir été décomposé; qu'en tout cas, une portion du plomb qu'il renfermait reste combinée avec les tissus de l'estomac pendant un temps plus ou moins long.

5° Que l'on peut, d'après les caractères que présente l'estomac des chiens soumis pendant deux heures seulement à l'action de 2 grammes d'acétate de plomb et que l'on a laissés vivre, sinon déterminer rigoureusement l'époque à laquelle l'empoisonnement a eu lieu, du moins indiquer approximativement cette époque. En effet, suivant que la vie des animaux empoisonnés s'est plus ou moins prolongée, on trouve dans la *première période* de la maladie des traînées et des points blancs visibles à l'œil nu ; dans la *deuxième période*, ces points ne sont visibles qu'à la loupe et noircissent par l'acide sulfhydrique ; ils sont en outre moins nombreux ; enfin le caractère de la *troisième période* consiste dans la disparition des points blancs, dans l'absence de coloration noire par l'acide sulfhydrique et dans la possibilité d'obtenir de l'azotate de plomb en faisant bouillir pendant une demi-heure l'estomac avec de l'acide azotique étendu de son volume d'eau.

6° Que si la dose d'acétate de plomb était plus forte ou plus faible que celle qui vient d'être indiquée (voy. 5°), et que l'animal eût été sous l'influence du sel plus ou moins de deux heures, on observerait également les trois périodes dont j'ai parlé ; mais alors leur durée ne serait pas la même que dans l'espèce qui fait l'objet de ce mémoire.

.7° Que l'altération dont il s'agit se forme indépendamment de tout acte vital, puisqu'elle s'est développée dans un estomac détaché du corps et déjà froid.

8° Qu'elle a été constatée par moi une fois au bout dix-sept jours d'inhumation, et une autre fois trente-huit jours après l'exposition de l'estomac à l'air, et qu'elle était encore tellement visible dans les deux cas, qu'il n'est pas douteux qu'on ne puisse l'apercevoir plusieurs mois plus tard.

Il faut donc, lorsqu'on cherche l'acétate de plomb qui peut exister à la surface du canal digestif, après avoir enlevé les matières contenues dans ce canal, laver celui-ci à plusieurs reprises avec de l'eau distillée froide, afin de dissoudre la portion d'acétate qui pourrait *à la rigueur* se trouver à la surface interne de ce canal ; la dissolution sera traitée comme je l'ai dit en parlant du mélange d'acétate de plomb et de matières alimentaires; puis on plongera toutes les portions du canal digestif où se trouvent des points blancs dans de l'acide azotique marquant 30 degrés et étendu de trois fois son poids d'eau. Après une heure d'action *à froid*, le plomb contenu dans ces points sera dissous, et l'on aura de l'azotate de plomb qu'il suffira de faire évaporer jusqu'à siccité et de dissoudre dans l'eau pour le reconnaître à l'aide des réactifs ; que si par hasard cet azotate était mélangé de beaucoup de matière organique, ce qui n'est pas présumable, il faudrait le carboniser par l'acide azotique et le chlorate de potasse, et agir sur le charbon, comme je l'ai dit à la page 694, en parlant du *dépôt* organique.

Acétate de plomb absorbé et contenu dans le sang, dans les tissus du canal digestif, dans le foie, la rate et les reins. — On fera bouillir ces parties pendant une heure dans une capsule de porcelaine avec de l'eau distillée aiguisée d'acide acétique; ce liquide dissoudra une quantité du composé plombique provenant de l'empoisonnement, suffisante pour qu'on puisse aisément la reconnaître, *et n'agira aucunement sur le plomb qui existe naturellement* dans ces organes. La liqueur filtrée sera évaporée jusqu'à siccité, et le produit sera carbonisé par l'acide azotique et le chlorate de potasse ; le charbon *non incinéré*, traité comme il a été dit à la page 693, fournira de l'*azotate de plomb.* Si au lieu d'agir ainsi on incinérait ces organes ou qu'on les carbonisât directement par l'acide azotique seul ou mélangé de chlorate de potasse concentré, la cendre et le charbon obtenus contiendraient du *plomb normal;* en sorte que l'on s'exposerait à commettre des erreurs graves. L'expertise médico-légale faite à Dijon en 1838, à l'occasion de l'affaire Schneider et Rittinghausen, sur laquelle j'ai été consulté (voy. mon Mémoire lu à l'Académie royale de médecine, en octobre 1838), ne laisse aucun doute à cet égard. Les experts avaient soumis le canal digestif du cadavre de Schneider à l'action de l'eau régale bouillante, et avaient dissous une portion du cuivre et du plomb qui existe naturellement dans les tissus de ce canal.

Il faut encore *éviter d'incinérer* le charbon provenant de la liqueur obtenue en traitant les organes par l'eau distillée aiguisée d'acide acétique, car l'expérience m'a démontré qu'en agissant ainsi on trouvait dans les cendres une certaine quantité de plomb normal; et cela doit être, car cette liqueur acétique renferme une proportion notable de matière organique qu'elle a dissoute : or cette matière contient du plomb qui n'est pas dissous par l'acide azotique faible tant que le charbon n'a pas été incinéré, et qui se dissout au contraire si l'on a poussé l'opération jusqu'à l'incinération.

S'il s'agissait de constater la présence du plomb dans l'*urine*, on ferait évaporer celle-ci jusqu'à siccité, et on carboniserait le produit par l'acide azotique; la cendre en partie charbonneuse serait traitée d'abord par l'eau distillée pour dissoudre les sels solubles, puis on ferait agir sur le résidu, à une douce chaleur, de l'acide azotique étendu de deux parties d'eau; le *solutum* contiendrait de l'azotate de plomb que l'on évaporerait jusqu'à siccité et qui serait facile à reconnaître.

Je ne saurais assez insister, en terminant tout ce qui se rapporte aux recherches médico-légales concernant les sels de plomb, sur la nécessité de s'assurer, avant d'entreprendre les expériences, *que le papier à filtre* dont on devra faire usage *ne contient pas un composé plombique;* on trouve en effet dans le commerce des papiers joseph, en apparence fort beaux, qui renferment une proportion de plomb *souvent plus considérable* que celle que l'on retire des organes des animaux empoisonnés par un sel plombique : aussi m'est-il souvent arrivé, avant d'avoir porté mon attention sur ce point et en me servant de pareils papiers, d'obtenir du plomb, alors même que je traitais par l'eau bouillante *seulement* des organes d'animaux *non empoisonnés;* il suffisait même de faire filtrer rapidement à travers ces papiers de l'eau aiguisée d'acide chlorhydrique ou d'acide acétique pour que la liqueur précipitât abondamment en noir par l'acide sulfhydrique. A combien d'erreurs graves ne s'exposerait-on pas si l'on méconnaissait l'importance d'un pareil résultat ! On devra donc employer de préférence du papier Berzélius, qui ne contient pas de plomb, ou bien, si l'on est obligé de faire usage d'un autre papier plombique, il faudra commencer par débarrasser celui-ci du plomb qu'il renferme en le lavant à plusieurs reprises avec de l'eau faiblement aiguisée d'acide chlorhydrique; on ne devrait pas cependant réitérer trop souvent ces lavages, de crainte d'amincir le papier au point où il se déchirerait si facilement qu'il ne serait plus propre à filtrer; il faudrait les cesser dès que la dissolution chlorhydrique ne serait plus affectée par l'acide sulfhydrique. Dans tous les cas, et quel que soit le papier dont on voudra faire usage, il ne faudra jamais négliger de l'essayer par cet agent avant de l'employer.

Acétate de plomb dans le cas où l'on aurait administré un sulfate soluble comme contre-poison. — Ici tout porterait à croire que le sel plombique aurait été transformé en sulfate de plomb insoluble, sinon en totalité, du moins en grande partie ; il faudrait alors ramasser attentivement la poudre blanche qui aurait pu se déposer au fond des matières vomies ou de celles que l'on trouverait dans l'estomac, ou bien sur le canal digestif lui-même, et après l'avoir lavée avec de l'eau distillée, la faire bouillir pendant une heure avec du bicarbonate de potasse pur dissous dans l'eau ; on obtiendrait du carbonate de plomb insoluble que l'on décomposerait par l'acide acétique de manière à former de l'acétate de plomb soluble et facile à reconnaître ; que si l'on n'apercevait pas de poudre blanche au fond des matières dont je parle, on devrait, après avoir carbonisé toutes les parties solides, traiter le charbon par du bicarbonate de potasse bouillant pendant une heure environ ; on décanterait la liqueur et l'on traiterait le charbon par l'acide azotique affaibli, pour décomposer le carbonate de plomb qu'il pourrait contenir et obtenir de l'azotate de plomb.

Acétate de plomb dans un cas d'exhumation juridique. — EXPÉRIENCES. — Le 29 mars 1826, on a dissous 12 grammes d'acétate de plomb dans deux litres d'eau distillée, et on les a introduits dans un grand bocal où l'on avait préalablement mis de la chair musculaire, un morceau de foie et quelques portions d'un canal intestinal ; le vase a été exposé à l'air. Le 9 avril suivant, il n'y avait plus d'acétate de plomb en dissolution, car la liqueur filtrée ne se colorait pas par l'acide sulfhydrique ; mais en desséchant le précipité gris noirâtre qui s'était formé, ainsi que la matière animale qu'il contenait, et en le calcinant assez fortement, on en retirait du plomb métallique.

Le 18 juillet 1826, on introduisit dans un bocal à large ouverture, exposé à l'air, 30 centigrammes d'acétate de plomb dissous dans un litre et demi d'eau distillée, et mêlé avec environ le tiers d'un canal intestinal. Quatre jours après, il n'existait plus un atome de sel en dissolution, et les matières solides fournissaient une quantité sensible de plomb. Il est donc évident que ce ne serait pas dans la liqueur que l'on trouverait l'acétate de plomb, qui, après avoir été dissous, aurait été en contact avec les tissus du canal digestif, car il suffit de fort peu de temps pour que cette liqueur n'en conserve plus de traces.

Carbonate de Plomb (Céruse).

Le carbonate de plomb est pulvérulent ou en masses durés très pesantes, blanc, insipide et inodore. Chauffé dans un creuset avec du charbon, il se décompose et donne du plomb métallique. L'acide azotique faible le décompose; il se dégage du gaz acide carbonique avec effervescence, et la dissolution renferme du proto-azotate de plomb facile à reconnaître à l'aide des réactifs dont j'ai fait mention à la page 691. Si le carbonate de plomb est mêlé à de la chaux pure ou carbonatée, la liqueur contient aussi de l'azotate de chaux; on peut aisément reconnaître ce mélange en versant dans la dissolution azotique une assez grande quantité d'acide sulfhydrique pour précipiter tout le plomb à l'état de sulfure noir : alors le liquide qui surnage, composé d'azotate de chaux et d'acide azotique, donne, par l'addition du carbonate de potasse, un précipité blanc de carbonate de chaux, que l'on peut laver et calciner pour en avoir la chaux pure.

Les boulangers se sont servis quelquefois de la céruse pour rendre le pain plus lourd et plus blanc. On déterminera la présence de ce carbonate dans la farine, en agitant celle-ci dans l'eau froide et en ramassant le précipité qui se rassemblera de suite au fond du vase, et dans lequel se trouvera tout le carbonate de plomb avec un peu de farine; la majeure partie de celle-ci sera restée en suspension dans la liqueur, et pourra être séparée par décantation. Le précipité, s'il est lavé deux ou trois fois à l'eau froide, ne renfermera presque plus de farine, surtout si on l'agite et qu'on décante promptement le liquide tenant en suspension les particules farineuses. Il ne s'agira plus alors que de reconnaître le carbonate de plomb par les moyens qui viennent d'être indiqués.

S'il fallait constater la présence du carbonate de plomb dans le pain, on carboniserait celui-ci par l'acide azotique et le chlorate de potasse (voyez page 489) et on traiterait le charbon par ce même acide à une douce chaleur, afin d'obtenir un azotate soluble et facile à caractériser. On tenterait les mêmes opérations sur le pain préparé avec du levain qui aurait séjourné pendant long-temps dans des ustensiles de plomb.

EXPÉRIENCE. — On a fait avaler à un chien de moyenne taille 6 grammes de carbonate de plomb : il a vomi quatre fois dans l'espace de dix à douze minutes. Le lendemain il a mangé comme à l'ordinaire et il était rétabli.

Eau imprégnée de Plomb.

Elle tient en dissolution, à la faveur d'un excès d'acide carbonique, du carbonate de plomb ; elle peut quelquefois ne contenir qu'un peu de protoxyde de plomb hydraté. On devra employer pour la reconnaître les réactifs des sels de plomb. (Voy. pag. 691.)

Vin et Bière lithargirés.

Le *vin rouge* laissé pendant long-temps sur de la litharge (protoxyde de plomb) en dissout une quantité d'autant plus considérable qu'il contient plus d'acide acétique ; il acquiert une saveur sucrée astringente et finit par se décolorer. On a souvent sophistiqué ainsi le vin pour lui enlever son acidité. Si la proportion de protoxyde dissous est faible, le vin peut conserver sa couleur rouge, quoiqu'il ait déjà acquis une saveur sucrée. On reconnaîtra la présence du plomb en le faisant traverser par un courant de gaz acide sulfhydrique et en traitant le sulfure de plomb précipité et lavé comme je l'ai dit à la page 692. MM. Mérat et Barruel ont prouvé qu'une bouteille de vin peut dissoudre 1 gramme 30 centigrammes de litharge.

La *bière* qui a fermenté dans des vases de plomb peut renfermer un sel de ce métal ; on constatera la présence de celui-ci comme s'il s'agissait du vin. Percival rapporte qu'il est arrivé des accidents dans la raffinerie de sucre de Manchester pour avoir bu de la bière ainsi altérée. (*On the poison of lead*, pag. 61.)

On aurait tort de faire usage des réactifs tels que les alcalis, les sulfures, etc., pour déceler le plomb dans ces liquides, parce qu'ils modifient par eux-mêmes la couleur de ces boissons, notamment celle du vin.

Chromate de Plomb.

On a quelquefois coloré les dragées avec ce sel ; on constatera sa présence en tenant entre les doigts les bonbons au milieu de l'eau distillée, et en frottant leur surface avec un pinceau très doux. Le chromate de plomb déposé et lavé sera décomposé à une douce chaleur par du carbonate de potasse dissous ; il se formera du chromate de potasse soluble et du carbonate de plomb insoluble ; on reconnaîtra celui-ci en le dissolvant dans l'acide azotique, après l'avoir lavé et filtré ; l'azotate se comportera avec les réactifs comme l'acétate de plomb. (Voy. pag. 691.) Quant au chromate de potasse, il précipitera en jaune les sels de plomb, en rouge les sels d'argent, et en orangé les protosels de mercure. L'acide chlorhydrique le transforme, à l'aide de la chaleur, en chlorure de chrome vert et en chlorure de potassium, et il se dégage du chlore.

Oxydes de Plomb.

Litharge (protoxyde de plomb fondu). Elle est en petites lames ou écailles brillantes d'un jaune rougeâtre, sans saveur. Le *massicot* (protoxyde non fondu) est jaune, pulvérulent. L'acide azotique dissout cet oxyde sous les deux états; l'azotate est affecté par les réactifs comme l'acétate de plomb. (Voy. pag. 691.) Le *minium*, oxyde contenant plus d'oxygène que les précédents, et dont la composition varie suivant la manière dont il a été préparé, est solide, rouge et décomposable par l'acide azotique, même à froid, en proto-azotate de plomb soluble et en bi-oxyde de couleur *puce* insoluble; la dissolution filtrée se comporte, avec les réactifs comme les sels de plomb. Ces divers oxydes, chauffés avec du charbon dans un creuset ou au chalumeau, laissent du plomb métallique.

EXPÉRIENCE. — On a donné à un petit chien 16 grammes de minium (deutoxyde rouge de plomb). Au bout de trois quarts d'heure, l'animal a vomi des matières rouges, et il ne paraissait éprouver aucune souffrance. Le lendemain, il n'a pas voulu manger. Le troisième jour, on lui a fait prendre 24 grammes du même oxyde; une heure et demie après, il a vomi presque tout le poison ingéré. Le quatrième et le cinquième jour, il a refusé les aliments; il a bu une assez grande quantité d'eau, et il paraissait un peu abattu. Le sixième jour, il a commencé à manger. Le septième et le huitième jour, il avait un excellent appétit et prenait beaucoup de nourriture. Il s'est échappé le dixième jour, et il a été impossible de le saisir.

DE L'IODURE DE PLOMB.

L'iodure de plomb est solide, d'un jaune doré, soluble dans 1235 parties d'eau froide et dans 194 parties d'eau bouillante, cristallisable en paillettes hexagonales régulières. L'acide azotique concentré en sépare l'iode à froid et forme de l'azotate de plomb; il suffit en effet d'ajouter de l'eau pour dissoudre ce sel, qui se comporte avec les réactifs comme les sels plombiques. Le chlore agité avec de l'iodure de plomb fournit instantanément de l'iode brun et du chlorure de plomb blanc qui se précipitent, et du chlorure d'iode qui communique à la liqueur une couleur jaune rougeâtre; en chauffant ce mélange à la température de l'ébullition, l'iode se volatilise sous forme de

belles vapeurs violettes, le chlorure d'iode se dégage, et à mesure qu'il
se volatilise la liqueur se décolore ; enfin le chlorure de plomb se dissout, en sorte qu'on peut démontrer sa présence dans la dissolution
incolore que l'on obtient après quelques minutes d'ébullition.

EXPÉRIENCE. — M. Paton a fait avaler à un chat de moyenne grosseur
60 centigrammes d'iodure de plomb ; quatre heures après, l'animal n'avait
éprouvé aucun accident ; alors on lui en a administré 60 autres centigrammes ; 12 heures après, l'animal, qui n'avait point vomi, parut inquiet ; constamment, il refusa toute espèce de nourriture ; il paraissait
souffrir des reins ; il ne s'appuyait que peu sur les pattes de derrière ;
enfin souvent il était pris de coliques violentes qui le faisaient s'élever à
des hauteurs considérables. En proie à des souffrances horribles, il est
mort trois jours après la prise du poison. L'autopsie, faite douze heures
après, n'a laissé apercevoir aucune trace d'irritation ; les poumons présentaient une teinte rose pâle ; l'estomac était vide d'aliments et contenait
un ver lombric ; une tache jaune et seulement extérieure se faisait remarquer au pylore ; les intestins contenaient fort peu de matières. Les excréments renfermaient du plomb. (*Journ. de chimie médicale*, année 1837,
pag. 41.)

DES ALIMENTS CUITS DANS DES VASES DE PLOMB.

Les aliments qui contiennent des acides végétaux libres ou des préparations salines peuvent attaquer les vases de plomb, les oxyder ou
favoriser leur oxydation, enfin en dissoudre une partie. Quelle que soit
la nature de la dissolution de plomb mêlée aux aliments, elle leur communique une saveur plus ou moins sucrée, et on peut en obtenir du
plomb métallique en la carbonisant avec l'acide azotique et le chlorate de potasse. (Voyez p. 489.) Il est évident que si la partie liquide
des aliments renferme du plomb en dissolution, les réactifs que j'ai
conseillé de mettre en usage, à la page 691, le décèleront lors même
qu'elle n'en contiendrait que des atomes.

DES SIROPS ET DES EAUX-DE-VIE CLARIFIÉS AVEC L'ACÉTATE DE PLOMB.

Cadet de Gassicourt parle, dans un article des *Variétés médicales*,
du danger qu'il y a à s'adresser aux épiciers pour des sirops de miel
ou de raisin clarifiés, ainsi que pour les eaux-de-vie rendues incolores.
Cette clarification s'opérant à l'aide de l'acétate de plomb, il est de la
plus haute importance de ne laisser aucune trace de ce sel dangereux
dans la liqueur, et c'est une précaution que ne peuvent pas prendre
ces préparateurs étrangers à la chimie. Aussi M. Boudet a-t-il re-

connu la présence d'une assez grande quantité de plomb dans ces boissons livrées aveuglément au commerce. (*Journal général de Médecine*, redigé par M. Sédillot, tom. XLIV, pag. 321.)

L'acétate de plomb contenu dans ces boissons sera facilement reconnu par les réactifs que j'ai indiqués en faisant l'histoire de ce sel. (Voyez p. 691.)

DES ÉMANATIONS SATURNINES.

Voyez page 683.

FIN DU PREMIER VOLUME.

SUPPLÉMENT.

EMPOISONNEMENT PAR L'ACIDE ARSÉNIEUX.

Procédé de M. Hugo Reinsch. — Ce procédé consiste à aciduler, par de l'acide chlorhydrique, les liqueurs arsenicales, et à les faire. bouillir avec du cuivre métallique, qui bientôt se recouvre d'une couche grisâtre d'arsenic. Une très faible proportion d'arsenic est décelée, suivant Reinsch. Des matières alimentaires, des matières vomies contenant de l'arsenic, peuvent être traitées d'une manière analogue pour y constater la présence de ce corps. On fera bouillir ces matières avec de l'acide chlorhydrique pur, étendu de son poids d'eau ; on filtrera ce liquide, et on le traitera par des lames de cuivre. Pour prouver que les lames de cuivre contiennent de l'arsenic, M. Reinsch introduit ces lames dans un tube effilé à l'une de ses extrémités, et il adapte à l'autre extrémité un tube d'un diamètre plus petit. En chauffant le tube avec une lampe à l'alcool, à l'endroit où sont déposées les lames de cuivre, l'acide arsénieux, formé par l'union de l'oxygène de l'air, se sublime et se condense sous forme de petits cristaux brillants, bien reconnaissables. Quand il veut obtenir l'arsenic métallique, M. Reinsch place les lames de cuivre couvertes d'arsenic dans un tube de verre, effilé à l'une de ses extrémités ; dans ce tube, il fait passer un courant d'hydrogène pur et sec, et en même temps il chauffe les lames de cuivre ; l'hydrogène se combine avec l'arsenic et forme de l'hydrogène arsénié ; on enflamme cet hydrogène pour avoir des taches arsenicales, comme cela se pratique dans l'appareil de Marsh. (*Echo du Monde savant,* 12 février 1843.)

J'ai voulu savoir quels pouvaient être les avantages et les inconvénients de ce procédé :

EXPÉRIENCE 1re. — J'ai fait bouillir pendant une demi-heure 7 grammes de cuivre en lames avec 291 grammes d'un potage gras contenant quelques gouttes de dissolution aqueuse d'acide arsénieux et préalablement acidulé avec l'acide chlorhydrique. Les lames, recouvertes après l'opération, d'une pellicule brunâtre, ont été chauffées dans un tube de verre, comme l'a proposé M. Reinsch, et j'ai obtenu dans une partie du tube un anneau blanc et dans une autre partie un anneau coloré en vert et en brun par du chlorure de cuivre et par de la matière organique ; le premier de ces anneaux *offrait tous les caractères de l'acide arsénieux,* tandis que le second *ne donnait pas*, avec les agents propres à reconnaître cet acide, les réactions qui lui appartiennent.

EXPÉRIENCE II⁰. — J'ai fait bouillir, avec des lames de cuivre et de l'eau fortement acidulée par de l'acide chlorhydrique, la moitié du foie d'un chien empoisonné avec 6 décigrammes d'acide arsénieux : les lames ont acquis un aspect brun, tout en conservant leur brillant. Quelques unes d'entre elles ayant été chauffées dans un tube de verre *ont donné un anneau d'acide arsénieux;* d'autres ont été mises dans un appareil de Marsh et ont à peine fourni quelques taches arsénicales.

De nouvelles lames de cuivre ont été placées dans la liqueur à 5 heures du soir, et elles y sont restées toute la nuit : le lendemain elles étaient *brunes* et *ternes.* Chauffées dans un tube de verre, après les avoir lavées, elles ont donné un anneau contenant *probablement* de l'acide arsénieux, mais renfermant à coup sûr du chlorure de cuivre et de la matière organique; aussi lorsqu'on traitait cet anneau par l'acide azotique et que l'on évaporait le *solutum* jusqu'à siccité, obtenait-on un produit *qui ne fournissait point* les réactions arsénicales.

Quelques unes de ces lames ayant été chauffées au milieu d'un courant de gaz hydrogène sec, ont à peine donné trois ou quatre taches dont l'aspect *n'était pas arsenical* et qui étaient évidemment formées par de la matière organique; essayées par les réactifs propres à faire reconnaître l'arsenic, il m'a été impossible de constater la présence de ce corps.

D'autres lames ayant été placées dans la liqueur sur laquelle on avait déjà agi deux fois avec du cuivre, se sont comportées exactement comme celles qui y avaient été mises en second lieu; introduites dans un appareil de Marsh, il ne s'est produit aucune tache.

La portion solide du foie qui n'avait point été dissoute par l'acide chlorhydrique, *retenait encore beaucoup d'arsenic,* car, après l'avoir bien lavée, si on l'incinérait avec de l'azotate de potasse, elle fournissait une quantité notable de ce métal.

EXPÉRIENCE III⁰. — J'ai traité par l'acide azotique plusieurs des lames qui avaient séjourné dans la liqueur, afin de transformer l'arsenic qu'elles pouvaient contenir en arséniate de cuivre insoluble; j'évaporais la liqueur jusqu'à siccité pour chasser l'excès d'acide azotique, puis je dissolvais dans l'eau l'azotate de cuivre. L'arséniate de cuivre précipité, après avoir été lavé, était introduit dans un appareil de Marsh. Les résultats que j'ai obtenus diffèrent tellement entre eux qu'il me serait impossible de formuler quelque chose de précis à cet égard : dans certains cas je recueillais un assez grand nombre de taches arsénicales; d'autres fois il s'en produisait moins; enfin, il m'est arrivé de ne pas en avoir du tout. Cependant, lorsque je décomposais cet arséniate par la potasse, avant de l'introduire dans l'appareil, je retirais constamment beaucoup plus d'arsenic.

Je crois pouvoir conclure de ce qui précède, que le procédé proposé par M. Reinsch n'a pas, ni à beaucoup près, la valeur que lui accorde son auteur, d'abord parce qu'il est difficile, pour ne pas dire impossible, de dissoudre dans l'acide chlorhydrique la totalité de l'acide arsénieux contenu dans les organes où il a été porté par absorption (exp. 2ᵉ) ; en second lieu ; parce qu'alors même que par suite de l'emploi d'un *grand nombre de lames de cuivre*, on aurait enlevé à une dissolution chlorhydrique, mêlée de matière organique, tout l'acide arsénieux qu'elle contenait, on ne parviendrait pas à extraire, ni à beaucoup près, par la chaleur, la totalité de cet acide arsénieux, qui d'ailleurs pourrait très bien ne pas offrir tous ses caractères (voy. expér. 1ʳᵉ) ; et enfin, parce qu'il n'est pas vrai de dire que, dans l'espèce, l'hydrogène transforme facilement l'arsenic contenu dans les lames de cuivre en gaz hydrogène arsénié.

Toutefois, je ne vois aucun inconvénient, et il peut y avoir même quelques avantages à essayer une *petite partie* de la liqueur soupçonnée arsenicale par le procédé de Reinsch ; en effet, si après avoir fait bouillir pendant quelques minutes quelques grammes du liquide avec de l'acide chlorhydrique et deux ou trois petites lames de cuivre, celles-ci perdent leur couleur au bout d'un certain temps, et qu'elles tendent à blanchir, tout portera à croire qu'elles ont enlevé de l'arsenic à ce liquide, et il suffira de les soumettre à la chaleur de la lampe dans un tube contenant de l'air, pour obtenir de l'acide arsénieux. Guidé par ce résultat, l'expert pourra ensuite extraire l'arsenic en traitant toute la masse suspecte par le chlore (v. p. 709). Il est indispensable, avant de faire usage du cuivre, de s'assurer, en le chauffant, qu'il ne fournit point d'acide arsénieux. La coloration brune des lames de cuivre ne saurait être considérée comme un caractère annonçant qu'elles renferment de l'arsenic, car elles acquièrent cette couleur dans un liquide faiblement chlorhydrique, *non arsenical*, surtout lorsque celui-ci contient des matières organiques.

Procédé de M. Jacquelain. — Le 2 janvier 1843, M. Jacquelain a présenté à l'Institut un procédé à l'aide duquel on extrait, suivant lui, tout l'arsenic d'une matière animale empoisonnée.

Si l'on opère sur de la fibre musculaire récente ou sur des viscères, on commence par les découper et les broyer dans un mortier de marbre. Si l'on expérimente sur des intestins non décomposés, on les coupe également en menus morceaux, puis on les broie encore à sec dans un mortier de marbre, mais avec du sable purifié à l'acide chlorhydrique, et calciné.

On délaie le tout avec de l'eau distillée, de manière à faire un demi-litre, si l'on a pris 100 grammes de matière animale ; on soumet ce mélange à l'action d'un courant de *chlore*, prolongé à froid, jusqu'à ce que toute la matière animale en suspension ait acquis la blancheur du caséum, ce qui exige *plusieurs heures*.

Alors, en bouchant le ballon, on laisse réagir jusqu'au lendemain, puis on jette sur un linge fin, lavé à l'eau distillée, aiguisée d'acide chlorhydrique.

La solution limpide et incolore doit être ensuite jaugée, portée à l'ébullition pour chasser l'*excès de chlore*, et enfin, introduite avec 80 grammes de zinc dans un appareil composé d'un tube en S, par lequel on verse de l'acide sulfurique, d'un tube courbé à un angle, rempli dans sa branche horizontale d'amiante, calcinée avec l'acide sulfurique, d'un tube droit peu fusible, long de 4 décimètres pour une section de 3 millimètres, qui communique avec un appareil *laveur* de Liébig, lequel est formé de six boules, et doit se trouver à moitié rempli d'une dissolution de *chlorure d'or*, représentant 0,5 d'or environ; ce chlorure doit être pur et préparé avec de l'or précipité du chlorure des laboratoires à l'aide de l'acide sulfureux. Le tube droit, enveloppé vers son milieu d'une feuille de clinquant de 1 décimètre de longueur, doit être chauffé avec une lampe à alcool. L'arsenic se dépose, à l'état métallique, dans le tube chauffé au rouge; ce qui échappe vient réduire le chlorure d'or et former de l'acide arsénieux.

Reste donc à mettre en liberté l'arsenic fixé par le chlorure d'or et à le reconnaître, si toutefois l'arsenic ne s'est pas condensé dans le tube horizontal, puis à doser au besoin.

Pour reconnaître comme pour doser cet arsenic, la marche est la même; à cet effet, on réduit le chlorure d'or excédant par l'acide sulfureux.

On chasse par l'ébullition l'excès du gaz acide sulfureux, on filtre. On distille *à siccité* la solution dans une cornue tubulée à l'émeri, munie d'un récipient, afin de décomposer une petite quantité de sel d'or qui n'a pas été réduit par l'acide sulfureux.

On lave ensuite la cornue à l'eau aiguisée d'acide chlorhydrique; on réunit cette liqueur au produit distillé, pour soumettre le tout à un courant de gaz acide sulfhydrique.

On chasse l'excès de ce gaz par l'ébullition; enfin, on lave par décantation à l'eau chaude, et l'on recueille le précipité, séché à 100°. La quantité de sulfure obtenu indique la proportion d'arsenic métallique, et l'on peut aisément calculer combien cette proportion d'arsenic représente d'acide arsénieux. (*Comptes-rendus des séances de l'Académie des sciences.*)

J'ai été curieux de comparer la sensibilité de ce procédé à celui que l'on emploie de préférence aujourd'hui dans les recherches médico-légales, et qui consiste à brûler dans un creuset les matières

suspectes à l'aide de l'azotate de potasse, et j'ai prié M. Jacquelain de
vouloir bien agir sur 85 grammes du foie d'un chien empoisonné par
l'acide arsénieux, tandis que j'opérerais avec le nitre sur la même
proportion du *même* foie. Après avoir décomposé la matière par le
chlore, M. Jacquelain a placé la liqueur dans un appareil de Marsh,
et a fait passer le gaz hydrogène arsénié pendant plusieurs jours à
travers une dissolution de chlorure d'or. De mon côté, j'ai décomposé le foie par l'azotate de potasse, puis par l'acide sulfurique (voy.
p. 402), et j'ai introduit la liqueur dans un appareil de Marsh
semblable à l'autre; j'ai également fait passer le gaz hydrogène arsénié pendant plusieurs jours à travers une dissolution de chlorure d'or;
la proportion de sulfure d'arsenic recueilli a été de beaucoup inférieure à celle qui a été retirée par le procédé de M. Jacquelain. Il
faut noter que dans les deux expériences, les flacons étaient bouchés
de même, et lutés avec de la cire d'Espagne, que l'acide était introduit à l'aide d'un tube en S, et que *la quantité d'acide employé*
était exactement la même, et plus que suffisante pour enlever aux liqueurs la totalité de l'arsenic qu'elles contenaient.

J'ai voulu savoir si après l'action du chlore sur une matière organique *déjà pourrie*, la liqueur pourrait être introduite sans inconvénient dans un appareil de Marsh. Pour cela, j'ai traité par cet agent
une portion d'un foie d'homme que j'avais enterré trois semaines auparavant à la profondeur de 40 centimètres ; la liqueur obtenue, après
l'action du chlore, introduite dans cet appareil, a donné une telle
quantité de *mousse* qu'il m'a été impossible de continuer l'expérience.

Je conclus de ces faits : 1° que le procédé de M. Jacquelain est
sans contredit le meilleur qui ait été proposé jusqu'à ce jour pour
extraire l'arsenic d'une matière organique *non pourrie*, parce qu'il
fournit la *totalité* du métal que renferme cette matière, et qu'il est
indispensable, dans certaines expertises médico-légales où la proportion d'arsenic contenue dans un organe est très faible, d'employer la
méthode la plus propre à déceler les plus minimes proportions d'un
composé arsenical ;

2° Qu'il est par conséquent nécessaire de le mettre en pratique
toutes les fois que l'on voudra *doser* la quantité d'arsenic renfermée
dans une matière organique. Je ne saurais partager à cet égard l'opinion exprimée par M. Lassaigne (*J. de Ch. méd.*, année 1840,
p. 682), savoir, que lorsque l'acide sulfurique étendu agit sur du zinc,
dans un appareil de Marsh, ce métal retient 13/30 de l'arsenic que contenait la liqueur suspecte ; car M. Jacquelain s'est assuré, en introduisant dans cet appareil une proportion *déterminée* d'acide arsénieux, que

l'on recueillait exactement la même proportion de cet acide en procédant comme il l'indique ;

3° Qu'il est en effet préférable à celui qui a été proposé par l'Académie des sciences, lorsqu'il s'agira de *doser* l'arsenic, parce que la destruction de la matière organique par le chlore n'offre aucun des inconvénients que présente la carbonisation par l'acide sulfurique (voy. page 406), et que d'ailleurs il est aisé de se convaincre, comme l'a fait M. Jacquelain, qu'en se bornant à décomposer le gaz hydrogène arsénié par la chaleur dans un tube de verre enveloppé de clinquant, on *perd* une portion d'arsenic qui *n'est pas perdue* si l'on fait arriver dans du chlorure d'or la portion de gaz hydrogène arsénié qui n'a pas été décomposée dans l'appareil de l'Institut ;

4° Qu'il doit également être préféré, pour le même objet, à celui que j'ai adopté et décrit à la page 402, parce que l'on perd une quantité notable d'arsenic, soit pendant l'incinération des matières organiques par le nitre, soit lorsqu'on chauffe le gaz hydrogène arsénié à la lampe à alcool, là où est placée l'amiante ;

5° Que malgré tous ces avantages, il n'est guère possible de supposer qu'il soit souvent employé dans les expertises médico-légales, parce qu'il faut pour l'exécuter un appareil compliqué et formé de plusieurs pièces, dont quelques unes même ne se trouvent que dans les laboratoires les mieux fournis, et que d'ailleurs il se compose d'une série d'opérations nombreuses, fort longues et délicates (1).

6° Qu'il n'est pas susceptible d'application dans les cas *nombreux* où les experts sont obligés d'agir sur des matières organiques inhumées depuis quelque temps et *déjà pourries*, à cause de la quantité de mousse qui se développe alors, et qui empêche l'appareil de Marsh de fonctionner.

Je ne terminerai pas sans dire que, dès l'année 1836, j'avais proposé de détruire par le *chlore* la matière organique combinée avec le sublimé corrosif, et que ce procédé avait été attaqué par M. Devergie, qui, plusieurs années auparavant, avait prescrit de dissoudre cette matière dans l'acide chlorhydrique faible avant de la soumettre à l'action du chlore : or, il est aisé de s'assurer que la dissolution préalable dans l'acide chlorhydrique est non seulement inutile, mais nuisible (voyez page 563, expér. 3).

(1) Je démontrerai (voy. p. 731 du t. 2e) qu'il n'est pas *nécessaire* dans une expertise *médico-légale* de *doser* l'arsenic, et qu'il serait même dangereux d'introduire dans les recherches de ce genre un pareil élément de perturbation.

Procédé pour découvrir l'arsenic faisant partie d'une matière organique.

Voici le procédé qui me paraît devoir être préféré, tant à cause de sa simplicité, que parce qu'il fournit beaucoup plus d'arsenic que ceux qui étaient connus avant que M. Jacquelain eût publié celui qui vient d'être décrit. On décompose la matière organique par un courant de chlore gazeux, comme il a été dit à la page 705, en ayant soin de faire passer le chlore dans un flacon contenant 120 grammes d'eau, dans laquelle on a préalablement dissous quelques décigrammes de potasse à l'alcool afin de le laver ; on bouche le ballon et on laisse réagir jusqu'au lendemain, puis on jette sur un linge fin, lavé à l'eau distillée aiguisée d'acide chlorhydrique.

On chauffe la liqueur dans une cornue, à laquelle est adapté un récipient, jusqu'à ce qu'elle soit réduite au cinquième de son volume à peu près (1) ; on la laisse refroidir, et on la traite par l'alcool concentré marquant 38 ou 40 degrés, qui dissout l'acide arsénique produit par l'action du chlore, et coagule la majeure partie de la *petite quantité* de matière organique qui était restée dans la liqueur après l'action du chlore ; on filtre. La liqueur, acidulée par l'acide chlorhydrique, est soumise à un courant de gaz acide sulfhydrique, qui ne tarde pas à la jaunir et à la troubler ; lorsqu'elle est saturée, on la fait bouillir pendant 15 à 20 minutes, afin de décomposer l'acide arsénique, de volatiliser l'excès d'acide sulfhydrique, et d'obtenir du *sulfure d'arsenic* jaune. Lorsque ce sulfure est déposé, on décante et on filtre ; la liqueur est évaporée jusqu'au cinquième de son volume pour la débarrasser de l'alcool, puis introduite dans l'appareil de Marsh, décrit à la page 382, si ce n'est qu'au lieu du tube droit N, on emploie un tube recourbé en S, afin d'éviter le dégagement d'une portion de gaz hydrogène arsénié, qui a lieu avec un tube droit. Le bouchon et l'ouverture du flacon A, qu'il ferme, doivent être scellés avec de la cire d'Espagne, *autrement, il s'échapperait par ce bouchon et par cette ouverture une certaine quantité de gaz hydrogène arsénié.* Il est *possible qu'en agissant ainsi*, on obtienne avec cette liqueur un peu d'arsenic qui aurait échappé à l'action du gaz acide sulfhydrique.

Quant au précipité jaune de sulfure d'arsenic, après l'avoir lavé à plusieurs reprises pour lui enlever une partie de la matière organique, et avoir décanté la presque totalité du liquide, on le mêle avec 3 ou 4

____

(1) Si tout l'acide arsénieux n'avait pas été transformé en acide arsénique par le chlore, il se pourrait que le liquide distillé contînt un peu de chlorure d'arsenic ; c'est donc une précaution utile que d'opérer en vaisseaux clos.

grammes d'acide azotique pur et concentré, et l'on chauffe à une température douce jusqu'à siccité; on traite de nouveau et à deux ou trois reprises ce sulfure par l'acide azotique concentré, en ayant soin chaque fois de ne pas pousser l'action de la chaleur assez loin pour, volatiliser une portion de ce sulfure; par ce moyen on détruit presque la totalité de la minime proportion de matière organique que ce sulfure avait retenue, et l'on transforme le soufre et l'arsenic en acides sulfurique et arsénique. On traite le résidu par l'eau distillée bouillante, et on l'introduit dans l'appareil de Marsh, modifié comme il vient d'être indiqué, afin d'obtenir l'arsenic sous forme d'anneau et de taches.

Si la matière organique sur laquelle on opère était pourrie, on devrait encore agir de la même manière, sans avoir à craindre les inconvénients que j'ai signalés en décrivant le procédé de M. Jacquelain (p. 708); en effet, en opérant comme je conseille de le faire, on n'a pas à redouter la mousse qui se développe dans le procédé de M. Jacquelain, parce que le liquide suspect n'est introduit dans l'appareil de Marsh que lorsqu'on a détruit la majeure partie de la matière organique par le chlore, qu'après avoir séparé par l'alcool une portion de la matière azotée restante, et qu'après avoir précipité la liqueur par l'acide sulfhydrique, et avoir transformé le sulfure d'arsenic en acides sulfurique et arsénique.

On objectera peut-être qu'à la page 408 et suivantes, j'ai proscrit l'emploi de l'acide chlorhydrique dans les recherches médico-légales relatives à l'arsenic, et que pourtant ici je me sers de quantités notables de cet acide pour extraire le chlore. Cette objection serait puérile; en effet, il est aisé de voir qu'alors même que l'acide chlorhydrique contiendrait de l'acide arsénieux et de l'acide sulfureux, ces deux acides seraient absorbés par la potasse contenue dans le flacon de lavage, après avoir été transformés par une portion de chlore en acides arsénique et sulfurique, en sorte que le chlore qui arriverait dans le bocal contenant la matière organique à décomposer *ne renfermerait plus* la plus légère parcelle d'acide sulfureux, ni d'un composé arsenical. L'expérience suivante ne laissera aucun doute à cet égard : que l'on dégage du chlore avec 100 grammes de bi-oxyde de manganèse préalablement mêlé de 4 ou 5 décigrammes d'acide *arsénieux solide*. que l'on ajoute quelques gouttes d'acide sulfureux à l'acide chlorhydrique dont on devra faire usage, on verra à la fin de l'expérience que l'eau potassée du premier flacon est *sensiblement arsenicale*, tandis que l'eau de lavage du deuxième flacon ne *renferme* pas la plus légère trace d'arsenic; au contraire, le liquide chlorhydrique du ballon contenant le bi-oxyde de manganèse retiendra une énorme proportion d'arsenic.

Incinération par l'azotate de potasse (voy. pag. 402). — Ce procédé a l'avantage de détruire *complétement* la matière organique, ce que l'on n'obtient par aucun des autres moyens connus jusqu'à ce jour, et de donner par conséquent de l'arsenic parfaitement pur ; mais il a l'inconvénient de ne pas fournir, ni à beaucoup près, tout l'arsenic que l'on pourrait extraire d'une matière empoisonnée, soit qu'une portion d'acide arsénieux se volatilise avant d'être brûlée par le nitre, soit qu'une partie du composé arsenical pénètre dans la matière du creuset où s'opère la combustion. L'inconvénient que je signale se retrouve aussi dans la carbonisation par les acides azotique et sulfurique : aussi ne doit-on pas balancer à préférer à ces diverses méthodes de destruction de la matière organique, celle que je viens de décrire à la page 709. Toutefois, comme il ne serait pas impossible que certains experts, tentés par la simplicité de l'opération, préférassent l'incinération par l'azotate de potasse à la décomposition par le chlore, je dois ajouter à ce que j'ai dit (voy. p. 412) : 1° qu'après avoir traité par une petite quantité d'eau le sulfate de potasse obtenu, et avoir ainsi dissous la majeure partie de l'acide arsénique, il faut laver avec de l'alcool concentré le sulfate de potasse qui est sur le filtre, afin de dissoudre la totalité de l'acide arsénique ; la dissolution alcoolique doit ensuite être évaporée jusqu'à siccité, et le résidu traité par l'eau avant d'être mis dans l'appareil de Marsh ; on sait en effet que l'alcool, introduit dans cet appareil, ne tarderait pas à arrêter le dégagement du gaz hydrogène arsénié ; 2° qu'il faut substituer au tube de la page 382 un tube à boule recourbé en *S*, et luter le bouchon avec de la cire d'Espagne, comme je l'ai indiqué à la page 709 ; 3° qu'il faut employer une quantité de zinc plus considérable que celle dont on fait habituellement usage pour dégager du gaz hydrogène arsénié dans les expériences ordinaires, car la présence d'une certaine quantité de sulfate de potasse dans l'appareil détermine la formation d'un sulfate double de potasse et de zinc, qui au bout d'un certain temps cristallise, se dépose sur le zinc, le recouvre et l'empêche de continuer son action sur l'acide sulfurique étendu.

EMPOISONNEMENT PAR LES VAPEURS ARSENICALES.

On sait que M. Raspail, en attaquant l'expertise que nous avions faite à Tulle, mit en avant l'objection suivante : *La respiration pulmonaire, dans certaines usines, est capable d'introduire dans le corps des quantités appréciables d'émanations arsenicales. Les minerais de fer du Limousin ne sont certes pas exempts d'arsenic, et Laffarge était maître de forges, s'occupant activement d'expériences propres à donner une grande extension à son exploitation.* A cette objection, qui n'appartient pas à M. Raspail, puisque M. Paillet l'avait présentée dans sa défense, je répondis qu'il n'était pas difficile de montrer qu'elle était sans valeur; en effet Laffarge quitta le Glandier le 20 novembre et il mourut le 14 janvier suivant; il était donc resté éloigné de son usine pendant *cinquante-cinq jours*. Alors même qu'en partant du Glandier, disais-je, ses organes auraient contenu quelques atomes d'arsenic, qui y auraient pénétré sous forme de vapeur, on ne serait pas fondé à admettre que ces organes eussent conservé cet arsenic pendant deux mois environ, lorsqu'on sait, à ne pas en douter, par les expériences faites sur les animaux, qu'il suffit de *quelques jours* pour que l'économie animale *se débarrasse* de la portion de ce poison qui aurait été absorbée. D'ailleurs, pour quiconque connaît le travail du fer et les conditions dans lesquelles s'opère la réduction des minerais, cette objection n'aura aucune portée. (Réponse aux écrits de M. Raspail dans l'affaire de Tulle. Paris, décembre 1840; pag. 39.)

On verra par le travail récent et intéressant de M. Chatin *sur l'inspiration des vapeurs arsenicales*, combien ma réponse était juste. Qu'il me soit permis de transcrire tout entière la note que je dois à l'obligeance de M. Chatin.

« Les résultats des expériences que je viens de faire sur l'arsenic peuvent être rapportés aux *effets toxiques*, aux voies d'absorption, à l'élimination de ce composé, et leurs conséquences se traduire en applications à la médecine légale, à la thérapeutique et à l'hygiène. »

« 1° *Effets toxiques*.—Ils varient dans une espèce animale donnée, suivant les âges, les sexes, la force des individus, l'état de l'estomac, la température extérieure, et certaines constitutions organiques difficiles à apprécier dans leur essence. Les animaux qui n'ont point encore pris toute leur croissance, les femelles, ceux d'une taille plus petite, meurent les premiers; une quantité donnée de poison les tue plus vite à + 20° qu'à 0°, mais nulle cause n'a autant d'influence que l'état de plénitude ou de vacuité du tube alimentaire; les animaux à jeun périssent de beaucoup avant les autres. Toutefois, cette dernière influence ne se fait bien sentir que dans les empoisonnements par les voies respiratoires et l'estomac, et nullement quand on opère par le mode sous-cutané. »

« L'action toxique ne varie pas moins suivant les espèces animales; de mes expérimentations sur les chiens, les chats, les lapins, les poules et les pigeons, ainsi que des faits déjà connus, j'ai déduit la loi suivante : *Les effets vénéneux de l'arsenic chez les animaux pris dans les mêmes conditions d'âge*, etc., *sont en raison composée de la perfection du système respiratoire et cérébro-spinal.* »

« Il importe beaucoup ici de tenir compte des données que nous venons de voir faire varier les effets dans une même espèce, *sous peine d'arriver à des résultats inverses.* »

« 2° *Voies d'absorption.* — Lorsqu'on fait respirer les animaux dans de l'air contenant de l'arsenic en vapeur, l'effet du poison ne doit pas seulement être rapporté à la vapeur déposée sur la membrane muqueuse pulmonaire, mais aussi et surtout à l'arsenic, qui après s'être arrêté à la surface de l'arrière-bouche, pénètre dans l'estomac par les mouvements de déglutition, circonstance qui explique bien pourquoi la plénitude de l'estomac a une influence presque égale, soit que l'arsenic soit pris dans l'air sous forme de vapeur, soit qu'on le porte directement dans la cavité digestive. »

« Que l'arsenic soit *respiré avec l'air*, mis dans l'estomac ou sous la peau, il est absorbé et va dans tous les organes. Cette absorption s'effectue par le système veineux et non par les lymphatiques et les vaisseaux lactés, car l'arsenic se retrouve dans le sang *et non dans le chyle du canal thoracique.* »

« 3° *Élimination.* — Elle doit être considérée sous les deux points de vue des voies par lesquelles elle s'opère, et du temps qu'elle met à s'effectuer. »

« *L'arsenic s'en va par l'urine.* M. Orfila l'a *parfaitement prouvé, et depuis chacun a confirmé cette découverte importante ;* c'est là en effet la principale voie d'élimination, mais non la seule ; il résulte de mes recherches que le poison est aussi éliminé par le tube intestinal et par la peau. Sans doute, il est inutile de dire que c'est en empoisonnant par le mode sous-cutané que j'ai démontré le *passage* de l'arsenic *dans la cavité intestinale*, et que pour rechercher l'excrétion cutanée, j'ai au contraire eu recours à l'ingestion immédiate du poison dans l'estomac. »

« Quant au temps mis par les animaux à se débarrasser de l'arsenic, on peut l'exprimer par cette loi : *La promptitude d'élimination est en raison inverse de la faculté de résister au poison.* »

« En appliquant cette loi à l'homme, j'arrive à admettre que celui qui résiste à une certaine dose d'arsenic *l'élimine en un temps qui ne pourra excéder douze ou quinze jours*, les boissons qu'il prendra n'excédant pas un litre en vingt-quatre heures. »

« Les applications des faits précédents à l'hygiène et à la thérapeutique, quoique très importantes, en découlent trop naturellement pour nous y arrêter. »

Empoisonnement des moutons. — *Traitement de l'empoisonnement par les toniques.* — *MM. Flandin et Danger. M. Rognetta.* — A l'occasion d'une annonce faite à l'Institut par M. Gasparin, sur l'innocuité prétendue de l'acide arsénieux à haute dose, innocuité qui aurait été constatée sur cent moutons par M. Cambassèdes, ce corps savant a entendu pendant six semaines plusieurs communications sur ce sujet. Il sera curieux de passer rapidement en revue les principaux faits relatifs à ces communications, pour montrer comment on parvient à abuser des moments précieux d'une assemblée illustre, lorsqu'on veut à tout prix faire parler de soi. Établissons d'abord, quant au fond de la question, qu'il n'était pas nécessaire de faire de nouvelles expériences pour savoir que l'acide arsénieux est un poison pour les moutons à l'état sain, puisque dès l'année 1808, *Jæger* avait prouvé qu'il en était ainsi.

M. Magendie, chargé par l'Académie de faire des expériences, déclare que la commission a empoisonné deux moutons, l'un avec 5 grammes, l'autre avec 10 grammes d'acide arsénieux, mélangé avec le double de son poids de sel marin; les animaux n'ont pas tardé à être sous l'influence du poison. Le lendemain, on leur a donné une seconde dose égale à la première. Ils sont morts quelques heures après, et le premier qui a succombé est celui chez lequel la dose n'avait été portée qu'à 5 grammes.

MM. Flandin et Danger se hâtent d'annoncer : 1° qu'ils veulent s'assurer si le sel commun n'est pour rien dans l'*innocuité*. On sait déjà ce qu'il faut penser de cette innocuité, et l'on se demande en vertu de quelle action chimique le sel commun pourrait arrêter les effets funestes de l'acide arsénieux ; 2° qu'un mouton n'a pas été empoisonné avec 16 grammes d'acide arsénieux solide, mais que les selles étaient abondamment chargées d'acide arsénieux, comme si l'on n'avait pas imprimé partout, depuis quarante ans, que tous les animaux supportent facilement des doses considérables d'acide arsénieux solide, et qu'ils ne périssent jamais s'ils parviennent à expulser le poison par le vomissement ou par les selles; 3° qu'il n'y a que l'arsenic absorbé qui tue, doctrine que je n'ai jamais cessé de professer depuis trente ans; 4° qu'un mouton empoisonné avec 30 centigrammes d'acide arsénieux appliqué sur la cuisse a *uriné à plusieurs reprises*, quoiqu'il fût empoisonné d'*une manière aiguë*, contrairement à l'assertion qu'ils avaient soutenue dans leur premier mémoire sur l'arsenic, où ils disaient que *les animaux n'urinaient pas* dans ces circonstances; 5° que l'on a pu manger impunément la chair d'un mouton empoisonné et guéri; cet animal a été tué le trente-huitième jour, alors que ses organes ne donnaient plus la moindre trace de poison, ce qui se réduit à nous apprendre que l'on peut sans crainte manger la chair d'un animal *qui n'est pas empoisonné*.

De son côté, M. Rognetta, qui s'est aussi mêlé de la question, nous a dit que les chevaux ne sont tués que par 64 grammes d'acide arsénieux solide, tandis que 2 grammes en solution les tuent, et il a insisté sur la puissance toxique de l'acide arsénieux dissous, comparativement à celle du même corps solide, fait bien connu de tous ceux qui ont écrit sur la matière, et que j'ai imprimé depuis quarante ans. Il a ajouté, avec un aplomb imperturbable, que l'Académie royale de médecine avait fait un rapport avantageux sur le traitement de l'empoisonnement par les *toniques*, qu'il a préconisé, il y a trois ans, *tandis qu'il aurait dû dire* que la commission de l'Académie, après avoir constaté que tous les chevaux empoisonnés devant elle par M. Rognetta avec de l'acide arsénieux *étaient morts, malgré le traitement tonique* (voy. p. 373), avait écrit à celui-ci pour lui annoncer que sur *mes vives instances*, elle allait faire un rapport sur les résultats désastreux du nouveau mode de traitement, et pour le prier de lui transmettre ses dernières observations ou d'établir devant elle l'exactitude de ce qu'il avait mis en avant, et que lui, M. Rognetta, reculait devant cette invitation sous des prétextes frivoles, ce qui équivaut à dire qu'il sent l'impossibilité de prouver ce qu'il avait annoncé avec tant d'assurance.

SÉCRÉTION URINAIRE DANS L'EMPOISONNEMENT PAR L'ARSENIC.

L'Académie royale de médecine, dans sa séance du 28 mars 1843, vient de donner son approbation au Mémoire de M. Delafond, ayant pour objet de confirmer ce que j'avais établi depuis longtemps, savoir : *que les animaux empoisonnés par les préparations arsenicales urinent pendant la période d'acuité, alors même qu'on ne leur administre aucun liquide.* Ce corps savant a donc fait bonne justice de l'assertion contraire émise par MM. Flandin et Danger (voy. p. 373). Il en est par conséquent de cette hérésie toxicologique comme de tant d'autres annoncées avec tant d'emphase par ces messieurs, et qui ont déjà été condamnées par les deux Académies.

On n'a pas oublié (voy. p. 369) que j'ai établi un nouveau mode de *traitement* de l'empoisonnement par l'acide arsénieux, précisément sur ce que l'on peut faire uriner considérablement les animaux empoisonnés par ce toxique, et expulser ainsi le poison qui aurait été absorbé. L'observation suivante, que je dois à l'obligeance de mon honorable confrère M. le docteur Augouard, vient confirmer cette opinion, définitivement jugée aujourd'hui, malgré les clameurs de gens étrangers, à la vérité, à l'étude de la toxicologie.

OBSERVATION. — Le jeudi 23 février 1843, à trois heures environ, je fus appelé pour donner mes soins à la dame ***, sage-femme, qui avait pris depuis une demi-heure *quinze grammes* d'arsenic, qu'elle s'était procuré, au moyen de son diplôme, chez trois marchands de couleurs.

Arrivé auprès de cette dame, je remarquai les symptômes suivants :

Douleurs violentes à la région épigastrique ; sensation de brûlure dans cette région, le toucher y était insupportable ; envies de vomir sans déjections, soif ardente sans désir marqué de l'apaiser ; cependant la malade avalait ce qu'on lui présentait, avec un mouvement convulsif dans les mâchoires capables de briser le verre ; état de contraction dans les membres tant inférieurs que supérieurs ; les extrémités de ces membres étaient froides ; le pouls était peu fréquent, et la respiration légèrement accélérée ; la face vultueuse par intervalles ; la lumière paraissait lui être sensible, et les paupières étaient souvent fermées ; regard vif et pénétrant ; facultés intellectuelles intègres.

Traitement. — Un décigramme de tartre stibié fut administré sur-le-champ, en deux doses, dans deux verres d'eau. Le premier verre procura un vomissement très abondant de matières noirâtres et muqueuses. D'autres vomissements ont été provoqués par l'eau de guimauve *nitrée* et n'ont amené d'autres substances que celles que nous venions de prescrire. L'eau de guimauve, *fortement nitrée*, et administrée en très grande quantité, *a été la base principale* du traitement qui a suivi ; malgré cela, nous n'avons pu obtenir d'urine qu'à dix heures du soir, sept heures après l'empoisonnement ; et ces urines, très abondantes jusqu'au lendemain matin huit heures, ont fourni *dix litres environ*. — Le 25, douleurs vives à l'estomac, application de *douze sangsues* à l'épigastre ; prescription d'*un bain* de deux heures ; *cataplasmes émollients ; continuation de boissons nitrées et de bains.* — Convalescence au bout de huit jours. Quinze jours après, la malade paraissait complétement guérie. — M. Augouard fils s'était assuré que l'urine rendue si abondamment par la malade était arsenicale ; donc l'acide arsénieux avait été absorbé.

EMPOISONNEMENT PAR LE SUBLIMÉ CORROSIF.

Traitement.

Dans ces derniers temps, M. Mialhe a annoncé à l'Académie royale de médecine, qu'ayant introduit dans sa bouche une dissolution de sublimé corrosif, il avait sur-le-champ fait disparaître la saveur désagréable de ce corps, en mettant en contact avec lui du protosulfure de fer récemment préparé et délayé dans l'eau, d'où il a conclu que le protosulfure de fer est l'antidote du sublimé, qu'il décompose instantanément, en donnant naissance à du chlorure de fer et à du sulfure de mercure, composés qui n'exercent aucune action nuisible sur l'économie animale. J'ai voulu savoir à quoi m'en tenir à cet égard, et j'ai tenté les essais suivants.

EXPÉRIENCE Iʳᵉ. — J'ai préparé 100 grammes de protosulfure de fer en décomposant du protosulfate de fer par du sulfhydrate d'ammoniaque ; j'avais placé le mélange dans un grand flacon bouché à l'émeri, que je tenais constamment plein d'eau, afin d'éviter le contact de l'air qui n'aurait pas manqué de transformer le protosulfure de fer en persulfure ; le précipité étant déposé, j'ai décanté le liquide à l'aide d'un siphon, puis j'ai rempli le flacon d'eau et je l'ai bien bouché. Lorsque par des lavages réitérés, et toujours à l'abri du contact de l'air, la liqueur ne contenait plus de traces de sulfate de fer ni de sulfhydrate d'ammoniaque, *j'ai administré à un chien* de moyenne taille, assez faible, la dixième partie environ du protosulfure suspendu dans l'eau, et *immédiatement après* je lui ai donné 60 centigrammes de sublimé corrosif dissous dans 100 grammes d'eau. L'œsophage a été lié et maintenu dans cet état pendant douze heures. A l'exception de quelques selles, l'animal n'a éprouvé aucun des symptômes de l'empoisonnement que détermine le sublimé corrosif, et il ne paraissait pas incommodé. Le lendemain et les jours suivants, il se portait à merveille. Cette expérience répétée sur un autre animal a fourni les mêmes résultats.

EXPÉRIENCE IIᵉ. — J'ai introduit dans l'estomac d'un chien de moyenne taille, à l'aide d'une sonde de gomme élastique, 60 centigrammes de sublimé corrosif dissous dans 100 grammes d'eau, et *immédiatement après* j'ai injecté par le même moyen une quantité de protosulfure de fer égale à celle de l'expérience première ; l'œsophage a été aussitôt lié et maintenu dans cet état pendant douze heures. L'animal n'a pas été plus incommodé que le précédent, et le lendemain il était parfaitement rétabli.

EXPÉRIENCE IIIᵉ. — *Dix minutes* après avoir fait avaler à un chien de moyenne taille 60 centigrammes de sublimé dissous dans 100 grammes d'eau, je lui ai donné une dose de protosulfure de fer égale aux précédentes, et j'ai lié l'œsophage ; déjà ce conduit avait été lié immédiatement après l'ingestion du sublimé, afin d'empêcher le vomissement. Au bout de quatre heures, j'ai détaché la ligature de l'œsophage ; l'animal est *mort* dans la nuit, après avoir éprouvé tous les symptômes de l'empoisonnement par le bichlorure de mercure, et surtout après avoir rendu plusieurs selles teintes en noir par le sulfure de fer. A l'ouverture du cadavre, je me suis assuré que l'estomac était enflammé, ecchymosé et altéré, comme il l'eût été si l'animal n'eût pas pris de protosulfure de fer.

EXPÉRIENCE VIᵉ. — Cette expérience, répétée dans les mêmes conditions, a fourni les mêmes résultats.

D'où il résulte, 1° que le protosulfure de fer anéantit complétement les propriétés vénéneuses du sublimé corrosif, s'il est administré en dose suffisante *immédiatement après* l'ingestion de ce poison ; 2° qu'à l'instar des antidotes les mieux accrédités, il est inefficace s'il n'est donné qu'au bout de dix ou quinze minutes, lorsque déjà le sublimé a eu le temps d'exercer une action délétère assez forte pour déterminer la mort; 3° que tout en accordant qu'il agit plus énergiquement que l'*albumine*, pour s'opposer aux effets délétères du sublimé, et qu'il doit par conséquent lui être préféré dans tous les cas où il pourra être administré *immédiatement* ou *peu de temps après* l'empoisonnement, il n'en est pas moins vrai que *presque toujours*, pour ne pas dire *toujours dans la pratique*, on retirera plus d'avantages de l'albumine que du protosulfure de fer, parce que celui-ci ne se débitant que dans les pharmacies, ne pourra être ingéré qu'au bout d'un temps assez long, et lorsque le sublimé aura déjà exercé ses ravages, tandis que le blanc d'œuf délayé dans l'eau, qui est à la portée de tout le monde, pourra être donné peu d'instants après l'intoxication.

Recherches médico-légales.

J'avais dit, dans mon Mémoire sur les préparations mercurielles (voy. p. 572 de ce vol.), qu'en employant le procédé auquel je donnais la préférence, on découvrirait aisément le mercure dans le *lait* des nourrices et dans la *salive* des individus soumis à un traitement mercuriel. M. Audouard de Béziers, après avoir retiré, à l'aide de ce procédé, du mercure de l'*urine* des malades atteints de syphilis, qui faisaient usage de bichlorure de mercure, en a également extrait de la *salive* d'un jeune commis marchand, qui prenait depuis vingt jours plusieurs pilules mercurielles de Dupuytren matin et soir. (*J. de Ch. médicale*, mars 1843, p. 137.)

ERRATA.

Page 396, lig. 29, *au lieu de :* l'azotate de potasse pour le transformer en arséniate et en sulfate de potasse... *lisez :* l'acide azotique pour le transformer en acide arsénique et en acide sulfurique.

400	33	—	l'azotate de potasse... *lisez :* l'acide azotique.
401	29	—	l'azotate de potasse... *lisez :* l'acide azotique.
407	40	—	*effacez* autant qu'il est possible d'en obtenir, *et voyez* Supplément, p. 706.

FIN DU PREMIER VOLUME.

www.ingramcontent.com/pod-product-compliance
Lightning Source LLC
Chambersburg PA
CBHW031534210326
41599CB00015B/1890